★冉雪峰医学全书★

冉雪峰本草讲义

冉雪峰 著

U0334889

中国中医药出版社

·北京·

图书在版编目(CIP)数据

冉雪峰本草讲义/冉雪峰著．—北京：中国中医药出版社，2016.1

（冉雪峰医学全书）

ISBN 978－7－5132－2375－1

Ⅰ．①冉…　Ⅱ．①冉…　Ⅲ．①本草－研究　Ⅳ．①R281

中国版本图书馆CIP数据核字（2015）第010401号

中国中医药出版社出版

北京市朝阳区北三环东路28号易亨大厦16层

邮政编码　100013

传真　010 64405750

三河市双峰印刷装订有限公司印刷

各地新华书店经销

*

开本 880×1230　1/32　印张 23.5　字数 602 千字

2016年1月第1版　2016年1月第1次印刷

书　号　ISBN 978－7－5132－2375－1

*

定价　59.00元

网址　www.cptcm.com

社长热线　010 64405720

购书热线　010 64065415　010 64065413

微信服务号　zgzyycbs

书店网址　csln.net/qksd/

官方微博　http：//e.weibo.com/cptcm

淘宝天猫网址　http：//zgzyycbs.tmall.com

《冉雪峰医学全书》

编委会

总前言

冉雪峰先生的医学著作，内容全面、博大精深。曾由传子冉先德，率同门下高足，合数十人之力，费时三年有余，将冉雪峰先生的全部遗著加以整理，精心订正，于2004年出版了《冉雪峰医著全集》。2008年“冉雪峰名家研究室”成立之后，研究室诸同仁再次对冉雪峰全部遗著进行精心编校，对部分书目的次序进行了调整，又费时三年有余而成此套书。

冉雪峰先生的全部医著，在不同时代有过不同的刊行版本和不同的书名。为更准确表达冉雪峰先生的学术原意，方便当代读者的阅读，“冉雪峰名家研究室”经集体研究、反复斟酌，确定本次出版的书名如下：

一、中药部分：早期刊行的《大同药物学》（后曾以《冉氏本草》再刊），本次出版名曰《冉雪峰本草讲义》。

二、方剂部分：早期刊行的《方剂学》（后曾以《冉氏方剂学》再刊），本次出版名曰《冉雪峰方剂讲义》。

三、内经部分：早期刊行的《内经讲义》（后曾以《冉氏内经举要》再刊），本次出版名曰《冉雪峰内经讲义》。本书附录《蒙难谈易笔记》，亦名《冉氏易理》。医易同源，易学是冉雪峰解读《内经》的理论源泉。

四、伤寒部分：早期刊行的《伤寒集注总诠》（后以《冉注伤寒论》及《冉氏伤寒论》再刊），本次出版名曰《冉雪峰注伤寒论》。

五、八法效方：冉雪峰先生在学术上高度重视“治病八法”，以八法统筹所用效方，尤其是敢于应用到他所在时代的急症重症（中风、温病、鼠疫、霍乱、痧证、麻证）及伤科的治疗。本次出版将早期刊行的《八法效方举隅》（后以《冉氏八法效方举隅》再刊）《辨证中风问题之解决》（后以《冉氏中风方论》再刊）《温病鼠疫问题解决合篇》（后以《冉氏温病鼠疫合篇》再刊）《霍乱证与痧证鉴别及治疗法》（后以《冉氏霍乱与痧证治要》再刊）《麻证问题之商榷》（后以《冉氏麻证之商榷》再刊）《新定伤科药方新释》（后以《冉氏伤科效方》再刊）予以合刊，本次名曰《冉雪峰八法效方——附危急伤科证治》。

六、医案医话：冉雪峰的医案医话，虽有部分是冉雪峰在世时亲自撰写，但多数是其门人弟子在其去世后搜集整理。曾以《冉氏医话医案》刊行，本次出版名曰《冉雪峰医案医话》。

冉雪峰名家研究室

2013 年于北京

整理说明

特别需要说明的是，本书作者在当时的学术环境下，使用了大量具有“时代特色”的字、词、短语等，如英文音译词、英文药名、分子式、专有名词等。这部分内容虽然在今天或已废弃不用，或已更新换代，但如果对上述内容作大批量的修改，势必将破坏原书的整体协调性、完整性，使得全书读起来显得支离破碎、不伦不类，因此我们采取较为保守的方式，将以上内容在保持原貌的基础上稍作修整，既保持原作风貌，同时也便于今人阅读。此外，部分药物的使用剂量单位缺失，读者可以理解为份数。

特此说明。望读者见谅。

编者
2014．11

导　读

《冉雪峰本草讲义》，原名《大同药物学》，大同者，乃中西结合，世界大同之义，民国三十年（1941 年）编于四川万县董家岩。全书共 8 卷，分为“补益类”“发表类”“通便类”“利尿类”“温寒类”“除热类”“导滞类”“通瘀类”“逐水类”“化痰类”“消食类”“镇痉类”“杀虫类”“止咳类”“镇痛类”“宣通类”“收敛类”“催吐类”“外科类”，共 19 类，载药 264 味。

此书编著之时，正值抗日战争期间，先父放弃收入丰厚的门诊，组织“湖北省中医战地后方服务团”，捐出多年的积蓄，为抗日战士和难民免费治病。所谓“大同”，先父历来主张不同学科之间的相互交流和渗透，作为一位清末遗老、传统的老中医，曾亲手制备人体骨骼标本，并绘制了数百幅人体解剖学彩图（见《大同生理学》），这种勇于革新、学而不倦的精神值得后人景仰。《大同药物学》在阐述中药奥义时，有时征用西医学、化学、物理学为证，限于当时的历史条件，译名尚无规范，多采用音译之法，又受方言发音之影响，现今观之，内容多已陈旧，甚或不知所云，但为了保持原书的文意语气，未加删改。其改革精神，符合科学进步潮流，尚值得我们学习。

《冉雪峰本草讲义》分类 19，不为分类而分类，乃先父临床用药常法；载药 264 味，收集不多，皆是先父临床常用药物。常法之中，亦有特殊，如列宣通一类，与先父八法“汗、吐、下、和、温、清、宣、补”一脉相承。病在表，则外发以宣之；病在里，则下夺以宣之；病在寒，则温煦以宣之；病在热，则清释以宣之。宣可去壅，六郁各有微甚，各有宜忌，病变纷纭，故列宣通类。先父临床常用中药，十之八九为《本经》《别录》所载，以疗效言，后世本草难望其项背。《本经》论柴胡，去脏腑结气，非下而何，观仲景大柴胡汤可知。如此别开生面者，在《冉雪峰本草讲义》中，比比皆是。有心探宝者，必得骊珠。

——冉先德

自　　序

中学以最古的为优，西学以最新的为优。神农本草尚已，其创制尚在文字未兴以前，古莫古若，然无文字何以有撰著?此盖师承口授，继继承承。汉之作者始摭拾纂辑，笔之于书，亦犹《礼记》之成于汉儒，而与孔子子思之言并传。盖其书虽成之后人，其义实缘于隆古，不敢掠美，仍追溯所自，署归神农。犹见古人质直，若近代则剽窃陈言，皆诩诩然自居为著作之林矣。或谓系仲景元化所记，此亦不然。仲景《伤寒》《金匮》方药，只闻祖述《汤液》，未闻祖述《本草》。果为元化作，则吴普、李当之均其弟子，何敢损益，又何不云出自其师。且仲景为灵桓时人，元化为蜀汉时人，均生当汉末叶，汉初淮南子早有神农尝百草之说。汉成帝世纪，有副佐本草待诏七十余人均还家，平帝世纪，有诏天下通知方书本草者等语，是本草之列成书，实在东汉以前明甚。夷考其义，精确处后无来者，每与近代科学暗合，甚有科学发达之今日，尚有未企及体到处。后世诸家皆刻意摹仿，除《别录》得其遗意外，余均望尘莫及。其药相传为三百六十五种，见于序例，其卷帙梁《别录》载为三卷。陶隐居序谓遭汉献迁徙，晋怀奔迸，文籍焚废，千不遗一，今所存有此四卷。陶亦梁人，同时卷帙不同如此，亦以见兵燹之余，断简残编，不过类例粗见，微言尚存，吾人抱残守缺，摩挲玩读，能毋发思古之幽情。叔和之辑《伤寒》，隐居之辑《本草》，同为有功医林不朽之盛业，自是而后，代有增益，《别录》增至七百三十种，《唐本草》增至八百四十四种，宋《开宝》增至九百八十三种，《嘉祐》增至一千八百一十二种，至明李时珍《纲目》增至一千八百七十二种。网罗靡遗，纲举目张，其功亦不可没，其类例历代亦多参校考订。中古以还，医药分途。医师所用，皆出于市贾，市贾所得，皆出自山野之人。所谓离其本土，则质同而效异，乖于采择，乃名是而物非，诚为事实。但校订一次，则差谬一次，去古愈远，古意亦愈失。居今欲觅混合杂糅之古本，用以推寻古先圣哲之陈迹，渺不可得，君子不能无憾焉。古今注疏，不下数十百家，其间亦有聪明过人，学力过人，因文见义，抉经之心者。特学术随时代进化，方今药学，蔚为专科，其道甚大，实括动物、植物、昆虫、矿物等，各专门学科原理在内。从前注疏，只可为旧的告一结束，为过去药史之陈迹，而欲于最古的，求出最新的，以最新的，证明最古的，阐扬国粹，输灌新知，衷中参西，继往开来，是则是篇之作，又乌可已耶。我国地大物博，以农立国，药物为农业副产大宗，振而兴之，不惟有光医业，且有培农业。近今外人视线咸集，不宁注意中国药物，并注意中国药学载籍；不宁以药物为经济的侵略，且以药学为文化的侵略。前英人巴姆堂氏，于皇家医学开会时，对众宣读其所撰中国药学，谓中国有一药书，系一千七百年前所编成，内载药品多种，今日为世界所通用云云。又英人伊博恩氏来华，广征中国药材，得《本草纲目》一书，骇为世界珍宝，与华人刘汝强君，同译为英文刊行。观此，则外人之注意于我邦药籍为何如哉。前某君游德，见德国达摩城之怡默克药厂、柏林之立德尔大药厂、暨奇嘉大药厂，皆有专门陈列中国药之室，中国生药标本，盈橱满箧，既多且精。奇嘉厂印有大小两种生药标本图，着色鲜明，诠释精细。立德尔厂亦出一小册，自序谓中国药品中，确有价值之药甚多，其中有极小部分已为欧洲医学家所引用，而极大部分则欧洲人至今尚无知之者。怡默克厂且有成件之中国生药标本出售，购齐约二千数百瓶，瓶签标明药名、何地所产。又日人鹈饲礼堂、汤本求真两氏，著《和汉药治疗要解》及《临床应用汉方医学解说》，将中国旧药物融纳于新医学之中。一则新医学用中药治疗法，一则古医方用新医学解说，学理事实，两两并驰，尤进一步，鞭辟入里，于学术为改进之良友，于侵略为急进之先锋。又《顺天时报》某通讯员报告，中国药物，切不可以轻易视之，有热心研究之德国人，已多年着手调查，其用华药为原料，以科学方法所精制之药品，已出现于市上，其视中药为禁脔，亦可看出。近则当归精、甘草精、麻黄素、大黄素、桔梗制剂、远志制剂，何一非中国原料，何一非中药原名，其混合配制，而别立新名者，更所在多有。中国药物几为外人发财发利，新获方开之大宝藏，一转移炼制间，即可畅销内地，囊载橐橐而去。据海关贸易表册，西药进口，十年前已岁值二万万，近年加五倍十倍不止，漏卮之大，至可惊骇！经济亡国，言之可为一邑。中国人不知整理中国药，试问在内地，何处觅此整个优美标本？在内地，何处得此精良详细图说？观之外人，宁不可惊？观之内地，宁不可愧？近今海口封锁，有志之士，设厂仿制，然不中不西，中医不能用，西医不肯用。而国中名公巨卿，富绅大贾，又多以能服西药为阔绰时髦，仿制徒袭皮毛，错误几成习惯，此真贾子所谓可痛哭流涕者也。窃《纲目》不过汇书，对于药之义理，贡献尚浅。《本经》词义浑朴，简叙主治，以外人言语文字之隔阂，未必能得其精蕴，而惊讶若哥仑布之获大陆者，非洞此奥邃之药理，乃羡此丰富之药物耳。天而未厌中医也，若厌中医，中国之药物未亡，而中国之药理，已先亡于反宾夺主之中矣。本编专究义理，于古，则昭示东方最早之文化，于今，则领受西人科学最新之洗礼，拮中西之长，会古今之通，中医西医化，而不盲从西医，中药科学化，而不盲从科学，其亦不无小补于近代化中医之用与。而尤有进者，不惟中药当西药化，西药亦当中药化，不惟生药当科学药化，科学药亦当生药化。所以然者，凡百学问，不能彻底，科学亦有时而穷。如科学化验，知人参中含巴那规伦，然巴那规伦果可代人参乎？其不能代者何在？科学化验知鹿茸中含安母尼亚，然安母尼亚，果可代鹿茸乎？其不能代者又何在？麝香成分为成自挥发性未详之有效成分，及脂肪、胶质、蛋白质、纤维、无机盐类等，近有科学人造麝香，然能供化妆之用，而不能供有效药物之用。石膏成分为硫酸加尔叟谟，此外则杂有硅酸、岩土、氧化铁等，近有科学人造石膏，然只能供工厂制造之用，亦不能供有效药物之用。大抵式样能造，真髓不能造；形质能造，元神不能造。西药中药化，则可深得药物之真髓；科学药生药化，则可免失药物之元神。可见科学药有科学药的长处，天然药有天然药的长处。西医善用科学药，中医善用天然药。中医长处，在用天然药；西医长处，在用科学药。欲兼二者之长，讵不当二者相互化合耶，学者于此猛下一参。始则中药西药化，得科学之实验；继则西药中药化，妙天然之生机。曲绘古今奥折，打破中西牢笼，庶药学更上一层楼。即将来中药整个全归化验，析其成分，明其性质，定其用量，此项原理，仍当采纳含融于其中，否则截断古圣哲深邃之学理，其事小；而失却药深层真精神，其害大。本编之作，即此物此志，学者领悟斯义，庶不负斯编期许希冀药学大同之真意云尔。

冉雪峰自序于万县董家岩之避难室

时民国三十八年八月二日也

凡　　例

一、本编首《本经》。其辑自后世各本草者，则于本条文下，注明某本草所载。次选注，选辑历代各家理论较优注释。再次冉雪峰按，聊贡所见，与天下学者商榷。

二、坊刻《本经》条文，经后人凌乱，不无异同。本编条文，其出自《本经》者，则以古本《经史证类本草》为据，其出自后世各家者，则以《本草纲目》为据。

三、药之名称，古今不同，方土各异，有一药数名或十余名者，如人参而称鬼盖，黄芪而称戴糁，义非不典，人恐难知。故本编标明以现代普通易知者为准，以便一般运用，而免药市错误，荀子所谓法后王，取其近是已。

四、《本经》凡药均气味并举，气即性的训解，气字似落空，徐灵胎《百种录》，将气字减去，不为无见。但单举味字，其下所叙气的方面，即无隶属，文句反觉欠通。故本编将气味二字一并减去，则凡言甘苦辛咸，而味在其中，言寒热温平，而气在其中，较为浑括。

五、坊刻《本经》，每药均系有毒无毒，窃尝疑之。似有毒而实无毒者，可特笔以表之。药药均系无毒，《本经》何必如此费词，及读古本《证类本草》，上品无毒，下品有毒，特见序例。本条文则均无有毒无毒字样，阙疑乃释，从来注家，均未言及，兹特表出。

六、本编将无毒二字，减去从削，其有毒字样，仍依后世各家本草常例加入，以便学者注目警心，以免妄用渎用，盖损益于古今新旧二者之间也。

七、《本经》叙气味下紧接主治，为后世各本草所宗依，然各本或言主治，或单注，亦间有单言治者，无本得同。《纲目》统以主治二字括弧标示，较为整严。本编则一律减去治字，盖治是泛言其功效，主是专阐其性能，言主而治即寓于其中也。

八、《本经》条文末，有一名某某字样，如菊花一名节华，菖蒲一名昌阳之类。查药之别名，后世迭有增加，录不胜录，本编侧重药之义理，其药名之与药理有关者，每叙论于参考冉雪峰按项下，若欲考全，有各汇书在，可互参阅。

九、《本经》叙列主治，兼及轻身不老神仙字样，文中亦间有杀恶鬼鬼邪鬼魅等字样，为近代科学所诟病，本编尽量删去，或以厉字代鬼字，或以阴邪代鬼邪，非学理所关，概不存留。非敢改窜经文，迫于现代潮流，不得不尔尔，阅者谅鉴。

十、诠释本草家数甚多，本编选其对本药有阐发者、精确者、通明者，其各注原具理论，本编并不负责，但当选而未选，不当选而选，则咎由难辞，责无旁贷。

十一、凡选各注，均录原文，不易一字，以存真相。但词太冗长，而又无大关系者，则删之以节篇幅，故删减容或有之，增改则绝无也。

十二、参考项下，侧重药之实质成分，尽量吸收新的学说，详其实验经过，及成分用量，一洗旧说空疏之诮，而为中西药学会通之基础。

十三、参考所征引，有同是一药，同是一种性质成分，而名谓字义，不免歧异，未能划一，盖译笔新旧不同，繁简不同，而取裁征引，不止一家，未便强为改窜也。

十四、凡选注均冠姓名，不没作者苦心。参考则用书名，以期考核详实。而称谓或用名，或用字，取普通易知而言，并无轩轾于其间。其参考所引，书缺有间，或未列成书者，则冠所见之书于其首，以昭非泛泛无征。

十五、得《本经》遗意者惟《别录》，其论治多补《本经》所未备，后世各家所叙主文，则瞠乎其后，故本编择要合并新定，但只有编辑，绝无增改，并于条文下，附注参某某新定，以资别识。

十六、《本经》三百六十五药，《别录》倍之，历代递有增加，至《纲目》增至一千八百七十二药。近代陈存仁《药学辞典》，广为收罗，网无遗材。本编专研义理，由博返约，所辑之药，仅二百六十四种，有常用切要之品，尚未收入者，学者举一反三，非必可用者，仅此区区二百六十四种已也。

十七、各药所叙主治，乃示人以规矩准绳。究之药物功能，不止一端，并有两两相反者：如萸肉可发汗，又可止汗；枣仁治好眠，又治不得寐；细辛既上气，而又下气；三七既行血，而又止血；甚至麻黄本发汗药，而可止汗；硝石本攻下药，而可发汗。学者须得其运用之神髓，勿徒拘拘泥守性味形迹。

十八、药物分类，中西迥别，盖其学术基本不同，故其认识观察点亦异。如《和汉药考》，将龟板、鳖甲，列入强壮剂；龙胆、苦参，列入健胃剂；沙参、麦冬，列入祛痰剂；竹叶、旋覆，列入利尿剂；均与中医学理事实不符。故本编斟酌于新旧之间，酌为分划，以归实用。

十九、药物分类，系为中人以下说法。其实药之功效，不止一端，药之生理，亦不一致，无论如何划分精细，其中均难免碍弊。故古人不得已，或以四声分类，或以字画分类，亦如科学发达之今日，对本身尚无良好之分类一例。本编以功能分类，是便于治疗，其中亦不免碍弊，不能不向读者道歉。

二十、本编分十九类，编末外科类注重军阵创伤，所辑药物，多采便利创伤之用，且多系国产，价值甚廉，随处皆有，海口封锁，不虞匮乏，然普通痈疽疮疡，亦可通用，且可得进一步新的疗法。

二十一、分类系便利普通学者运用，要知一药，有具多项功用者，一项功用，又有各药从同者。学者分观，明体达用，可得药性之真髓；合观，由此例彼，可得药理之会通。无事自限，拘拘以分类言也。

二十二、西药用中药材料虽多，系精制，成为科学药。若以中药贡之世界，以期大同，亦非全数科学化，析其性质，定其用量不可。作者学力有限，编时正值国难，避居深山，既乏仪器实验，又无专门医药化学专门人才赞助，日暮途穷，勉力成此。后之学者，补进为幸。

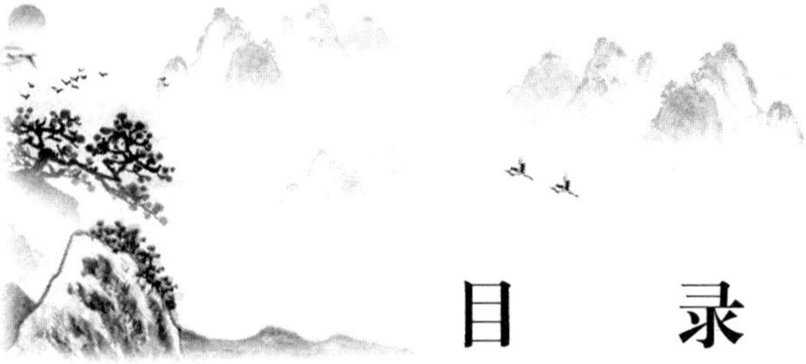

目　录

卷一

卷二

卷三

卷四

卷五

卷六

卷七

卷八

卷一

补益类

人　参

甘，微寒。主补五脏，安精神，定魂魄，止惊悸，除邪气，明目开心，益智，久服延年。（《本经》上品，《别录》谓调中，止消渴，通血脉，破坚积。今本除邪下无气字，开心二字在明目上。）

选注：

（一）徐灵胎曰：人参得天地精华纯粹之气以生，凡补气之药皆属阳，唯人参能补气，而体质属阴，故无刚燥之弊，而又能入于阴分，最为可贵。然力大而峻，用之失宜，其害亦甚于他药也。今医家之用参救人者少，杀人者多。盖人之死于虚者十之一二，死于病者十之八九。人参长于补虚，而短于攻疾。医家不论病之已去未去，于病久或体弱或富贵之人，皆必用参。一则过为谨慎，一则借以塞责，而病家亦以用参为尽孝慈之道。不知病未去而用参，则非独元气之不能充，而病根遂固，诸药罔效，终无愈期，故曰杀人者多也。或曰仲景《伤寒》方中，病未去而用参者不少，如小柴胡汤、新加汤之类何也？曰此则以补为泄之法也。古人曲审病情，至精至密。知病有分有合，合者邪正并居，当专攻散；分者邪正相离，有虚有实，实处宜泄，虚处宜补，一万之中，兼用无碍。且能相济，则用参以建中生津，托出邪气，更为有力。若邪气尚盛而未分，必从专治，无用参之法。况用之亦皆入疏散药中，从无与熟地、萸肉等药，同入感证方中者。明乎此，而后能不以生人者杀人矣。

（二）陈修园曰：余细味经文，无一字言及温补回阳，故仲景于汗吐下阴伤之证，用之以救津液，而一切回阳方中，绝不加此阴柔之品，反缓姜附之功。仲景一百一十三方中，用人参者一十七方，新加汤、小柴胡汤、柴胡桂枝汤、半夏泻心汤、黄连汤、生姜泻心汤、旋覆代赭石汤、干姜黄连黄芩人参汤、厚朴生姜半夏人参汤、桂枝人参汤、四逆加人参汤、茯苓四逆汤、吴茱萸汤、理中汤、白虎加人参汤、竹叶石膏汤、炙甘草汤，皆是因汗吐下后，亡其阴液，取其救阴。如理中吴萸汤以刚燥剂中阳药太多，取人参甘寒之性，养阴配阳，以臻于中和之妙也。

参考：

（一）《和汉药考》曰：额里克斯氏尝就北美人参研究之，发现有名巴那规伦（panaquilon，$C_{24}H_{32}O_{18}$）之成分。藤功彦氏就朝鲜及日本产人参，从化学研究其成分，亦名之为巴那规伦。用巴那规伦注入蛙之胸淋巴囊内，则起中枢性麻痹，蛙之心脏渐次减少搏动，始而微弱，终即休止。对于机械的刺激，或亚笃鲁滨，皆不感应。若预先投以亚笃鲁滨，制止心脏神经，然后投以本品，其成绩亦相同。故知本品显系侵袭心脏筋肉而使之麻痹者，著者由以上实验，而下结论曰：此巴那规伦，实为一种筋肉毒，侵袭心脏，尤为强烈，类似钾盐，倘果如 Kemmerich 之说，钾盐虽为心脏毒，但用少许，反能兴奋心脏机能，因而增加脉搏，亢进血压。则本品用少许，或亦能兴奋心脏机能。果尔，则人参于药用上之本品含量，实际极微，古人用之于衰弱状态，不能谓为全然不能证明云。

（二）陈存仁《药学辞典》曰：日人朝比奈泰彦及田文泰两氏，于人参须中发现撒帕凝（saponin）。井上圆治氏所研究之竹节人参，亦得一种糖原质，为撒帕凝之属。撒帕凝之方式，尚未确定，光学上为左旋性，热之则于一百九十度左右，发生泡沫，变为黄褐色之物质而溶解，加以稀薄之盐酸或硫酸共热之，则分解为砂糖及撒帕根银。

（三）《伪药条辨》曰：吴渭泉云，真野生人参，山中少出，今市肆所售，皆秧种之类。其秧种者，将山地垦成熟土，纯用粪料培养之，受气不足，故质不坚，入水煎之，参渣即烂，嗅之亦无香味。故秧种一出，而参价逐贱，而野山真参，更不可得也。《龙江乡土志》云，野山参有米珠在须，其纹横，秧子参多顺纹，无米珠，所谓秧种者，即凤凰城及船厂产者是也。凤凰城之货，行色白秀，体松而瘦长，皮色多皱纹，味甜，因用糖汁煮过，无余味。今人所谓白抄参、移山参、太子参，皆其类也。船厂产者，其地二百里内外所产较凤凰城稍坚实，且红润可观，味苦微甘，其空松者亦少，俗所谓厂参，今俗名石渠子是也，皆不道地。人参形状，代有变态，据近时辨之，体态宜坚白、皮宜细紧、有横纵纹、芦蒂宜凹陷、桠节宜多，节多年分多也，味宜甘中兼苦，要有清香气，而有回味方是上品，否则皆属侧路，不可不知也。

冉雪峰曰：

人参功兼三才，人与天地参，为明道之极功，物与天地参，乃稀世之珍品。《本经》所叙主治，曰安精神，定魂魄，止惊悸，曰益智延年，纯在精灵神气上着力，而除邪开心，尤为特笔。历代各家注释人参者甚多，但对于除邪开心四字均滑口读过，其注释亦随文敷衍，所云由阴出阳，扶正祛邪，皆影响依稀之谈。凡药补益力大，则固寒力亦愈大。人参峻补之品，试问邪何以除，心何以开？查人参中含巴那规伦，能刺激心脏，促助循环，增高血压，加强体温，多用麻痹，少用兴奋，力量最大。邪之在内者，不难由白细胞包围歼减以除之；邪之在外者，不难由白细胞捍御排斥以除之。俾人身体工抗素机能完全，此除邪所以然之实际也。心之所以不开者，郁气耳、郁血耳、瓣膜肿耳、心肌肥大耳、心室扩张耳、脉管硬化耳、血塞血栓耳。人参既含巴那规伦，又含糖原质之撒帕凝，增加生血原料，二者合一，不啻配合良好之强心剂补心剂。冲之激之兴之奋之，又从而濡润之，而心安有不湛然豁然朗开者乎，此开心所以然之实际也。试以人参咀嚼，甘苦中有回味，且饶有一种生生之气。所谓回味向不知何物，今乃恍然于糖原质之撒帕凝也；所谓生生之气向不知何物，今乃恍然于筋肉毒之巴那规伦也。中说谓人参入气分入肺，上品无毒。西说谓入血分，作用专于心脏。其成分实含有一种筋肉毒。一入气分，一入血分，一无毒，一有毒，两两相反，学术奇异之观，至今日而极，此为从来注家所梦想不到。然经文除邪开心四字，实隐括最近新学理在内，种种实验不啻为《本经》下一注脚。《别录》谓通血脉，心者血脉之中枢，而血压发动之策源地也。心脏不兴奋，血脉何以通利，似以明知人参入血入心。彼时科学尚未萌芽，谈不上化验分析，不知古人何以体会到此，格物之功，原自足多，东方文化开明之早，真值得惊服。而养尊处优者，常服人参当茶，偶有小病，辄重用参，多服久服，病变丛生。即遇明眼，犹只曰补之为害，而不知尤有毒害也。要之就中说言，人参清肺养阴；就西说言，人参兴奋心脏。心肺密尔相连，气血相互功用，会而通之，更有进一步的解悟。陈修园于回阳救阴，极力辨认。徐灵胎于有邪无邪，明为分剖。于中说治疗上，裨益不少，究之于人参真正之性能功用成分，夫固未大明了云。

黄芪

甘，微温。主痈疽久败疮，排脓止痛，大风癞疾，五痔鼠瘘，补虚，小儿百病。（《本经》上品，《别录》谓逐五脏间恶血，补丈夫虚损，益气，利阴气。）

选注：

（一）张山雷曰：黄芪补益中土，温养脾胃，凡中气不振，脾土虚弱，清气下陷者，为最宜。其皮味浓质厚，力量皆在皮中，故能直达人之肤表肌肉，固护卫阳，充实表分，是其专长，所以表虚诸证，最为神剂。但升举有余，偏于阳分，气虚阳虚者，宜升宜提，阴虚火扰者宜禁。若肝肾不足，不可误与升阳，伐其根本。故凡饥饱劳役，脾阳下陷，气怯神疲者，及疟久脾虚，清气不升，寒热不止者，投以东垣补中益气汤，无不捷效。正以黄芪为参术之佐，而又得升柴以升举之，而脾阳复辟，中州之大气斡旋矣。

（二）徐锡年曰：黄芪味甘性温，气升质降，为温养脾胃、益气固表之品。《本经》功用有治痈疽久败，排脓止痛，大风癞疾，五痔鼠瘘，补虚，小儿百病等文。后人用之，如补中益气汤、当归补血汤、黄芪建中汤诸方，皆以黄芪为补中温里，益气实表之品，诚足以发明黄芪之功用矣。后贤议论纷纭，以致《本经》意旨，愈说愈晦。洁古以《本经》主治久败疮，排脓止痛二语，遂倡出黄芪为疮家圣药之说。昧者不察，一律沿袭，于是治疮诸家，不问证情，不辨虚实，竟以黄芪一味，视同神圣，无往不用，致补住邪火，增长毒炎者，比比皆然也。疡证暴发，毒势方张，或为痰火互结，或为湿毒蕴热，始则焮肿坚大，继则溃烂酿脓，渗湿攻痰，化毒清火，此其治也。乃一用黄芪甘温升发，实表固里，助其酝酿之资，增其养痈之患，甚至于燎原而莫可救，是素称为疮家之圣者，今为疡证之砒鸩矣。虽然，此非黄芪之咎也，乃用之者不得其时耳。然则黄芪果何时而可用乎？曰溃疡久败，肌肉难生，脓水不净，此久病元虚，脾阳衰弱，疮口溃塌，不能兴其生发之机能。黄芪甘温补元益气，且走肌腠，投于此际，可谓有利无弊，诚为圣品矣。是故《本经》以治痈疽久败，排脓止痛者，即此意也。张隐庵云：痈疽日久，正气衰微，故曰久败，不意高明如洁古者，竟抹杀《本经》久败两字，倡此笼统之说，启后人滥用之弊，殆亦本意所不及料与。

参考：

（一）陈存仁《药学辞典》曰：黄芪为豆科植物中蝴蝶花形科植物宿根草 Astragalus henryi oliv 之根，同种类之植物有数种，即因其产地亦别其形状及种类。中国产者用黄芪之地下茎，日本产者用岩黄芪之地下茎。其作用，入胃能助胃之消化力，而能与胃酸化合，至小肠，被其吸入血中，促进血液之运行，故能托疮排脓，振兴精神，增高体力。

（二）《荷兰药镜》曰：黄芪治痢疾及梅毒颇有效，其拉丁名为阿斯笃拉格留斯，爱基斯加卑斯，用根及子，味微甘，收涩，水煎服。又作漱药，能刷净断颚腐烂，使之治愈。又为末，掺经久溃疮，使排脓而愈。

（三）《本草衍义》曰：黄芪、防风世多相须而用，唐许胤宗为新蔡王外兵参军，王太后病风，不能言，脉沉难应，医告术穷，胤宗曰：饵液不可进，即以黄芪、防风煮汤数十斛，置床下，气如雾，熏薄之，是夕语。

冉雪峰曰：

黄芪无汗能发，有汗能止，生用发汗，熟用止汗，为近今医林普通习见语。其实《本经》主治条文，原无此项说法，然此等解说，亦并非毫无意识，只以措词不当，不免语病，遂授人攻击之渐。气虚下陷，荣卫失次，及表邪既实，气虚不能外托，黄芪益气升陷、扶正托表，此无汗能发之说也。里气不运，不能统摄，表气不固，不能封蛰，黄芪斡旋里气，充实表气，此有汗能止之说也。陈修园有云：凡药除捣之冷服，烧炭成灰，性质变异外，其余一入煎剂，则生者亦熟。断无生用功用如彼，熟用功用如此，两两歧异者，黄芪岂能例外。故无汗苟由气虚，则黄芪生可发，熟亦可发；有汗苟由气虚，则黄芪熟可止，生亦可止。否则邪热壅闭不能作汗，阴液枯竭，汗源已涸，而可用黄芪发之乎？热甚外逼，大汗方至，伏邪溃出，战汗适来，而可用黄芪止之乎？可知黄芪之发汗、止汗并非药性之两歧，而为实为虚，乃为病理之各异，而治疗者用之，各得其当。张山雷谓发汗止汗功正相反，未有一物而具两性之理，实为中人以下知识，抹杀病理，将活泼泼灵药说成死药。古人以一药治多数病，治相反各病。如伤寒门和表除邪用桂枝，虚劳门建中补虚亦用桂枝；麻黄汤条发热无汗用麻黄，麻杏甘石汤条无大热汗出亦用麻黄，然犹曰药随病变，药物与病理化合也。以药自身之主治论，如酸枣仁既治不寐又治好眠；山萸肉既能止汗又能发汗；桑螵蛸既能止小便又不利小便；乌贼骨既制止分泌又增加分泌；他如细辛、辛夷既上气而又下气；郁金、三七既行血而又止血。其例举不胜举矣。又黄芪不过补虚之品，经文却从痈疽败疮，风癞瘘痔申叙，而以补虚二字点结。论药物功能，则为尽量发挥，论病理治疗，则温化温散温提以补胜邪，为各项开无限法门。《荷兰药镜》谓为末掺经久溃疡，久溃二字与《本经》久败二字两两辉映，变内治为外治，妙不可言，中外学理之暗合如此。主治小儿百病一语，尤为特笔。小儿气体未充，正弱不胜，在在须去实，着着当顾虚，此固是推阐黄芪补虚功用，不啻为儿科治疗树一正鹄。不惟由药物以识治疗，由治疗以识病理，且可由病理以识生理，反而由生理以定治疗，顾学者造诣何如耳。

白术

苦，温。主风寒湿痹，死肌，痉疸，止汗，除热，消食，作煎饵，久服不饥延年。（《本经》上品。《别录》味甘，谓逐皮肤间风水结肿，除心下急满，利腰脐间血。）

选注：

（一）李士材曰：白术味甘性温，得中宫冲和之气，故补脾胃之药，更无出其右者。上旺则能健运，故不能食者，食停滞者，有痞痰者，皆用之也。土旺则能胜湿，故患痰饮者，肿满者，湿痹者，皆赖之也。土旺则气清善升，而精微上奉，浊气善降，而糟粕下输，故吐泻者，不可缺也。《别录》以为利腰脐间血者，因脾统一身之血，而腰脐乃其分野，借其养正之力而瘀血自不敢羁留矣。张元素谓其生津止渴者，湿去则气得周流，而津液自生矣。

（二）黄宫绣曰：白术缘何专补脾气，盖以脾苦湿，急食苦以燥之，脾欲缓，急食甘以缓之。白术味苦而甘，既能燥湿实脾，复能缓脾生津。且其性最温，服之能健食消谷，为脾脏补气第一要药也。故同枳实则能治痞；同黄芪则能安胎；同泽泻则能利水；同干姜、桂心则能消饮祛癖；同地黄为丸，则能治血泻萎黄；同半夏、丁香、姜汁，则可以治小儿久泻；同牡蛎、石斛、麦麸，则可以治脾虚盗汗。然血燥无湿，肾间动气筑筑，燥渴便秘者忌用，谓其燥肾闭气，则其气益筑。又寒湿过甚，水满中宫者亦忌，谓其水气未决，苦不胜水，甘徒滋壅。必待肾阳渐复，水气渐消，肾气安位，术始可投，此又不得不变换于中也。

参考：

（一）陈存仁《药学辞典》曰：日人化验中药之新报告，白术成分为精油，主成分为 atractylol $C_5H_{24}O$，其他为 atractylon $C_{14}H_{18}O$ 等。其效能在胃肠内，除刺激肠胃之分泌增加，蠕动迅速外，其余别无其他作用。入血中即能令血液之循环增速，血压加大，肾脏之血管，亦同时澎湃，而利尿之机能，遂因之增速，故用做健胃药及利水与解热药。

（二）《本草纲目》曰：白术西域谓之吃力伽，故《外台秘要》有吃力伽散。又昔人用术不分赤白，自宋以来，始言苍术苦辛气烈，白术苦甘气和，各自施用，亦颇亦理。

（三）《伪药条辨》曰：白术种类甚多，云术肥大气壅，台术条细力薄，宁国狗头术皮赤稍大，皆栽灌而成。故其气甚浊，缺少清香之味。当以浙江於潜野生者名于术为第一，一名天生术，形小有鹤颈甚长，内有朱砂点，术上有须者尤佳，以得土气厚也。据云机县后山脉及黄塘至辽东桥一带，西流水四十里地之术，方有朱砂点，他处则无。但野术入口，味甜，气极清香，总以白为佳，以润为妙。近有一种江西术，其形甚小，与野术相似，虽有鹤颈而甚短，其体坚实，其味苦劣，不可用，商人多以此混于术，是不可以不辨也。

冉雪峰曰：

白术其味甘苦，其性温，其臭芬香，为除湿醒脾，斡运中气之品。而中含液汁丰富，其质之润，适以调剂其性味之燥。凡药之燥烈者，多不柔润，惟白术燥而不烈，润而不腻。又芳香以自化板滞，参配咸宜，实具异禀。《本经》就性味切实者言，故其叙白术功用，均从温中实脾，燥湿升阳推阐。末方特笔点结作煎饵三字，以完其义。盖做煎饵，即所以利用其液汁，不如是，白术所含液汁未显。只知其燥，不知其润，即白术全体真正功用，尚未大明，此可见近人用术米炒、土炒、炒焦，实为无知妄作。白术非收敛镇降之品，亦非黄芪实表之比，何能止汗？其性则温，温为热类，何能除热？而《本经》则明谓其止汗除热，此可由药理学推阐以识治疗学，并可由治疗学推阐以识病理学。盖元府空虚，表气不固，此等汗当以黄芪之益气实表者止之；脾阳下陷，里气不摄，此等汗，当以白术之补中升陷者止之。除热者，乃大气下陷，里失所御，外不调摄，虚气怫郁，窒填反应，因而发热。白术升阳实脾，化机斡旋，里气既运，表气自通，里气既充，表气自含，东垣补中益气汤，双管齐下，甘温以除大热，即此义也。不知东垣是否从此悟出，抑或暗与今合。故学者进一步研究，并可由已明治疗，推到未明治疗，已明病理，推到未明病理，药物学势力，几伸到医学各类全部。而古圣哲发明宝贵流传几失之精义，尚可因文见义，比事属词，由此推阐，探得药物学之功用，真愈推而愈弘。又《别录》谓治腰脊间血，从来医家无用白术以治血证者，近得西说，白术入血中能令血液循环增速，血压加大，肾脏血管同时膨胀，利尿机能增速，而白术所以行血活血之功用，因以证明。且血液经肾盂由玛尔氏囊滤去尿质，血液循环加速，则肾脏滤尿功用亦加大，而白术之所以除湿利小便，亦因以证明。推斯说也，死肌为血痹，痉疸为血热，汗之止由小便清，热之除由小便去，头头是道，通体玲珑。既以药理推阐病理，又以生理解释药理，将为药物学别开境界。若自封故步，只知白术为实脾专药，补脾正药，对于古人业经发明，近代兼可证实者，不知研稽会通，甚非力求进化，所以治药学之道也。

茯　苓

甘，平。主胸胁逆气，忧恚，惊邪，恐悸，心下结痛，寒热，烦满咳逆，口焦舌干，利小便。久服养神，不饥延年。（《本经》上品。苓古作灵。《别录》有茯神，主治略同。）

选注：

（一）陈修园曰：茯苓气平入肺，味甘入脾。肺能通调，脾能转输。其功皆在利小便一语。胸为肺之部位，胁为肝之部位，其气上逆，则忧恚，惊邪，恐悸，七情之用，因而弗调。心下为太阳之部位，水邪停留则结痛，水气不化则烦满，凌于太阴则咳逆，客于营卫则发热恶寒，有宿食则津液不升，为口焦舌干，惟得小便一利，则水行而气化，诸疾自愈矣。久服安魂养神不饥延年者，以肺金为乾，脾土为坤，位一身之天地，而明其上下交和之效也。

（二）徐灵胎曰：古注茯苓，皆云松脂入地所结，无苗叶花实。今之茯苓皆有蔓可种，疑古今有同异也。凡人邪气郁结，津液不行，则为痰为饮。痰浓稠为火之所结，饮清稀为水之所结，故治痰则咸以降之，治饮则淡以利之。若投重剂，反拒而不相入。惟茯苓极清淡属土，土胜水，能疏之涤之，令从膀胱出，病渐去而不觉也。观仲景猪苓汤、五苓散等方义自见矣。

（三）周伯度曰：仲圣于小便不利必曰加茯苓，是利小便者仲圣之明文，实《本经》之遗训。断不必以止消渴，滋学者之惑。顾谓利小便，足以尽其长乎，而不然也。试更即仲圣方核之，肾气丸主小便不利，并消渴小便反多，盖小便不利者，肾中阴气之壅也，以茯苓与桂附消其阴，则由壅得通。小便反多者，肾中阳气之弱也，以茯苓与桂附扶其阳，则转弱为强。且用以祛表湿，如防己茯苓汤；用以解咽窒，如半夏厚朴汤；用以开胸痹，如茯苓杏仁甘草汤；用以下癥痼，如桂枝茯苓丸；用于补剂，如薯蓣丸；用于风剂，如侯氏黑散。盖惟茯苓以甘淡之味，温和之性，能于气中消水，水中化气，随他物而膺繁剧者，胥不出乎此旨。若非制剂得宜，则茯苓之真不见，而亦未必无害矣。

参考：

（一）陈存仁《药学辞典》曰：茯苓基本系生于截断松树根部下之一种茸类菌蕈物，其成分未经详细试验，但其主要成分则为匹克圣。其作用在胃肠由肠壁吸入血中，能增高血压，使肾脏之分泌亢进。其效能益心脾，行水湿，用为利水药，以治水肿与淋病。又为强壮药，用于衰弱者。

（二）《冷庐医话》曰：松之余气为茯苓；枫之余气为猪苓；竹之余气为雷丸，亦名竹苓。猪苓在《本经》为中品，雷丸为下品，茯苓则在上品。方药用之独多，以其得松之精英，久服可以安魂养神不饥延年也。又有一种橘苓，生于橘树，其形如蕈，可治乳痈。见赵恕轩《本草纲目拾遗》。

（三）《本草纲目》曰：下有茯苓，则上有灵气如丝之状，土人亦时见之。非菟丝子之菟丝也，注《淮南子》者，以菟丝子及女萝为说，误矣。茯苓有大如斗者，有坚如石者，绝胜。其轻虚者不佳，盖年浅未坚故耳。刘宋·王微《茯苓赞》云：皓苓居下，彤丝上荟，中状鸡凫，其容龟蔡，神侔少司，保延幼艾，终志不移，柔红可佩。观此彤丝即菟丝子之证矣。

冉雪峰曰：

茯苓原名茯灵，感松精灵异之气，茯生土中。《史记》丹籍，均作茯灵。道家练为服饵，医家用为补益。参苓并称，灵砂同饵，由来久矣。其气最盛，故下有茯苓者，上有威喜芝，一作上有菟丝，或曰上有彤气如丝。见《淮南子》者，有千年之松下有茯苓，及松脂入土千年为茯苓等语。年岁而以千计，历时如是之久，得天气地质培育独厚，宜乎灵异特昭，上有无形彤气，及有形喜芝也。由此观之，可知茯苓原属灵异之品。

故治人身神经所属灵异之病，如忧也、恚也、惊也、恐悸也、心下结痛也、安魂养神也，无一非心脑知觉精神所主。千年培养，荟为结晶，故不惟渗泄而实补益；不惟利湿，而实生津。他渗利药伤阴，而此反滋液；他补益药滞气，而此寓孕育于清渗之中。不滞气而反利气，煞是禀赋特奇，不愧称灵。《日华子》谓补五劳七伤安胎，王好古谓利小便而不走气，能秘童元。《理虚元鉴》谓能为诸阴药之佐而去其滞，能为诸阳药之使而宣其道。补不滞涩，泻不峻厉，精纯之品，无以过之，非他迅利克伐者比。总斯说也，是茯苓为虚羸补益上品，亦虚秘导利灵丹，然此乃指天生野苓，历时既久，得天独厚者言耳。天地精华，今似泄尽，茫茫海内，在何处觅此千年灵异之品。今药市茯苓，均属人工种植，二三年即采取，质薄品劣，较古人所谓天生野苓，相去何止千百倍蓰。至洋苓之名平片者，尤薄劣不堪入药，不过纯白细腻，虚有其表耳。以今之劣药而欲建古人所述之异功，难矣！徐灵胎谓古注茯苓无苗叶花实，今之茯有蔓可种，疑古今有异同，盖已窥见一斑矣。故研究药学者，不惟辨药物之真伪，并当辨药性之纯驳。今之苓非古之苓也，仅有渗利之功，绝少补益之效。一意渗泻伐肾伤液，阴虚火旺，口焦舌干者，正为大禁。虽有形之水气去，斯无形之阴气生，有形之水质去，斯无形之阴精复。要为药物与病理合化之问题，而非茯苓本药之本能。周伯度《本草思辨录》，辨茯苓与猪苓、泽泻之分颇精，诠释茯苓治眩治悸治咳真谛，亦颇透然。谓利小便茯苓之本能，不必以止消渴滋学者之疑，此殆见今之苓，而未知古之苓耳。似此何以称灵，是《本经》种种心脑神气方面治疗，为虚构矣，学者不可不再明辨也。

当 归

甘，温。主咳逆上气，温疟，寒热，洗在皮肤中，妇人漏下绝子，诸恶疮疡，金疮，煮饮之。（《本经》中品。甘温，今本作苦温。洗，今本作洗洗。煮饮之，今本作煮汁饮之。）

选注：

（一）徐灵胎曰：当归辛香而润，香则走脾，润则补血。故能透入中焦营气之分，而为补营圣药。然《本经》无一字及于补血养血者，何也？盖气无形，可骤生，血有形，难速长。凡通闭、顺气、和阴、清火、降逆、生津、去风、利窍，一切滋润通利之品，皆能令阴气流通，不使亢阳致害，即所以生血也。当归辛芳温润，兼此数长，实为养血之要品。唯著其血充之效，则血之得所养，不待言而可知，此等当参全经而悟其理。

（二）张山雷曰：当归是血家气药，以辛升运行为用，以温和燠杰为功，气血虚寒者得之，则血随气行，而归其所当归，此当归命名之正义也。昔人谓其身能补血，头能止血，尾能行血，全能和血，彻上彻下，可补可攻。窃谓归身主守，补固有功；归尾主通，逐瘀自验；而归头秉上行之性，便血溺血崩中淋带等之阴随阳陷者，升之固宜。若吐血衄血之气火升浮者，助以温升，宁不为虎傅翼，是止血二字之所以当因证而施，固不可拘守其止之一字，而误谓其无所不可也。且凡失血之证，气火冲激，扰动血络，而循行不守故道者，实居多数，归之气味俱厚，行则有余，守则不足，亦不可过信归所当归一语，而有循名失实之咎也。

参考：

（一）陈存仁《药学辞典》曰：当归基本属散形科当归之根，其成分中含有多量蔗糖（ganesugar $C_{12}H_{22}O_{11}$）。其作用在胃中，仅能促进胃液之分泌增多，至肠始被吸入血中，同时又能刺激肠之黏膜，使肠壁吸收力强大。本品入血中，其作用专在刺激血液中之氧化酵素，令血液之氧化迅速，细胞之新陈作用，亦随之而增进，血压亦较为增高，同时卵巢亦能诱起充血之作用。其效能补血活血，润燥滑肠，用作调血通经，为女科要药。

（二）《药典》又曰：荆武蒙云：拙荆戴英，生来康健，向无经病，因产后经痛，辗转不已，已两阅寒暑矣。心身康泰时痛稍瘥，疲倦时则增剧，且提前移后，甚不规则。当投以强壮剂，及治经痛最新制剂，如佛里尔珠（valyl）、安济室闷（andysmen）、凡拉蒙（veramon）等，或则收效一时，或则效力毫无。诉之新医药，技已穷矣。因思当归一物，中国古医籍上，盛称能调经种子。乃不杂他药，于旧药铺中，单购当归若干，每日煎煮五钱，数次分服，约十余日红潮旋至，痛苦大减。因更续煎服一星期，其后准期经至，痛苦若失，逾年生子，因更叹当归确有调经种子之伟功也。按当归一物，中医固奉为补剂圣品，最近据外人报告，亦谓妇人月经失常，当归能统治之，可知当归确有调经之主要功能，种子则为偶然之结果耳。凡因经病而患嗣续艰难者，殆有试服之价值矣。闻德国怡默克大药厂，将当归运至国中，经精良化学的操作，去其渣滓，存其精华，制成药剂，名之曰当归精，想其效力伟大，当更倍蓰矣。

冉雪峰曰：

当归多液，能加添血中水分，增加白细胞繁殖。性温，能增高血中温度，促助血液循环，而又甘苦化阴以和之，芳香醒豁以利之，不啻配合良好之养血剂、调经种子剂。漏下绝子，人人知为妇人病，何须费词，再赘以妇人二字，此与黄芪条《别录》谓补丈夫虚损一例。男子以气为主，黄芪补气，故益丈夫；女子以血为主，当归补血，故益妇人。西法用生殖灵，必分男女，与此正同。会斯义也，丈夫妇人之所以补者，思过半矣。煮饮之三字，亦煞有深意。徐灵胎云：煮汁饮则能四达以行诸经，血在经络之中流行不息，故凡用行血补血之药，入汤剂者为多，入丸散者绝少。故古人治病不但方不可苟，即治法亦不可易也。张隐庵云：凡药皆可煮饮，独当归言煮汁饮者，凡《本经》加别言，各有意存，如术宜煎饵，地黄作汤，当归煮汁，皆当体会者。陈修园云：中焦受气取汁，变化而赤是谓血，当归煮汁，滋中焦之汁，与地黄作汤同义，可知时传炒燥、土炒，反涸其自然之汁，大失经旨。三注语皆中肯。要之当归煮汁，乃充分利用其液汁之性能，以为加添生血之原料。血中水分脱失，西法有注射盐水者，当归中含糖质，服后至小肠，由白吸管吸收，以入血管。盐质能消耗水气，糖质能助长水气，为药学一般原则。窃谓盐水不如糖水之中和，静脉注射不及小肠吸收之自然，故当归煮汁饮较注射盐水其功能尤为优异也。本条经文，首叙主治咳逆上气、温疟、寒热洗洗在皮肤中。血调而气和，血摄而气降，盖开治咳变法矣。疟由麻拉利亚原虫侵入血管产生毒素所致，当归养血活血，俾体工抗素机能健全，增加白细胞抗毒杀菌功能。金鸡纳奎宁侧重杀菌，当归侧重抗菌，为一本一标之对峙变法，亦新法也。试问今之治咳者，谁解气病治血而用当归血药，痨咳尤大有关系，血蒸而气浮，血摄而气敛，善读者当别有领悟。治温疟者，谁解病在血管，用当归补血，加添白细胞抗毒杀菌力量，无事拘拘但求劫病治法。荒经之过，能勿慨然。总上以观，是善用当归者，不惟补血和血，且为治咳治疟，别开新的途径。而奎宁新制剂，利实证不利虚证，亦将别辟新的治法矣。

芍　药

苦，平。主邪气腹痛，除血痹，破坚积，寒热，疝瘕，止痛，利小便，益气。（《本经》中品。《别录》味酸，有小毒。谓通顺血脉，缓中，散恶血，去水气，消痈肿，中恶，腹痛，腰痛。）

选注：

（一）张隐庵曰：芍药气味苦平，后人妄改而曰微酸。元明诸家，相沿为酸寒收敛之品。凡里虚下痢者，多用之以收敛。夫性功可以强辩，气味不可讹传，试将芍药咀嚼，酸味何在。又谓新产妇人忌用芍药，恐酸敛耳。夫《本经》主治邪气腹痛，且除血痹寒热，破坚积疝瘕，则新产恶露未净，正宜用之。若下痢而属里虚，反不当用也。又谓白芍、赤芍，各为一种，白补赤泻，白收赤散，白寒赤温，白入气分，赤入血分，不知芍药花开赤白，其种总一。今药市一种赤芍，不知何物草根，儿医疡医多用之，习焉不察，为害殊甚。此不考《本经》，不辨物性，因讹传讹，固结不解，咸为习俗所误也。

（二）张山雷曰：芍药专治腹痛，仲景之法，实即秦汉以前历代相传之法。说者每谓腹痛是肝木凌脾，芍药能助脾土而克肝木，故为腹痛之主药。要之肝秉刚强之性，非借阴液以涵濡之，则暴戾恣睢，一发而不可制。当其冲者，实为脾土先蒙其害。凡心胃痛、腹满痛、胸胁刺痛、支撑胀闷，无一非肝木凌脾之病。宋元以来治此者，多尚香燥气药，气行而通则不痛，非不暂图目前之效，然愈燥而阴愈耗，肝愈横，频发加剧，卒之肝脾之阴两竭，而燥药且不可复施，此行气伐肝，适以变本加厉，非徒无益，而又害之矣。仲景以芍药治腹痛，一以益脾阴，而摄纳至阴耗散之气，一以养肝阴，而柔和刚木桀骜之威，与行气之药直折肝家悍气者，截然两途，此泄肝与柔肝之辨。而芍药所以能治腹痛胀满，心胃刺痛，胸胁胀痛者，其全体大用即是此法，必不可与伐肝之剂作一例观也。仲景云：太阴病脉弱，其人续自便利，设当行大黄芍药者，则减之，以其胃气弱，易动故也。是指太阴虚证而言。可见腹痛之当用芍药者，皆太阴气滞，肝络郁结不舒为病，非属于虚寒一边。而中气虚寒，则有建中法在此，非芍药一味之所能治。此寇宗奭所以有气虚寒人忌用之说也。

（三）周伯度曰：芍药《别录》酸微寒，隐庵辈多议其非，今取嚼之，却带微涩，涩者酸辛之变味。况同一物，而气质有厚薄，安知古之不异于今。即《本经》之苦平与酸微寒并体之，皆不外敛之与破，识得芍药之用，而无谓之吹求可已矣。又邹氏于仲圣方之有芍药，处处以破阴结解之，支离殊甚。桂枝汤因卫气外泄，不与营和，故于桂甘温经祛风之中，用芍药摄卫气就营气，营气本未尝结，何待于破，此敛之义也。当归芍药散治腹中㽲痛，此破之义也。桂枝芍药汤治腹满时痛，此敛与破兼者也。何可执破阴结一说，以概诸方。

参考：

（一）陈存仁《药学辞典》曰：芍药基本属毛茛科，药用白芍药之根，其成分经日本理学博士长井长又尝于芍药中发现安息香酸（benzoesaeure $C_6H_5CO_2H$），故医学博士猪子吉人，亦认安息香酸为芍药之有效成分。凡须应用安息香酸或安息香酸盐类者，投以芍药，其效相同。其效能泻肝，敛阴气，和脾、止痛泻，有镇痛之作用，用于腹痛泻痢等症。又有解热之作用，用于感冒与肺病。妇人之调经药中，亦可用之。

（二）《荷兰药镜》曰：芍药生根略有麻酸气，干根则无。微甘苦，性收敛，为镇痉止痛之药。因神经感动而发之痉挛搐搦诸证，神经性筋肉挛急，头眩晕眩，癫痫睡魔，小儿痫瘛，子宫冲逆痛，痛风等症，用之俱有殊效。

冉雪峰曰：

药物有古今之不同，又有产地之各异，故研究药学者，当以现在药物为据，实事求是。芍药为补为攻，为开为敛，各家异说纷纭。即味苦味酸，亦各各歧异。诚如张隐庵云：性功可以强辩，气味不可讹传。何致苦酸亦生问题。大抵各家所见芍药因产地之不同，而气味厚薄各有同异也。予见今肆芍药实苦而微酸，煎之别具一种香臭，而化学精确的检定，亦谓中含百分五之安息香酸。《荷兰药镜》云：生根略有麻酸气，干根则无。所谓麻酸气即安息酸冲戟神经作用。言苦者根据《本经》，言酸者根据事实。苦酸化合，乃完成芍药特具之性质。此无待逐末，哓哓深辩。周伯度谓识得芍药之用，无谓之吹求可已，谅哉知言已。色白色赤亦然，牵牛之白黑、术之白苍、商陆之白赤，不过轻重缓急之分耳，非别有大差异也。而攻补开敛，则关学理的。盖芍药性能原具此四项作用，顾用之者何如耳。芍药酸苦化阴，中多液汁，能润液柔筋，滋肝沃燥，沉静循环，柔和神经，凡血液亢熯，气泽耗蚀者为宜。而中含安息香酸，安息香酸为芳香性神经药，功能兴奋，但非如缬草、烟草、三棱、莪术冲激之甚，以故滋而不腻，补而不滞，又宣畅而不攻破。《本经》所胪主治，如腹痛也、血痹也、坚积疝瘕也，尤一非安息香酸兴奋之功。柔润而化以芳香，芳香而含于柔润，芍药优点在此。如谓阴以入阴，即可以破阴结。肝主疏泄，酸入肝，即能开能攻，则药之苦酸富液汁者多矣，何独于芍药而有此功能，古无化学，不知古人何以体会至此。利小便益气五字，亦具深意。阴柔只能增液，何能益气，更何能利小便，譬如煮酒，炉火过大，锅内水干，蒸气即涸，沃之以水，气即蒸腾，酒流复至。芍药即沃之以水也，气蒸腾，即益气也，酒复至，即利小便也。所以益之利之者，乃合病理言也。无热病之津干，何以完成阴药之益气；无热病之液涸，何以完成其阴药之通溺。前言由药理以推知病理，此并以病理证明药理。要之芍药体阴用阳，以补为攻，以敛为开，分之为四，合之为二。益其阴，同大黄用则助其降泄；益其阳，同桂枝用则助其宣发。然则芍药之用，及所以用芍药者，可知之矣。若拘拘以一端之理解，入主出奴，是丹非素，解说愈切，去道愈远，甚非所以治药学之正轨也。

丹参

苦，微寒。主心腹邪气，肠鸣幽幽如走水，寒热积聚，破癥除瘕，止烦满，益气。（《本经》上品。《别录》谓养血，除风气留热。）

选注：

（一）缪希雍曰：丹参《本经》味苦微寒，《别录》云性热。观其主心腹邪气，肠鸣幽幽如走水，寒热积聚，破癥除瘕，则似非寒药；止烦满，益气，及《别录》养血，去心腹痼疾结气，腰脊强脚痹，除风气留热，又决非热药。当是味苦平微温，入手足少阴、足厥阴经。心虚则邪气客之，为烦满结气，久则成痼疾。肝虚则热甚生风，肝家气血凝滞，则为癥瘕。寒热积聚，肾虚而寒湿客之，则腰脊强脚痹。入三经而除所苦，则上述诸证自除。苦能泄，温能散，故又主肠鸣幽幽如走水。久服利人，益气养血之验也。

（二）张山雷曰：丹参专入血分，其功用在于行血活血。内之达脏腑而化瘀滞，故积聚消而癥瘕破；外之利关节而通脉络，故腰脊健而痹着行。详核古人主治，无一非宣涌运行之效，而其所以能运行者，则必有温和之气，方能鼓荡之、振动之。所谓主心腹邪气，肠鸣痼疾，其义已隐隐可见。然走窜有余，必非补养之品，即《本经》所谓益气，《别录》所谓养血，皆言其滞积既去，而正气自伸之意，亦以通为补耳。惟苦味泄降，故所主各病，皆又下行为顺之意，此则于行气行血之中，而又含下达性质，而世俗以为补血之用，及以之治崩中带下，皆非古人真旨矣。

参考：

（一）陈存仁《药学辞典》曰：丹参属唇形科丹参之根，其效能去瘀生新，活血调经，专治萎黄病、脏躁证。入胃时微与胃酸起作用，而助消化，至肠后始次第分解而被肠收吸，入血后能促进血液循环，使红细胞生产极盛，细胞之新陈代谢力亦同时增加，用作通经强壮药，为妇科要药。

（二）《本草纲目》曰：按《妇人明理论》云，四物汤治妇人病，不问产前产后，经水多少，皆可通用。惟一味丹参散，主治与之相同，盖丹参能破宿血，生新血，安生胎，落死胎，止崩中带下，调经脉，其功大类当归地黄川芎芍药故也。

（三）《伪药条辨》曰：丹参古出桐柏川谷，近今到处有之。其根赤色，大者如指，长尺余，一苗数根。气味苦微寒，无毒。主治心腹邪气，寒热积聚，《本草经》原文，历叙功用，末加益气二字，盖益正气，正所以治邪气也。近今市肆有一种土丹参，服之极能散血，又奚有补益之功，不知何种草根混充，殊可恨也。

（四）《条辨》又曰：按丹参产安徽古城者，皮色红肉紫，有纹，质燥体松，头大无芦，为最佳。滁州全椒产，形状同前，亦佳。产凤阳定远白阳山漳洧者，虚细质松多细枝，次。产四川者，头小枝粗肉糯，有白心，亦次。郑君所云土丹参，或即川丹参也，抑或福建土产之一种，别具形态，余未之见也。

冉雪峰曰：

丹参色赤，与人参之色白，玄参之色黑者有异。人参向以为入气分，今得科学化验始知中含巴那规伦，专入血分。丹参入血后，能促进血液循环，使红细胞、白细胞生产极盛，而赤色浓郁，颜如渥丹，准以中药通例，则无论含巴那规伦否，而其为血分药，更可断言也。缪氏希雍见其有破癥瘕之功，以为其功能通，则其性必温。张氏山雷亦谓必有温和之气，乃能鼓荡之振动之，此改字训经，为后世说经家恶习，不意医家亦覆蹈之。以宣通故而疑为性温，是以为惟温乃能宣通。喻嘉言、徐灵胎等所谓甘寒亦可通经络，亦可散结开痹，则尚未体及。至《本经》精义蕴蓄苦寒亦可通经络，亦可散结开痹，则更盲未有知。如枸杞、牛膝均苦寒药，《本经》条文均明谓除湿开痹，可为佐证。希雍不足责，山雷贤者，何亦尔尔。且如二家说，则玄参之主腹中寒热积聚，苦参之主心腹结气，癥瘕积聚，亦将改苦寒为温热乎？吾知其必不可也。细玩《本经》所叙主治，均从功用推出。养血以行血，血和而气畅。丹参本血药，《别录》言养血尠矣。《本经》不言养血，而言益气者，益气较养血更深一层。气血同出异名，血为气营，气为血卫，气中之液泽即血，血中之温度即气，血药而益气，此正状其养血之极功也。大抵《本经》立言，易知者从略，所言多难知者，丹参养血，此易知者也；丹参益气，此人所难知者也。气之生化要素有二，曰水曰热。血药益气，所以加添生气之源质也，气药益气，所以增强化气之原力也。推之寒药益气，亦所以加添原质，温药益气，亦所以增强原力。除邪气即所以安正气，扶正气即所以除邪气，而丹参之所以补益者可知矣，丹参之所以攻散者亦可知矣。即人参之开心除邪气，亦可于此参错互写中，领悟其异同会归之旨。或疑《本经》叙丹参主治原文，十之九均宣通，是丹参为攻散药，而非补益药。然黄芪讵非补药，而主治多败疮大风。白术讵非补药，而主治多死肌痉疸。丹参条文义相同，《本经》此项特笔甚多，所当互证。况外人用为通经强壮药，通则通矣，强壮何有焉？是以补为通昭昭矣。窃天地生材，参错化合以穷其妙，古人格物，反复推勘以尽其性，学者得其奥窃，于以运用不穷矣。

枸　杞

苦，寒。主五内邪气，热中，消渴，周痹，风湿，久服坚筋骨，轻身不老。（《本经》上品。《别录》谓补内伤大劳，嘘吸，强阴，利大小便。）

选注：

（一）黄宫绣曰：枸杞甘寒性润，据书载皆祛风明目，强筋健骨，补精壮阳，然究因于肾水亏损，服此甘润，阴从阳长，水至风息，故能明目强精，是明指为滋水之功，故书又载能治消渴。今人因见色赤，妄谓枸杞补阳，其失远矣，岂有甘润、气寒之品，而尚可言补阳耶。若以赤为补阳，则红花、紫草，其色更赤，何以不言补阳而曰活血。呜呼，医道之不明，总由看书辨药，不细体会之故耳。试以虚寒服此，不惟阳不能补，且更有滑脱泄泻之弊矣，可不慎乎？

（二）陈修园曰：五内为藏阴之地，热气伤阴，即为邪气，邪气伏于中，即为热中。热则津液不足，内不能滋养脏腑，而为消渴；外不能灌溉经络，而为周痹。热甚则成风，热郁则生湿，种种相因，惟枸杞之苦寒清热，可以统治之。久服轻身不老耐寒暑三句，则又申言其心肾交补之功，以肾字从坚，补之即所以坚之也。坚则身健而轻，自忘老态。且肾水足可以耐暑，心火宁可以耐寒，洵为服食之上品。然苦寒二字，《本经》概根苗花子而言，若单论子，严冬霜雪之中，红润可爱，是秉少阴水精之气，兼少阴君火之化，为补养心肾之良药。但性缓不可治大病急病耳。

参考：

（一）《本草纲目》曰：古者枸杞、地骨，取常山者为上，其他丘陵坂岸者皆可用。后世惟取陕西者良，而又以甘州者为绝品。今陕之兰州灵州九原以西，枸杞并是大树，其叶厚根粗。河西及甘州者，其子圆如樱桃，暴干紧小，少核，干亦红润甘美，味如葡萄，可作果食，异于他处者。沈存中《笔谈》亦言，陕西极边生者高丈余，大可作柱，叶长数寸，无刺，根皮如厚朴，则入药大抵以河西者为上也。

（二）《纲目》又曰：枸杞根苗子之气味稍殊，而主治亦未必无别，盖其苗乃天精，苦甘而凉，上焦心肺实热者宜之；根乃地骨，甘淡而寒，下焦肝肾虚热者宜之。此皆三焦气分之药。所谓热淫于内，泻以甘寒也。至于子则甘平而润，性滋而补，不能退热，只能补肾润肺，生精益气，此乃平补之药。所谓精不足者，补之以味也。分而用之，则各有所主，兼而用之，则一举两得。世人但知用黄芩、黄连苦寒，以治上焦之火；黄柏、知母苦寒，以治下焦阴火。谓之补阴降火，久服致伤元气，而不知枸杞、地骨甘寒平补，使精气充而邪火自退之妙，惜哉！

（三）刘禹锡《枸杞井诗》曰：僧房药树依寒井，井有清泉药有灵。翠黛叶生笼石甃，殷红子熟照铜瓶。枝繁本是仙人杖，根老俨成瑞犬形。上品功能甘露味，还知一勺可延龄。又叶志诜《枸杞赞》云：枸刺杞条，兼名会对，秋果垂红，春苗笼黛，仙杖晨飞，灵庞夜吠，山北山南，侍人多嘅。

（四）《浩然斋日钞》曰：宋徽宗时，顺州筑城，得枸杞于土中，其形如獒状，驰献阙下，乃仙家所谓千年枸杞，其形如犬者。又朱孺子见溪二花犬，逐入于枸杞根下，掘之得根，形如二犬，烹而食之，忽觉身轻。观此，则枸杞之滋益不独子，而根亦不止于退热也。

冉雪峰曰：

《本经》枸杞，系概根苗花子而言，味苦性寒，是根苗花子俱苦寒也。叶名天精草，花名长生草，子名枸杞子，根名地骨皮。后世专用子根，以其实考之，根之味苦较厚，性寒较重；子则苦少甘多，寒气亦薄，总以不离苦寒者为近是。《纲目》枸杞条项下，亦均谓苦寒，惟子条项下，旁注一说甘温，斟今酌古，正附厘然，不失先民规矩。《从新》竟以为甘温，甘则甘矣，温何有焉。且枸杞木本，《纲目》列灌木类，谓干之巨可作栱，枝可作杖，产陕西甘州者佳，甘肃宁夏产次之。后人误甘为甜，以甘枸杞为甜枸杞，又误木本为菜本，谓枸杞乃甜菜之子，地骨皮为甜菜之根，愈说愈支离矣。其成分未经化学分析，不知亦如人参之有巴那规伦，芍药之有安息香酸否也，而观《本经》所叙功用，则为交补心肾，除热益阴。所堪注意者，以苦寒之品而有疗周痹风湿之功，夫风寒湿合而成痹，故古人治痹之方，均从辛温立法，然风已郁热，湿已化燥，肢节痹痛，转为关节炎肿，辛温已扣不着，前贤按法不效，投杼而起。徐灵胎、喻嘉言、叶天士辈，悟到甘寒亦可通经络，因于辛温开痹之外，而悟甘寒开痹之旨，其于病之切合者，全活不少，各公诣力煞是可钦。孰知苦寒亦可通经络，亦可开痹。盖风寒湿合而成痹，系言其因，既成而化，成关节炎，系言其果。未化热，则辛温足以治之；既化热，非甘寒润液、柔筋透络不可。而热甚关节炎鞕，液汁灼干，非苦寒不足以折之。此等苦寒开痹法，在中医治疗上，尚未体到。惟《本经》枸杞、牛膝条主治项下，微露其端。予向谓由药理可以推识治疗，由治疗可以推识病理，洵不诬也。吾人对于此项精义，当视为绿文赤字，服膺拳拳，摩挲展玩，能毋发思古之幽情，苟非下愚，何致投珠按剑。忆前参末考试武汉医生，药学题为桂细辛，本辛温药，而《本经》谓其主上气；枸杞、牛膝本苦寒药，而《本经》谓其除湿痹，试详其义。全场哗然，谓桂之下脱落一字，究竟是桂枝是肉桂。枸杞甘温并非苦寒，故曰甘枸杞，其苗乡人呼甜菜云云。此题系从《本经》精义着眼，原欲瞻其学识，所以期待与试同人者不薄，不意中人以下不可以语上也。附注于此，以志予过。

龙眼肉

甘，平。主五脏邪气，安志，厌食，除蛊毒，去三虫，久服强魂，聪明，通神明。（《别录》所载。）

选注：

（一）黄宫绣曰：龙眼肉气味甘温，多有似于大枣。但此味甘更重，润气尤多。于补气之中，又兼有补血之力。故书载益脾长智，养心保血，为心脾要药。是以心思劳伤，而见健忘怔忡、惊悸，暨肠风下血，俱可用此为治。盖血赖心以生，而亦赖脾以统。思虑而气既耗，则非甘者不能补，思虑而神更损，则非润者不能济。龙眼甘而兼润，既能补脾固气，复能保血不耗，而神气自尔长养，而无惊悸健忘之病矣。按古归脾汤有龙眼肉，以治心脾损伤，义实基此。非若大枣力专补脾，其味虽甘，其性稍壅，而无甘润柔和，以臻于至善之妙也。但此味甘体润，凡中满气壅，肠滑泄利，为大忌耳。

（二）叶天士曰：圆肉气平，入手太阴肺经，味甘，入足太阴脾经。脾者五脏之原也，邪之所凑，其气必虚。圆肉味甘益脾，脾健则五脏皆充，而邪气不能容矣。肾藏志，肾者水脏也，圆肉气平益肺，肺金生肾水，水滋而志安。味甘益脾，脾补则食自进，甘能解毒，故除蛊。三虫湿热所化也，气平益肺，肺金脏也，肺益则清肃之令行，水道通，湿热下逐，而虫去矣。久服气平益肺，味甘益脾，脾主一身之血，肺主一身之气，气足精生而阴气独强，心肾俱滋矣。肝藏魂，肝滋血藏，故魂强而目明。肾滋水旺，则身轻而耳聪。心滋血润，血色华面，所以不老，心灵通达，所以神明也。

参考：

（一）陈存仁《药学辞典》曰：龙眼基本系属无患树科龙眼树之果肉，其成分为水 0.845，干燥残滓 99.145，灰 3.36，葡萄糖 24.91，蔗糖 0.22，垤几斯笃林 1.053，纤维素 2.185，酸类1.26，含淡物6.309，脂肪2.494等。其作用入胃后，与胃酸化合，成为消化蛋白与淀粉之酵素，一部分仍不被化合，及至小肠始渐次由肠壁吸而达血中，能增加血液之热量，与酵素之作用。其效能补心脾，疗虚羸，用作缓和滋养药，又治神经衰弱、贫血。

（二）《辞典》又曰：日本学说云，龙眼肉呈酸性反应，味甚甘、香味俱稍似枣与干葡萄。依药学士村山长之助氏及药剂师伊藤祯次郎氏之试验云，龙眼肉中含有之成分为葡萄糖、蔗糖、淀粉，垤几斯笃林、纤维素酸类，含窒素物、脂肪等。而举其百分中所含之数，且有纤维素之定量试验等。

（三）《嘉祐图经》曰：荔枝才过，龙眼即熟，故南人目为荔奴，今闽广蜀道出荔枝处皆有之。稽含南方草木状云：本高一二丈，似荔枝而叶微小，凌冬不凋，春末夏初开细白花，七月实熟，壳青黄色，文作鳞甲形，圆大如弹丸，核若木患子而不坚，肉薄于荔枝，白而有浆，其甘如蜜，极繁，每枝二三十颗，作穗如葡萄。汉时南海常贡之，大为民害，临武长唐羌上书言状，和帝感其言，诏罢免。

冉雪峰曰：

龙眼生啖多浆，干亦柔润多液，味甘胜枣梨，液多过玄参。柔润之药，多兼苦寒，龙眼纯甘而近于温，故黄宫绣以为甘温。西说谓其能增加血中热量，凡心脾液损，体寒气怯而不适于凉剂者宜之。其甘如蜜，其臭清芳，为果类之珍品，产印度及川广各省。汉时始有此物，故不载于《本经》，而见于《名医别录》，其种是否汉时由印度输入，未可知也。本品与荔枝大同小异，荔枝甘中带酸，本品味纯甘。生用啖浆，则清新爽逸，能除痰气；熟用啖肉，则滋润浓郁，大补血质。此二果同中之异，异中之同。荔枝酸甘化阴，清气犹胜，平而近凉。旧说谓其能解口臭，唐杨贵妃嗜之，杜牧有句云：一骑红尘妃子笑，无人知是荔枝来，即谓此也。而注家有谓荔枝气味纯阳，其性畏热，多食即龈肿口痛衄血，吾不知其何所指也，世俗因畏荔枝者，并畏及龙眼，则更惑滋甚矣。又或以龙眼为荔奴，荔枝才过，龙眼即熟，以先后分主奴，亦属臆说。要之龙眼荔枝，同类而异种耳。细玩《别录》龙眼主治条文，曰五脏邪气，曰除蛊毒杀三虫，纯在除邪杀虫上着眼，无一字言及补益者，何也？曰五脏为阴，脾为五脏之本，龙眼大甘益脾，脾阴足而万邪消，在反面推其功能，无事在正面著其作用，是不补乃深于补也。除蛊杀虫之药，多暴悍迅厉，以毒攻毒，而龙眼甘平缓润，亦有此项功用，煞是甘补药中之特具异秉者。盖龙眼入胃，与胃酸化合，能增加消化系酵素作用，入血与血素化合，能增加循环系酵素作用，而蛊虫自绝其化源，无从生息，此不除不杀，而正深于除深于杀也。由是以推，酵素而补助消化，则主安志、厌食；酵素而兴奋神经，则主强魂、通神。新旧学理，面面俱可会通。补正药而为除邪药、除蛊药、杀虫药；循环系药而为消化系药、神经系药。龙眼之功能，已写到十二分，此盖深得《本经》之精意矣。《本经》而后，惟《别录》恍惚似之，诸家均望尘莫及。总之龙眼其味甘，其臭芳，其质浓厚，柔而得中，补而不滞，阴阳形气俱不足者，调以甘药，龙眼其上选也。此可为虚损虚怯者食疗之一助，似小建中而无桂枝之飞扬，似大补阴而无黄柏之苦燥，推斯意也，用龙眼之三昧得之矣。

酸枣仁

酸，平。主心腹寒热，邪结，气聚，四肢酸痛，湿痹，久服安五脏，延年。（《本经》上品。）

选注：

（一）黄宫绣曰：酸枣仁甘酸而润，有生熟之分。生则导虚热，故疗肝热好眠，神昏躁倦之证；熟则收敛津液，故疗胆虚不眠，烦渴虚汗之证。本肝胆二经要药，因气香味甘，故又能舒太阴之脾。按肝虚则阴伤而心烦，魂不能藏，是以不得眠也。故凡伤寒虚烦多汗，及虚人盗汗，皆炒熟用之，取其收敛肝脾之津液也。归脾汤用资营气，亦以营气得养，则肝自藏魂而弥安，血自归脾而卧宁矣。其曰胆热好眠可疗，因其胆被热淫，脾土昏冒，故似好眠，其证仍兼烦躁，用此以疗热，热退则神清气爽，又安有好眠之弊乎？但仁性多润，滑泄宜忌。纵使香能舒脾，难免润不受清矣。

（二）贾九如曰：枣仁仁主补，皮赤类心，用益心血。其气炒香，化为微温。借香以透心气，得温以助心神。凡志苦伤血，用智损神，致心虚不足，精神失守，惊悸怔忡，恍惚多忘，虚汗烦渴，所当必用。又取香温以温肝胆，若胆虚血少，心烦不寐，用此使肝胆血足，则五脏安和，睡卧知宁。如胆有实热则多睡，宜生用以平胆气。因其味甘，炒香香气入脾，能醒脾阴，用治思虑伤脾，及久泻者皆能奏效。

（三）邹澍曰：乔生者曰枣，丛生者曰棘，一种二类。乔生则气味厚，丛生则气味薄，味厚则泄，薄则通，气薄则发泄，厚则发热。故大枣主腹邪气，是振其中而使外达，酸枣主心腹寒热，邪结气聚，是疏其中而导之外泄。且仲景心中烦不得卧，黄连阿胶鸡子黄汤主之；虚烦不得眠，酸枣仁汤主之。一以阿胶鸡子黄，安心定血而外，并主以苦燥之连芩，开阴之芍药，是治伤寒实邪；一以酸枣仁茯苓，启水上滋而外，更益以甘润之知母，开阳之川芎，是治痨病虚邪。或有牵合经文，谓酸枣仁之治不寐，乃治血结气聚之不寐，果尔，则将与栀子豉汤证相比矣，若谓卫气不得归藏，又与半夏秫米汤相比矣，仲景又何别用酸枣仁汤为哉。

参考：

（一）《本草拾遗》曰：嵩阳子云予家于滑台，今酸枣县，即滑台之属邑也。其树高数丈，径圆一二尺，木理极细，坚而且重，可为车轴及匙箸等。其树皮亦细而硬，纹似蛇鳞，其枣圆小而味酸，其核微圆而仁稍长，色赤如丹，居人不易得。今市人货者，皆棘子也。

（二）《嘉祐图经》曰：今之汴洛及西北州郡皆有之，野生，多在坡坂及城垒间，似枣木而皮细，其木心赤色，茎叶俱青，花似枣花，八片，结实红紫，似枣而圆小，味酸，当日采实，取核中仁。孟子曰：养其樲棘是也。嵩阳子谓酸枣县产者真，今之货者，皆是棘实，用者尤宜详辨。

（三）《开宝本草》曰：按五代史后唐《刊石药验》曰：酸枣仁睡多生使，不得寐炒熟。陶云食之醒睡，而经云疗不得眠，盖其子肉味酸，食之使不思睡，核中仁服之，疗不得眠，正如麻黄发汗，根节止汗也。

冉雪峰曰：

人醒则神寓于目，寐则魂藏于肝，不得寐者，肝气不藏闭也。寐而惊寤者，肝闭而忽又开张也。肝之所以开张者，阳扰之也。所以不闭者，阳扰之甚也。阳既内扰，阴又不含，阴阳气并竭，神机出入俱废，此非不寐，即昏顿不醒也。故多寐之与不寐，乃一病之所传化。肝为将军之官，性刚难驯，故张伯龙谓肝为刚脏，柔以济之。酸枣仁酸收、甘缓、润柔，仁者人心，同气相求。病既一气两两传化，药亦一气两两斡旋，药物随病理显昭，所以不寐与多寐统治。注家不在病理根本上打通，惟武断以为寐则生用，不寐熟用，用仁治不寐，用子肉治多寐，不深究二者之根源，惟强分二者之界畔，亦固执浅率不通之甚矣。然此犹就寐不寐言也，其实《本经》原文为酸枣仁气味酸平，无毒，主治心腹寒热，邪结气聚，四肢酸痛，湿痹，久服安五脏，轻身延年。三十四字，何尝有一字言及寐，更何尝有一字言及不寐。仲景治虚烦不寐，用酸枣仁汤；严用和治心脾虚损不安寐，归脾汤用酸枣仁，均从功用推出；陶隐居《名医别录》谓可醒睡，系就历代名医事实经验记载，注家不会通而误解之，所以误入其中。凡药通例，辛甘发散为阳，酸苦涌泄为阴，枣仁味酸，品属阴柔，柔肝宁心以治不寐，此正法也。以阴柔药而治湿痹，治酸痛，治邪结气聚，治心腹寒热，此变法也。盖邪热壅遏，肝之疏泄失司，阴液不濡，机括窒涩，筋腱鞕化，关节炎肿，痹病积聚，寒热由此而成。温化则肝阳愈肆，辛通则肝阴更竭，惟兹柔润，庶相安济。明其真义，变法亦即正法。一言以蔽之曰：理智的恰合治疗而已。大抵中说之所谓肝病，即西说之所谓神经系病，味酸能刺激神经，柔和神经，如革性坚强，治革者投以阿仙鞣酸，则坚结化为柔软。酸枣仁之所以柔肝柔筋在此，所以散结开痹在此，所以柔和神经涵濡筋腱亦在此，及治疗上酸之所以能敛能开，阴柔之品奏通利之绩者，亦在此。知其要者，一言而终；不知其要，流散无穷。《至真要大论》云：逆者正治，从者反治，热因寒用，寒因热用，通因通用，塞因塞用，可使破积，可使溃坚，可使气和，可使必已，旨哉言乎，不啻为此彻底整个解说已。

沙参

苦，微寒。主血结，惊气，除寒热，补中，益肺气，久服利人。（《本经》上品。《别录》疗胃痹，心腹痛结，皮肤间邪热。）

选注：

（一）陈修园曰：按《本经》人参味甘，沙参味苦，性皆微寒。后人改人参微温，沙参味甘，不知人参味甘，甘中稍苦，故曰微寒。沙参全寒，苦中带甘，亦曰微寒。古人立言，自有深意，后人不思体会而详察之，擅改经文，误人最甚。

（二）张山雷曰：沙参之味，《本经》谓之苦，王海藏以为微苦，至景岳则改作微甘，石顽则作甘淡，其实虽不甚苦，而寒性独著。体质轻清，气味俱薄，具有轻扬上浮之性，故专主上焦，而色白入肺，则专走肺家。《本经》称其益肺气者，去其邪热，即所以益其正气，本非补益之正义，而后人误认为补肺专药，以洁古海藏之贤明，而犹有代人参补五脏之阴之说，则吴遵程之所谓专补肺阴，洵非倡议。不知肺有余热，清之固宜，而肺气不足，清之已误，乃晚近每遇虚人咳嗽，不问有邪无邪，有痰无痰，率以沙参、麦冬、玉竹、知母等，寒凉滞腻之品，庞杂乱投，自谓可以补肺，以致胶结浊垢，泄化无门，遂以制造痨病之根，而不可救药。叶氏《指南》、费氏《医醇》，鼎鼎大名，犹犯此禁，无惑乎庸耳俗目，日操杀人之笔而不觉悟。虽曰沙参轻清，尚不致如薤麦腻滞，然性寒颇甚，肺无邪热，亦足以暗戕生机而酿寒变，缪仲淳仅忌用于肺寒咳嗽，犹嫌其疏而未密耳。

参考：

（一）陈存仁《药学辞典》曰：日人化验中药之新报告，沙参成分为 sttponin，其效能清肺火，养胃阴，除虚热，治咳嗽，用为祛痰药。

（二）《本草纲目》曰：沙参色白，宜于沙地，故名。其根多白汁，俚人呼为羊婆奶。《别录》有名未用，羊乳即此也，此物无心味淡，而《别录》一名苦心，又与知母同名，不知所谓也。

（三）《本草正义》曰：沙参古无南北之名，石顽《逢原》始言沙参有南北两种，北者质坚性寒，南者质虚力微，赵氏《纲目拾遗》引《药性考》，谓南沙参形粗似党参而硬，味苦性凉，清胃泻火，解毒，止咳宁肺。按今市中北沙参，坚实而瘦；南沙参空松而肥。皆微甘微苦，气味俱清，而富脂液，故专走上焦，清肺胃之热，养肺胃之阴，性能效用，无甚区别。吴氏《从新》谓南沙参形稍瘦小；则非今日市廛中物矣。

（四）《伪药条辨》曰：按北沙参，山东日照、故墩、莱阳、海南，各县俱出，海南出者，条细质坚，皮光洁，色白，鲜活润泽，为最佳。莱阳出者，质略松，皮略糙，白黄色，亦佳。日照、故墩出者，条粗质松，皮糙色黄者次。关东出者，粗松质硬，皮糙，呆黄色，更次。其他台湾、福建、湖广出者，粗大松糙，为最次，不入药云。

冉雪峰曰：

沙参与人参，性质效能略同，故均称参。但人参气味纯厚，沙参气味淡薄，惟其似同而异，故对于病理治疗上，有用之各适其当之妙。细玩经文，沙参主治，不啻为人参正面写照，人参中含巴那规伦，专入血分，能刺激心脏，促进循环，增高血压，故血之结者可散。又中含撒帕凝，能增加血中液汁，润育心液，故气之惊者可平。人参为灵异之品，功效特全，故补五脏，其实补益于肺胃为多，此证之历代方剂治疗试验，而无或爽者也。人参项下安精神，定魂魄，此就无形神气方面言也。沙参项下补中，益肺气，此就有形实质方面言也。究之人参能补中、益肺气，沙参不能安精神、定魂魄，此则为厚薄偏全之分耳。观此，则沙参与人参之所以同，沙参与人参之所以异，以及沙参、人参对于病理治疗上当否之同异，均可领略。山雷力诋洁古海藏代人参之说，谓沙参去邪以扶正，本非补益正义，而后人竟误认为补肺专药云云，兴之所至，浪逞笔锋，不惟矫枉过正，反生语病。似此置经文补中益肺气于何地，可谓不顾实际者已。清初各老，专研温病，习用清淡，本不免开后人庸腐之门，不得谓毫无可议，然精确处突过前贤，未可一概抹杀。胶结浊垢，泄化无从，固制造痨病之根；阴精耗蚀，萎缩枯结，岂不亦制造痨病之根乎。学理须当会通，意气不容偏执。况沙参凉而不滞，清而能透，中多白浆，俚人呼为羊婆奶，果痨病而肺阴伤也，则甘淡、轻清，气味不厚，性质不腻之沙参，或亦不弃葑菲乎。再即西说而申解之，血液大循环受碳气重，必借小循环，由肺清洁，倘肺气不清，不能输氧排碳，则血液秽浊，心脏受其刺激，于是邪热壅遏而血结，心脏浮荡而气惊，肺宁则气清，气清则血和，结者散，惊者平矣。补中益肺气，是由正治方面推阐；疗血结惊气，是由隔治方面推阐。除寒热，里气清，斯外气和，又是由功效方面推阐。详参经义，博采西说，而沙参之性能功用，于以愈辨而愈明。旧说沙参滞痰，新说则以为化痰，观《新本草纲目》，将沙参列入祛痰剂类可知，其果含化痰有效成分与否，尚有待于将来之证明，然实可反证滞痰力之不大，故以沙参为大滞痰药，及以沙参为纯清热药，均于沙参真正分际，少体会云。

麦门冬

甘，平。主心腹结气，伤中伤饱，胃络脉绝，羸瘦，短气，久服轻身不饥。（《本经》上品。《别录》性微寒，谓主目黄，心下支满，虚劳客热，愈痿蹶，强阴益精，令人肥健。）

选注：

（一）杨时泰曰：虚劳以二冬为治肺要药，他如黄连清心，黄芩清肺，尤不得与麦冬之治虚劳等功。凡病惟上焦阳盛之热，以芩连直折之，而阴自复。若本至阴之虚以致阳亢，而复投芩连，则不能和其阳而无依，而反绝其阴之化源。惟麦冬以清和之性，润腻之质，回阴燥而透脉枯，使亢阳得以依于阴而不僭，乃为中的也。惟湿润者第与燥气对，柔腻者第与亢气对，若有胃热而兼湿滞，抑或阳气居于卑弱，不可以施。

（二）张山雷曰：麦冬产于西北山脉深厚之地，入土深远，其味大甘，得坤土之正，而膏脂浓郁，故专补胃阴，滋津液，本是甘药补益之上品。凡胃火偏胜，阴液渐枯，及热病阴伤，病后虚羸，津液未复，或炎暑燥津，短气倦怠，秋燥逼人，肺胃液耗等症，麦冬寒润补阴解渴，皆为必用之药。但秉西北严肃之气，偏于阴寒，则惟热炽液枯最为恰当。而脾胃虚寒，清阳不振者，亦非阴柔之品，所能助其发育生长。况乎膏泽厚腻，苟脾运不旺，反以碍其转输而有余，由湿阻痰凝，寒饮停滞者，固无论已。又《别录》谓其定肺气，后人遂以麦冬为补肺主药，盖以肺家有火，则滋胃之阴以生肺金，亦是正法。生脉饮一方，固为养胃保肺无上妙品，然肺为贮痰之器，干燥者少，湿浊者多，设使痰气未清，而即投黏腻，其害已不可胜言。而麦冬又滋腻队中之上将，或更以沙参、玉竹、二母等柔润甘寒之物辅之，则痰据不行，辟为宅窟，而清肃之肺金，遂为痰饮之渊薮矣。且麦冬本非治咳之药，《本经》《别录》凿凿可据，自《日华》有止咳之说，而景岳亦谓其治肺干咳嗽，推其用意，亦谓干咳无痰，则为火气刑金，麦冬滋润退热，夫岂不可。特咳嗽一证，虽有虚实寒热之分，而挟痰挟湿者，十恒八九，干咳无痰者，十不一二，即使本是无痰，而误投滋腻，则气火胶结，痰浊遂滋，适以助其黏腻，而邪无从泄。凡属咳病，必肺体郁塞，不能通宣，因而作声，以求开泄，只宜顺其机以导之，用轻扬疏达之品，助其开展，则咳声渐达，痰吐滑利，其势即解。误与滋腻，则痰邪为其闭塞，昔贤比之如油入面，不可复出，最是确论。张石顽谓阴虚羸瘦，咳逆上气，失音失血，及风寒暴厥，非其所宜，正是此旨。盖痰浊得其滋填，则无论为风为寒，为外来之邪，为内蕴之热，皆胶黏固结，牢不可破，永永闭痼于肺中，后虽欲开泄之，而不可得矣。

参考：

（一）陈存仁《药学辞典》曰：麦冬基本属百合科小叶麦门冬及大叶麦门冬之根，其形态小叶麦门冬为山野自生之常绿草，人家阶前亦多植之，故有沿阶草之称。形如小兰，叶作细长形，长尺许，初夏于叶间抽出高四五寸之花轴，开淡紫色六片穗状花，果实作球形，呈鲜紫色。大叶麦门冬似前者，叶长一二尺，花轴至一尺以上，开淡紫色粗大穗状花，果实作紫黑色，其根为黄白色，有须根作连珠形，中贮滋养质，柔润而有横纵纹。其效能补肺养胃，泻火生津，用作祛痰药，及为和缓滋养药。

（二）《伪药条辨》曰：按麦门冬出杭州笕桥者，色白有神，体软性糯，细长，皮光洁，心细味甜，为最佳。安徽甯国七宝、浙江余姚出者，名花园子，肥短，体重心粗，色白带黄，略次，近时市用以此种为多。四川出者，色呆实短，质重性硬，亦次。湖南衡州、耒阳等处亦出，名采阳子，中匀，形似川子，亦不道地。大者曰提青，中者曰青提，小者曰苏大、曰绍大等名目，以枝头分大小耳。

冉雪峰曰：

麦门冬原名虋冬，《山海经》：鲜山其草多虋冬；《尔雅·释草》，蘠蘼虋冬；《集韵》虋通麖；《诗·大雅》，维麖维芑，是虋乃本品之名。凌冬不凋，故名虋冬。其形似麦，故名麦虋冬，后人简写虋为门，已乖正义。俗去门简名麦冬，则去本位正名，而仅存旁枝，毋乃更支离乎。濒湖《纲目》释名，谓麦须曰虋，本品似麦而有须，故名，不知何本。然以实考之，本品为虋草之根核，其形一线穿珠，十二十四十五粒不等，并非如麦芒之须，如濒湖说，亦名不符实。本品对于病理治疗上之利弊，杨张二氏已发挥透辟。大意谓外邪未去，不可用，内邪未清，不可用，有水饮湿痰，不可用。甚至谓阴虚咳逆，失音失血，及无论为外来之邪，内蕴之热，亦均不可用，未免矫枉过正。试以古人用麦门冬方剂证之，《千金》麻黄汤，治寒中伏火，中用麦门冬，此非有外邪乎；《必效》麦门冬乌梅汤，治下痢口渴，中用麦门冬，此非有内邪乎；《金匮》麦门冬汤，治火逆上气，咽喉不利；《三因》麦门冬汤，治上焦伤风，邪气内著；《千金》麦门冬汤，治大病后火热乘肺，咳逆吐血，不宁方用麦门冬，且以麦门冬名方，此非外有新邪，内有伏邪，并咳逆吐血乎。然犹曰方成无药，非本品一味固有之功能如是也。试以本品咀嚼，味甘过人参，而补益不及人参之峻，多液似地黄，而黏腻不及地黄之浓。盖补而性缓、滋而质清，其宜补不宜参之峻补，宜滋而不宜地黄之过滋者，此为合拍。大抵薛叶派习用滋补，不免流于庸腐，然于健脾阳之外，悟出养胃阴，及阐发制节得行，清肺气则肿可消，和胃柔肝滋胃液则风可息，实为突过前人。石顽山雷误认为大补大滋，词而辟之，推阐精透，旗鼓相当，学者领其旨趣，各各会通，可以并蓄兼收，而两获其益。要之《本经》开宗明义第一句，即曰主心腹气结，又曰伤中伤饱，胃络脉绝。是结者可开，伤者可复，绝者可续矣。而谓纯补纯滋者，有如是功能乎。盖本品累累相连，全借中心贯注，能滋胃液而柔神经，润宗筋而濡经隧，其形贯通，其质柔润，故完成其以补为通之特征，迭奏奇绩。荣枯萎于伤绝之余，实指其处曰胃络，明昭其功曰脉绝，《本经》三百六十五味中，无此笔法，煞是特例，诚中和清纯之品。各家各就弊变上着力，恣意妄诋，若本品性劣，应摒除上品外也者，亦殊非治药学之正轨矣。

百合

甘，平。主治邪气，腹胀心痛，利大小便，补中益气。（《本经》中品。《别录》谓治乳难，喉痹。）

选注：

（一）黄宫绣曰：百合甘淡微寒，功有利于肺心，而能敛气养心安神定魄，然究只属清邪除热利湿之品。因其气稍缓，且于甘中有收，故于心肺最宜，而不致与血有碍耳。是以余热未靖，坐卧不宁，咳嗽不已，涕泪不收，胸浮气胀，状有鬼神，用此治其余孽，收其残虏，安养抚恤，恩威不紊，故能安享无事，岂非宁神益气之谓乎。仲景以治百合病，义亦由此，但初咳不宜遂用耳。

（二）张山雷曰：百合乃甘寒滑利之品，《本经》虽曰甘平，然古今主治皆清热泄降为义，其性可见。《本经》主邪气，《别录》主寒热，皆以蕴结之邪热言之。主腹胀心痛，利大小便，除浮肿䐜胀，痞满疼痛，乳痈喉痹，皆清润开结通利泄导之功用。《本经》又以为补中益气，《日华》又有安心益志等说，皆谓邪热去而正气自旺，非以甘寒之品为补益也。仲景《金匮》以主伤寒后之百合病，《外台秘要》中更多此法，则百合病者，本为伤寒后余邪未清之证，所以神志恍惚，莫名所苦，故谓之百脉一宗，悉致其病，百合能清泄肺胃之热，而通调水道，导泄郁热，是以治之。然则凡䐜胀浮肿等症，必系热阻气郁，百合方为正治。而寒湿交滞，脾胃阳衰者，均当忌之。甄权谓其除心下急痛，治脚气，亦必以有热者为宜。权又谓止热咳，洁古亦谓止咳，又必以肺热炽甚，气火灼金之证，乃为合法。而风寒外束，肺气不宣之咳，尤为禁品。古方以百合、款冬花熬膏，名百花膏，治久咳痰血之病，亦以阴虚火旺，上灼燥金，故以百合之清润降火，合之款冬微温开泄者，宣散火气，滋益肺虚，是为正治。而世俗或以百合通治外感之咳者，又未免寒降遏抑，反令肺气窒塞，外感无从宣泄矣。

参考：

（一）《图经》曰：百合作面最宜人，取根暴干，捣细筛食之如法。张仲景治病，有百合知母汤、百合滑石代赭汤、百合鸡子汤、百合地黄汤，凡四方，病名百合，而用百合治之，不识其义。

（二）《本草衍义》曰：百合茎高三尺许，叶如大柳叶，四向攒枝而上，其颠开淡黄白花，四垂向下，覆长蕊花，心有檀色，每一枝颠，约五六花，花子紫色圆如棓子，生于枝叶间，每叶一子，不在花中，亦一异也。根即百合，色白，其形如松子附着之果，四向攒生，中间出苗。

（三）《本草纲目》曰：叶短而阔，微似竹叶，白花四垂者，百合也。叶长而狭，尖如柳叶，红花不四垂者，山丹也。茎叶似山丹而高，花红带黄而四垂，上有黑斑点，其子先结于叶间者，卷丹也。卷丹以四月结子，秋间开花，根似百合。山丹四月开花，根小少瓣。盖一类三种也。

（四）《大和本草》曰：《本草》百合宜用白花者，卷丹非百合，只可供食品，不入药。从前百合之品类无多，今人赏其花，变种渐盛，虽不及百种，亦数十种矣。

冉雪峰曰：

百合、山丹、卷丹，各家辨论已详，但据日本《大和本草》言，变种渐盛，几及百种，则辨之不胜辨也。就我国近市百合言，约分两种，一甜百合，一苦百合，甜百合供馔食，入药者皆苦百合也。苦百合味苦性寒，甜百合味甘性平，经曰甘平，是所指乃甜百合也。惟所指为甜百合，乃补中益气，性平本降气，而曰益气者，乃从补中二字推阐。盖营者水谷之精气，卫者水谷之悍气，中气足则营卫气旺，化源有所资生，此气之所以益也。然甜百合补益有余，除邪不足，《本经》所叙主治，如邪气腹胀心痛，利大小便，均以苦百合为宜。盖苦寒清热，热清则邪不内壅而腹胀消；热清则邪不上攻而心痛愈；热清则表里涵育气濡肠胰而大便利；上下输布，气化水行，而小便利。若甜百合，则此项功用逊色。大抵古之百合野生，今之百合栽种，其气味有厚薄之分，野生则甘中微苦，平中微寒，是以有如是之治，除邪补正，两两并列。由此反证，则今人用苦百合以治邪热病变，不能谓为全无意识。黄宫绣疑为微寒，张山雷疑为苦寒，如科学善疑之卡笛儿，不失学者态度，均因疑生悟，实事求是者也。《别录》谓治乳难喉痹，难字字画近痈，为痹为痈，以类相从也。中焦取汁，奉心神化，变而为赤，是谓血。奉肺神化，凝而纯白，是谓乳。故妇人乳子，则经血不行，经血至则乳断，故血之与乳，同源而异化。百合清肺润肺，多液以助其汁，调气以助其化，乳之涸者濡，窒者通矣。肺与喉头属呼吸系，肺热郁迫，旁出则为乳痈，上攻则为喉痹，痈痹皆邪热壅遏闭塞，无论为难为痈，百合均能统治之也。百合与薯蓣、薏苡相似，中含淀粉质为多，甘者必有糖原质，苦者必有苦味质，总之以扶正为主，则宜用甜百合，以驱邪为主，则宜用苦百合，两两裁化，毋庸偏执。若得野生百合，甘而微苦，平而微寒；气味俱厚，力大功宏，于以强志宁神敛肝定魄，疗《金匮》之所谓百合病，及近世之所谓精神病，不难胜任而愉快。是百合不宁疗肺病，并疗神经病。百脉一宗，悉致其病，非神经病而何。向只知旧说肝病，多为神经病，孰知肺病，亦有为神经病者。学者对药理，固宜合古今以求其是，对治理，亦当合中外以会其通也。

薯蓣

甘，温。主伤中，补虚羸，除寒热邪气，补中，益气力，长肌肉。久服耳目聪明，不饥延年。（《本经》上品。《别录》甘平，谓主下气，止腰痛，除烦热，强阴。）

选注：

（一）陈修园曰：山药生捣最多津液而稠黏，能补肾填精，精足则阴强，目明耳聪。不饥是脾血之旺。身轻是肺气之充。延年是夸其补益之效也。凡上品俱是寻常服食之物，非治病之药，故神农另提久服二字。可见今人每取上品之药如此物，及人参、熟地、葳蕤、阿胶、菟丝子、沙苑、蒺藜之类，合为一方，以治大病，误人无算。盖病不速去，元气日伤，伤极则死。凡上品之药，法宜久服，多则终身，少则数年，与五谷之养人相佐，以臻寿考。若大病而需用此药，如五谷为养脾第一品，脾虚之人，强令食谷，即可毕补脾之能事，有是理乎。然操此伎者，未有不得盛名，薛立齐、张景岳、冯楚瞻辈倡之于前，而近日之东延西请，日诊百人者，无非是术，诚可慨也。

（二）章次公曰：近世治肠胃病，呕吐吞酸烦杂等症，一例用辛香开泄，或辛开苦降为治，竟无适当治法。叶香岩以脾胃分治，其言曰：太阴湿土，得阳始运，阳明燥土，得阴自安，此言可谓卓绝。考之西籍，胃酸过多症，其痛常发于食后二三小时，如投以蛋白质，或亚尔加里剂，痛可缓解。夫薯蓣固富有蛋白质者，以其治胃酸过多之烦杂，岂不甚妙？倘不解此，以芳香运脾，或辛苦开降，势必亢进胃液之分泌，而病益甚矣。

（三）张锡纯曰：薯蓣色白入肺，味甘入脾，质浓益肾，能滋养血脉，固摄气化，宁咳定喘，强智育神，性平可以常服多服。宜用生者煮汁饮之，不可炒用，以其含蛋白质甚多，炒之则其蛋白质胶枯，服之无效，若作丸散，可轧细蒸熟用之。

参考：

（一）陈存仁《药学辞典》曰：薯蓣有野生、家生两种，山谷间自然生长者，藤作紫色，叶似家山药而大，且微尖，根细长而重硬，皮色微赤为野山药，掘采以供药用。其由人工种植于田园者，为家山药，不堪入药，只供食用。其有效成分尚未详悉，根中之黏质物谓之苗生，系一种蛋白质，在干根中约百分之八，若依营养上之分析，则水分 80.74，蛋白质 2.40，脂肪 0.16，碳水化合物 15.09，纤维 0.90，灰分 0.64。

（二）《药典》又曰：日人片山岩云，余尝取薯蓣及佛掌制成薯蓣汁，试验其消化若何，竟验得其消化素，系一种却斯他隋（dioscodiastase），因定名曰迪司可却斯他隋，此消化素之糖化力，在摄氏四十五之温度最为显著，于此温度之弱盐酸酸性中，在三小时内，可使消化五倍分量之淀粉，其效力之伟大可知，且在亚尔加里液中，全然失其效力，至调理薯蓣之法，切须避高温度，以免消化素之分解云。

（三）《药典》又载华实孚曰，上海天厨味精经理吴蕴初患糖尿，注射糖尿病最新特效药因苏林等无效，改服中药薯蓣，尿中糖质渐减，未几霍然。窃谓西人论糖尿病疗法之外，以戒糖及禁止五谷粉食为紧要摄生法，因淀粉经消化作用，可变为糖，而使糖尿增剧也。予以为糖尿病绝对禁糖，乃西医因噎废食消极的办法，须知糖尿之原因为淀粉质新陈代谢机能不趋正轨所致，盖患者肠内所吸收之淀粉、糖质已不似常时之贮藏于肝内，其大部分均入血液，而自尿质排出，今再禁绝食料中之糖质，是出纳不相符，而人体中需要之糖质必日形缺乏。中医以薯蓣治糖尿病，一方富于淀粉，能增加人体中缺乏之糖质，一方薯蓣有收涩之性，更能遏止人体向外渗漏之糖质。准以上言之，西医治糖尿病，禁止食糖，反碍生理；中医用含有淀粉之薯蓣，而反合病理。嗣后薯蓣治糖尿病，屡试屡验，则西医治糖尿病绝对禁糖之学理，将有根本摇动之一日矣。

冉雪峰曰：

薯蓣因唐代宗名预，避讳改为薯药，后避宋英宗讳，又改为山药，原名薯蓣二字全湮矣。仲景治虚劳诸不足、风气百疾，有薯蓣丸。虚劳为重病，诸虚不足为重证，其他如许补药不用，而用薯蓣。孙处士治丈夫久虚百损，体无光泽，阳气衰绝，阴气不行，用无比山药丸，方中地黄、山萸、肉苁蓉、菟丝子，大队补药，而独以山药标名，且赞其功效曰无比。陈修园谓是寻常服食之物，非治病之药，并诋用此等药治病为庸陋，抹杀一切，似此置经文于何地，将主伤中除寒热作何解释，于《伤寒》《千金》精义，丝毫不解，可谓妄肆讥评者矣。大抵古之薯蓣野生，气厚味厚，今之薯蓣栽种，气薄味薄，与茯苓有古今同异一例，观雷敩所谓凡使山药，勿用平田生二三纪者，须山中生经年十纪者，即可旁证。陈氏殆知今之薯蓣，而不知古之薯蓣，知家莳之薯蓣，而不知天产野生之薯蓣也。再以实考之，薯蓣滑而兼涩，淡而微咸，不惟入脾，而且入肾，不惟益精，而且固精。凡滑药少有涩者，植物少有咸者，是山药亦特具异秉者也。经精良科学化验，中含百分之八之蛋白质，为人身营养重要成分，又含一种却斯他隋，为强力之消化素，甚能于三小时内消五倍分量之淀粉。观此则中医用治劳病，诸虚久虚，百疾百损，既无参术呆补板滞之虞，复无胶、地黏浊过腻之患，实为允当而合拍。且薯蓣除所含液质外，全体几为淀粉质，淀粉经消化作用，能变糖质，贮藏于肝，以供体内生理糖分之需求，故糖尿病西法禁食淀粉物，以绝化糖之来路。糖尿者，西说以为糖质过剩者也，然有肝之贮藏不固，肾之分泌失常，因生理乖异尿糖者，糖愈尿则体内糖质愈乏，生理更起变化，上参考内所述吴君病，注射因苏林最新糖尿特效药而无效，其此类与。薯蓣益胃以和肝，实脾以固肾，既能调剂糖质之缺乏，复能涩其糖质之罅漏，故而得愈。因苏林为对症疗法，山药为理智的应变疗法，亦即根本疗法，是薯蓣治糖尿，较因苏林特效药，为尤恰当殊异也。因苏林治糖质过剩之糖尿，薯蓣治虚证尿糖，及因尿糖久致虚之尿糖，是可于《本经》薯蓣条长肌肉下续曰：治医所不疗糖尿病，薯蓣之功用，不綦弘哉。

薏苡仁

甘，微寒。主筋急拘挛，不可屈伸，风湿痹，下气，久服轻身益气，其根下三虫。（《本经》上品。今本风湿痹，作久风湿痹。）

选注：

（一）黄宫绣曰：薏苡仁书载上清肺热，下理脾湿，以其色白入肺，性寒泄热，味淡渗湿故也。然此升少降多，凡虚火上乘，而见肺痿肺痈，因热生湿，而见水肿湿痹，脚气疝气，泄利热淋，并风热筋急拘挛等症，皆能利水而使筋不纵弛，非若白术气味苦温，寒性不见，号为补脾要药矣。此只清热利水之味，用于汤剂，性力和缓，须倍他药。若精枯便秘，阴寒转筋，及有孕妇女不可用，以性专下泄也。

（二）阎立升曰：经云地之湿气，感则害人皮肉筋骨。又云，风寒湿三者合而成痹。苡仁性燥能除湿，味甘能入脾补胃，兼淡，淡能渗泄，故《本经》主筋急拘挛，不可屈伸，及风湿痹，久服轻身。《别录》治筋骨中邪气不仁，利肠胃，治水肿，令人能食。总之湿邪去，则脾胃安，脾胃安，则中焦治，中焦治，则能荣养四肢，而通利乎血脉也。甘以益脾，燥以除湿，脾实则肿消，脾强则食健，食去则身轻，如是，则以上各疾，不期愈而自愈矣。

（三）阎氏又曰：按之《衍义》云，《本经》谓主筋急拘挛，须分两等，大筋缩短，拘急不伸，此是因热拘挛者可用，若因寒拘挛者，不可用也。丹溪又云，寒则筋急，热则筋缩，急因于坚强，缩因于短促，若受湿则弛，弛则引长，然寒与湿，未曾不挟热，又三者未尝不因于湿。苡仁去湿药，二家之说，实有不同。以《衍义》言之，则筋病因热可用，因寒不可用。以丹溪言之，则寒热湿皆可用云。

参考：

（一）陈存仁《药学辞典》曰：薏苡仁基本，系属禾本科，薏苡之子仁。薏苡仁与粟之比较，在风干状态百分中，薏苡仁之蛋白质为17.58，白米为7.72，薏苡仁之脂肪为7.15，白米为0.77，薏苡仁之碳水化合物为62.41，白米为76.79。观此可知薏苡仁所含之蛋白质及脂肪均较白米为多，惟碳水化合物则稍逊耳。世人莫不知白米为富于资养力之食料，而薏苡仁之滋养力较诸白米实有过无不及，以其所含之石灰质及磷质亦富，石灰质为构造吾人骨骼之原料，磷质足以滋补衰弱之脑系也，然则薏苡仁之滋养力不亦大乎。

（二）《和汉药考》曰：据日本驹场农学校分析薏苡仁之成绩云：薏苡仁在禾本科植物中，为最富滋养，易于消化之谷类，蛋白质含量之多，他谷罕有其匹，并含有与小麦相等之多量麸质，脂肪亦多，其质透明，殆无色，纤维极少，有机成分中脂肪之多，有似燕麦，但其滋养则远过之，惟其灰成分则与通常禾本科植物无异云。

冉雪峰曰：

薏苡仁与白术、茯苓相类，均为补脾除湿之品。但白术之除湿以苦燥，苡仁之除湿以甘淡。白术性温而兼升发，苡仁性寒而兼降泄。茯苓通灵，兼入心肾。苡仁含磷质，兼和神经。茯苓淀粉质虽与苡仁埒，而苡仁蛋白质则非茯苓可企，故对于病理治疗各有应用适宜之妙，此同而不同之大略也。寇宗奭谓筋急拘挛分两等，大筋缩短，拘急不伸，此是因热拘挛者可用，若因寒者不可用。朱丹溪谓寒则筋急，热则筋缩，急因坚强，缩因短促，寒与湿未曾不挟热，又三者未曾不因于湿，意在统以苡仁为治。二说大抵均根据《内经》湿热不攘，大筋软短，小筋弛长来。寇说将拘急拘挛短缩，混为一谈，又以苡仁性寒，因牵就以为因热可用，因寒不可用，辗能贻误。朱说寒热分疏，两两通治，较为切当。《内经》软短弛长四字，系双承上文湿热不攘而言，若单就热说，热固可短，软将何说？寇氏亦知软字说不去，故易软短为缩短，忽而拘挛，忽而又曰拘急，认识不清，含杂混乱。其实就普通筋病言，热则抽掣，寒则拘急。急字又分作两释，一抽掣急剧，一拘急坚强，急剧为热，急强为寒。又为寒热共同之名词，且无论抽掣拘急，久则机能障碍，而不可屈伸矣。就本节条文言，曰主治筋急拘挛，不可屈伸，久风湿痹，三句一气读，语意甚明。盖筋病而急而拘而挛，至不可屈伸，此乃久风湿痹也。若偏向寒热一方解，或牵同寒热二方面混解，则窒碍难通矣。苡仁中含蛋白脂肪，故能起润枯朽；中含磷质，故能调节神经；含钙质、麸质，故能变质益髓，坚骨消肿；所以疗医所不疗久风湿痹也。他除湿药多渗利，此则不渗利而柔润，他通利药多滑泄，此则不滑泄而固涩。以其含淀粉质多，功能渗泄，故曰下气，以其含消化素强，力能补健，故曰益气。下气即不滞气，益气即不泄气，两气字相互阐映。其价至贱，其功至伟。仲景薏苡附子散、薏苡附子败酱散，均治寒湿，寇氏所谓因寒者不可用，实为瞽谈，亦在用之者何如耳。苡仁产交趾者，实大宝重若珠，昔马援征交趾常饵之，以除瘴气，归载累累，人疑为珍珠，所谓马援以薏苡见讥是也。农场常产，犹极端见称于化验报告，若道地特产，其功用为何如哉，苡仁诚禾科谷类之最优异者与。

何首乌

苦、涩，温。主治瘰疬，消痈肿，疗头面风疮，治五痔，止心痛，益血气，黑须发，悦颜色，久服长筋骨，益精髓，延年。（《开宝》所载。）

选注：

（一）黄宫绣曰：何首乌诸书皆言滋水，补肾，黑发轻身，倍极赞赏，与地黄功用相似。独冯兆祥辨论甚详，其言苦涩微温，阴不甚滞，阳不甚燥，得天地中和之气。地黄、首乌虽俱补阴，一为峻补先天真阴之药，故其功可立救孤阳亢烈之危；一为润补后天营血之需，以为服食，长养精神，却病调元之饵。先天后天之阴不同，奏功之缓急轻重，亦大有异也。况名夜合，又名能嗣，则补血之中，兼有化阳之力，岂若地黄功专滋水，气薄味厚，而为浊中浊者，坚强骨髓之用乎。此论极透辟，直冠前贤，未可忽也。

（二）张山雷曰：首乌之根入土甚深，而藤蔓延长极多且速，入夜交缠，含至阴之气，且有凝固能力，所以专入肝肾，补养真阴。且味固甚厚，稍兼苦涩，性则温和，皆与下焦封藏之理符合，非如地黄之偏于阴凝可比。自唐时始知其用，石顽谓其性秉阴中之阳，以产于南方者为胜，若北产则虽大不足珍。又谓治津血枯燥，大便风秘，与肉苁蓉之润燥通大便无异。按鲜者生气未漓，通络走窜之力愈速，故有此效。凡虚疟日久不止，并无痰湿滞积者，重用生首乌，加入补中益气汤内，振动脾胃清阳之气，亦甚有捷效。此不仅取其味涩，可以固摄，亦以生用力速，宣布脾阳，尤为得力耳。

参考：

（一）陈存仁《药学辞典》曰：日人化验中药之新报告，首乌成为窒素 1.1%，淀粉 45.2%，脂肪 3.1%，矿物 4.5%，Lecitein 3.7%，Oxymethy Lanth pachinon 化合物 1.78%，水可溶性物总量 26.4%。其效能补肝肾，敛精气。本品入胃后，即能助胃之消化，至肠使分解而被吸化，经此分解后之特效糖素，入血内能促进血液中之酵素作用，使细胞之新陈代谢作用增速，故专用为强壮药，治各种贫血症，及神经衰弱。

（二）《本草纲目》曰：李翔《何首乌传》云，何首乌者，顺州南河县人，祖名能嗣，父名延秀。能嗣本为田儿，生而阉弱，年五十八无妻子，尝幕道术，随师在山，一日醉卧山野，忽见有藤二株，相去三尺余，苗蔓相交，久而方解，解了又交，田儿惊讶甚异，至旦遂掘其根，归问诸人，无识者，后有山老忽来，示之，答曰："子既无嗣，其藤乃异，此恐是神仙之药，何不服之？"遂杵为末，空心酒服一钱，七日而思人道，数日似强健，因此常服，又加至二钱，经年旧病皆愈，发乌容少，十年之内，即生数男，乃改名能嗣。又与其子延秀服，皆寿百六十岁。延秀生首乌，首乌服药，亦生数子，年百三十岁，发犹黑。有李安期者，与首乌乡里亲善，窃得其方，其寿亦长，遂叙事传之云。

（三）《纲目》又曰：此药流传虽久，服者尚寡，嘉靖初，邵应节真人，以七宝美髯丹方上进，世宗肃皇帝服饵有效，连生皇嗣。于是何首乌之方，天下大行矣。宋怀州知州李治，与一武臣同官，怪其年七十余，而轻捷，面如渥丹，能饮食，叩其术，则服何首乌丸也。乃传其方，后治得病，盛暑中半体无汗，已窃自忧之，造丸服至年余，汗遂浃体，其活血治风之功，大有补益。其方用赤白何首乌各半斤，米泔浸三夜，竹刀刮去皮，切焙，石臼为末，炼蜜丸梧子大，每空心酒下五十丸。

冉雪峰曰：

何首乌其藤夜交，具坎离之精英，结草植之婴姹，补血而能活血，益精而且固精，故能强阴延嗣，乌发却老，有如是特殊功用。相传赤者为雄，白者为雌。五十年者如拳大，号山奴；一百年者，如碗大，号山哥；一百五十年者，如盎大，号山伯；二百年者，如斗栲栳大，号山翁；三百年者，如三斗栲栳大，号山精。其治法与黑豆同蒸，或云蒸一次却可，或云九蒸九晒，或云须蒸六阅月。色黑，内甚光亮，气味极为甘芳，药市习惯制法，蒸时加矾，一取其无裂纹，二取其不耗蚀，然为矾素，涩束，发酵味酸，规以学理，殊属荒谬。查何田儿、李安期、李治等所饵，均系生者，切片杵末，未加别制，均效力伟大，并无其他副作用，后人九蒸九晒，杵如制生地者之变为熟地，已失本性，至蒸至六月，所含成分全被分解，变成腐朽，殊属不合，至为美观耗蚀而用矾制，变乱本性，尤为乖谬，此治法之不得不考辨也。窃首乌功兼阴阳，与人参之功兼三才者，同为两大造化之奇。人参不惟入气分，且入血分，已得西说证明；首乌不惟益营气，且益精气，《开宝》主治条文亦已明著。所可异者，首乌本清润药，而反固涩；本补塞药，而反通利。其性味质，本合下焦封藏生理，其功效则悦颜色，乌须发，疗头面风疮，返昭著于上。似地黄之浓厚，而不滞腻；似芍药之开阴，而不破泄，孕二气之精英，含坎离之机构，得天独厚，妙合而凝，非寻常无情草木补益所能望其指臂。冯兆祥谓补血之中，兼具化阳之力。张山雷谓鲜者生气未漓，宣通脾阳。皆知从深一层立论，然能知其然，而不能知其所以然，近得新学实验，本品能使血中酵素作用促进，细胞新陈代谢机能增速，所谓化阳宣阳者，乃以证实。究之为后天有形之培养，而先天无形之孕育，尚未易窥见。植物中如薯蓣，性滑而涩，味淡而咸，已属异秉，不意天壤间乃有首乌，二气相感，搏而成形，坎离交姤，日月合明，枸椠呈瑞，苺牛萃英，惟兹首出，孕育真灵。其生长年代愈久者，则其精华凝结愈固，而其功效亦愈伟。乌发驻颜，却老延龄，事所应有，理固宜然，与近世发明青春腺生殖灵，返老还童类似，彼犹泥人体之形质，此直摄天地之精英，孰谓天然药物，不较科学药物为尤优越耶。

山茱萸

酸，平。主心下邪气，寒热，温中，逐寒湿痹，去三虫。（《本经》中品。《别录》性温，谓主下气，出汗，通九窍。）

选注：

（一）黄坤载曰：山茱萸味酸性涩，入足厥阴肝经，敛精液而缩小便。《金匮》八味丸用之，治男子消渴，小便反多，以其敛精液而止疏泄也。水主藏，不主泄，消渴之证，木能疏泄，而水不蛰藏，精尿俱下，阳根失敛，久而阳根败竭，则人死矣。山茱萸酸涩敛固，助壬癸蛰藏之令，收敛精液以秘阳根，八味中之要药也。八味之利水，则桂枝泽苓之力，非山茱萸所司也。

（二）杨时泰曰：山茱萸功能秘精，而《本经》谓其除寒湿痹，治效几似相戾，不知用不离乎体，以固蛰之阴，而达必宣之阳，则精之秘者，乃所以为益精起阳之本。而益精起阳者，又所以为通九窍，逐邪气，补风虚之本也。要之涩阴乃裕阳之本，而固阳又化阴之元，交益相需，乌能较然定其所主哉。故阴耗而滋阴用此味，使阴有所育，阳虚而益阳用此味，使阳有所守，即祛阴邪阳邪者，抑或投此味于中，以为元阴元阳之地，山萸之用，大都不外此之例矣。

（三）张锡纯曰：萸肉救脱之功，较参术芪更胜，盖萸之性，不独补肝也，凡人身之阴阳气血将散者，皆能敛之。故救脱之药，当以萸肉为第一，盖人元气脱，皆脱在肝，故人虚极者，其肝风必先动，肝风动，即元气欲脱之兆也。又肝胆脏腑相依，胆为少阳，有病主寒热往来，肝为厥阴，虚极亦寒热往来，为有寒热，故多出汗，萸肉既能敛汗，又善补肝，是以肝虚极而元气将脱者，服之最效。余初试出此药之能力，以为一己之创解，及详《本经》山茱萸原主寒热，即肝经虚极之寒热往来也，特从前涉猎观之，忽不加察，今益叹《本经》之精当，非后世本草所能及也。

参考：

（一）陈存仁《药学辞典》曰：山茱萸基本，系山茱萸科山茱萸之实，其形态枝柯繁茂，高至丈余，入春先叶开花，果实生绿熟红，为长椭圆形之石果，中有种子二枚，果肉味甘酸。日本学说，谓山茱萸产中国、英国、美国等处，其树皮亦可入药，内含一精，即口而年（Cotiu），为收敛补药，可代金鸡纳以治疟疾。处方用山茱萸皮一分，水十六分，熬一刻钟，滤滓，加水足十六分为度，每服二两至三两。

（二）《衷中参西录》曰：一人患伤寒十余日，表里皆解，忽遍身发热，顿饭顷汗出淋漓，热解，须臾又热又汗，若是两昼夜，势近垂危。仓促迎诊，及至见其汗出，浑身如洗，目上窜，不露黑睛，左脉微细模糊，按之即无，此肝胆虚极，而元气欲脱也。盖肝胆虚者，其病象为寒热往来，此证之忽热忽汗，亦即寒热往来之意，急用净萸肉二两煎服，热与汗均止而愈。又载一人年四十八，大汗淋漓，数日不止，衾褥皆湿，势近垂危，询方于余，俾用净萸肉二两，煎汤饮之，其汗遂止。翌晨迎诊，视其脉沉迟而弱，而右部之沉细尤甚，虽无大汗，遍体犹湿，疑其胸中大气下陷，询之果觉胸中气不上升，有类巨石相压，乃恍悟前此之汗，亦系大气陷后，卫气无所统摄，而外泄之故，遂用生黄芪一两，萸肉、知母各三钱，一剂胸次豁然，汗亦尽止，又服数剂，以善其后。

冉雪峰曰：

山茱萸处方用名，一曰酸枣皮，与酸枣仁同类异种，人多以为酸枣仁为酸枣之仁，山茱萸为酸枣之皮，其实非也。酸枣仁先叶后花，开五瓣似枣之小花，每枣含子一枚；山茱萸先花后叶，花在四片之苞叶上，形小而族生，花瓣作披针形，向外反卷，每果有子二枚。甚易分辨。且《本经》酸枣仁与大枣连类载于上品，山茱萸则分别载于中品，亦界畔分明。然枣仁虽与山萸同类异种，而山萸实与枣仁异种同功，盖《本经》所叙两者主治，均有能补、能泄、能涩、能通，各种效能，各注惟得其理之一端，其他功用或多致疑，而心下邪气寒热汗出，多疑其无是功能。大抵药物之功能，随病理之关系而起变异，亦如化学两个异体之化合然，寒因寒用，热因热用，通因通用，涩因涩用，其始则同，其终则异。故科学真知道者，在知事理之因，而医学善治疗者，在得病变之果，明此，则不惟方成无药，而且病成化方，不惟以药治病，而且以病治病。盖气泽亢熯，分泌减退，筋腱强硬，机括壅塞，温燥既益张之焰，苦泄又更竭其阴，惟山萸味厚质浓，能刺激淋巴，增加分泌，柔和神经，戢敛孤亢。俾生生之气得遂，则心下之邪气可以除；内宁则外安，因邪而生之寒热可以解；液注则气注，而隔绝萎顿之中可以温；中和则四末和，而寒湿所成之痹可以疗；推之体工，咸趋正轨，则无汗能发，有汗能止，小便多能止，癃闭能利，厥冷可回，蒸热可解，气逆可平，气陷可升，皆此一种功能之推阐，善药者可握其总枢，适应万变，以通于无穷。若不揣其本而齐其末，见其功效歧异，鲜有不惑者矣。杨时泰谓涩阴为裕阳之本，而固阳又化阴之元，能从根本推求，惜涉空洞，未从实际发挥。张氏锡纯善用山萸，系从一己体会得来，每用辄今权一两二两为剂，其用之也专，故其见效也大。与参或芪或山药同用，各极其妙。然犹在补敛一方面着力，未尽其才。《本经》之主寒热，除寒湿痹，《别录》之出汗，通九窍，均当着眼。以下气者益气，以止汗者出汗，以补者为泄，以涩者为通，学者均当求其所以然之故。甚未可拘于一家学说，偏于一面学理，百里士元，都尉淮阴，而令大好良药，抱屈淹没也。

地黄

甘，寒。主折跌绝筋，伤中，逐血痹，填骨髓，长肌肉，作汤除寒热、积聚、除痹，生者尤良。（《本经》上品。《别录》谓主女子伤中，胞漏，下血，破恶血，溺血，去胃中宿食，饱力断绝。今本折跌绝筋句在条末，绝筋作绝伤，又逐血痹，作逐血，无痹字。）

选注：

（一）徐灵胎曰：地黄色与质相类血，故入人身则专补血，血补则阴气得和，而无枯燥拘牵之疾矣。古方只有干地黄、生地黄，从无用熟地黄。熟地黄乃唐以后制法，以之加入温补肾经中，颇为得宜。若于汤剂及养血凉血等方，甚属不合。盖地黄取其性凉，而滑利流通。熟则滞腻不凉，全失其本性矣。又仲景伤寒一百一十三方，惟复脉用地黄，盖伤寒之病，邪从外入，最忌滋滞，即使用补，必兼疏拓之性者，方可入剂。否则邪气入里，必有遗害。今人一见所现之证，稍涉虚象，便以六味汤为常用之品，杀人如麻，可胜长叹。

（二）张山雷曰：熟地黄洁古谓补血气，滋肾水，益真阴，去脐腹急痛，病后胫股酸痛。石顽谓脐下痛属肾脏精伤，股胫痛系下元不足。雪峰按此脐腹急痛及股胫酸痛，皆以肝肾真阴久伤，下元欲竭之证而言，故宜于滋填，颇有捷效。缪仲淳《广笔记》之集灵膏、魏柳洲之一贯煎，皆治此等之最有效者，非泛治诸般脐腹痛股胫痛，不可不知区别也。又《别录》谓破恶血一层，似乎寒凉黏滞性质，必无破瘀导滞之功，然凡跌扑敲扑、肌肉瘀血发肿青紫者，以鲜生地捣汁厚敷，自能去瘀消肿，活血定痛，知地黄去瘀，自有天然作用，不可误认其滋腻物质，而遂疑古人之言。惟唐宋以降，破血逐瘀诸方，已无复采用及此者，盖亦嫌其厚腻有余，终非攻坚陷阵之将，此读古书者，所以不可执而不化也。

参考：

（一）陈存仁《药学辞典》曰：日人化验中药之新报告，地黄成分为mannit及糖，其效能补真阴，凉血热，用作滋养强壮药。

（二）《理虚元鉴》曰：桑桔贝母之类，清金之品也；归地丹皮之类，养营之品也。而养营剂中，又以生地为第一。以生地治杂证之痰，则能障痰之道，能滞化痰之气，且反能助痰之成。若加之虚劳剂中，则肺部喜其润，心部喜其清，肾部喜其滋，肝部喜其和。惟劳咳初起，客邪未清，痰咳方盛，却忌生地泥滞。至于虚热蒸灼，金受大刑，非生地之清润，以滋养化源，则生机将绝矣。若因畏其滞，而始终不用，乃是不明要义也。

（三）《本草经读》曰：地黄《本经》名地髓，《尔雅》名苄，又名芑，唐以后九蒸九晒名熟地，苦味尽除，全失本性。又云五谷为养，五果为助，五菜为充，毒药攻邪。神农所列上品，多服食之品，即五谷、五果、五菜之类也。凡攻邪以祛病，皆取毒药。又陈氏所著《医学实在易》，有久服地黄暴脱证一则，其言曰：久服地黄，满腔中俱是浊阴弥漫，大犯周易履霜坚冰之戒。或偶因嗔怒，或偶近房室，或偶尔宴饮，偶然劳动，未避风月，遂猝然无知，痰涎壅盛，吐泻，大喘大汗等症，与中风无异，盖平日补水滋水，以致水邪滔天，一作不可救止。治法有三，一曰拨云见日，以大剂通脉四逆汤为加减；一曰急筑堤防，以大剂术附汤加姜汁半盏；一曰导流归海，即前二方重加茯苓，可救十中二三。

冉雪峰曰：

地黄鲜者生气未漓，味甘液多色白，质虽重而气清，能沉静循环，加添血中水分，制止血液腾沸，为生血凉血补血之要药。当归之补血润而温，生地之补血润而凉，各有所病应施相得之妙。但生者难致远贮久，以特殊方法沙覆贮藏者，名沙活。

普通药市多用干者，干地黄业经蒸晒，清汁全涸，凉性渐失，其色变黑，其质变浊，不及生者性凉散结、气清善走，故《本经》明言生者尤良。唐以后九蒸九晒，制成熟地，其性转温，其味纯甘，其质黏腻，实为矫揉造作。虽曰去其凉，而不知《本经》正用其凉，虽曰砂仁拌、酒拌、姜汁拌，化其滞腻，而滞腻尤甚。张景岳、薛立斋、赵养葵辈极端推崇，奉为补真阴起死回生之要药，实开后世简陋庸腐之门，陈修园痛加驳议，议之诚是矣。然谓上品服食，等于五谷、五果、五菜，不可治病，甚有久服地黄暴脱专条，可谓矫枉太过正矣。不知《本经》药物，上品占其大半，医学全部各项治疗功用，几乎毕具，所叙各项主治，离离在目，何谓不可治病。且既曰上品服食，何以又云久服暴脱，有久服五谷、五果、五菜暴脱者乎。矧《本经》地黄项下，原有久服轻身等字样，似此妄逞词锋，岂非与经旨正相刺谬。凡药均所以治病，其中和纯粹，疗病兼可服食，斯为上品，若有毒仅供攻疾之用，品斯下矣。如陈氏说，乃死于句下，以文害词，以词害志，殊非学者应持态度。至西说脑无补法，盖未寻出源头，经曰肾生精，精生髓，脑者髓之海，其形态由脑披离而下，其气化循脊溯洄而上。首乌、天冬、巨胜子，均有补精髓，强骨髓，填脑髓之文，本条亦有填骨髓之说。大抵凡药各有特具性能，地黄既名地髓，以髓补髓，同气相求，与近世脏器疗法为近，自较各药为尤优异。人第知其生血，而不知其行血；第知其补血，而不知其益精；第知其益精，而不知其填髓。观《本经》所叙主治，生之、行之、补之、益之、填之，全体功用悉备。后贤纷纷辩论，有得其理之一端者，有明于此而昧于彼，两两背驰者，以山雷张氏之贤，尚有凉滞之性，必无破瘀导滞之功，及主治脐腹急痛，及股胫酸痛，皆以肝肾久伤，下元欲竭而言云云，纯是钝法钝语，尚未得地黄药理之精蕴，于此不能不叹读古人书者之不易易也。

玄　参

苦，微寒。主腹中寒热积聚，女子产乳余疾，补肾气，令人明目。（《本经》中品。《别录》味咸，谓主暴风，散颈下核，痈肿，下寒血，下水。）

选注：

（一）张隐庵曰：玄乃水天之色，参者参也。根实皆黑，气味苦寒，秉少阴寒水之精，上通于肺，故微有腥气。主治腹中寒热积聚者，启肾精之气，上交于肺，则天水一气，上下循环，而腹中之寒热积聚自散矣。女子产乳余疾者，生产则肾脏内虚，乳子则中焦不足，虽有余疾，必补肾和中。玄参滋肾一之精，助中焦之汁，故可治也。又曰补肾气，令人明目者，言玄参补肾气，不但治产乳余疾，且又令人明目也。

（二）陈修园曰：玄参主产乳余疾者，以产后脱血，则阴衰而火无所制，治之以寒凉，既恐伤中，加之以峻补，又恐拒隔，惟玄参清而带微补，故为产后要药。

（三）杨时泰曰：玄参色黑，为水润下，味苦兼咸气寒，为足少阴的剂，与地黄功同益肾。而玄参所主者，阴气也，地黄壮水以制火，玄参则管领诸气，举浮游之火，或炎或聚者，能清而散之，其补肾气，是补肾气方萌之机兆，非补肾脏欲藏之形质也。凡病本于气化热者，此能致其至阴于气分，故热所结之气，不限上下、不分虚实，随其或主或辅，而皆可肃清。夫实为邪气实，除邪不能尽借乎此，而以此味之阴气，化气之并于邪者；虚为正气虚，补虚亦不尽借乎此，而以此味之阴气，助气之歉于正者。玄参之能事如是，用之者宜量其所长也。

参考：

（一）陈存仁《药学辞典》曰：玄参基本，属玄参科药用玄参之根，外国名词为 Scrophuatiaoldhami Oliv，系多年自生之草本。茎干方形，高五六尺，叶对生，作长卵圆形，其边缘有锯齿，夏秋之间，开淡黄绿色之唇形花，花冠作长圆锥状，花序排列，根为肥大之直根，长二三寸，状如天门冬，又似薯蓣。生时本作白色，追切成片后，其切面忽然变黑，故凡入药者概黑色，而湿润。其效能滋阴液，清肾火，用治肿疡瘰疬药，及为强壮药。

（二）《开宝本草》曰：陶隐居云，今出近道，处处有，茎似人参而长大，根甚黑，亦微香。道家时用，亦以合香。唐本注云，玄参根苗并臭，茎亦不似人参，陶云道家亦以合香，未见其理也。按此药茎方大，高四五尺，紫赤色而有细毛，叶如掌大而尖长，根生青白，干即紫黑，新者润腻，合香用之，俗呼为馥草。酒浸饮之，疗诸毒鼠瘘。陶云似人参茎，唐本注言根苗并臭，盖未深识尔。

（三）《本草纲目》曰：今用玄参，正如苏颂所说，其根有腥气，故苏恭以为臭也。宿根多地蚕食之，故其中空，花有紫白二种。又曰，肾水受伤，真阴失守，孤阳无根，发为火病，法宜壮水以制火，故玄参与地黄同功。其消瘰疬，亦是散火，刘卉真言结核是火病。

冉雪峰曰：

植物中含盐质味咸者甚少，昆布、海藻含盐质味咸，以生于海滨，经海水浸灌长育，同气化合，故咸味较浓。咸能软坚，能渗透，故昆布、海藻，善消瘿瘤瘰疬。其余五味子有咸味，但酸味浓而咸味少。薯蓣有咸味，但淡味重而咸味微。本条玄参亦含盐质兼咸味，故《别录》谓其主颈下结核痈肿，此以味言也。若论性质，玄参与地黄功同补肾，特地黄味甘入脾，玄参味苦入心，一为中而兼下之治，水土合德，一为下而兼上之治，坎离既济。又玄参与地黄均主寒热积聚，滋补药而散积聚，煞是费解，所以然者，枯菀郁结，独阳不化，须兼阴以济之，积聚日久，黏着痹阻，须先濡润之而后能推荡之耶。以玄参与熟地较，则熟地为浊，以玄参与干生地鲜生地较，则玄参又为浊也。准上以观，是玄参苦寒化合，为阴中之至阴，味又兼咸，咸为水味，其臭为腥，为水臭，其气味性质，得水也全，故其入肾也专，是玄参之补肾较地黄尤为直捷也。杨氏时泰谓地黄壮水制火，系补肾欲藏之形质，玄参管领阴气，系补肾方萌之机兆。又曰凡病由气化热者，此能清而散之，将玄参主血分，释为主气分，玄参重浊之品，释为清通之品，未免求深反晦矣。玄参之所以补肾者，乃补肾之阴气，肾之阳气惟辛温乃能鼓荡，肾之阴气非苦寒不能润育，究之所以补肾者，乃玄参之重浊，非玄参之清散也。各家所论玄参苗茎大小不一，气味香臭各异，性能或可强辩，形态安能各殊，或同种异类，各家所见不一与。玄参而臭香也，滋浊兼走窜，适成异秉；玄参而臭腥也，水性咸具，萃成合璧。二者各有配合，咸宜之妙，在用之者实事求是耳。《别录》谓其下寒血，下水，理实难通，故缪仲淳谓下寒血三字疑有误。苦寒重浊滋腻之药，何能下水，岂不亦有误乎？意者咸走血，能软坚破积，寒以寒治，同气深入，因而夺之。又咸能渗滤，有滤过性，故水肿疗法忌咸，此则正利用其咸以渗滤之也。果尔，则又为治血治水别开新的途径矣。观此则地黄之下血，破恶血，利大小便，均可互推互证，凡深邃之理，须进一步研究，不可以常情测，亦不可因知见无从证入而遂疑古人之有乖误，古笺之有错讹也。

肉苁蓉

甘，微温。主五劳七伤，补中，除茎中寒热痛，养五脏，强阴，益精气，多子，妇人癥瘕。（《本经》上品。《别录》味酸咸，谓除膀胱邪气，腰痛，止痢。）

选注：

（一）黄宫绣曰：肉苁蓉甘酸咸温，体润色黑，诸书既言峻补精血，又言力能兴阳助火，是明因其气温，力专补阴，得此阳随阴附，而阳自见兴耳。惟其力能滋补，故凡癥瘕积块，得此而坚即消。惟其滋补而阳得助，故凡遗精茎痛，寒热时作，亦得因是而除。若谓火衰之极，用此甘润之品，同于桂附，力能补阳，其失远矣。

（二）黄坤载曰：肉苁蓉味甘咸气平，入足厥阴肝、足少阴肾、手足阳明大肠经。暖腰膝，健骨肉，滋肾肝精气，润肠胃结燥。凡粪粒坚小，形如羊屎，此土湿木郁下窍闭塞之故，谷滓在胃，不得顺下，零星传送，断落不联，历阳明大肠之燥，炼成颗粒，秘涩难通，总系气郁疏泄不行也。服地黄、龟胶，反益土湿，中气愈败矣。滋木清风，养血润燥，善滑大肠而下结粪，其性从容不迫，未至滋湿败脾，非诸润药可比。方书称其补精髓，悦色延年，理男子绝阳不兴，女子绝阴不产，非溢美之词。

（三）张山雷曰：肉苁蓉为极润之品，市肆皆以盐渍，乃能久藏。古书皆称微温，而今为咸味久渍，温性已化除净绝，纵使漂洗极淡，而本性亦将消灭无余，故古人所称补阴兴阳，种种功效，俱极薄弱。盖已习与俱化，不复可与本来之质，一例论矣。但咸能下降，滑能通肠，以主大肠不爽，颇得捷效。且性本温润，益阴通阳，故通腑而不伤津液，尤其独步耳。

参考：

（一）陈存仁《药学辞典》曰：肉苁蓉基本，属别当科，为一种寄生物，六七月间选掘七八寸者，晒干或盐渍，藏于壶中，以为药用。其多寄生榛木 Ainusvitiais Dc. VaT. sibinca 之根，高自六七寸至尺余，作肉质柱状，叶鳞集如松球，长则内部空虚，夏日顶部簇生唇形花，与叶茎俱是黄褐色。其效能补肾、兴阳、滑肠，用作强壮药。

（二）《药典》又曰：肉苁蓉旧说野马之精，遗沥落地所生。今西人云多生大木间，及土堑垣中，乃知自有种类也。陇西出者其形扁，色黄带润，多花而味甘，余产皆不及也。盖以极西产者良，如杞子必取河西之意。近多以草苁蓉充之，或嫩松梢盐渍伪之，用者宜审。又云种类不一，有草苁蓉、花苁蓉，功力皆逊于肉苁蓉。

冉雪峰曰：

凡药有普通效能，又有特殊效能，如地黄、玄参、何首乌、肉苁蓉，均柔润多液，功同滋阴补肾，此普通共同者也。地黄名地髓，侧重填髓；首乌似血质，侧重补血；玄参得水气最足，侧重益水；肉苁蓉感精气而生，侧重益精；此特殊独异者也。辛甘为阳，酸苦为阴，地黄甘寒，为味阳而气阴；首乌苦温，为味阴而气阳；玄参苦寒，则气味纯阴；肉苁蓉甘温，则气味俱阳。以上各药，性之或寒或温或平，味之或苦或甘或咸，体之或滑或涩或守或通，又参错以尽其变，故善药者能唯变所适，以妙合于杂错万歧之病理。肉苁蓉感马精而生，形态厚软似肉，故名肉苁蓉，其嫩者洗去黑汁，合山芋、羊肉作羹良好。其基本非木非草非菌，高六七寸或尺余，作肉质柱状，为一种寄生物，属别当科，盖以植物性而兼动物性，其补肾填精较他种无情草木自为优越。劳伤既成，阴阳形气俱不足，补阴则阳灭，补阳则阴竭，不易着手，惟肉苁蓉体质柔润，气味甘温，由阴而出之阳，甘以调之，温以化之，柔润以濡之，以精补精，同气相求，以感召之，庶相吻合。是肉苁蓉一味，其性能功用，俨似痨病门之复脉汤，而精义相感，义尤周匝，此主五劳七伤所以然之义理也。甘者中之味，故填下即所以补中，脏者精所藏，故益精即所以养脏。至精足则强阴气多子，气化则疗癥瘕除痛，皆肉苁蓉本位功能一气推阐，犹人所易知者耳。市肆盐渍，以便久藏，窃盐为天然氯化物，纯洁之盐，含氯化钠百分之九十五以上，氯气最毒，军事家以制毒瓦斯，医家以毒攻毒，用为消毒杀菌，然杀灭病菌有余，破坏生理组织亦有余。肉苁蓉而以盐久渍，组织死坏，性味变异，较地黄九蒸九晒之制为熟地，尤为乖谬。至漂淡于死坏变异以后，盐味虽去，原质与毒质，两俱无存，成为废药，亦毫无意识，不揣本而齐末，于此不能不太息痛恨于市肆制法之乖戾也。地黄、玄参、何首乌均能利大便，以其濡润也，而肉苁蓉此项濡润之功用更显，故可滑以去著，通因通用而治痢，然《别录》不曰除痢而曰止痢，亦若以通为涩者，盖补养填固之品，终与滑利、泄泻有异，骥不称力而称德，学者所当深维其精髓分际也。

补骨脂

辛，大温。主五劳七伤，风虚冷，骨髓伤败，肾冷精流，及妇人血气堕胎。（《开宝》所载。）

选注：

（一）黄宫绣曰：补骨脂辛苦大温色黑，方书皆载能敛神明，使心包之火与命门之火相通，因而元阳坚固，骨髓充实，以其气味温苦，涩以止脱故也。凡五劳七伤，因于火衰，而见腰膝冷痛，肾冷精流，肾虚泄泻，及妇人肾虚堕胎，用此最为得力。若认证不真，或因气陷气短，而见堕胎，水衰火盛，而见精流泄泻，妄用补骨脂止脱，则杀人惨于利器矣。

（二）周伯度曰：按《开宝》补骨脂主治，以五劳七伤冠首，而踵以风虚冷，是风虚冷由五劳七伤而致也。再继之以骨髓伤败，肾冷精流，又由风虚冷而致也。夫肾家之风，有因热而生者，如天麻丸之用萆薢、元参、生地黄也。此则因虚冷而生风，故宜以味辛大温之补骨脂拯之。虚冷生风之候，喻西昌所谓两肾空虚，有如乌风洞，惨惨黯黯，漫无止息者是也。

参考：

（一）陈存仁《药学辞典》曰：补骨脂基本，系属豆科，为补骨脂之种子，其形态为高达三四尺之草本植物。叶作椭圆形，夏秋间于叶间生穗一寸许，开淡紫色花，后结球圆形大一分许之实，中有黑褐色扁圆形类似麻子之种子，气香而腥。其效能补命门，纳肾气，用作强壮药。凡病阴虚火动，阳道妄举，梦遗尿血，小便短涩，及目赤口苦舌干，大便燥结，内热作渴，火升气升，易饥嘈杂，温热成痿，以至骨乏无力者禁用。忌芸薹及羊血诸血，得胡桃、胡麻良。

（二）《本草纲目》曰：《唐郑相国传信方》自叙云，予为南海节度，年七十五，粤地卑湿，伤于内外，众疾俱作。阳气衰绝，服乳石补药，百端不应。元和七年，有诃陵国舶主李摩诃，知予病状，遂传此方并药。予初疑而未服，摩诃稽首固请，遂服之。七八日而觉应验，自尔常服。其功神效，十年二月罢郡归京，录方传之，用补骨脂十两，去皮洗过，晒干，酒浸蒸再晒，捣筛令细，胡桃瓤二十两，汤洗去皮，细研如泥，更以好蜜和令如饴糖，瓷器贮之。旦日以暖酒二合，调十匙服之，便以饭压，如不饮酒人，以暖热水调服。饵久则延年益气，悦心明目，补健筋骨。此物本自外番随海泊而来，非中华所有，番人呼为婆固脂，语伪传为破故纸也。

（三）《和剂局方》曰：唐宣宗时，张寿太尉知广州，得方于南番。补骨脂四两，炒香，菟丝子四两，酒蒸，胡桃肉一两，去皮，沉香研细一钱半，炼蜜丸如梧子大。每服二三十丸，盐汤温酒任下。治下元虚败，脚手沉重，夜多盗汗，纵欲所致。此药壮筋骨，益元阳，有诗云：三年时节向旁隅，人信方知药力殊，夺得春光来在手，青娥休笑白髭须。

冉雪峰曰：

肉苁蓉大滋，而其性微温，为柔中之刚；补骨脂大温，而其质多脂，为刚中之柔。劳伤既成，阴阳气并竭，至无可着手，仲师立小建中一法，以桂枝汤鼓荡阳气，而以水谷精气之糖驯之，即刚中之柔也；孙处士于小建中对面，悟出复脉汤，以地麦等润育阴液，而以水谷悍气之酒振之，即柔中之刚也。肉苁蓉一味，似复脉汤；补骨脂一味，似小建中汤。故均主五劳七伤，是建中复脉二法，在《本经》已涵蕴其义，《金匮》《千金》，不过阐而用之。且二方尚由中焦设法，二药则直入下焦，盖其色均黑，其臭均腥，黑为水色，腥为水臭。肾为水脏，肾恶燥，二药均润以沃之；肾喜暖，二药均温以暖之。而肉苁蓉又兼滑利，以濡枯结，补骨脂又兼固涩，以止漏泻，兼滑兼涩，一开一阖，善用者有恰合病机、各适其宜之妙。二方刚柔，尚系人工配合，二药刚柔，实乃天然生成。肉苁蓉臭腥，犹曰感马精余气，补骨脂纯单植物而亦臭腥，不能不叹天地生物之巧矣。风虚冷句，风字下或冷字下，疑有脱遗，是否风气虚冷，或风虚冷结，抑或不为风气，而为风消，不为冷结，而为冷痛，未可知也。虚冷冷结冷痛，均一理之所贯注，而风虚与冷结，则为一虚一实之对峙，风消与虚冷，则为一寒一热之对峙，而补骨脂均可统治。所以然者，温能祛寒，辛能开结，润能起枯，补能救虚也。要之温性较大，长于温寒，故所主多虚冷伤败等症。观本节条文，曰七伤，曰伤败，曰虚冷，曰肾冷，两冷字两败字，相互辉映，适以表彰其温煦燠煦之宏功。又血气堕胎，均系病征，盖言寒凝气滞，而血气痛，及胎堕下元虚，而致伤败也。缪仲淳释为本药之堕胎，失之远矣。胎孕全借命门真火为系，设下元虚寒，火衰而大气不举，其胎欲堕，尚须借此大温大补之有力者以安之，补骨脂补力既至于骨，其温又合于脂之润，而可转诬为堕胎乎。昔贤谓肉苁蓉主男子绝阳不兴，女子绝阴不育。其实肉苁蓉，阴柔之品，不过温以自化其滞，育阴则有余，兴阳则不足。愚为转一语曰，补骨脂主男子绝阳不兴，肉苁蓉主女子绝阴不育，各有特长，各从其类。张太尉之诗曰：夺得春光来在手，青娥休笑白髭须。可以想见意会矣。

巴戟天

辛，微温。主大风邪气，阴痿不起，强筋骨，安五脏，补中，增志益气。（《本经》上品。《别录》味甘，谓疗头面游风，小腹及阴中相引痛，补五劳，益精，利男子。）

选注：

（一）黄宫绣曰：巴戟天辛甘微温，据书称为补肾要剂，能治五劳七伤，强阴益精，以其体润故耳。然气味辛温，又能祛风除湿，故凡腰膝疼痛、风气脚气、水肿等症，服之更为有益。观守真地黄饮子，用之以治风邪，义实基此，未可专作补阴论也。

（二）张山雷曰：巴戟隆冬不凋，味辛气温，专入肾家，为鼓舞阳气之用。《本经》主大风邪气，《别录》疗头面游风，盖以外来之风寒言之，温养元气，则邪气自除。起阴萎、强筋骨、益精、治小腹阴中相引痛，皆温肾散寒之效。《别录》又谓其下气，盖肾家不摄，寒水上凌，致有气逆喘满之证，巴戟温肾以摄纳其下，而上逆之气自平，非热痰上壅之气逆也。又巴戟实为肾脏益阳之品，古人每以主虚损不足之病，然温肾助阳，惟阳气虚衰者为宜，而阴虚血弱者弗用，不独畏其扶阳耗阴，亦以扰动相火，更令人魂梦不安，易致强阳失精之祸。今人体质柔脆，嗜欲少节，阴虚火旺者多，不可以古书称其补益，而信手拈来，误人生命也。

（三）山雷又曰：甄权《药性本草》谓其主夜梦鬼交精泄，景岳并谓治浊，则因巴戟之强阴益精，而欲以补助其虚弱也。不知淫梦失精，皆至阴不摄，相火肆扰为害，滋阴摄阳，最为正治，而反用辛温兴阳之品，则火愈炽而魂愈不安，抱薪救火，反以助其嚣张，为祸更烈，胡可为训。近人颇有以温肾之品，治肾虚不充者，岂不曰此皆补肾之主药，然扰动龙雷，而长其欲焰，未有不速之憋者，冤鬼夜嗥，医家不悟，大可痛也。

参考：

（一）陈存仁《药学辞典》曰：巴戟天基本，系属茜草科，药用巴戟天之根，其形态根如连珠，宿根青色，嫩根白紫，以连珠多肉厚者为胜。其效能温肾益精，祛风治湿，用作强壮药。凡病相火炽盛，思欲不得，溺赤口苦，目昏目痛，烦躁口渴，大便燥闭等症，禁用。恶雷丸、朝生、丹参。覆盆子为之使。

（二）《药典》又曰：日本大久保氏之研究，谓本品含有配糖体，兹介绍其方法于下：以捣碎除去心部之巴戟天为原质，取百二十瓦巴戟天，加80%酒精。五百西西于水浴中加热，浸出二回，集合其浸出液，加铅醋，完全去其沉淀后，再加以硫酸，去其铅分，更加碳酸石灰于此液体中，和其中之硫酸，后于低温处蒸发之，浓缩至呈厚饴状，溶之于 methyl alcohol，如加少量之以脱于其中时，则析出白色之沉淀，介吸以滤过之，更以以脱十分，洗涤而干燥之，即可得白色之粉末。又谓本品为白色之粉末，有强引湿性，燃化时仅少许之灰分，其溶液虽无还原性，然如加盐酸煮沸后，则著明能还原费林古氏液。即本品具有糖体之本性，和盐酸煮沸时，生绿色之沉淀，加亚尔加里时，变成宝石红色溶解之。

冉雪峰曰：

肉苁蓉、补骨脂、巴戟天，功用大略相同。其质皆润，但有大润小润之殊；其性皆温，但有大温微温之别。肉苁蓉甘咸，补骨脂甘苦，巴戟天甘辛，略有不同。而肉苁蓉之甘咸，系合于大滋中；补骨脂之甘苦，系合于大温中；巴戟天之甘辛，系合于微温中。三者相互参错，以各成其所具之特性，主治虽大略相通，而专能各有侧重，故用之者各有缓急重轻与病适合之分际。甘者中之味，肉苁蓉、巴戟天味均甘，故曰补中，中补而五脏得所安养，故一曰养五脏，一曰安五脏。补骨脂味不甘，故不载此等效能也。水得温化气，气温助火，得化气之用。巴戟天性温，故曰益气；肉苁蓉温而质浓，故曰益精气；补骨脂大温，不言益气者，壮火食气，用之当，其功倍于他药，不当，则气反耗蚀而涸矣。此《本经》所以归入中品，不与肉苁蓉、巴戟天并列也。但虚冷伤败，须借此大温有力者，以振颓阳而启生气。肉苁蓉、巴戟天尚不能肩此重任，故虽能强阴起痿，而不能挽冷厥于伤败之余，此种分际，非经比参推求，何由窥测，是此巴戟天本位真正之功，能可领会矣。本品味辛而甘，辛甘发散为阳，为中药定律。张山雷氏谓主大风邪气，系以外来风寒而言，与辛甘发散之义相符。然又曰温养元气，则邪自除，试考古今治疗，有外来大风厉邪，而可用温养，可听其自除乎。须知巴戟天之主大风邪气，在味之辛甘发散，不在质之温补滞塞也。大抵中说之所谓中风病，即西说之所谓神经病，此病之区域在脑，脑病所以致此名义乖错中风之证象者，万绪千头，更仆难数，有脑充血、脑贫血、脑膜炎，以及脑质硬固、脑动脉瘤形成，脑脓疡、脑水肿、脑动脉栓、脑基底梅毒等。故谓风病能干犯脑神经则可，谓脑神经病尽属风则不可，古人误脑病为外风，近代又误脑病为内风，张氏今移此学理以释药，拘墟执一，窒碍难通，其理详见于拙著《辨正中风问题之解决》中。要之肉苁蓉甘而兼咸，补骨脂甘而带苦，渗降下趋之力较多，故无疗风明文。巴戟天纯于甘温，质虽润而不腻，即就风论，外风则辛甘发散以驱之，内风则辛甘化阳以和之，两两咸宜。故学者不得以一端之理，释活泼泼泛应曲当之药也。

淫羊藿

辛，寒。主阴痿绝伤，茎中痛，利小便，益气力，强志。（《本经》中品。《别录》坚筋骨，消瘰疬，赤痈，下部有疮，洗出虫。）

选注：

（一）缪希雍曰：淫羊藿味辛甘，其气温而无毒，《本经》言寒者，误也。辛润肾，甘温益阳，故主阴痿绝伤，益气力，强志。茎中痛者，肝肾虚也，补益二经，其痛自止。膀胱者，州都之官，津液藏焉，气化则能出矣。辛以润其燥，甘温益阳以助其化，故利小便也。肝主筋，肾主骨，益肾肝，则筋骨自坚矣。辛能散结，甘能缓中，温能通气行血，故主瘰疬、赤痈及下部有疮、洗出虫。丈夫久服，令人无子者，因阳旺则数举，频御女而精耗散，故无子也。

（二）陈修园曰：细味经文，俱以补水脏为主，阴者宗筋也，宗筋属于肝，木遇烈日而痿，得气寒之淫羊藿，即如得雨露而挺矣。绝伤者，络脉伤而不续也，《金匮》云，络脉者，阴精阳气所往来也，羊藿气寒味辛，具水天之气，环转运行，而能续之也。茎，玉茎也，火郁于中则痛，热者，清之以寒，郁者散之以辛，所以主茎中痛也。小便主于膀胱，必假三焦之气化而出，三焦之火盛，则孤阳不化，而为溺短溺长之证，一得淫羊藿之气寒味辛，金水相涵，阴气濡布，得阴化而小便利矣。

肺主气，肾藏志，孟子云：夫志，气之帅也，润肺之功，归于补肾，其益气力强志之义，即可于孟子善养刚大之训悟之也。

（三）张山雷曰：石顽谓一味仙灵脾酒，为偏风不遂要药。余按不遂之病有二因，一为气血俱虚，不能营养经络，或风寒湿邪痹着之病，古之所谓痹证是也，其来也缓；一为气血上冲，扰乱脑神经，而忽失其运动之病。今之所谓中风，西医之所谓脑经病是也，其来也暴。仙灵脾酒只可以治风寒湿之不遂，并不能治气血两虚之不遂。而血冲脑经之不遂，更乃万不可误用。

参考：

（一）陈存仁《药学辞典》曰：淫羊藿基本，系属小檗科碇草 Epimediummacrantham. Morret Deche 之叶，其形态为缩根草，自旧根丛生数细茎，春日生叶及茎，高一二尺，一柄有三枝九叶，叶为卵圆形，大二三寸，类杏叶，边缘有细锯齿，夏月茎上开或白、或黄白、或淡红、或淡紫色之四瓣花，倒垂，其状如碇草。其效能补命门，兴阳事，治阴痿，强腰膝，专作强壮药。王秉衡云：淫藿后人因《别录》羊食而淫之说，遂改为性热助阳，误矣。夫羊性喜淫乃其天赋，不必食此藿也，即谓食之益淫，故以命名。然人非羊也，食之何必淫，盖脏腑既殊，不能以一例论也。

（二）《本草纲目》曰：豆叶曰藿，此叶似之，故亦名藿。仙灵脾，千两金，放杖草，刚前，皆言其功用也。鸡肋、黄连祖，皆因其根形也。柳子厚作仙灵毗，人脐曰毗，此物补下，于理尤通。

冉雪峰曰：

淫羊藿性温性寒，各家纷论不一，功效或可矫诬，性味安能强辩，岂淫羊藿亦有古今异同，各家所见种类不一耶。淫羊藿而性温也，不过肉苁蓉、补骨脂、巴戟天之俦耳，未足以为异也。淫羊藿而性寒也，合之味辛，子母相生，金水相涵，而为肾家专药，与苁蓉、补骨等为一温一寒之对峙。设有温无寒，何以尽其义而广其治，于以见两大造化之工，无美不臻，无格不备，而犹不善用，是人负药，非药负人也。善夫陈修园之言曰，木得烈日而痿，得雨露而挺，又曰孤阳不化，阴气布，阳得阴而化，其释起阴痿利小便，均透过一层。陈氏为复古派，喜用辛温刚剂，而对性寒药，解释精透如此，不可谓非好学深思之士矣。肉苁蓉、补骨脂、巴戟天、淫羊藿四者，均肾家专药。肾为水脏，以水为体，火为用，故《内经》谓肾将两藏。秦越人谓左肾主水，右肾主火。淫羊藿性寒归水，得肾之体。肉苁蓉、补骨脂、巴戟天性温助火，得肾之用。肉苁蓉、补骨脂、巴戟天，性温而质润，借润以自化其燥。淫羊藿性寒味辛，借辛以自解其凝。坎离交姤，水火既济，不啻配合良好之补肾剂。金匮肾气丸用地黄、山萸以益水，即用附子、肉桂以助火，体用兼赅，双管齐下，然此方犹人工配合。偏于阴的方面，后贤有去桂附加知柏，或去桂附加五味子，名阴八味，名都气。上述羊藿苁蓉补骨巴戟四药，则天然生成，寒温均备，以待病理治疗各各之恰当。孤阴不生，则扶阳以化之；独阳不长，则益阴以和之。门门洞彻，头头是道，不能黏着一隅，胶执一见。如缪仲淳张山雷各注，改气味以就诠释，据暴缓以别种类，钝法钝语，纯是中人以下知识。虽于辨证用药治疗方面，不无裨益，然阴阳水火气化根源，尚少体认。故善为治者，运用药之本能，体察病之素质，方随病化，药随方化，何有于寒，何有于温，何有于寒温之偏执，物物化化，三十六宫俱是春，功愈推而愈弘，法愈广而愈精。准上以观，以此等药功能兴阳起痿，因疑其非寒而为温；此等药本治堕胎，而转疑其可堕胎；本令人有子，而转疑其令人无子；自域卑浅，不揣本而齐末，吾不为此辈作家惜，而深为良药负屈惜。称骥以力，而又辱以盐车之牵负，君子重有慨已。

菟丝子

辛，平。主续绝伤，补不足，益气力，肥健，汁去面皯。

（《本经》上品。《别录》味甘，谓疗茎中寒精自出，寒血为积，久服明目。）

选注：

（一）张隐庵曰：凡草木子实，得水湿清凉之气，后能发芽。菟丝子得沸汤火热之气，而有丝吐出，盖秉性纯阴，得热而发也。气味辛甘，得手足太阴天地之气化，寄生空中，丝经缭绕，故主续绝伤，续绝伤故能补不足，补不足故能益气力，益气力故能肥健人。

（二）周伯度曰：菟丝子汁去面皯，徐氏不解，叶香岩谓升少阴，徐氏复不信，不知此最易晓耳。菟丝延草木则根断，子中脂膏最足，故补肾经而主升。面为阳明之脉，而菟丝子甘辛而温，能由阳明经上入于面，以施其滑泽之功，面皯焉得不去，窃愿以此释徐氏之疑。又曰，他物补肾，补之而已，此能于补中寓升，故其治精自出，溺有余沥，不得以涩剂目之。治消渴则是化肾中之阴，以升其液，亦非滋阴之谓。

（三）张山雷曰：菟丝蔓生施于草上，柔细且长，极坚韧，子又多脂，故为养阴通络上品。其味微辛，则阴中有阳，守而能走，与其他滋阴诸药之偏于腻滞者绝异。缪仲淳谓五味之中，辛通四气，经言辛以润之，菟丝子之属是也。与辛香燥烈之辛，迥乎不同，所解极为切当。《本经》续绝伤，补不足，益气力，肥健人，于滋补之中，皆有宣通百脉，温运阳和之意，不仅以物质主治，而含天然之气味性情，此吾国药物之学不言理化，而实得理化学之上乘者。又云菟丝子善滋阴液，而又敷布阳和，流通百脉，以视地黄辈之专于补阴，守而不走者，固有间矣。

参考：

（一）陈存仁《药学辞典》曰：菟丝子基本，属旋花科，为菟丝之子之实。其形态为山野生之蔓草，春季于地上伸茎如丝，得他植物而缠绕之，自绝其根，而由被缠之植物，吸取滋养料以生长。茎细，初白色，后呈黄白色，不含叶绿素，茎之分枝，缠挂植物之梢，状如挂面，叶细小作鳞状，骤视之若无叶。晚夏开花，大二三寸，带赤白色，后结果，大一分余，熟则呈黑褐色，内有种子二三粒，形似萝卜子。

（二）《图经》曰：菟丝有两种，色黄而细者名赤网，色浅而大者名菟累，其功用并同。谨按《尔雅》云，唐蒙女萝、女萝菟丝。释曰：唐也，蒙也，女萝也，菟丝也，一物四名。而《本经》并以唐蒙为一名。又诗云，茑与女萝。毛传云，女萝，菟丝也。陆机云，今合药菟丝也。而《本经》菟丝无女萝之名，别有松萝条，一名女萝，自是木类寄生松上者，亦如菟丝寄生草上，岂二物同名，《本经》脱漏乎。又《书传》多云菟丝无根，其根不属地，今观其苗初生，才若丝遍地，不能自起，得他草梗，则缠绕随而上生，其根渐绝于地，而寄空中，信《书传》之说不谬矣。然云菟丝之根，其形似菟，掘取剖其血，以和丹服之，今人未见其有如此者，岂自一类乎。

（三）《本草求真》曰：菟丝子最难得真，卖者有以水犀草子种出，形象绝似，药市所卖，多属此物，然服之亦有微功。

冉雪峰曰：

柔润多液药物，十之九均黏腻，否则其液不多，多矣而或不浓，液多且浓，而不黏腻者，惟菟丝子为然。菟丝子与补骨脂类似，其液均多均浓，但补骨脂之液浓而似脂，为浊中之浊；菟丝子之液浓而似精，为浊中之清。且菟丝子之润，系合于味辛气平之中，辛以化其腻，平以行其滞，不啻配合适当之良好润剂。且其藤蔓延，细长坚韧，富于纤维。何首乌其藤夜交，尚系自姤其精英；菟丝子缠绕他物，直吸他项附着植物之营养，以为营养，不假根力，生理尤为特异，故通络续绝，滋养血脉于空虚之地，自较他药为优异。但菟丝子真者难得，据雷敩、黄宫绣言，药市多以水犀草、天碧草混充，形态绝似，特天碧草味酸涩，并黏耳。查水犀草气味性能，黄氏未详，但言服之亦微有功云云。天碧草味不甘而酸，不辛而涩，合之滋润多黏，似属纯阴、又兼降敛收涩，与真正菟丝子有别。《和汉药考》谓天碧草为菟丝子之别名，实为错误。又菟丝子制法，以液多不易为末，故火煎至干，或蒸曝后作饼焙干。夫曰煎干、曰曝干，是其液润尽失矣。菟丝子之所以益气力、肥健人，均在此多液，今尽去之，毋乃类戕贼以为仁义。衡之白术、地黄作饵作汤以存其液者，意义正乖。其实菟丝子之为末不为末，何关焉，是不惟伪品宜详察，而制法亦宜深究也。缪仲淳谓辛以润之，菟丝子之属是也。又曰其辛非辛香燥烈之辛，张山雷韪之，其实菟丝子为润而兼辛，并非辛以为润。《内经》辛以润之，其旨是阳化阴化，气到水到，从气化根源深一层立法。中国药理学治疗学所以尚能与西医争最后之短长者，其精蕴皆在于此。至辛温辛凉辛燥辛润，乃浅而易知者，此亦不得不辨也。《本经》本条所叙主治，均平易明显，惟《别录》寒血为积云云，殊有疑义。夫血凝为积，其积又明标系寒血得来，则温经散寒，消瘀破结，方为正治。菟丝子阴柔之品，何能开阴霾而破坚结，意者滑以去著，辛以散结，又富于附着性、吸收性与。积聚与绝伤，两两对峙，他药功能，亦有连叙之者，讵菟丝子续绝伤，具天然特性，而疗积聚，亦具天然特性与。其积何专指为血，专指为寒血也，不得不存疑待考矣。

覆盆子

酸，平。主安五脏，益精气，长阴，令人坚，强志，倍力，有子。（《别录》所载。此《本经》蓬虆条文，《别录》覆盆子条，为甘平，主益气轻身，令发不白。）

选注：

（一）黄宫绣曰：覆盆子甘酸微温，性禀中和，功能温肾而不燥，固精而不凝，故服之阴痿能强，肌肤能泽，脏腑能和，须发不白。女子服之多孕，既有补益之功，复有收敛之义，名为覆盆子者，服之能使溺盆皆覆也。

（二）陈修园曰：《本经》名蓬虆，以其藤蔓繁衍，苗叶不凋，结子则蓬蓬而虆也。《别录》名覆盆，以其形圆而扁，如釜如盒，就蒂结倒垂向下，一如盆之下覆也。气味酸平，藤蔓繁衍，具春生夏长之气，覆下如盆，得秋时之金气，冬叶不凋，得冬令之水精，结实圆形，具中央之土气，体备四时，质合五行，故主安五脏。肾受五脏之精而藏之，故益精气而长阴，肾气充足，则令人坚、强志、倍力、有子。是覆盒虽安五脏，补肾居多，所以然者，天气下覆，水气上升，水天上下之气，交相输应也。

（三）张山雷曰：覆盆为滋养真阴之药，味带微酸，能收摄实，多能补中，况有酸收之力，自能补五脏之阴。而益精气，凡子皆重，多能益肾，故曰长阴，令坚、强志、倍力、有子，皆补益肾阴之效也。惟以专养阴，非以助阳，《本经》《别录》并未言温，皆后人臆测之词。一似凡补肾者皆属温药，不知肾阴肾阳，药物各有专主，滋养真阴者，必非温药，读《本草》者，必以《本草》为主，而《别录》辅之，后人杂说，徒多纷乱，不可不分别观之。

参考：

（一）陈存仁《药学辞典》曰：覆盆子基本，属蔷薇科，其所结之果实，即覆盆子。其形态为亚灌木本，茎有刺，叶为复叶，小叶作卵圆形，边缘有锯齿，花紫白色，五出，相缀而为复伞状花，雌雄两全。果实小而攒簇，形如圆锥，或若弹丸，初时色绿，熟则暗红。其成分为林檎酸、酒石酸、挥发油、糖分等。其效能补肝肾，缩小便，强阳事，疗阴痿，用为滋养强壮药。

（二）《药典》又曰：覆盆子即莓也，品类甚多，产于欧美者，凡百五十有余种，产于日本者，亦四十有余种，或名之曰蓬蘽，日本向入药用。欧洲制造之覆盆子糖精、覆盆子水、覆盆子醋等，其原料系取成熟之新鲜果实为之。其母植物是否为莓不可知，学者往往译作蓬蘽云。

（三）《本草正义》曰：《本经》只有蓬蘽，而曰一名覆盆，至《别录》乃别出覆盆子，虽气味主治与《本经》蓬蘽不同，而性情功用，可以相通，其为一物，盖无可疑。御览引《吴普本草》，缺盆一名决盆，又引《甄氏本草》，覆盆一名陆荆。考《说文》，藥，木也，藟，草也，二字有别，二物虽为蔓生，然草本藤本各异，覆盆属蔓草类，则字当作藟，而本草俱作蓬藥，恐传写有伪。又说文堇，缺盆也，《广雅》蒛盆陆英，苺也，《尔雅》堇，缺盆，郭注覆盆也，毛诗葛藟藥之，陆玑诗疏，似燕薁，亦连蔓，薁是覆盆、缺盆。陆英、陆荆皆即古之所谓藟也，《纲目》虽言一类五种，然亦自言覆盆、蓬藥功用相近，又言实是一类而二种，兹故以《本经》《别录》二者合为一条，《纲目》又谓蓬藥一名覆盆，出于《别录》，兹据孙渊如问经堂辑刻《本草经》，则出于《本经》，盖所据大观本黑白之白字，定为《本经》也。

冉雪峰曰：

覆盆子与菟丝子、补骨脂相似，三者均植物种子，均多液。但菟丝子、补骨脂味均辛，或甘而微辛，或大辛。覆盆子则味酸，以其味酸，又与山茱萸相似。但山茱萸则大酸，覆盆子则微酸。润药而兼辛，则有以化润之滞，润药而兼酸，则又助其润之功。而大辛则以味辛胜，可疗冷败伤绝，微辛则只能壮健补益而已；大酸则以味酸胜，可以疗积聚痹着，微酸则只能长养肥健而已。此各药之特性，亦凡药之通例也。覆盆子形圆而扁，如盆状，其蒂结倒垂向下，实具覆形，名曰覆盆，系就形象言，与原名蓬藥因其子蓬蓬藥藥象形一例。后贤就功效言，谓不宁补益，而且收涩，服之溺盆可覆，理虽可通，义实附会。证以《尔雅》名缺盆，《广雅》名蒛盆，盆之字义，不关于溺，更属显然。与本品同以覆名有旋覆花，彼为花之覆，此为实之覆，亦可以旁证者也。柔润益阴，凡药通例，覆盆子柔润而益之以酸，故能补五脏之阴，然纯阴不化，故不曰补五脏，而曰安五脏。酸入肝，能刺激淋巴促助生殖分泌。合之气平以益气，体润以益精，但少宣通升发之力，故不曰益气力而曰益精气。气体之充，体无气不充，阴无气更不充，阳生阴长，若纯于阴柔，不过长养而已，故不曰强阴而曰长阴，此中均有分寸，后贤不察，见其补肾效力相同，味本酸而疑为甘，气本平而疑为温，自域卑陋，于古人精义所在，毫未领略。陈修园谓体备四时，质合五行，未免求深反晦。张山雷谓肾阴肾阳，药物各有专主，瑟矣。又曰滋养真阴者，必非温药，则是补益真阳者，亦必非阴药矣，宜乎后贤之疑覆盆子之甘且温也。据各家考察，蓬藥、覆盆子，或一物而二名，而同类而异种。陈存仁《药典》则谓产欧美品类多至一百五十余种，产日本品类，亦多至四十余种，可知本品并非一物两名，两物同类关系，种类既多差别，性味岂能一致，则功效亦岂能一律。学者实事求是，权衡于气味性能之间，或润与温合，润与平合，或润与甘合，润与酸合，逆化对化从化，正治反治从治，各妙化合之宜，各抉病机之窍，则其种酸平也可，其种甘平也可，或酸平甘平之外，另具其体，另成其用，亦无不可。物物而不物于物，药学其庶几乎，又岂仅活用覆盆子一物而已哉。

茺蔚子

辛，微温。主明目益精，除水气，茎主瘾疹痒，可作浴汤。（《本经》上品。《别录》甘微寒，疗血逆大热。）

选注：

（一）李时珍曰：茺蔚一名益母，其根茎花叶实，并皆入药，可同用。若治手足，厥阴血分风热，明目益精，调妇人经脉，则单用茺蔚子为良。盖其根茎花叶专于行，而其子则行中有补也。又茺蔚之功，宜于妇人，及明目益精，故有益母之称。其茎方类麻，故谓之野天麻，俗呼为猪麻，猪喜食之也。夏至后即枯，故亦有夏枯草之名。近效方谓之土质汗，林亿曰质汗出西番，乃热血合诸药煎成。治金疮折伤，茺蔚亦可作煎治折伤，故名土质汗也。

（二）贾九如曰：茺蔚味苦略辛，入肝，清热，疏散，专治胎前产后诸证，故名益母。凡胎前气易滞，故恶阻而胎不安；产后血易凝，故血晕而腹常痛。以此活血行气，而不推荡，使血气流通，以除凝滞，大有益于阴分，故曰有补阴之功。此非濡润之物，体本枝叶，仅可通散，不可滋补，惟用之以疏滞气，即所以养真气，用之行瘀血，即所以生新血耳。

（三）张山雷曰：茺蔚古人只用其子，《本经》之明目益精，则温和养血、而又沉重，直达下焦，故为补益肾阴之用。除水气者，辛温下降，故能通络而逐水。其茎可浴瘆痒，则活血疏风之功也。《别录》加以微寒，则亦温亦寒，大是不妥。盖当时以治热证，因而羼入此说。疗血逆者，温和行血。又子能重坠下降，故能平逆。惟主大热头痛心烦，则与温养之性不符，存而不论可也。又曰茺蔚古用其子，今用茎叶，气烈味浓，功专活血行血。今三吴之俗，以为产后惟一之要药，无人不服。又主经行不利，腹痛䐜胀，皆有捷验。其禀温和之性，亦可概见。而又治痈肿疮疡，内饮其汁，外敷其滓，则颇似凉血解毒，不知生捣取汁，其性已与煎服微有不同，而辛温之气，宣通血络，自然散毒消肿。其子其茎，皆具温通之性，但子则沉重下降，守而不走，故能补肾益精明目，茎叶则扶疏旁达，走而不守，故能活血疏气，通调经络。凡草木之枝叶花实，性质各有不同，皆即此义。若白花红花之异，则一类二种，形式臭味，皆无二致，其用亦同。或谓红者主血分，白者主气分，则皮相之见也。

参考：

（一）陈存仁《药学辞典》曰：茺蔚子基本，属唇形科，为茺蔚草之子实，其形态乃杂草，多生原野间，春日抽茎，入夏茎高三四尺，茎作方形，有纵沟，每节对生，有长柄之叶，叶作深裂三，各片更有深缺刻，似乌头叶，其茎顶之叶，则似艾叶，里面色绿，夏中叶间轮生淡紫色之小唇形花，一花常结四子，是名茺蔚子。其效能活血调经，逐风明目，用作通经收敛药。

（二）《本草纲目》曰：茺蔚近水湿处甚繁，春初生苗，如嫩蒿，入夏长三四尺，茎方如黄麻茎，其叶如艾叶、而背青，一梗三叶，叶有尖岐，寸许一节，节生穗，丛簇抱茎，四五月间穗内开小花，红紫色，亦有微白色，每萼内有细子四粒，粒大如同蒿子，有三棱，褐色，药市往往以作巨胜子货之。其草生时有臭气，夏至后即枯，其根白色。苏颂《图经》谓其叶似荏，其子黑色，似鸡冠子，九月采实。寇宗奭《衍义》谓其凌寒不凋者，皆误传也。此草有白花、紫花二种，然茎叶子穗，皆一样也，但白者能入气分，红者能入血分，别而用之可也。按《闺阁事宜》云，白花者为益母，紫花者为野天麻，返魂丹注云，紫花者为益母，白花者不是。陈藏器《本草》云，茺蔚生田野间，人呼为臭麻，天麻生平泽，似马鞭草，节节生紫花，中有子，如青葙子。孙思邈《千金方》云，天麻草茎如大麻，冬生苗，夏着赤花，如鼠尾花。此皆似以茺蔚、天麻为二物，盖不知其是一物二种。凡物花皆有赤白，如牡丹、芍药、菊花之类是矣。又按郭璞《尔雅注》云，蓷音推，即茺蔚，又名益母，叶似荏，白华华生节间。又云藬音推，方茎，叶长而锐，有穗，穗间有花，紫骠色，可以为饮，江东呼为牛蘈，据此，则是蓷藬名本相同，但以花色分别之，其为一物无疑矣。

（三）《荷兰药镜》曰：茺蔚又名益母，有稀释攒透镇痉强壮之效，于子宫诸病，心腹痛，心下牵胀，心悸或黏液壅滞，妨碍胃之消化运动，致发挛急痛者，或肢节牵引拘挛者，以此作泡剂，服饮俱有效，洵良药也。

冉雪峰曰：

茺蔚名称不一，其茎叶子实皆茺盛密蔚，故名茺蔚。其茎叶生时有臭气，《尔雅》名蓷；刘歆云，蓷，臭秽，即茺蔚也。是茺蔚乃臭秽音同之转注。以上一就形体言，一就臭味言。又本品形态似荏，荏，任也，故又名担负，此象形而兼会意也。更有以功用名者，茺蔚治胎前产后各病，行而不破，补而不滞，有益妇人，故名益母。其余尚有千叠塔、郁臭草、火锨、苦低草、野天麻、土质汗诸名，今所习用，惟茺蔚、益母二者而已。

本品气味，载籍略有歧异，《本经》曰辛微温，《别录》曰甘微寒。实而考之，辛不大辛，而辛中有甘，温不大温，而温实近平。若熬膏用，液汁浓厚，自平而微温，若捣汁用，生气未漓，自平而微寒。是《本经》微温，《别录》微寒，两均不讹，见仁见智，在用者之各择其长耳。麻黄功专发散，而根节反能止汗；山萸功专收敛，其子核反能滑精。一本各异其性者，多无足怪者，各家纷纷致辩，诚为多事。大抵凡药各有特殊性质，即各有特殊功能，茺蔚喜生湿地，性又耐旱，毛诗中谷有蓷，熯其干矣，耐旱者犹干，此言旱之甚也。惟其喜生湿地，是以得水精之气最足，能除有形之水质；惟其耐旱，是以能敌邪热，而疗邪热壅结之痈疡。除水彻热，消瘀通络，是其专长。生用则清散清通之力愈大，韦宙独行方，治妇人难产，治胎死腹中，及《子母秘录》《圣惠方》，治产后血晕，产后血闭不下，均系生用捣汁，若干用液汁已涸。张山雷谓生捣与煎剂有别，洵不诬也。至子则上极而下，气尽归根，疏散之性自减，精气凝结，进入补益。由此观之，虽曰一物各异其性，即谓为一气之所传化，无不可也。《荷兰药镜》谓茺蔚有稀释、攒透、镇痉、强壮之效。稀释则胶结者可开，攒透则固闭者可通，镇痉则肝舒而筋和，强壮则精足而神旺。中外学说，夫固可以相通矣。陈藏器有入面药，令人光泽之说。唐武后有炼茺蔚草泽面之法，皆从清热散结，除水消瘀，治瘾疹，作浴汤，种种原理推阐而出。总之本品疏散之功多，而补益之力小，后人惑于益母之名，奉为妇科补益、调经种子专药，济阴誉为返魂丹，昝殷《产宝》盛称其功效殊异，凡此皆循名失实者也。陈修园矫枉过正，谓茺蔚不能治大病，仅适于产后外感微风，微微发热，更浅之乎视茺蔚矣。

人　乳

甘、咸，平。主补五脏，令人肥白，悦泽，目赤痛多泪，

解独肝牛肉毒。(《别录》所载。)

选注:

(一)李时珍曰:乳者化之信,故字从孚化省文。方家隐其名,谓之仙人酒、生人血、白朱砂种种名色。盖乳乃阴血所化,生于脾胃,摄于冲任,未受孕则为月水,既受孕则留而养胎。已产则赤变为白,上为乳汁,此造化玄微自然之妙也。凡入药并取首生男儿无病妇人之乳,白而稠者佳,若色黄赤,清而腥秽如涎者,并不可用。有孕之乳谓之忌奶,小儿饮之,吐泻成疳魃之病,最为有毒也。

(二)黄坤载曰:乳汁味甘性凉,消热除烦,滋肝润燥。乳汁以肝血化于肺气,即朱汞变为白金,养育婴儿,滋生气血,全赖乎此。内伤虚劳,如小儿状热吮极佳,非寻常草木所能及也。一离人身,温气消灭,但存冷汁,寒滑滋滞,绝无补益。血得气化,温变为肃,暖服不热,冷饮则凉,润燥滋肝,是其长耳,抑阴扶阳,非所能也。至乳酥乳酪之类,冷食寒饮,极损中气,惟塞外西方之民,脾胃温燥,乃为相宜。阳亏土湿,切当远之。噎嗝湿旺之病,朱丹溪以为燥证,而用乳酪,湿滋土败,其死更速矣。

(三)王士雄曰:乳汁甘平,补血充液,填精化气,生肌安神,益智,长筋骨,利关节,壮胃养脾,聪明耳目。本身气血所化,初生借以养成,强壮小儿。周岁即宜断乳,必以谷食,始可培植后天。造物之功,不容穿凿,故大人饮乳仅能得其滋阴养血,助液濡枯,补胃充饥而已。设脾弱气虚,膏粱湿胜者饮之,反有滑泻酿疾,减餐痞闷之虞。且乳无定性,乳母须择肌肤丰白,性情柔和,别无暗疾,不食荤浊厚味者,其乳汁必浓白香甘,否则清稀腥浊,徒增儿病也。

参考:

(一)陈存仁《药学辞典》曰:人乳之成分,由饮食起居动静神思等而异其量,惟其平均量大抵为水87.73%至88.55%,蛋白质1.53%至2.81%,脂肪2.97%至3.56%,糖质7.61%至

8.42%，盐类0.16%至0.21%。其效能补血润燥，止渴明目。用作强壮剂，亦为滋养缓和药。

（二）《本草纲目》曰：弘景云：汉张苍年老无齿，妻妾百数，常服人乳，故年百余岁，身肥如瓠。又曰人乳无定性，其人平和，饮食冲淡，其乳必平；其人暴躁，饮酒食辛，或有火病，其乳必热。凡服乳须热饮，若晒曝为粉，入药尤佳。南史载宋何尚之，积年劳病，饮妇人乳而瘥。又言穰城老人，年二百四十岁，惟饮曾孙妇乳也。

（三）《本草从新》曰：顿乳取粉法，以小锅烧水滚，用金瓢如磁大，锡瓢亦可，倾乳少许入瓢，浮滚水上顿，再浮冷水上，立干，刮取粉，再顿再刮，如摊粉皮法，但须用一妇之乳为佳，乳杂则气亦杂矣。

冉雪峰曰：

《本草》人部，惟人乳最为可贵。人发、人尿、人中黄，亦在可用之列。近世最新输血法，虽功效卓卓，而损彼益此，尚觉不安。若天灵盖、紫河车，则有乖人道，甚未可用。人乳性平，黄坤载以为性凉，谓暖服不热，冷饮则寒。故有疑其性寒，服之溏泻者，果尔诚如李士材云，凡婴儿尽当脾泻矣，何以服乳时，多肥白丰腴乎。可知泻与不泻，不过体质有宜有不宜，服法之有善有不善耳。查乳之化源，李濒湖以妇人之血，下为月经，上为乳汁。黄坤载谓肝血化于肺气，即朱汞变为白金。历来医家，无不以由血所化。其实乳汁并非血化，既化血何能再转化乳，不过血之与乳，同出一源，化血化乳均此原质。盖食入消化器，历胃至小肠，化为糜浆，由小肠绒毛管吸收，绒毛管又名白吸管，糜浆出肠外，汇于淋巴总管，与上大静脉会合入心以化血，循淋巴别枝入肺则化乳。妇人平日，中焦受气，取汁之糜浆，均奉心神化，化血下输胞中，而为月信。乳子则此项道路暂闭，糜浆入肺，奉肺神化，化乳而为乳汁，故乳子则经断，乳汁断则经行，生化原理明白昭然。安得谓为血化，此乳汁生化本源，不可不先明了者也。乳汁既成，中含元真，实而指之，即乳中所含几微温度。盖温度虽非元真，而元真实寓于温度之内，乳中有此温度，不惟润液而且益气，不惟充肌而且宁神，乳中所重要者，在此温度，各项有形成分可以化验，此项无形成分，不可化验也。小儿就乳母之体吮之，故温度含于内。大人就乳母挤下再饮，温度已渐渐散灭。搁置久则成结晶，温度全散，流体变为结晶体，平性变为寒性。后贤见其滑泻，疑为性凉性寒，或谓乳食杂进，服未得法，宜夜半服之，此皆隔靴搔痒，不揣本而齐末，所以虽有深心，终未彻底。黄坤载谓如小儿状热饮极佳，庶为近之。然尚只知温度之为贵，不知温度之所以贵也。观此，则人造乳不及天然乳，科学药不及天然药，可以领悟。又牛乳性平微温，后贤亦有注寒者，以予阅历，凡饮牛乳者，多口干便结，其性之温，可以想见。昔唐太宗苦气利，众医不效，下诏访问，张宝藏疏牛乳煎荜茇方，服之立愈，诏授张鸿胪寺卿。人乳与牛乳性质同，其非寒滑下泻品，而为温养补健品，更可由其功效，以推知其性能矣。

腽肭脐

甘、咸，大热。主男子宿癥气块，积冷劳气，肾精衰损，多色成劳，瘦悴。（《本草拾遗》所载。）

选注：

（一）李士材曰：腽肭脐咸热之品，本入命门补火，脾家喜快者，肭热也，故亦入之，助阳之功，独甲群剂。今出登莱州，即海狗肾也。其状头似豕，尾似鱼，只生两足，价殊贵，类多伪充，须细辨之。或云以本品置于腊月冲风处，入水中浸之，不冻者为真云。

（二）黄宫绣曰：腽肭脐即海狗肾，系西番兽物，足似狗而尾似鱼，今东海亦有。味甘而咸，其肾即兽之脐，投于熟睡犬边，犬即惊跳。腊月浸置水内不冻，其性之热，大可见矣。书载治宿血、痃癖、尪羸证者，取其咸能入血软坚，温能通行消散也。用以佐房术者，取咸温入肾、补血固精壮阳也。此药虽置器中，长年温润，能入水不冻，大不同于他药。若云功近苁蓉锁阳，润虽相同，气实不同，不无重视苁蓉、锁阳，而轻视此物也。

参考：

（一）陈存仁《药学辞典》曰：腽肭脐基本，系将鳍脚类腽肭脐之阴茎睾丸，及脐连同切取者。其形态为栖息海上之兽类，形如狗，有吻须，四肢悉作鳍状，尾短小，适于游泳。牡者体长五六尺，牝者只及其半，幼时毛色黑，渐长则变茶褐色，有青黑色斑点，腹部生白毛，动作活泼，感觉敏锐。其效能固精强阳，暖肾补肝，有温补滋养之效。

（二）《本草纲目》曰：腽肭兽盖亦名骨兽，出辽西营州，及结骨国。《一统志》云：腽肭脐出女真，及三佛齐国兽，似狐，脚高如犬，走如飞，取其脐渍油，名腽肭脐。观此，则似狐之说，非无故也。盖似狐似鹿者，其毛色尔。似狗者，其足形也。似鱼者，其尾形也。入药用外肾而曰脐者，连脐取之也。又《异物志》貀兽出朝鲜，似貍，苍黑色，无前两足，能捕鼠。郭璞云：晋时召陵扶夷县获一兽，似狗，豹文有角，两足。据此，则貀有水陆二种，而藏器所谓似狐长尾者，其此类与。

（三）《山海名产图绘》曰：腽肭兽名，腽肭脐系指外肾，即睾丸也。其以阴茎售卖者，当系此外肾之误。由津轻南部出产，种类颇多，真伪难辨。其曰海豹者，皮有黑斑点似腽肭，当系苇鹿同种，海獭形状全与腽肭相似，其前齿二重者为真腽肭。一说只上齿为二重齿，头上有吹水之孔，隐毛间不易见肉，以百寻鞭投入水中，而水温不冻者为真品。阴茎亦有伪者，以百寻制成，故无毛，号百寻鞭。真者长三寸许，赤色，根有毛，至全身则灰黑色，似水獭而微长，形似猫而小，口之吻须甚大，腮次左右有足，似大鳍，后足在尾前，长一尺，其端有五爪，尾颇细，居海底最深处，或于海边石上，结伴鼾睡。惟其中必有一只不睡，见有船来，立发声醒睡者，匿入水中。性善游泳，越潮甚急，此种为真腽肭。但海獭一切与之相似，故今所谓腽肭者，多为海獭，真者甚难得云。

冉雪峰曰：

助阳之药，腽肭脐独甲群剂，同气相求，与近代脏器疗法类似，气血精华凝结，自较他项无情草木优越。且狗之下部生理特异，雄者见热则胀大，雌者见热则膨满，故交尾后不易脱出。海狗则外为寒水所束，其元阳均伏结默藏胞中，注于下部，较他陆地狗类尤为优异，严冬水渍不冻，睡狗骤投惊跃，亦异品也。古人对本品均用雄者，不闻用雌者，不知何见而然。《集韵》：腽，脖病也。《广韵》：脖为胦脐。《灵枢经》：肓之原，出于脖胦，即指此也。又《集韵》：腽肭，肥也。《广韵》：腽肭，肥耎。《说文》：肭朔而见东方，谓之缩肭，徐曰：行太急也。综上各义，是腽肭二字，均有肥义。腽为脐病，肭为行太急。腽肭兽之脐似麝香，形如烂骨，生理变态，有如病理。《一统志》谓其走如飞，《山海名产图绘》谓越潮甚急，皆与行太急之义吻合，是此兽脐肥似病，其行迅速，所以名腽肭也。兽类以人体部分命名者不多见，腽肭其特例也。腽肭为兽，腽肭脐为腽肭兽之脐，非腽肭脐为兽，《图绘》辨之诚是矣。然不知腽肭二字，即因脐肥得来，曰腽肭已赅脐字在内，并将其精华在脐，功用在脐，完全寓于命名之内。古有用腽肭脂者，系脐油所制，其脐之肥可知，不称脐而称脂，脐所同也，脂所独也。本用脐而反用肾，特牵附其说曰连脐取之，若以脐为附属也者。何事连脐取，曰精华在脐也；何事不言肾而言脐，曰肾之功用，胎原于脐，完成于脐也。陈存仁《药典》载英美学说，谓本品系海狗脐眼前之小囊，与其内所结成之质等语，是亦用脐之一确征也。脐为未生前先天呼吸之道路，既生后此项道路闭塞，而用后天鼻部呼吸道路，故道家必求由后天而返先天。腽肭之精华凝结在此，与鹿之督脉通，龟之任脉通，同为天地造化之奇。深维形与道合之所以然，必尚有特殊可用之处，其精微尚有待于异日之研究。而胦脐为肓膜经原所从出，与肾系为一前一后之对峙，均下通胞中，注于外肾，精华默默，蕴藏于内。其补肾助阳之力大，除冷消积之功伟，不宁非苁蓉锁阳可比伦，即近今新的脏器疗法，适形成其浅率呆钝。药市取必连脐，殆亦知脐之重要与。后贤用肾而不用脐，又用阴茎而不用睾丸，用雄而不用雌，错误已成习惯，名实两不相符，学理亦均未透彻，学者均不可不明辨也。

鹿 茸

甘，温。主漏下恶血，寒热惊痫；益气，强志，生齿，不老。（《本经》上品。角主恶疮，痈肿，逐邪恶气，留血在阴中。《别录》谓骨主安胎下气，不可近阴，令痿。）

选注：

（一）徐灵胎曰：鹿茸之中，惟一点胚血，不数日而即成角。此血中有真阳一点，通督脉贯肾水，乃至灵至旺之物也。故入于人身，为峻补阳血之要药。又其物流动发生，故又能逐瘀通血也。鹿茸气体全，而未发泄，故补阳益血之功多。鹿角则透发已尽，故托毒消散之功胜。先后迟速之间，功效辄异，非明乎造化之机者，不可测度也。

（二）陈修园曰：鹿为仙兽而多寿，故卧则口鼻对尾闾以通督脉，督脉为通身骨节之主，肾主骨，故又能补肾。肾得其补，则大气升举，恶血不漏，以督脉为阳气之总督也。然茸中均血所贯，冲为血海，其大补冲脉可知也。凡惊痫之病，皆挟冲脉而作，阴气虚，不能宁谧于内则附阳而上升，故上热而下寒，阳气虚，不能周卫于身，则随阴而下陷，故下热而上寒，鹿茸入冲脉而大补其血，所以能治寒热惊痫也；至于长而为角，《别录》谓其主恶疮，逐恶血，以一点胚血，发泄已尽，只有托毒消散之功也。

（三）曹炳章曰：鹿茸补精填髓之功效虽甚伟，服食不善，往往发生吐血、衄血、尿血、目赤、头晕、中风、昏厥等症。

考其原因，其人平时多阳旺阴燥，贫血亏精，气血乏运，苟服食参茸能用份少，服日多，则助气养血，有益无损，虽有余热，亦不为害。苟阳旺阴燥之人，再骤服大剂，以致有助燥灼阴之弊。盖茸为骨血之精，通督脉而上冲于脑，其上升之性，故如上述之病生焉。近有富室大老，日与烟霞为友，更有娇妻美妾为乐，消精灼髓，气血随之枯竭，阳越阴涸，百骸因而虚空，再妄服鹿茸，欲借其补髓添精以助欲，不知茸为脑之精华，专注于上，而周身败血，亦皆上迫于头，以致头痛昏厥诸证生焉，即西医之所谓脑溢血，实即《内经》所谓气血并走于上，则为大厥是也。总之烟色亏败之身，精血枯竭之体，再啜鹿茸行血窜上之峻补，是无异抱薪就火，安有不戕生伤命者耶。

参考：

（一）《化学实验新本草》曰：鹿茸为峻补之药，因其中有阿摩尼亚（ammonia），峻补之功力，不在鹿茸，而在阿摩尼亚，阿摩尼亚得火则飞，故服鹿茸之法应切浸服，若不知此理，以火煎煮，阿摩尼亚得火飞去，则无功效。且鹿茸价甚昂贵，真者难得。西国近年不用鹿茸，专用阿摩尼亚，以其功力同而价廉，平人不难服云。

（二）《本草纲目》曰：鹿马身羊尾，头侧而长，脚高而行速，牡者有角，夏至则解，大如小马，黄质白斑，俗呼马鹿。牝者无角，小而无斑，毛杂黄白色，俗称麀鹿，孕十月而生子。鹿性淫，一牡常交数牝，谓之聚麀。性喜食龟，能别良草。食则相呼，行则同侣，居则同环，角外向以防害，卧则口朝尾闾以通督脉。《述异记》：鹿千岁为苍，又五百岁为白，又五百岁为玄，玄鹿骨亦黑。《埤雅》云：鹿乃仙兽，自能乐性，六十年必怀琼于角下，斑痕紫色，行则有涎，不复急走，故曰鹿戴玉而角斑，鱼怀珠而鳞紫。《名苑》云：鹿之大者曰麈，群鹿随之，视其尾为准，其尾能避尘，拂毡则不蠹，置茜帛中，岁久红色不黯也。

（三）《药学辞典》载曹炳章曰：计鹿类二十二种，曰羌鹿，曰麃鹿，曰赤鹿，曰黇鹿，曰鹿麠鹿，曰藆鹿，曰乌鹿，曰驯鹿，曰长颈鹿，曰马鹿，曰驼鹿，曰天鹿，曰灵鹿，曰两头鹿，曰鲨鹿，曰飞骇兽，曰把杂尔，曰貜如，曰夫诸，曰无损，曰角端。麋类四种，曰麋，曰罴，曰娶胡，曰麛。鹿形异兽四种，曰麈，曰麢，曰麇，曰方辉。以上三十种，其可取茸者，不过六七种而已。

冉雪峰曰：

鹿之出产地甚多，据多数学者研究，大抵纬度四十以上，气候严寒，其茸壮而有力。南洋热带纬线三五度之地，气候宣发，其茸力薄。茸力尽在血中，以紫如茄者为上。然太嫩气血未具，其实少力。坚者又太老。惟长四五寸，形如分歧马鞍，茸端如玛瑙红玉，破之肌如朽木者最善。虽各地出产形态不一，大要不外于此矣。鹿角夏至解，麋角冬至解，阴生阳生，各应其时。故有谓鹿茸纯阳，补阳中之阳；麋茸有阳有阴，补阴中之阳。药市以麋茸端末红润雅观，有用充上品鹿茸者。二茸各有专长，何必作伪，盖伪则失却药之真性，乖违病之奥机，贻误匪鲜。抱璞子鹿一雄游，牝百数，至春羸瘦，入夏食菖蒲即肥。菖蒲清芳坚劲，能助气之上升，故此时角解、其长迅速，无二月久，大者至二十斤，凡骨之生，无速于此。人第知其血盛，而不知其气盛，第知其充血之可贵，而不知所以能充血者此气也。鹿又喜食龟，鹿之督脉通，龟之任脉通，其所以喜食者，阳欲就阴，假阴以济阳也。《准绳》龟鹿二仙膏，龟鹿合用，颇具巧思。《杨氏家藏》二至丸，两茸并用，亦颇有见地。《澹寮方》赞鹿珠丹云，尾间不禁沧海竭，九转灵丹都漫说，惟有斑龙项下珠，能补玉堂阙下穴。观此，则鹿茸不惟益上而且益下，不惟补阳分而且补阴分矣。盖鹿茸由阴出阳，一身精气血聚于颠顶，中含磷质、钙质、胶质、骨素，及阿摩尼亚，兴奋力大，补益功伟。凡脑虚贫血，精痿骨痿，下元亏虚，阳气微弱，女子冲任不调，小儿痘疮陷塌，用之得当，均可起死回生。他项行气药多散，本品则升而不散，他项行血药多攻，本品则补而不攻。《本经》条文曰主寒热惊痫，惊痫，脑病也，而寒而热，惊痫之病质因素也。所以主之者，兴奋冲激，以直达于颠顶也。然此亦治血塞血栓及贫血之虚证耳，非气升痰升火升，狂飙飞扬之实证惊痫亦可治也。由此可反证惊痫有实证，有虚证，有热证，有寒证。近代只知实证，不知虚证，是只知脑充血，而不知脑贫血；只知热证，不知寒证，是只知热邪可犯脑，而不知寒邪亦可犯脑。本药即著名虚的治疗寒的治疗也。至《别录》谓下气，其上极而下之义耶。谓不可近丈夫阴，令痿，其上实则下虚之义耶。是由前面推到后面，由正面推到反面矣。学者所当穷其奥而会其通也。

阿　胶

甘，平。主心腹内崩，劳极，洒洒如疟状，腰腹痛，四肢酸痛，女子下血，安胎，久服益气。（《本经》上品。今本心腹内崩，作心腹血崩。《别录》谓疗丈夫小腹痛，虚劳羸瘦，阴气不足。）

选注：

（一）徐灵胎曰：阿井为济水之伏流，济之源为流水，自流水以至阿井，伏见不常，若《夏书》所谓溢为荥，出于陶邱北者皆伏流，从下泛上者也。阿井在陶邱北三百里，泉虽流而不上泛，尤为伏脉中之静而沉者。过此则水皆上泛成川，且与其他泉水乱而不纯矣。故阿井之水，较其旁诸水，重十之一二不等。人之血脉，宜伏而不宜见，宜沉而不宜浮，以之成胶，真止血调经之上药也。其必以驴皮煎者，驴肉能动风，肝为风脏而藏血，乃借风药以引之肝经也。又凡皮皆能补脾，脾为后天生血之本而通血，故又为补血中之圣品。

（二）黄宫绣曰：阿胶味甘气平质润，专入肝经养血。何书又言，除风化痰，盖以血因热燥，则风自生。阿胶得阿井纯阴之济水，又得纯黑补阴之驴皮，气味俱阴，既入肝经养血，复入肾经滋水，水滋而热自制，故风自尔不生。又胶润而不燥，胶性既能润肺，复能趋下降浊，使痰不致上逆耳。至于痔漏肠风，衄血血淋下痢，暨经枯崩带，胎动痈肿，治克有效，亦是因血枯燥，伏热而成，故能得滋而解。此为血分养血润燥，养肺除热要剂。不似首乌功专入肝，补血祛风，乌须黑发，而于肺经润燥定喘则未及。鹿胶专温督与冲，以益其血，而于肺经清热止咳则未有。龟胶力补至阴，潜通任脉，而于阴中之阳未克有补。古人云人参益气，阿胶养神，正此谓也。

参考：

（一）《伪药条辨》曰：阿胶出山东阿县，以纯黑驴皮，阿井水煎之，故名曰阿胶。考阿井在东阿县城西，县志云：昔有猛虎居于西山，爪刨地得泉，饮之久化为人。后遂将此泉为井，然此水实为济水之源，其色绿，其性趋下。东阿城内又为狼溪河，其水为漯水之源，乃洪范九泉之水所汇归，其性甘温，故合此二水制胶，为最善。每年春季，选择纯黑无病健驴，饲以狮耳山之草，饮以狼溪河之水，至冬取皮，浸狼溪河内四五日，刮毛涤垢，再浸漂数日，取阿井水，用桑柴火，煎三昼夜，去滓滤清，再用银锅金铲，加参芪归芎橘桂甘草等药汁，再熬至成胶，其色光洁，味甘咸，气清香，此真阿胶也。

（二）《本草纲目》曰：凡造诸胶，用沙牛水牛驴皮者为上，猪马骡驼皮者次之，其旧皮靴履等物者为下。俱取生皮，水浸四五日，洗刮极净、熬煮，时时搅之，恒添水至烂，滤汁，再煎成胶，倾盆内待凝。胶有三种，清而薄者画家用，清而厚者名覆盆胶，入药用，浊而黑者，但可胶物。大抵古方所用，多是牛皮，后世乃贵驴皮，若伪者，皆杂以马皮旧革鞍靴之类，其气浊臭，不堪入药，当以黄透如琥珀色，或光黑如瑿漆者为真。真者不作皮臭，夏月亦不湿。

冉雪峰曰：

济水伏流千里，得地下寒水之气最足，中含氧气消沉，几于纯阴。又从阿井上泛而出，由阴出阳。夫水性就下，何以上泛，拙著《读易笔记》云，观于云雷之故，而知阴阳之神化于上，观于山泉之故，而知阴阳之神化于下，可以领悟其理矣。合驴皮制胶，能濡组织之枯燥，能缓组织之紧缩，能沉静循环。如济水之伏流，能育长阴气，如阿井之上泛，以为阴则纯阴，以为润则纯润，然阴而出阳，润而能固，摄天地之精英，合气血以感召，亦药品中之特异者。《本经》结尾益气二字，煞有深意，从来注家，均滑口读过。阴柔滋腻，正以滞气，何以转益气，岂非质虽滋浊，气则轻清，亦潜亦升，摄气之魄，此中分际，学者当猛下一参。昔贤谓本品养血除风，滋液化痰，黄氏宫绣，已精确比拟训释。而尤有进者，血虚风燥，阳化为风，如喻嘉言所谓虚风，叶香岩所谓肝风，张山雷所谓内风，则阿胶质润性潜，方为合拍。息风与祛风异，非凡诸风邪，阿胶均可统治也。肺气不布，沫汁渐干，肺叶焦举，燥痰黏着，姜半则愈劫液，枳朴则更伤气，惟此清润滋降，庶可舒其紧缩，沃燥散结。但痰有夹寒夹热之各别，为实为虚之各异，非可局于清化一途。况痰为阴邪，古人多主温化，亦非凡诸痰病，阿胶均可统治也。由此观之，是阿胶所除之风，为阴竭阳浮之虚风；所化之痰，为气熯液枯之燥痰。《本经》谓主血崩下血安胎，以滑润之药，而有固塞之用者，半为质润，育阴扶正，半为性潜，纳气归元也。然亦阴虚阳扰之血妄行，阴虚阳扰之胎不安者耳。主劳极洒洒如疟状者，此虚损已甚，阴不维阳，阴阳不相顺接，蒸潮渐著，似疟非疟。主血崩下血，为育阴和阳，以调于内；主劳极洒洒如疟，为育阴和阳，以调于外。其义一也，然则阿胶所以主治之真际可见矣。本品真者难得，阿井既早封闭，制法又失真传，皮质则牛马狗驼，无乎不有，《伪药条辨》谓不如不用为是，盖慨乎其言之矣。《和汉药考》谓阿胶专主补益，可疗虚烦，在泰西往时亦供治疗之用，于热性病者之恢复期用之有效，然从今日学术之程度，则凡胶质不可为药剂，不过为一种营养品而已。是阿胶之入药，已为泰西药学史上过去之陈迹，我国医者鉴诸，用阿胶者鉴诸。

鸡子黄

甘，平。主镇心，安五脏，止惊，补阴血，解热毒。醋煮治产后虚利，小儿下泄，炼过治呕逆。和常山末为丸，竹叶汤服，治久疟。（《纲目》所载。条文参《别录》。药性《纲目》新定。）

选注：

（一）黄坤载曰：鸡子黄味甘微温，入足太阴脾经、足阳明胃经。补脾精而益胃液，止泻利而断呕吐。伤寒黄连阿胶鸡子黄汤用之，治少阴病心中烦不得卧者，以其补脾而润燥也。金匮百合鸡子黄汤用之，治百合病吐之后者，以其涤胃降逆也。排脓散用之，以其补中脘而生血肉也。

（二）周伯度曰：卵白为阳，黄为阴。白气清而黄气重，故白能解散浮阳，疗目热赤痛，与咽中生疮；黄能涵育真阴，主心中烦不得卧，与百合病吐后，孩子热疮，妊娠胎漏。《本经》卵白止小儿下泻一语，最宜体会，小儿热泻，只以气清微寒之卵白治之即效，若丈夫则宜于苦寒矣。今人治泻，不知有热壅经隧，水谷不能化赤，而直趋大肠一证，概从事于淡渗温燥，读此能无惘然。

（三）张锡纯曰：一人年五旬，泄泻半载不愈，羸弱已甚。遣人来询方，言屡次延医服药，皆分毫无效。授以薯蓣粥方（薯蓣一味为末煮粥），数日又来，言服之虽有效验，泻仍未止，遂俾用鸡子黄数枚，煮熟取其黄捏碎，调粥中服之，两次而愈。盖鸡子黄大有固涩大肠之功，且较鸡子白易消化也。

参考：

（一）陈存仁《药学辞典》曰：鸡子黄为鸡卵之黄部，其成分自五十四分之水，七十一分之蛋白质，二十九分之含酸脂肪，及剥笃亚新斯盐，磷酸盐酸酸化等而成。其效能清热补阴，用作解热解毒药。

（二）《和汉药考》曰：卵黄系白色卵黄与黄色卵黄，二种重叠间层而成。因卵黄膜而为球形，胚盘在卵黄中为原形质与核，孵化之际，核自分裂，渐化为雏，以卵白与卵黄为食料。又各种鸡卵之成分，颇不一定，然大致相同，卵壳约含碳酸钙90%，磷酸钙57%，胶质少许，卵白约含蛋白质12%～14%，水分若干，卵黄约含卵黄素15.7%，无磷之蛋白质及脂肪盐类各少许。

（三）《嘉祐图经》曰：鸡之类最多，丹雄鸡、白雄鸡、乌雌鸡。头冠血、肠、肺、肝、胆、膍胵、里黄脂肪、羽翮、肋骨、卵黄白、屎白等并入药，鸡子入药亦最多。而发煎方特奇，刘禹锡《传信方》云，乱发鸡子膏，治小儿热疮，用鸡子五枚，煮熟，去白取黄，乱发如鸡子大，相和于铁铫中，炭火熬之，初甚干，少顷即发焦，乃有液出，旋取置碗中，以液尽为度，取涂疮上，即以苦参末滲之。顷在武陵生子，蓐内便有热疮，涂诸药无效，而日益剧，蔓延半身，尽夜哭啼，不乳不睡。因阅本草发煎条，合鸡子黄煎之消水，疗小儿惊热，下痢。注云俗中媪母为小儿作鸡子煎，用发杂熬之，良久得汁，与小儿服，去痰热，主百病。又鸡子条云，疗火疗，因而用之，果如神效也。

冉雪峰曰：

仲景《伤寒》《金匮》方中，均有用鸡子黄者，是鸡子黄由来久矣。但神农《本经》不载此品，不知是否脱简迭遗。考之古本《经史证类本草》，亦不载本品，惟于黄雌鸡条下附鸡子及卵中白皮二条，鸡子条为白字，系《本经》，卵中白皮条为黑字，系《别录》，是《本经》附有鸡子，鸡子赅卵黄卵白而言，《别录》又于鸡子外，附有卵中白皮也。濒湖《纲目》有鸡子、鸡子白、鸡子黄三条，其鸡子、鸡子白两主治条文，则糅杂鸡子条项下各解说成之，注归《别录》。今按之，实非尽属《别录》原文，且鸡子条，不属《本经》而属《别录》，亦误也。而鸡子黄主文，注出甄权《药性》，然药性论条文，为鸡子液味甘微寒，液赅黄白而言，亦是为整个鸡子说法，《纲目》专以属鸡子黄，殊属不合。且药性曰微寒，《纲目》曰温，气味颇有出入，条文亦前后移易割裂，与甄氏原文不符，至坊刻今本《别录》，此条主文，尤为不伦不类，似将后人注语混杂掺入者，故本编不敢录入，惟取诸家学理文句编撰，若月令之补《冬官》，程注之补《格致》，群言淆乱，折中于圣。查仲景取治意义，均属清热滋液方面，如伤寒不寐之虚烦；百合吐后之虚热。由功用，可以推知其性别矣。诸家多统谓治利，利而为寒泻耶，须姜砂之属，利而为热利耶，须连芩之属，何取于鸡子黄。惟产后血虚而利，则鸡子黄养血宁心，滑以去著，方为合拍耳。大抵生用则取其液汁，养血宁心，兼以治利。熟用则取其粉质，实脾利水，固涩肠气，兼以治泻。治利治泻，非一物之两歧，乃用法之各异。吾人胎生初期，内胚叶载于卵黄之上，自后成卵黄腔、卵黄囊、卵黄管，此管通常在胎生第八星期消失，与脐带脱落，同时为盲端而终于脐内。病变时为卵黄管瘘，与肠连带，则为粪便性翻转脱出。鸡子黄同气相求，用治本病，天然巧合。故不惟治产后利，且治胎前利；不惟治产后虚利，且治产后生理变态之实利也。鸡子黄中含磷酸盐酸，能兴奋神经，促进循环，柔和经隧，为全卵中精华所在，原形质胚盘俱在卵黄中，其本末轻重，盖可知矣。西说前以蛋白质为消化素之一，侧重卵白，近年研究内分泌，检得蛋黄素、维他命，又侧重卵黄，而卵黄反加卵白之上，学理进化无穷，而医学治疗上，亦因之迈进而无穷云。

大　枣

甘，平。主心腹邪气，安中养脾，助十二经，平胃气，通九窍，补少气少津液，身中不足，大惊，四肢重，和百药，久服轻身，叶覆麻黄能令出汗。（《本经》上品。今本养脾下有气字，助十二经作安十二经。）

选注：

（一）黄坤载曰：大枣之补土，补血以化气也；人参之补土，补气以生血也。凡内伤肝脾之病，土虚木燥，风动血耗者，非此不可。而尤宜于外感发表之剂，盖汗血一也。又仲景于中风证用桂枝汤，桂枝、生姜开经络而泄营菀，若不以大枣补其营阴，则汗出血亡，外感去而内伤来矣，故用大枣，是补泄并行之法也。肺痈证用葶苈大枣泻肺汤，葶苈大泻肺气，必用大枣之甘以缓之，庶泻肺而不伤肺，亦补泻并行之义也。内有水气，心下痞硬满，引胁下痛，用十枣汤，芫花、甘遂、大戟，大决积水，必用大枣十枚保其脾精，复名其汤为十枣者，以防攻击之太过，此亦补泻并行之义也。然则大枣之用，亦可知矣。

（二）周伯度曰：太阴湿土，贵乎湿润，湿润太过，则宜白术，湿润不及，则宜大枣。大枣肉厚含津，不能挤泌而分，正有似乎湿土，故《本经》主安中养脾少津液。然其甘壅之弊，亦伏于是，腹满必不宜枣。然亦间有用者，厚朴七物汤之腹满是实满，实则当下，枣尤大忌，不知病不止腹满也，发热十日，脉浮数，表亦有邪，治兼表里，故合小承气桂枝两汤而微变之，厚朴治腹满专药，既以为君，又加生姜至五两，减枣为十枚，何患乎枣之甘壅。仲圣所以不去之者，桂枝汤为解肌和营卫之剂，解肌不能无桂枝，和营卫不能有姜无枣。芍药所以去之者，病本无汗，不当敛其卫气，况有小承气更加芍药，则是脾约之治法。桂枝、生姜，尚何望其解肌，是则腹满之有枣，为与生姜和营卫，又有层层顾虑之精心寓乎其间，非苟焉者也。

参考：

（一）陈存仁《药学辞典》曰：大枣基本，系属鼠李科，药用枣树之果实，其成分含有糖质及黏液质等。其效能补脾胃，治泻利，调营卫，疗寒热，治阴痿、贫血。入胃后与胃酸起作用，而成有效之糖素，至肠被肠壁吸收而达血中，使血中氧化力增加，细胞繁殖力扩大，故用作缓和强壮药。

（二）《本草纲目》曰：《素问》言枣为脾之果，脾病宜食之。

谓治病和药，枣为脾经血分药也。若无故频食，则生虫损齿，贻害多矣。按王好古云，中满者勿食甘，甘令人满。故张仲景建中汤，心下痞者，减饧枣，与甘草同例，此得用枣之方矣。又按许叔微《本事方》云：一妇病脏躁，悲泣不止，祈祷备至，予忆古方治此证用大枣汤，遂治与服，尽剂而愈，古人识病治方妙绝如此。又陈自明《妇人良方》云：程虎卿内人妊娠四五个月，遇昼则惨戚悲伤，泪下数欠，如有所凭，医巫兼治，皆无益。管伯周说先人曾语，此治须大枣汤乃愈。虎卿借方治药，一投而愈。又摘玄方治此证，用红枣烧存性，酒服三钱，亦大枣汤变法也。

冉雪峰曰：

《本经》所叙各药主治，多撇开常解，从人所难知者着笔。如酸枣仁味酸，酸能收，而功主散；大枣味甘，甘能壅，而性反通。凡此乃以药物合生理言也。盖酸枣仁能刺激神经，增加分泌，柔和经隧，故有种种主散功用。大枣能补中，以为斡运四末之本，又增加血液氧化，扩大细胞生殖，故有种种主通效能。善读者可由药物旁通生理，并可由药物旁通病理，由药物旁通方剂，从药物学方面得到医学全部之精粹。且各药各有专能，不在价值之贵贱，而在运用之灵妙，以大枣与参芪苓术较，其价值悬隔，何止千百倍蓰，然用之得当，则功超参芪，效逾术苓。盖参性寒而带滞，术性温而带燥，苓性渗利而不固守，芪性升发而不平缓，大枣似参而不寒不滞，似术而不温不燥，似苓而不渗利，似芪而不升发，纯得中土之正，如河图之五十居中，四运皇极。故《本经》所叙功用，如定惊，通九窍，快四肢，助十二经，及身中诸不足，少气则补气，少津液则补津液，皆从此推阐而出。卓哉大枣，琼乎尚矣。凡补药均责在虚，无论外邪内邪，用之总多窒碍，总以不离虚者为近是。故参则用于汗吐下后；术则用于脾阳下陷；苓则用于水停；芪则用于气虚；惟大枣外证内证，有邪无邪，因应咸宜。故外证如桂枝汤、桂枝加葛根汤、小柴胡汤、桂枝麻黄各半汤等，均用大枣；内证如十枣汤、葶苈大枣泻肺汤、小建中汤、甘麦大枣汤等，亦均用大枣。参益胃而不补脾，术补脾而不益胃，大枣脾胃双补，互摄化源。《本经》曰养脾气，平胃气，语意甚为显然。苓可利水，如五苓散之类；芪亦可助气化水，如防己茯苓汤之类。但所去者虚水微水耳。大枣则协同葶苈芫花大戟甘遂，各奏赫赫之功。故参杞不能臣，术苓不能使，甘草又相反不能君，而以大枣佐之，均能泛应而曲当，是则大枣亦药物学上不可欠缺之要品矣。周伯度《思辨录》博引仲景用大枣各方，较量极细，突过前人。又麻黄汤亦治外证，何以不用大枣？理中丸亦治里证，何以不用大枣？盖麻黄证为新邪，中未虚无待实，且急于解表，无须实里牵挂。理中证挥霍缭乱，正资燮理戡定，呆钝板补，反碍拨乱反正之功。此中分际，亦非病理透过一层，不能彻解，而大枣真正之功用，更昭昭矣。

甘　草

甘，平。主五脏六腑寒热邪气，坚筋骨，长肌肉，倍力，金疮尰，解毒，久服延年。（《本经》上品。今本长肌肉，长作壮。金疮尰，尰作肿。倍力作倍气力。《别录》谓主伤脏咳嗽，止渴，通经脉，利血气，解百毒。）

选注：

（一）黄宫绣曰：甘草味甘性平，昔人言其有火能泻，是因火性急迫，用此甘味以缓其势，且取生用性寒，以诊焚烁之灾耳。至书有云熟用补脾，是能缓其中气不足。调和诸药不争，故入和剂而补益；入凉剂则泻热；入汗剂则解肌；入峻剂则缓正气；入润剂则养血；并能解诸药毒及小儿胎毒，以至尊为国老。然使脾胃虚寒，或夹有水气胀满等症，服此最为不宜。未可云其补脾，而凡脾胃虚寒，皆可得而服也。若使满属虚致，则甘草又能泻满，不可不知也。

（二）邹澍曰：甘草春苗夏叶秋花冬实，得四气之全，其色之黄，味之甘，迥出他黄与甘之上。是以协土德，和众气，能无处不到，无邪不祛，此所以主五脏六腑寒热邪气也。土为万物母，凡物无论妍媸美恶，莫不生于土，及其败也，莫不归于土，则所谓能解百药毒，安和七十二种石，千二百种草也。人之气，犹物之气。和顺者，其妍美也。急疾者，其媸恶也。尽化急疾为和顺，经脉自然通调，血气自然滑利，于是肌骨坚、筋肉长、气力倍矣。特甘性缓，甘弥甚者，缓亦弥甚，凡一身之气，因急疾为患者，宜调其纵弛，而阻滞者非所宜也。《伤寒论》《金匮要略》两书中，凡方二百五十，用甘草者至百二十方，非甘草之主病多，盖诸方必合甘草，始能曲当病情也。凡药之散者，外而不能内，如麻黄、桂枝、青龙、柴胡、葛根汤等；攻者下而不上，如调胃承气、桃仁承气、大黄甘草汤等；温者燥而不濡，如诸四逆吴茱萸汤等；清者冽而不和，如白虎、竹叶石膏汤等；杂者众而不群，如诸泻心汤、乌梅丸等；毒者暴而无制，如乌头汤、大黄䗪虫丸等。若无甘草调剂其间，遂其往而不返，以为行险侥幸之计，不异于破釜沉舟，可胜而不可不胜，讵决胜之道耶。

（三）张山雷曰：甘草大甘，功在补土，《本经》所载皆是也。又甘能缓急，故麻黄之开泄，必得甘草以监之。附子之燥烈，必得甘草以制之。走窜者得之稍敛其锋，攻下者得之而不伤于峻，皆缓之作用也。然若病势已亟，利在猛进真追，如承气急下之剂，则又不可加入甘草，以缚孟贲之手足，庶所向克捷，而无投不利也。

参考：

（一）陈存仁《药学辞典》曰：甘草之主要成分为甘草糖（glycynhizin），即甘草糖酸之安莫尼亚盐类，属于配糖质。又有另一化验之报告，谓尚有一种辛烈性软脂，即阿斯巴拉精（asparagin）。其效能清热、解毒、和药、补虚，并为专治疮疡痈毒，以及贫血之药。入胃后，与胃液起作用，而分解出葡萄糖及甘草糖，可使唾液分泌增加。至肠能激肠之蠕动，使大便缓下，半由肠壁吸入血中，能促进全身细胞新陈代谢作用，同时咽喉部分之分泌亦增，易使痰沫附着而咳出，且可免除久咳咽喉之燥感，本品有此种种作用，故专用以为矫味，及祛痰和缓等药。

（二）《药典》又载杨永华曰：徐之才云甘草与甘遂相反，而金匮半夏甘遂汤，乃甘遂与甘草同用，予曾以甘遂一钱，甘草四钱，并服而验之，至二十分钟，觉腹鸣，至三小时后，腹痛，旋止，至六小时腹痛亦即止，无他异也。又单服甘遂末三分，至半小时觉胃内炎热，一小时肠胃觉痛，其力上下奔腾，时而肠鸣，时而绞痛，此乃刺激肠腺之蠕动，以助其泄泻之力，至两小时其痛由渐而重，三小时后，大便一次，至四小时，又如厕方见溏粪，后又水泻二次，始愈。经此次实验之结果，乃知《金匮》二药并用，非特不反，且用甘草缓和甘遂之猛烈，此如大承气汤之用厚朴，以免芒硝绞肠之患，同一理也，可见徐氏之说，全无实据。

冉雪峰曰：

人参、甘草，非从来医林所公认为最清纯、最和美之药耶，亦非从来所公认为无烈性、无毒质之药耶。然近今科学化验，人参内含巴那规伦，甘草内含阿斯巴拉精。巴那规伦为一种筋肉毒，阿斯巴拉为一种烈性软脂，是人参、甘草不能谓为无烈性、无毒质、最清纯、最和美矣。此如光学进步，从前所谓不可见的光，全部推翻；物理学进步，从前所奉为定律的力学，根本摇动。是科学尚有待于科学之改进，而哲学安可不待科学之证实，故居今日而研究药学，甚不单简易易也。十八反之说，亦从来医林所公认，甘草反甘遂，徐之才亦既言之矣，想必经多次调剂试验，始敢笔之于书。自经时贤杨永华自身试服之结果，甘草甘遂同服，腹虽痛而未泻，单服甘遂，其量减前三之二，尚腹泻痛剧，因证明甘草不惟不与甘遂相反，并能缓和甘遂之猛烈。然此均系调剂用药的经验，而非科学精确分析的实验。徐氏相反之说，固不足传信，杨氏不反之说，又岂足传信，故欲确定不移，必尚有待于科学化验之洗礼。又甘草、大枣均和百药，亦如西法之用为赋形药、缓冲药。但二药正自有辨，泻心汤、甘草干姜汤，若不用甘草，而用大枣，得毋虞其板实不灵乎？十枣汤、葶苈大枣泻肺汤，若不用大枣而用甘草，得毋嫌其清松不固乎？此中分际，非经比拟，何从参悟。《本经》坚筋骨，长肌肉，倍气力，在甘草功效正面已写到十二分。惟开宗明义第一句，主五脏六腑寒热邪气，尚费解索。盖甘草能增加分泌，易使附着痰沫咳出，能刺激肠壁蠕动，使大便缓缓而下。此与在上者因而越之，在下者因而夺之符合。又能促进细胞新陈代谢作用，调和体工抗素之完整，又中含阿斯巴拉精烈性软脂，柔缓之中，大具冲激之力，此所以主五脏六腑邪气也。《别录》谓其主伤脏咳嗽，止渴，通经脉，利血气，亦是之谓与。西哲云科学有赖于哲学之批判，哲学有赖于科学之证明，然则我国药学正有赖于欧美药学证明也甚显。中医学理以最古的为优，西医学理以最新的为优，《素》《灵》《本经》奥义，撷取一字半句，可开无限法门；西学精蕴，会通一字半句，亦可开无限法门。此盖不独药学一类，甘草一药为然云。

卷二

解表类

麻　黄

苦，温。主中风伤寒，头痛，温疟，发表出汗，去邪热气，止咳逆上气，除寒热，破癥瘕积聚。（《本经》中品。《别录》谓主五脏邪气缓急，止好睡，通腠理。）

选注：

（一）贾九如曰：麻黄枝条繁细，形体中空，辛能发散，温可祛寒，故发汗解表莫过于此。治伤寒初起，皮毛腠理寒邪壅遏，营卫不得宣行，恶寒拘急，身热燥甚，及头脑颠顶，颈项脊中，腰膝遍体，无不疼痛。开通腠理，为发表散邪之主药。但元气虚弱，及劳力感寒，或表虚者，不可用。误用自汗不止，筋惕肉瞤，为亡阳也。

（二）徐灵胎曰：麻黄轻扬上达，无气无味，乃气味之最清者，故能透出皮肤毛孔之外，又能深入积痰凝血之中，凡药力所不到之处，此能无微不至，较之气雄力厚者，其力更大。盖出入于空虚之地，则有形之气血，不得而御之也。

（三）张山雷曰：麻黄质轻而空疏，气味俱薄，虽曰性温，淡泊殊甚，清轻上升，专走气分。凡外感之病，第一要着，即在轻泄肺邪，疏达气分。麻黄清轻上浮，专疏肺郁，宣泄气机，是为治感第一要药。世俗以为，专主表寒之猛者，误也。盖仲景麻黄汤之主太阳病，以麻黄与桂枝并行，乃为散寒之用，若不与桂枝同行，即不专主散寒发汗矣。且麻黄之泄肺，亦不独疏散外来之邪也。苟为肺气郁滞，制节无权，即当借其清扬，以开痹着。如仲景甘草麻黄汤之治里水黄肿，千金麻黄醇酒汤之治里热黄瘅。后人以麻黄治水肿气喘，小便不利诸法，虽曰皆取解表，然以开在内之闭塞，非以逐在外之感邪也。李时珍《纲目》麻黄发明一条，极言其为肺经专药，申明仲景麻黄汤之功用，本不专为散寒发汗而设。盖风寒之邪，皆由皮毛而入，皮毛者，肺之合也，肺主卫气，包罗一身，是其证虽属太阳而肺实受其病，其证必兼鼻鸣咳嗽，或痰喘胸满，非皆肺病之明验乎。皮毛外闭，邪热内攻，则肺气膹郁，故以麻黄、甘草同桂枝，引出营分之邪，达之肌表，佐以杏仁，泄肺而利其气，则麻黄汤虽太阳发汗重剂，而实为发散肺金火郁之药，其说极是。于此可见麻黄汤之发汗，更重在桂枝，而麻黄之治，则主在肺而不在表尤彰彰矣。

参考：

（一）陈存仁《药学辞典》曰：麻黄成分，药学博士长井长义，曾发现麻黄中有一种植物盐基，名曰爱泛特林（ephedorin $C_{10}H_{15}NO$）。其效能开腠理，发汗，利小便，行水，用为止利之收敛药，近时用为醉麻性之镇咳祛痰药，又治急性支气管炎。其作用在胃肠中，能收缩胃肠之血管，以阻止其蠕动。入血中能致血压增高，心跳加速，内脏之血管均被激而收缩，惟以肾脏之血管收缩为最甚，而外部皮下之微血管，因强心增其鼓出之力，使血液自然转运于外，故外部皮下之微血管，反被激而放大，而汗腺之分泌，遂因之增多，气支管之抽搐，亦被激而松弛，故能平喘止咳。

（二）《同德医药学》载袁淑范曰：麻黄有收敛性之味，与一种醉麻性之香气，旧用为发汗要药，近新医界用含有麻黄之制剂，为镇咳祛痰，及喘息治疗药。其有效成分，百分中含0.3～0.5之爱泛特林，其制法先将麻黄用盐酸酸性水浸出之后，浓缩其浸液，再加石灰，使干燥成粉末。用酒精浸出时，爱泛特林即移行于此浸液中矣，再依普通之植物盐分离法处置之，其盐基盐现为无水透映针状之结晶。依长井博士之研究，谓爱泛特林之药学的构造，类似肾上腺素。其药物的作用，二者亦正相似。据久保田大津等之研究，谓其注爱泛特林于静脉内时，因末梢血管之收缩，起血压之上升，其作用虽不似肾上腺素之强，然富于持久性。又作用爱泛特林于气管支筋肠管等时，由交感神经末梢之刺激，及肌肉之麻痹，起弛缓散大。又以此点眼时，刺激眼交感神经，使瞳孔放大。此外对于骨骼筋及心脏等，亦有相当之便用云。

冉雪峰曰：

麻黄系发汗确实优越药，为中外学者所公认。其利尿镇咳定喘，亦中西学者所不争。惟止利放大瞳孔属西医学理，中医向无此等解说。然在病理上、治疗上，二者亦可会通。经日医学博士大津久保田、高桥西尾重各氏历历实验，麻黄各项效能均已证明，惟主治正文发汗及利尿二项，虽经试验，功效确实。如服麻黄后 24 小时，汗尿内均尚有麻黄臭气，实际上不过知麻黄中含有爱泛特林，与副肾素相似，能刺激交感神经，刺激血管末梢，内之血管末梢收缩，则外之血管末梢扩张，上之血管末梢收缩，则下之血管末梢扩张。然试验时，有注爱泛特林，而汗腺交感神经不起感应者；有内脏血液上升，而下部肾脏血管末梢不扩张而反收缩者。究之所以发汗利尿，本之何项药理，尚未详悉，亦未得到所以发汗利尿有效的物质。学理有时而穷，不过公认发汗利尿确实，知其然不知其所以然而已。而中说则肺合皮毛，肺为水之上源，麻黄宣通肺气，肺气通调，下输膀胱，水津四布，五经并行，气化水行，水行气化，外出为汗，下出为溺，活泼泼一片化机，实足济西说物质之穷。再即《本经》条文而寻绎之，人仅知麻黄主治伤寒，讵知其兼主中风；仅知其主皮毛寒邪，讵知其兼主腠理温疟；仅知其发散皮毛，为治表专药，讵知其主咳逆上气，为治里要药；仅知其开痹着闭塞，通气分之滞，讵知其破癥瘕积聚，除血分之瘀。麻黄主治功用，至此透发到十二分。从来注家只知麻黄为发汗、为气药、为表药、为主外寒邪药，荒经之过，似置《本经》未一寓目，能勿慨然。会通中西，更上一层楼。麻黄能醉麻神经，收缩血管。助其升，俾外之血管扩张，可以发汗；引以降，俾外之血管收缩，不亦可止汗乎。促助循环，俾肾脏血管扩张，可以利尿；沉静循环，俾肾脏血管收缩，不亦可止尿乎。且病在内而病窍在外，发汗即所以利尿；病在外而病窍在内，利尿亦所以发汗。其蕴无穷。为明道计，推阐明著于此，所愿学者透彻精髓，动中奥窍，勿渎用以重吾过。古有禁方，今并欲有禁药矣。

桂 枝

甘，微温。主上气咳逆，结气，喉痹吐吸，利关节，补中益气，久服通神。（《本经》上品。《别录》谓通经脉，止烦，出汗。）

选注：

（一）杨时泰曰：桂枝性轻扬，能行上焦头目，通手臂肢节，调营血，和肌表，除伤风头痛，肢节痛风，去皮肤风湿，散下焦蓄血，直行为奔豚之先道，横行为手臂之引经，世医不悟桂枝实表之义，几以此味为补卫气而密腠理。若然，何以不用参芪耶？

（二）邹澍曰：桂枝其用之道有六，曰和营、曰通阳、曰利水、曰下气、曰行瘀、曰补中，其功之最大，施之最广，无如桂枝汤，则和营其首功也。夫风伤于外，壅遏卫气，卫中之阳，与奔逆相逐，不得不就近泄营气为助，是以营气弱，卫气强，此时又安能不调和营气，使散阳气之郁遏，通邪气之相并耶。

（三）黄宫绣曰：桂枝书皆言无汗能发，有汗能收，然其汗之能发，只是因其卫实营虚，阴被阳凑，故用桂枝以调其营，营调则卫气自和，而风邪莫容，遂自汗而解。非若麻黄能开腠理以发其汗也。其汗之能收，只是因卫受风伤，不能内护于营，营气虚弱，津液不固，故有汗发热而恶风。其用桂枝汤为证，取其内有芍药，入营以收敛，外有桂枝，入卫以除邪，而汗自克见止。非云桂枝能闭其毛孔也。昧者不察，谓桂枝发汗止汗，是何意哉，顺口虚喝，其失远矣。

参考：

（一）《新本草纲目》曰：桂枝中含挥发桂枝油（Olcum Cinnamomi）百分之一点零至一点五，余则为树脂、护谟、黏糖质、糖质、单宁酸等。桂皮油有桂皮固有之芳香，质澄明而稍浓稠，色带黄，或黄褐，性善挥发，起酸性之反应，比重一点零四至一点零七，味如烧灼，酒精、伊打哥羮仿姆、冰醋酸等，能溶解之。

（二）《集成药物学》曰：桂枝主要成分为桂皮油，旁含鞣酸、树脂、橡胶等。桂枝之作用，在其挥发油与鞣酸，能亢进胃液及唾液之分泌，而奋起消化器，用于健胃祛风，及子宫出血，间用为催产药。桂枝属于芳香性神经药，芳香性神经药之通性，属于本类者，为因含有挥发油，即有效之植物及动物之一部分，与含有挥发油，及其他香窜性不明物质一二之动物性产物，本类之药物，随药效的分类法，多属于亢奋药，及回苏性脑药，往往亦因其用量之差异，而有镇痉之效。

（三）陈修园曰：桂，牡桂也，牡，阳也，即今之桂枝桂皮也。菌，根也，菌桂，即今之肉桂、官桂也。然生发之机，在于枝干，故仲景方中所用，俱是桂枝，即牡桂也。

冉雪峰曰：

桂枝甘而微温，色素既厚，香气亦浓，桂干条达，具中和心阳生生之气。证之西说，中含桂皮挥发油，善于挥发。又含阿仙鞣酸，善于柔和。功能加强心脏，促助循环，增高体温，柔畅经隧，和而不烈，温而能柔，不啻配合良好之血中气药，是桂枝自身已具特殊异秉。又得仲景善用，出神入化，发汗止汗，实表实里，温寒解凝，彻热散结，降逆气，升陷气，利小便，固小便，宣灵窍以回苏，柔经隧而镇痉。或从病理方面化合，或从生理方面助成，或以治疗功用方面推阐，而桂枝真正之本能，反因之隐晦，而真知者少，何则解人难索也。如仲景用桂枝汤治中风，人遂以桂枝为风药，不知本经条文，未言疗风，桂枝亦不似荆芥薄荷之疏散风邪，所以用治中风者，乃风邪内中，外之元府开张，未便再事表散，故用桂枝温暖营气，俾体工抗素兴奋，而风邪自不容留，此善用从病理方面化合者也。仲景用苓桂五味甘草汤以降冲逆，人遂以桂枝为降药，不知桂枝气则辛温升扬，质则枝干条达，本为升药，所以用治冲逆者，乃加强心体跳跃，促助循环，俾气为血含，随同上下，因而返其故宅，此善用从生理方面助成者也。仲景用小建中汤治虚劳，人遂以桂枝外证得之解肌，内证得之补虚，其实桂枝不列补剂，所以用治虚劳者，虚劳至阴阳俱竭，参胶既嫌黏滞，术芪徒形呆钝，惟用加倍芍药于本汤内，化刚为柔，又加饴糖以资营气生化之源，是其作用在芍药、在饴糖，而不在桂枝，方成无药，此善用从治疗功用方面推阐者也。其余用五苓散化气行水，以热药而彻热，桃核承气汤散结消瘀，变治外而治内。凡此举不胜举，非桂枝本能如此，乃仲景运用之妙，入圣超凡耳。再就《本经》条文寻绎，桂枝本血分药，而功用昭于气分，其主治曰上气、曰结气、曰益气，纯是在气分阐发，然则桂枝所以然之功用可知矣。合麻黄方能发表；合五味方能降冲；合茯苓方能利水；合桃仁方能消瘀；合芍药、饴糖方能建中。张锡纯《衷中参西录》：治肝胆气逆兼大气下陷险证，单用桂枝一味救愈，升陷降逆，一物两擅其功，一方两收其效，此又推广桂枝之用，而更开变例者也。考古证今，学者可以得用药三昧矣。

葛根

甘、辛，平。主治消渴，身大热，呕吐，诸痹，起阴气，

解诸毒。(《本经》中品。《拾遗》谓生者堕胎。)

选注：

(一) 张隐庵曰：葛根藤引蔓延，则主经脉，味甘粉白，则入阳明，皮黑花红，则合太阳，故葛根为宣达阳明中土之气，而外合于太阳经脉之药也。主治消渴身大热者，从胃府而宣达水谷之津，则消渴自止；从经脉而调和肌表之气，则大热自除。治呕吐者，和阳明之胃气也；治诸痹者，和太阳之经脉也；起阴气者，藤之蔓延，从下而上也；解诸毒者，味甘辛和于中而散于外也。

(二) 张山雷曰：葛根气味皆薄，质轻且松，春生之时，发育极速，最能升发脾胃清阳之气。《伤寒论》以为阳明主药，正惟表寒过郁于外，胃家阳气不能散布，故以此轻扬升举之药，捷动清阳，捍御外寒，斯表邪解而胃阳舒展，所以葛根汤中仍有麻黄，明为阳明表寒之主药，而非阳明里热之专司。若已内传而为阳明热证，则仲景自有白虎诸法，非葛根汤之宜用。其葛根黄芩黄连汤方，则主阳明协热下利，貌视之颇似专为里有实热而设，故任用芩连之苦寒，则葛根似亦为清里之品，抑知本条为太阳病桂枝证，医反下之变，邪热因误下而入里，里虽宜清，而利遂不止，即为脾胃清阳下陷之候，葛根只以升举陷下之气，并非为清里而设，此皆仲师选用葛根之真旨。由此推之，而知《本经》之主消渴者，亦以燥令太过，降气迅速，故饮虽多而渴不解，此药治之，非特润燥，亦以升清。又主呕吐者，亦以胃气不能敷布，致令食不得入，非可概治胃火上逆之呕吐。而浅者视之，仅知为清热生津，甘润退热之普通药剂，则似是而非，宁独毫厘之差，直是千里之谬矣。

参考：

(一)《药物生产辨》曰：广庄葛根开片，系用蚝壳灰生盐二味，开水浸两昼夜，复用山坑水泡，将葛内精汁尽行漂去，又入硫黄柜熏之，务使色白、味酸亦咸，殊乖药性。正当制法，将葛去皮用水洗净，大盆满贮清水，将葛切片，放置清水盆，略浸五分钟，取出晒干用。服时备煎成之水，有甘凉之味，方为佳品也。

（二）陈存仁《药学辞典》曰：《肘后方》治诸药过剂，苦烦，生葛汁饮之，干者煮汁服。《千金方》治酒醉不醒，生葛汁饮二升便愈。《圣惠方》治避瘴不染，生葛捣汁一小盏服，去热毒也。《梅师方》治热毒下血，因食热物发者，生葛二斤，捣汁一升，入藕汁一升，和服。《广利方》治金创中风，痉强欲死，生葛四两，以水三升，煮取一升，去滓分服，口噤者灌之。

冉雪峰曰：

世以葛根为阳明主药，葛根汤为阳明主方。其实太阳篇有葛根汤方，葛根汤内有太阳主治麻黄要药。阳明篇并无葛根证，亦无葛根汤方。所以然者，葛根乃阳明经病与太阳接近，乃由阳明而出于太阳之药。用于阳明病邪未离太阳，表未全罢者为宜。邪犹在太阳，未传阳明，勿须用。已离太阳入阳明之府，纯从阳明燥化，亦毋庸用也。或谓《本经》无阳明等解说，不知《本经》书不尽言其义之未备者，当求之仲景《伤寒》《金匮》之实验。仲景祖述《汤液》，远绍《本经》，其用药之精意特例，又当于《本经》互求证明。如《本经》葛根条文，虽未明言阳明，曰主治消渴，岂非脾不能为胃行其津液耶。太阴湿土，得阳方运，阳明燥土，得阴乃安，燥湿互通，两两交济，乃成中宫二五妙合殊用。渴而曰消，燥化过矣，其他玄麦胶地之属，虽能沃燥濡渴，不能止消，惟葛根起阴气以济之，从无形气化灌溉，气到水到，清轻升扬之功，较浓润滋沃而尤胜，此非即实指阳明言耶。曰身大热，太阳为巨阳，病则壮热，阳明由内而外，蒸蒸发热，亦仲景审病精意。麻黄主治项下，曰除寒热，本条主治项下，不曰寒而单曰热；麻黄主治项下，曰除邪热，无大字，本条主治项下曰身大热；此中颇有分际。盖阳明两阳合明，无寒证，即寒将自罢。太阳虽巨阳，热犹浮在表，未足云大。阳明烦渴谵妄，内外俱热，真身大热矣，此非即实指阳明言耶。至呕吐为胃病，诸痹为阳明主宗筋，解毒为万物入土则化，在在均与阳明有关。而尤要者，在起阴气三字。昔贤均以葛根升清气，阳明既燥化过矣，何清气之可升，若曰清阳，尤为瞽谈。燥且熯矣，清何有焉，以阳济阳，如以火益火，如之何能济，盖此乃阴气，非阳气也。《本经》起阴气三字，均滑口读过，是以有如许错误。甘润脂液丰富之药，只能补阴、养阴、益阴，不能补阴气、养阴气、益阴气，更何能起阴气。起阴气三字，在《本经》煞是特笔，在葛根煞是奇功。藤蔓延引，气质清轻，非云腾何以致雨，非气化何以能出。阴阳者，气化之本始也；燥湿者，物质之交济也。生理病理治疗，于此均深进一层，而葛根主治所以然之功用，更全体大明矣。

柴　胡

苦，平。主心腹肠胃中结气，饮食积聚，寒热邪气，推陈致新，久服明目益精。（《本经》上品。《别录》谓微寒，主诸痰热结实，五脏间游气。）

选注：

（一）邹澍曰：柴胡于仲冬根生白蒻，于仲春生苗，于仲夏长极，于仲冬成实。随阳气始生而萌，至阴气既平而萎，其香彻霄，其质柔软，全有合乎少阳之义。此所以为半表半里和解之剂，能助胆行上升生发之气，为十一脏所取决矣。又曰：柯韵伯谓柴胡为枢机之剂，凡风寒不全在表，未全入里者，皆可用。夫伤寒则呕逆，中风则干呕，凡伤寒中风无麻黄桂枝证，但见喜呕一证，则虽发热者，便可用柴胡汤，不必具往来寒热也。发热而呕，则人参当去，桂枝亦非所宜矣。其目赤耳聋，胸满而烦者，去半夏加栝蒌实。脉弦细，头痛发热者，去参加桂。故曰证不必悉具，方亦遂无定品也。澍按呕固是上焦不通，特仍有不往来寒热不呕用柴胡汤者，亦终有上焦不通形象为据，如心下满，胁下满，胸胁满，胁下硬满，心下支结，胸中满微结，心下急，郁郁微烦是也。乃仍有非上焦不通，而用柴胡，如阳脉涩，阴脉弦，腹中急痛之用小柴胡，少阴病四逆，或咳或悸，或小便不利，或腹中痛，或泻利下重之用四逆散，则又当揣其义者。夫柴胡之通上焦，似乎主降，不知其所以降，实系其升之之力，盖肺不得肝胆之阳上畅，则无以使阴下归，复其升降之常。阳脉涩、阴脉弦、腹中急痛，是阳郁阴中，阴为阳累，既用小建中汤调其肝，不愈，势必举其阳，阴则随之以转，此小柴胡在所不得不投矣。咳悸小便不利，不降也；腹中痛泻利下重，不升也；病同一源，或为不升，或为不降，亦可见其中枢不旋矣，旋其中枢，舍柴胡其谁与归。

（二）张山雷曰：柴胡味苦，而专主邪热，故《名医别录》称其微寒。然春初即生，香气馥郁，而体质轻清，气味俱薄。故禀受生发之性，与其他之苦寒泄降者，性情功用大是不同。《本经》《别录》主治，多属肠胃中饮食痰水停滞积聚之证，则诸般积聚，皆由于中气无权，不能宣布使然。柴胡禀春升之气，能振举其清阳，则大气斡旋，而积滞自化。其治外邪寒热之病，则必寒热往来，邪气已渐入于里，不在肌表，非仅散表诸药所能透达，则以柴胡之气味轻清，芳香疏泄者，引而举之以驱邪，仍自表分而解，故柴胡亦为解表之药，而与麻桂荆防等，专主肌表者有别，此则所谓柴胡为少阳专药。而少阳之经，属于半表半里者也，若乍病之时，忽寒忽热，一日数作，则邪在气分，尚是表病，柴胡非其治。若病久气虚，亦复寒热往来，而脉见虚软，舌色光滑，柴胡亦非其治。然昧者又因其可以达表，而遽认为发表之品，一见发热，动辄乱投，是又大谬不然矣。且柴胡证之呕逆，又胸胁痞痛诸证，固皆肝胆木邪横逆为患，乃以柴胡之升腾疏泄者治之，既非镇摄之品，何以能制刚木之横。则以病由外来之邪所乘，肝胆之阳，遏抑不得宣布，失其条达之本性，因而攻动恣肆。柴胡能疏泄外邪，则邪气解，而肝胆之气亦舒，木既畅茂，斯诸证自已。乃或又因此而谓柴胡能平肝木之横，凡遇木火上凌，如头痛耳胀，眩晕呕逆，胁肋胀痛等症，不辨是郁非郁，概投柴胡，愈以助其鸱张，是以教猱升木，则又毫厘之差，千里之谬矣。

参考：

（一）陈存仁《药学辞典》曰：日人化验中药之新报告，柴胡成分为saponin、挥发油、树脂、淀粉粒。其效能疏肝开郁，和解表里，用作升阳解热药，又为疟之特效药。《辞典》又曰：柴胡种类，我国产之见于本草者，为委陵菜、北柴胡、南柴胡三种，采其根供药用。然在唐宋以前，尚以河源柴胡作茈柴，唐宋以后，始用南柴胡与北柴胡。日本产之北柴胡，即镰仓柴胡，称为佳品。河源柴胡之生于沙地者，其根直如牛蒡，粗于鼠尾，外现紫赤色，生于原野者，视前尤为肥大。镰仓柴胡之根，长二三寸，大者可六七寸，亦直而不曲，色红黄，有时作暗色，嫩根柔如鼠尾，老则大而臃肿，多疣赘。

（二）《伪药条辨》曰：柴胡之良窳，宜审慎辨明。如苏浙通销者，以江南古城产者为多。柴胡者在地上叶茎为柴，地下根芦为胡。如古城产者叶绿，甚软而短，无硬梗，地下皮紫黄色，肉淡黄色，形似紫草，尚佳。福建、厦门行销者，乃卢州府无会州白阳山所出，装篓运出，根略硬。或曰北柴胡，略次，山东本地不行。两湖通销者，为川柴胡，叶黄色绿、根黑黄色，性糯味淡，亦佳。他如湖北襄阳出梗硬者，为次。滁州全椒凤阳定远俱出，泥屑略多，尚可用。江南浦阳，有春产者，无芦枪，秋产者，有芦枪，亦次。关东出者为鸡爪，更不道地。

（三）《中西汇通五种》曰：仲景所用柴胡，是今四川产者，一茎直上，中通有白瓤，故能通三焦之膜膈，色青气香，春日生成，恰得少阳之气，非别省红软银白等柴胡也。各省各柴胡性烈，非少阳之性也，用之伤人，比羌独活更烈，决不可用。读仲景书者，若见四川柴胡，则知仲景用药之妙。

冉雪峰曰：

柴胡种类甚多，各地药市所售不同，形态既殊，性味自别，有北柴胡、南柴胡、银柴胡、红柴胡、软柴胡、竹叶柴胡等。唐容川所言川柴胡未见，各柴胡均用根，唐言一茎直上，中空有白瓤，似兼用茎。以予阅历，竹叶柴胡气清，与古柴胡相去不远，但不象形如所谓中空有瓤似膜网者。银柴胡性平，尚可用。红柴胡辛温燥烈，正与古柴胡气味相反，唐容川所谓比羌独活更烈，殆即指此。凡少阳火化较旺，及温热病用之，辄汗出烦渴，目赤耳聋，谵妄，故医林多以非伤寒正少阳不可用。江浙薛叶派更视如鸩毒，相戒终身不用。此非柴胡之过，乃药市伪种繁多，今之柴胡非古之柴胡也。因其种类多，性味别，故历代学者论柴胡之学说，亦纷杂无定，群言淆乱，折中于圣。《本经》曰味苦，则凡味辛烈者，非柴胡也；曰性平，《别录》曰微寒，则凡性温热者，非柴胡也；甘而微苦，平而微寒，乃是少阳由阴出阳之象，其臭香乃合火郁发之之义；瓤空似网，乃象三焦膜网之形。再即《本经》条文寻绎，曰主心腹肠胃结气，由心至腹以及肠胃，是躯腔内凡脏腑俱包括在内，三焦发源肾系，内连脏腑，躯腔内五脏六腑往来交通道路，俱在三焦膜网之中，柴胡能疏利膜网，故统治五脏六腑结气。不然，柴胡亦气味俱薄之药物耳，何能心腹肠胃结气俱治耶？曰饮食积聚，肠外包裹鸡冠状网油，即三焦也，小肠受盛化物，功用均在鸡冠状油，王清任谓为气府。中焦如沤，化气行水，功用均在网油，《内经》谓之决渎之官。三焦畅达，则食道、水道通利，尚何饮食积聚之有。曰寒热邪气，三焦不惟内连脏腑，并外通皮毛，里气通则外气和，腠理间细薄白膜，亦三焦之物，内外一气相含，故和腠理。昔贤谓为少阳专药，主寒热往来，仅识得此一句，而所以然之理尚未明。曰推陈致新，不惟五脏六腑道路在三焦，人身新陈代谢各项相互机窍，亦无不在三焦，三焦为存元气之府，火往上行，水往下行，气化能出，一片化机，陈推而新致矣。微苦则降，微寒则清，是柴胡为降药，而非升药；为清药，而非燥药；为通里药，而非解表药。其燥者，伪叶乱之也。其升其表者，乃功用推出也。邹澍、张山雷两家，颇能入理深谈，于治疗方面，裨益不少，究之于柴胡真正之功用，尚未达一间云。

荆 芥

辛，温。主风寒，鼠瘘瘰疬，生疮，破积聚气，下瘀血，除湿疸。（《本经》中品。）

选注：

（一）黄宫绣曰：荆芥辛苦而温，芳香而散，气味轻扬，故能入肝经气分，驱散风邪。凡风在于皮里膜外，而见肌肤灼热，头目晕眩，咽喉不利，身背疼痛者，用此治无不效。不似防风气不轻扬，祛风之必入人骨肉也。是以宣散风邪，用防风之必兼用荆芥者，以其能入肌肤宣散故耳。且既入肝经风木之脏，则肝即属于藏血之地，故又能通利血脉，俾吐、衄、肠风崩利、产后血晕、疮毒痈肿、血热等症，靡不借其轻扬，以为宣泄之具。宁于风木之脏，既于其气而理者，复不于血而治之乎？玩古方产后血晕风起，有用荆芥为末，同酒或童便调治；崩中不止，有用炒黑荆芥以治。于此可见其概矣。

（二）张山雷曰：荆芥味微辛，而带芳香，其气甚清，其质又轻扬，故治风热在表在上诸证，能泄肺热而达皮毛，风热咳嗽宜之，风热外感，头痛寒热，亦是主药。又入血分清血热，能治咽喉口舌发颐大头诸证，亦治疮疡风疥瘰疬，吐衄下血崩漏。能彻上彻下，散结导瘀，厥功甚多，而亦甚捷。然古法每谓产后中风，血晕不醒，用豆淋酒方特效。不知产后痉厥，角弓反张，纯是阴脱于下，阳浮于上，虽曰中风，明是内动之风，上升冲脑，以致知觉运动，顿失其常。镇而降之，犹恐不济，妄投风药，加以热酒，教猱升木，火上添油，安有得效之理。此皆古人认内风作外风治之误。惟荆芥炒黑，则轻扬疏散之性已失，而黑能入血，可以止血之妄行。若产后去血过多，阴不涵阳，晕厥昏愦者，用童便调灌，则又能立定气血冲脑之变，是为一举两得，却是佳方，此不可与豆淋汤之法，作一例观也。

参考：

（一）陈存仁《药学辞典》曰：荆芥成分含有挥发油与树脂。药学博士村山义温尝试验中国产荆芥中之挥发油，据称挥发油中含有薄荷精，与日本所产薄荷油中所含者相似，惟用光学试验，则见平面相似，立体则异，盖含荆芥油中者为右旋性，含于薄荷油中者为左旋性。

（二）《本草纲目》曰：荆芥反鱼蟹河豚之说，《本草医方》并未言及，而他书往往载之，李廷飞《延寿书》云，凡食一切无鳞鱼，忌荆芥。食黄鳝鱼后食之，令人吐血。与蟹同食动风。又蔡绦《铁山丛话》云：予居岭峤，见食黄颡鱼，犯姜芥者立死，甚于钩吻。洪迈《夷坚志》云：吴人魏几道啖黄颡鱼羹后，采荆芥和茶饮，少顷足痒，上彻心肝，狂走，足皮欲裂，急服药，两日乃解。陶九成《辍耕录》云：凡食河豚，不可服荆芥，予在江阴见一儒者，因此丧命。《韦航细谈》云：凡服荆芥风药，忌食鱼，杨诚斋曾见一人，立死于此也。按荆芥乃日用之药，其相反如此，故详录之。

冉雪峰曰：

荆芥发散表邪，有似麻黄，但麻黄猛勇疾驰，此则力较和缓。温暖营气，有似桂枝，但桂枝补血强心，此则专走经隧，散结透络。故荆芥一味，功兼麻黄桂枝，合风寒两大类要药，萃为双璧。用荆芥单味建殊功者，如华佗之愈风散；《集验方》之如圣散；萧存敬方之一捻金；戴元礼《证治要诀》之独行散；贾似道《悦生随抄》之再生丹，均历来医林盛称。《本经》开始即曰主治风寒，学理事实，洵两有征。细玩《本经》主治，气分血分，经脉髓管，莫不宣通钻透。曰破积聚气，此通气分者也；曰下瘀血，此通血分者也。荆芥本为宣散药，而非破下药，但温与辛合，又兼芳香，散透力大，无异破下，曰破曰下，昭其功也。瘰疬为腺肿，日人谓之腺病质，乃淋巴管滤气核部胀大，西说近有谓明汁循环，即指此也。鼠瘘为肾藏寒毒，近年西北鼠疫，发于北方寒冷之地，甚于冬令寒冷之时，亦属此类。

《内经》鼠瘘寒热，还刺寒府。彼刺寒水所属之府以泻毒，此开寒水所主皮毛以泻毒，义原相通。荆芥暖肾通经，解凝散结，两两均主，所谓深入经脉髓管者，此也。前贤用治产后血晕中风，能导滞而不攻，能行瘀而不破，能疏里达外，和表和里，而不刚峻，煞是巧思。张山雷訾之，以为产后噤厥，角弓反张，纯是阴脱于下，阴浮于上，兢兢于内风上升一说，局局于镇逆潜阳一法，其说虽足以救妄用风药之偏，然主张太过，胶柱刻舟。助火上升，固是火上加油；引邪深入，讵非落井下石。倘使临蓐去衣，风邪乘之，果有外邪，而强从内治，则真黑暗地狱矣。张氏又谓荆芥炒黑，则轻扬疏散之性已失。黑能入血，可以止血之妄行，童便调服，可以立定其气血冲脑之变。夫荆芥功用，全在轻扬疏散，气行则血行，气调则血和，表气和则里气安，上气和则下气纳，可外可内，能升能降，并不在乎炒黑，在用之者何如耳。炒黑则轻扬疏散之性失，等于死灰，尚何功效之足云。且外人用荆芥治感冒性痉挛，及用为镇痛镇痉药，并不炒黑，黑能止血，乃世俗瞽谈。水不涵木，风阳上冒，安用此燥烈，为立定气血冲脑之变，真是岂有此理，张氏贤达，何亦尔尔耶。

薄 荷

辛，温。主伤寒发汗，恶气贼风，心腹胀满，霍乱，宿食不消，下气。（《唐本草》所载，洁古谓辛凉。）

选注：

（一）黄宫绣曰：薄荷气味辛凉，辛能发散，而于头痛头风发热恶寒则宜。辛亦能通气，而于心腹恶气痰结则治。凉能清热，而于咽喉口齿眼耳，瘾疹疮疥，惊热骨蒸，衄血则妙。是以古方逍遥，用此以为开郁散气之具；小儿惊痫，用此以为宣风向导之能；肠风血痢，用此以为疏气清利之法。然亦不敢多用，不过二三分而止，恐其有泻真元耳。

（二）张山雷曰：薄荷方茎而色带赤，可以止衄，宿根亦能自生，气味芳烈，颇与紫苏相类。但叶不赤而无锯齿，气味虽浓，而入口清冽为异，故孙星衍辑刻《本草经》，谓薄荷苏类，确乎可信。《唐本草》谓为辛温，亦以苏类例之，然冷冽之气，能散风热，决非温药。故洁古直谓之辛凉，其主治则唐本谓主贼风，伤寒发汗，恶气，心腹胀满，霍乱，宿食不消，下气，又皆与紫苏大略相近，惟辛而凉泄，微与温散者不同耳。苏颂谓主伤风、头脑风，东垣谓清头目，除风热。濒湖谓利喉嗌口齿诸病。石顽谓辛能发散，专清散风热。凉能清利，故治咳嗽失音；性浮上升，能开郁散气。然所用不过二三分，以其辛香伐气，非久服多服之品。按外治风热生疮，入消肿药末，凉入肌肤，立能止痛。今西药制为油或锭，外搽头痛，能泄外风，能抑肝阳，皆有捷验。

参考：

（一）陈存仁《药学辞典》曰：薄荷成分，含有一种挥发油，及单宁少许。其效能发汗散风热解郁，为祛风防腐药，用于肠之异常发酵。又为清凉药，用于夏日之中暑及霍乱。并可作眼药，镇痉健胃通经药。其作用由肠壁吸入血中，能减少白细胞之数，同时由交感神经而传达大脑，使之麻醉。

（二）《伪药条辨》曰：薄荷苏州学宫内出者，其叶小而茂，梗细短，头有螺蛳形，似龙头，故名龙脑薄荷。气清香，味凉沁，为最道地。太仓常州产者，叶略大、梗亦细、一茎直上，无龙头形，气味亦略淡。有头二刀之分，头刀力全，叶粗梗长，香气浓厚；二刀乃头刀割去后，留原根抽茎再长，故茎梗亦细，叶亦小，气味略薄，尚佳。杭州苋桥产者，梗红而粗长，气浊味辣，甚次。山东产者，粗梗叶少，不香，更次。二者皆侧路，不宜入药。

冉雪峰曰：

薄荷原名菝苘，俗讹为薄荷。《本经》及《别录》不载，始见于苏恭《唐本草》。薄荷本辛凉，《唐本》曰辛温，不知是否写刊之误，抑或如张山雷云，薄荷苏类，系以苏类例之。考历来各家本草所载薄荷功用，均系清风清燥，涤暑彻热，应以辛凉者为近是。品质俱在，可得再尝，功用或可推移，性味安能错讹耶。且薄荷气味甚浓，甚易剖辨。准以西说，并可由交感神经传大脑而使麻醉，麻黄生理似肾上腺，亦能麻醉神经，在治疗上有借用之以镇痉定痛者，薄荷之镇痉定痛，外人已早按学理而用之矣。麻黄性虽猛烈，气味尚不及薄荷之厚，时贤谓浮萍发散过于麻黄，尚属臆说，而薄荷发散则真正过于麻黄也。薄荷之所以异于麻黄者，麻黄性温，薄荷性凉，麻黄能加速心脏跳跃，增高体温，薄荷则制止白细胞过多，减少其数量。白细胞衡以中医学理，为卫气同化物，白细胞为卫气之质，卫气为白细胞之魂，昔贤谓薄荷不能多用，每用不过二三分，固太拘煞，不可为训，然香窜透泄太过，白细胞锐减，生理上将起变化，此等解说亦非毫无意识，完全无可采之价值也。薄荷内含挥发油，轻清上浮，清扬透散，上气理所固然，而曰下气，此虽苏氏手笔，颇得《本经》精意。凡物热则上升，冷则下降，薄荷性凉，如之何不降？况气随汗泄，白细胞减少，体温转低。试以薄荷霜或油，涂皮肤局部，表皮清澈，凉沁透骨，是其明验。又薄荷中含单宁酸，功能收敛浮越，柔和神经，不啻调和挥发油之过分挥发，能升能降，不在高谈气化，即此两种物质，而已较著彰明。是升散者，其味辛也，其所含之挥发油也；其下气者，其性凉也，其所含之单宁酸也。麻黄之疗上气，尚是由功效方面推出；薄荷之主下气，乃是由本气本质作用直写。特学者通以为升散不察耳。竹叶有此清拔，淡而无味，不及此之浓郁；菖蒲有此刚劲，烈而寡和，不及此之清扬。冷气森森，婀娜含刚健，薄荷其药中之聂隐娘红线女流亚与。苏氏以为性温，直牡之矣。

紫　苏

辛，温。主下气，杀谷，除饮食，辟口臭，去邪毒，辟恶

气。（《本经》上品。）

选注：

（一）李士材曰：紫苏辛温，肺家药也。叶可发散风寒，梗能行气安胎，子可消痰定喘。解鱼蟹毒，治蛇犬伤。按紫苏以辛散为功，久服泄人真气，世俗喜其芳香，爱其达气，或为小蔬，或作蜜饯，朝暮用之，甚无益也。古人谓芳草致豪贵之疾，盖指此耳。

（二）黄宫绣曰：紫苏面背俱紫，辛温香窜，凡风寒偶伤，气闭不利，心膨气胀，并暑湿泄泻，热闭，血衄崩淋，喉腥口臭，俱可用此调治。取其辛能入气，紫能入血，香能窜外，温可暖中，使其一身舒畅，故命其名曰苏。是以时珍谓同橘皮砂仁，则能行气安胎；同藿香乌药，则能快气止痛；同麻黄葛根，则能发汗解肌；同川芎当归，则能和营散血；同桔梗枳壳，则能利气宽中；同杏子菔子，则能消痰定喘。要皆疏肺利气之品，但久服亦能泻人真气，虚寒泄泻尤忌。即安胎和胃药中用之，不过取其辛香，暂调胃寒气滞之证，岂可概用久用，以陷虚虚之祸耶。

参考：

（一）陈存仁《药学辞典》曰：日人化验中药之新报告，紫苏主成分为 perilla aldehyd（$C_{10}H_4O$）。其效能发肌表散风寒，用作下气药，又为杀一切鱼肉毒之要药。

（二）《本草纲目》曰：紫苏、白苏，皆以二三月下种，或宿子在地自生。其茎方，其叶团而有尖，四围有锯齿。肥地者面背皆紫，瘠地者面青背紫。其面背皆白者，即白苏，乃荏也。紫苏嫩时，采叶和蔬茹之，或盐及梅卤作菹食，甚香。夏日作热汤饮之。五六月连根采收，以火煨其根阴干，则经久叶不落。八月开细紫花，成穗作房，如荆芥穗。九月半枯时收子，子细如芥子，而色黄赤，亦可取油，如荏油。《务本新书》云：凡地畔近道，可种苏以遮六畜。收子打油，燃灯甚明，或熬之以油器物。《丹房镜源》云：苏子油能柔五金八石。《沙州记》云：

乞弗虏之地，不种五谷，惟食苏子，故王祯云：苏有遮护之功，又有灯油之用，不可缺也。今有一种紫花苏，其叶细齿密纽，如剪成之状，香色茎子并无异者，人称曰回回苏云。

（三）《本草崇原》曰：苏色紫赤，枝茎空通，其气朝出暮入，有如经脉之气，昼行于阳，夜行于阴，是以苏叶能发表，汗者血液之汁也。易思兰常用苏茎通十二经之关窍，治咽膈饱闷，通大小便，止下利赤白。予亦常用治吐血下血，多奏奇功。夫茜草芎归之类，皆能行血归经，然不若紫苏昼出夜入之行速耳。

冉雪峰曰：

紫苏气味浓厚，但较薄荷稍逊。薄荷辛凉，紫苏辛温；薄荷专走气分，紫苏兼走血分；薄荷清劲，为清中之清；紫苏气质较浊，为清中之浊。苏之所以冠名紫者，全在其色深赤，合乎血素，借其辛芳化合，由血分透散出气分。另有白苏，医家少用，李时珍氏以为即荏是也。但玉苏子则习惯用之不怪，大抵取其专走肺家，以为降气之用耳。其实紫苏之主下气，在色紫不在色白，紫合血之色素，人身气血并行不悖，紫苏走血分，疏散透利，俾血液循环功用完整，上而复下，肺气因而通调，制节得行，血行则气行，气行则滞化，循环不息，周身畅美，何有于气之上冲、上逆、上郁、上结哉。故即苏之命名，已包含下气之意义，且即紫之命名，已昭示下气之理由。试观各植物多昼垂暮挺，紫苏则昼挺暮垂，张隐庵谓其气昼出夜入，如人身经气然，日则行阳二十五度，夜则行阴二十五度，如环无端，终而复始，在人身为顺行，在植物为逆行，紫苏其知道乎？行血之功在于气，调气之功在于血，是则紫苏之所以下气，更昭昭矣。或曰薄荷之下气，在辛凉，紫苏辛温，温主升散，何以亦下气与？曰辛温下气，其例正多，桂细辛不均辛温乎，《本经》均谓其主上气，主上气者，疗上气而使之下，主下气者，亦下其上逆之气，其义一也。凡药各有功能，所主之病，各有义理，不可以一端之理解。如质重者，气厚味厚者，气寒气凉者，味苦味酸味咸者，均可称下气素质。亦有不具上之素质而下气者，必有特殊性能，特殊生理，紫苏昼挺暮垂，其昭著也。至桂细辛，则以升为降，上极而下，与紫苏用子，下气尤良，植物之气尽于子，上极而下，义均相通。故石斛之清凉下气，与薄荷同；桂细辛之辛温下气，与紫苏同。根据主下气种类，可进推病下气之种类，此由药物学得到病理学也；根据病下气种类，可进推治下气之种类，此由病理学得到治疗学也。此外尚有药随病变，药物与病理化合，借病机趋势而下气者，通于无穷，在学者自为领会耳。

防风

甘，温。主大风，头眩痛，恶风风邪，目盲无所见，风行周身，骨节疼痛，烦满。（《本经》上品。《别录》主风头面去来，四肢挛急。）

选注：

（一）徐灵胎曰：凡药之质轻而气盛者，皆属风药，以风即天地之气也。但风之中人，各有经络，而药之受气于天地，亦各有专能，故所治各有不同，于形质气味细察而详分之，必有一定之理也。防风治周身之风，乃风药之统领也。

（二）陈修园曰：风伤阳位，则头痛而眩；风伤皮毛，则为恶风之风邪；风害空窍，则目盲无所见；风行周身者，经络之风也；骨节疼痛者，关节之风也；身重者，病风而不能跻捷也。防风之甘温发散，可以统主之。然温属春和之气，入肝而治风，尤妙在甘以入脾，培土以和木气，其用独神。此理证之易象，于剥复二卦而可悟焉。两土同崩则剥，故大病必顾脾胃；土木无杵则复，故病转必和肝脾。防风祛风之中，大有回生之力。李东垣目为卑贱卒伍之品，真门外汉也。

（三）张山雷曰：防风为风病之主药，《本经》所主，皆风门重证，故首以主大风一句，表扬其功用，则驱除外风，兼能通痹起废，其效最弘。《本经》列于上品，正以其足当大任，而推重之。东垣谓之为卒伍卑贱之职，亦何薄之至于此极。然防风虽为泄风上将，实以走窜宣散成功，必其人气血充足，体质坚实，猝为外邪所乘，乃能任此辛温宣泄，而无流弊。凡古人治风诸方，皆不能轻用于今时东南之人者，以质脆阴薄，不能胜此燥烈之性也。防风虽不至如乌附姜辛之刚烈，然温燥之气，扑人鼻宇，确是辛温一类，故治此邦柔脆之人，常须识得此中消息，方不致徒读父书，误人生命。所以温热之风邪外受，凡柴葛羌防，皆当审慎。而肝阳之动风，血虚之风痉，又必柔润息风，方为正治；散风诸剂，非徒无益，而又害之。缪仲淳已谓南方中风、血虚痉急、阴虚盗汗、阳虚自汗皆忌防风；石顽亦谓妇人产后、血虚发痉、婴儿泻后、脾虚发搐切禁。洵见到之语。

参考：

（一）陈存仁《药学辞典》曰：防风效能，散风胜湿，用于感冒及痛风，为缓和之发汗药，有镇痛祛风起痹之效。对于神经有刺激鼓舞作用，服大量有发口渴、舌麻、耳鸣头眩等副作用。论制法谓凡使防风，以色黄而润者佳，白者多沙条，不堪用。或质实而头润节坚者，去芦，并叉头叉尾，及形弯者勿用，能令人吐。

（二）《药物生产辨》曰：防风以黑龙江省洮南县产最多，春秋雨季出新，必经烟台牛庄运来，名曰牛庄风。又有一种，产河北古北口热河等一带，清明前后收成，出天津运来，名曰津风，均野生。

冉雪峰曰：

《本经》言主大风不多见，最著者曰黄芪、曰防风，二者为一虚一实，一内一外之对峙。黄芪所主为内风，或脾阳下陷，或真阳外泄，身中气机陡起变化，冲激脑部，亦如空气不得平衡，奔流有势，搏击成声然，此即后贤之所谓内风也。防风所主为外风，风乃阴阳摩荡，寒风由寒带吹来，热风由热带吹来。

人身肝木挟肾水生者为寒风，亦寒带吹来者也；包络挟心火发者为热风，亦热带吹来者也。是风原有内、有外、有寒、有热。唐宋后误将晕瞀猝扑、㖞斜不遂、拘挛痪疭等症，纯指为外风，暗如长夜者数十年，近代非风之说渐倡，内风之说已明。确指其病之区域曰在脑，实指其病之原理曰内风，实指其治法曰益水敛阳，镇引潜纳，固足以救古人肯定外风之误，而济其偏。然风乃脑病因素之一，其所以使脑部生理起变化，脑所主之神经生障碍，能成此等症象者甚多，如血塞、血栓、脑水肿、脑脓疡、脑硬固、大动脉硬化、心房瘀血、甲状淋巴腺肿等，不可胜数。如张山雷氏云，中风分南北，此亦犹伤寒分南北，同为抄袭后世似是而非俗说，不可为训。且必谓外风不能犯脑，不能致此等症象。南人所以病此等现象者，亦绝无寒风，岂复有理由可说。黄芪主内风，防风主外风，观于《本经》意旨，内风外风两两昭然。黄芪防风均性温，风之不仅为热，而亦为寒，亦昭然若揭。又山茱萸、枳实亦主大风，一为辛温，一为苦寒，亦一寒一热之对峙。《本经》于恶风，风邪同行周身之外，特标明主大风，其功用之大何如。李东垣氏谓防风为卒伍卑贱之职，听人使命，原意非轻蔑防风，乃推崇防风，意若曰防风泛应曲当，能循诸经之药，相互为功。如同解毒药，则能除湿扫疮，同补气药，则能取汗升举。只以措词失当，比拟不伦，遂开后人攻击之渐。要之防风色黄味甘性温，得土之敦厚，似春之蔼和，凝重不佻，非仅剽悍滑急者比，祛风之中，大有回生之力。羊叔子缓带轻裘，卓尔大将风度，徐灵胎称为风药统帅，洵不诬也。医林有善将将者乎，防风当奏赫赫特殊之绩矣。

羌活

苦、甘、辛，平。主风寒所击，金疮、止痛、奔豚、痫痓，女子疝瘕。（《本经》上品。）

选注：

（一）李士材曰：羌独活乃一种两类，中国生者为独活，羌胡来者为羌话。气味辛温，为手足太阳引经之药，又入足少阴厥阴。小无不入，大无不通，故能祛肌表八风之邪，利周身百节之痛，头旋掉眩，失音不语，手足不遂，口眼㖞斜，目赤肤痒，理女子疝瘕，散痈疽，散血。

（二）张山雷曰：羌独二活，古皆不分，《本经》且谓独活亦名羌活，所以《本经》《别录》只有独活，而无羌活。李氏《纲目》尚沿其旧，然二者形色既异，气味亦有浓淡之殊。虽皆以气胜，以疏导血气为用，通利关节，宣行脉络，其功若一。而羌活之气尤胜，则能直上颠顶，横行肢臂，以尽其搜风通痹之职。而独活只能行胸腹腰膝耳。考甄权《药性本草》，已分羌独各为一条，而所言治疗，尚无甚区别。惟张洁古谓羌活与川芎同用，治太阳少阴头痛，透利关节，治督脉为病，脊强而厥。王海藏亦谓羌活气雄，治太阴风湿相搏，头痛，肢节痛，一身尽痛者，非此不能除。二家之言，深识羌活雄烈之真象。又按羌活本含辛温之质，其治疗宜于风寒风湿，而独不宜于湿热，以湿邪化热，即为温病，似无再用辛温之理。然此惟内科证治为然，若外疡之属于湿热者，苟肿势延蔓，引及骨节筋肉伸缩不利，非以羌活之宣通善走者为治，则效力必缓，故虽热病，亦不避用。但仅以为向导，而任佐使之职，则分量甚轻，其主治之君药，固犹是理湿清热之正剂，此亦发表不远热之大旨，非抱薪就火者所得以为借口也。

参考：

（一）《本草纲目启蒙》曰：中国自古以独活羌活，混而为一。日本则分为三类，统称羌活。一曰本手，为真羌活；二曰前胡手，为真独活；三曰马皮手，则下品物也。以独活根晒干，则色紫，有硬节，发香气，与称本手之羌活相似，虽气味稍异，尚可代用。另一种根有节，且多横纹，紫黑色，味辛，亦有香气，是谓竹节手，今不复来。

（二）《手板发蒙》曰：正保年间，以土当归之宿根为独活，或以全根为独活，其实皆非也。独活、羌活，每混于一柜之内，至日本之长崎，始分本手、前胡手、马皮手三种。前胡手色黄味辛是真独活。文政五年冬，中国又以羌活、独活至，则分为二物矣。

冉雪峰曰：

防风、羌活，皆风门要药。防风性缓，羌活性烈。防风兼补正，羌活专攻邪。防风所主者，风行周身，周身之风；羌活所主者，风寒所击，局部之风。防风雍容坐镇，如运筹帷幄之大将，羌活猛勇疾驰，则陷阵攻坚之偏师也。邹氏《本经疏证》云：独活能治风，然其所治之风，是湿化风。防风亦能治湿，然其所治之湿，是风化湿。独活散湿以化风，然时与防风，合奏散风之功；防风祛风以行湿，然时与独活，协为除湿之助；可谓推阐明晰。世谓羌活行于上，独活行于下，张山雷氏亦韪之。其家羌活一茎直上，独本者多，故名独活。而羌活则西羌所产之独活，原是一物。中国汉唐后幅舆渐广，药物产地渐多，因之各药种类，亦不一致，一种数类，所差不远，其以他种混充，或以他种加制伪充，为害殊巨。故研究药学者，不惟当深稽药理，并当详察药物也。《本经》无羌活，后世各本草多羌独并列，而注本草经者，又反有羌活而无独活。其气味则苦甘辛、苦甘平不等。苦甘辛均属味方面，曰气味苦甘辛，是气字项下脱落矣。辛字字画近平，或改为性平，其实羌活性本温而非平，征之历代本草所叙主治功用，亦以性温者为吻合。况羌活以气胜，嚼之有一种辛燥雄烈之气，何得谓之平乎。前说遗温字，此并去辛字，一误再误，变本加厉矣。张隐庵注谓羌活初出土时，苦中有甘，晒干则气味苦辛，药市羌活均用干者，是甘字亦当去矣。窃欲僭定曰：羌活味苦辛，性温，不知有当经心否也。再即主治研究，曰主风寒所击，是明言羌活所主在外邪，而消瘀导滞，则为副带推出之功用，或改击为系，亦属不伦。下文金疮奔豚痖瘕，皆结于一部分者也，痛则结于经脉部分，痫痉则结于神经部分，又痫痉痓均脑神经病。病原多端，如系阳虚自汗、阴虚盗汗、虚风内风，妄投辛烈上窜，岂非如火沃油，此须合首句提纲言，乃风寒所击，确为外邪也。甄权《药性本草》及李士材《本草图解》，统谓治失音不语，口面㖞斜等中风病证，背道而驰，其死必多。此非《本经》之误，乃不善读《本经》者之自误也。然铸此大错，长夜已数千年，于甄李二氏又何责焉。

秦艽

苦，平。主寒热邪气，寒湿风痹，肢节痛，下水，利小便。（《本经》中品。）

选注：

（一）黄宫绣曰：秦艽苦多于辛，性平微温，凡人感冒风寒与湿，则身体酸痛，肢节烦疼，拘挛不遂。如风胜则为行痹，寒胜则为痛痹，湿胜则为着痹。痹在于骨则体重，痹在于脉则血涩，痹在于筋则拘挛，痹在于肉则不仁，痹在于皮则肤寒。至于手足酸痛，寒热俱有，则为阳明之湿。潮热骨蒸，则为阳明之热。推而疸黄便涩，肠风泻血，口噤牙痛，亦何莫不由阳明湿热与风所成。用此苦多于辛，以燥湿邪，辛兼以苦，以除肝胆风热，实为祛风除湿之剂。然久痛虚羸血气失养，下体虚寒，酸痛枯瘦，小便利者，咸非所宜。

（二）张山雷曰：秦艽之艽，本从草下丩，取纠结之意。《玉篇》本作芁。其气味则《本经》谓之苦平，而《别录》加以辛及微温，以其主治风寒湿痹，必有温通性质也。然其味本苦，其功用亦治风热，而能通利二便，已非温药本色。后人且以治胃热黄疸烦渴等症，其非温性，更是彰明较著。考《本经》《别录》主治，功在舒筋通络，流利关节，惟治痹痛挛结之证，盖与防风、羌独同类之品。甄权之治头风，即祛风也。又利其大小便，与《本经》下水利小便之旨相合。盖秦艽之根，曲折通达，既能外行于关节，亦能内达于下焦，故宣通诸府，引导湿热，直走二阴而出。昔人谓秦艽为风家润药，其意指此。就其燥湿去热而伸引之，则治胃热，泄内热，而黄疸酒毒、牙痛口疮、温疫热毒，及妇人怀胎蕴热、小儿疳热烦渴等症，秦艽均能治之。约而言之，外通经隧，内导二便，是其真宰，而通络之功，又在理湿之上，要皆从湿阻热结一面着想，而气虚血弱之证，皆非其治，仍与防风、羌独等味异曲同工耳。

参考：

（一）陈存仁《药学辞典》曰：日人化验中药之新报告，秦艽成分为 alkaloia。其效能散风湿、治痹痛，用作风痹药。

（二）袁淑范曰：秦艽味苦辛，而气平微温，主治寒热邪气，寒湿风痹，肢节痛，下水、利小便。《本草证类》亦曰：疗风不问新久皆效。《药性论》亦云：秦艽利大小便，瘥五种黄病。萧炳曰：疗酒黄，黄疸大效。《广利方》曰：秦艽疗黄，心烦热口干，皮肉皆黄，有极效。此外如孙真人治黄疸，亦用秦艽，以此等例观之，秦艽似有镇痛利小便作用也。其主要成分，供简单的化学方法检验时，似为一种配糖体也。

（三）《本草正义》曰：秦艽之根，以互相纠结为名，故陶弘景谓相交而长大者佳，无所谓左右也。刘宋时之雷敩，妄为区别，竟谓左纹为秦，右纹为艽，其谬已极。秦是地名，艽是物理，而可分以为二，不通孰甚。而后人为应声虫，皆以左者为佳。不知草木根荄，随便互结，左右何关性质。亦犹藤本蔓生，未闻左旋右旋，显分区别者也。考雷敩所著之《雷公炮炙论》，词多可鄙，本无足取，因其书竟称为《雷公炮炙论》，而无识者，流误为黄帝时之雷公，谬加推崇，转相沿引，因而沿讹袭谬，附和同声，此亦谈医之一则笑话矣。

冉雪峰曰：

柴胡气味苦平，秦艽气味亦苦平。柴胡主治寒热邪气，秦艽亦主治寒热邪气。未闻改柴胡苦平为辛温者，陶隐居加秦艽以辛及微温，不知所见是否另为一物，同种异类，气味差别。

若以其兼主寒湿风痹，必有温通性质，因而改性味以就功用，则浅之乎论药理矣。夫苦寒之药，能除湿开痹，其例正多。如枸杞、牛膝均苦寒药，而《本经》均明谓其开痹，所以然者，风寒湿合而成痹，系言其因，既为寒为湿，自以温寒祛湿为正治，假令遏郁既久，寒已化热，湿已化燥，津液不濡，机括涩涩，此时何寒之可温，何湿之可祛。喻嘉言、徐灵胎、叶天士悟到甘寒亦可通经络，煞是学理进步，名下无虚。病势再进一层，津液枯涸，筋经硬化，关节炎肿，非苦寒折热，救液透络柔筋，其何以济。此理解人难索，均为辛温通络常套，汩没灵机，惟《本经》于各药主治项下，微露其端。本条疑主治寒湿风痹，即是此旨。陶隐居贤者，奈何苦则疑为兼辛，平则为近温，而妄加改窜乎？张山雷氏辨其非辛非温，煞有见地，谓是从湿热方面着想，与防风、羌、独，异曲同工，尚知其然而不知其所以然。学者即上说以阐经义，则苦寒开痹之旨，自可大白于天下。或问柴胡、秦艽，气味俱同，柴胡条下何以无开痹等字样乎？曰赖有此间，柴胡中空有瓤，俨似人身膜网，能疏利三焦，三焦内连脏腑，故所主多脏腑积聚之病。秦艽通体纹丝贯注，交结互络，俨以人身经脉，经脉生理障碍则病痹，故所主多经脉痹阻之病。以象三焦者而治三焦，以象经脉者而治经脉，与近代脏器疗法无异。脏器疗法尚限于脏器，此则远取诸物，直穷到万物一体分际。中医衰落至极，尚能与西医抗衡，争治疗之短长者，其精蕴即在于此。然则一通脏腑，一通经脉，均外主寒热，内主大小便何也？曰脏腑为表层之根源，经脉为表层之道路，所以主表证寒热者，里通则外和也。且经脉舒则内部不受吸拥，膜网利则下输不紊司衡。所以主里证二便者，此和则彼通也。而药学之义蕴宣矣，而本品真正之功能亦大明矣。

升　麻

甘、苦、平，微寒。主解百毒，杀百精老物殃鬼，辟瘟疫，瘴气，邪气，蛊毒入口皆吐出，中恶腹痛，时气厉毒，头痛，风热风肿诸毒，喉痛口疮。（《本经》上品。）

选注：

（一）黄宫绣曰：升麻似与葛根一类，但此辛甘微苦。能引葱白入肺，发表散寒出汗；引石膏能治阳明顶颠，头痛齿痛；引参芪能入脾胃，补脾；且同柴胡，能引归芪白术甘温之药，以补卫气之散，而实其表；并治一切风陷下利久泻脱肛，足寒阴痿，暨蛊毒精鬼，与一切风热班疹疮毒，靡不随手辄应。以升其阳而散其热，俾邪尽从外解，而浊自克下降，故又曰能以解毒。不似葛根功专入胃，升津解肌，而不能引诸药以实卫气也。但升麻佐于葛根，则入阳明生津解肌有效。同柴胡升气，则柴胡能升少阳胆经之阳，升麻能升阳明胃经之阳，一左一右，相须而成。但阴火动，及气虚汗出忌用。

（二）张山雷曰：升麻体质甚轻，空松透彻，气味又皆淡薄，轻清上升，其性质颇与柴胡相近。金元以来，亦均与柴胡相辅并行。但柴胡宣发半表半里之少阳，而疏解肝胆之抑遏；升麻宣发肌肉腠理之阳明，而升举脾胃之郁结。其用甚近，而其主不同。故脾胃虚馁，清气下陷诸证，如久泻久利，遗浊崩带，肠风淋露，久痔脱肛之类，苟非湿热阻结，即当提举清阳，非升麻不可。而柴胡犹为升麻之辅佐，东垣益气升阳诸方，亦即此旨，并非以升柴并辔扬镳也。至于肝肾之虚，阴薄于下，阳浮于上，已有燎原之势，不为扑灭于内，而反大启门户，引风以煽之，是助其烈焰飞腾矣，亦大误也。

参考：

（一）陈存仁《药学辞典》曰：日人化验中药之新报告，升麻成分为 cimicifugin，其效能升清降浊，散风解毒，用作升提药，及为一切风热疮疡药。

（二）《和汉药考》曰：前人以升麻之升，推想为升降之升，其论功用，往往牵强附会。香川修德著《一本堂药选》，已辟其谬误。其言曰：张元素谓升麻升阳气于至阴之下；李杲谓升麻升胃中清气，又引甘温之药，上升以补卫气之散。自二氏创此谬说，后之医家，遂往往以升提为言，抑何深拘于升字乎？自李杲定补中益气汤，方中用升麻柴胡二品，后世遂崇视此方，乃附会其说曰：升麻引阳明之清气，自右上行，柴胡引少阳之清气，自左上行，一倡百和，抄袭雷同，惑世诬民，莫此为甚。况此方亦无甚奇，古方中类此者，不可胜举，何足道哉，多见甚妄而已矣。

（三）《古方药品考》曰：升麻有数种，中国来者，形似老姜而肥大，皮紫黄，肉带褐色，有罗纹者为上品，所谓鬼脸升麻是也。又高丽产，形似中国产，色黑，亦可用。日本产者，总称真升麻，凡根肥大色黑味苦者，最合用。伪种系高丽产，或混充中国产，别有形状，瘦小，皮黑，肉白带青色者，为下品，所谓鸡骨升麻是也。更有三叶者，有名小升麻者，此二种俱不堪入药。

冉雪峰曰：

升麻名称，升字系从功用言，麻字系从形色言。升麻甘而兼苦，平而近寒，苦则降，寒则清，本为清降之品。《别录》名周麻，言其疏利经脉，周遍于身。盖升麻罗纹空通，较秦艽、防己乌药、木通尤为明透，俨以人体经脉互络，既借其苦降以下行，又借其周转以上行，彻上彻下，环周不息。《别录》名周，是言其功用全体；《本经》名升，是其功用要点。苦降原下行，易知者不必言，其功用之升，出乎气味之外，不得不借命名以昭示其义。讵近人只知其升，不知其降，并不知其周。又谓柴胡左升，升麻右升。桂细辛宣阳，柴胡升麻升阳，左右固属臆说，而衡以药学通义，亦未闻苦寒之品，可升阳者。既误为升阳，又误为阳证火旺不可用，火旺而忌用苦寒透利之品，实属千古异谈。《一本堂药选》力辟误认升字之谬，可见公理自在，不能尽瞒天下人耳目。且升麻主治，通体均侧重解毒，开始即以解百毒提纲，百精老物殃鬼，乃两间厉气酿成，厥毒庞杂，瘟疫为天行毒，瘴气为地气毒，蛊毒为物类之毒，邪气时气中恶为人事之毒，复以厉毒二字结之，以完百毒之义。其头痛风热风肿诸毒，犹毒之小者耳。惟喉痛口疮不言毒，仲景《伤寒》《金匮》，凡咽喉痛俱用升麻，或原方加升麻，是升麻具有治咽喉口疮专能。《金匮·百合狐惑阴阳毒篇》，阳毒阴毒，均用升麻，其证均咽喉痛，吐脓血，热毒炽甚，可见火势燎原，当扑灭于内，属中人以下知识，而火旺忌升麻，尤为医学上不通名词。古人人参败毒散、荆防败毒散、普济消毒饮等方，均无败毒药，惟开皮毛以杀其势，而方名败毒，殆早见及此与。浙江药校所编生药学，谓升麻有一种芳香与苦味，含有消毒成分，古方为重要消毒药之一，有解热之效能，消解麻疹痘疮伤寒等之热，及诸疮之毒，镇静前额之头痛，又能清散咽喉之肿胀及疼痛，此尤前说之良好旁证也。是升麻本苦寒，而非辛温。升麻之升，实原于降。其升也是升清气，非升清阳。其清散正是治火，即《内经》火郁发之。其内周上升外达，即是《内经》由阴出阳者生。而世俗一切谬说，可以扫除矣。

前　胡

苦，微寒。主痰满，胸胁中痞，心腹结气，头风痛。去痰下气，治伤寒寒热，推陈致新，明目益气。（《别录》所载。）

选注：

（一）李士材曰：前胡味苦微寒，肺肝药也。散风驱热，消痰下气，开胃化食，止呕定喘，除嗽安胎，止小儿夜啼。柴胡、前胡，均为风药，但柴胡主升，前胡主降，为不同耳。种种功力，皆是搜风下气之效，肝胆经风痰为患者，舍此莫能疗。

（二）缪希雍曰：前胡味苦微寒，无毒，应有甘辛平。寒而能降，所以下气，故除痰满，胸胁中痞，心腹结气，痰厥，头风痛，去痰下气，治伤寒寒热，推陈致新，能去客热及时气。内外俱热，单煮服之，亦治一切气破痰结及邪热骨节烦闷，气喘咳嗽，兼散风邪也。

（三）黄宫绣曰：前胡味苦微寒，功专下气，凡因风入肝胆，火盛痰结，暨气实哮喘，咳嗽呕逆，痞满霍乱，及小儿疳疾等症，升药杂投，须当用此苦泄，俾邪去正复。不似柴胡性主上升，引邪外出，而无实痰实气固结于中也。按二胡俱是风药，一升一降，用各不同，若使兼有外感风邪，与痰火实结而用柴胡上升，不亦如火益热乎？故必用此下降，但证外感绝少，只属阴虚火动，并气不归元，胸胁逆满者切忌。

参考：

（一）陈存仁《药学辞典》曰：日人化验中药之新报告，前胡成分为 nodakenin（$C_{20}H_{24}O_9$），其效能散风化痰，下逆气，治咳嗽，用作祛痰药。

（二）《嘉祐图经》曰：前胡陕西梁汉、江淮荆襄州郡及相州孟州皆有之。春生苗，青白色，似斜蒿，初出时有白芽，长三四寸，味甚香美。又芸蒿七月内开白花，与葱花相类，八月结实，根青紫色，今鄜延将来者，大与柴胡相似，但柴胡赤色而脆，前胡黄而柔软，为不同耳。

（三）《本草纲目》曰：前胡有数种，惟以苗高一尺，色似斜蒿，叶如野菊而细瘦，嫩时可食，秋月开黪白花，类蛇床子花，其根皮黑肉白，有香气为真。又曰：前胡下上焦三气，治痰热，盖气下则火自下，而痰亦随下，故喘咳呕吐有痰者，以前胡为要药，功用与柴胡同而较轻。

（四）《伪药条辨》曰：真前胡以吴兴产者为胜，根似柴胡而柔软，味亦香美，为疏风清热化痰妙药。另有一种土前胡，其根硬，其心无纹，决不可服。

冉雪峰曰：

《名医别录》乃陶隐居汇集秦汉来各名医有效药品，曰《别录》，以其别于《本经》也。《本经》而后，微言渐绝，诸家本草胪列虽详，等于汇书，无复精义可言。而抉经之心，言其所欲言，发其所未发，备其所未备，不失《本经》遗意者，惟《别录》首屈一指。如本条前胡类似柴胡，《本经》叙柴胡，系从效能侧面推阐；《别录》叙前胡，系从功用正面发挥。故前胡主治条文，不啻为柴胡正面写照，两两可以互参。前胡其味苦，其气微寒，其臭芳香，其中有纹，十之九均同柴胡。其主治曰伤寒寒热，曰胸胁中痞，曰心腹结气，曰推陈致新，俨与柴胡功用无异。尤妙者明著下气二字，苦寒下降，原属药物通例，不足异，惟是柴胡亦微苦微寒，人以其主寒热邪气，又以仲景小柴胡为少阳主药也。则注释为升，其实柴胡之升，系由降来。人身经脉循行，如环无端，苦寒而降，是能下气矣。又芳香轻松，开郁散结，通络醒滞，而气要有不升者乎？上下周流，为生理之常态，助降助升，乃药物之性能，柴胡前胡其义一也。柴胡为降药，在柴胡条项下，已反复推论，今得前胡主治下气二字，益征予说之不谬。柴胡虽升，升而有降，前胡虽降，降而有升，方今真柴胡少，借用前胡，较伪品尤为妥当。李黄二氏一则曰柴胡主升，前胡主降，一则曰一升一降，用各不同。试问一升不降，升到何处？一降不升，降到何处？且二胡气味性质俱同，凭何项药学原理，定其各分升降，此岂复有理由可说乎。且前胡之降，不惟不与柴胡异，且正与柴胡同，柴胡可借前胡以明其降，前胡亦当借柴胡以明其升。不然，前胡何以外主寒热气之表证耶。故用柴胡者，不可不知其降；用前胡者，亦不可不知其升。特柴胡中空有瓤，类似膜网，利治三焦；前胡含有一种脂状分泌物，兼具强度香臭，嚼之舌端呈残余之刺激，利除痰饮，故外人用为祛痰药。以其香臭强烈，能刺激神经，故又用为镇痛药，其说详赵燏黄《生药学》，此则二胡同而不同之大略也。观此而前胡所以然之性能功效，可大明矣。

水　萍

辛，寒。主暴热，身痒，下水气，胜酒，长须发，止消渴，久服轻身。（《本经》中品，《别录》主下气。）

选注：

（一）缪希雍曰：水萍喜得水气之清阴，故味辛气寒，《别录》兼酸无毒。盖其体轻浮，其性清燥，能除湿热之药也。热气郁于皮肤则作痒，味辛而气清寒，故能散皮肤之湿热也。寒能除热，燥能胜湿，故下水气。酒性湿热，而萍之质不沉于水，其气味辛寒清轻而散，故能胜酒。血热则须发焦枯而易堕，凉血则营气清，而须发长矣。主消渴者，以湿热之邪去，而渴自止也。

（二）黄宫绣曰：浮萍浮于水上，体轻气浮，辛寒，古人谓其发汗胜于麻黄，下水捷于通草，一语括尽浮萍治功。故凡风湿内淫，瘫痪不举，在外而见肌肤瘙痒，一身暴热，在内而见水肿不消，小便不利，用此疏肌通窍，俾风从外散，湿从下出，而瘫与痪其悉除矣。至《本经》载长须发者，以毛窍利而血脉荣也。止消渴者，以经气和而津液复也。胜酒者，以阳明通达，而能去酒毒也。总皆因其体浮，故能散风，因其气寒，故能胜热，因其产于水上，故能以水利水耳。

参考：

（一）《本草纲目》曰：世传宋时东京开河，掘得石碑，梵书大篆，无能晓者，真人林灵素逐字辨译，乃是治中风方，名去风丹。诗云：天生灵草无根干，不在山间不在岸，始因飞絮逐东风，泛梗青青飘水面，神仙一味去沉疴，平时须在七月半，还其瘫风与大风，些小微风都不算，豆淋酒化服三丸，铁钋头上也出汗。其法以紫色浮萍，晒干为细末，炼蜜和丸，弹子大，每服一粒，以豆淋酒化下。

（二）《纲目》又曰：本草所用水萍，乃小浮萍，非大苹也。

陶苏俱以大苹注之，误矣。萍之与苹，音虽相近，字却不同，形亦迥别。浮萍处处池泽止水中甚多，季春始生，或云扬花所化，叶经宿即生数叶，叶下生微须，即其根也。一种背面皆绿者，一种面青背紫赤若血者，谓之紫萍，入药为良，七月采之。《淮南万毕术》云：老血化为紫萍，恐自有此种，不尽然也。《小雅》呦呦用鸣，食野之苹者，乃蒿属，陆佃指为萍，误矣。

冉雪峰曰：

浮萍，生池泽水中，不假土力，故名水萍。与海藻相似，特海藻生于水中，而浮萍生于水面。浮萍味辛属金，寒虽水气，兼得乾金之化。金属为液体似水者为汞，汞之性寒燥，与浮萍类似。藻含碘质，不知浮萍含汞质否也。就其性味主治推阐，寒本沉降属阴，而味之辛与气寒合化，则阴而阳矣。漂泊水面，生长繁速，全在微根吸收水中养气，与水本气同生，得氧化足故能敌水。入水不沉不濡，质又轻浮，冬沉水底，春浮出又生。晒时须置水其下，乃易干，生假水力，干亦假水力，与水关系密切如此。凡植物叶绿素，均富氧气，浮萍一种面背俱青，古剑有取义青萍者，其清劲凛冽可知。一种面青背紫，兼含血素，故可疗由营热外发之斑疹痧毒，生用捣汁，则清营热之力更大，故《圣济》用治吐血，《圣惠》用治衄血，推广本品凉血之功用矣。又《袖珍》用治癜风，《肘后》用治毒肿，《集简》用治杨梅疮癣，《圣惠》用治面皯发背焮赤，俨与近代用红汞绿汞黄汞，治诸外证类似。其体浮，其质轻，其气味薄，虽味辛能散，而化于性寒之中，衡以药学通则，其发散力并不甚大，不似麻黄温烈猛悍，世谓可代麻黄，实少体察，至谓发汗胜过麻黄，更属臆说。丹溪、石顽均有学识者，而附和之，殊可怪也。大抵外感寒证宜麻黄，外感热证宜浮萍。寒闭表层，宜麻黄以开之；热郁里层，宜浮萍以越之。如斑疹痧毒，邪热甚炽，汗出疹痧未透，气分通而营郁未达，此时不宜麻黄过表，劫液助热，宜浮萍清轻升越，以泄营分之热者也。而浮萍与麻黄所以然之分际可知矣。二药不啻为伤寒温病，辛温辛凉写照，天地生物之巧如此。黄坤载治温病用浮萍汤，其苍霖元霜素雨各方，均不用麻黄而用浮萍，煞有见地。《本经》上品，性多和缓，利于久服。中品之药，少系久服二字者，浮萍独以久服身轻四字结之，此为特笔，义可深思。世俗始以浮萍可代麻黄，继以浮萍胜过麻黄，终乃以畏麻黄者，并畏浮萍，既不谙性理，复不察事实，以讹传讹，再误三误。至发表之药，而能疗渴，发表之药，而能下气，燥而能润，升而能降，学理深层之义蕴，更未遑极深研稽矣。

青蒿

苦，寒。主疥瘙痂痒，恶疮，杀虫，治留热在骨节间，明目。（《本经》中品。）

选注：

（一）黄宫绣曰：青蒿性禀芬芳，味甘微辛，气寒，无毒，阴中有阳，降中有升，能入肝肾三焦血分，以疗阴火伏留骨节，故凡骨蒸劳热，及风毒热黄、久疟、久痢、瘙痒恶疮、鬼气尸疰等症，当须服此。以其苦有泄热杀虫之能，寒有退热除蒸之用，辛有升发舒脾之功。其形有类山茵陈，又能清上焦虚热，以治目疾。且烧灰淋汁，点治恶疮息内黡瘢，生捣可敷金疮，止血止痛。但性偏寒不温，虽曰胃不犯，亦只就其血虚有热，服之得宜而言。若使脾胃素虚，及见泄泻，则于此终属有忌矣。

（二）张山雷曰：青蒿《本经》名草蒿，以其气味苦寒，列于下品。然清芬之气，扑人鼻宇，以气用事，故能散风火，善解暑热。且生发最早，禀春初少阳升阳之气，则通于肝胆两经，而清解血中郁热。《本经》谓治留热在骨节间，以能深入肝肾阴分，而疏泻久留之蕴热也，故为痨瘵骨蒸烦热之妙品。又气本芳香，味亦清冽，则能振动脾胃清阳之气，而理导湿热，可以通利湿阻之溲涩。石顽谓与绵茵陈不甚相远，洵不诬也。又治疟病，亦理湿之功耳。其子则为治虚痨内热之专品，盖丸子皆重，故主里证，且气味清芬，则宣利血滞而清血热，尤有专长。与其他之大苦大寒能伐生气者不同，所以虽为虚痨，亦堪重任。

参考：

（一）陈存仁《药学辞典》曰：日人化验中药之新报告，青蒿成分为苦味质、精油、abrotanine。其效能清暑热，疗骨蒸，用为解热药。于热之有起伏性为效，如壮热及病势亢进期，其效不确。

（二）《辞典》又曰：本品有制止扑灭发热之发酵素，及细菌之繁殖作用，用于肺痨热，及产褥热，含有原因治疗之意义。此外用骨蒸热虚热之原因不明者，亦均有效。无副作用，无刺激性，不起虚脱证状，为解热药之最佳者也。

（三）《大和本草》曰：青蒿味苦香窜，微收涩，有疏解、刷净、利尿、发汗、杀虫之效，大抵如亚尔鲜。又通经闭以治萎黄病、处女病、白带下、痛风俱有效。又疏解肝脾之壅塞，治顽滞之间歇热，及黄疸，为末服最佳。水煎为洗药，或涂药，治恶性疥癣干癣，小儿头疮等之皮肤病，及诸毒虫螫刺咬伤。

冉雪峰曰：

青蒿功用在臭香，其次在色青，所以然之妙用，尤在其香臭化合于苦寒性味之中。植物香者多，青蒿花叶子茎俱香，他物鲜则香浓，萎则香减，青蒿愈枯老则香愈胜。凡植物色俱青，各蒿类亦色青，惟青蒿色素较浓，在蒿蓬中，如鹤立鸡群。他物鲜则青，萎则黄，青蒿至枯老，枝干子粒俱青。且其香清而不浓，淡而弥永，不似细辛、肉桂之辛烈，不似樟脑撷草之冲激，比之菖蒲犹有清劲与清芬之分，妙婉绝伦，其上选也。表药中亦有香者，如桂枝、荆芥、苏叶、薄荷均大香，然桂荆苏均性温，与青蒿不类，薄虽性凉，其味则辛，有刺激性，与青蒿亦类而不类。张山雷谓以其气味苦寒，故列下品，其实青蒿列《本经》中品，苦寒药列上品者多矣，此真臆说。又表药中亦有苦寒者，如升麻是，苦寒本降泻，升麻之所以主表者，在体纹中空，能周转经脉；青蒿之所以主表者，在芳气芬馥，能清宣郁结。观此，而审察药性之道，思过半矣。柴胡亦苦寒，且其臭香，与青蒿颇同，但近今药市柴胡，其香甚微，与古柴胡有别，故后世本草有疑其性温者。唐容川所谓中空似瓤之川柴胡，予实地考察，亦未之见。设病当清火散结，芳香疏利者，与其用辛燥伪柴胡，毋宁用清芬真青蒿之为得也。观《本经》所叙主治，亦纯在气边着力，谓主疥瘙痂痒，曰瘙曰痒，皆气分事，盖血郁则痛，气郁则痒也。谓治留热在骨节间，药之苦寒除内热者多矣，曰治留热，则其功用属于清芳疏散方面可知。上浮萍条曰治暴热，此青蒿条曰治留热，为一外一内之对峙。留热与虚热异，虚热乃无邪，留热为有邪也。然阴虚火旺而郁热者，亦可借用以治其标。究之非大甘大凉壮水制火之生地、元参，大苦大寒胜热救液之胡黄连、地骨皮，正治虚热可比。世俗以本品为治劳病虚热专药，于此犹稍差一黍。窃青蒿苦寒，气味俱薄，味薄则通，气薄则发泄，其清芬醒豁元素，乃化合于质轻色青，及此气味苦寒之中，不疏之疏，不散之散，解郁散结，故能疗顽固之间歇热，兼可疗火盛之虚劳热，顾学者用之何如耳。石顽、山雷向利湿方面解说，张锡纯《衷中参西录》，并谓茵陈即青蒿之嫩者，尤辗转贻误。要知青蒿与茵陈系二物，茵陈化气下达，青蒿化气外达，其性能亦不同，学者不可不辨也。

香　薷

辛，微温。主霍乱腹痛，吐下，散水肿。（《别录》所载。）

选注：

（一）缪希雍曰：香薷味辛、其气微温，而无毒，入足阳明太阴少阴经。辛散温通，故能解寒郁之暑气。霍乱腹痛吐下转筋，多由暑月过食生冷，外邪与内伤相并而作。辛温通气，而能和中解表，故主之也。散水肿者，除湿利水之功也。

（二）李时珍曰：世医治暑病，以香薷饮为首药，然暑有乘凉饮冷，致阳气为阴邪所遏，遂病头痛发热，恶寒烦躁口渴，或吐或泻，或霍乱者，宜用此药以发越阳气，散水和脾。若饮食不节，劳役作丧之人伤暑，大热大渴，汗泄如雨，烦躁喘促，或泻或吐者，乃劳倦内伤之证，必用东垣清暑益气汤、人参白虎汤之类，以泻火益元可也。若用香薷之药，是重虚其表，而又济之以热矣。盖香薷乃夏月解表之药，如冬令之用麻黄，气虚者尤不可多服。而今人不知暑伤元气，不拘有病无病，概用代茶，谓能避暑，真痴人说梦也。

参考：

（一）陈存仁《药学辞典》曰：日人化验中药之新报告，香薷成分为 elsholtziaketon（$C_{10}H_{14}O_2$）。其效能发汗，散暑热，利湿，消水肿。

（二）陈存仁《辞典》又曰：薙刀香薷，为一年生草，高二三尺，分歧多枝，香气强烈，茎作方形，叶对生，圆卵形，边缘有锯齿，类紫苏叶，叶茎俱有毛茸，秋季于茎梢开小紫花，相缀作穗状，花于一侧相连，梢反张作薙刀状，故有此名。

（三）《图经本草》曰：薷本作葇，所在皆种，但北土差少。似白苏而叶更细，寿春及新安皆有之。彼间又有一种石香葇，生石上，茎叶更细，色黄，而辛香弥甚，用之尤佳，吴人以为茵陈用之。

（四）《本草纲目》曰：香薷有野生及家莳，中州人三月种之，呼为香菜，以充蔬品。丹溪朱氏惟用大叶者为良，而细叶者，香烈更甚，今人多用之。方茎尖叶，有刻缺，颇似黄荆叶而小。秋月开紫花成穗，有细子细叶者，仅高数寸，叶如落帚叶，即名香薷也。

（五）《纲目》又曰：香薷治水之功有奇效。一人妻自腰以下胕肿，面目赤肿，喘急欲死，服药罔效。时珍诊其脉沉而大，沉主永，大主虚，及病后冒风所致，是名风水也。用《千金》神秘汤加麻黄，一服喘定十之五，再以胃苓汤，吞深师薷术丸，二日小便长，肿消十之七，调理数日全安。

冉雪峰曰：

香薷非治暑专药，《别录》主治条文，亦无治暑字样，后人取以治暑者，乃从散水气三字悟出。盖暑为湿热相蒸之气，香薷散水利湿，又为菜类，所以叶氏《本草经解》，列于谷菜部，芳香怡情，柔嫩可口，乃茹蔬中佳品。五谷为养，五菜为充，所以和中。《别录》所叙主治，曰霍乱，曰腹痛吐下，皆中焦脾胃之病，利湿和中，故可治暑。或曰暑为湿热，利湿既闻命矣，香薷性温，讵可治热。曰香薷香气甚烈，枝叶轻扬，俨似紫苏、薄荷，茎方叶圆，尖有锯齿，其形态与紫苏无二，黄宫绣谓其香气既散，凉气即生，其性能又与薄荷无二。昔人谓薄荷苏类，而香薷乃真苏类也。特苏温而薷微温耳，微则气薄，气薄则通，气薄合于体之轻扬，臭之芳香，以助其疏利，表解而热气泄矣。夫发表不远热，夏月伏阴在内，寒证最多，热且不远，况香薷只微热乎。辛温之品以治壮火蚀气，亢汗液伤，气虚欲脱，固张其焰而助之虐。时珍、士材二李氏，亦均言之，然谓香薷治阴暑不治阳暑，犹是中人以下知识。暑为湿热，湿未从热化，未尽化热之先，而可以寒凉滞之乎。黄宫绣兢兢于暑热之辨，谓暑何用于香薷不宜，热何用于香薷有效，意在分虚热实热，为中人以下用药说法，未为不可，然而香薷真正之功能湮矣。在治疗上除热用热药者甚多，如五苓散中用桂，气化水行，水行热去，彼为化气下行，此为化气外行，其义一也。细玩《别录》主治原文，纯在和中方面着笔，深得维护后天中气要义。末以散水肿三字结之，散水肿与利水泻水有异，水而至肿，水病及气，利之泻之，不过俾水下行耳，散之云者乃俾水化气而外行耳。胡氏香薷煎、深师薷术丸，均取治水肿，犹见先民矩矱。要之香薷以气胜，《食疗本草》作香菜，《和汉药考》作香菸，《左传》一薰一莸，十年尚犹有臭，臭虽异气，各各十年，气胜可知。表气通则里气和，里气和则表气化，气化水行，水行气化，活泼泼一片化机，善用者真有如此境诣，何有湿之不除，何有热之不清，又何有暑之不解。否则拘于形迹，温者不可治热，则香薷又含何项物质，能治湿耶。是所以专用疗暑者，其说亦不可通矣。学者宜深求其治疗之所以然，勿为俗说所愚也。

西河柳

甘、咸，温。主疏散祛风，解表，发斑疹痦麻不出。（《开宝》所载。）

选注：

（一）张山雷曰：柽柳似柳，色赤，古名赤柽。《尔雅》谓之河柳，此吾吴俗所以皆名之为西河柳也。枝叶极细，垂垂如丝，轻扬之最盛者，而经霜不凋，其色转绛，故性温入血。而善于发泄，治麻疹之不能透发者甚效，乃濒湖《纲目》所未详者。但透达之性极速，入煎剂不当过二钱。俗又以此煎汤，作熏蒸揩洗外治之法。则麻疹既不透发，最忌寒凉冒风，而乃脱衣露体，虽用热汤，必有流弊，不可轻试，如在春冬天寒尤为大忌。

（二）李时珍曰：柽柳小干弱枝，插之易生，赤皮细叶如丝，婀娜可爱。一年三次作花，花穗长三四寸，水红色，如蓼花色。南齐时益州献蜀柳，条长若丝缕者，即此柳也。段成式《酉阳杂俎》言凉州有赤白柽，大者为炭，其灰汁可以煮铜，故沉炯赋云：柽似柏而香。王祯《农书》云，山柳赤而脆，河柳白而明，则柽又有白色者也。

（三）郭章宜曰：柽柳甘得土气，咸得水气，故能解血之毒，消痞利便，是其本功。近世往往以治痧疹热毒不出，用为发散。

参考：

（一）《药学大辞典》曰：《本经》载柳花主治云，柳花气味苦寒，无毒，主治风水黄疸，面热黑。载柳叶主治云，柳叶气味苦寒，无毒，主治恶疥痂疮、马疥，煎汁洗之立愈。又疗心腹内瘀血，止痛。载柳枝主治云，杨柳枝及根白皮，气味苦寒，无毒，主治痰热淋疾，可为浴汤，洗风肿瘙，煮汁漱齿痛，近人以屋檐插柳经风日者，煎汤饮，治小便淋痛，通利水道。

（二）《开宝本草》曰：赤柽木生于河西沙地，皮赤色，叶细。

（三）《嘉祐本草》曰：《尔雅》柽，河柳也。郭璞注云：今河旁赤茎小扬也。

（四）《本草图解》曰：柽柳即西河柳。甘咸而平，治痧疹热毒，消痞疗风。

（五）《药学辞典》曰：柽柳为落叶乔木，高丈余，皮赤色，枝细长，密生小叶，如鳞状，夏月自枝梢抽出花轴，作总状花序，如穗状，花小，萼片五枚，绿色，花瓣五枚，紫红色，五雄蕊一雌蕊，此植物更有特性，至秋能再开花，可供赏玩。

冉雪峰曰：

辛甘发散为阳，酸苦涌泻为阴，为药理一定原则。若辛甘而兼温，则发散力尤大，故发散药类，以甘辛温为最多。然有不甘而苦，不辛而酸而咸，不温而凉而寒者，犹曰性味参错，各从其所胜为化。然更有苦寒化合，不辛不温，而亦发散者，此则必其物有特殊异秉。如羌活、秦艽，味虽苦而气则平；薄荷、浮萍，气虽凉虽寒而味则辛，此气味参错者也。如柴胡苦寒，而中空似膜网，升麻苦寒，而纹透如经脉，青蒿苦寒，而臭香色青，疏肝解郁，透散留滞，此于气味外，别有特殊异秉者也。而本条西河柳，不惟主发散，而透达之力并甚速，能发斑疹瘖麻之不能发何也？查《本经》原有柳花、柳叶、柳枝及柳根白皮，气味均注明苦寒，合观古人所叙主治，曰黄疸，曰面热，曰恶疮，曰为浴汤，曰作洗药，曰作嗽药。虽有赤白二种，究非异类，以苦能除湿，寒能胜热为近是。后人改为性温或改为性平，以为透散既速，必系温类，实为神经过敏。观上所述，苦寒能发散者多矣，何独疑于本品。况本品在植物中发生独早，方交春即已舒芽，谚所谓五九六九沿河看柳是也。西药有阿斯匹林者，公认为发散特效药，考阿斯匹林为柳酸，属化学式为醋柳酸，柳酸属有防腐消毒作用，治急性关节风湿证有效，其杀菌作用虽较弱于石碳酸属，而解热作用则加强过之，西法多用柳酸钠代柳酸内服，除上述主治外，兼治肋膜炎、神经痛等症。观此，既曰防腐消毒杀菌，则古人用治恶疮疥痂洗药嗽药，实为合拍。既曰解热作用较石碳酸属强，而柳酸属之阿司匹林又为发散特效药，则古人用于斑疹瘖麻之不出者，亦为允当。张山雷谓煎剂每服不过二钱，陈存仁《药学大辞典》其用量亦定为八分至一钱五分，西说谓其能刺激肾脏，易惹流产，大量服之则发中毒症状，致死量为二十五公分，中外学说亦甚相同。特西说较中说尤实尤精，不过西药系化取精华，中药尚系基本原质，同一份量而所含成分不及西药之半，故本品用量，仍可极之中法处方常例之三钱，此又不可不知也。就中说言，则本品得早春发生之机，功能透达；就西说言，则本品含有加强解热作用，为特效退热剂。中外学理，固可以会通矣。特殊者即有特殊效能，于苦寒常例何关焉。研究药学者，固当合常变而通之也。

木贼草

甘、微苦，微温。主治目疾，退翳膜，消积块，益肝胆，疗肠风，止痢，及妇人月水不断，崩中赤白。（《嘉祐》所载。）

选注：

（一）黄宫绣曰：木贼味甘微苦气温，无毒，中空轻扬，书曰形质有类麻黄，升散亦颇相似。但此不辛热，且入足少阳胆、足厥阴肝，能于二经血分，驱散风热，使血上通于目，故为去翳明目要剂。初非麻黄味辛性燥，专开在卫腠理，而使身大汗出也。是以疝痛脱肛、肠风痔漏、赤痢崩带、诸血等症，审其果因风热而成者，得此则痛止肛收，而无不治之证矣。至其去翳明目，功类谷精，能驾甘菊，而谷精则去星障，甘菊则只调和血药，于障全不能退，此则能去障翳也。然气血亏损，则用谷精、木贼去障，又当兼以芍药、熟地，滋补肝肾，使目得血能视。若徒用此二味去障，则即加当归补助，亦恶气味辛散，非所宜也。

（二）张山雷曰：木贼以磨擦木器得名，虽有坚木，擦之则粉屑错落，而草不损，其伐木之性甚强，故以治疗肝胆木邪横逆病，能消目翳，破积滞，皆消磨有余之用也。质轻中空，故丹溪谓其发汗至易。濒湖谓与麻黄同形同性，亦能发汗解肌，升散火郁，故能治眼目诸血之病。然则为目科要药者，固不仅取其克伐，能擦磨障翳，亦含有疏风行血、泄化湿热、升散郁火诸义。其治喉痹血痢，泻血血痔血崩，月事淋漓疝气等症，固皆气滞血瘀，肝郁不舒为病。疏泄窒滞，升散郁热，兼以伐肝木之横，而顺其条达之性。木贼之用，尽于此矣。《嘉祐本草》谓主目疾，退翳障，消积块，疗肠风，止痢，及月事不断，崩中赤白。濒湖解肌，止目泪，止血去风湿、疝痛、大肠脱肛。石顽谓主目病风热暴翳，取其发散肝肺风邪，久翳及血虚者非宜。且谓多服则令人目肿，盖疏散太过，反伤正气矣。要知克削之力甚强，即治下血、血痢、血痔诸证，皆惟有余之体为宜。苟其气虚皆当审慎，而血痢便血崩中及月事淋漓诸病，则气虚血不能摄者为多，尤不可不知所顾忌也。

参考：

（一）《荷兰药镜》曰：木贼往古盛行，近已不用，乃最近佛伦大学教授联虎摄氏尝实验木贼为利水之峻药，荷兰医家闻而试用之，从此利尿之功大著，但其性峻，过用必尿血，戒之慎之。

（二）《药镜》又曰：此药不触动神经，又无关于血之运行，而但通利小便，其性收涩，有保固强壮之效，水煎服之，则知有收涩之苦味矣。其应用之标准如下：第一用于因肾脏衰弱，分泌小便机能减损而发之水肿及小便闭。第二用于因肾脏血管虚弱，而发之尿血及小便混有带黑色之血。第三用于肾脏分泌力及尿道诸器机能俱减损或废弛之证。此药不惟增进小便之分泌，兼使尿道诸器之纤维收缩坚固，以诱起小便之运输力。第四用于驱泄肾脏输尿管、膀胱等部，壅积之黏液沙石等。小便之分泌异常增进，通利其壅滞之污物而防制肾脏膀胱之结石。第五用于表散蒸气壅塞之证，或发汗过多之证，则利小便而换蒸气，排泄内郁之病毒污液，故如疮疡内攻，迁延之伤冷毒痛，痛风等症，用之多效。用于发汗过多而虚罢之证，则增进小便之分泌，减少皮肤之分泌，引其津液导泄于小便，而汗自止。第六因蒸气管及吸收管机能衰弱，而发水液壅滞之水肿，其效逾于他药。如因疮毒内攻，麻疹赤斑疮后，继发之皮水，及内部诸水肿，治之殊验。惟用于脑水肿无效。第七用于一切无焮冲而小便减少之病。

冉雪峰曰：

木贼形似麻黄，但麻黄细小而木贼粗大，皮外直纹条列如瓦楞，故治木者横擦以为磨光之用。中含硅酸，硅酸种类虽多，然皆二氧化硅与水所成，结晶形之硅质甚坚固，在大气或氧气中，强热之亦不燃烧，木贼轻空而甚坚韧者，实为含硅酸之故。张山雷称为伐木之性甚强，故以治疗肝胆木邪横逆病，殊嫌穿凿。硅化氢与大气接触，则暴裂，木贼含硅酸，故有兴奋冲动作用，此与阳起石含硅酸能兴奋冲动一例。本条所叙主治，退翳膜，消积块，即是兴奋冲动之功。丹溪谓发汗至易，亦是兴奋冲动之功。麻黄中含爱泛特林，为一种植物盐基，能令内脏血管均被激而收缩，肾脏血管收缩尤甚，故麻黄利尿效能甚大。联虎摄氏实验木贼时，未闻成分有详细之报告，不知其亦含爱泛特林否也。爱泛特林功同副肾素，西法眼科用以放大瞳孔，今中法又用木贼为眼科专药，可谓中西殊途同归。据联虎摄氏实验，木贼性收涩，有保固强壮之效，中法用疗肠风，止痢，及月水不断，带下赤白，理亦正合。旧说侧重发汗，新说侧重利尿，二者亦可会通。人身血中水分气泽，一由微丝血管，经肾盂玛氏小体下出；一由微丝血管，经皮肤汗腺外出，外出为汗，下出为尿。外气通则下气通，下气化则外气化，活泼泼一片化机。木贼既能使尿道诸器之纤维收缩坚固，以诱起小便之运输力，讵不能使躯壳各组织之纤维收缩坚固，以诱起汗腺之运输力。麻黄发汗而能利尿，既为学者公认，则木贼利尿而能发汗，当为学者所兼通。予于前麻黄条，推阐发汗止汗、利尿止尿诸义理，元之又元，自谓创解。今观联虎摄氏说，木贼能制止发汗过多，利小便以换蒸气，与予说不谋而合。但犹只见一面，讵知利小便可以止汗，而利小便并可以发汗。利小便可以换蒸气，而利蒸气亦可以换小便。究于元极，通于无穷，在学者造诣何如耳。又张山雷谓木贼克伐力甚强，多用于有余之证，联虎摄氏实验，疗尿道诸器机能减废，暨蒸气管吸收管机能衰弱，多用于不足之证，各言之成理，此与上发汗止汗、利尿止尿，同一旨趣。学者须猛下一参，得其神髓，此则非可拘拘以言传者已。

白　薇

苦、咸，平。主暴中风，身热肢满，忽忽不知人，狂惑，邪气，寒热酸痛，温疟洗洗，发作有时。（《本经》中品。《别录》谓下水气，利阴气，益精。）

选注：

（一）缪希雍曰：妇人调经种子方中，多用白薇，不孕缘于血少血热，其源必起于真阴不足，真阴不足则阳胜而内热，内热则荣血日枯，是以不孕也。益阴除热，则血自生旺，故令有孕也。其方以白薇为君，佐以地黄、白芍、当归、苁蓉、白胶、黄柏、杜仲、山萸肉、天麦门冬、丹参，蜜丸久服，可使易孕。凡温疟瘴疟，久而不解者，必属阴虚，除疟邪药中，多加白薇主之，则易瘳。凡治似中风证，除热药中，亦宜加而用之良，天行热病得愈。或愈后阴虚内热，及余热未除者，随证随经，应投药中宜加之。

（二）黄宫绣曰：白薇味苦而咸，性寒、无毒，凡人阴虚火动，则内热生风，火气焚灼，身体壮热，肢满痰涌，忽不知人，与夫汗出血厥，酸痛淋闭，其在妇人，则或挺孔郁结，神无所依，而见淋露不净，并血枯热胜，而见虚烦上呕，若不用此苦泄寒降利水，使阴气自上而下，则热何由泄乎。是以《金匮》安中益气竹皮丸，用此以治妇人产中虚烦呕逆。《千金》葳蕤汤，用此以治风湿，身热汗出身重。又有白薇芍药汤，以治妇人遗尿，不拘胎前产后，皆能补阴平阳，而兼行肺，以清膀胱上源，并非虚寒不禁之可比也。

参考：

（一）陈存仁《药学辞典》曰：白薇泻血热，治赤淋，用为退热药，亦用为清凉药。有减退组织细胞酸化机能之作用，能沉静血液之循环，用于血热骨蒸热，及不明原因之虚热，皆有效。

（二）《本草纲目》曰：白薇亦作微，微细也，根细而白也。按《尔雅》葞，春草也，薇、葞音相近，则白薇又葞音之转也。《别录》以葞为莽草之名，误矣。

（三）《伪药条辨》曰：按白薇产山东者，根皮赤黄色，内白黄色，形类牛膝实心，头下有细须，根短而柔软可曲。《乘雅》云，根似牛膝而细长，色黄微白，此即白薇，与《本经》之说吻合。陈嘉谟曰：白前形似牛膝，粗长坚直，空心有节，色黄白色，折之易断，乃与近时白前形状亦符合。《本草崇源集说》眉批云：苏州药市误以白前为白薇，白薇为白前，相沿已久。近调查杭甬药肆，相沿亦与江苏同。近据郑君说，福建亦沿此谬习，惟吾绍兴，幸早经考定改正，吾望闽苏甬各药界，亦当速为改正，免误病家。

冉雪峰曰：

由药物可悟出生理病理治疗，观于白薇所叙条文而益信。曰主治暴中风忽忽不知人，狂惑；曰身热，邪气寒热，均是特笔。仲景分中风为二门，一《伤寒》中风，乃轻浅肌表之中风；

一《金匮》中风，乃直中入里，上犯脑部之中风。一循经递传，其来也渐；一不循经直中，其来也暴。一系之伤寒，宜从外治；一编次猝病，宜从内治。观《金匮》中风门四方，均不用祛风猛药，亦不从外解立法，义甚明显。唐宋后医学晦盲，概用辛温表散之续命汤，竟以内中之病，作外中之治。由金元以迄近现代，历代贤哲，打破外风牢笼，悟出内因，如肾水虚衰，心火暴发；胃阴不濡，虚风旋动；木火狂飙，肝风上扬等。然只知内风犯脑，而不知外风亦可犯脑，治疗则胶着益水敛阳，镇降息风之一途，致令古人误于外风，今人又误于内风，于仲景分中风为二门之义，仍未勘透。于真正外风直中治疗，仍未洞彻，仲景之学，几成千古绝调。孰知此条白薇主治，经文已开先河，其曰暴中风，则是风邪直中入里，上犯脑部，不然何以云暴，又曰忽忽不知人，活绘出暴字病状。又曰狂惑，曰肢满。非知觉神经病变，何以狂惑；非运动神经病变，何以肢满。此岂寻常轻浅肌表中风之比，非特笔而何。荆芥、防风、羌活、薄荷如许风药，只曰主风寒，主贼风，主大风，主风寒所击。而惟白薇气味苦咸平，反主暴中风，义可深思。盖风邪内搏，激荡气血上并，气返则生，不返则死，惟此味苦能降，味咸走血，气平入肺，沉静循环，制止腾沸，庶足以平上并之气血而戢狂飙。中风病轻浅在外者，宜外解；因素在内者，宜内解。若由外而内，里证已急，外证未罢，如《本经》所叙身热，邪气寒热，疏利则益张之焰，镇降则更促之深，不能用表，不能不表，白薇清浮热于咸苦潜降之中，即此一味，已超越《千金》《外台》所载数十续命汤，而独标新义。善读者触类旁通，可开无限法门，不意数千年药理，足以辨正历代学理，暨近今学理而有余，古书之有可读价值，实堪惊叹。可知桑叶、竹叶、菊花、银花，虽能清凉肌表，而不能肩此项大任，而暴中之治法，可以明了，白薇所以然之功用，亦可辨识矣。

桑叶

苦，寒，有小毒。主除寒热，出汗。（《本经》上品。《别录》谓汁解蜈蚣毒。）

选注：

（一）叶天士曰：桑叶气寒，禀天冬寒之水气，入足太阳膀胱经；味苦甘有小毒，得地中南火土之味，而有燥湿之性，入手少阴心经、足太阴脾经。气味降多于升，阴也。太阳者，行身之表，而为一身之藩者也。太阳本寒标热，所以太阳病，则发寒热。桑叶入太阳，苦能清，甘能和，故除寒热。汗者心之液，得膀胱气化而出者也。桑叶入膀胱，而有燥湿之性，所以出汗也。

（二）张山雷曰：以老而经霜者为佳，欲其气之全，力之厚也。故入药用冬桑叶，亦曰霜桑叶。古称桑为箕星之精，箕主风而通于肝，以故桑叶为平肝之药。颐谓此叶清芬，而经秋入冬，得严肃之令，故能清降肝胆之郁热，非但木之折其则暴之性。盖桑树确是肝家要药，故桑枝宣通肝络，疏利胁肋搘撑；桑葚入血补营，滋养肝肾阴液；而其叶脉络最多，清疏明朗，则宣通肺络，而疏达皮毛；清燥泄热，皆以性情为主治也。

参考：

（一）陈存仁《药学辞典》曰：桑叶祛风清热，凉血明目，为疏表解热药，用于伤风感冒及白喉等症。又能轻微刺激肺黏膜及喉头黏膜，使分泌增加，为祛痰镇咳药。

（二）《本草纲目》曰：桑有数种，有白桑，叶大如掌而厚；鸡桑，叶花而薄；子桑，先葚而后叶；山桑，叶尖而长。以子种者，不若压条而分者。桑生黄衣，谓之金桑，其木将槁矣。种树书曰：桑以构接则桑大，桑根下埋龟甲，则茂盛不蛀。

（三）《集验方》论治乳痈法云：用桑叶不拘头二摘，去半段，取后半段脂三分，即桑叶筋中之白汁，名桑叶滋，黄柏八钱，水煎干，止用三分，饭锅蒸一次，夜露一宿，涂患处，虽烂见骨者，亦能收口平复。

（四）《普济方》论洗青盲法云：昔武胜军宋仲孚患此已二十年，用此法二年，目明如故。新鲜青桑叶焙干，逐月按日就地上烧存性，每次以一合，于瓷器内煎减二分，倾出澄清，温热洗目至百度，常试有验。

冉雪峰曰：

桑叶质清气清，不似他品香郁味浓，另具一种风度。但他品入药，无如桑种类之多者，如桑枝、桑葚、桑白皮、桑上寄生、桑寄生实、桑花、桑耳、桑瘿、桑椢柮，桑叶滋、桑蠹虫、桑蠹类、桑螵蛸等。最普通供蚕事之用，兼入药者，为桑叶。一物共分十余种之多。桑叶功能，端在清芬，苦不大苦，寒不大寒，荆苏无此淡雅，银菊无此清澈，而清扬清疏之力，即寓于微寒微苦之中。其功用本在一清字，叶氏就气味曲解，以甘苦得地中南火土之味，性能燥湿，实为害道。苦从火化，乃就大苦言，甘苦有化阴者，未闻甘苦而化燥者也，桑叶何燥之有。清与燥，正两两相反，讵容乖异。张山雷谓此叶清芬，而经秋入冬得严肃之令，故能清降肝胆之郁热，可谓诠释扼要，特本品为清疏而非清降耳。性味苦寒本为降，而气质清轻实能疏，其特长尤在清芬与苦寒化合，在用者之恰当分际，则不汗亦可出汗，不惟清热除热，且可兼除寒热矣。寒滞肌表，气不能化，当用桂枝暖营以宣之；热壅肌表，气不能化，当用桑叶清营以散之。此与太阳外感寒病，宜用辛温之麻黄；太阳伏邪温病，宜用辛凉之浮萍。作正比例。热气壅遏肌表而汗不出，桑叶可清散以出之，热气逼蒸肌表而汗太多，桑叶又可清敛以止之，故汗闭而发越出汗，汗多而制止出汗，二者均可通解，桂枝能发汗能止汗，义亦犹此。桑叶各书均云发汗，惟朱丹溪云研末米饮下止汗。各书均云经霜后落者佳，惟张锡纯云用鲜嫩者佳。其实桑叶发汗止汗，并不在研末不研末，清越清疏，亦不在霜老新嫩，在用者之恰当病机耳。且桑叶性虽缓和，而实有特殊性质，故《本经》曰有小毒。新学家曰能轻微刺激肺黏膜及刺激喉头黏膜，中法用药，多以三钱为本位，而吴鞠通桑菊饮，只用二钱五分，非吝此五分也，防有小毒也。清芬之品，少用则愈显清越，多用则反形重浊。予见某名医家传，他药则止一钱或八分，惟桑叶则每用必八钱为剂，于古人用二钱五分之义，漫不经心。于《本经》所谓小有毒，并不深考。于新说所谓有刺激性，更梦想不到。噫此，其所以为名医与。

菊花

苦，平。主诸风，头眩肿痛，目欲脱，泪出，皮肤死肌，恶风湿痹，久服利血气，耐老延年。（《本经》上品。《别录》谓疗腰痛，心中烦热。）

选注：

（一）贾九如曰：甘菊得秋气之深，秋金本白，故取白色者，其体轻，味微苦，性气平和，至清之品。经云治温以清，凡病热退，其气尚温，以此同桑白理头痛除余邪；佐黄芪治眼昏去翳障；助沙参疗肛红止下血；领石斛扁豆明目充耳、调达四肢。是以肺气虚须用白甘菊，如黄色者，其味苦重，气香散，主清肺火。凡头风眩晕，鼻塞热壅，肌肤湿痹，四肢游风，肩背疼痛，皆由肺气热，以此清顺肺金，且清金则肝木有制，又治暴赤眼肿，目痛泪出，是以清肺热须用黄甘菊。古来未悉此义，予姑辨正。

（二）张山雷曰：菊在古时，似只有黄华一种，而近则林园之莳莪，千红万紫，色相最多，可谓百卉中绝无仅有之奇品。盖自经骚人韵士，矜赏孤芳，而扦接之法最多，遂觉变化奇难，不可方物。其实则花色虽殊，而气味性情，亦尚无甚大别。惟正名定分，仍当属之黄华。而近今药物恒用之品，则以杭产之黄色小花为正。而杭产白色之小花，其气醇静，味最甘缓，清芳幽韵，尤为过之。若白色大花之产于古亳者，其气味殊觉辛烈，则功力亦未免不纯。是在量能器使，必不可作一例观也。此外更有野菊一种，花尤小而气尤烈，味尤苦，叶瘦而老，仅可作疡科敷药。自桧以下，殊不足道，虽亦是晚节之附庸，然婢学夫人，终不脱小家伎俩者也。

参考：

（一）《本草纲目》曰：菊之品凡百种，宿根自生茎叶，花色品品不同，宋人刘蒙泉、范至能、史正志皆有菊谱，亦不能尽收也。其茎有株蔓紫赤青绿之殊，其叶有大小厚薄尖秃之异，有子无子，黄白红紫间色，深浅大小之别，其味有甘苦辛之辨。又有夏菊秋菊冬菊之别，大抵惟以单叶味甘者入药，菊谱所载甘菊郑州黄郑州白者是也。

（二）《纲目》又曰：《本经》言菊花味苦，《别录》言菊花味甘，诸家以甘者为菊，苦者为苦薏，惟取甘者入药。谨按张华《博物志》，言菊有两种，苗花如一，惟味小异，苦者不中食。范至能《谱序》言，惟甘菊一种可食，仍入药饵。其余黄白二花皆味苦，虽不可饵，皆可入药，其治头风则白者尤良。据此二说，则是菊种自有甘苦二种，食品须用甘菊，入药则诸菊皆可。但不可用野菊名苦薏者耳。

冉雪峰曰：

菊品最清，孤芳挺拔，晚节不渝，论者比之花中隐逸，韪矣。然与造物争最后之荣枯，不与凡卉同甘堕落。设露冷霜寒时，无此清超绝俗者点缀其间，则乾坤或几乎减色。是菊之香清而远，气清而劲，俨似岁寒松柏而后尚不凋。其入药也，能肩重任，非同处士虚声。故仲景《金匮》风门，昏不知人，体重不胜，舌即难言重证，主侯氏黑散，系用菊花四十分为主药。葛仙翁《肘后方》，治疔疮垂死，单用菊花一握捣汁，自夸神验，谓入口即活。又无子牡菊，烧灰撒地中，能死蛙黾，说出《周礼》。酒醉不醒，用九月九日真菊花为末，饮服方寸匕最效，见《外台秘要》。以及太清灵宝方，用九月九日白菊花二斤、茯苓一斤捣筛，以冻过松脂和丸鸡头大，每服一丸，久服令人好颜色不老。《玉函方》春采苗曰玉英，夏采叶曰容成，秋采花曰金精，冬采根茎曰长生，合捣酒服一钱，或蜜丸梧子大，酒服七丸，久服变白增年。可知菊花为清风解毒杀虫醒酒要剂，及道家服食要药。《本经》曰味苦，《别录》曰味甘，盖菊有多种，无论黄白，均有苦甘二种。甘者佐茶饮，悦口怡情，聊助清兴，性缓力薄，无病可常服。入药当以味苦者为胜，苦而坚忍，是以傲寒霜而存节义。后人以苦者系苦薏，为假菊，甘者为真菊，惟以甘者入药，然则菊无苦者耶，将经文味苦二字作何安置耶。凡药均以天生野生，多年蕴蓄者为佳，非仅玩赏，聊以悦目，非仅服食，聊以可口。故参必重野参，术必重野术，苓必重野苓，今菊花既趋向甘味方面，而又舍野生而取家莳，是不啻舍其气味之全厚，而取其气味之偏薄也，非所以咀英嚼华，用药之常执也。《纲目》谓黄白二种，均有苦者，均可入药，可谓明如分犀。但又谓不可用野菊名苦薏者，是惑于俗说，未尽摆脱。玩《本经》所叙主治，不惟治诸风，且治恶风，不惟治目病，且治皮肤病，不惟治寻常皮肤病，且去死肌，除湿痹，利血气，苟非坚苦，冒霜冲寒，由增益动忍中来，清能拔俗，柔而寓刚，如野生者，安能胜任而快愉哉。学者不在气味厚薄偏全上讲求，惟矜矜于或黄或白之辨，野生家莳之分，将大好节花，解说如碌碌无奇、空虚无物之假名士，孤芳自赏，何嫌知希。而菊花之功能掩矣，而菊花真正之功能又因之著矣。

葱　白

辛，平。主寒热中风，面目浮肿，出汗，又治伤寒骨肉碎痛，喉痹不通，益目睛，除肝中邪气，安中，利五脏，杀百药毒。（《食疗》及《食性》所载，条文新参定。）

选注：

（一）缪希雍曰：葱味辛平，平即凉也，而性无毒。辛能发散，能解肌，能通上下阳气。故外来怫郁诸证，悉皆主之。伤寒寒热，邪气并也。中风面目肿，风热郁也。伤寒骨肉痛，邪始中也。喉痹不通，君相二火上乘于肺也。辛凉发散，得汗则火自散，而喉痹通也。肝开窍于目，散肝中邪热，故云归目。除肝邪气，邪气散则正气通，血自和调，而有安胎安中，利五脏之功矣。其曰益目睛，杀百药毒者，则是辛润利窍，而兼解散通气之力也。

（二）李士材曰：葱白辛温，入手太阴、足阳明经。专主发散，以通上下阳气，故伤寒头痛用之，少阴下利清谷，里寒外热，厥逆脉微，白通汤主之，亦有葱白，面赤者四逆汤加葱白。成注云：肾恶燥，急食辛以润之。葱白辛温，以通阳气也，阴证厥逆唇青，用葱白一束，去根及青，留白二寸，烘热安脐上，以熨斗熨之，葱坏则易，热气透入，服四逆汤即瘥。同蜜食能杀人。

参考：

（一）陈存仁《药学辞典》曰：葱白效能发表和里，通阳活血，用为发汗利尿药，齿痛杀虫药，又为兴奋祛痰药，兼作疮疡痛风诸证之包摄创面药。其作用入胃后能刺激胃黏膜，使胃液分泌增加，至肠能激肠黏膜，令其吸收作用强大，同时又能减少肠液之分泌，使大便燥结，并可杀死小部分之赤痢菌。入血中骤使血行增速，血压增高，肾脏之血管元充血，而利尿作用十分增进，令全身积蓄过量之水分，迅速向肾脏迫出。同时气管支黏膜之分泌亦被激而增多，故可助痰之咳出。

（二）《本草纲目》曰：葱乃释家五荤之一，生辛散，熟甘温，外实中空，肺之菜也，肺病宜食之。肺主气，外应皮毛，其合阳明，故所治之证，多属太阴阳明，皆取其发散通气之功。通气故能解毒及理血，气者血之帅也，气通则血和矣。金疮磕损，折伤血出，疼痛不止者，王璆《百一方》用葱白砂糖等分研封之，云痛立止，更无痕斑也。葱叶亦可用，又葱管吹盐入玉茎内，治小便不通，乃脬转危急者，极有捷效，予常用治数人得验。

冉雪峰曰：

辛甘发散为阳，辛甘而益之以温，则发表力更大。亦有辛与苦合、与酸咸合、或与寒凉合，而发表者。甚或不辛不甘不温，苦寒咸寒，而亦发表者。此项义理，上西河柳、白薇各条，业经申叙。本条葱白味辛气平，平者在寒温之间者也，与西药碱性酸性间之中和性一例。缪氏释平即为凉，未免强题就我。考《本经》有葱子，《别录》有葱汁，均曰辛温，《本经》并曰大温，则葱子、葱汁、葱白同属一体，虽葱白本平，非温非大温，而其偏向温的方面，不偏向凉的方面，可无疑义。征之仲景用药凡例，其白通汤、四逆加葱白汤，均通阳回阳大剂，绝不用阴柔之品，稍参其间，反缓姜附之功。姜附回阳，回之阻滞而不回者，则借葱白通阳以助之，是葱白为阳药，而非阴药可知，何得强派性凉。若以所主多热郁之病，而牵附以为凉，则五苓散证为热证，桂为热药，未闻释是方者，改桂为凉性。盖气化水行，水行热去，桂化气下行，可除热，则葱白通气外行，亦可除热，其何以异。此等功用推出义理，尚不了解，何药之可释耶。况葱白利尿之力甚大，凡药发表之力大者，利尿之力亦大，观麻黄、浮萍、木贼草各药，义可互证。盖发汗利小便，虽均向气分方面解说，而实血分中事。血压增高，血液循环迅速，则尿易于由玛尔氏囊下出，汗易于由汗腺外出。所以然者，血中温度即气，气行则血行，血行则气化。葱白作用，既能活血，而其气尤胜，冲动力甚显著，多食令人晕，口秽臭，小便秽臭。他药通上通下，通里通外，多以就具气之本体胜，而葱白则以所具气之副作用胜。故非辛化，非温化，非清轻外化，非渗利下化，乃以特殊冲动之气化，此于发汗利小便各药队中，又别开一境界。造物之利用厚生，可谓无格不备矣。古人以葱豉汤发汗，用豉之腐浊者以入之阴，即用葱之冲动者以出之阳，煞有深意。《纲目》谓以葱管吹盐下体，治脬转危急捷效，方虽浅近，理实妙元。脬转乃膀胱上红影，透入元阳据点偏斜，此理张锡纯《衷中参西录》曾言之。白通汤用葱白，外开脉之闭厥，此方用葱白下规脬之了戾，均是通阳檄绩，而葱白真正之功能可以认识，而化气运血，发汗利小便之原理，亦可会通矣。

通便类

大　黄

苦，寒。主下瘀血，血闭，寒热，破癥瘕积聚，留饮宿食，荡涤肠胃，推陈致新，通利水谷，调中化食，安和五脏。（《本经》下品。《别录》谓除痰实，肠间结热，女子寒血闭胀，诸老血留结。）

选注：

（一）陈修园曰：大黄色正黄，而臭香，得土之正色正气，故专主脾胃之病。其气味苦寒，故主下泄。凡血瘀而闭，则为寒热。腹中结块有形可征曰癥，忽聚忽散曰瘕。五脏为积，六腑为聚，以及留饮宿食。得大黄攻下，皆能治之。荡涤肠胃下五句是申明大黄之效，末一句是总结上四句，又大申大黄之奇效也。意谓人只知大黄荡涤肠胃，功在推陈，抑知推陈即所以致新乎。人知大黄通利水谷，功在化食，抑知化食即所以调中乎。且五脏皆禀气与胃，胃得大黄运化之功而安和，而五脏亦得安和矣。此《本经》所以有黄良之名也。

（二）张山雷曰：大黄其色正黄，得大地至阴之气独厚，故其性大寒，气味重浊，故迅速善走，直达下焦，深入血分，无坚不破，荡涤积垢，有犁庭扫穴、攘除奸凶之功，故有将军之称。生用者其力全，迅如走丸，一过不留，除邪而不伤正气。此大将军救民水火，而不扰闾阎者也。制过者其力已缓，颇难速效。正犹缚贲育而使临大敌，亦无以展其所长。承气法得枳实则其行尤速，得芒硝则软坚，可化结矢为溏粪。但其味太苦，最伤胃气，弱者得之，无不减食。苟非湿热蕴结，或兼实滞，不必轻率采用也。

（三）邹澍曰：仲景桃核承气汤、抵当汤，下瘀血者也。柴胡加龙骨牡蛎汤、鳖甲煎丸，除血闭寒热者也。大黄䗪虫丸、大黄牡丹汤，破癥瘕积聚者也。大陷胸汤、大陷胸丸、己椒苈黄丸、大黄甘遂汤、桂苓五味甘草加姜辛半杏大黄汤，祛留饮者也。厚朴七物、厚朴三物汤、厚朴大黄汤，推宿食者也。

（四）陈存仁曰：仲景用大黄，各倍其主药。合厚朴、枳实，则治胸腹满；合黄连则治心下痞；合甘遂、阿胶，则治水与血；合水蛭、虻虫、桃仁则治瘀血；合黄柏、栀子，则治发黄；合甘草则治急迫；合芒硝则治坚块。仲景方中用大黄者，不止于兹，而其用之之征，则显然明著于兹者也。

参考：

（一）陈存仁《药学辞典》曰：大黄成分含有克里苏番爱玛易仁 crrsophan $C_{14}H_5CH_3(OH)_2O_2$ 及树脂质 emoidin $C_{14}H_4CH_3(OH)_3O_2$、阿波宁利丁 aporetin、爱里斯洛利丁 erythroretin，此外含有苦味质、单宁、没食子酸、挥发油、淀粉、蓚酸、石灰等。其效能泻血分实热，下有形积滞。在胃中略能助胃液之不足，以促进其消化作用，至肠能激肠之蠕动，使积粪泻下，然一次泻下后，因单宁没食子酸等，有敛肠之功，复行便秘，故专用为缓下剂，又为健胃药及止泻药。

（二）《辞典》又载顾子静曰：大黄之成分最著者有四种，一为有泻下作用之卡泰林，二为苦味质，三为大黄鞣酸，四为格里索弗盎酸。此外尚有格里索弗盎，泛屋来罄爱莫琴，但不甚重要。上述之四成分，克里索弗盎酸有强刺激作用，但含量极少，因其吸收甚速，故稍能泻下。又此质与克里索弗盎皆为大黄之染色成分，吸收后分泌或排泄物，如尿汗乳汁粪，便呈显著之黄色，或黄褐色。此尿如加碱性溶液则变赤色。他三者相合，另有一种作用，于少量大黄时见之，则苦味质与大黄鞣酸制止胃内之异常发酵，并抑止恶心嗳气及下利，而健全之人并可因此增进食欲，阻遏便通。稍大量，卡泰林逞作用，服食后五时至十时，下粥便，并不障碍食欲。但卡泰林极易排出体外，即泻下全止，转因滞留鞣酸，有起轻度之便秘者。大黄之医疗应用，少量为消化药、止泻药，大量则缓下，更大量则强泻下，但久用有反成便秘者。

冉雪峰曰：

大黄通便泻下，为中外学者所公认。旧说大黄猛勇疾驰，故有将军之称，体弱及虚寒者忌用。《本经》虽有荡涤肠胃等言，而归功在调中化食，安和五脏，所叙主治重要，并不在此。曰主下瘀血血闭寒热，曰破癥瘕积聚留饮宿食，病证不下六七项。宿食仅为末句之半，是通便不过大黄功能之一种。近人只知利便，不知涤饮；只知利二便，不知通血脉；只知安里和里，不知通表和表；且只知为攻下药，不知尚可为补健药。从古善用大黄者，莫仲景若。观上选注邹陈二氏所述，泛应曲当，左右逢源。吴又可《温疫论》，谓下之得法，表亦可解，斑疹亦可外出，亦为主寒热良好注脚。即以通便下泻一项言，大黄不过为缓下药，《本经》调中化食安和五脏，西说少量为健胃药，均可互证。且中含大黄鞣酸，有收缩肠腺作用，并可止泻，故西法有用少量为止利药者，虽猛勇疾驰，系指大量言。然所含下泻成分之卡泰林，最易排泄，一下无余。而鞣酸则仍羁留，起收缩作用，故用大黄泻下后呈欲便不便状态，即其象征。是大量猛勇疾驰之说，征之实际，实为药学上不通名词。而少量则中含克里索弗盎酸甚微，虽有强度刺激，反以助健全者之消化机能。而同含之挥发油，更有兴奋神经、增进食欲之功能。大黄之香臭，即由此出，是外人用为健胃药，并非偏执怪诞。总之大黄少用和肠胃，助消化；多用缓下，再大量虽大下，而下后呈收闭涩秘状态，是其本性本质。善用者准此学理，助其鞣酸，可以尽收敛之功用；助其卡泰林，可以尽泻下之功用；助其苦味质，可以尽除热之功用；助其挥发油，可以尽宣疏通利之功用。且药随方化，如厚朴三物汤，加重厚朴，则变泻下剂为理气剂；茵陈蒿汤，倍用茵陈，则变通便药为利尿药。又药随病化，病窍在里，则泻下即所以解表；病窍在血，则消瘀即所以通气。为泻为补，为内为外，为气分为血分，化而裁之，使之宜之，可以通于无穷。陈存仁氏云：仲景用大黄，均各倍其主药，盖已早得此项神髓矣。今得西说印证，尤为翔实著明，但用大黄深层奥折，西说犹未穷其义蕴，学者所当会其通也。

硝 石

苦，寒。五脏积热，胃胀闭，涤去蓄积饮食，推陈致新，除邪气，炼之如膏，久服身轻。（《本经》上品。《别录》谓疗五脏十二经百二十疾，暴伤寒，腹中大热，止烦满消渴，利小便，及瘘蚀疮，能化七十二种石。）

选注：

（一）徐灵胎曰：硝者消也，朴硝乃至阴之精而乘阳以出，其本水也，其标火也。遇湿则化而为水，遇火则升而为火。体最轻而用最变，故丹家重之。石属金，硝遇火则亦变火，盖无火之性，而得火之精气者也。火烁金，故能变为石。

（二）陈修园曰：雪花六出，元精六棱，六数为阴，乃水之成数也。硝石朴硝，面上生牙如圭角，作六棱，乃感地水之气结成，而禀寒水之气化，是以形类相同。但硝石遇火能燃焰，兼得水中之天气，朴硝只禀地水之精，不得天气，故遇火不焰也，所以不同者如此。

参考：

（一）陈存仁《药学辞典》曰：硝石化学上谓之硝酸加溜谟，其作用在胃中能激动胃腺，使分泌增加，入至肠，又能刺激肠黏膜，使肠之分泌亦增多，催促大粪之排出。由肠壁而吸入血中，能增血液中之碱性，迟缓悸进之心脏，以减退原有之体温。由血中游离而至肾脏，能使肾脏充血，俾全身之过量水分迅速迫向肾脏排出，若服量过多，则易酿成肠胃炎。

（二）《和汉药考》曰：硝石热带地方，因含窒素有机物之腐败，窒素为空气中之酸素所酸化，变为硝酸，更与地中之亚尔加里化合而生盐，取而精制之，遂成硝石。

（三）《本草纲目》曰：诸硝自晋唐以来，诸家皆执名而猜，都无定见。惟马志《开宝本草》，以硝石为地霜炼成，而芒硝马牙硝，是朴硝炼成者一言，足以破千古之惑者矣。诸家盖因硝石一名芒硝，朴硝一名硝石，朴之名相混，遂致费辨不决，而不知硝有水火二种，形质虽同，性气迥别也。惟《神农本经》朴硝硝石二条为正，其《别录》芒硝，《嘉祐》马牙硝，《开宝》生硝，俱系多出，今并归并之。《神农》所列朴硝即水硝也，有二种，煎炼结出细芒者为芒硝，结出马牙者为牙硝，其凝底成块者则为朴硝。其气味皆咸而寒；《神农》所列硝石，即火硝也，亦有二种，煎炼结出细芒者，亦名芒硝，结出马牙者，亦名牙硝，又名生硝。其凝底成块者通为硝石。其气味均辛苦而大温。二硝皆有芒硝牙硝二种，故古人有相代之说，自唐宋以下，所用芒硝牙硝，皆是水硝也，其石脾亦名硝石者，乃造成假硝也。

冉雪峰曰：

硝石化学上名词，谓之硝酸钾，通常名称则为硝石。钾与氧气化合极易，故能分解一切氧化物。硝酸钾为剧烈之氧化剂，与可燃烧物热之，即放其氧气而使燃烧，故硝石为火药爆炸药制造之原料。硝酸、盐酸均为强酸，其腐蚀性甚强，如硫、碳等非金属元质遇之，则氧化而成酸类，除金与白金外，他种金属均能溶解。本草所谓能化五金八石，诚非虚诬。硝酸发生之氢气，与酸中之氧气相化合而生水，钾所发氢气，则又因温度上升而发火，阴阳变化，水火一源，此项精义，即上述科学原理可以互证领会。硝酸钾有由硝田制造法，选热带少雨之地，布以木灰，其上置含氮气之有机物，暴露之，有机物中所含氮气，因酶菌作用而氧化，遂成硝酸，此酸与木灰中之钾化合而成硝酸钾。集硝田之土，以水溶之，取其溶液，令硝石结晶。

有化学上制造法，取智利硝石之水溶液，加氯化钾，热此溶液，使之浓厚，液中之氯化钠先结晶，取去之，冷其残液，即得硝酸钾之结晶。硝石之天然生成者甚少，惟四川大山，壁立万仞，凹进处雨不到，不知几千万年，色变深黄，中有峒，土人呼为硝峒。人踪罕到，土人以洪绳系坠，冒险薄峒，每得佳硝。有成块成粒者，此殆所谓真硝石与。今药市所售者，乃以火硝煎炼，澄底劣质粗块伪充，是硝滓非硝石矣。以之疗疾，讵不误事？故居今日而欲用硝石，与其用硝滓之假石，不如用西法制造之硝酸钾，盖其成分性能俱同也。然硝石乃天地阴精所结，由阴出阳，包涵天一生水，地六成之，地二生火，天七成之诸哲理，乃灵变之物，其奥玄有出于有形成分之外者。但治病则人造硝石，即可服用。《纲目》根据《开宝本草》，谓硝石为地霜炼成，已得其真实大概。但谓硝石辛苦大温，与《本经》明相刺谬，种类虽不含混，而气味则反生差别矣。不知诸硝均味苦咸而性寒，硝石用虽阳而体则阴，故仍归阴之气味。阴精凝结，水极似火，观上所述科学化水化火，硝石之真面目，不难体认。况所主均大热积热，软坚散结，涤荡推泄之候。西法亦用为消炎药，于肺炎、肋膜炎、心内外膜炎、急性关节炎用之，而谓辛而大温者，能吻合乎？学者不可不辨也。

朴　硝

苦，寒。主百病，除寒热邪气，逐六腑积聚，结固留癖，能化七十二种石，炼饵服之身轻。（《本经》上品。《别录》谓主胃中饮食，热结，破留血闭绝，停痰痞满，推陈致新。）

选注：

（一）缪希雍曰：朴硝乃初次煎成者，其气味烈于芒硝，主治皆同，总为除邪热，逐六腑积聚，结固留癖，胃中饮食停滞，因邪热结，停痰痞满，破留血闭绝之要药，与芒硝功用曾无稍别。

（二）黄宫绣曰：朴硝即皮硝，生于卤地，括取，初次煎成为朴，由朴再煎为芒，其性最阴，善于消物，故以硝名。其味苦而辛，凡五金八石，用此俱能消除，况人六腑积聚乎？然必热邪深固，闭结不解，用兹苦寒，以为削伐，则药与病符，自不见害。如仲景大陷胸丸、大承气汤、调胃承气汤之类，虽其用有大黄，可以除热，然亦不得不假软坚之药耳。若使病非实热，及或热结不坚，妄用承气朴硝等，以为削伐，其不伤人性命者几希。但朴硝初煎性急，芒硝久煎差缓耳。

参考：

（一）《和汉药考》曰：芒硝即硫酸钠（$Na_2SO_4 \cdot 10H_2O$），为无色结晶，有捎带苦味之清咸味，能于干燥空气中风化，善溶于水，现中性反应。不溶于酒精，热之易溶化。将本品于无色火焰中热之，则火焰变为黄色。其水溶液和硝酸钡溶液，则生不为酸类所溶之白迹。

（二）陈存仁《药学辞典》载英美学说曰：土朴硝一名黄强卤，一名卤黄氧四，产土中或泉间，由煎炼而成。间或用青矾与食盐，或黄强水与食盐，或碘强阿摩尼亚与食盐等，种种之法制成者。久贮则体内原含之水必化气飞去，变为白散，即元明粉。其初变时，色不光亮而分两则略轻一半，若药市中所售之土朴硝，须用法净之方可。土朴硝为凉性药，泻药，利小便药，服之过限，则为惹胃之毒药，可代洋硝以疗各证。朴硝一作舍利盐，即硫酸麻倔涅叟漠，此为西国最通行之品。

（三）《辞典》又曰：朴硝即化学上之硫酸钠，一作硫酸曹达，又作硫酸那笃谟。其种类朴硝乃初次煎炼，结于盆下之粗硝；芒硝乃煎炼结上面，细芒如锋者；马牙硝乃煎炼结上面，如牙生圭角，作六棱而玲珑可爱者；风化硝乃芒硝经风而成粉末者；玄明粉乃朴硝与甘草制成者；甜硝乃再三以萝葡煎炼，去其咸味为甜者。其效能消积、泻热、润燥、软坚。在胃中略能刺激胃壁神经，使胆汁稍增，由胃而进于肠，则刺激肠黏膜，令肠腺之分泌增多，并促进其蠕动，肠内固有之液分，而又不使吸收，且半数在肠中，自动分解，而成硫化水素，故用作泻剂及利尿剂。

（四）《本草纲目》曰：朴硝澄下，硝之粗者也，其质重浊。芒硝牙硝结于上，硝之精者也，其质清明。甜硝风化硝，则又芒硝牙硝之去气味，而甘缓轻爽者也。故朴硝只可施于壮莽之人，及敷涂之药。若汤散服饵，必须芒硝牙硝为佳，张仲景《伤寒论》，只用芒硝，不用朴硝，正此义也。硝禀太阴之精，水之子也，气寒味咸，走血而润下，荡涤三焦肠胃实热阳强之病，乃折治火邪药也。唐时腊日赐群紫雪红云碧雪，皆用此硝炼成者。通治积热诸病，有神效。

冉雪峰曰：

《本经》硝石、朴硝并列，本系二物，因其气味同，其主治功效，又大略相同，是以后世有将二硝混而为一者。仲景大黄硝石汤、硝石矾石散用硝石，诸承气汤、大陷胸汤及丸用芒硝，犹是二药分用。葛洪《肘后方》，伤寒时气多用芒硝，惟食鲙不化用朴硝，谓无朴硝，以芒硝代。《胡洽方》十枣汤用芒硝，大五饮丸用硝石，并云无硝石，以芒硝代之。是隋唐间硝石、朴硝，已合用混用矣。后贤辨论纷纭，莫衷一是。惟宋马志《开宝本草》谓硝石系地霜炼成，芒硝、马牙硝系朴硝炼成，差为近之。明李时珍《本草纲目》，辨论尤详，厘正错讹，分划归并，于事实上亦较吻合。然谓朴硝咸寒，硝石辛苦大温，形质虽同，性气迥别，与《本经》同类异种、气味同、主治功用大端同之义歧异，与西法用硝酸钾、硫酸钠同为消炎药、泻药、利尿药、消肿软坚药之义亦歧异。至谓硝石、朴硝，均可制出芒牙二种，而性气又别，则用者将何所据辨，何所适从。又谓唐宋以下所用芒硝、牙硝，均是水硝，则是火硝制之芒牙，李氏亦未之见，不过捣空猜度而已。硝而成石，乃硝之结晶，硝而曰朴，乃硝之基素，李氏谓火硝澄底者为硝石，水硝澄底者为朴硝，是硝之滓渣，非硝之结晶，硝之残留，非硝之基素矣。药市或以此作伪，而学者安可据以为解说耶？要之证以科学，硝石即硝酸钾，朴硝即硫酸钠，硝酸钾、硫酸钠既为二种，则硝石、朴硝亦为二种，可无疑义。惟在药物效能上，二者功效相近，是同而不同，不同而同。盖二硝生成，虽基于复杂之化学变化，衡以河洛哲理，生于阴者成于阳，生于阳者成于阳，二硝殊途同归，体不同而用则同。古人同名曰硝，其同有硝者消也之功效，义甚昭然。硝酸钾热于高温度，则游离其氧气之一部，变为亚硝酸钾；硫酸钠在空气中，易于风化，热至百度则水分放散，成无水硫酸钠。二硝性质变化俱大，化学上原理，一经化合，则另成一性质，另成一作用。芒硝、牙硝，既几经煎炼，今药市硝石、朴硝，又系煎炼后结底沉淀滓渣，其成分效能，更不能不加一番考察也。

火麻仁

甘，平。主补中益气，久服肥健不老。（《本经》上品。《别录》谓逐水气，利小便，破积血，复血脉。）

选注：

（一）吴普曰：麻勃一名麻花，味辛无毒。麻蓝一名麻蕡，一名青葛，味辛甘有毒。麻叶有毒，食之杀人。麻子中仁无毒，先藏地中者食之杀人。

（二）许叔微曰：产后汗多，则大便秘，难于用药，惟麻子粥最稳，不惟产后可服，凡老人诸虚风秘，皆得力也。方用大麻子仁、紫苏子各二合，洗净研细，再以水研滤取汁一盏，分二次煮粥啜之。一方无苏子，麻子一味，和米煮粥。

（三）黄宫绣曰：火麻仁即今作布火麻所产之子也，与胡麻之麻，绝不相似，味甘性平，按书皆载缓脾利肠润燥。如伤寒阳明胃热汗多便闭，治多用此。盖以胃府燥结，非此不解，更能止渴通乳，及妇人难产，老人血虚，产后便闭最宜。至云初服作泻，其说固是。久服令人肥健，有补中益气之功，是亦燥除血补，而气自益之意。若曰泻能益气，则又滋人歧惑矣。但性生走熟守，入药微炒研用，泡去壳，取帛包裹，沸汤内浸至冷出之，垂井中一夜，勿着水，次日日中晒干，挼出簸捣，去壳取仁，粒粒皆完。

参考：

（一）《荷兰药镜》曰：印度所产之大麻叶，有麻醉镇静之效，取其叶作烟吸，能治喘息诸病，以其有麻醉性也。又日本局方所采收之印度大麻草云：大麻草产于印度之北部，当子实初熟之时，自其雌草之枝梢，采摘其叶及稚果，干而用之。其分叶形似细狭之披针，有粗阔之锯齿，或裂伤，或与落花之穗本黏连，而成团块，用显微镜观之，见有毛茸之外囊与油腺，其叶内之组织中，则见有包含蓚酸盐簇晶之细胞。此药臭气特异，有峻烈之麻醉性，但味不显著。其茎似木长约五密达，果实作卵圆形而带棱，然数极少，收贮极需注意。

（二）陈存仁《药学辞典》载杨华亭曰：麻蕡即雌麻之花也，由蕡结实，即为麻子。古人不曰麻花而曰麻蕡者，盖因其形态不类花状，且恐与雄花相混，故以麻蕡别之也。《本草经》以麻蕡为要药，故列为专条，云味辛平，而末附麻子之主治曰味甘平，后人不识此意，翻刻《本经》，竟以麻子为专条，而以麻蕡附之。惟《千金翼》内之《本草经》，仍以麻蕡为主，《金匮》《伤寒》无麻蕡之名，此药自《别录》以后，即混淆莫辨。南齐陶弘景以麻蕡为牡麻之花，唐之苏恭非陶氏之说，而以麻蕡即麻子，宋之苏颂始疑麻花麻蕡麻子为三物，惜亦未能深考，只作疑词而已。明李时珍以麻勃为麻花，以麻蕡为带壳麻子，不思《本草经》明云麻蕡即麻勃，焉能分为二物。且既云麻蕡即麻勃，而不曰即麻花，则必非麻花矣。又于麻蕡麻勃之名下，另叙麻子之主治，则必非麻子，尤明甚矣。况《别录》云麻子无毒，麻蕡有毒，更为铁证。至清之《本草备要》《本草从新》，更不载麻蕡之名，惟有火麻仁一条。今医学词典，以麻蕡为大麻子之别名，以麻勃为大麻花之别名，则愈去愈远矣。究麻蕡所以失传之故，因无花冠，仅有绿萼为苞，其状不显，不易辨识，以致湮没至今。《植物辞典》云：大麻产印度者，可为麻醉药及镇静药，安知世界麻蕡功用尽同，仆尝考麻蕡之效，中分剂仅能活气血，足分剂即催眠矣。有孕妇喘息难卧，失眠三日，乃与以麻蕡一钱、麻黄二钱、杏仁三钱煎服，二次即愈。又医一脑充血证，原因怒气未发，日间无他疾，夜间时为梦魇惊醒，数夜失眠，与以麻蕡五分，冲服溴化钾十喱，一服即愈。后于小儿因惊夜啼，与此服之亦效。《本草经》主五劳七伤，是为中分剂，如为安眠药，须用足分剂。《本草经》云多食令人见鬼狂走，西医亦谓过分剂则致癫狂，又谓常服能致瘾，窃古人发明此重要之灵药，且为随地皆生之物，竟使失传二千余载，此非医药界之遗憾乎。

冉雪峰曰：

麻仁味甘性平，臭香质润，能涵濡液泽，滋沃燥熯。中含脂肪丰富，故能润肠通便，其臭芳香，兼能醒脾，缓其燥急，沃其燥结，增其分泌，助其蠕动，为血虚液减，大肠不腴，和缓通便之要药。枣仁犹带收性，李仁犹带泻性，惟本品甘平和缓，以补为通，又滋而不腻。许学士谓用于产后便难，及老人诸虚风秘最宜，病理药性畅晓明白。惟本品去壳较难，而去之又必宜净，慎防有毒。盖本品花苗茎叶均有毒，故外人用为麻醉药，及镇痉药，观上《和汉药考》所载可知。中说《本经》麻蕡条明谓有毒，甄权《药性本草》麻叶条，亦谓有毒。《外台》载范汪有治健忘方，七月七日采麻勃一升、人参二两为末，每临卧服一刀圭。箧中方治骨髓风毒冷痛，不可运动，用麻仁一升为粉，擂之滤去壳，酒服。又《外台》言生疔肿人，忌见麻勃，见之即死。李时珍谓不知麻勃与疔，何故相忌，亦如人见漆即生疮者，此理皆不可晓。是本品有毒，有关神经治疗，中外学说均可互证。去壳之法，寇宗奭《本草衍义》载之甚详，略如上黄宫绣氏所述。近今医林用麻仁者，仅知其润燥通便，而不知其尚有如许大功用也。且本品并非泻中，而实补中，并不伤气，而实益气。此可与东垣补中益气汤对看，彼和阳升陷，所益是阳气；此沃燥通幽，所益是阴气。叶香岩于健脾阳对面，悟出养胃阴，就此条推阐，并可于益阳气对面悟出益阴气。太阴湿土，得阳始运，阳明燥土，得阴方安，复申其功效曰：久服肥健不老，是《本经》已早明著此项义蕴。脾阳胃阴，犹嫌分划痕迹，阴气阳气，统括脾胃而两含之，尤为宏深肃括。至其敷恶疮，疗蝎毒，利尿通瘀，破积血，皆以毒攻毒，臭气特殊冲动之功。大抵纯用补益中气，如复脉汤之类；润胰肠秘，如麻仁丸之类；须去壳。若利尿通瘀，则毋宁不去壳也。若疗神经性癫狂，大风恶毒，则更当推而用蕡、用花、用茎叶矣。周礼采毒药以供医事，惟其有毒，是以力大，安得只求平缓，去其精华用其糟粕，如此良药，仅由外人独用独占耶。杨氏用治失眠，治脑充血，治小儿因惊夜啼，打破古人庸腐牢笼，可谓豪杰之士矣。

郁李仁

酸，平。主大腹水肿，面目四肢肿，利小便水道。（《本经》下品。）

选注：

（一）缪希雍曰：郁李仁，味酸气平，无毒。元素言，辛苦性润而降下，阴也。入足太阴、手阳明大肠经。其主大腹水肿，面目四肢浮肿者，经曰诸湿肿满，皆属脾土，又曰诸腹胀大，皆属于热，脾虚而湿热客之，则小肠不利，水气泛溢于面目四肢，辛苦能开热结，降下善导癃闭，小便利则水道悉从之而出矣。甄权主腹中结气，关格不通。《日华子》云泄五脏膀胱结痛，宣腰胯冷脓，消宿食，下气。元素云：破血润燥。李杲云：专治大肠气滞，燥涩不通。均得之矣。

（二）黄宫绣曰：郁李世人多和胡麻同用，以为润燥通便之需，然胡麻功止润燥缓中活血，非若郁仁性润，其味性甘与苦，而能入脾下气，行水破血之剂也。故凡水肿癃急、便闭、关格不通，得此体润则滑，味辛则散，味苦则降，与胡麻实异，而又可以相须为用者也。然此只属治标之剂，多服恐渗液，而益燥结不解耳。

（三）张隐庵曰：李乃肝之果，其仁当治脾。郁李花实俱青，其味酸甘，其气芳香，甲乙合而化土也，土气化则大腹水肿、面目四肢浮肿自消，小便水道自利。

参考：

（一）《宋史·钱乙传》云：一乳妇因悸而病，既愈，目张不得瞑。乙曰：煎郁李仁酒饮之，使醉即愈。所以然者，目系内连肝胆，恐则气结，胆横不下，郁李仁去结，随酒入胆，结去胆下，则目能瞑矣，此盖得肯綮之妙者也。

（二）掌禹锡《嘉祐补注本草》曰：按郭璞云，棠棣生山中，子如樱桃，可食。《诗·小雅》云，棠棣之花，萼不韦华，陆玑诗注云，白棣也，如李而小，正白。今官园种之，一名薁李，又有赤棣，树亦似白棣，叶如刺榆叶而微圆，子正赤，如李而小，五月始熟，关西天水陇西多有之。

（三）《本草纲目》曰：陆玑诗疏作薁字，非也。《尔雅》棠棣即此，或以为唐棣，误矣。唐棣乃栱栘，白杨之类也。

（四）陈存仁《药学辞典》曰：郁李实作球圆形，生绿熟赤，子仁为白色，尖卵圆形，状类桃仁而小，被有褐色薄皮，味辛苦稍甘，有香气。其效能破血润燥，泻气结，通大便，用作利水消肿药，故在胃肠中，均不显何等作用，入血后，专激肾脏，促进其利尿机能。

冉雪峰曰：

李有多种，一野生，实小味苦，涩口，人多弃之，所谓道旁苦李者是也。一园莳，予所见四川建平官渡河李，味浓、质青脆。北地山东李，实大皮殷红，纯甜，多浆汁，皆佳种也。晋王戎家有殊李，卖之必钻其核，不知其种今有传焉否也。供果食以甘者为胜，入药以苦者为胜。而《本经》曰味甘，似当阙疑。又李味之甘，与他果不同，甘中兼带酸涩，类似橄榄，但园莳佳种，则酸涩而甘，山郊野生，则酸涩而苦耳。然此乃论其实之肉，至核之仁则无论家蓺野生，未有不苦者。张元素以为辛苦，陈存仁《药学辞典》以为辛苦微甘，舍甘就苦，实际是矣。而遗却酸字，仍有未符，故欲改订，而实验考察，尤以苦酸涩微甘为允当。查郁李仁香味甚浓，有过火麻仁，酸苦涌泻之中，俨具开破冲动之用。上二说苦上加一辛字，殆缘此致误与。其实本品但苦，并不辛也。本品含脂肪多，与火麻仁类似，故后贤用以泻火开结，润肠通便。但麻仁之滑润，化合于味甘之中；而郁李仁之滑润，化合于味苦之中。甘润则能肥健，苦润则趋降泻，降泻之品，中病即止，非可久服，《本经》列郁李于下品，而不得与火麻仁，暨枣仁、柏子仁，同跻上品之列，盖有故矣。再即性能治功而研究之，油质水不能濡，三焦司水之府，所以全系油质，故凡油质丰富之品，俱能利水利小便，此为本品与含油质各药物之共同性。油质滑利，润濡肠壁，俾粪便易于下行，虽缓缓涵濡，不及硝黄破下急驰，要有滑利下洩之功能，故凡含油质丰富之品，俱能通大便，此亦为本品与含油质各药物之共同性。特本品味则苦降，臭则香窜，兴奋神经，刺激黏膜，增加分泌，涵濡燥熯，为药学固有之原则，亦即本品特殊之功效。又郁李为肝果，肝主疏泄，故能平肝家之横逆，而开其结闭，血结气结，均可疏利，钱仲阳用治肝横，即其性能治功一端，见者以为新奇，不知此等义蕴，孟诜《食疗本草》云，酒服四十九粒，能泻结气，已开其先矣，不过仲阳用之恰当其可耳。愚以柔肝宜佐枣仁，濡便宜佐麻仁，通血宜佐桃仁，理气宜佐杏仁，利水利小便宜佐薏苡仁、车前仁，庶相得益彰。化而裁之，尚可头头是道，因应咸宜云。

巴　豆

辛，温。主伤寒温疟寒热，破癥瘕结聚、坚积，留饮痰澼、大腹。荡练五脏六腑，开通闭塞，利水谷道，去恶肉，除鬼毒

虫疰邪物、杀虫鱼。（《本经》下品。《别录》谓疗女子月闭，烂胎，金疮脓血，不利丈夫，杀斑蝥蛇虺毒。炼饵服之，益血脉，令人好色。）

选注：

（一）缪希雍曰：巴豆味辛气温，得火烈刚猛之气，故其性有大毒。其主破癥瘕结聚，坚积，留饮痰澼，大腹水肿，鬼毒虫邪物，女子月闭者。皆肠胃所治之位，中有实邪留滞，致生诸病。故肠胃有病，则五脏六腑闭塞不通，此药禀火性之急速，兼辛温之走散，入肠胃而能涤荡一切有形积滞之物，闭塞开，水谷道利，月事通，而鬼毒虫疰邪物，悉为之驱逐矣。温疟者，亦暑湿之气入于肠胃也，肠胃既清，则温疟自止。火能灼物，故主烂胎及去恶肉。性热有大毒，则必有损于阴，故不利丈夫。至《本经》所谓伤寒寒热，及《别录》所云炼饵之法，悉非所宜。岂有辛热大毒之物，而能治伤寒寒热，及益血脉，好颜色之理哉。

（二）李士材曰：巴豆禀阳刚雄猛之性，有斩关夺命之功。

气血未衰，积形坚固者，诚有神功。老羸虚弱之人，轻妄投之，祸不旋踵。巴豆、大黄，同为攻下之剂。但大黄性冷，府病多热者宜之，巴豆性热，藏病多寒者宜之。故仲景治伤寒传里恶热者，多用大黄，东垣治五积属藏者，多用巴豆。世俗不明此义，往往以大黄为王道之药，以巴豆为劫霸之药，不亦谬乎。若急治为水谷道路之剂，去皮心膜生用；缓治为消坚磨积之剂，炒令紫黑用。炒至烟将尽，可以止泻，可以通肠，用之合宜，效如桴鼓。纸包压去油者，谓之巴豆霜。巴豆壳烧灰存性，能止泻痢。

参考：

（一）陈存仁《药学辞典》曰：巴豆成分，含有脂肪油30%～40%，挥发油、树脂等。脂肪油为硬脂酸、软脂酸、巴豆酸，及其他脂肪酸之甘油化合物，其主成分为巴豆酸（crotonicacid，$C_4H_6O_2$），其效能治顽固性便秘蛲虫，攻痰积，泻寒毒，为著名之峻下剂。凡顽固之便秘，他药所不能见效者，巴豆必能见效。此品入胃后，即刺激胃壁神经，而觉热感，至肠能直接刺激肠之黏膜，使之发炎，致分泌液增多，而蠕动亦增速，使大便急剧下泻，由肠壁而吸入血中，即能减低血压，令胸部苦闷，四肢疼痛，全身倦懒，甚至大脑神经紊乱而死，故绝对不能服大量，其用量五分至一钱。

（二）《药物学纲要》曰：巴豆油之生理作用：一、有极强之刺激性，贴于皮肤，则发炎症水泡，注入于皮下，则发皮下蜂窝织炎。二、内服少量，觉口内灼热，胃部温暖，发腹鸣，自三十分至三时后，发下利。若用大量，则发剧烈之肠胃炎，将起呕吐。三、若吸收于血管中，则会中毒，发心悸亢进，心下苦闷，四肢疼痛，疲劳。其效用：一、于服他下剂而不奏效之顽固便秘用之。二、于因器械的狭窄，及脑脊髓病之顽固便秘用之。三、于铅毒疝毒用之，又于铅毒便秘用之。四、为引吐诱导药，于吐酒石之适应证可用之。内用以四分之一至一滴，用白糖和之。用为丸剂，极量一回为 0.05，一日为 0.1。但 0.05 与一滴相当，而 0.1 与二滴相当。

（三）《和汉药考》曰：巴豆酸为美丽细毛状结晶，摄氏二十度温水，可溶解其十二分。由水溶液徐徐结晶者，作菱角状，气味类酪酸。与苛性碱同热，则变醋酸。其溶化点为七十二度，沸腾点为一百十八度。又巴豆酸有同分异性体，含于巴豆油中，作液状，热至一百七十八十度时，则变巴豆酸，谓之异性巴豆酸。

冉雪峰曰：

巴豆为刚猛剧烈峻泻药，为中外学者所公认。他泻药多苦寒，或咸寒，辛温者少，惟巴豆大辛大温而又大泻。凡含脂肪丰富药，均有和缓濡下性，惟巴豆脂肪中含一种巴豆酸，有特殊刺激，大下特下，此诚泻下药之变例矣。大抵治疗上用泻下，如大刑用甲兵，乃不得已而为之，然用之得当，可以驯至太平。师之象曰，以此毒天下，而民从之吉，又何咎矣。仁者只有爱天下，养天下，安天下，何必毒天下，毒字义可深思。从古祸乱，多误因循，于毒字少体会。医事治疗，亦多误于因循，本有可治之方，竟成不治之疾，不敢议下，不敢用毒，此医之所以庸也。虽然，下不可渎用，毒下尤不可渎用，迟疑不可，莽撞不得，配道存义，只争斯须。仲景用巴豆者凡四方，一桔梗白散，二备急丸，三九痛丸，四走马汤，皆痈脓猝痛坚结寒毒之证。《本经》所主，亦癥瘕积聚、坚结、留饮、痰澼、大腹、恶肉、鬼毒、虫疰，邪物诸顽固奇恒实病。用药固当专，审证尤当的，究巴豆泻下之所以急剧刚猛者，固由于味之辛，性之温，与质之滑利，相互促成。而尤在中含巴豆酸，为一种特殊性质，如挥发油甚多，而桂之挥发油，则另标名曰桂皮挥发油，酸类亦甚多，而本品所含之酸，则另标名曰巴豆酸。但若炒黑则性缓，去油则性更缓，反之用本品榨出之油，则力量更大。用生药原质，尚可五分至一钱，用油则只可用四分之一至一滴，一日极量不过二滴，草木药之暴烈，未有甚于巴豆者。外用涂搽少许，犹发炎起泡，况内服乎？然所以暴烈成分，均在油质中，若炒黑去油，去其刺激滑泻成分，则变滑利为干燥，变刚烈为温煦，变猛勇疾驰，为芳香疏利，又适成为消食和中药。西人所制茄菲茶，中含此种炒黑去油巴豆质量最多，此即变刚猛毒药，为日用服食药之良好佐证也。缪氏希雍谓辛热大毒之物，无炼饵久服之理，殆未见及此耳。旧说炒至烟尽，反能止泻利，已恍惚此项义理，但不去油尽，尚未足云止泻止利也。至积冷坚结，旁流久利，以巴豆温下，结散利止，《纲目》曾载此案，然此乃治疗上神而明之之事，非巴豆药性本能如是。方为禁方，法为禁法，巴豆刚猛剧烈，又为禁药，毒药不可不用，毒药切不可轻率妄用，权衡轻重缓急而协于义，以此兢兢，其庶几乎。若冒险侥幸，但希赫赫之功，兵凶战危，而易言之，则非予之所敢知矣。

蓖麻子

甘、辛，平，有小毒。主治水癥，偏风，通关窍经络，止

诸痛，消肿追脓拔毒，外用疗疮疥瘰疬、丹瘤，汤火伤，催生下胞，及子肠挺出。（《唐本》《衍义》《纲目》所载，条文新参定。）

选注：

（一）朱丹溪曰：蓖麻属阴，其性善收，能追脓取毒，亦外科要药。能出有形之滞物，故取胎产胞衣，剌骨胶血者用之。

（二）李时珍曰：蓖麻仁甘辛有毒热，气味颇近巴豆，亦能利水，故下水气。其性善走，能开通诸窍经络，故能治偏风，失音口噤，口㖞斜，头风，七窍诸病，不止于出有形之物而已。盖鹈鹕油能引药气入内，蓖麻油能拔病气出外，故诸膏多用之。此药外用屡奏奇勋，但内服不可轻率耳。

参考：

（一）《荷兰药镜》曰：蓖麻子有斑纹之壳皮与薄膜，其泻下之作用，颇为猛烈，去皮膜用仁，则下泻之效减弱，故连皮膜者则用为峻泻药，或以之吐泻。从前用以涤除腐败胆液黏秽留饮等，然在易于感触之人，则肠胃必发剧甚之焮冲，及腹痛搐掣等症。因是晚近已废而不用，间有壮实之证，可以峻泻者，亦每用巴豆油代之矣。

（二）《和汉药考》曰：蓖麻子榨去油后，其余之渣，不惟泻下之作用，较蓖麻子油为剧，甚有发胃肠炎、陷于虚脱之状态者，即此可知蓖麻子中，除脂肪油外，必尚有泻下之物质。一说系含倔利克歇特之里企嫩 ricinon，亚尔加罗伊特之里企宁 ricinin，或有毒性蛋白质之里钦 ricin，故有上述作用云。

（三）陈存仁《药学辞典》载英美学说曰：蓖麻树原产于印度，故蓖麻树在印度为最多，有大小二种，其小者含油更多，而成色亦最佳。西国常用之蓖麻子油，大半为印度所产，俗名冷取蓖麻子油。间有北亚美利加与西印度运至英国出售者，色如淡稻柴色，臭淡味轻。此油虽比寻常定性油更重，而较水则轻，并有黏性。第蓖麻油之由榨取者，其性略纯，以火制成者，其性颇烈。药市中所出售中之品，必判为两种。其作用为轻泻药，为轻性稳妥微利药，泻力速而平和，老幼均可服。如服甘汞之后，而犹未泻，宜服蓖麻油以助之，缘滑利之剂，惟此油最为上品，而亦惟此油最为通行。

冉雪峰曰：

蓖麻子《本经》《别录》不载，始见于唐本草，内服者少，多用作外治。如《肘后》治一切毒肿，痛不可忍，用蓖麻子捣敷即止。《千金》治耳猝聋闭，以蓖麻子捣烂棉裹塞。《外台》治脚气作痛，用蓖麻子七粒，去壳研烂，同苏合香丸贴足心。《古今录验》治烫火伤，以蓖麻子、蛤粉等分研膏，烫伤以油调涂，火伤以水调涂。凡此皆外治也，故丹溪云：蓖麻子亦外科要药。而英公《唐本草》，宗奭《衍义》，濒湖《纲目》，各家所载主治，亦侧重外治，并云内服不可轻率。西说则用为稳妥和缓微泻药，两两不同，若是者何也。查蓖麻子类似巴豆，蓖麻油类似巴豆油，但巴豆泻下成分均含油中，其毒质亦蕴蓄油中，若皮膜则反能止泻，且经火煅炼则热毒渐杀，泻下力亦渐缓。蓖麻则泻下成分除脂肪外，其皮膜内尚含有毒性蛋白质多种，其泻下力较仁较油为尤烈，甚至诱起胃肠发炎，已一经煅炼，则皮膜中毒性透入油中，而泻下力因之更大，适与巴豆生理作用成反比例。泰西药市，蓖麻油必判分为二种，盖防用者之混同也。其通常用为缓和下药者，呼为冷取蓖麻油，于巴豆则去油尽，制为和中茄菲茶；于蓖麻则去皮膜尽，制为冷取蓖麻油。盖深得二药所以然之性能，亦善用二药所以然之性能。中说蓖麻取油之法，《唐本草》已开先例，《纲目》尤详。先以水煮去沫尽，嗣煎炼至点灯不诈，滴水不散为度。是中医所用蓖麻油，为火煎；西医所用蓖麻油，为冷取。炼取不同，即性能亦各异也。观上参考项下英美学说云：蓖麻油之由榨冷取者，性较纯，以火制成者性颇烈，此其义更彰明较著矣。再蓖麻有牵引咬含之力，故《纲目》云鹈鹕油能引药气内入，蓖麻油能拔病气外出，而《妇人良方》谓口眼㖞斜，用蓖麻子捣膏，左贴右，右贴左，即正。《海上集验方》谓催生下胞，蓖麻子研膏涂足心，若胎及衣下，速洗去，不尔，则子肠出，即以此膏涂顶，肠自入，其牵引吸含之力可谓大矣。实事试验，效力颇确，此可以补西说所未及。故学者用蓖麻子，当辨其皮膜与仁之性能，用蓖麻油，当辨其冷取火炼之差异。能尽物之性，则可以尽人之性，亦庶可以尽病变治疗之性云。

芦荟

苦，寒。主热风，烦闷，胸膈间热气，明目镇心，小儿癫痫惊风，疗五疳，杀三虫。及痔病疮瘘，解巴豆毒。（《开宝》所载。）

选注：

（一）黄宫绣曰：芦荟大苦大寒，功专杀虫除疳，安心明目，最为小儿惊痫疳积上品。且能吹鼻杀脑疳，及除鼻痒。然苦虽能杀虫，寒虽能疗热，而气甚秽恶，仅可施之藿藜，及体质强健者，若胃虚少食人得之，入口便大吐逆，遂致夺食泻泄，因而羸瘦怯弱者多多矣。

（二）顾子静曰：芦荟有两种：一为喜望峰地方所产百合科植物，芦荟属诸种肥厚肉状之叶，榨取其津汁，煎至浓稠，成暗褐色之块，易于破碎。其碎面呈贝壳状，有玻璃状光泽，边缘透映视之，呈类赤色，或淡褐色，粉碎之成黄色无晶形粉末。有特异之臭气，与极苦味。难溶解于冷水，入二倍之沸汤中，殆成透明之溶液，是所谓透明芦荟也。主成分为阿路爱磬，有强泻下作用，并含多量弱泻下性之芦荟脂，此外更具没食子酸、蛋白质状物质、脂肪等。二为东西印度地方所培植之芦荟属植物，含少量阿路因，无光泽，色黄褐，乃至黑褐。粉末为橙黄色，乃至褐色。此外之性质及成分，与透明芦荟无异。芦荟之作用，其少量自三毫至一厘五毫，能兴奋食欲，促进消化，但不甚确实。稍大量自三厘至一分三厘，发生嗳气，胃部压重，服用后经十时至十五时，排粥状暗色便数次，时或腹痛。其三倍量即四分，通利较速，排泄液便，腹痛极强，并发里急后重。

但泻下量因人而异，泻后毫无便秘之患。久用大量，则下腹脏器，易至充血，以肾脏与在小骨盆腔内之直肠，并生殖器之血管为甚，因此诱起子宫出血、尿意频数、痔疾、痔出血等症，亦直肠血管扩张，难至于回复，成为痔疾，是由芦荟之直接刺激直肠也。芦荟医疗应用，最常用者为泻下药，尤适于常习便秘，可以久服，以无须增大量也。但有出血之倾向者，皆当禁用。

参考：

（一）《药物学纲要》曰：芦荟服少量，能增加食物，促进消化。用为下剂，则于六时至十一时后奏效。又为通经药，于月经闭上。痔血闭止，以下剂量与之。为诱导下剂，于脑充血，肺充血用之。又或用少量为健胃药，若用大量，则起呕气呕吐，腹痛下利，直肠子宫肾之充血，因是患子宫出血，痔出血，尿意频数，流产，春情亢进等症亦有之。且能使胆汁肠液乳汁之分泌增加，肠之蠕动亢进，甚有发炎性者。

（二）《和汉药考》曰：芦荟成分为芦荟素（aloin，$G_{31}H_{36}O_{14}H_2O$），系从叶采取液汁，煎成为暗褐色之固块，质脆易碎，碎片透明，作贝壳状，现锐棱，有类似玻璃之光泽，置显微镜下观之，见并非结晶。气味特异，有苦味。本品加哥罗仿姆煮沸，或加伊打，只稍存类黄色，将其伊打液蒸发，则遗下少许黄色著黏性残渣，又用热汤溶化，加硼酸钠浓液，则成绿色之莹石光彩。

冉雪峰曰：

芦荟系芦荟属植物肥厚之叶，中含液汁制成之结晶块。但科学显微镜观察，则并非结晶而为无晶。《纲目》由草部移于木部，其实本品种类不一，产亚拉苏哥笃拉岛者，茎作圆单柱状，叶扁平肥厚，似草非草，似木非木，以钻刺叶，则渗出苦液汁，谓之芦荟汁，即炼制药用芦荟之原汁也。味大苦，性大寒，臭气特殊，是性味纯阴，而又具冲动性能者。《药学辞典》谓其入胃，能促进胃液分泌增加，至肠能激肠之蠕动加速，盖有故矣。

凡植物之叶俱含叶绿素，本品叶之形态，肥厚似肉质，绿而且蓝，其所分泌液汁，色黄褐或黑褐，有光，夫曰黄褐，曰黑褐，是深绿而近黑，含此项叶绿素尤富。因其深绿近黑，颇似胆汁，故方书又名象胆，西说并谓可代胆汁用，可见本品同声相应，同气相求。善入肝胆，借其味苦、性寒之化合，可制肝胆之横逆而戢其狂飙，古当归龙荟丸，用本品为主药之一，即此物此志也。本条主治曰热风烦闷，曰小儿癫痫惊风。窃小儿惊痫，与大人中风一例，风热上犯脑海，非此沉静循环，制止血液腾沸，安能宁息。曰热风，则别于寒风甚显，反而观之，足征世所谓外中俱寒风者误也。本品有使下腹脏器，如子宫、直肠等，充血作用。下部充血，则上部减血，是本品治充血性之中风病，尤有特长。西说谓本品用少量为健胃药，大抵西法以苦味为健胃药者多，如黄连、大黄，用少量均谓健胃。中说则惟砂仁、蔻仁辛温者为健胃，胃有寒则宜辛温，胃有热则宜苦寒，二者不可偏执，二者亦俱可会通。至西说谓本品大量久用，则诱起下腹脏器发炎。大苦大寒之药，何致发炎，此于人之伤于寒也，则为病热一例。彼郁于外则化热，此郁于下则发炎，一为气化传变，一为药物性变，其义一也。本品主要功能在通便，而主治条文不言何也？曰：通便下泄，为有形的质味功用。若明目，若镇心，若疗中风惊痫脑病，此为无形的精气功用。易知者不必言，所言均难知者，《本经》奥旨，大都如是。《开宝》亦深得遗意，故撇去浅层，独标新义，所叙述如是，马氏盖亦一代大手笔云。

猪胆汁

苦，寒。主治伤寒热渴，骨蒸劳极，敷恶疮，杀疳䘌，目赤目翳，明目，大便不通，入汤沐发，去腻光泽。（《别录》《拾遗》《图经》《纲目》所载，条文新参定。）

选注：

（一）李时珍曰：肝开窍于目，胆汁减则目暗，目者肝之外候，胆之精华也。故诸胆皆治目，方家用猪胆，取其寒能胜热，滑能润燥，苦能入心，又能去肝胆之火也。

（二）成无己曰：仲景以猪胆汁和醋少许，灌谷道中，通大便神效。盖酸苦益阴，润燥而泻便也。又治少阴下利不止，厥逆无脉，干呕烦者，以白通汤加猪胆汁主之。若调寒热之逆者，令热必行，则热物冷服，下嗌之后，冷体既消，热性便发，故病气自愈。此所以和人尿猪胆咸苦之物，于白通热剂之中，使其气相从，而无格拒之患也。又曰霍乱病吐下已断，出汗而厥，四肢厥急，脉微欲绝者，通脉四逆汤加猪胆汁主之。盖阳气太虚，阴气独胜，纯与阳药，恐阴气格拒不得入，故加猪胆汁，苦入心而通脉，寒补肝而和阴，不致格拒也。

参考：

（一）《本草新纲目》载：《东京医学会杂志》第二十二卷第十一号，载有医学博士井上善次郎、佐藤恒二之胆汁的医疗应用一文，详述胆汁之生理的机能，最主要者为促进肠内脂肪之吸收。其结论如下：一、服下胆汁，则促进脂肪消化。二、空腹时将胆汁与多量水一同服下，并不害胃。三、胆汁能促粪便排泄，故不用泻剂，只服胆汁自能通便。四、诸般黄疸证，对于由胆汁不流入肠内而发之症状，服之有效，可谓一种原因的脏器疗法。

（二）《本草纲目》载张文仲疗伤寒斑出：用猪胆汁、苦酒各三合，鸡子一个，合煎三沸，分服，汗出即愈。《拾遗》疗瘦病咳嗽，猪胆和人溺、姜汁、橘皮、诃黎勒皮，同煮饮之。梅师疗热病虫䘌，上下用猪胆一枚，醋一合，煎沸服，虫立死也。奇效疗赤白痢，十二月猪胆百枚，俱盛黑豆入内，着麝香少许，阴干，每用五七粒为末，生姜汤调服。《圣惠》疗火眼赤痛，猪胆一个，古钱三文，同置盏内，蒸干，取胆丸粟米大，安眼中。《普济》疗疮恶肿，十二月猪胆风干，和生葱捣敷。邵真人疗喉风闭塞，腊月初一日，取猪胆五六枚，用黄连、青黛、薄荷、僵蚕、白矾、朴硝，各五钱，装入胆内，青纸包了，掘地一孔，方深各一尺，以竹横悬此胆在内，以物盖定，候至立春日取出。待风吹，去胆皮、青纸，研末密收，每吹少许，神验。

冉雪峰曰：

胆汁系依肝细胞机能制造，由肝叶间胆道输入，由输胆管输出与胰管会合，开口于十二指肠，为消化最要之元素。其功用有四：一、乳化脂肪。二、浸润肠壁，使脂肪易于吸收。三、刺激肠筋，促进蠕动。四、防止肠内食物之腐败。知胆腑之生理如是，则知胆汁之药理亦如是，倘因胆汁缺乏，诸般黄疸证，对于胆汁不流入肠内而发之症状，则取用各项动物之胆汁，同气相求，为胆汁补偿药，及原因疗法，脏器疗法药。又或用为镇痉杀虫、解凝兴奋药。而胆为中精之府，自较无情草木为灵异，以治劳疾蒸热，恶疮怪嚚，实为吻合。中西用胆汁之取义，大抵可以相通，诸胆功用，亦大略相同。古人有用龙胆、蛇胆、虎胆、象胆、熊胆、狐胆、猴胆、鼠胆、牛胆、羊胆、青鱼胆、鲤鱼胆等。或以宁脑，或以清心，或以平肝，或自还神化，即以益胆。尤以獭胆分杯，犬胆隐形，功用为奇异。《纲目》载有人胆，殊为不经，虽曰沙漠阵地救急，终属不安，若猪胆则取之易而用之便耳。胆之生成特异，他脏腑均筋肉组成，惟胆除皮囊外，所储仅流质，其色之青黑，味之大苦，在各动物身中，均无与比伦。西法用苦味为兴奋药、解凝药，中说尚未及此，不过苦从火化，恍惚似之。古人谓五志过极皆火，愚谓五味过极亦皆似火，何也？刺激冲动，有似于火也，味辛之姜桂辛附无论已，他如硝石之咸而能消，山萸之酸而能柔，大枣之甘而能通，以及龙胆、苦参，及本品之苦而能兴奋解凝，亦研究药学者，最有趣味之事也。唐容川谓命门为火之根，三焦为火之道路，胆为火之焰，得此而胆汁体阴用阳之义昭然矣。清热濡燥通便，乃用其体，胆汁引导，则用体之变法也。仲景白通汤、通脉四逆汤加本品，乃体用兼使，盖下焦生阳欲绝，不能不重用姜附，然汗吐下之余，阳虚而阴未尝不竭，且肾性恶燥，此时姜附既形刚燥，参术又嫌呆钝，惟本品濡润而不破泻，冲动而又滑泽，故可协助姜附雄烈以成功。后人用气血有情各药合剂，升固八脉，大抵即从此证入。若但解引入阴分，免除格拒，犹浅之乎视胆汁矣。胆汁功能，惟仲景用尽其量，眼科疮科，犹是其旁枝之一端耳。

番泻叶

甘、苦，大寒。主心腹胀满，便秘积滞，水肿，多服令人腹痛反胃。（陈存仁《药学辞典》所载，条文新参定。）

选注：

（一）陈存仁曰：泻叶原名旃那。其作用较诸大黄稍强，内服小量二分六厘至五分，约间五六小时，则始呈其作用，初起矢气，以后不腹痛而起排泄形似粥状之软便，内服大量一钱至一钱三分，约间三小时后，则发呕气呕吐，雷鸣腹痛，利下溏薄，且损食气，增加痔疮及子宫出血，甚有至流产者，故妊妇不宜服此。但能亢进大肠之蠕动，刺激肠之管壁，较诸他种泻下药，则一时虽为微弱，而于肠管有炎之证，则频增剧极，易诱起肠膜发炎，故有此证时最宜忌之。

（二）华实孚曰：服大量之泻叶后，有惹起恶心呕吐等症，此为含有树脂样之物质也。预以酒精浸制，除去其树脂样之物质，毫无逗留，使无挥发性之油脂存在，则仍不减泻下之效，而可免恶心呕吐不快。

参考：

（一）陈存仁《药学辞典》曰：泻叶产地，为热带地方，亚非利加之埃及，印度之替纳勿里，暨中国南部。其主要成分含有加答尔精酸 kathartinsaure，为无晶形黑褐色之物质，此外另含有加答尔笃满尼笃 kathartomannit，属糖质倔利沙烈精 chrrsoretin，属黄色素，旃那必倔林 sennapikrin，属苦味质及植物盐酸等。加答儿精酸被吸收于血液中后，由诸分泌而排泄，故妇人内服本品后之乳汁，小儿饮之，亦能诱起同样之下利。而旃那中之黄色素于十五分时，已现于尿中，尿亦被染为黄褐色。

（二）《辞典》又曰：泻叶之泻下效力，颇为确实，故于一时性之便秘服之，即可以促进肠之排泄。如服小量三分六厘，并可消化食积，增加食欲；如服适量五分至一钱，功能缓下；欲其大泻，则二钱至三钱之浸剂，不间数小时，即起效用而泄泻也。又辨伪法，泻叶叶锐尖，形质薄，黄绿色者，堪称道地。如叶尖圆而厚，味独苦而不甘，则属赝品，不入药用。

冉雪峰曰：

推陈即可致新，少量和胃，增进食欲，适量便微溏，大量达畅下目的，此为泻下药通例。非泻下药真能开胃健食，亦非本品泻叶，有特殊开胃健食功能也。泻叶原名旃那，其基本为旃那树之叶，有泻下效能，故呼泻叶。产自热带地方亚非利加及印度之替纳勿里，故呼番泻叶。泻下功效确实，其作用较大黄为强。大黄中含鞣酸，故泻后有副作用，呈欲泻不泻状态，西法有利用此点，反用大黄为止泻药者。用泻叶泻下后，无此等副作用，但能使胃肠炎症增剧，及诱起胃肠炎，又易惹起恶心呕吐等症象。故方书以为宜加香味药服，又或谓以酒精制去树脂样物质服。盖泻叶苦寒，与芦荟类似，有恶臭，与阿魏类似。不过芦荟致炎，多在下腹脏器部分，泻叶致炎，系统胃肠而言。芦荟味纯苦，泻叶苦中微甘。阿魏虽泻，而功能在吐，泻叶虽吐，而功能在泻。阿魏恶臭尤剧，泻叶恶臭较缓，然其在芦荟、阿魏二药之间，而各得其一体，则无疑义也。再以本条主治绎之，泻叶既具恶臭，则冲动力大，凡药大香大臭，均能破积聚，因其有钻透性，无孔不入，有滤在性，无处不到。曰主治心腹胀满，则腔壳内事。曰便秘积滞，则胃肠间事。曰水肿，则经络腠理分肉间事。泻叶借其恶臭冲动，香窜所不疗者，则恶臭可以疗之。无论无形之胀满，有形之积滞，旁渗溢潴之水肿，无不可以统主。观其服后十五分时，所含黄色素，已见尿质中，乳母服之，则乳儿亦发下泻，其钻透渗滤，何其速乎。盖因所含加答尔精酸成分，服之被吸收于血液中后，系由诸分泌而排泄，又得其特殊臭气窜透促助以成功。若然，则不惟尿中乳中，汗中亦借其分泌，而含此项余气成分矣。化而裁之，不惟通便，并可利尿，不惟利尿，并可通乳，不惟通乳，并可发汗。麻黄本发汗药，今共知其利尿，则泻叶本泻药，又何不可借以发汗乎？再进一步言，温疫病秽浊填塞，固当破下，然使拒而不纳，则惟此恶臭者，同气相求，庶为合拍。又或外证未罢，里而复表，疫秽充塞，几如蛮云毒雾，惟此由各分泌排泄者，庶几门门洞澈，脏腑廓清。而微汗不汗之理，通里和外之法，并可于此一药得其神髓。不惟药物学开无限法门，而病理学治疗学亦因之开无限法门矣。

柿霜

甘，平、微寒。主虚劳不足，生津止渴，化痰宁咳，疗肺痿，心热，吐血，血利，淋涩，润声喉，治咽喉口舌疮痛。（《别录》《食疗》《大明》《纲目》所载，条文新参定。）

选注：

（一）朱丹溪曰：人之阴气，依胃为养，土伤则木挟相火，直冲清道而上，作咳逆。古人以为胃寒，既用丁香、柿蒂，不知其孰为补虚、孰为降火，不能清气利痰，惟有助火而已。

（二）王士雄曰：鲜柿甘寒，养肺胃之阴，宜于火燥津枯之体。以大而无核熟透、不涩者良，或采青柿，以石灰水浸过，则涩味尽去，削皮啖之，甘脆如梨，名曰绿柿。凡中气虚寒，痰湿内盛；外感风寒，胸腹痞闷；产后病后，泻利疟疝痧痘后，皆忌之。不可与蟹同食。干柿甘平，健脾胃，润肺涩肠，止血充饥，治反胃，已肠风，老稚咸宜，果中圣品。

（三）黄宫绣曰：柿蒂味苦气平，虽与丁香同为止呃之味，然一辛热而一苦平合用，深得寒热兼济之妙。如系有寒无热，则丁香在所必用，不得固执从治之必佐以柿蒂；有热无寒，则柿蒂在所必需，不得拘泥兼济之必杂以丁香。是以古人用药，有合数味而见效者，有单用一味而见效者，要使药与病对，不致悖谬而枉施耳。

参考：

（一）《本草纲目》曰：柹从朿，音滓，谐声也，俗作柿非矣。柿音肺，削木片也。柹高树大叶，南北俱有，其种亦多，以青绿之柹，收置器中，自然红熟如烘成，涩味尽去，其甘如蜜，此为烘柹。用大柹去皮捻扁。日晒夜露，至干内瓮中，待生白霜，乃取出，此为柹饼，亦日柹花，其霜谓之柹霜。

（二）《纲目》又载方勺《泊宅编》云：外兄刘掾云：病脏毒下血，凡半月，自分必死，得一方，只以干柹烧灰，饮服二钱，遂愈。又王璆《百一方》云：曾通判子下血十年，亦用此方，一服而愈。为散为丸皆可。与本草治肠澼、消宿血、解热毒之义相合，则柹为太阴血分之药，益可征矣。又《经验方》云：有人三世死于反胃，至孙得一方，用干柹饼同干饭，日日食之，绝不用水饮，如法食之，其病遂愈，此又一征也。

冉雪峰曰：

梳从朿，《唐韵》会韵，钼里切，音士。又《正韵》，时吏切，音侍。《说文》赤实果。《礼·内则》，枣梨榛梳。《尔雅翼》，梳有七绝，一寿，二多阴，三无鸟巢，四无蠹虫，五霜叶可玩，六佳实可啖，七落叶肥大，可临书。《集韵》俗作梳者非。又云柿俗梳字，可见原作梳，柿柹均俗字。濒湖以柿为柹俗字，又误柹为柹，误中生误矣。此无关药学，无足深辨，而近今医药同人，只知柿字，故沿礼从俗之义，本条霜字上仍冠柿字。柿甘味甚浓，涩味亦甚大，红熟则涩味渐减，色青未熟者，非石灰水浸漂或水田泥中久泡，不堪食也。故诸家本草释青柿、烘柿、柿饼、柿蒂及柿霜，虽有甘寒甘平之异，而其以为性兼收涩则一也。不知柿生则味涩甚，熟则味涩减，作饼则不涩矣。至饼上之霜，乃甘味糖质蒸发，纯为气体凝结，乃天然外科所升丹药，入口清甜朗润，毫无滓渣。其清如水，其甘胜蜜。只有甘味香味，何有涩味；只有清性润性，何有涩性。各家惑于青柿本涩之故，其释饼蒂及霜，均仍系涩。不知胡桃皮涩涩，而仁则滑利；补骨脂皮燥涩，而实则濡润。一体而具两性者多矣。安可各各混同，不实事体察乎。他含糖质重药物，多黏腻，柿霜则清澈恬释，不惟不涩，而且不黏腻。又滑利药多下泻，柿霜则润肺润心，润胃肠，使燥气化而便自下，与他药滑利下泄者迥别。既审知其性能，则凡肺阴伤，心阴竭，胃肠阴衰弱，燥火燔炽，虚热亢熯者，既不宜于辛温燥烈，又不宜于滋腻寒滑，惟此平而微寒，纯以甘胜纯以甘之清气胜者，实为无上金丹。舍此而欲再求相似者，其何可得。《食疗本草》谓补虚劳不足；《大明本草》谓润喉声；《本草纲目》谓生津止渴，化痰宁肺。盖已窥见一斑矣。葛可久辛字润肺膏，治久咳肺燥肺痿，用柿霜；癸字补髓汤，治久劳髓干精竭血枯，用柿霜；《沈氏尊生》治喉痹肿痛，用柿霜、硼砂等为丸含化，或作汤服，盖已用得其道矣。上参考项下所述，《集验方》载干柿一味，医愈三世不医反胃病。《百一方》载干柿烧灰，一服医愈垂死脏毒，暨十年下血，更信而有征矣。柿霜较干柿尤纯，柿霜以清为补，以清为润，即以清补清润者为清通，似下非下，不下能下，录之为通便泻下者，另备一格。

蜂　蜜

甘，平。主治心腹邪气，诸痫惊痓，安五脏，诸不足，益气补中，止痛解毒，除众病，和百药，久服强志延年。（《本经》上品。原作石蜜。）

选注：

（一）李时珍曰：蜂采无毒之花，酿以大便而成蜜，所谓腐臭生神奇也。其入药之功有五：清热也、补中也、解毒也、润燥也、止痛也。生则性凉，故能清热；熟则性温，故能补中；甘而和平，故能解毒；柔而濡泽，故能润燥；缓可以去急，故能止心腹肌肉疮疡之痛；和可以致中，故能调和百药，而与甘草同功。张仲景治阳明燥结，大便不通，蜜煎导法，诚千古神方也。

（二）徐灵胎曰：蜜者，采百花之精华而成者也。天地春和之气，皆发于草木，草木之和气，百发于花，花之精英，酿而为蜜。和合众性则不偏，委去糟粕则不滞，甘以养中，香以理气，真养生之上品也。但其性极和平，于治疾则无速效耳。又曰凡天地之生气，皆正气也；天地之死气，皆邪气也。正则和平，邪则有毒，毒者，败正伤生之谓。蜜本百花之蕊，乃生气之所聚，生气旺，则死气不能犯，此解毒之义也。

参考：

（一）《嘉祐图经本草》曰：食蜜亦有两种：一在山林木上作房，一在人家作窠，槛收养之，蜜皆浓厚味美。近世宣州有黄连蜜，色黄味小苦，主目热；雍洛间有梨花蜜，白如凝脂；亳州太清官有桧花蜜，色小赤；柘城县有何首乌蜜，色更赤。并蜂采其花作之，各随花性之温凉也。

（二）《本草衍义》曰：《嘉祐本草》石蜜有二：一见虫鱼，一见果部，乳糖既曰石蜜，则虫部石蜜，不当言石矣，石字乃白字误耳。故今人尚有言白沙蜜，盖新蜜稀而黄，陈蜜白而沙也。

（三）万震《凉州异物志》曰：石蜜非石类，假石之名也，实乃甘蔗汁煎而曝之，则凝结如石，而体甚轻，故谓之石蜜也。

（四）王灼《糖霜谱》曰：古者惟饮蔗浆，其后煎以为蔗饧，又曝为石蜜。唐初以蔗为酒，而制成糖霜，则自大历间，有邹和尚者，来往蜀之遂宁伞山，始传造法。故甘蔗所在植之，独有福建、四明、番禺、广汉、遂宁。有冰糖，他处皆颗碎，色浅味薄，惟竹蔗绿嫩味厚。作霜最佳，西蔗次之。凡霜一瓮，其中品色亦有不同。叠如假山者为上，团枝次之，瓮鉴次之。小颗块又次之，沙脚为下，紫色及如水晶色者为上，深琥珀色次之，浅黄又次之，浅白为下。

冉雪峰曰：

蜂蜜原名石蜜，《本经》列上品。古时养蜂法未发明，多就野蜂取蜜，其得之崖穴石缝者，谓之石蜜。蜜字从虫，蜜之字义，已将由蜂酿成义蕴包涵，而石则从其所产生地言也。周秦时已有收野蜂而饲养者，考之记载，陶朱公曾营此。古亦有糖，系米制，故糖字从米。仲景小建中之饴糖，即米糖也。蔗之取糖，始于唐大历间。蜜字糖字，原界畔分明。蜜贵而糖贱，市肆或以糖伪蜜，苏颂不察，其《图经本草》谓石蜜为蔗糖煎成，是以非为是，以假为真矣。万震《凉州异物志》，谓石蜜曝蔗汁凝结如石，想当作者时代，蜜糖均甚罕，视为异物，故载入《异物志》，所见不广，错误甚易。五灼《糖霜谱》，亦以初煎为蔗饧，又曝为石蜜，仍是相沿臆说，辗转错误。万王二氏，非医家，不足责。所可怪者，历代诸家本草，亦承悠踵谬。寇宗奭《本草衍义》，并谓果部既有石蜜，则虫部石蜜，不得谓石。不知虫部之蜜，可以称石，而果部之糖，不得称蜜，更不得称石矣。至若蜂蜜释为甘平，蔗糖释为甘寒，蜂蜜释为微温，蔗糖释为冷利，或谓蜂蜜生则甘凉，熟则甘温，又谓新蜜稀而黄，陈蜜白而沙，甚谓蜜系由蜂大便酿成，至今尚多以为花粉酿成者，种种笑话，不一而足。蜜为一种调味药，丸剂佐药，中法并用为补剂蜜炙药，膏剂赋形药，似此日用普通之品，尚如许扞格错误，遑论其他。方今世界养蜂之法，日新月异，已蔚为专科学术。制糖则有大规模之公司，机械精良，蜜与糖之分，无待烦言而解。糖为植物性，一再经火煎炼，其性较温，并非冷利；蜜为动物性，系蜂早晚由花蕊精英未经曝干时吮果，其性较凉，并非微温。采自黄花类，如芸苔等，则色淡黄；采自白花类，如冬青等，则色纯白；采自赤花类，如荞麦等，则色似琥珀。其香味亦由所采花蕊种类转移，各蕴含其种类之元素香味。如采自枇杷花者，功能疗咳，为肺病良药。采自龙眼花者，味更可口，为佐食珍品。由此推知，《图经》所谓宣州黄连蜜主目热，蜂之集蜜各随其花性之温凉，此数语实为中肯。窃蜂吸百卉之精英以为蜜，蜜本百卉之精英以除众病，和百药，固花蕊液汁萃合之性能，亦蜂体蜜囊斡运之功用。而清热补中、解毒、润燥、止痛，皆其甘缓效能推出。以治老人虚人，产后病后，习惯性便秘，不宜攻下，不宜寒滑者，得此较麻仁、柿霜为尤优，故录之以殿泻剂之末。

卷三

利尿类

泽　泻

甘，寒。主风寒湿痹，乳难，养五脏，益气力，肥健，消水。久服耳目聪明，面生光，能行水上。（《本经》上品。《别录》谓起阴气，止泻精、消渴、淋沥，逐膀胱三焦停水。）

选注：

（一）李士材曰：泽泻甘咸，微寒，肾与膀胱药也。利水道，通小便，补虚积，理脚气。按《本经》云：久服明目；而扁鹊云：多服病眼。何相反耶？盖水道利，则邪火不干空窍，故明目；水道过于利，则肾气虚，故云病眼。又《别录》称其治遗泄，而寇氏谓泄精者不敢用，抑何相刺谬也？盖相火妄动而遗泄者，得泽泻清之而精自藏矣。气虚下陷而精滑者，得泽泻降之而精愈滑矣。况滑窍之剂，肾虚失闭藏之职者，亦宜禁也。夫一药也，一证也，而或禁，而取变化殊途，自非博洽而神明者，未免对卷而疑，临证而眩。若格于理者，变变化化而不离乎宗，故曰：医不执方，合宜而用，斯言至矣。

（二）陈修园曰：泽泻气寒，水之气也；味甘无毒，土之味也。生于水而上升，能启水阴之气，上滋中土也。其主风寒湿痹者，三者以湿为主，此能启水气上行而复下，其痹即从水气而化矣。其主乳难者，能滋水精于中土而为汁也。其主五脏，益气力肥健等句，以五脏为藏阴，而脾为五脏之源，一得水精之气，则能灌溉四旁，俾五脏循环而受益，不特肥健消水不饥，见五藏之功。而肺得水精之气而气益，心得水精之气而力益，肝得水精之气而面生光泽，一生得水精之气而延年。所以然者，久服之功，能行在下之水，而使之上也。此物形圆，一茎直上，故其功效如此。今人以盐水拌炒，则反制其肘矣。

参考：

（一）《本草纲目》曰：泽泻气平味甘而淡，淡能渗泄，气味俱薄，所以利水而泄下。脾胃有湿热，则头重而目昏耳鸣。泽泻渗去其湿，则热亦随去，而土气得令，清气上行，天气清明，故泽泻有养五脏、益气力、治头旋、聪明耳目之功。若久服则降令太过，清气不升，真阴潜耗，安得不目昏耶？

（二）《理虚元鉴》曰：肺金为气化之源，伏邪蒸灼，则水道必淤。淤则金气不行，而金亦病。且水停下流，则中土濡湿，而上奉无力。故余治劳嗽吐血之证，未有不以导水为先务者。古人每称泽泻有神禹治水之功，夫亦尝究其命名之义矣。盖泽者，泽其不足之水；泻者，泻有余之火。惟其泽也，故能使生地、白芍、阿胶、人参补益之品，得其前导，则补而不滞。惟其泻也，故但走浊道而不走清道，非若猪苓、木通、腹皮等味之削阴破气，直走无余。要知泽泻一用，肺脾肾三部咸宜，所以功同神禹者此也。

冉雪峰曰：

泽泻生于水沼，得水气最足，习惯性敌水，是以泻水，故《本经》名水泻。后贤昭其功用曰泽泻，言不仅能泻，而且能泽也。《本经》曰面生光，《别录》曰起阴气，曰止消渴，皆泽之功效彰彰者也。盖本品一茎直上，其气上达，能使在下水阴真气，上育上涵，故其利尿也，乃由下而上，由上而下，俾无形之水气得升，斯有形之水质得去，既能输灌水精而使之泽，复能宣化水气而使之泻，其泽其泻，纯在气化方面斡旋。夫尿之所以不利者，因素甚多，当各披其奥窍以施治。气泽外出为汗，下出为溺，故表剂类之麻黄、木贼均有强度利尿功用。尿质虽由气化运输，实经血管由玛氏小体滤出，故血剂之类茅根、琥珀，亦有强度利尿功用。且肺为水之上源，肺气通，则下气通；脾为水之中枢，脾气化，则下气化。并非拘拘去水，而后谓之利尿，然则泽泻之所以利尿者可知已。夫水占人身最多量成分，亦为人身最重要成分，故有形之水质当去，而无形之水阴决不可伤。他项利尿药，多温化，多燥利，多直捷渗泄，一往无余。惟泽泻不温化而清化，不燥利而清利。水行气化则以泻为泽，气化水行则以泽为泻，一任水质气机之自为适当浃洽。又如清气不升，亢熯气郁，虚气反阻碍化水，上奉无力，下输少权。虚而补耶，愈滞其机；温以化乎，更助之焰。惟泽泻以升为降，以润为渗，俾气泽充沛涵濡，有形之水质得以排去，无形之水阴反得灌输，不形其泻之弊，惟昭其泽之功，故命名则以泽为泻，而主治则以泻为补，列之上品，明著久服，《本经》洵有旨哉。张山雷《本草正义》，谓渗利滑泻之药，必无补养之理，因疑养五脏、益气力、肥健等，均与渗泻伤阴之义矛盾。是只知其泻，不知其泽。只知渗水质为泻，而不知起阴气之为泽矣。大抵《本经》凡叙主治，多撇去常解，从人所难知者着笔。如人参本补健药，而昭其除邪开心之功；石斛本清渗药，而推其强阴益精之效。凡《本经》特笔，均当着眼。气濡而色泽，安得不面光。气化而体轻，何难于行水。如张氏言，一言以蔽之曰：利尿足矣。似此不惟不成药理，又将何以适应各项病理，妄逞词锋，借口脱遗改窜，此经生武断恶习，张氏贤者，何亦尔尔耶？而泽泻之功能掩矣，而泽泻所以利尿之功能，亦不能勘透矣。

猪苓

甘，平。主痎疟，解毒蛊疰不祥，利水道，久服耐老。（《本经》中品。一本蛊作虫。）

选注：

（一）张隐庵曰：枫树之瘿，遇风雷则暗长，以泥涂之，即天雨，是禀水精所生之木也。猪苓初出土时，其味带甘。苓主淡渗，故曰甘平。痎疟，阴疟也，主治痎疟者，禀水精之气以奉春生，则阴疟之邪，随生气而升散矣。解毒虫疰不祥者，苓禀枫树之精华，结于土中，得土气则解毒，禀精华则解虫疰不祥也。味甘平而淡渗，故利水道。久服则水精四布，故轻身耐老。

（二）陈修园曰：此物出土时常带甘，久则淡然无味，无味则归于膀胱。膀胱为太阳，其说有二。一曰经络之太阳，其腑在下而主水，得上焦肺气之化，中焦脾气之运，则下焦愈治，所谓上焦如雾，中焦如沤，下焦如渎。决渎之用，行于州都，则州都之中，自有云行雨施景象，利水如神有由来也。一曰六气之太阳，外感内有水气，但得猪苓之通利水道，水行气化，水精四布，溱溱汗出，则荣卫和而诸邪俱解。仲景五苓散、桂枝去桂加茯苓白术汤，非于此得其悟机乎。若阳明之渴欲饮水，小便不利；少阳之咳呕而渴，心烦不眠；热疟多兼此证。总于利水道中布达太阳之气，使天水循环，滋其枯燥，即仲景猪苓汤之义也。

参考：

（一）《本草纲目》曰：猪苓亦木之余气所结，如松之余气结茯苓之义，他木皆有，枫木为多耳。

（二）《本经疏证》曰：茯苓、猪苓，得木气而生于地下，既不苗荫挺茎，又不溃腐消散，是其却湿可知。乃复久而不变，则非特能却湿，且能化湿气为生气矣。虽然茯苓可利水道，猪苓亦利水道，则凡木之苓，皆能利水道。是猪苓不必定生枫下者，且茯苓、猪苓尽可通用，乃仲景书中，茯苓、猪苓各自为功，又每相连为用，似若断难相混者何哉。盖亦可察物理而知之矣，夫松之概挺拔劲正，枫之概柔弱易摇；松之理粗疏，枫之理坚细；松之叶至冬益苍翠而不凋，枫之叶至冬遂先赤而即落。是其一刚一柔，显然殊致。茯苓属阳，治停蓄之水，不从阳化者；猪苓属阴，治鼓荡之水，不从阴化者。是故仲景以猪苓名方者，其所治之证，曰阳明病脉浮，发热，渴欲饮水，小便不利者，猪苓汤主之。曰少阴病下利，咳而呕渴，心烦不得眠者，猪苓汤主之。曰诸病在脏，欲攻之，当随其所得而攻之，如渴者与猪苓汤。曰呕吐而病在膈上，后思水者，猪苓汤主之。统而言之，莫不有渴。至茯苓入他方所治之病，则不渴者居多，盖渴者，水气被阳逼迫，欲得阴和而不能也。与之猪苓，使起阴气以和阳化水，譬之枫叶已丹，遂能即落也。

冉雪峰曰：

茯苓、猪苓均木之余气所生，苓通零，在药物方面解释，尤言根茎枝叶之外，余气所生，几等于零云尔。又作蘦，通灵，言精华凝结，乃灵异之品也。茯苓道家服食，奉为金丹。猪苓《本经》主治，解除不祥，均含有灵异的意义。究二苓之所以同而不同者，茯苓虽生松下，并不拘拘附着松根，纯以气化，下有茯苓者，上有葳喜芝，是以气生成者，即以气感召。猪苓必附枫根，与桑瘿、没食子相似。特彼寄生在上，此寄生在下；彼为木之病理变态，此为木之生理化成。是一离木而生，一附木而生；一以气化，一以质化。气为阳，故茯苓化阳气以利水；质为阴，故猪苓起阴气以利水。观五苓散用茯苓，则佐桂以助其化阳。猪苓汤用猪苓，则佐胶以助其益阴。其义更昭然若揭矣。主痎疟者，夏伤于暑，秋为痎疟。病历夏秋，湿从燥化。猪苓渗而兼清，实为丝丝入扣。又痎从亥，亥为阴之尽，故张隐庵释为阴疟。亥属猪，苓而曰猪，其亦含阴之义耶。主治痎疟，其同气相求，散阴分之痼结耶。徐灵胎有言，天地之生气即正气，天地之死气即邪气，然怪厉之毒，败坏之蛊，鬼凭尸浸之疰，则邪之变异，不祥莫大焉。非猪苓精华蕴结，得生气最足，安能以正胜邪，而祓除不祥。是毒蛊注为邪气变化，而猪苓则生气变化。天地之生气昭于木，而猪苓则聚木之生气以为生气，病理生理均恰符到十二分。缪仲淳谓：利窍之药，走泄精气，何能久服？又谓：解毒蛊疰不祥，义将安在？缪氏素向泥古，而此项奥义，未能体到。则倡为异议自圆其说，致《本草正义》，踵其谬而诋泽泻。《本经》之奥义全湮，灵药之功能尽掩矣。《本经》于茯苓，则明其安魂宁神定心；于猪苓，则著其疗毒、疗蛊、疗疰。一从扶正方面着笔，一从去邪方面着笔，二者可互参证，且均是在精神灵异上推勘。字义苓通于灵，药理亦苓通于灵，凡讲学固不可涉于幽虚怪诞，然天地之大，何奇不有，物类之繁，何奇不备，又安可自梏灵机，而不向灵妙深处求耶。

滑　石

甘，寒。主身热泄澼，女子乳难，癃闭，利小便，荡胃中积聚寒热，益精气，久服耐饥。（《本经》上品。）

选注：

（一）缪希雍曰：滑石，石中之得冲气者也，故味甘淡气寒而无毒。滑以利诸窍，通壅滞，下垢腻。甘以和胃气，寒以散积热。甘寒滑利以合共用，是为祛暑散热，利水除湿，消积滞，利下窍之要药。《本经》用以主治身热泄澼，女子乳难，荡胃中积聚寒热者，解足阳明胃家之热也。利小便癃闭者，通膀胱，利阴窍也。《别录》通九窍津液，去留结，止渴，令人利中者，湿热解，则胃气和，而津液自生，下窍通，则诸壅自泄也。

（二）李时珍曰：滑石利窍，不独小便也。上能利毛腠之窍，下能利精溺之窍。盖甘淡之味，先入于胃，渗走经络，游溢津气，上输于肺，下通膀胱。肺主皮毛，为水之上源；膀胱司津液，气化则能出。故滑石上能发表，下利水道，为荡热燥湿之剂。发表是荡上中之热，利水道是荡中下之热；发表是燥上中之湿，利水道是燥中下之湿。热散则三焦宁，而表里和，湿去则阑门通，而阴阳利。刘河间之用益元散，通治上下表里诸病，盖是此意，但未发出尔。

参考：

（一）《本草拾遗》曰：始安掖县所出二石，形质既异，所用又殊。始安者软滑而白，宜入药；东莱者，硬涩而青，乃作器石也。

（二）《本草纲目》曰：滑石广之桂林各邑，及猺峒中皆出之，即古之始安也。白黑二种，功皆相似。山东蓬莱县桂府村所出者亦佳，故医方有桂府滑石，与桂林者同称也，今人亦以刻图书，不甚坚牢。滑石之根为不灰木，滑石中有光明黄子，为石脑芝。

（三）《药学辞典》载英美学说曰：滑石中西国均产，内含镁养、玻养、钒养等。其功用惟腹具酸者服之，则能令作泻。又可作扑粉用。

（四）辞典又载黎伯概氏曰：滑石有三种，二种是真，一种是假。真者一种是川滑石，出四川。一种是漳滑石，出漳州。质皆甚滑，名实相符。细验之，漳滑石，质轻松，色微红；川滑石，质坚致，色微青。在药性为通利小便，消解血液与淋巴液中之炎热，从小便而解，正是利用其滑性。滑石在化学上之元质为镁，为轻金属之盐类，能中和酸性液，排泄于尿，非常灵敏。漳产质松而轻，易通达肠膜之液；川产质致而密，下行通利之力尤锐。二者比较，以川产为胜。惟一种为滑石，质粗钝涩，并不见滑，实另一种土石，不堪入药。以手捻之，一滑一涩，即可立辨。

冉雪峰曰：

人身气化相通，利窍之药多有相兼功用，特视专长侧重在何方面而已。故发汗之药多兼利小便；利小便之药多兼发汗。本利尿类泽泻条曰主风寒；猪苓条曰主痎疟；本条曰主身热，均利小便兼发汗之彰明较著者也。泽猪利小便，功在甘淡渗利。滑白利小便，亦功在甘淡渗利。其不同者，本品系石质，清热力较大，性滑，利窍力亦较大。查石药多燥，此则清而不燥；石药多涩，此则清而不涩。《新本草纲目》谓：其有脂肪状或珍珠状光泽，质柔软，硬度1.0，为岩石中硬度之最低者。比重为2.6至2.8，其面光滑如油。是本品清轻滑润，得石中阴和之性，而以质为治者也。濒湖谓：甘淡之味先入于胃，渗走经络，游溢津气，上输于肺，下通膀胱；上利毛腠之窍，下利精溺之窍；又上利是荡中上之热，燥中上之湿；下利是荡中下之热，燥中下之湿。可谓比勘得力，头头是道。但将内外上中下截然划分，尤嫌黏着呆钝。吴鞠通《温病条辨》将上中下划成死三焦，亦作此弊。须知内外上中下一气相含，表气通则里气通，发汗即所以利小便；里气化则表气化，利小便即所以发汗。此何分上下乎？且津液复还州都，止汗亦所以利小便；阴气外泽皮毛，固小便亦所以发汗。此何分内外乎？甚至邪去气恬，以发汗作止汗；气化正摄，以利小便为固小便。此何拘通塞乎？种种分际，非病理药理透过一层，何能体到。至滑石重在清热，表热清则气不壅遏而汗腺开；里热清则气不闭塞而尿道利，各随其病理之机窍，以宣昭药理之性能。总之，滑石寒降渗利下泄，归入利尿门为近是。若外感风寒，无诸内证，并非内热闭结，亦非里水吸引，其机窍在外而不在内，而滑石凭何项原理能解表发汗耶？至益精气，亦是阴精被烁，壮火蚀气，得此甘寒泄热之品，勿俾气伤，即以益气。非下焦虑竭，元阳式微，寒降滑利之药，真有所以益其精气本体原质也。善夫西哲之言曰：惟内具酸者，服之能作泻。夫具酸则生理变态，血液淋巴液暨各组织黏膜炎热，滑石清热消炎，中和酸性。若表证机窍不在里，里证机窍不在热、在水者，均非其治也。学者须与正面功能求其全，于反面作用穷其蕴。若拘牵文义，昧于本能，而不会其通，则鲜有不惑者矣。

木　通

辛，平。主除脾胃寒热，通利九窍血脉关节，令人不忘，去恶虫。（《本经》中品。）

选注：

（一）李东垣曰：本草十剂，通可去滞，通草、防己之属是也。夫防己大苦，能泻血中湿热之滞，又通大便。通草甘淡，能助西方秋气下降，利小便，专泻气滞也。肺受热邪，津液气化之源绝，则寒水绝流，膀胱受湿热，癃闭约缩，小便不通，宜此治之。其证胸中烦热，口燥、咽干、舌干、大渴引饮，小便淋沥，或闭塞不通，胫酸脚热，并宜通草主之。凡气味与之同者，茯苓、泽泻、灯心草、猪苓、琥珀、瞿麦、车前子之类，皆可渗湿利小便，泄其滞气也。

（二）杨时泰曰：木通主治，类知为利小便，而《本经》所云通利九窍血脉、关节，殊未深究。夫水与血是二是一，经曰：津液已行，营卫大通，糟粕乃以次传下，然则水谷之入胃者，其清气上注于肺，而清中之浊者，仍归于胃。观《本经》首言除脾胃寒热，次乃及于通利九窍血脉关节，则知木通于肺胃之交，真有为之承接脉络，使其气化通而血化利者。即其细孔通理，两头皆贯，不有合于主血之心，化血之包络乎。使清气之营入脉而流贯于诸经，即上下之九窍无不通。所谓糟粕次下为便溺者，皆分其化于一气，而绝无等待，是利水与通利九窍血脉关节，原非二义也。抑多言其泻小肠者，以心主人身之血脉，而小肠为心脏输化之腑，小肠通利，则胸膈血散；膻中血聚，则小肠壅滞。是则血脉通利，即其通利小肠之本，而小肠通利，则正其通利血脉之功也。

参考：

（一）《药学辞典》载《物理小识》曰：淮木通能行气，色似沉香，有车辐纹；川木通色白，只通小便。伪者乃葡萄藤也。三叶木通，叶大豆叶。另一种有锯齿，更有似五叶木通而大，经久不凋，《救荒本草》所谓野木瓜是。

（二）《辞典》又载祝天一曰：本草通草释名木通，通脱木释名通草。今市上有木通、梗通、花通三种。木通味大苦，甚于连柏，体轻则浮，味苦则降，故必泻心包小肠之火。然则大败胃气，素有胃寒而非实火者用之，能致上吐下利。《本草从新》言其甘淡，医者不察，率意用之，误矣。产妇乳汁不通，俗用猪蹄木通汤，每致呕恶，余以花通易之亦效。古人有指为防己苗者，非无因也，梗通湿草吾乡多有之，洁白轻虚，故利肺气；味淡故渗泄；生于下洼湿地，故利下焦湿热最捷。李时珍云：木通有紫白二种，白者皮薄味淡，或即此也。花通即所谓通脱木，洁白如纸，妇人用以扎花，故得名。

冉雪峰曰：

木通《本经》原名附支，义未详，不知何人易名通草。《别录》曰：通草生石城山谷及山阳，二月采枝阴干。是南北朝宋齐时，已普称通草矣。绎其文义曰：二月采枝阴干，是否采枝而不采干，因名附支，未敢臆定。然草本、木本最易辨别，不知古人何以将木类之附支，易名草类之通草，殊可怪也。弘景云：绕树藤生，茎有细孔，两头皆通。含一头吹之，则气出彼头，是明明言今之木通矣。历代各家既以木通释附支，又以通草释通脱木，实异名同，最易淆混。考《本经》附支气味辛平，《别录》曰甘，《御览》引《吴普本草》曰：神农黄帝辛，雷公苦，是为辛、为甘、为苦，当时已早各是其说。事实考察，今之木通则大苦，并不辛，亦不甘。即通脱木之通草，亦不辛，惟淡差近甘而已，意者古时所谓附支，别为一种耶。或同类异种，辛苦甘各别耶，抑代远年湮笺错刊误耶。不然，性功或可牵强，气味安能错讹，故本条从实以木通标名，而附辨于此。木通苦味甚浓，祝天一氏谓甚于连柏。凡大苦之药，中医旧说均以为败胃，若以蔻仁、砂仁等辛温，乃能开胃也者。近西说以苦味质为健胃剂，谓能亢进消化液之分泌，促进肠胃之运动。观《新本草纲目》，将大苦之苦参、龙胆、胡黄连等列入健脾门，其义甚显。要之胃有寒，则辛温可以开胃；胃有热，则苦寒亦可开胃。二者可以会通，二者亦未可执一也。然得西哲大苦健胃之说，则又多一层学理矣。《本经》主治开宗明义第一句，即曰主除脾胃寒热，木通而败胃也，何能主脾胃之病，寒热统治，尤宏括肃深。正治从治，鞭辟进里，《本经》之说与西说两相映合矣。利九窍通血脉关节者，虽木通之通可去滞，细孔通理，全体空洞玲珑，是以形治。然此叙于除脾胃寒热之下，则皇极四运，执中以为外达旁通之本，乃生理基本的治疗，实为中医治疗学优点。关节利，血脉畅，九窍通，清明在躬，精神焕发，体工抗素完整，腐化尽除。复结之曰令人不忘，去恶虫，功愈推而愈弘，理愈穷而愈奥。味归形，形归气，气归精，精归化，琼乎尚已。今人唯知利窍，而利窍又仅用于通小便方面，殆浅之乎视木通矣。学者发皇经义，撷采西说，以广木通之用，药学精义，庶更上一层楼耳。

灯心草

甘，寒。主五淋癃闭，清热安神。生煮服，败席尤良。为末烧灰，疗喉痹阴疳，止小儿夜啼。（《开宝》《衍义》《纲目》所载，条文新参定。）

选注：

（一）贾九如曰：灯心气味俱轻，轻者上浮，专入心肺；其味最淡，淡能利窍，使上部郁热下行，从小便而出。主治咳逆咽痛，眼赤目昏，淋闭水肿，小便不利，暑热便浊，小儿夜啼，皆清热之功也。世疑清淡之物，以为力薄而忽之，不知轻可去实，渗生于淡，惟此能导心肺之热，自上顺下，通调水道，下输膀胱，其力独胜。

（二）张山雷曰：《本经》只有石龙刍，一名龙须，即今织席之草也。宋《开宝本草》乃有灯心草，其形较之织席者为粗，其质较松，今剖其穰为灯心，而以其壳为蓑衣。二草虽非一种，然是同类，皆生于下湿之地。味淡质轻，故专于通利，能泄湿热而清导小水，亦降心肺之火。《本经》谓石龙刍，味苦微寒，主心腹邪气，小便不利，淋闭风湿，鬼疰恶毒。其所谓邪气恶毒者，即以湿热之邪言之也。治风湿者，亦取其利湿之意。《别录》谓治痞满，除茎中热痛，仍是泄热利水之义。陈藏器谓败席治淋，及小便猝不通。《开宝本草》谓灯心草主五淋，织席更良。洁古谓泻肺，通尿涩癃闭，行水治肿。丹溪谓治急喉痹，烧灰吹之；以灰饲小儿，止夜啼。濒湖谓降心血，止血热，通气消毒。又无一非利水泄热之用。又灯心之质尤为轻虚，故开肺泄水，尤其专长，以开喉痹，义亦在此。但研末烧灰，其法甚难，以米粉浆之，则可研。紧塞于竹节中，糠火煨之，则成灰云。

参考：

（一）陈存仁《药学辞典》曰：日人化验中药之新报告，灯心草成分：水分7.15%，脂肪6.55%，粗纤维33.16%，protein 1.73%，无窒素抽出物42%，灰分4.32%。其效能利水通淋，清热安神，专作利尿剂。

（二）《辞典》又曰：灯心草一名虎须草，又名碧玉草，江南泽地恒多丛生，陕西亦有出。为多年生隰草，茎圆作绿色细线状，高达四五尺，中有白瓤，叶在茎之基部，作鳞状，夏月于茎之上部，生多数花梗，开黄绿色小花。灯心草用以织席，茎中白瓤即入药之灯心草。

（三）《本草纲目》曰：此即龙须之类，但龙须紧小而瓤实，此草稍粗而瓤虚白。吴人栽莳之，取瓤为灯炷，以草织席及蓑。他处野生者不多，外丹家以之伏硫砂。《雷公炮炙论》序云，硇遇赤须，永留金鼎，注云赤须亦呼虎须草，煮硇住火，不知是否即此虎须也。

冉雪峰曰：

灯心草质轻味薄气清，在药物中别具一种形态，与梗通花通类似，特体较细小，为一种线状之心通而已。一茎直上，鲜者皮色碧绿，临风袅娜，与湖泽相荡映，形成春水绿波，故又名碧玉草。苏人种莳以为席，时呼苏席。蜀梁山叙泸亦产，质较粗松，作席非佳品，惟供取瓤以为灯炷之用，即所谓灯心也。灯心草当连皮用，方名实相符，否则为灯草心，非灯心草也。

灯草心系瓤，剥抽时曾经煮熟，生气已漓，清热之功大减，所用唯质轻淡渗而已，且如棉脱脂转形涩涩。但此物生似择地，不及蒲苇芦蓼之遍，故药市供药用者，只有瓤质之灯草心，而无皮瓤相连之灯心草，鲜似碧玉者，尤未一见。此物形态细长，不便盆养，如就地用鲜者，清渗彻热，清透除烦之功，应较鲜石斛、鲜芦根等为优胜。马志曰：败席更良，盖皮瓤连用矣。织席未经煮熟，虽已干枯而脂未全脱，生气未全漓，犹胜于专用熟瓤者，且席而曰败，卧着已久，津液汗汁浸濡已透，味转微咸，渗泄之力更大，此又较之鲜者别为一取裁也。用败席不自宋马志《开宝本草》始，唐陈藏器《本草拾遗》，已开其先例矣。张山雷谓与《本经》石龙刍同类异种，韪矣。而谓灯心草较织席者为粗松，则不尽然，灯草席亦有极细者。又误瓤为穰，穰禾盛貌，《诗·商颂》丰年穰穰，又《周颂》降福穰穰，张氏《谈医考证集》，辄引据《说文》训诂，此何亦尔尔耶。按石龙刍《本经》名龙须草，又名石龙珠。《别录》谓九节多珠者良。弘景云茎青细相连，实赤，是须言其茎，珠言其实也。刈草合束曰刍，刍所以饭马，故马食曰刍料。《述异记》穆王东海养八骏处，有草名龙刍，今人以为编席，曰龙须草席。龙须草有粗细，灯心草亦有粗细，但灯心草不及龙须草坚韧软滑。龙须草瓤空，灯心草瓤实，龙须草瓤空而微硬，灯心草瓤实而轻虚，此其所以异也。然二者异种同类，主治功用实可相通。《本经》叙石龙刍主治曰：心腹邪气，小便不利，淋闭风湿，鬼疰恶毒，补虚羸，聪明耳目。是清可彻热，淡能渗湿，轻可去实，渗利中有补益，可补灯心草主治所未及。至石龙刍消鬼疰，木通去恶虫，猪苓解蛊毒，本条灯心草伏硫砂，俱见轻虚甘淡清渗宏大功用，研究药学者，尤不可不加之意也。

车前子

甘，寒。主气癃止痛，利水道，通小便，除湿痹，久服轻

身耐老。(《本经》上品。《别录》谓主女子淋沥，强阴益精。)

选注：

(一) 缪希雍曰：车前子甘寒而无毒，《别录》兼咸，故走水道，其主气癃止痛，通肾气也。小便利则湿去，湿去则痹除。伤中者必内起烦热，甘寒而润下，则烦热解，故主伤中。女子淋沥不欲食，是脾肾交病也，湿去则脾健而思食，气通则淋沥自止，水利则无胃家湿热之气上熏，而肺得所养矣。男女阴中俱有二窍，一窍通精，一窍通水，二窍不并开，故水窍常开，则小便利而湿热外泄，不致鼓动真阳之火，则精窍常闭而无漏泄，久久则真火宁谧，而精用益固，精固则阴强，精盛则生子，肾气固即是水脏足。故明目及疗赤痛，轻身耐老，即强阴益精之验。肝、肾、膀胱三经之要药也。

(二) 徐灵胎曰：凡多子之药，皆属肾，故古人用入补肾药中。盖肾者，人之子宫也。车前多子，亦肾经之药，然其质滑而年薄不能全补，则为肾府膀胱之药，膀胱乃肾气输泄之道路也。

参考：

(一) 陈存仁《药学辞典》曰：日人化验中药之新报告，车前子成分除多量黏液外，尚有 plantenoisaure ($C_{15}H_8O_{31}$)。其效能利水清热，止泻痢，通淋沥，用作利尿药。

(二)《辞典》又载依扶氏药物学曰：车前子者，为黏浆性之子实，与榅桲子同其性状，盖榅桲子者，黏液之含量约百分之二十，药局方上所以可为制剂，供医药之用者，固含有此黏液也。其主治用量，于利尿药用之，用量 3.0 至 8.0。

(三)《荷兰药镜》曰：车前之根叶子，俱有收涩清凉去污之效，而根之效力尤胜。又能使血液稠厚，治下利血痢吐血，妇人月经过多，白带诸证，以根叶同煎水服。又车前子叶以水蒸馏，名车前水，可作洗眼药，有清凉焮热、净刷污液之功。

(四)《本草纲目》曰：《服食经》谓车前一名地衣，雷之精也，服之形化。八月采之，今车前五月籽已老，而云七八月者，地气有不同尔。唐·张籍诗云：开州五月车前子，作药人皆道有神，惭愧文君怜眼病，三千里外寄闲人。观此，亦以五月采开州者为良，又可见其治目之功。大抵入服食，须佐他药，如六味地黄丸之用泽泻可也。昔欧阳公尝得暴下病，国医不能治，夫人买市人药一帖，进之而愈，力叩其方，则车前子一味为末，米饮服二钱匕，云此药利水道而不动气，水道利则清浊分，而谷藏自止矣。

（五）《伪药条辨》曰：车前子江西吉安泸江出者，为大车前，粒粗色黑，江南出者曰土车前，俱佳。淮南出者粗而多壳，衢州出者，小而壳净，皆次。江北盂河出者，为小车前，即荆芥子也，不入药用，宜注意之。

冉雪峰曰：

利尿之药，或清利，或渗利，或滑利。渗滑二者，则多兼清。又有用辛温化气以利小便者，此为方剂学治疗范围，乃药与病化，方成无药。药物学利尿门，则未见单独辛温，侧重化气之品。本条车前用草，则清热功大，以清为利，用籽则清热中而又兼滑利者也。车前气味俱薄，味薄则为淡，淡属甘类，故曰甘。气薄则清，其清热效能颇著，故曰寒。其实不甘而淡，不寒而清也。《别录》以为微咸，《和汉药考》以为微苦。微咸则降，微苦则清，此渗泄所以力大，而气味之所以属之甘寒也。究之咸味不厚，苦味亦不厚，仍归于一淡而已矣。中医旧说，车前专用在利水方面。《尔雅》车前一名芣苡，道家以为雷之精，不知何据。震为雷为长男，《诗》采采芣苡，盖欲妊娠而生男也，是车前为种子药。《子母秘录》暨《妇人良方》，治横产难生，均用车前子一味，为末酒服，是车前子又为催产药。又《和剂局方》驻景丸，治肝肾虚损。《千金》五子衍宗丸，治精气衰竭。是车前子并为填精、固肾、补虚药。徐灵胎云：车前子古人用入补肾药中，然质滑气薄，不能全补，则为肾府膀胱之药，训释可为恰当。证以近今之说，车前子中含黏液甚富，与榅桲类似，故药局方以为制剂。观此，则车前子具有菟丝子、茺蔚子、补骨脂同样多液功能。泻中有补，可作补益药；补中有泻，可作利尿药；在用之者取裁何如耳。而以阴从阴，尤适于女子淋沥，阴下痒痛，孕妇热淋，暨胎前产后胞阻血痛等症。又《诗序芣苡》篇，妇人乐有子也，是车前实为中医妇科最早之药物。《本经》主治曰：利水道，通小便，除湿痹。水道指三焦言，小便指膀胱言，湿痹指肌腠关节言，有形无形，彻上彻下，为内为外，无不统主。以治阴虚热炽，小便秘涩，益阴彻热，面向俱到。天地生物，无格不备，学者所当择可而用，众美兼收。至《纲目》所载治暴下，诸药所不疗，此其病之机窍，在三焦而不在胃肠，故水道清利，清浊自分，暴下自止。滑窍之药而能止泻，为治泻者别辟新径，亦研究药学者最有兴味已。

知　母

苦，寒。主消渴，热中，除邪气，肢体浮肿，下水，补不足，益气。（《本经》中品。）

选注：

（一）李东垣曰：知母其用有四，泻无根之肾火，疗有汗之骨蒸，止虚劳之热，滋化源之阴。仲景用此入白虎汤治不得眠者，烦躁也，烦出于肺，躁出于肾，君以石膏，佐以知母之苦寒，以清肾之源，缓以甘草、粳米，使不速下也。又凡病小便闭塞而渴者，热在上焦气分。肺中伏热，不能生水，膀胱绝其化源，宜用气薄味薄淡渗之药，以泻肺火，清肺金而滋水之化源。若热在下焦血分而不渴者，乃真水不足，膀胱干涸，乃无阴则阳无以化，法当用黄柏、知母大苦寒之药，以补肾与膀胱，使阴气行而阳自化，小便自通。

（二）邹澍曰：知母能益阴清热止渴，人所共知，其能下水，则以古人用者甚罕。《千金》《外台》二书，用知母治水气者各一方。《千金》曰：有人患水肿腹大，其坚如石，四肢细，少劳苦足胫即肿，少饮食便气急，服下利药不瘥者，宜服此药除风湿，利小便，消水谷，岁久服之，乃可得力，瘥后可常服。其所用药，则加知母于五苓散中，更增鬼箭羽、丹参、独活、秦艽、海藻也。《外台》曰：古今录验泽漆汤，疗寒热当风，饮多暴肿，身如吹，脉浮数者。其所用药，则泽泻、知母、海藻、茯苓、丹参、秦艽、防己、猪苓、大黄、通草、木香也。其曰除风湿，利小便；曰疗寒热当风，饮多暴肿。可见《本经》所著下水之效，见于除肢体浮肿，非泛常肢体浮肿比矣。以寒热外感，邪火内著，渴而引饮，火气不能化水，水遂泛滥四射，治以知母，是泄其火，使不作渴引饮，水遂无继，蓄者旋消，由此言之，仍是治渴，非治水也，于此见凡肿在一处，他处反消瘦者，多是邪气勾留，水火相阻之候。不特千金方水肿腹大，四肢细，即《金匮要略》中桂枝芍药知母汤，治身体尪羸，脚肿如脱，亦其一也。金匮方邪气水火交阻于下，千金方邪气水火交阻于中，阻于下者，非发散不为功；阻于中者，非渗利何由泄。此千金方所以用五苓散，金匮方所以用麻黄、附子、防风，然其本则均为水火交阻，故其用桂、术、知母则同也。桂、术治水之阻，知母治水之阻，于此遂可见矣。

参考：

（一）陈存仁《药学辞典》曰：知母效能有三，一为解热药，用于热之亢进期，及骨蒸热。二有镇静作用，用于性神经勃起过度，遗精等。三小便热闭不通，用之有利尿之效。

（二）《理虚元鉴》曰：凡治虚劳之证，当分已成未成二候。《丹溪心法》有云：虚损吐血，不可纯用苦寒，恐致相激，只宜琼玉膏主之，此就已成虚劳者言之也。其所用滋阴百补丸，并用知柏二味，此就未成虚劳者言之也。盖以苦补肾之法，惟丹溪知之，丹溪而后，则一遇咳嗽吐血，而早用此二味，则甚误矣。

冉雪峰曰：

知母原名蚳母，因本品宿根之旁，初生子根，状如蚳虻故名。又名蝭母。郭璞释《尔雅》，薚，蝭母也，曰蚳，曰蝭，象其形也。然母字何解，讵象蚳蝭之雌，而不象其雄耶。后贤易名知母，明示治水根源，金生水，肺金为肾水之母，言治水者不当徒事通利，徒求之肾，而当知其母也。经曰饮入于胃，游溢精气，上输于脾，脾气散精，上归于肺，肺气通调，下输膀胱，水精四布，五精并行。曰上输，曰下输，曰散精，曰通调，将气化水行，水行气化，内濡脏腑，外泽皮毛，活泼泼一片化机，完全绘出。倘使直趋顺下，尚复成何生理。又使气机壅窒，含吸不化，水将焉出。故经又云三焦者决渎之官，水道出焉，气化则能出矣，气之关系水之重要如此。设病之机窍在上，而徒通利其下，有愈通而愈不得通，愈利而愈不得利矣。此中奥折，安可不知。本类列知母一条，亦明示治水者以根本大源。盖化验精确，当推西法，而气化玄妙，仍当归之中说也。然则知母其即为化气利气之专药乎，曰否。曰化气利气用芳香性气药，此为中人以下知识。肺为清金，下行为顺，不清则不降，即用气药，反而耗气，一如水阴之气，为空中燥气所消蚀然，惟以知母之苦寒者，平其亢厉，庶云行雨施，乾坤显出一番新气象。是知母非化气，非利气，而能化气，能利气。故他项利尿药，曰利小便，通小便；曰消化，曰利水道。惟本条曰下水，此为特笔。言气化水行，而能使之下也，且不为化气利气，勿俾壮大蚀气，又即所以补气。《本经》条文结尾曰益气，义可深思。不然，知母并无补健滋养成分，何能补之益之耶。李士材谓苦寒败胃，戕伐生气。《别录》谓久服令人泄，实与经义背道而驰。推其故则曰苦寒，药性何尝，五味五气均有补泻，雇用之何如耳。知母之苦寒，较黄连、苦参、龙胆逊多多矣。而西说将各药列入健胃剂类，名之曰苦味健胃药。丹溪大补阴滋阴百补各方，畅发苦寒大培生气之旨，与西说符合，与《本经》益气之旨亦符合。若不揣其本而齐末，不论病而单独论药，窃期期以为不可也。东垣谓热在上焦气分，当用淡渗，不知此等病正当用知母。《理虚元鉴》谓劳成不用知母，不知虚火蒸逼，不致精竭髓枯不止，仍有不得不用知母者。参以各家义理，准以各项治疗，而知母真正之性能功用，昭然揭矣。

芦　根

甘，寒。主消渴，寒热，止小便淋痛。（《别录》《新修》《食疗》所载，条文新参定。）

选注：

（一）缪希雍曰：芦根味甘气寒而无毒。消渴者，中焦有热，则脾胃干燥，津液不生而然也。甘能益胃和中，寒能除热降火，热解胃和，则津液流通而渴止矣。客热者，邪热也。甘寒除邪热，则客热自解。肺为水之上源，脾气散精，上归于肺，始能通调水道，下输膀胱。肾为水脏而主二便，三家有热，则小便频数，甚至不能少忍，火性急速故也。肺肾脾三家之热解，则小便复其常道矣。火升胃热，则反胃呕逆不下食，及噎哕不止。伤寒时疾热甚则烦闷，下多亡阴，故泻利人多渴。孕妇血不足则心热。甘寒除热安胃，亦能下气，故悉主之也。

（二）邹澍曰：《别录》只载芦根，而不及苇茎，大率生水中者，多与水为事，其根能启水精上滋，治消渴客热，则其茎必系导热痰下流，而治肺痈矣。凡有节之物，能不为津液隔阂者，于津液之隔阂而生患者，尤能使之通行，此千金所以有苇茎汤与。

参考：

（一）陈存仁《药学辞典》曰：芦根中含有糖质、胶质、蛋白质及中性盐类等，其效能清胃火，止呕哕，除烦热，发疹痦，用为芳香性健胃药，又为解热祛痰药。

（二）《荷兰药镜》曰：芦根有清凉、净血、开达、利水之效。和解厉毒液，稀释黏稠液，疏解凝结，为解凝良药。疏解内脏壅塞块肿，开通肝脾肾膀胱等壅塞，治肝之壅塞结肿、黄疸、脾病、依剥昆垤儿最有效。又能浚解胆液凝石，故用于间歇黄疸有殊效。用于羸瘦病之兼内脏壅塞者，能津润滋养，缓和酷厉液，但不适于下利证。而黏液壅塞顽固诸病，用此根制成越几斯剂，日服五六盎司佳，能抑制热病毒之刺激冲动。用于减损脉管纤维扩张力诸证，及热病之稍焮冲证者，甚有效。用于间歇热，稀释黏液，疏开壅塞，利小便，驱散病毒。用于间歇热等之兼有内脏壅塞险重症最佳。用于胸肺咽喉诸症，有缓和疏解清凉功效。迁延病之有酷厉毒，而成刺激症者，例如风痛、流走痛、伤冷痛，及顽滞疮肿疥癣类，或由稠液壅塞而发之黄疸等，用此根加于煎剂，有殊效。

（三）《本草纲目》曰：按毛苌《诗疏》云：苇之初生曰葭，未秀曰芦，长成曰苇。苇者，伟大也；芦者，芦色黑也；葭者，嘉美也。又曰芦有数种，其长丈许，中空皮薄色白者，葭也，芦也，苇也。短小于苇，而中空皮薄色青者，菼也，薍也，荻也，萑也。其最短小而中实者，蒹也，帘也，皆以初生已成得其名。身皆如竹，其叶皆长，如箬叶，其入药性味皆同，其未解叶者，古谓之紫箨。

冉雪峰曰：

《本经》有石苇，《别录》有芦根，无石苇。据历代诸家本草解说，苇芦为一物，未秀曰芦，长成曰苇。濒湖并谓其入药性味皆同。然《本经》石苇气味曰辛平，《别录》芦根曰甘寒，是性味皆不同矣。注家均言石苇出四川者佳，以其实考之，苇产四川者，茎皮色青，而坚硬如竹兜。以《纲目》中空皮薄色白者，葭也，芦也，苇也；中空皮薄色青者，菼也，荻也，薍也，萑也准之，此既色青，则菼荻薍萑之属耳，非苇亦非芦也。四川山岭多而湖泽少，此项石苇，概生陆地，以其茎嚼之，气颇不纯，类有刺激，其根尤甚，殆用茎而不用根之故与。鄂皖江浙一带湖泽所产芦根，色白中空，较茎端水气尤厚，殆用根而不用茎之故与，虽异种同类，大略可以通用，要之必不尽同，可以断言。《本经》木通条曰辛平，石苇条亦曰辛平，二辛字，当等诸郭公夏五，视为医事之阙文。《别录》言芦根而不及石苇，得毋古今异宜，而择其事实效著者乎。近人用芦根，惟侧重清透彻热。《肘后》则治呕哕不止厥逆。《千金》则治反胃上气。《金匮》附方则治肺痈浊痰脓血胶着，功用甚宏。《本经》石苇条曰：主治劳热邪气，五癃闭不通，利小便水道，共十六字，亦未详此项义理，后世诸家本草，相传芦根条主治，惟消渴、客热、止小便三句。止小便句，疑有脱遗。芦根清通，岂止小便者，虽曰淋闭小便频数，芦根清热散结解迫，实能止之，止小便即所以通小便，然医药何事，作此反逗语，求深反晦，必启后人猜疑，故新参定加淋痛二字，曰止小便淋痛以醒豁之。至上项义理，同一未详，无征不信，无惑医林之仅用以清透彻热已也。何幸西说东渐，觉路宏开，善夫《荷兰药镜》之言曰：芦根和解毒厉液，稀释黏稠液，疏解凝结，为解凝良药。又曰：开通肝脾肾膀胱等壅塞，浚解胆液凝石，制止热病毒刺激冲动，用于黏液壅塞而发之黄疸脾病等有殊效。陈存仁《辞典》曰：芦根清胃火，止呕哕，用为芳香性健胃药，又用为解热祛痰药。观此，则古人用于呕吐哕热逆病，痰脓血胶着肺痈病，小便短数痛淋闭不通病，均一一吻合，中外学理两两辉映。乡人有以糯米蒸融作粑者，石凹木杵，均难碎。惟以芦茎捣之，则融碎如泥。向只以为物各有制，不可深解，今观西说而豁然冰释。芦根之全体功用，亦因之而豁然冰释矣。

茵陈蒿

苦，平、微寒。主风湿寒热邪气，热结黄疸，久服益气，面白润耐老。（《本经》上品。《别录》谓除头热，去伏瘕。）

选注：

（一）张隐庵曰：春三月此为发陈，茵陈因旧苗而春生，盖因冬令水寒之气，而具阳春生发之机。主治风湿寒热邪气，得生阳之气，则外邪自散也。热结黄疸，得水寒之气，则内热自除也。久服则生阳上升，故轻身益气耐老。因陈而生新，故面白悦长年。兔乃纯阴之物，喜阳春之气，故白兔食之而成仙。

（二）邹澍曰：风湿寒热邪气，新感者也，热，素有者也。新感之邪，为素有之热结成黄疸，此证已所谓因陈者矣，故《伤寒》《金匮》二书，几若无疸不茵陈者。然栀子柏皮汤证，有外热而无里热；麻黄连翘赤小豆汤证，有里热而无外热；小建中汤证，小便自利；小柴胡汤证，腹痛而呕；小半夏汤证，小便色不变而哕；桂枝加黄芪汤证，脉浮；栀子大黄汤证，心中懊憹；硝石矾石散证，额上黑。日晡发热，则内外有热，但头汗出，齐颈而还，腹满，小便不利，口渴，为茵陈蒿汤的证矣。第腹满之治在大黄；内热之治在栀子；惟外复有热，但头汗出，小便不利，始为茵陈的治。其所以能治此者，岂不为新药因陈干而生，清芳可以解郁热，苦寒可以泄停湿耶。盖陈干本能降热利水，复加以叶之如丝如缕，挺然于暑湿逼蒸之时，先草木而生，后草木而凋，不必能发散，而清芳洋溢，气畅不敛，则新感者遂不得不解，自是汗出不止于头矣，故曰发汗出，此为热越，不能发黄也。

参考：

（一）《本草纲目》曰：茵陈昔人多莳为蔬，故入药多用山茵陈，所以别于家茵陈也。洪舜俞《老圃赋》云：酣糟紫姜之掌，沐醯青蔯之丝是也。今淮扬人二月二日，犹采野茵陈苗，和粉麦作茵陈饼食之，后人各据方土所得，遂致淆乱。今山西茵陈，二月生苗，其茎如艾，其叶如淡色青蒿而背白，叶歧繁细而扁整，九月开细花，黄色，结实大如艾子，花实并与庵蔄花实相似，亦有无花实者。

（二）《本草逢源》曰：茵陈有二种。一种叶细如青蒿者，名绵茵陈，专于利水，为湿热黄疸要药；一种生子如铃者名山茵陈，又名角蒿，其味辛，小毒，专于杀虫，治口齿疮绝胜。《本经》主风湿寒热，热结黄疸，湿伏阳明所生之病，皆指绵茵陈而言。茵陈专走气分而利湿热，若蓄血发黄，非此能治也。

冉雪峰曰：

各类药物功用，大抵相通，非截然划分。故补益药，有兼通利者。通利药，亦有兼补益者。利尿类之兼补益，如泽泻之益气力；滑石之益精益力是也。其气味甘寒，故其功效优异。若不甘寒而苦寒，则不能益精益力而惟益气。如上条知母之益气，本条茵陈之益气是也。然知母只列中品，而茵陈列得上品者，何也？盖知母纯于苦寒下降，绝少生气，补益之功均由病理反面促成，乃治疗之品，非服食之品。茵陈因旧有根干之陈者发生，得冬令寒水之精，具春阳发生之机，复见天心，此则未复而先已萌芽，是茵陈得天地气机最先之尤者，亦药物中之特具异秉者也。生机油然，独以气胜，与天生黄相似。特彼为水气合地气凝成，此为木气合天气蔚成。又与泽泻相似，泽泻茎形直上，能使水阴之气上滋，故面生光。本品气机直上，亦使水阴之气上滋，故面白悦。清浊形气之间，想知道者，类能辨之耳。特茵陈非渗利，非滑利，亦非通利，而入利尿剂者，清气升则浊气降，浊气降则清气升，天水一气，上下同流，吾无以名之，名之曰气循环。睟面盎背，化机不息，天根月窟常来往，三十六宫尽是春。养生服食，在此体会，药物治疗亦在此体会。李士材谓茵陈专走气分，若血分非其能治，实为瞽谈。人身内外上下，气血水火，无不息息相关，如气化为水，外出为汗，下出为溺，以其实考之，无不关于血分。盖由皮肤毛血管滤出，经汗腺排泄，则为汗；由肾盂毛血管滤出，经玛式囊排泄，则为溺。故能利汗利尿，则能洁血，滤去血中浊质也。血若自洁，不稍壅塞，则汗尿自利，水到则渠成也。疸虽由胆汁溢出，亦为血热蒸化病变，讵有疗黄利尿而不治血分者。陈存仁《药学辞典》谓：茵陈效能有三，发汗、洁血、疗黄，盖已早得此项义蕴矣。故里气通则表气通，茵陈可以发汗；上气通则下气通，茵陈可以利尿；气分通则血分通，茵陈可以洁血；正气通则邪气通，茵陈可以除黄。而发汗也、利尿也、洁血也、除黄也，其功用又皆寓于益气二字之中。但以气胜，以气之生化者胜，而非仅入气分，不入血分耳。学者推类尽致，不惟药理治疗明，而人身生理病理，在在相互关系，无不大明矣。

蒲黄

甘，平。主心腹膀胱寒热，利小便，止血，消瘀血，久服益气力，延年。（《本经》上品。）

选注：

（一）张隐庵曰：香蒲生于水中，色黄味甘，禀水土之专精，而调理其气血。主治心腹膀胱寒热，利小便者，禀土气之专精，通调水道则心腹膀胱之寒热俱从小便出，而气机调和矣。止血消瘀血者，禀水气之专精，生其肝木，则止新血消瘀血，而血脉调和矣。久服则水气充足，土气有余，故轻身益气延年。

（二）张山雷曰：蒲黄专入血分，以清香之气兼行气分，故能导瘀结，而治气血凝结之痛。东壁李氏虽谓其凉活血，亦以水产之品，因谓之凉。颐谓蒲本清香，亦有辛味，以《本经》菖蒲辛温例之，必不可以为寒凉。蒲黄又为蒲之精华所聚，既能逐瘀，则辛散之力可知。况心腹结滞之痛，新产瘀露之凝，失笑一投，捷于影响。虽曰灵脂导浊，是其专职，然使蒲黄有瘀可用。若舌疮、口疮、皮肤湿痒诸病，专以生蒲黄细粉可愈。则以细腻黏凝，自有生肌之力，非仅凉也，取其清凉也。

（三）邹澍曰：《金匮要略》用蒲灰散，利小便，治厥而皮水解者，或以为香蒲，或以为蒲席烧灰。香蒲似能清上热，蒲席《别录》主筋溢恶疮，亦非利水之物。蒲黄《本经》主利小便，且《本事方》《芝隐方》，皆述其治舌胀神验。予亦曾治多人，黍铢无爽，不正有合治水之肿于皮乎。夫皮水为肤腠间病，不应有厥。厥者，下焦病也。膀胱与肾为表里，膀胱以水气归脾，致小便不利，气阻而成寒热，则肾亦承其弊，为之阴壅而阳不得达，遂成厥焉。病本在外，非可用温，又属皮水，无从发散，计惟解心腹膀胱之寒热，使小便得利，又何厥逆之有，是以知其为蒲黄无疑也。曰蒲灰者，蒲黄之质，固有似于灰也，赵以德《金匮衍义》亦云。

参考：

（一）陈存仁《药学辞典》曰：日人化验中药之新报告，蒲黄成分为脂肪油及 Iso-Rhammetin（$C_{16}H_{12}O_7$），其效能行血、祛瘀、止血和营，用作止血药。

（二）《本草图经》曰：香蒲即甘蒲，可作荐者，春初生，取白为菹，亦堪蒸食。山南人谓之香蒲，以菖蒲为臭蒲也。蒲黄，即蒲之花也。

（三）《本草纲目》曰：蒲丛生水际，似莞而褊，有脊而柔，二三月苗。采其嫩根，瀹过作鲊，一宿可食。亦可炸食、蒸食及晒干磨粉作饮食。诗云：其蔌伊何？惟笋及蒲。八九月收叶以为席，亦可作扇，软滑而温。

（四）《纲目》又曰：许叔微《本事方》云：有士人妻舌忽胀满口，不能出声，一老叟教以蒲黄频掺，比晓乃愈。又《芝隐方》云：宋度宗欲赏花，一夜忽舌肿满口。蔡御医用蒲黄、干姜末等分，轻掺而愈。据此二说，则蒲黄之凉血、清血可证矣。

（五）《伪药条辨》曰：蒲，水草也。蒲黄，乃香蒲花中之蕊，屑细若金粉。始出河东泽中，今处处有之，以秦州出者为良。近今药市中或以松花伪充，按松花气味辛温，蒲黄气味甘平，松花能除风黄、能消瘀，性既不同，功用各异，胡得伪充以害人乎。况失笑散中，有用蒲黄，为治产后瘀血攻心之妙方。若用松花伪充，则贻误不少矣。

冉雪峰曰：

蒲黄外人用作止血药，其实兼能消瘀也。旧说用作消瘀药，其实兼能止血也。方书多谓生用消瘀，炒黑止血，此犹拘于形迹，惑于黑能制红俗说。虽炒黑可助吸收，可助敛涩，似与止血方面有益。而反失却原有之黏凝性，得失参半，为中人以下知识。《本经》则止血、消瘀血，两两相连并载，早将二项学理冶于一炉。所以然者，蒲黄能以行血者行水，滤去血中水分，使稀薄之血液，凝固而变稠黏。而蒲黄本身又具黏性，能使血管破裂处凝固愈合。而血液中水分过剩，或血管被邻近水质潴压者，蒲黄又可以行水者行血，使水道利而血管松豁，易于循环营周，是其止血消瘀二项特殊功用，均由行水方面表出。其黏合凝固，俨似血竭、儿茶；其消溶攻散，俨似三七、红花。在用者如何，在药理与病理化合如何，其关键固不拘拘在生用、炒黑已也。而将本品列入利尿类者，汗与尿由血中滤出，前已一再申述。蒲黄以行血者行水，行水者行血。药物生理与人体生理两两适合，故蒲黄不惟为血药中最合病理的药物，且为利尿药中最合生理的药物。他药所叙主治，则曰心腹肠胃邪气，心腹肠胃结气，心腹肠胃寒热，惟本条曰：心腹膀胱寒热，煞是特笔。盖心腹肠胃，是指五脏六腑部分而言。心腹膀胱是指连属五脏六腑部分而言。不曰肠胃而曰膀胱，明其不在肠胃内之谷道，而在肠胃外之水道也。水为气化，亦可化气，水与气有密切关系。水由血滤出，血赖水运行，水与血亦有密切关系。观霍乱病水分脱失，则血液停顿。水气病剧时，多由水分牵及血分咯血。由生理以证病理，由病理以证药理，而药理之奥窍在是矣，而本品主治奥窍亦在是矣。忆前在汉筹研国防药物，药帮代表熊瀛洲，谓蒲黄炒黑敷创伤，止血定痛生肌，一举而三善，为实验秘方，予编选定伤科药品注释，曾采辑其说。盖蒲黄系蒲之菁华，得水之精英，不惟以止血者生肌，并可以消炎者定痛。不炒则有黏性，炒黑则又兼涩性，取用各别，其效则一。水分血分，内治外治，止血消炎，生肌定痛。蒲黄之功用，不綦弘哉。

蜗 牛

咸，寒，有小毒。主贼风，㖞僻，踠跌，大肠脱肛，筋急及惊痫。（《别录》所载。）

选注：

（一）张隐庵曰：蜗牛一名蜗蠃，感雨湿化生而成。介虫之类，气味咸寒，能清热解毒。甲虫属金，能祛风定惊。大肠属阳明，寒则收缩，热则纵弛，故主治如此。

（二）李士材曰：蜗牛、蛞蝓，咸寒无毒，主治贼风㖞僻，及脱肛惊痫挛缩。蜗牛、蛞蝓，皆禀阴湿之气以生，气味相同，主疗无别，惟形稍异。蛞蝓无壳，蜗牛负壳耳。咸寒总除诸热，益阴润燥软坚，故治如上诸证。蜈蚣性畏二物，不敢过其所行之路，触其身即死，故人取以治蜈蚣毒。其气大寒，非真有风热者不宜用。

（三）黄宫绣曰：蜗牛即带壳之蜒蚰是也，生下湿地，阴雨即出，禀性至阴，味咸小毒。故古人用以治真阴亏损，腠理不密，致风中于经络，而见口眼㖞斜，筋脉挛拘，及风热脱肛，痔疮肿痛，痈疽发背，疔毒等症，皆能见效。总以取其咸寒，解其诸热之性耳。缘桑木者尤佳。

参考：

（一）陶弘景《本草集注》曰：蜗牛，山蜗也。形似瓜字，有角如牛，故名，庄子所谓战于蜗角是也。又曰：蜗牛生山中及人家，头形如蛞蝓，但背负壳耳。

（二）《本草纲目》曰：其头偏戾如㖞，其形盘旋如涡，故有㖞涡二者，不独如瓜字而已。其行延引，故曰：蜒蚰。《尔雅》谓蚹蠃。孙炎注云：以其负壳而行，故名蚹蠃。又曰：蜗身有涎，能制蜈蚣。夏热则自悬叶下，往往升高，涎枯则自死也。

（三）《嘉祐图经本草》曰：凡用蜗牛，以形圆而大者为胜。久雨乍晴，林竹池沼间多有之。其城墙阴处，一种扁而小者，不堪用。

（四）陈存仁《药学辞典》曰：蜗牛为软壳动物，种类颇多。冬季蛰伏石间或土中，以避寒气。性好阴地，春暖降雨，则匍匐而出。升草木，食新叶。天晴则隐于叶下，状如扁螺。其螺旋状介壳，呈淡褐色，薄而易碎，体类蛞蝓。雌雄同体，腹面作扁平，灰褐色，能分泌黏液。有四触角，其中二个颇长。

尖头有眼，口作半月形，行时出壳而负壳。为物所惊，则首尾俱藏壳中。其种类负壳者，名蜗牛，即蜒蚰。无壳者，名蛞蝓即鼻涕虫。

冉雪峰曰：

《本经》有蛞蝓而无蜗牛，《别录》蛞蝓、蜗牛并载。其性味功用，大略相同。后世误蛞蝓、蜗牛，均出《本经》。故张隐庵《本草逢源》，蛞蝓、蜗牛并列，不分《本经》《别录》，郭汝聪《三家合注》因之，使人几不可辨识。且蛞蝓《本经》列下品，而二书均列中品，不知据何本而然。濒湖《纲目》以蛞蝓主治条文属《本经》，以蜗牛主治条文属《别录》，煞有见地。近代《新本草纲目》利尿类，则又有蜗牛而无蛞蝓。陈存仁氏辨其种类，谓无壳者为蛞蝓，负壳者为蜗牛，盖同类而异种云。本条叙蜗牛仍系之《别录》，志实也。本书利尿类所辑各药，多草本药。惟滑石为石药，多渗利、清利、滑利、通利，直调水分药，惟蒲黄为血药。兹再辑虫类气血有情本品一味，为利尿者另备一格。其余在各类相互关系求之，可以全体大明。大抵发表不远热，泻下不远凉，故发表类温药多，通便类凉药多，而本利尿药类则又渗通药多。至本品则清而不渗，滑而不通，然苟果病者燥化太过，真阴枯竭，津液消灼，因之水道干涸涩滞，甚或燥甚化毒，渗利固不合拍，润利亦难奏效。惟本品湿化最重，周身分泌液汁，又即以液汁为体质，并以液质为体质生命，是液汁与体质合二为一，观其液汁枯竭，则其体质死坏可知。蔡绦《铁围丛语》云：硚南地多蜈蚣，大者二三尺，螫人辄死。惟见托胎虫，则局促不行，虫登其首，陷其脑而死，此燥从湿化，湿能伏燥之一证也。地龙、螺蛳、蚌蛤、蝌蚪，功用相近，特不及蜗牛湿化之浓耳，故蜗牛能治各利尿药所不能治之证。再凡药各有专能，而专能所主治，则并不限一病一证。假令阴精衰于下，燥火燔于上，冲激脑部病变，如世俗所谓中风，当用益水敛阳，镇纳吸引各法。蜗牛虽壳薄，不及龟板、鳖甲、贝齿、珍珠母镇潜力大，而沃澡滋液，实为过之。

本草对湿化水生各药，多谓疗风，即是此义。本条所叙主治，曰主贼风，㖞僻踠跌，亦是此义。又曰主治筋急及惊痫，盖润育阴液，柔和神经，吸敛浮越，适合于现代新学理治疗。崔元亮《海上方》治消渴，用蜗牛浸水，谓一服即愈。知其治消渴力大，则知其利尿力大，并知其沃燥敛阳力大矣。至气寒能清，味咸能降，犹是诸鳞介湿虫药之通例耳。学者均当求其所以然之故，而本草沿革错讹，亦不可不加以考证也。

温寒类

附　子

辛，温，有大毒。主风寒咳逆邪气，寒湿踒躄，拘挛膝痛，不能行步，破癥坚积聚，血瘕金疮。（《本经》下品。《别录》谓主心腹冷痛，温中强阴坚肌骨。为百药长。）

选注：

（一）陈修园曰：《素问》以毒攻邪，是回生妙手。后人立补养等法，是模棱巧术，究竟攻其邪而正复，是攻之即所以补之也。附子味辛气温，火性迅发，无所不到，故为回阳救逆第一品药。《本经》云风寒咳逆邪气，是寒邪之逆于上焦也。寒湿，踒躄，拘挛膝痛，不能行步，是寒邪着于下焦筋骨也。癥坚积聚血瘕，是寒气凝结，血滞于中也。考《大观本草》咳逆邪气句下，有温中金疮四字，以中寒得暖而温，血肉得暖而合也。大意上而心肺，下而肝肾，中而脾胃，以及血肉筋骨营卫，因寒湿而病者，无有不宜。即阳气不足，寒自内生，大汗大泻，大喘，中风猝倒等症。亦必仗此火气大力之品，方可挽回，此《本经》言外之意也。

（二）修园又曰：仲景用附子之温有二法，杂于苓芍甘草中，杂于地黄泽泻中，如冬日可爱，补虚法也。佐以姜桂之热，佐以麻辛之雄，如夏日可畏，补阳法也。用附子之辛亦有三法，桂枝附子汤、桂枝附子去桂加白术汤、甘草附子汤，辛燥以祛除风湿也。附子汤、芍药甘草附子汤，辛润以温补水脏也。若白通汤、通脉四逆汤、通脉四逆加人尿猪胆汁汤，则取西方秋收之气，保复元阳，则有火封火固之妙矣。

参考：

（一）陈存仁《药学辞典》曰：附子补命门真火，逐风寒湿邪。其效能有四。一为强心回苏药，用于一切疾病之虚脱，若脉搏沉弱细慢，或将停顿，大汗不止，体温降低，手足蜷伏，以及大失血大吐泻后，呈虚脱状态者，可急用之。二本品兴奋神经，鼓舞细胞，增进体温，唤起全身一切机能之力，为兴奋刺激药，治痛风、神经痹痛、血行障碍及一切机能衰弱之病。三用于慢性消化不良，胃肠挛痛，泄泻不止，或完谷不化，与他药同用，奏镇痛止利之效。四有利尿发汗作用，用于心脏、肾脏病水肿有效。

（二）杨天惠《附子记》曰：绵州乃故广汉地，领县八，惟彰明出附子。彰明领乡二十，惟赤水、廉水、昌明、会昌四乡产附子。其茎类野艾而泽，其叶类地麻而厚，其花紫瓣黄蕤长苞而圆。其品凡七：本同而末异，其初种之小者为乌头，附乌头而旁生者为附子，又左右附而偶生者，为鬲子，附而长者为天雄，附而尖者为天锥，附而上出者为侧子，附而散生者为漏篮子，皆脉络连贯。如子附母，而附子以贵，故专附名也。凡种一而六七以上，则皆小。种一而子二三，则稍大。种一而子特生，则特大。附子之形，以蹲坐正节角少者为上，有节多鼠乳者次之，形不正而伤缺风皱者为下。本草言附子八角者良，其角为侧子之说，甚謬矣。附子之色，以花白者为上，铁色者次之，青绿者为下。天雄、乌头、天锥，皆以丰实盈握者为胜。漏篮侧子，则园人以乞役夫，不足数也。

（三）《伪药条辨》曰：附子以蜀北绵州出者为良，今陕西亦莳植附子，谓之西附，性虽辛温，而力稍薄，不如生于川中者，土厚而力雄也。闻肆中有一种洋附子混售，性味既劣，力量更逊，一经炮炙，既难辨识，不免害人。更有一种臭附，尤不可用，慎之慎之。又云底平有角，皮如铁，内肉白色，重两许者，气全最佳。性潮，鲜时用盐渍腌，盖不腌易烂，然经盐渍过，性味已失，效力大减矣。

冉雪峰曰：

附子有二种，一乌头附生之附子，一类似乌附之白附子。濒湖《纲目》原另有白附子一条，《和汉药考》亦另有白附子一条，是白附子与乌头附生之附子，原系二物。濒湖力为剖辨，谓乌头附生者为黑附子，非乌头附生而类似者，为白附子，然乌头色微黑，乌头附生之附子，则白而不黑。以黑白分乌头附子则可，以黑白分真附子与类似附子则不可，故至今仍真类二者，分剖不清。附子为要药，附子所主之证为大证，是安可不辨？至用附子之法，仲景已出神入化，又得后贤陈修园、邹润安、陈中权等，比拟诠释，发挥尽致。外证、里证、实证、虚证；为走、为守、为开、为固。头头是道，令人叹为观止矣。查吾人整个生命现象，不在有形原质，而在无形气化，此气之根，是为真元，蛰藏默默，肇基化源。附子补命门，增进体温，鼓舞细胞，兴奋神经，唤起全身一切机构能力。即此元阳充蔚，一气所贯注。反之全身气化病变，均可以此治疗，故《别录》谓附子为百药之长。然就药理方面言，为百药之长；而就生理方面言，并为生命之根。从来注家又多以附子为攻药。不知附子非攻药，而只为温药。为温为攻，实际犹差一黍，非曰不攻，温之即所以攻之也。亦如附子非表药，气不能鼓而外出者，借此则可以表。附子非利尿药，气不能化而下达者，借此则可以利。且气不能统摄者，可借此变发汗为止汗。气不能吸含者，可借此变利尿为止尿。甚至肠冷风秘，温之即所以下之。阳格躁烦，温之即所以摄之。其回阳救逆，镇痉回苏，原具功用，更无论已。但药有正面，即有反面，力大则利大，利大则害大。

倘阴精枯竭，燥火燔炽，不可温而温，不当温而温，未有不速之毙者。《洗冤录》载：凡中附子毒死者，身色乌紫，能勿惕然。畏用者固属庸庸，妄用者亦殊昧昧。独是附子最易腐烂，不耐久贮致远，故必盐腌。既盐腌之，复水漂之，盐为氯化钠，腐蚀性大，原具性质，安得不变？最低限度，其温性必减过半数。苟果虚寒重证，非重用必难图功，此又证之事实，而不得不尔尔也。重庆有某医院，治病多以附子十两或八两为剂，自名曰大药。询之医林，殊少死者，亦属怪事，然可见附子之无妨多用。过犹不及，学者得其温之益，而不为温之害，斯可耳。

乌头

辛，温，有毒。主诸风，风痹血痹，半身不遂，除寒冷，温养脏腑，去心下坚痞，感寒酸痛。（《本经》下品。主治条文出《洁古本草》，《纲目》所载。）

选注：

（一）李士材曰：风证用乌头，寒证用附子，而天雄之用与附子相仿，功用略逊耳。乌附、天雄，均是补下之药，且乌附、天雄之尖，皆是向下生者，其气下行，其脐乃向上生苗之处。寇氏谓天雄之性，不肯就下。元素谓天雄补上焦阳虚，皆是误笔。

（二）张山雷曰：乌头为附子之母，既已旁生新附，是为子食母气，其力已轻，故乌头主治温经散寒，虽与附子大略近似，而温中之力，较为不如。且长为祛除外风外寒向导者，亦以已经茁长茎苗花实，发泄之余，体质空松，则能散外邪，是其本性。洁古谓：治诸风，风痹血痹，半身不遂。东垣谓：除寒湿，行经，散风邪。固皆以泄散为其专职。而洁古又谓：除寒冷，温养脏腑，去心下痞坚，感寒酸痛。东垣又谓：破诸疾冷毒，则仍与附子同功耳。石顽谓：治风为向导，主中风恶风，寒湿痹，肩髀痛，不可俯仰。又谓：治痈疽久不溃者，及溃久疮寒，恶肉不敛者，并宜稍加以通血脉。寿颐按疡患固间有寒湿交凝，硕肿不退，亦不成溃，及溃久气血虚寒，悠久不敛之证，温经活血助其阳和，则肿久、溃久之证，方能相应。用乌头者，取其发泄之余气，善入经络，力能疏通痼阴沉寒，确是妙药。但非真是寒湿者，不可妄用。石顽又谓：小儿慢惊搐搦，涎壅厥逆，生川乌、全蝎加生姜煎服，则慢惊固是虚寒，而此能温经以逐寒湿耳。

参考：

（一）《新本草纲目》曰：欧洲产之乌头，其根含有阿哥尼丁（aconitine），中国及日本产者，则含有更峻烈之耶普阿哥尼丁（japaconitine，$C_{66}HasN_2O_{21}$），关于此物之实验，可参阅下山博士之“乌头滥用”（载《东京医学会杂志》第四卷第十三号），“草乌头及白附子实验记”（《药学杂志》一百零六号）及“二三植物之化学的实验”（《植物学杂志》第七卷第七十二七十三号）三文。

（二）《本草纲目》曰：乌头有两种，出彰明者，即附子之母，今人谓之乌头是也。春末生子，故曰：春采为乌头。冬则生子已成，故日：冬采为附子。其天雄乌喙侧子，皆是生子多者，因象命名。若生子少及独头者，即无此数物也。其产江右山南等处者，乃《本经》所列马头，个人谓之草乌头者是也。故曰其汁煎为射罔。弘景不知乌头有二，以附子之乌头，注射罔之乌头，遂致诸家疑贰云。

冉雪峰曰：

乌头古时只有一种，乌头如芋母，附子如芋儿，天雄则一子独大，其形变长，侧子乃附子外再生子，漏篮则附子侧子之小者，入篮可漏也。天锥则其头尖，乌喙则尖头分歧而似喙，各以其形命名，皆附乌头所生之子也。古皆野生，其力较大。后人栽种，形体虽大，而功力反减，为变种矣。陶隐居毫无分辨，仍以今之乌头，作古之乌头，濒湖议之极是。张山雷但就茁长茎苗花实，发泄余气立论，亦若乌头较附子为力逊者，讵知多年野生乌头，力较附子大愈数倍。细勘仲景用附子乌头各证轻重，不难悟其旨归，何须别翻异说，更启后人猜疑。濒湖亟亟于家莳野生之辨，谓附乌头者为黑附子，另种自生者为白附子，其实二附不均色白乎。谓家莳者为川乌头，野生者为草乌头，其实家野二乌，不均草本乎。且不与川乌条，附注野生，或另出野生草乌一条，乃以洁古主治条文，砌入川乌头条，又以《本经》乌头主治条文，转入草乌头条。在濒湖以为如此分剖，不致再讹，讵知改窜经文，有乖体例。从来经生治经，未有如此蔑猎者，予恐后人无从致辨，必有杜十姨伍髭须之误。张隐庵、邹润安均好学者，超越凡辈，尚以此均为经文，诠释互勘。百世而下，孰辨之者，此不得不为濒湖智者千虑一失惜也。查白附子茎叶花实，与川附子之茎叶花实，两两不同，确另为一种。至川乌与草乌之茎叶花实，则两两俱同，各本无异词。野生则为多年宿根宿核，家莳则为一年之新根新核。家莳之形态虽丰硕，不及野生形态虽瘦小，气味性能俱全。乌头有草乌头，附子不闻有草附子，何也？乌附以川产者佳，他处野生，既不道地，本身根核已小，附生者更微，故不入药也。野生者固力全，即家莳亦隔年种籽，又培育一年，虽分余气于其子，而本身性能有增无减。如菰姜者分老姜、子姜，老姜如乌头，子姜如附子。未闻老姜淡于子姜，子姜辣于老姜也。姜桂之性，老而弥坚，乌附岂独例外。《药学辞典》载日本学说，谓附子较乌头所含阿哥尼丁量为少，又外人麻醉镇痉剂，用乌头精而不用附子精，义甚明显。山雷说虽成理，然以释家莳变种乌头，及盐腌漂过甚乌头，则可耳，未足以为定论也。是则乌头温性，固较附子为过远矣。

草乌头

辛，温，有大毒。主中风恶风，洗洗出汗，除寒湿痹，咳逆上气，破积聚寒热，其汁煎之名射罔，杀禽兽。（《纲目》所载，主治条文出《本经》乌头条下。《纲目》移入本条。）

选注：

（一）杨时泰曰：草乌头为至毒之药，如用以去病，必须沉寒痼冷足以相当。或寒热合并，结聚癖块，顽痰死血，阻塞真阳，非此不可以开道路，令流气破积之药，得以奏功。盖因于风虚则病湿，湿聚而不化，则病于风毒，谓之顽风。是其所治者，湿风也。故明其为风虚，则知用此以透阳之郁，岂得概谓治风，而投之风淫以取败哉。

（二）张山雷曰：《本经》亦有乌头之名。李氏《纲目》谓此非川产之乌头，而野生于他处者，故以草乌头别之。寿颐按《本经》乌头，但云生山谷，初无川产非川产之明文，但今之草乌，既非川产，则药性自当有别，盖川中乌附，据宋人杨天惠《附子记》：谓冬月播种，春月生苗云云。可知川产皆为人力所培植，而他处所产，既是野生，则毒烈自当更甚。其汁煎之名曰射罔，能杀野兽，其毒可知。《国语》骊姬置堇于阁，韦昭注：堇，乌头也。《左传》载骊姬置毒事，谓公祭之地地债，与犬犬毙，与小臣小臣亦毙。乌头大毒，乃至于此，诚非附子之所可同日语也。《本经》谓治中风，恶风洗洗，盖仍以外感寒风而言，洗洗读作洒洒，乃是洒淅恶风之候。而后世乃谓主治恶风，以恶字作如字读，岂古人之真言。要知毒风厉风等症，皆是血热成毒，似此火热大毒之物，胡可妄投。此盖误读古书之谬。痴人说梦，妄不可听。惟果是寒湿寒痰，涸阴沉寒，坚凝结聚之证，始可用为佐使，引到病所，以开坚积耳。此药虽经甘草汤浸，姜汁制透，然入口尝之，喉舌即刺痛异常，少顷即麻木热肿，猛烈莫与比伦。濒湖谓吾蕲郝知府，自负知医，因为风痹，服草乌头木鳖药，入腹麻痹，遂致不救，后人亦当知所戒矣。

参考：

（一）陈存仁《药学辞典》曰：乌头主成分为耶普阿尼丁，其效能祛风湿，开顽痰，用作麻醉与镇痉药。施于腹痛、胸痛、头痛、足痛、关节痛及诸风痛，瘰疬瘤肿，黑内障眼等症，又治疝痛、偏瘫、脑性痉挛性小儿麻痹。其作用自肠壁吸入血中，即能大减血液循环之速率，使血压降低，由末梢神经传达入脑，脑神经被激而麻痹，视觉听觉亦均减其敏锐，心脏之跳动先速而后缓，同时全身肌肉弛缓，思想紊乱，汗出尿增，若服过量，竟可由失觉而死。

（二）杨华亭《乌头考证》曰：四川人工产者，其形态与天产稍异，其根粗圆而短，其鲜货大者两许，干者约七八钱。若天产鲜货，至大不过四钱，小者一二钱，干货大者约一二钱，小者数分。西国入药，统名乌头，非西国乌头不生附子，亦非弃去附子，盖乌头、附子、天雄、侧子、漏篮子，其性味皆同，实不能强为分别。予曾以天生之乌头附子等为末，试服二哩，至一小时，觉腹中如开电机，颤动迅速，而动力轻浮微茫，如分剂再加，则至眩晕。因知此药先至脑部，故汉霍显使医淳于衍毒皇后，后曰我头岑岑也。或谓中西乌头附子等不类，但予验其功能，实系相同。其不同者，中西用法有异耳。中医多用原质配药煎服，西医多用乌头酒单服，而配剂较少，故其取效与主治常觉不类，非药之本质有悬殊也。《别录》于乌头之修治云：采根阴干。至雷敩与陶弘景云：热灰炮炙，由是炮炙之法，日益加多。今四川人工产者，均以盐水煮熟，色褐黑而光，形如煮熟甘薯，因此药内含淀粉，如被煮熟，则体质已变而黏。药市以此为生附子生乌头，实误。夫药之大毒小毒，以病当之，以分剂计之，何毒之有？西医用药，多提取元素，去其糟粕，如乌头素以极淡之溶液，如千分含一，尝之能令唇舌刺麻。今我中医用药，乃去其元素，取其糟粕，反谓之去毒精制，诚大惑莫解也。盖乌头附子等虽极毒，而入药主治之功能，则为诸药所莫及。然单服者少，宜与他药并用为妙。明其病理与分剂，即无须畏其毒，惟能用毒药，方为良医。曾以鲜货尝之，味先甜微苦，后则辛热麻刺。乌头、附子、天雄、侧子，性味俱同。行于皮肤则生汗，若与桂枝同用，又能止汗。《伤寒》桂枝加附子汤用之，能令血管舒缩，中枢微阻，故能止其汗漏。若走于神经系统，能平脑止痛，医风寒湿痹、头痛、目痛、不能久视、项强、关节炎、肩臂痛、腰痛、四肢拘挛、寒气腹痛、经痛、子宫寒白带等症均有效。行于血循环，能令血压减小，因迷走神经中枢被激，致心肌受阻，则血管舒短，中枢亦受阻，是以血压为缓。故于脉波洪数，因热浮血旺鼻衄心跳等症，佐三七生地等药服之，能令脉数为缓。但至脉沉微欲绝时，如四肢厥逆，霍乱吐泻等症，与干姜等药相配，又能增加血压，有回阳通络温经之功，故仲师四逆汤、通脉四逆汤用之。再走于肾经，能刺激小便加多，故桂枝加附子汤内用之，主小便难。但此药功效虽多，其毒性亦烈，在医者临证化裁，恰当其可，不可畏用，不可渎用。若局部神经系痛，以乌头素擦膏擦之有效，惟于近目口处不可用。再此药能惹胃，足分剂多服，令人眩晕呕吐。《金匮》乌头桂枝汤云，加至五合，其知者如醉状，得吐者为中病，此系乌头入脑，惹胃之力。毒分剂则致呼吸中枢被瘫，脉波迟缓，以至心舒停止而死。

冉雪峰曰：

附子、乌头功用相同，各家无异词，不过轻重之分而已。然陈氏《药学辞典》，叙附子功用，则曰兴奋神经，鼓舞细胞，增进体温，唤起全身一切机构能力。叙乌头功用，则曰减低血压，弛缓肌肉，麻痹神经，减少血液循环速率。两两相反，如是者何也？以乌头一药论，草乌固《纲目》谓即《本经》乌头也。大热大毒，非人工种莳腌漂之比。热而毒，则热甚矣。用作兴奋强壮固宜，何以又减低血压，弛缓肌肉，减少血液循环速率。诸家议论，以杨华亭氏《乌头考证》首屈一指，超越等伦。然亦谓心肌受阻，血压低减，能令脉数为缓。又谓至脉沉微欲绝之时，又能增高血压，有回阳通络温经之功。一药两性，一人两说，如是者又何也。岂乌头与附子之性，果不同与。抑乌头与乌头之用，果各异与，曰否，此正药理深层。在陈杨二氏，固早体到，特引而未发，兹再明白诠释，为中人以下说法。

夫附子、乌头，均有兴奋冲动性，但附子只能温经回阳，乌头兼能麻醉神经，盖乌头热大毒大，所以兴奋冲动亦更大也。故附子用轻分剂，不过温养少火，补虚而已。足分剂方能回阳，非过分剂不形成麻醉状态。若乌头则轻分剂已能兴奋，冲动回阳。足分剂则兴奋冲动较过，必至麻醉。过分剂则兴奋冲动太过，神经受伤，机能渐停，心体弛衰下降死矣。故乌头少用则体温加高，心肌较旺，脉搏加强；过用则神经麻痹，心肌阻滞，脉搏体温反而低减，用者只在足分剂体贴用功。此可证诸家附子力大，能祛寒，乌头力减，只疗风，实为瞽谈。中风为脑病，乌头兴奋冲动，为脑性治疗。寒邪凝固，阻碍经隧，因而血不达脑，非此大热大毒之乌头，安能一充大气，挽危急于俄顷。山雷谓中风均是血热，未可妄投，偏于内风为热之说，亦是瞽谈。然则东垣治烦热面赤，脉数六七至，服乌头而脉缓病愈。杨华亭谓脉波洪数，因血旺鼻衄心跳等症，服乌头能令脉数变缓，凡此皆当为轻分剂，而非过分剂，所以然者，热格于外，阻于上，故令脉数，与仲景通脉四逆白通各证一例。脉绝为阳亡，脉数为阳格。乌头冲开经隧，气通而脉反缓矣。此又脉理与病理，病理与药理，均可会通者也。仲景用桂枝乌头煎及乌头桂枝汤，自注其人如醉状勿怪。又注其知者如醉状，得吐为中病，不通而欲通，将通而未遽通，其形如绘，而乌头真正之功能可知矣。而各家之误解，更不辨自明矣。

肉　桂

辛，温。主治百病，养精神，和颜色，为诸药走聘通使，久服面生光华，媚好常如童子。（《本经》上品。前桂枝条主治，系《本经》牡桂条文。本条主治，系《本经》菌桂条文。）

选注：

（一）李东垣曰：桂辛热有毒，阳中之阳，浮也。气之薄者，桂枝也；气之厚者，肉桂也。气薄则发泄，桂枝上行而发表；厚则发热，肉桂下行而温肾。此天地亲上亲下之道也。

（二）黄宫绣曰：肉桂气味纯阳，辛甘大热，宜透肝肾血分，大补命门相火，益阳治阴，凡沉寒痼冷，营卫风寒，阳虚自汗，腹中冷痛，咳逆结气，脾虚恶食，湿胜泄泻，血脉不通，死胎不下，目赤肿痛，因寒因滞而得者，用此治无不效。盖因气味甘平，其色紫赤，有鼓动血气之能。性体纯阳，有招导引诱之力。昔人云：此体气轻扬，既能峻补命门，复能窜上达表，以通营卫。非若附子气味虽辛，复兼味苦，自上达下，只固真阳，而不兼入后天之用耳。故凡病患寒逆，既而温中。及因气血不和，欲其鼓舞，则不必用附子。惟于峻补气血之内，加肉桂以为佐使，如十全大补、人参养荣之类，用此即是此意。今人不细体会，徒以桂附皆属辛温，任意妄投，不细辨别，岂卫身救本者所应尔欤。

参考：

（一）陈存仁《药学辞典》曰：肉桂成分，为挥发油、树脂、胶质、单宁等，其效能散寒止痛，化瘀活血，用作健胃强壮药。其作用入胃，能使胃液及唾液之分泌增加，振起其消化机能。胃内之胆汁，一遇肉桂，即与肉桂内之单宁酸和胃内未消化之蛋白质化合，成为蛋白单宁酸，此物有收敛制酵之功。余一部之单宁酸，由肠壁吸入血中，有凝固白细胞之力。而肉桂精在胃中，与睟液化合，至小肠始被吸收而至血中，有促进血液，振兴精神之功。且同时能使肠内膜之微血管收缩，阻止过量之分泌。

（二）《伪药条辨》曰：肉桂种类甚多，产越南、广西、云南、广东，暨外国锡兰加西耶等。大抵桂之鉴别，一辨皮色，二辨气味。辨皮之法，曰荔枝皮、曰龙眼皮、曰桐油皮、曰龙鳞皮、曰铁皮、曰五彩皮、曰殊砂皮、曰绉纱皮，惟野生者无定形，总不外结、石、滑、润、净、洁六字为要。皮纹直实，肉如织锦，纹细而明者为上桂。野生者间有横纹，其形状如苍老结实，横直交错，斑点丛生，皮色光润，纹细而滑，亦为野生佳品。若横纹多而色红，皮粗纹粗，如荆棘滞手，皆为下品。此辨皮色之大要也。辨气亦有六法，如醇、厚、馨、燥、辣、木虱臭是也。凡试桂闻气，以手摸桂肉数转，闻之即知。如清化桂则气醇而馨，猛罗桂则气厚而馨，安边桂则气馨而不燥，浔桂或燥或辣，或气如木虱臭。亦有气醇而带木虱臭者，若收藏年久，燥辣之气消，惟木虱臭卒不能革除。或有馨香得人工所制，亦带木虱气，此属伪种。要以馨而纯，如花之清香不杂。若似花椒、丁香气而燥，如山柰、皂角气而辣，皆下品也。嗅气之外，当试以味，以百沸汤冲桂少许，凉而尝之，当分醇、厚、燥、辣为四味，汤汁入口，分辨较鼻嗅更易明，必须味醇厚不燥辣者为佳。不辣之中，先以水辨其味，曰清、曰浊、曰淡茶色、曰米汁、曰乳汁、曰绿汁、曰白水。凡白水淡茶色，清者味必醇。惟米汁、乳汁、绿水，皆有清浊之分，清者味醇，浊者味燥。然红水间有清浊难分，必尝其味厚而醇者，为野生猛罗之类，味燥者为钦灵浔桂之类。绿水亦不一类，如猛罗种。油黑者，水必绿，味多苦。亦有油薄者，水亦不绿。如浔桂之油浓者，水亦绿，其味必兼燥。清化安边，其得气清，其油必薄。神桂之油，虽亦厚薄不一，惟五味俱全，有甜辣苦酸，亦有甜馨，而馨总以微苦酸为正。总之不得以油之厚薄为定见，水红绿为贵贱，须要别其水之清浊，味之醇燥辛辣，斯可为分辨的确耳。

冉雪峰曰：

《本经》只有桂，不分牡桂、菌桂，不知何时加以牡菌之名。仲景《伤寒》《金匮》并无牡菌字样，可见汉时尚无牡菌名称。然诸家本草，均有牡菌两条主治条文，是否出自《别录》，始于陶隐居集注，其条文亦陶氏增修移窜，未可知也。牡菌之辨，濒湖《纲目》较为明晰，但谓卷者为菌桂，半卷或板者为牡桂。又谓牡桂皮薄者为桂枝，仍无定说。桂之种类虽多，以其实考之，总归桂枝、肉桂两种，故本编即分两条。以牡桂主治条文属桂枝，以菌桂主治条文属肉桂，昭其实也。考桂《尔雅》名梫，《吕氏春秋》云：桂之下无杂木，稽含南方草木状云，其类自为林，更无杂树，盖桂能侵害他木也。雷敩《炮炙论》云：以桂钉木根，其木即死，是其明验。凡木叶心皆一纵理，独桂有两道，如圭形，故字从圭。陆佃《埤雅》云：桂犹圭也，是桂在植物中，亦俱特别异禀者已。桂枝、肉桂虽分二项，功用大略相同，特枝性条达，生气独旺，利于感证。根皮性强味浓，温厚凝重，利走中下。细玩牡菌两项主治条文，曰上气，曰结气，曰益气，是从性能方面发挥；曰养精神，曰和颜色，曰面光华好，是从功用方面推阐。两条须合看，分而不分，庶为得之。善用者桂枝亦可治里，肉桂亦可治表。气不能达，可用之以出汗；气不能固，又可用之以止汗；气不能化，可用之以利尿；气不能含，又可用之以摄尿；气虚而陷者，可用之以升；气滞而逆者，又可用之以降。无论为虚为实，为气为血，药理与病理相合，不宁佐使，即一味单用，亦有左宜右有之妙。经谓主治百病，若曰开阖升降，虚实气血，投之得当，因应咸宜耳。他药含兴奋油质，但曰挥发油，此则加桂皮二字，曰桂皮挥发油以别之。是本品以质论，亦是普通挥发中之特殊挥发。且味辛而甘，有糖原质。辛而酸，有单宁酸。宣而有补，发而能收。新说谓其促进血液，振奋精神。又谓其凝固白细胞，收缩血管，实质气化。中西学理说两两可通。向只以用之者之精义入神，而不知本品自身之具有此项性质功能也。要之肉桂以气胜，附子以质胜。肉桂化阳，附子回阳，桂枝、肉桂不必过分，肉桂、附子不能不分，不同而同，同而不同，学者均当猛下一参，而求其所以然之故也。

干 姜

辛，温。主胸满，咳逆上气，温中止血，出汗，逐风湿痹，肠澼下利，生者尤良。（《本经》中品。《别录》谓主寒冷腹痛，风邪诸毒。）

选注：

（一）徐灵胎曰：凡味厚之药主守，气厚之药主散。姜气味俱厚，故散而能守。夫散不全散，守不全守，则旋转于经络脏腑之间，驱寒除湿，和血通气，所必然矣。故性虽猛峻，而不防服食也。

（二）陈修园曰：干姜为脏寒之要药。胸中者，肺之分也，肺寒则金失其下降之性，气壅于胸中而满也。满则气上，咳逆上气之证生焉。其主之者，辛散温行也。中者土也，土虚则寒，而此能温之。止血者，以阳虚阴必走，得暖则血自归经也。出汗者，辛温能发散也。逐风湿痹者，治寒邪之留筋节也。治肠澼下利者，除寒邪之陷于肠胃也。以上诸治，皆取其雄烈之用，如孟子所谓刚火浩然之气，塞乎天地之间也。生则辛味浑全，故又申言曰生者尤良。即《金匮》治肺痿用甘草干姜汤，自注炮用，以肺虚不能骤受过辛之味，炮之使辛烈稍减，亦一时之权宜，非若后世炮黑炮炭，全失姜之本性也。

（三）黄宫绣曰：干姜其味本辛，炮炙则苦，大热无毒，守而不走，凡胃中虚冷，元阳欲绝，合以附子同投，则能回阳立效，故书有附子无干姜不热之句，与仲景四逆白通姜附汤，均用之。且同五味，则能通肺气而治寒咳；同白术，则能燥湿而补脾；同归芍，则能入气而生血。故凡因寒入内而见脏腑痼蔽，关节不通，经络阻塞，冷痹寒利，反胃隔绝者，无不借此以为拯救。除寒炒黑，其性更纯，味变苦燥，力主下走，黑又止血，辛热之性虽减，而辛温之性尚在，故能去血中之郁热而不寒，止吐血之妄行而不滞，较之别药徒以黑能止血为事者，功胜十倍矣。

参考：

（一）《新本草纲目》曰：生姜含有挥发油、软性树脂、越几斯质淀粉、巴蜀林等。又云生姜之有效成分为发挥发油，其含量不定，大抵为1%至2%之淡黄色稀薄油液，沸腾点为一百六十度，其余尚待检验。

（二）《荷兰药镜》曰：姜能消化胃中之黏液，与不熟之污液，止恶呕吐，进饮食。又曰此药辛味刺激，善止痔痛，以其能诱起肠内面之黏滑液，缓解肛门焮肿之迫压也。

（三）《药学辞典》载英美学说曰：干姜为安胃煖性之香药，能为引炎取嚏生津药，又能为行气补胃药，祛风药，如伤食胃中发气，或胃难消化宜服之，兼能疗治血滞身冷等症。入鼻则能作嚏，入口则能喉热生津液，入胃则能令内皮发暖行血。第此药除肛痛气膨外，独用之处甚少，只多偕别药而作补剂，与泻剂同用，能止泻药之烈，而泻时之腹痛可免。

冉雪峰曰：

附子虽气味俱厚，而实以气之温胜；干姜虽气味俱厚，而实以味之辛胜。上言肉桂、附子当分辨，而干姜之与肉桂，干姜之与附子，亦当各各分辨。盖干姜有附子之守，有肉桂之走。但附子所守据点在下焦，干姜所守据点在中焦；肉桂之走，是以气化；干姜之走，是以味宣；附子温肾，是以固为守；干姜温胃，是以宣为守；肉桂鼓肾气而兼鼓心气；干姜暖胃气而兼暖脾气。倘各个之专主不分，即各个之优性不显。或问诸四逆汤，温下焦以挽绝阳，不均用干姜乎。曰诸四逆汤温下温肾，主要在附子，不在干姜。不过附子温下以启之，干姜温中以接之耳。惟通脉四逆汤机窍确在干姜，观四逆汤为附子、干姜、甘草三味，通脉四逆汤亦是此三味，而干姜加重，即名通脉，是其通全在干姜，可无疑义。所以然者，脉绝证，若下焦生阳已绝，不治，《脉诀》所谓人虽能行，号曰行尸是也。惟生阳将绝未绝，而脉反先绝，乃胃气不能承接鼓荡。盖脉者资始于肾间动气，资生于胃间谷气，胃气不能充贯四末，脉因以绝，故以干姜之大辛大温者鼓之，胃气复而脉通矣，此之谓通脉。然则各家谓干姜守而不走，非与。曰守是干姜之本性，是常解，是专论药物方面性能；通是干姜之功，是善用，是兼合病理生理的殊绩。西法对脉搏低减，或不应，注重强心，中法则求到根源。用干姜以鼓健胃气，是中法较西法尤深一层也。呕逆吐哕为胃病，观大建中汤证曰：痛呕不欲饮食；半夏干姜汤证曰：

干呕吐逆，吐涎沫；栀子干姜汤证曰：咽中干，烦躁吐逆；干姜人参半夏汤证曰：呕吐不止。是干姜之主治，纯在中焦，纯在安胃和中，益信而有征。至甘草干姜汤之治汗多阳亡，干姜甘草汤之治肺痿热浮。以大热药而治假热证，更法外之法，非干姜之本能如是，乃仲景善用干姜，精义入神。学者所当深深体认，由本能而推及兼能，由本品推及他品。生者优良，干则辛烈，生则辛润，生气未漓，自较优越。究之干者、生者、炮者，及制炭，各有所合病机，未可拘于一面，不论病论药，而遽以批判优劣也。

高良姜

辛，大温。主暴冷，胃冷逆，霍乱，腹痛。（《别录》所载。《拾遗》谓下气益声，好颜色。）

选注：

（一）缪希雍曰：高良姜《别录》大温，藏器辛温。元素辛热纯阳，浮也，入足阳明太阴经。二经为客寒所犯，则冷逆霍乱腹痛诸病生焉。辛温暖脾胃而逐寒邪，则胃中冷逆自除，霍乱腹痛自愈矣。甄权治腹内久冷，气痛，去风冷痹弱，《大明》主转筋，泻利反胃，解酒毒，消宿食。苏颂治恶呕清水，皆取其暖胃温中，散寒祛冷之功也。

（二）黄宫绣曰：良姜气味辛热，治无他属，凡因客寒积于胃脘，而见食积不消，绞痛殆甚，暨霍乱泻利，吐恶噎嗝，瘴疟冷癖，皆能温胃却病。故同姜附则能入胃散寒；同香附则能除寒祛郁。若伤暑泄泻，实热腹痛者切忌。此虽与干姜同性，但干姜经炮经炙，则能以去内寒，此则辛散之极，故能以辟外寒之气也。

参考：

（一）陈存仁《药学辞典》曰：高良姜成分为挥发油、辛味性树脂、越几斯淀粉、胶质等。凡高良姜中含有三种结晶体，即于普费里笃、格兰仁、阿鲁卑宁是也。甲为黄色扁平结晶体，不溶于水，热之则于二百二十一度至二百二十二度熔化；乙为淡黄色棱柱状结晶体；丙为粒状结晶体。其效能暖胃散寒，止痛消食，用作芳香性健胃药。能治初期虎烈拉，横膈膜痉挛急性，肠加答儿。其作用能刺激胃壁神经，使消化机能亢进；亦能刺激肠壁血管，使之收缩。伤寒霍乱等菌遇之，即感强度之刺激而死。

（二）《伪药条辨》曰：高良姜广东海南出者，皮红，有横节纹，肉红黄色，味辛辣，为道地。出货多，用途少，伪者鲜见。《南越笔记》云：高良姜出于高凉，故名。根为高良姜，子即红豆蔻。子未坼含胎，盐醋经冬，味辛香，入馔。又云凡特盛多谓之蔻，是子如红豆而丛生，故名红豆蔻。今验此花，深红如灼，与《图经》花红紫色吻合。花罢结实，大如白果，有棱，嫩时色红绿，肉细如橘瓤，所谓含胎也。老则色红，即草木状之山姜，《楚辞》之杜若也。

（三）李珣《海药本草》曰：红豆蔻其苗如芦，其叶如姜，花作穗，嫩叶卷之而生，微带红色。嫩者入盐，累累作朵不散落，须以木槿花染令色深。善醒酒，解酒毒，无他使也。

冉雪峰曰：

干姜为家莳，良姜为野生。与川乌为家莳，草乌为野生一例。但川草乌苗茎花实，大抵相同，不过家莳肥大，野生瘦小而已。姜则家莳者，不花不实；野生之良姜花红如灼，子名红豆蔻，盖同类而异种矣。姜桂之性，老而愈辣。姜之家莳者，为一年新根，母姜亦仅隔年根耳。野生则为多年宿根，其性自足，其力自厚。野生亦有数种：曰山姜，叶似高良姜，子似草豆蔻，根如杜若。曰猎子姜，即杜衡，《本经》名杜若，楚地处处有之，山人呼为良姜。《嘉祐图经》及《岭表录》《岭南笔记》，均言其实嫩者，以盐水腌藏入甜糟中，色红若琥珀，辛芳可爱，所叙作法形色均同，殊难分辨，真《楚辞》所谓杂杜衡于芳芷。至《本经》杜若，系芳草类，其茎苗必尤芳香，其性味必较纯和，既无人识，又无人用，成孤芳矣。查《本经》杜若主治，有风入脑户等语。《别录》亦谓治眩倒，目荒荒，将神经性卒中形态，明明绘出。此与《素问》当有所犯大寒，内至髓，髓者以脑为主，及风气循风府而上等说，互相发明。中风学理晦暗数千年，至今尚纠缠不清，于此项经义殊少体会。《楚辞》云山中人兮芳杜若，可为此咏，讵仅为芳草惜乎。干姜盐腌水浸，矫揉造作，多失本性。良姜浑朴不雕，得天独厚，老而愈辣，如果沉寒痼冷，阴凝寒毒大证，用干姜不如用良姜。神经性卒中，属阴寒之气上冲，及阴寒凝泣而气不上达者，亦用干姜不如用良姜。干姜杀虫，故泻心汤、乌梅丸等用之。新说伤寒霍乱病菌，遇良姜则感强烈之刺激而死，是杀虫用干姜亦不如用良姜。惟良姜辛温燥烈，虽无毒而近毒，并非日用不撤常食之品。大药治病，衰半而止，尝见伏热温病及热重暑病，误服生姜、干姜，烦躁咽痛，大热狂惑者比比矣。况良姜辛温大热之较暴者乎。审病贵的，用药贵专，其力愈大，其效愈捷。良姜固有价值之药，在用者之适可而止，恰如分际。苟非阴寒确凿，勿徒读古书，奢谈新理。易言招纳浮阳，戢敛虚火，以及引炎生津，疗加答儿，缓解焮肿迫压，似是而非。妄用渎用，如火益热，其伤必多，无论病不愈，愈矣而反体伤病变，如园工以火逼花开，花则开矣，其本已废。此中机窍，学者能勿潜心体察与。

吴茱萸

辛，温，有小毒。主温中下气，止痛，除湿血痹，逐风邪，开腠理，咳逆寒热。（《本经》中品。《别录》谓去痰冷诸逆，心腹诸冷。）

选注：

（一）陈修园曰：吴萸气温能驱寒，而大辛之味，又能俾肺令之独行，而无所旁掣，故中寒可温，气逆可下，胸腹诸病可止，皆肺令下行，坐镇而无余事。仲景取治阳明食谷欲呕证及干呕吐涎沫证，从《本经》而会悟于言外之旨也。肺喜温而恶寒，一得吴萸之大温大辛，则水道通调而湿去。肝藏血，血寒则泣而成痹，一得吴萸之大温大辛，则血活而痹除。风邪伤人，则腠理闭，而为寒热咳逆诸证，吴萸大辛大温，开而逐之，则咳逆寒热诸证俱平矣。然尤百疑者，仲景用药，悉遵《本经》，而少阴病吐利，手足冷逆，烦躁欲死者，吴茱萸汤主之二十字，与《本经》不符。不知少阴之脏，皆禀阳明水谷以资生，而复交会于中土，若阴阳之气不归中土，则上吐而下利；水火之气不归中土，则下躁而上烦；中土之内气绝，则四肢冷逆而过肘膝，法在不治。仲景取吴茱萸大辛大温之威烈，佐人参之中和，以安中气，姜枣之和中，以行四末，专求阳明，是得绝处逢生之妙。

（二）邹澍曰：据仲景用吴萸，外而上至颠顶，下彻四肢，内则上治呕，下治利，其功几优于附子矣。不知附子吴萸，功用各有所在，焉得并论。附子之用以气，故能不假系属，于无阳处生阳；吴萸之用以味，故仅能拨开阴霾，使阳自生阴自戢耳。历观吴茱萸所治之证，皆以阴壅阳为患，其所壅之处，又皆在中宫。是故干呕吐涎沫，头痛，食谷欲呕，阴壅阳于上，不得下达也。吐利手足冷逆，烦躁欲死，手足厥寒，脉细欲绝，阴壅阳于中，不得上下，并不得外达也。《伤寒论》中但言其所以，而未抉其奥。《金匮》则以一语点明之，曰呕而胸满，夫不壅何以满，谓之胸满可知不在他所矣。然则温经汤独不以吴茱萸为主与，何以其满在腹，且云少腹里也，此盖有在气在血之不同，故所处之地亦不同，然其系于壅一也。惟其在血，则不得不在下，是即《本经》所谓湿血痹也。或曰古人皆以吴茱萸为肝药，今若予言，则似脾药矣。予谓中品之药，以疏通气血为治病，乌得以五脏六腑印定之。且土壅则木不伸，土气壅通，则木伸而病已，谓为肝药，又何不可之有。

参考：

（一）《新本草纲目》曰：丹波药学士，初以伊打抽出吴茱萸之脂肪油，复以酒精化之，其溶液中遂见有白色之针状结晶体，此结晶体或其溶液，触及皮肤，觉刺激颇甚，而发痛痒，其效极似塔夫夏。尝制成5%软膏及1.5%之酒精溶液，以供临床试验之用。药学士庆松胜左卫门，又用偏苏儿浸出法自吴茱萸之浸液中析出一种无窒素性结晶体，定名为伊薄廷（evodin）。其化学之集成，为$G_8H_{22}O_6$，熔点为二百八十五度，成类似拉库吞之化合物。又药学博士朝比奈泰彦及药学博士石尾正文，同自吴茱萸之酒精冷浸液中，得结晶混合，更以美企儿酒精分离试验之。始知松庆所谓伊薄廷者，并非吴茱萸之主成分，以其中尚有极多含窒素性之结晶体也。兼知此生药所以有苛烈之臭味，实系于所含之挥发油，与其累重体。后朝比奈复与药学士柏木幸一续加研究，以吴茱萸末浸于亚摄登液中，俟冷，蒸发而余渣滓，继以亚尔加里，摇荡其渣滓，使吴茱萸之成分，为有系统之分离，于是挥发油之主成分，纯粹析出，为一种物质，定名为伊薄登，其酷似沃企之结晶体，则为伊薄廷。此外，尚有伊薄遮明及耳特加尔品，此两种皆植物盐基。

（二）《朱氏集验方》曰：中丞常子正苦痰饮，每食饱或阴晴节变辄发。头痛背寒，呕吐酸汁，即数日伏枕不食，服药罔效。宣和初为顺昌司禄，于太守蔡达道席上，得吴仙丹方服之，遂不再作。每遇饮食过多，腹满，服五七十九便已，少顷小便作吴萸气，酒饮皆随小水而去。前后服药甚众，无及此次用吴茱萸汤泡七次，茯苓等分为末，蜜丸梧子大，每熟水下五十丸。

冉雪峰曰：

吴萸气温似附子，并不过乎附子；味辛似干姜，并不过乎干姜；臭香似肉桂，并不过乎肉桂。然其主治，彻上彻下，彻内彻外，几若较姜附桂为优者，独何与？附子气厚而味不及，干姜味厚而气不及，肉桂更温润而醇，辛甘而缓，得气之清，愈清愈佳，故清化清醇为上品，猛浪力厚者次之。吴萸则气味俱厚，又具特殊香臭，其臭亦厚，温中回阳，不及姜附，而冲寒宣郁，则另成一格。大抵温而守而生而固，当推姜附；温而走而宣而冲，当推桂萸。桂臭清芳，为浊中之清；萸臭浓厚，为清中之浊。一为血中气药，一为气中血药。故化清阳，桂较超越；而开浊阴，则萸实优异也。气浊入阴，故入厥阴，冲激力大，故上下内外，无所不达。手厥阴主血脉，故温经散寒，开经隧之痹阻赖此。足厥阴主生气，故开痹宣郁，振东土之颓阳亦赖此。在用者各如其分，各尽其长。桂本沉降，而《本经》谓其主上气；萸本冲动，而《本经》谓其主下气。下者能上，上者能下，固营周之循环，亦治功之推阐。所以然者，经文系为真能好学者设，深入无浅语，多从人所难知者着笔也。可知《图经》引段成式说，谓椒性好下，萸性好上。多食冲眼脱发，力主上气。《纲目》引常中丞案，释为引热下行，义系从治，辨言上行不下行之非，又力主下气。曰上气，曰下气，各主一面，似于经文精义殊少领略，于吴萸真正全体功能亦少体会。尤有进者，吴萸大辛大温，又有特殊臭气，自当属冲动神经药及芳香神经药。中下阳微欲绝，固重姜附。若阳未绝而独阴寒之气冲脑，或阳欲绝而不能上达于脑，因之晕瞀痉厥，类似西说脑贫血，此时用姜附温中下以固本，未为不是。但若不用吴萸冲动，直除脑部凝寒，借其冲激之力，开通道路，以输灌气血于脑，虽效犹缓，安能救危亡于顷刻。予治武昌周鸿顺磁器店内东尸厥，已停堂中，焚化楮帛，备衣棺入殓，因似断未断微息久未绝，苦央予治。竟以吴茱汤一方生之，遐迩惊传，以予能生死人，吴萸之丰功可见矣。作急先锋，扫荡群阴，立马吴山第一峰，实胜任快愉。可见吴萸与姜附桂并驱中原，未易轩轾，在医林善将将者，驾驭之何如耳。而吴萸真正之全体功能，乃大白于天下后世。

蜀　椒

辛，温，有毒。主邪气咳逆，温中，逐骨节皮肤死肌，寒湿痹痛，下气，久服头不白，增年。（《本经》下品。）

选注：

（一）苏颂曰：今秦凤明越金商州皆有之。《尔雅》云：檓，大椒。郭璞注云：椒丛生实大者为檓也。《诗·唐风》云：椒聊之实，繁衍盈升。陆玑疏亦云：椒树似茱萸，有针刺，叶尖而滑泽，味亦辛香。蜀人作茶，吴人作茗，皆以其叶合煮为香。今成皋诸山有竹叶椒，其本亦如蜀椒。小毒热，不中合药也，可入饮食中及蒸鸡、豚用。东海诸岛亦有蔌，枝叶相似，子长而不圆，甚香，其味似橘皮，岛上獐鹿食其叶，其肉自然作椒橘香。今南北所生一种椒，其实大于蜀椒，与陶氏及郭陆之说正相合。当以实大者为秦椒也。

（二）李时珍曰：椒纯阳之物，乃手足太阴，右肾命门气分之药。其味辛而麻，其气温以热，禀南方之阳，受西方之阴，故能入肝散寒，治咳嗽；入脾除湿，治风寒湿痹，水肿泻利；入右肾补火，治阳衰溲数，足弱久利诸证。吴猛真人《服椒诀》云：椒禀五行之气而生，叶青、皮红、花黄、膜白、子黑，其气馨香，其性下行，能使火热下达，不致上熏，芳草之中，功皆不及。时珍窃谓椒红丸虽云补肾，不分水火，未免误人。大抵此方惟脾胃及命门虚寒，有湿郁者相宜。若肺胃素热者，大宜远之，故丹溪朱氏云：椒属火，有下达之能，服之既久，则火自水中生，故世人服椒者，无不被其毒也。

参考：

（一）《新本草纲目》曰：山椒主要之成分为挥发油，并脂肪，其效能用为解毒杀虫药。司吞纽斯氏尝以崖椒之果壳与水同蒸馏之，而得极精之挥发油，此油颇似松节油，无色，发爽快之香气，更以此油精制之尚可得脑分（xanthoxyline，$G_0H_{12}O_4$）。药学博士朝比奈泰彦，药学士今野运治，同于山椒油中检得台尔品外（$C_{10}H_{16}$），更发现托鲁耐刺儿云。

（二）《新纲目》又曰：胡椒之成分，为胡椒素、软树脂、挥发油、脂肪、护谟、淀粉、有机酸、盐类等。胡椒素者，胡椒中之植物盐基，乃无色无臭无味之棱状结晶也。热至华氏二百十二度则溶解，冷水不能溶解，沸汤及酒精均能溶解。遇硫酸现血红色，遇硝酸初现黄绿，继变橙黄，终成红色。入加里卤汁温之，则分离而为胡椒精与胡椒素酸加里。软树脂为胡椒特有之臭味，成于红绿两色之树脂质，酒精、伊打俱能溶解之。惟所含之挥发油，遇此二者，亦不溶解。其效能用作健胃消化、祛风、齿痛药，又作香辛料。

冉雪峰曰：

椒之种类甚多，繁衍密生，如球状，《说文》椒，茮也。《尔雅·释木》，椒椴丑莍。注莍，萸子众生成房貌。陶隐居亦谓椒子当作莍子。大抵出陕西者曰秦椒，出四川者曰蜀椒，出羌戎者曰胡椒，其余崖椒、蔓椒、地椒、㙡椒、狗椒、竹叶椒，已入药未入药者尚多，其荜澄茄、山食茱萸等，亦椒类也。《本经》只有秦椒、蜀椒。胡椒始见于英公《唐本草》，尔时海南置郡，滇越已通，胡椒因渐传内地，故段成式《酉阳杂俎》谓出摩伽陁国，椒而系之以胡，亦犹秦蜀椒之各以地名也。然秦椒《本经》列中品，蜀椒《本经》列下品。上品为服食药，多可久服，中品久服者已少，下品则毒药治病，决无久服之理。而秦椒蜀椒既均载有毒，又均载久服字样，此则不能无疑义者也。仲景汉时尚无胡椒，故所用如大建中汤、升麻鳖甲雄黄蜀椒汤、已椒苈黄丸等，俱是蜀椒。观炒出汗，去目，或单用目可知，盖蜀椒乃有目，胡椒中实无目，所含油质较少，炒亦不出汗也。蜀椒、胡椒，均温中散寒，但胡椒纯于辛温，蜀椒乃一种酸涩变味，嚼之麻唇麻舌。蜀人夏季冷食多用之，以为解暑，食后口中感觉一种轻快凉气，各家本草均沿《本经》辛温，漫不加察。濒湖《纲目》云：其味辛而麻，盖已逐向实际方面求矣。椒目苦寒，见苏恭《嘉祐图经》，《别录》亦云生温熟凉，是各家对于蜀椒之气味，已由疑生悟，不无异词。要之蜀椒气则为温之变气，味则为辛之变味。辛温上行升发，而蜀椒反下行、涩敛，在辛温药物中实为另具一品格。与胡椒相隔霄壤，亦犹山茱萸之与吴茱萸，若以同为椒而混用之，则误矣。陈存仁

《药学辞典》，不沿蜀椒之旧，名曰花椒，与胡椒划分，煞有见地。《新本草纲目》，蜀椒名山椒，列杀虫类，用为解毒杀虫药，而胡椒则列健胃类，用为健胃消化药，均分析颇清。但辛温二字，以出自《本经》，少议及者。实际考察，蜀椒味不纯辛，盖辛而近麻矣。气不纯温，盖温而转凉矣。讵亦火极似水，热极化寒耶。大抵温中暖胃，用蜀椒不如用胡椒；解毒杀虫，用胡椒不如用蜀椒。是则升麻鳖甲汤当用蜀椒，大建中汤可变通用胡椒矣。至用其变气变味，神明气化，活用原则，在学者造诣何如，尚可更上一层楼也。

胡荽

辛，温，微毒。主消谷，治五脏，补不足，利大小肠，通小腹气，拔四肢热，止头痛，疗痧疹豌豆疮不出，作酒喷之立出，通心窍。（《嘉祐》所载。）

选注：

（一）缪希雍曰：胡荽味辛香气温微毒，入足太阴阳明经。辛香走窜而入脾，故主消谷，利大小肠，通少腹气。脾胃各邪热所干，则头痛四肢热，辛温发散二经之邪，则头痛四肢热自拔。痧疹痘疮出不快者，外为风寒所浸，或秽气所触也。辛温祛风寒，香窜辟秽气，则腠理通畅，而痧疹痘疮皆出矣。通心窍，治五脏，补不足者，总言其中香内通心脾，外达肠胃，除一切不正之气，而真气安和，斯有补益之道耳。

（二）黄宫绣曰：胡荽辛温香窜，内通心脾小腹，外行腠理，达四肢，散风寒，除一切不正之气。是以发热头痛能除，谷食停滞俱消，痘疮不齐，煎酒喷之即出，目翳不退，塞之鼻中即祛。然多食久食，损人精神，令人多忘，能发液臭，非同补药可以常服。

参考：

（一）《和汉药考》曰：胡荽成分，百分中有挥发油一分，脂肪油十三分，余为蛋白质、单宁酸等。胡荽子油（oleum coriandri），即胡荽中挥发油，乃其主成分也。为无色或淡黄色之液体，有胡荽子特异之香气。酒精、伊打、浓醋酸等，俱能溶解之，比重 0.859 至 0.871。

（二）《大和本草》曰：此物甚臭，善却诸臭，亦如阿魏极臭，而能止臭，洵奇物也。夫沉香、檀香之类，取其香以熏物，此理之常也。阿魏胡荽胡蒜之类，取其臭以掩物，此理之变也。凡痘疮不正者，胡荽子酒煎喷病儿背足，头面切不可喷。胡荽子与叶入鸡鸭猪鹿之羹，能令味美，去腥臭。生叶发臭，熟食则无臭气。能退丹毒，痘疮之余毒。又手足头面俄而发红作痛者，食胡荽叶。火热肿痛，风肿甚痛者，以胡荽与茎煎汤熏洗佳。食五荤或芦荟等臭物者，续食此实，口即不臭。食菌中毒，服此实即解，其为人利用如此。

（三）陈存仁《药学辞典》曰：荽许氏《说文》作葰。云姜属，可香口也。其茎柔叶细，而根多须，绥绥然也。张骞使西域始得种归，故名胡荽。今俗呼作芫荽，乃茎叶布散之象。俗作芫花之芫非矣。

冉雪峰曰：

温寒类肉桂、吴萸、蜀椒、胡荽，均以所具特殊臭气胜。吴萸、蜀椒臭较浊闷，不及肉桂醇恬，香气之中已杂臭气。胡荽则臭气尤殊，半香半臭，成为一种香臭化合物。在本类诸气药中为浊中之浊，故能同气相求，深入浊阴，通香臭所不能通之气，散香臭所不能散之结，解香臭所不能解之毒。臭既沉郁重浊，性又温散发扬，亦温暖芳香冲动各药中特具异禀者。凡药大香大臭，均破积聚，均有窜透力。小腹为阴之部位，痘疮为阴之浊邪，胡荽以阴从阳，故能通之发之，勿俾闭结遏抑，由是以推，不宁小腹，凡受病区域在阴分者，皆可借此以通之也。不宁痘疮，凡所病性质为阴邪者，皆可借此发之也。观神犀丹、阿魏丸、黎洞丸，均香臭并用，功效特特。胡荽香臭本自天生，制之掩之，掀之发之，不啻配合良好之冲动剂、引炎剂、化毒剂，在用之者克展厥长耳。然胡荽气厚味浓臭浊，宜若下气矣。吴萸川椒主治条文，均言下气，而胡荽不言下气者，何也？曰通小腹气，通心气，即所以下气，两通字直抉病所，较之泛言下气者，尤为深切著名也。且王士雄饮食谱，固明明言下气通肠矣。气药用芳香，是理之常。用恶臭，是法之变。用苦寒药，镇降药下气，是理之常。用辛温药茎叶柔细药下气，是法之变。其所以然之故，俱耐深思。其治五脏，补不足，何也？曰胡荽菜类，《说文》明谓姜类，《纲目》明列之菜部。其性温，其味辛，其臭冲激，其能刺激胃壁肠壁神经，增加分泌，促进消化，加强体温，促助循环，为药理学通例。而压秽降浊，尤其专长，不似他项健胃药，徒以芳香见长。五谷为养，五菜为充，所以能补不足也。后天之谷气充，斯先天之精气足，五脏藏精，交相受益，惟其消谷，是以治五脏，非必药之兼入五脏也。此药汉时已输入中国，唐孟诜《食疗本草》已收入。本条主治条文，则出自《嘉祐图经》，于曰利曰通曰拔曰出，各项治功之先，冠以消谷治五脏补不足八字，深得《本经》遗意，苏氏亦一代大手笔云。然则胡荽真正之功可知矣，而五臭各具功用，化腐臭为神奇之道，亦因之可得矣。

阳起石

咸，微温。主崩中漏下，破子脏中血，癥瘕结气，寒热腹痛无子，阴痿不起，补不足。（《本经》中品。《别录》谓去臭汗，消水肿，疗男子茎头寒。）

选注：

（一）徐灵胎曰：阳起石得火而不燃，得日而飞；硫黄得日无焰，得火而发，皆为火之精，而各不同。盖阳起石禀日之阳气以成，天上阳火之精也；硫黄禀石之阳气以成，地下阴火之精也。所以硫黄能益人身阴火之阳，阳起石能益人身阳火之阳也。五行各有阴阳，亦可类推。

（二）缪希雍曰：阳起石禀纯阳之气也以生，《本经》味咸气微温无毒。观《图经》所载，齐州阳起山，其山常有暖气，虽盛冬大雪遍境，独此山无少积，盖石气熏蒸也。其为气温暖，当不甚微矣。味咸而气温，入右肾命门，补助阳气，并除积寒宿血。留滞下焦之圣药，故能主崩中漏下，及破子脏中血，癥瘕结气，寒热腹痛，及男子茎头寒，阴痿不起，阴下湿痒，令人有子也。真阳足则五脏之气充溢，邪实之气外散，故久服不饥，并去臭汗也。《别录》又主消水肿者，指真火归元，则能暖下焦，熏蒸糟粕，化精微，助脾土以制水也。

参考：

（一）陈存仁《药学辞典》曰：昔人以阳起石为云母之根，主要之成分，为无水硅酸及苦土，此外尚含有加尔叟谟及铁等。其效能强阳事，疗阴痿，消癥瘕，治崩漏，用作阴痿药。又曰：英美学说谓阳起石内含镁钙铁养玻酸等质，别无功用，不可作药品云。

（二）《新修本草图经》曰：阳起石以白色肌理似殷孽，乃夹带云母滋润者良，故《本经》一名白石。今用纯黑如炭者，误矣。云母之黑者，名云胆，服之损人，则黑阳起石亦必恶矣。今齐山在齐州西北，无阳起石，石乃在齐山西北六七里庐山出之，《本经》云山，或庐字讹也。泰山沂州，惟有黑者，其白者，独出于齐州。

（三）《嘉祐图经本草》曰：阳起石今惟出齐州，他处不复有。齐州惟一土山，石出其中，彼人谓之阳起山。其山常有温暖气，虽盛冬大雪遍境，独此山无积白，盖石气熏蒸使然也。山惟一穴，官中常禁闭。至初冬则州发丁夫，遣人监取，岁月既久，其穴益深，镵凿他石，得之甚难，以白色明莹，若狼牙者为上，亦有夹他石作块者不堪。每岁采择上供，剩余州中货之不尔，无由得也。货者虽多，而精好者亦难得，旧说是云母之根，其中犹带云母，今不复见此矣。

冉雪峰曰：

味咸则渗，质重则降。阳起石以石为质，质则重矣；以咸为味，味则降矣。而所生之山，冬无积雪，扬日飞举，置雪融灭，能起不能起之阳，何也？盖天之清阳所钟，其气独胜，质虽重而性则轻，味虽浊而气则清，生于阳者成于阴，体虽阴而用则阳，本天地间至顽钝之物，亦即天地间至虚灵之物，盖质从气化矣。或曰凡药温为阳，温与辛会，则为阳中之阳；若温而甘则温缓；温而苦则温减；温而咸则温更杀矣。今阳起石气温味咸，何以升阳升陷，功效超超。亦若咸不为温制，而温反得咸助者，何也？曰在天为寒，在地为水，在味为咸，在人为肾，天地人一以贯之，阳起石得天阳气所生。咸为水之本味，肾为水之本脏，倘不咸，何以润下归肾？则贞下何以起元，将何以为由阴出阳之本。阳不起者，诸辛温药可以起之，然此乃形质之阳，阳之浊者耳。无形清阳，非阳起石得气之清者不为功，所以书载能起不能起之阳也。或曰阳起石之功用大矣，当为温为大温，今曰微温，又何也？曰阳起石之温，必不甚微，缪仲淳已疑之，疑之诚是矣。然假令为温或大温，此不过乌附姜桂之俦耳，未足以为异也。惟不在有形性味争优劣，而浑然太朴，默契天心，神妙欲到秋毫颠，不温之温，虽微不微，此所以为灵异之品也。然则西说谓内含镁钙铁养玻酸等质，别无功用，不可作药，此为科学研究，得不谓然与，曰科学限于条件，文明则文明到底，拘泥则拘泥到底，阳起石功用纯在无形气化，不可化验，其不知亦何足怪？如西说前谓石膏不可入药，不溶于水，各组织不吸收，今则赞其功效优异。又前谓蛋黄难消化，最易伤胃，推崇蛋白，今则蛋黄素惟他赐保命，又言之津津矣。后之视今，安知不犹今之视昔。况阳起石之灵妙，超乎象外，非拘拘形迹化验可求者哉。云母、石燕，亦石药，亦能升。硝石、天生黄，亦天之阳气所生，亦矿石类。但一则功能化气，并非为气所化；一则以气化质，并非以质化气。其中亦各自有辨。无形生有形，有形即无形，化通微莫，于此可窥。温药类无此一格，温药类不可不备此一格，此固难为拘拘形质气味者言也，录之以为学者进一步研究。

石硫黄

酸，温，有毒。主妇人阴蚀，疽痔恶血，坚筋骨，除头秃，能化金银铜铁之奇物。（《本经》中品。）

选注：

（一）张隐庵曰：硫黄色黄，其形如石。黄者土之色，石者土之骨，遇火即焰，其性温热，是禀火土相生之气化。火生于木，故气味酸温，禀火气而温经脉，故主治妇人之阴蚀，及疽痔恶血。秉土石之精，故坚筋骨。阳气长则毛发生，故主头秃，遇火而焰，故能化金银铜铁之奇物。

（二）缪希雍曰：石硫黄禀火气以生。《本经》味酸气温有毒。《别录》大热。黄帝雷公咸有毒，气味俱厚。经云寒淫于内，治以温热，冷癖在胁，咳逆上气，寒邪在中也，非温剂无以除之。又曰硬则气坚，咸以软之，心腹积聚，邪气坚积在中也，非咸剂无以软之。命门火衰，则为脚冷痛弱无力；下焦湿甚，则为阴蚀疽痔䘌疮。酸温能补命门不足，大热能除下焦湿气，故主之也。《本经》又主坚筋骨，及《别录》疗鼻衄止血者，皆非其所宜，夫热甚而骨消筋缓，火载血上，则经错妄行，岂有大热之物，反能治疗是证哉，无是理也。

（三）黄宫绣曰：硫黄为补虚助阳之圣药。命门火衰，服桂附不能补者，须服硫黄。凡虚火上浮，阳被阴格者，服无不效。今人不晓病机，一见秘结不解，不分寒热，辄用承气以投，讵知寒热不同，水火迥异，用之无益，适以取害。但火极似水，证现寒厥，不细审察，即作寒治，遽用此药，其害匪浅。二者均不可不体认确分也。

参考：

（一）陈存仁《药学辞典》曰：天产硫黄，含有砂石等杂物，其纯品者，即化学上之所谓单体。天产品中，呈橙赤色者，含有雄黄或铁。呈橙黄色者，含有硒（selenium）。其效能补命门真火，消沉寒痼冷，杀虫疗疮。有杀虫之效，外用于疥癣；又有缓下之效，内用于便秘痔疾。但非精制品，不可入口，盖服下硫黄，在胃中未有变化，至肠则为其中之碱所溶解，略起刺激，稍发疝痛而通利，故可用作缓下剂，及常习便闭，痔疮秘结。又硫黄一经吸收，即变成硫化氢，从皮肤及肺排泄，故可作发汗及祛痰药，治风痛喘息等。又用硫黄涂擦皮肤，能吸收杀虫，故用治疥癣等。

（二）《辞典》又载英美学说曰：硫黄在古时希腊、阿拉伯、印度等，均用为药品。此原质他物中多含之，植物质如十字花科、伞形花科，植物与蒜蕈各种植物等，皆含硫黄。动物质如鸡蛋清等，亦含硫黄。地产之物类有含之者，气质、盐类质、泉水内，亦有含之者。金类矿中，常遇铁硫、铜硫、铅硫、汞硫等，可将各矿烧取其硫黄而收之。有数处硫黄，产于地中，可以开矿掘采。第由矿采得之硫黄，不免混有沙泥，宜制净用。硫黄如遇微热或摩擦，则生一种臭气，其性最易燃烧，其焰为淡蓝色，以其着火易烧，故为火药中要品。

（三）《衷中参西录》曰：尝观葛稚川《肘后方》，首载扁鹊玉壶丹，系硫黄一味，九转而成，治一切阳分衰惫之病，而其转法所需之物，颇难备具。今人鲜有服者，愚临证实验以来，觉服制好之熟硫黄，犹不若迳服生者，其效更捷。盖硫黄制熟则力减，少服无效，多服又有燥渴之弊。服生硫黄少许即有效，而又无他弊也。十余年间，用生硫黄，治愈沉寒痼冷之病，不胜计。盖硫黄原无毒，其毒也，即其热也，使少服不令觉热，即于人分毫无损，故不用制熟即可服，更可常服也。且自古论硫黄者，莫不谓其功胜桂附，惟迳用生者，系愚之创见，而实由自家徐徐尝验，确知其功效甚奇，又甚稳妥，然后敢以之治病。今邑中日服生硫黄者数百人，莫不饮食加多，身体强壮，皆予为之引导也。

冉雪峰曰：

硫黄其形似石，故名石硫黄，化学上单名一个硫字。以天

然产种类言，色赤者，曰石硫赤；青者，曰石硫青；黄者，曰石硫黄。此外尚有半白半青，半赤半黑多种，故雷敩《炮炙论》谓：凡使勿用青赤色及半白半青半赤半黑者，以黄色内净莹者贵也。现代新说动植矿各物，均有含此项硫原质者，而矿物尤多，可以法分离之。其以科学制成者，有硫化钾、硫化钠、硫酸钾、硫酸钠、硫氢酸钾、硫氢酸钠等，化学上有名词者，不下数十种。其经化学手续，炼由蒸气结成者，曰硫黄华，又名升华硫黄，较旧制尤为纯洁。据新说硫黄无毒，并不热，其所以毒热者，因硫黄内所含杂质，有信石故也。查硫黄冷至零下五十二度则无色，热至百十五度而熔融成黄色透明液，加热至四百三十二度，则沸腾而发黄色之蒸气，由固体而液体，由液体而气体，又由气体而复还固体。所谓纯硫，换言之即他项成分炼去，所存惟硫之原质单体也。此为化学上之硫，而非古人方药所用之天然硫黄，盖古人所用，正赖其含他质如信石之类。毒药治病，以毒攻毒，但他质重则毒愈重，凡使不用赤青者及半白半青半赤半黑者，盖持之有故矣。历来医家，均以毒而过制之，扁鹊玉壶，甚重九转，不知毒去则紧要成分去，仅存糟粕。信石即天然砒石，砒虽至毒，医学上利赖正多，未闻有畏其毒而制去者。而独于硫之稍含砒者则去之，抑又何也？张锡纯氏主用生者，洵有见地。但若谓硫黄无毒不热，则又不然。查产制硫黄之地，数里无草木，其毒可知。遇火则焰，发刺激喉鼻之臭气，山有硫矿者，附近必有温泉。又硫之单体，常发现于火山近傍，可以谓不热乎？故制之毒去热减则有之，谓为无毒不热，窃期期以为不可也。下元冷痼，真阳式微，乌附不能温暖，姜桂不能兴奋，非此大热有毒，直入填固，安能启下极之生气，而挽欲绝之颓阳。又硫黄至肠为碱液溶解，则起刺激，故西说用为清下剂。硫黄一经吸收，即变成硫化氢，外可发汗，内可利小便，凡此皆药理与生理化合者也。服硫黄后汗与小便均杂硫黄气，是其明征。会通中外，用药之能事毕矣。又岂温寒类之硫黄一药而已哉。

除热类

犀角

苦、酸、咸，寒。主百毒，蛊疰怪厉瘴气，杀钩吻，鸩羽，蛇毒。除邪，不迷惑魇寐。久服轻身。（《本经》中品。）

选注：

（一）杨时泰曰：犀茹百毒，食众棘，凡毒入此兽之胃而悉化。其角属阳性而走散，洁古谓为阳中之阴。大抵入胃而效心之用者，心为火主，风逐火焰，火散而风自平。且肝脾之系俱连系于心，是以风毒、风热、惊痫癖黄，遇之而悉瘳。至于疮肿化脓，特疗血分热毒之余事耳。

（二）贾九如曰：犀角气香属阳，主走散，性凉属阴，主涌泄，妙在阴阳并用。善清虚火上炎，致吐血妄行，肺胃中蓄血凝滞。又取其味苦酸咸，恰合心神之性，盖心恶热，以苦凉之。心苦缓，以酸收之。心欲软，以咸软之。且清香透心，以此益心神，即能镇肝气。一切肝胆心经之热，必不可缺。若小儿惊痫疳热、痘疮血热，尤为圣药。

参考：

（一）陈存仁《药学辞典》曰：犀角成分含碳酸石灰、磷酸石灰、胶质等，其有效成分为硫化乳酸。其效能清心胃营热，疗伤寒时疫，解温毒，止吐衄，用作强壮解热解毒诸剂。其作用在胃不起作用，至肠略有激肠蠕动之效。入血中能使中枢神经兴奋，心跳强盛，血压增高，同时又能减少白细胞，使体温下降。

（二）《新加坡医药月刊》载程登瀛曰：犀为食草反刍兽，高如大水牛，体较长大，尾短无拂毛，颈肥大，自肩至头，尖突如梭，全颈短硬，不善转侧，耳向两旁斜翘，头尖眼细，角位于耳目之中央，照角生鼻骨端，为硬革包软骨质的隆凸形。老兕牯高寸许，如女子乳峰，雌者较低平。正火犀则消灭无形，肢肥短成圆筒状，蹄扩展，辨其皮角，分正副二种。正金刚犀，眼睛黄赤，如玛瑙色，俗称火犀。皮突起颗疣状，毛极疏少，生裂痕中，其皱襞成不规则之圆形纹，厚五六分至七八分。兕犀尾毛似牛，皮略有粗横纹，或横直交错，粗裂如象皮，厚四五分。正钢大十三四两者，长仅五六寸，由角纤维组织而成，附着于头皮，无角套，基底部甚扩大，如竹笋形，层层粗糙，或颗粗如珠钉蒂，角尖锥钝，微呈弯斜，向前或向后无定。小角仅隆凸三四寸如山峰，基底沿伸展四五分，插入皮里，曰角盘，周围皱襞成绉线纹，曰干支文，内缘壁有柚皮状的细毛管粒，角空甚浅，反倒头视之，恰成小酱碟样的窟凹，底部呈海绵状松疏的枯骨孔，固着于头额特形凸突之硬筋膜，为血管神经所出入。兕副庄角较细长，外表平，尖端细，略弯曲，角盘无甚扩展，角空成半球圆，干支文毛管粒，比较皆模糊，不能如正庄之显著云。

（三）《奉天民国医学杂志》载袁淑范曰：一，犀角对于由温刺或副肾素脑内所发之热，不呈解热作用；二，犀角于正当之心脏，不成作用，然对于能量减弱之心脏，有使心动强盛之效；三，犀角对于各种毒物，有解毒作用；四，犀角浸出液，静脉内注射，能使白细胞减少；五，犀角之加水分解产物中，证明有 Tyrosin Zystinuna Thiomilchsaure 等。犀角浸出之蒸汽蒸馏液生理的作用，与硫化乳酸 Thiomilchsaure 之作用完全相同。依以上诸种实验之成绩，使吾人得知犀角之有效成分，确为硫化乳酸无疑。

冉雪峰曰：

头为诸阳之会，凡角俱生于头，兽类为多，鳞介湿虫类间亦有之。龙以角听，较尤特别。蛇年久通灵，亦有生角者。兽类角之精华凝结者，如鹿角之用胚茸，犀角之用角尖是也。犀之角生理亦特别，他物两角，犀则独角；他物两角当近耳处两侧对峙，犀之独角位于顶额之中央，其照角位于鼻端，虽亦似两角，而一大一小，一前一后，不似他角之平列也。犀尾甚短，无拂毛，其气独钟于头，角生正中，乃任督交会之所，其角嶷嶷，乃二气精英凝聚，由灵窍突出，所谓灵犀一点通是也。麟亦独角，为兽中之至仁至灵者，犀其麟之流亚与。分水避尘通天各灵犀，千百世而不一见。今药市所售，乃印度安南暹罗各处所产旱犀，或兕及野牛变种。时贤程登瀛氏言之甚详，而袁淑范氏分析实验，于医药治疗上，更培益不少。其味苦酸咸，苦则降，酸则收，咸则润下，三味尤以咸味独胜。其色则黑，其质则重，其臭则腥，故入下元肾家为多。而方书多以为心经专药，实际尤差一黍。观袁淑范氏实验结论第二项，犀角于正当之心脏，不生作用，愈可证明。其主要成分为硫化乳，硫在空气中，遇高热则发火而扬青焰，有刺激之臭气，在常温亦能与氯及磷直接化合。人第知其大寒清火，孰知其尚含此项火烈成分乎。臭之气甚冲激，其磨汁在春夏季，搁置数日，则冲激气烈，俨以安母尼亚，然未腐化之镳屑磨汁，则腥膻中别具一种芳馥气，诚属异品。故硫化乳虽其成分之一，而准以气味，应含有氯化钠、磷酸钙等。何则？硫与氯及磷能直接化合也。凡骨质多含磷，味咸多含氯，犀角讵独例外。他冲动药多属热，此则属寒；他寒性药多冰伏，此则升发。故对脑性痉挛、惊痫、热甚吐衄搐搦，暨营热外发之斑疹痘麻，恰为合拍。《抱朴子》谓犀食百毒，非曰好毒，不避毒耳，其具抗毒素、化毒素可知。《本经》所叙，曰主治百毒蛊疰瘴气，曰杀钩吻鸩羽蛇毒，亦侧重解毒。《晋史》温峤燃犀，牛渚怪异不能遁形，除邪不迷惑，信有征矣。故论气化，则阴而出阳；论实质，则阳而化阴。中法用作清凉剂，曰清心宁心；西法用作兴奋剂，曰强心补心。中外学理，夫固可以会通矣。

羚羊角

咸，寒。主明目，益气，起阴，主恶血注下，辟蛊毒恶邪不祥，常不魇寐。（《本经》中品。《别录》主湿风注毒伏在骨间。）

选注：

（一）陈修园曰：羚羊角气寒味咸，无毒，入肾与膀胱二经。主明目者，咸寒以补水，水足则目明也。益气者，水能化气也。起阴者，阴器为宗筋而属肝，肝为木，木得烈日而萎，得雨露而挺也。味咸则破血，故主去恶血。气寒则清热，故止下注也。蛊毒为血热之毒也，咸寒可以除之。辟恶邪不祥，常不梦魇寐者，夸其灵异通神之妙也。

（二）李时珍曰：羊，火畜也，而羚羊则属木，故其角入厥阴甚捷，同气相求也。肝主木，开窍于目，其发病也，目暗障翳，而羚角能平之。肝主风，其合在筋，其发病也，小儿惊痫，妇人子痫，大人中风搐搦，及经脉挛急，历节掣痛，而羚角能舒之。魂者，肝之神也，发病则惊骇不宁，狂越僻谬，魇寐猝死，而羚角能安之。血者，肝之藏也，发病则瘀滞下注，疝痛毒利，疮肿瘰疬，产后血气，而羚角能散之。相火寄于肝胆，在志为怒，病则烦满气逆，噎塞不通，寒热及伤寒伏热，而羚角能降之。羚之性灵，而精骨之精在角，故又能辟邪恶而解诸毒，碎佛牙而烧烟走蛇虺也。《本经》《别录》甚著其功，而近俗罕能发扬，惜哉。

参考：

（一）《本草纲目》曰：羚羊似羊而色青，毛粗而角短小。羱羊似吴羊，两角长大。山驴乃驴之身，而羚羊之角，但稍大而节疏慢耳。陶氏言羚羊有一角，而陈氏非之，按《寰宇志》：安南高山石出羚羊，一角极坚，能碎金刚石，则羚固有一角者矣。金刚石出西域，状如石英，百炼不消，物莫能击，惟羚羊角扣之，则自然冰泮也。又貘骨伪充为佛牙，物亦不能破，用此角击之即碎，皆相畏耳。

（二）《伪药条辨》曰：羚羊伪者，用白兕角，及白牛蹄琢磨伪充，其既切之羚羊丝尤难辨识。按羚羊产梁州真州各处，商洛诸蛮山中，及秦陇西域皆有。角长尺余，有节特起，环绕如人手指握痕，得二十四节者，尤有神力也。宜拣道地顶尖，磨水取汁，用之尤灵。

（三）陈存仁《药学辞典》曰：羚羊产于中国西北者．为正道地，值昂而药效甚著。产于暹缅安南者为南羚，其形态与北羚无异，乌白赤各色俱有。角之乌白，随其毛色为转移，有曲轮状，亦有斜直者，此种南羚，有效与否，尚待证验。惟其价值甚贱，而形质足与道地者相混，亟须辨别。一正羚角基部横剖面，几成正规圆，南羚角空扩大，剖面呈椭圆形；二正羚环节劲竖凸突，节目上球结成索结状，南羚节目坡斜光滑；三正羚角长一尺者，角尖常有三四寸，南羚角尖约二寸左右。但有共同点，凡角直者，其尖长，曲轮角之角尖，常较短，南羚亦有角基细圆者，惟产量不多，其环节亦坡斜，不能如正羚之凸突，故节目乃固定之特征，可资鉴别者也。

冉雪峰曰：

羚《广韵》《集韵》作麙。亦作麢。羊大而角细，又《类篇》作⿰羊录作⿰羊霝。后人简写作羚。《埤雅》似羊而角大，有圆绕蹙文，与时贤郑肖岩、曹炳章、陈存仁各氏所言略同。考羚之种类甚多，角大者曰羱羊，《尔雅》羱羊，似吴羊而大，又《正韵》羱羊角大可为器；角细者曰⿰羊苋羊，《集韵》⿰羊苋，一作羦，后汉《马援传》注：完羝，野羊也。又色白者，曰羒羊；黄者曰羳羊；黑者曰⿰羊黑羊、⿰羊垔羊。《尔雅》注吴羊白羒，羳羊黄腹，《说文》⿰羊垔，黑羊也。《集韵》音鬒，义同。羊普通均二角，亦有一角者，故陶隐居谓：一角者胜。后人少见非之，濒湖据《寰宇记》为辨，是矣。《山海经》云：泰峨之山，有兽焉，其状如羊，一角一目，名曰辣⿰羊东。又《尔雅》羊之异者一角，谓之辣⿰羊东。是羊有一角，征信者多，果尔，则生相与犀独角一例，其精英凝聚于任督交会灵窍之点，无愧称灵，故羚角不仅以一角者为胜，且以一角者为真。灵犀不可得，尚有一角之近似者。灵羚不可得，不得不降而求之其角细长坚白之羦羊羦羊等类，是以诸家对于角色细巨，角之黑白，二角独角，但各就所知为说。近世则以色白质坚，节目蹙绕，基底正圆为正羚。亦犹犀角之用兕角，暨野牛变种之旱犀也。方书向谓犀角清心，羚角清肝；犀角清热功大，羚角息风功大。而细玩《本经》原文，详查二角物理，均灵异之品，故《本经》主治，多就精神病变方面着笔，均主蛊毒魇寐、迷惑恶邪等病。二角均寒咸沉降，清热镇痉，沉静循环，对于脑性惊痫、癔疢、狂越僻谬，均有特长。盖犀尾短无拂毛，其精气尽具于头，羚睡则挂角于木，其精气亦尽具于头，不惟脑充血实证为宜，即脑贫血虚证，亦有当利用者。观西说谓其减少白细胞，降低体温；又谓其加强心脏，促助循环。可知二者非药理之歧异，乃病理之吻合。假令邪热壅遏，心机不畅，因而阻碍滞塞者，二角反能开热闭、散热结以宣之，即其明证。是犀角强心，羚角亦强心；羚角息风，犀角亦息风。究之凡物各有相得相制。钻石至坚也，以羚角扣之，则如冰斯泮；貘骨亦至坚也，以羚角击之，则如瓦斯解。且《本经》对犀角，侧重解毒，钩吻鸩羽潜消；对羚角，侧重扶正，益气起阴并著。其真正个性、真正优点，尽物质之性以尽人之性，学者均不可不察也。

黄连

苦，寒。主热气，目痛，眦伤泣出，明目，肠澼腹痛，下利，妇人阴中肿痛，久服令人不忘。（《本经》上品。《别录》谓利骨，调胃厚肠，益胆。）

选注：

（一）陈修园曰：黄连气寒味苦，气水而味火，故能除水火相乱，而为湿热之病。其云主热气者，除一切气分之热也。目痛眦伤泪出不明，皆湿热在上之病；肠澼腹痛下利，皆湿热在中之病；妇人阴中肿痛，为湿热在下之病。黄连除湿热，所以主之；久服令人不忘者，入心即能补心也，然苦为火之本味，以其味之苦而补之；而寒能胜火，即以其气之寒而泻之。千古惟仲景得《本经》之秘，《金匮》治心气不足而吐血者，取之以补心；《伤寒》治寒热互结心下而痞满者，取之以泻心；厥阴之热气冲心者，合以乌梅；下利后重者，合以白头翁等法。真信而好古之圣人也。

（二）张山雷曰：黄连大苦大寒，苦燥湿，寒胜热，能降泄一切有余之湿火，而心脾肝肾之热、胆胃大小肠之火，无不治之。上以清风火之目病，中以平肝胃之呕吐，下以通腹痛之滞下，皆燥湿清热之效也。又苦先入心，清涤血热，故血家诸病，如吐衄、溲血、便血、淋浊、痔漏、崩带等症，及痈疡斑疹丹毒，并皆仰给于此。但目疾须合泄风行血；滞下须兼行气导滞；呕吐须兼镇坠化痰；方有捷效。仅恃苦寒，亦不能操必胜之券。且连之苦寒，尤以苦胜，故燥湿之功独显。凡诸证之必须于连者，类皆湿热郁蒸，恃以苦燥泄降之资，不仅以清热见长，凡非舌厚苔黄、腻浊满布者，亦不胜此大苦大燥之品也。

参考：

（一）陈存仁《药学辞典》曰：黄连成分，含有秘鲁培林（berberin，$C_{20}H_{17}NO_4$），与格伦仆根中所含主成分相同，故其效用，亦与格伦仆根同。秘鲁培林为美丽微细黄色，星状结晶体之植物盐基，无臭而味极苦，对于试验纸呈中性反应，冷水及冷酒精难溶，但用温汤及温酒精则易溶而成黄色液，将其热至百度，初变赤色，终复返为黄色。若再加高热，则分解发出黄色蒸气。其效能清心火，燥脾湿，凉血消瘀，厚肠止泻，用作泻火燥湿之健胃药，又治胃酸缺乏之消化不良证、初期赤痢、慢性肠炎、漏脓眼等。其作用加增胃液之不足，使消化上机能亢进。又能刺激脉管运动之中枢神经，而使肠壁之脉管收缩。如与痢病菌相遇，有制其繁殖力，并能限制其本身之活动。

（二）《辞典》又载日本药学博士猪子吉人氏言：黄连根中，含有秘鲁培林，并言其根中平均含有15%，又用普通煎法其中含有9%。其医治之用，试验于动物，见有收缩子宫之作用。因其有制酵及收敛作用，故对于目膜肠胃之炎症，确能奏效。据临床经验，以诸般消化器病，及肠加答儿最为奏效。依电路氏研究，谓秘鲁培林虽有制止发酵作用，而毫无防腐作用。黄连中虽无柔酸，而有收敛作用，概属秘鲁培林之功也。普西纳尔曾用黄连为健胃药，特别是对于热性病之恢复期有效。其外如消化不良胃病，各种下利加答儿性黄疸等，皆有功效。一回常用其0.2至1.8制成煎剂90.0用之，由是观之，我国古时治目治利，用黄连之所以有效者明矣。且依包路尔谓一般苦味质药，皆能刺激肠黏膜，及其附近之淋巴装置，使淋巴球即白细胞增殖，亢进人体之防御力，而黄连即属一种苦味药，当然亦能使白细胞增殖，亢进其止利之功效也。而黄连因其能刺激肠黏膜，及其附近之淋巴装置之作用，故亦能增进食欲，能亢进其吸收作用。此黄连在今日医界，犹能保存其地位。在欧美药制中，之所以能收为苦味健胃止泄剂也。

冉雪峰曰：

酸苦涌泻为阴，苦虽火味，而实阴体。黄连大苦大寒，味厚气厚。寒既归阴，又重以苦，苦寒化合，为阴中之至阴，故入浊阴，入血分，治肠澼腹痛下利浊道之疾，妇人阴中肿痛阴分之病。浊邪既去，清气自升；浊道既通，清窍自利。故能由阴出阳，由无形而有形，能疗目痛眦伤泣出不明等症。究之肝开窍于目，受血能视，风热或湿热秽浊之邪、侵犯肝血，深入阴分，乃现以上各证。黄连清心清肝以清目，其功能虽昭于上，其作用实起于下，诸家释黄连，多以上中下无所不治为言，犹笼统失真际。或谓黄连入阴分、入血分固已。而《本经》所叙主治，开始即冠以主治热气四字，何也？曰此正《本经》特笔，各注均轻轻掠过。盖黄连益阴，阴平而阳自秘。涤血，血洁而气自清。不曰入阴分入血分，不曰主血热，而曰主热气，从功用方面推阐也，从人所难知着笔也。主目痛眦伤泣出不明，是治热气；主肠澼腹痛下利，是治热气；主妇人阴中肿痛，亦是治热气。即久服不忘，心体湛然，宁静致远，亦何莫非治热气。注家多侧重燥湿，夫苦从火化，乃味过于苦，因而制化，非苦即为燥之元素也。凡病热炽阴伤，舌上无津，大剂甘寒，或惧不济，佐以黄连，则甘苦化阴，正以治燥。若必释为燥湿，甚谓必舌上苔厚，腻浊满布而后用之，则滞气涸阴，殊害道矣。黄连与大黄均功效卓卓，《本经》大黄列下品，而黄连列上品，讵无故乎。庸俗以苦寒败胃，并诋《别录》调胃厚肠之非，实为瞽谈。陈修园谓苦入心，即补心。以其气之寒泻之，即以其味之苦而补之。居然明拈出苦补二字，煞是识高于顶。惜知其然，而不知其所以然。虽征引仲景治法以为诠释，不无巧思，终嫌空洞。今何幸得西说而证明之，西说谓凡苦味质，均能促助胃液，刺激肠黏膜，增殖白细胞，奋起人身体工抗素，故将黄连列入健胃剂，此与《本经》列上品一例，是则黄连之所以调胃厚肠者可知矣。又西说谓临床实验，以诸般消化器病，及肠加答儿奏效，是则所以主肠澼腹痛下利者可知矣。西说又谓动物试验，黄连有制止发酵，收缩子宫能力，是则所以主目病，及妇人阴中肿痛者，更可知矣。西说在质的味的方面求，中说在气的气味化合的方面求。中西学术基本不同，中西治疗功用却大同，学者所当潜心而体察也。

黄　柏

苦，寒。主五脏肠胃中热气，黄疸肠痔，止泄利。女子漏下赤白，阴阳蚀疮。(《本经》中品。《别录》谓疗在皮间肌肤热，赤起，目热赤痛。)

选注：

(一) 黄宫绣曰：黄柏昔人同知母用于六味丸中，名知柏八味丸。又知柏各一两，酒洗焙研入桂，名滋肾丸，谓其可滋真阴，此说一出，而天下翕然宗之，以至于今。讵知黄柏性禀至阴，味苦性寒，行隆冬肃杀之令，故独入少阴泻火，入膀胱泻热，凡人病因火亢，而见骨蒸劳热、自汗、耳鸣、消渴、便闭，及湿热为病，而见诸痿、瘫痪、水泻、热利、黄疸、水肿、痔血、肠风、漏下赤白，与夫诸痛疮疡，蛔虫内攻，诊其尺果洪大，按之有力，可炒黑暂用，使其湿热顺流而下，阴火因而潜伏，则阴不受煎熬，而阴乃得长矣。非谓真阴虚损，服此即有滋润之力也。故于实热实火则宜，而于虚热虚火，则遏绝生机，非徒无益，而又害之云。

（二）贾九如曰：黄柏味苦入骨，沦肌澈髓，专泻肾与膀胱之火。《内经》云：肾欲坚，以苦坚之，坚即为补。丹溪以此一味入大补阴丸，用盐水制，使咸以入肾，主降阴火，以救肾水；用蜜汤拌炒，取其恋膈而不骤下，治五心烦热、目痛口疮诸证。单炒褐色，治肠红痔漏、遗精白浊、湿热黄疸及膀胱热、脐腹内痛。凡属相火，用此抑之，肾自坚固，而无狂荡之患。因味苦能主骨，能沉下，用酒拌炒，四物汤调服，引入血分，治四肢骨节走痛，足膝酸痛无力，遍身恶疮，及脚气攻冲，呕逆恶心，阴虚血热，火注于足者。盖此一味，为潜行散，能泻阴中之火，亦能安蛔虫，以苦降之之义也。

参考：

（一）陈存仁《药学辞典》曰：黄柏之有效成分，亦为秘鲁培林（berberin），与黄连同。其效能泻相火，清湿热，用作变质强壮健胃药，及用以增进食欲。又可外用，为眼科药与皮肤病药。又治糖尿病、肾脏炎，其作用有增进胃液，促进消化之能。至肠有刺激肠壁神经，使肠吸收增加。入血后，能使血液循环有标准之次数，而神经亦同时振兴。

（二）《辞典》又载：日本猪子氏，调查关于黄柏之事项，知凡供外用，多为火伤皮肤之炎症等。氏欲探其原因，取黄柏之一定量，溅水而浸出之，则浸液呈胶状，通过滤纸甚难，于滤纸中加亚尔个儿，亦不沉降，是与护谟相反。又尝其少量，觉味辛，因含有秘鲁培林之外，尚有黏液之味。氏因察所谓植物性黏液之存在否，制出而定其量，则黄柏中约含7%至8%之植物性黏液，故以黄柏供外用者，唯因其含有植物性黏液也。

冉雪峰曰：

黄柏与黄连二者成分均含秘鲁培林，能制酵、解毒、杀虫、消炎，此为二药之共同点。依西说苦味质促助胃液，增进吸收，奋起神经，可作强壮及健胃药，亦为二药之共同点。故二药虽非同类异种，而又实为异曲同工，所以《本经》所叙主治亦当互参。黄柏之主治五脏肠胃中热气，即黄连之主治热气也。一则先标热气字样，以醒眉目，而凡以肠澼腹痛、阴中肿痛属之；一则将五脏肠胃，统括于热气之中，其义一也。且本条之肠痔泄利，即上条之肠澼下利也。本条之女子漏下赤白，即上条之妇人阴中肿痛也。其不同者，上黄连条曰目病，曰不忘，由有形而无形，由浊窍而清窍；本黄柏条曰痔曰蚀疮，由内证而外证，由内科范围而外科范围。虽治疗原可相通，而性功要有主别。黄柏中含植物性黏液，故利于外证，已由猪子氏检得；则黄连中亦另含他成分，未可知也。究之主热气为二条大眼目，故所主之病为热病，并非所主之病为湿病。学者谓燥湿之功独显，其实苦寒本能，何尝是燥湿。至谓命门真元之火，一见而消亡；脾胃运行之职，一见而阻丧，尤为瞽谈。梦想不到二药所含成分，能加强胃液之分泌，促助肠腺之吸收，白细胞因之而繁殖，中枢神经因之而兴奋，实有强壮健胃之功能。然则强壮健胃，均必苦寒与，是不尽然。温暖性、芳香性，强壮健胃，人所易知，无须哓哓。惟苦寒强壮健胃，乃新说所独，不得不特为表彰，为研究药学者更进一解。《内经》肾欲坚，急食苦以坚之，以苦补之。丹溪大补阴，不用补而曰大补，及喻嘉言、徐灵胎谓苦寒大培生气，盖已隐窥此项奥旨矣。而尤有进者，大药治病，衰半而止，寒热均未可渎用。西说普泛曰强壮曰健胃，将何所取则，得其益而不为其害乎。曰中说赖西说证明，西说亦赖中说救济。黄连、黄柏二条，均标明热气，是强壮为益阴，为起阴气；健胃为养胃，为益胃之阴气。惟热炽阴伤，胃酸缺乏者为宜。质言之强壮健胃，当以《本经》热气二字为标准。如猪子氏调查关于黄柏事项，谓外用多为皮肤火伤炎症，所谓火，所谓炎，非即热气乎。外证准之热气，内证不亦当准之热气乎。《本经》肠痔泄利蚀疮，内之热气也。《别录》皮间肌肤热赤起，外之热气也。古今中外学理，学者可以面面会通矣。

黄芩

苦，寒。主诸热，黄疸肠澼泄利，逐水，下血闭，恶疮疽蚀火疡。（《本经》中品。）

选注：

（一）徐灵胎曰：此以形为治也。黄芩中空而色黄，为大肠之药，故能除肠胃诸热病。黄色属土属脾，大肠属阳明燥金，而黄芩之黄属大肠，何也？盖胃与大肠为出纳水谷之道，皆统于脾。又金多借土之色以为色，草木至秋，感金气则黄落，故诸花实之中，凡色黄而耐久者，皆得金气为多者也。

（二）陈修园曰：黄芩与黄连、黄柏，皆气寒味苦而色黄，主治大略相似。大抵气寒皆能除热，味苦皆能燥湿，色黄皆属于土。但黄芩中空似胃，肠为手阳明，胃为足阳明，其主诸热者，指肠胃诸热病而言也。黄疸为大肠经中之郁热，逐水者逐肠中之水；下血闭者，攻肠中之蓄血；恶疮疽蚀火疡者，为肌肉之热毒，阳明主肌肉，泻阳明之火，即所以解毒也。《本经》主治之言如此。仲景于少阳经用之，于心下悸易茯苓，于腹中痛易芍药，又于《本经》言外别有会悟也。

（三）黄宫绣曰：书载黄芩上下表里皆治，其功力之泛涉，殆有难为专主者。不知内火冲激，外邪传入，皆能恣害。上如胸膈咽喉，下如肚腹二便，中如表里之所，阴阳之界，无不病证悉形。以故腹痛肠澼寒热往来，黄疸淋闭，胸高气喘，痈疽疮疡，火咳喉腥，经闭胎漏，口渴津枯，一皆湿之所淫，热之所侵，火之所胜。黄芩味苦性寒，所以能治。枯而大者，轻飘上升以清肺；实而细者，沉重下降以利便。酒炒则膈热可除，而肝胆火熄；生用则实热堪投，而腹痛斯愈。且得白术、砂仁以安胎；得厚朴、黄连以除腹痛；得芍药以治利；得柴胡以治寒热往来；此虽令上与下表里皆治，而究只为上中二焦泻火，除热与湿之味矣。

参考：

（一）陈存仁《药学辞典》曰：黄芩之成分，由高桥医学博士试验黄芩之根，发现有作黄色针状或板状结晶体之一种植物盐基，名为司克胎拉林（soutellarin，$C_{10}H_8O_8$）。其效能泻实火，清湿热，治泻痢，疗疮疡，用作清凉解热药，又治流行性感冒、破伤风。其作用在胃内能增进胃酸之不足，以助长消化之功能。至肠中略有激肠蠕动之效。入血内能减退组织细胞之气化功能，以阻止体温之增高。

（二）《辞典》又载袁淑范曰：按黄芩为属唇形科宿根植物，美国药制中，早已揭载。有一种黄芩，其有效成分，据日人高桥顺太郎氏之研究，则为一种呈黄色针状或板状、无臭无味之结晶体也。因其原植物之名为司克胎拉林，故命名为司克胎拉林。又黄芩精系将切碎之黄芩，用以太冷浸，蒸馏其浸出液，则析出其黄色之结晶块，再将此结晶块溶解于沸酒精中，放置数时间后，即能析出黄色针状或板状之黄芩精结晶也。

冉雪峰曰：

黄芩与黄连、黄柏，虽同为味苦性寒色黄，而黄芩之色素较淡，苦味较薄，寒性较轻，故黄连、黄柏均主热气，而黄芩则主诸热。盖黄芩除热之功，较黄连、黄柏为逊。就药理通则言，微寒微苦，适合于冲阳少火之治。就药理与生理相合言，少阳为游部，上中下表里内外，无所不到。又得仲景善用，以故功效广漠，大有左右逢源之妙。主治黄疸肠澼泄利，与黄连、黄柏同，主治恶疮疽蚀火疡，亦与黄连、黄柏大同小异。黄疸为诸热郁蒸外发；肠澼泄利为诸热壅遏下迫；恶疮疽蚀火疡为诸热之注于下而结于外。黄芩之味苦性寒，是以统治。其逐水，亦诸热壅遏水道之水；下血闭，亦诸热壅遏血道之血。非凡水证血证，均可治也。水得寒则易滞，血得寒则易凝，故《金匮》谓诸有水者，当以温药化之。而通经之剂，古人谓之大温经汤、小温经汤，是黄芩之以苦寒逐水，苦寒下血，实为变例变法也。再征之仲景治疗凡例，小柴胡证，腹中痛者，去黄芩加芍药。腹中痛为血气，芍药为行血，黄芩系下血闭者，何以去之？盖黄芩能下血因热结之闭，不能下无热血之自闭也。心下悸，小便不利者，去黄芩加茯苓。小便不利而心下悸，为有水气，茯苓为去水，黄芩亦系逐水者，何以去之？盖黄芩能逐因热闭结之水，不能逐无热水之自结也。而血因寒闭，水因寒结者，更无论已，然则黄芩之所以逐水下血闭者可知矣。《本经》所叙主治条文，开宗明义，即标主治诸热四字，煞是大眼目。《本经》奥旨，惟仲景能会悟之。修园谓别有会悟，是本身犹未深会悟也。至若偕柴胡，则退热；偕芍药，则治痢；偕白术，则安胎；偕桑皮、地骨皮，则清肺；偕枳壳、厚朴，则能消谷食；偕鳖甲、常山，则能追疟；偕黄连、大黄，则能治心下痞；偕大黄、䗪虫，则能治血痹虚劳。一是皆以诸热病变为本。盖同表药，则能清热以助其表；同里药，则能清热以和其里；同攻散药，则能清热以助其开；同调护药，则能清热以助其补。既非大苦反从火化，亦非大寒最易冰伏，故能协助诸药以成功。个性少，故猪子氏谓无特殊作用；应用大，故中法头头是道。几难于专主，其无为处，正是其大为处，学者能勿深体会与。

栀　子

苦，寒。主五内邪气，胃中热气，面赤酒皰，皶鼻，白癞、赤癞，疮疡。（《本经》中品。《别录》谓疗目赤热痛，胸心、大小肠大热。）

选注：

（一）张隐庵曰：花多五瓣，而栀花六出。六者，水之成数也。稍杪结实，味苦色赤，房刻七棱九棱，是下禀水寒之精，而上结君火之实。主治五内邪气，胃中热气者，禀寒水之精，而治热之在内也。面赤酒皰、皶鼻、白癞、赤癞、疮疡者，结君火之实，而治热之在外也。栀子能启寒水之精，清在上之火热，复能导火热之气，以下降者如此。仲景栀子豉汤，生用不炒，有交姤水火，调和心肾之功。而后人妄言栀子生用则吐，炒黑不吐，且以栀子豉汤为吐剂。予每用生栀子及栀子豉汤，并未尝吐，夫不参经旨，而以讹传讹者，不独一栀子为然矣。

（二）黄宫绣曰：栀子味苦大寒，轻飘象肺，色赤入心，书言能泻心肺热邪，使之屈曲下从小便而出，而三焦之郁火以解，热厥心痛以平，吐衄血淋、血利之病以息。且能治心烦懊侬、五黄五淋、亡血津枯、口噤目赤、风疮等症，此数语已括其大要矣。然更就其轻以推，则浮而上者，其治亦上，故能治心肺之火。而凡在上而见消渴烦躁、懊侬不眠、头痛目赤、肿痛等症，得此以除。就其味苦而论，则苦而下者，其治亦下，故能泻肝肾膀胱之火。而凡在下而见淋闭便结、黄疸疝气、吐衄血利、损伤血瘀等症，得此以泄。惟其气浮，故仲景用此以吐上焦之痰滞；惟其味苦能降，故丹溪用此以降内郁之邪耳。但治上宜生，治下宜炒宜黑。惟其上下皆入，而究则由肺达下，故能旁及而兼治者也。惟实邪实热则相宜，若使并非实热，概为通用，恐不免有损食泄泻之虞矣。

参考：

（一）陈存仁《药学辞典》曰：栀子成分，为鲁比格鲁儿酸（rubechlorSaure，$C_{14}H_8O_9$）。其效能泻三焦湿热，解五志郁火，故有解热清血之效。用于头痛、黄疸、火伤、吐血、衄血、咽痛、口糜、下利等症。对神经系或有镇静之效，兼用于胸中作痛。

（二）《汤液本草》曰：本草不言栀子能吐，仲景用为吐药。栀子本非吐药，为邪气在上，拒而不纳食，令上吐则邪因以出，所谓其高者，因而越之也。或用为利小便药，实非利小便，乃清肺也。肺清则化行，而膀胱津液之府，得此气化而出也。仲景治烦躁，用栀子豉汤。烦者，气也；躁者，血也。气主肺，躁主血。故用栀子色赤味苦入心而治烦，香豉色黑味咸入肾而治躁。

冉雪峰曰：

栀子味苦入心，为心家要药。所谓心烦，所谓懊侬，所谓烦躁不得眠，皆心病也。苦与寒合，入心而清心。心者，君主之官，心清而五脏可宁。五脏主藏志，五志过极皆火，曰五内邪气，即五志热气也。可知栀子虽入心，而五内无所不治，且色黄近赤，黄乃坤土正色，黄连、黄柏、黄芩，虽均以黄名，惟栀子色素最浓，可作染料，凡药均各随其气味形色所胜为治。《本经》于五内邪气之外，复申之曰胃中热气，栀子全体本位之功能，不可憬然领悟乎。栀子入血入心，前贤或以为入气入肺。入心清血，或以为入肺利水。只知肺为水之上源，不知水由血中滤出；只知气清而神恬，不知血清而后气乃得清。而于《本经》特笔，标出胃中热气四字，反未注意及之，殊为荒经矣。又前贤多以为栀子主实热，不知栀子清热之力不及黄连，荡热之力不及大黄。大抵大热不用栀子，大实亦不用栀子；无热不用栀子，不虚亦不用栀子。试以仲景用药引征比拟如下：热实结胸，大小陷胸汤丸，大黄黄连同用。其结于无形而为痞者，诸泻心汤，亦大黄黄连同用，此非大热不用栀子之明证乎。邪在肠胃，不吐不下，微烦，用调胃承气汤，及汗吐下后更烦，按之鞭者，为邪气仍实，亦用小承气而不用栀子，此非大实不用栀子之明证乎。胸中有热，胃中有邪气，用黄连汤，此热而不虚也。发汗后病不解，反恶寒者，虚故也，用芍药甘草附子汤，此虚而不热也。凡此均不用栀子，此非不虚不热不用栀子之明证乎。然则栀子如何而后用乎，曰汗吐下后，虚烦不得眠，若剧者，必反覆颠倒，心中懊侬，此为的证，仲景固明明言之矣。是栀子所治之热为虚热，所治之烦为虚烦。虚而夹热，烦而夹虚，既非热结之大实，又非旧微溏之纯虚，庶为得之。设热不大而用黄连，热不结而用大黄，吾知其过犹不及矣，而栀子之功能于是乎显矣。至如疗黄，只关热而不关虚，乃仲景推广栀子之用。须知《本经》并无主治黄疸明文，其茵陈蒿汤、茵陈大黄汤主力原在茵陈、大黄，故汤名标出茵陈、大黄，而不标出栀子，栀子不过清浮越，凌虚以为协助而已，学者不可不察也。

连翘

苦，平。主寒热鼠瘘，瘰疬痈肿，恶疮瘿瘤，结热蛊毒。（《本经》下品。）

选注：

（一）张隐庵曰：连翘味苦性寒，形象心肾，禀少阴之气化，主治寒热鼠瘘瘰疬者，治鼠瘘瘰疬之寒热也。夫瘘有内外二因，内因曰鼠瘘，外因曰瘰疬，其本在脏，其本在脉，此内因而为水毒之瘘，故曰鼠瘘也。陷脉为瘘，留连肉腠，此外因而寒邪，搏于肉腠之瘘，故曰瘰疬也。是鼠瘘起于肾脏之毒，留于心主之血脉；瘰疬因于天气之寒，伤人身之经脉。连翘形象心肾，故治鼠瘘瘰疬也。痈肿恶疮，肌肉不和，瘿瘤结热，经脉不和，连翘味苦，其气芳香，能通经脉而利肌肉，故治痈肿恶疮，瘿瘤结热也。受蛊毒者在腹，造蛊者在心，苦寒泻心，治造毒之原，芳香醒脾，治受毒之腹，故可治蛊毒。

（二）贯九如曰：连翘气味清轻，体浮性凉，浮可去实，凉可胜热，总治三焦诸经之火。心肺居上，脾居中州，肝胆居下，一切血结气聚，无不条达而通畅也。

（三）张山雷曰：连翘味苦，苦能清热，形圆而尖，中空有房，状似心脏，故专清心家之热，此物理自然之情性，非勉强附会之言。又凡质轻而空松者，必有宣泄开通之作用，故亦能散结，而泄化络脉之热。《本经》治瘰疬痈肿，疮疡瘿瘤，结热蛊毒，固以诸痛疮疡，皆属于热，而疏通之质，非特清热，亦以散其结滞也。

参考：

（一）《本草纲目》曰：按《尔雅》云：连，异翘，则是本名连，又名异翘，人因合称为连翘矣。连轺亦作连苕，即《本经》下品翘根是也。唐苏恭《新修本草》，退入有名未用中，今并为一。

（二）《本经疏证》曰：卢子繇云：连翘功力，与夏枯草相等，但夏枯草偏于从本，秉寒水化令，故上彻颠顶，下及趺踵。连翘偏于从末，秉客平气味，故外弥肤腠，内偏五中，至解邪热结于心，理则一矣。

（三）《衷中参西录》曰：接连翘原非发汗之药，即诸家本草，亦未尝谓其能发汗者，惟其人蕴有内热，用至一两，必然出汗，且其发汗之力缓而长，惟其力之缓也，不至为汪洋之大汗；惟其力之长也，晚睡时服之，可使通夜微觉溱溱肌解，且能舒肝气之郁，泻肺气之实。若但目为疮家要药，犹未识连翘者也。

冉雪峰曰：

连翘为落叶灌木类植物子实之房，历来各家本草，均引《尔雅·释草》，连异翘为训，将木类作草类。陈存仁《药学辞典》，基本注明属木樨科，而种类项下，又大翘小翘并列，其叙大翘，谓生温地，实之未开者，作房翘出众草。是连翘确有草类者，讵异种同类，草本木本俱有耶。《本经》下品有翘根，即连轺，乃连翘之根，性寒有毒。陶弘景谓其药不用，无人识者，可见翘根有名未用，不自苏恭《新修本草》始矣。然考《纲目》序例所载《本经》目录，下品一百二十五种，有连翘而无翘根。其注谓《神农本草》，至陶氏作《别录》，乃拆分各部，而三品亦改移。翘根易连翘，其即改移之一份子耶。两条均有《本经》主治条文，煞是可怪。味苦味甘味辛，气寒气平气凉，《本经》改遗无稽，其群言因以淆乱矣。仲景治瘀热在里，用麻黄连轺赤小豆汤。历代诸家本草，多以连翘主治热毒疮疡，征之物理事实，当以苦而微寒者为近是。至治疗功用，考之《本经》，曰鼠瘘瘰疬瘿瘤，曰结热痈肿蛊毒，深陷之邪毒，顽固之疮疡，灵怪之蠚蠆，无不统治。盖其味苦、性寒、质轻、色赤、臭香，能疏利血分之积热，透解血分之郁毒。故热壅而汗不出者，可以发汗；热逼而汗不止者，可以止汗；热闭而小便癃闭者，可以利小便；热结而小便淋数者，可以利小便。至热泄则质清，清气分即以清血分；血洁则气恬，清血亦即清气分。犹其本位功能之显著者耳。张锡纯谓可以出汗解肌；张山雷谓可以散结舒络；日华子谓通小肠；甄权谓通利五淋，小便不通；虽各见一面，实先得我心之同然矣。惟其功效所推，能发汗利小便，而毒邪方有出路，深陷顽固之疾，亦可求其所属而衰之。观人参败毒散集二胡二活疏表，并无败毒专药，而标名败毒，由方学可以证明药学，由一面可以证明全部。蛊毒二字，《本经》屡见，人或以为灵异怪诞之疾，其实女惑男，风落山，非鬼非食，惑以丧志，医和已明言之。又曰女阳物而晦时，淫则生内热惑蛊之疾，是蛊特阴伤热炽，血液败坏而化虫者耳。连翘清热救阴，杀虫解秽，清其郁蒸败血之源，遏其变异化虫之路，推斯道也，可为女劳病理，别辟治疗新径，孰谓蛊毒字为怪诞，无关药理医理哉。

龙胆草

苦、涩，大寒。主骨间寒热，惊痫邪气，续绝伤，定五脏，杀蛊毒。（《本经》中品。《别录》谓益肝胆气。）

选注：

（一）张隐庵曰：龙胆草根，味极苦兼涩，性大寒，茎如竹枝，花开青碧，禀东方木气，故有龙胆之名。龙乃东方之神，胆主少阳甲木，苦走骨，故主骨间寒热。涩类酸，故除惊痫邪气。胆主骨，肝主筋，故续绝伤。五脏六腑皆取决于胆，故定

五脏。山下有风曰蛊，风气升而蛊毒自杀矣。'

（二）黄宫绣曰：龙胆草大苦大寒，性禀纯阴，大泻肝胆火邪，兼入膀胱肾经，除下焦湿热，与防己功用相同，故书载有治骨间寒热，惊痫蛊膈，天行瘟疫，热痢黄疸，寒湿脚气，咽喉风痹。并酒炒同柴胡，则治赤睛胬肉。但此苦寒至极，冯兆张云：等于严冬，黯淡惨重，万草凋残。苦寒伐标，宜暂而不宜久。如历世不废刑罚，所以佐德意之无穷。苟非气壮实热者，率尔轻投，其败也必矣。

（三）张山雷曰：龙胆草大苦大寒，亦与连芩同功。但《本经》称其味涩，则其气能守，而行之于内，故独以治骨间寒热。余则清泄肝胆有余之火，疏通下焦湿热之结，足以尽其能事。而霉疮之毒，疳痃之疡，皆属相火猖狂，非此大苦大寒，不足以泻其烈焰，是又疏泻下焦之余义矣。

参考：

（一）陈存仁《药学辞典》曰：龙胆系用龙胆草之根，其成分为苦味越几斯质、黄色素、脂肪油等。其效能泻肝火，清湿热，用为泻火燥湿之健胃药，又治慢性胃黏膜炎，其作用助胃液分泌之不足，以促进消化之功能。并能刺激肠壁神经，使肠之微血管收缩。且含有糖质，能助长酵素之作用。

（二）《辞典》又载日本学说曰：龙胆即健质亚那根，为苦味健胃剂。于痴的性消化不良，及胃加答儿症状之消化不良，酒客之消化不良等均用之。可为浸剂、锉剂、散剂。

（三）《辞典》又载欧美学说曰：龙胆草产中国之齐胎山谷，及欧罗巴之南方等处，瑞士人喜用此为补胃药，其作用为苦性补药。如胃不消化，并病方退而欲补其精神，惟此为有名之药。间有人用以治依时而作之病，并用为驱虫药。与他种苦性药相同，能开胃补身，如虚弱神气不足，胃不消化，及病后热度太低，服之均妥。

冉雪峰曰：

胆汁最苦，龙胆草苦似胆汁，故以植物而得动物名称。查胆乃少阳三焦火气所凝聚，为火焰之结晶。又依肝细胞机能之制造，具生生之气，故其汁为消化最要元素。植物之胆草，虽不及动物之胆汁，气血有情，而中含脂肪油、越几斯质，亦恍惚似之，此命名之所由来与。除热类各药，如黄连、黄柏、黄芩、栀子，均主热气，主诸热，或主胃中热，暨五脏胃肠中热。惟本条胆草主骨间寒热。盖肾欲坚，以苦补之，肾主骨，故苦补肾，苦亦主骨，然此为苦味药之共同点。独本品标明主骨间寒热者，因本品味苦兼涩，坚而能守，观蜀椒为酸涩变味亦主骨可知。果阴虚火炽，精竭髓枯，其他苦寒虽彻热，一过无余，其何以济？惟此坚壁座镇，非剽悍滑疾可同，故能戢偏亢之烈焰，而复绝伤之阴液。然此为除骨间热，而又除骨间寒何也？曰壮火蚀气，骨将痿矣，益之以阴，生气油然，骨气一充，六本克立，阴能济阳，阴阳反得合和，而阴中之寒邪以解，不观漆之漆物，得天气阴湿方能干乎。此必同其气，可使平也义。亦即甚则从之，寒以寒治之义。前黄柏条谓当以热气为标准，尚是为中人以下说法，实际上有真以寒药治寒病者，此非水极似火，湿极化燥，亦非火余之阳燥，化为寒凝之阴燥，此中义理，煞是奥折。证以新说，如胆草用化学分析，中含脂肪油、越几斯质，是润也，非燥也。疗慢性胃黏膜炎，胃加答儿症状之消化不良，是消炎也，苦寒清热也，此犹人所易知者也。所不可思议者，胆草日本药局方名健胃亚那根，用为苦味健胃剂。瑞士人喜用此为补胃药，并为盛行有名之补剂，谓病方退而欲补其精神，及病热度太低者，服之均妥。所以然者，胆草不惟增加胃液分泌，促助肠腺吸收，而中含糖质，直接加强酵素作用，血压因之加旺，体温因之增高。苦寒所以除热，而反以兴奋振发其低减之热度，西方科学与东方哲理符合如此。在偏于温补，习用刚燥者闻之，当目眩然而不瞚，舌挢然而不下也。推斯道也，为议苦寒者，铲去过去思想之旧基，为用补健者，启发未来研究之新径。所谓苦从燥化，苦能燥湿，尚是牵强语。所谓寒用温补，热用清补，尚是呆钝法，学术之无止境也如是夫。

青 黛

咸，寒。主解诸药毒，小儿诸热惊痫发热，天行头痛寒热，并水研服之，亦磨敷恶疮金疮，下血，蛇犬等毒。（《开宝》所载。）

选注：

（一）黄宫绣曰：青黛系蓝靛浮沫，搅澄掠出，取干而成。味咸性寒色青，大泻肝经实火，及散肝经火郁，故小儿惊痫疳毒，丹热痈疮，蛇犬等毒，金疮出血，噎嗝蛊食，并天行头痛，瘟疫热毒，发斑，吐血咯血利血等症，或应作丸为衣，或用为末干渗，或用水调敷，或入汤同服，或作饼子投治，皆取其苦寒之性，以散风郁燥结之义。即云功与蓝等，而止血拔毒之功，与治膈化虫之力，似较蓝而更胜也。和溺白垽冰片吹口疳最妙。取娇碧者水飞，净石灰，用蓝靛，兼有石灰敷疮杀虫最奇。

（二）张山雷曰：青黛古时产于波斯，后人以蓝淀之浮沫为之，故李濒湖谓之淀花。其功用亦与蓝淀同，但淀之沫，干之则所存无多。今市肆之物，乃以靛之凝结下沉者为之，纯是石灰本质，与淀花之质，清浊绝异。考古方多用青黛为内服之药，必非今时重浊之物。若今之青黛，则只宜外敷，以为燥湿杀虫，及金疮止血之用。濒湖已有货者多以干淀充之，中有石灰，服饵宜慎之说。而俗医不知辨别，犹复以为内服之药，亦误读古书，不详物理之咎矣。

参考：

（一）《和汉药考》曰：青黛为无臭无味，轻松之青蓝色粉末，水、酒精、稀酸类、亚尔加里，俱不溶解，置日光及空气中，亦不起变化，遇酸化剂则变为白色，热则放青紫色之焰而升华。其主成分为蓝素（lndigotin，$C_1H_{11}N_2O_2$）。在印度蓝则尚含有蛋白质胶质、无机物等。又蓝叶含有之蓝素殷地各钦，与葡萄糖抱合，为殷地甘（lndiean，$C_{86}HslNO_{17}$）糖原质，此质一次受发酵作用，即行分离，更因乳酸发酵，变为亚儿加里液能溶解之白蓝，然一触空气，再酸化而仍为青蓝，故发酵所得之蓝汁，于蓝瓮中搅拌，则触空气而变青蓝，汁面轻松之浮游物，可凝结也。

（二）《药考》又曰：印度及埃及等热带地方，则以属于豆科之木蓝，制造此物。其法刈取木蓝，制干，纳水槽中，灌水放置，任其自然发酵，遂生蓝汁，于蓝汁中加石灰水搅拌，俟青黛沉降，采集而干燥之，是名印度蓝，近年多以之作染料。

冉雪峰曰：

药学重考据，然须实事求是，否则徒读古书，反以误事，亦犹科学重实验，不仅在字纸堆里求也。如本条青黛，味则咸矣，性则寒矣。咸能润下，寒则胜热，故所主多火毒热淫之病。而今市肆青黛，乃石灰及靛滓沉底物耳。查石灰暴悍刚厉，其燥热之性，正与靛之寒润者相反，火焉能戢，热焉能清，以火热之药，而治火热之病，安得不偾事乎。盖靛系由蓝叶制成，当蓝叶发酵，溶出蓝汁，加石灰水和合澄结，是为蓝靛。在靛未澄时，搅拌取其碧绿之浮沫，是为靛花，制而干之，即为青黛。所以仅取沫汁者，取其清轻，防有石灰也。恐其尚有石灰掺杂，故古人制法，水飞去脚，并明注中有石灰，宜飞净服耳，此其义盖可知矣。今之青黛并非上层之浮沫，乃下澄之滓脚，盖浮沫制为干质，为数甚少，故以滓脚伪充，八九均石灰基质。张山雷谓只宜外敷，燥湿杀虫，不可作内服药，有慨乎其言之矣。考青黛《本经》不载，本条主治条文，出宋马志《开宝本草》。然华佗《中藏经》，有青饼子方用青黛；《外台》古今录验，治诸毒虫伤方用青黛；《梅师》治豌豆疮毒方，亦用青黛，是汉唐时已早用青黛矣。今之青黛，既不可内服，《本经》无青黛而有蓝，《别录》有蓝汁，《新修图经》有马蓝，《大明》有吴蓝，《拾遗》有蓝淀，如治疗目的在清热解毒，用诸蓝可也。大青小青，与蓝性味功用相似，亦可借用。若系燥湿杀虫止血，则可用今之青黛，反利用其石灰基质，盖石灰含有强甚之亚尔加里质，有腐蚀性，有凝固力，能杀菌，坚肌肉，弥创口也。且青黛之石灰，经蓝汁混合而澄结，得蓝汁之寒润，可以化其本质之燥烈。故如夹炎症，用纯单石灰不如用与蓝化合之石灰尤为合拍，此与石灰与氯气化合，而为氯化钙一例。彼助其解毒杀菌力，此助其清热消炎力也。故凝固血液，杀虫杀菌，青黛不如石灰，而清热解毒，消炎散结，则石灰不如青黛也。山雷谓完全不可内服，亦不尽然，热而夹湿，湿热而化虫，可权衡轻重缓急而用之。纯单石灰犹可服，况曾与靛汁化合，不啻配合之靛化石灰乎，故双方均当实事求是。青黛不溶于水及酒精等，故古方多为散、为饼、为丸，少煎服者，古时无化学，不知古人何以早体及此。是不用纯靛，不用纯石灰，而用靛与石灰化合物之青黛，其中亦正自有道矣。学者所当研稽而推阐之也。

石　膏

辛，微寒。主中风寒热，心下逆气，惊喘，口焦舌焦，不能息，腹中坚痛，产乳金疮。（《本经》中品。《别录》谓解肌发汗。）

选注：

（一）陈修园曰：石膏气寒味辛，邪在太阳，则恶寒发热，然必审其无汗烦躁而喘者，可与麻桂并用。在阳明则发热而微恶寒，然必审其口焦、舌焦，大渴而有汗者，可与知母同用。曰心下逆气，即《伤寒论》气逆欲呕之互词，曰不能息，即《伤寒论》虚羸少气之互词。然必审其为解后里气虚而内热者，可与人参、半夏、竹叶、麦冬、甘草同用。

（二）杨时泰曰：用此味全要认定是气分除热之药。即其能退脉数，亦以甘味为血生化之源。更有辛以达之，而气为血主，正合于《内经》化源之义。先哲谓血虚发热禁用者，又恐气虚不能胜此味，更绝血之化源耳。若夫内伤之证，由于阳分壅遏其正气，而成有余之热者，皆能治之。如虚烦消瘅之治，诸方固可稽也。若由于元气不足以生痰热，则未可概施。又如内伤消渴，有劳伤脾脏，以致心火乘土，善消水谷为糟粕，而不能化为精血以养五脏者，与内伤实热之消渴，自难例治。

（三）张锡纯曰：按石膏之原质，为硫氧氢钙化合而成。为其含有硫氧氢，是以凉而能散。凡外感有实热者，服后能宣散外感之热，息息自毛孔透出，是以其性非凉于他药，而其解热之性，实远胜于他凉药。乃医者多误信石膏煅不伤胃之说，竟多煅用之，则石膏经煅，其硫氧氢俱飞去，所余之钙，因煅而变作片灰，能于水中结合，能将外感之痰火凝结胸中，并能凝结周身之血脉，使不疏通，即足误人生命。

参考：

（一）陈存仁《药学辞典》曰：石膏之主要成分，为硫酸加尔叟谟（$CaSO_4 \cdot 2H_2O$）。此外则夹杂硅酸矾土、氧化铁等。其效能体重泻胃火，气轻解肌表，生津液，除烦热，止渴治狂，为清凉解热药。能沉静循环，镇定神经，故心悸亢进，狂言烦躁，大渴，全身重痛，神经痉挛等之因于高热者，用之有大效，胃热肺热发斑，尤为必要。

（二）《辞典》又载黎伯概曰：予曾以一两之生石膏粉，一两之煅石膏粉，分别两器，各浸以五两之清水，经一夜，粉俱沉淀，水色澄净，与清水无异。但一呷其味，则觉咸涩，无异一种矿泉。口腔黏膜俱感咸涩，水留口内不过一分钟，吐出后涩味还在，足有十五分钟之久，生熟两种石膏水液皆然。当余未尝试之前，已悟到制豆腐者，以石膏收浆，必为有收敛性。及一尝试，竟不出所料，而知石膏之功用，即在咸涩收敛，以豆腐比拟之而益明。豆腐中多蛋白质，得石膏即收敛而成豆腐，使流动体而成团结。石膏所治人身之病，阳明火热汗出脉洪大，斯时即当须用石膏，以平定其血脉，收敛其热气。盖发热为肌肉细胞脉管血液等，酸化太甚，过度沸腾，津液开放，用石膏镇定之，使之徐徐归复原状，细胞血球，俱得一种安谧，息其沸腾，滋其流通，降其高温。豆浆为死物，故得石膏凝结不动，血液细胞液为生物，故得石膏，只抑制其过度之沸腾，以趋于和缓。西医以石膏不溶解于水，便为血管不能吸收，则余所试验，石膏粉悉沉淀水底，水自水而粉自粉，在表面观之，诚不溶解，但水味咸涩，从何而来？此非石膏中所分出之钙，钙为碱金属，性至轻微，或以水浸出之，此为盐类，故有与酸性合之亲和力，然则石膏不溶于水之说，当酌量修改。其一部分之钙氧，可以纯水浸出；其大部分之硫氧三，为不溶解。医药所用之石膏，是取其钙氧，钙可以纯水浸出，极有味性，入于肠胃，即可以为血管吸收。《别录》谓解肌发汗，亦以热盛，汗腺转膨胀而闭塞，惟敛抑其膨胀，而后汗腺开，此以敛为发之理。血液与肌肉细胞皆多蛋白质，促成酸化发热。钙为盐类，与酸性亲和，故能止热止汗。汗腺因热膨而闭塞者又能开腺而发汗，发汗止汗，同是一理，明乎此而石膏之功用坦然矣。余所试生熟两种石膏浸液，其咸涩味同，无甚分别。煅石膏之所以异于生石膏者，在煏去其水分耳。其钙氧硫氧三仍在也。钙与钾、钠不同，钠性溶解，钾性窜透，钙性硬固，三者皆体内之常成分，而为用不固，不可不辨。

冉雪峰曰：

石膏不溶于水，血管不吸收，不堪入药，为一般时髦家所乐道，然此特论人造石膏耳，非可以概天然产石膏也。查湖北应城石膏岗，一层盐，一层石膏。两两相间，钙为盐基，石膏即为盐枕，是石膏乃盐硇间气余所生化。石膏未出土时，质软类脂肪，所以谓之膏。膏者，石中之脂膏也。出岗后与空气化合，因而坚凝，为制造水泥之主要成分。水泥得水则愈固，其坚固力，即石膏之坚固力也。臭之有清香，呷之甘淡，带一种涩涩之咸味，及一种冲动之辛味，体质洁白透明，有通直如针状之白色纤维，其臭清香，其质通明，其纹路通直，其味甘淡兼涩兼辛，皆人造石膏所未有。人造石膏，特钙与硫合之一种死灰。天然产石膏，为硫酸钙，中含水分，酸即含氧，水即含氢，其成分为硫氧氢钙化合物，然质虽凝固，而从直纹击之则易碎。加相当水分，又即坚结如石，由软而硬，由散而凝，亦矿物中之特具异秉者也。又查钙为盐基，盐基有多种，其易溶于水者，化学上特名之曰亚尔加里。石膏为钙质，属碱性，内含强甚之亚尔加里。亚尔加里既特殊著明其易溶于水，而石膏所含之亚尔加里，则谓其不溶于水，讵非科学上有自相刺谬者乎。即谓与硫化合，则其性质变异，然考之化学原理，硫酸与铅及钡相化合，生不溶性之硫酸铅、硫酸钡，未闻与钙相化合之硫酸钙，亦冠以不溶性之名词也。即机械的试验，不过曰难溶，难溶云者，非绝对不溶也。至生理的实验，硫之单体，服后尚能成为硫化氢，从汗腺及尿道排出，故服硫黄后，汗尿均有硫黄气，其明证也，况与易溶之亚尔加里化合半。化学凡两种不同物质化合，则两种原质均失。钙与硫化合，钙既失其易溶性，硫亦应失其不溶性。黎伯概氏谓石膏不溶于水之说，当酌量修改，诚允当矣。至治疗功用，黎与张锡纯两氏，均有特殊精确发明，突过前贤。但张主生用，凉而能散，煅之硫氧氢飞去。黎则谓石膏之功用，即在咸涩收敛，生煅无异，即解肌发汗，亦系以敛为发。两说似处相反地位，究之殊途同归，其义一而已矣。要之人造石膏不及天然石膏，天然煅石膏不及天然生石膏。火煅则硫氧飞去，水浸则钙质透出，煅则仅用钙质，生则兼用氧化氢化，又兼用与人体化合之硫化氢，凡此皆不可不剖辨者也。

淡竹叶

甘、平，大寒。主胸中痰热，咳逆上气，中风失音不语，壮热，头痛、头风，止惊悸，温疫迷闷，妊妇旋倒，小儿惊痫。（《别录》所载。条文新参定。）

选注：

（一）叶天士曰：竹叶气大寒，味甘平，入足少阴肾经及足阳明胃经。少阴之脉，其支者注胸。少阴肾主五液，水泛成痰，痰滞胸中则热，其主之者，寒可清热也。阳明胃气本下行，气逆而上，则熏肺作咳。竹叶寒可清胃，甘平可以下气也。

（二）李东垣曰：竹叶辛苦寒，可升可降，阳中阴也。其用有二，除新久风邪之烦热，止喘促，气胜之上冲。

（三）张山雷曰：此非竹类也。生下湿地，细茎绿叶，有似于竹，故有此名。四五月间开花如蛾，两瓣舒展，栩栩欲飞，深碧可玩，古书谓之鸭跖草。陈藏器谓味苦大寒，治寒热瘴疟，痰饮疔肿，小儿丹毒，发热狂痫，大腹痞满，身面气肿，热利，蛇犬咬痈肿等毒。日华谓治湿痹，利小便。濒湖以治喉痹。亦清热解毒，泻火利水之良品也。

参考：

（一）陈存仁《药学辞典》曰：淡竹为生于山野路旁之草本植物。春日从宿根生苗。初时类竹，茎高达二三尺，叶互生似竹茎，作广披针形，前端尖，阔一寸许，长六七寸，花为粗大穗状花，开于梢上，根为纤维状，附生如麦门冬之坚球根。

（二）《嘉祐图经》曰：竹处处有之，其类甚多，而入药惟用箽竹、淡竹、苦竹三种，人多不能尽别。按《竹谱》箽竹坚而促节，体圆而质劲，皮白如霜，大者宜为船，小者可为笛。苦竹有白有紫，甘竹似篁而茂，即淡竹也。然今之为船者，多用桂竹，作笛自有一种，亦不名篁竹。苦竹亦有二种，一种出江西闽中，本极粗大，笋味殊苦，不可啖。一出江浙，肉厚而叶长阔，笋微有苦味，俗呼甜苦笋是也。今南人入药烧沥，惟用淡竹一品，肉薄节间有粉者。

（三）《本草纲目》曰：竹字象形，许慎《说文》，竹冬生草也，故字从倒草。戴凯之《竹谱》云：植物之中有名曰竹，不刚不柔，非草非木，小异实虚，大同节目。又曰：淡竹叶处处原野有之，春生苗高数寸，细茎绿叶，俨如竹米落地所生细竹之茎叶，其根一窠数十须，须上结子，与麦门冬一样，但坚硬耳。随时采之。八九月抽茎结小长穗，俚人采其根苗捣汁，和米作酒曲，甚芳烈。

冉雪峰曰：

《本经》中品有箽竹，苦平。《别录》有淡竹。陶弘景曰：竹类甚多，人药用箽竹，次用淡竹、苦竹。又一种薄壳者，名甘竹，叶最茂。孟诜曰：竹叶箽苦淡甘之外，余皆不堪入药。淡竹为上，甘竹次之。苏颂亦云：甘竹似篁而茂，即淡竹也。今南人入药烧沥，惟用淡竹一品。是古用箽竹，后世用淡竹。竹以甘淡者胜，核其实也。仲景竹叶石膏汤所用，即是淡竹叶。温病清宫汤内用卷心竹叶，虽未明言何竹，自亦以淡竹之卷心者为胜。且无论何竹，总是用竹耳。不知何时以草本叶之似竹者为淡竹，《纲目》载之，诸家和之。查此项草本淡竹，春日由宿根生苗，秋间抽茎开花，与竹之生理形态，均甚差别。《别录》又有淡竹沥、淡竹茹，若为草本，何以烧沥，何以刮茹。是淡竹乃竹类之甘淡者，其非草本可为淡竹明矣。且竹缘取其四时不凋，清超拔俗，凌云无心，耐寒有节，故能涤虑除烦，彻热消炎。一岁一枯荣之草本，安能有此落落高标，凛凛清节耶。除热类药，如黄连、黄柏、犀角、羚角、龙胆、青黛，非苦寒即咸寒，非降敛即镇泄。竹叶不苦不咸，淡而已矣，不镇不降，清而已矣。而古称大寒，亦若轻清缥缈之中，俨具坚强弘毅之力者，何也？夫除热之力，固以苦寒咸寒，降敛镇泄为胜，然亦只可治壅结有形者耳。若烈焰狂飙，蛮云毒雾，无形无质弥漫空际，攻之不可，削之不能，降无可降，涤无可涤，而收合散漫，廓净太虚，非此轻灵妙婉，未能杨枝一滴，洒遍世界大千。证之治疗，中风不语，壮热，惊悸迷闷，旋倒惊痫，多邪热上走空窍，干犯脑海。近世以益水敛阳，镇纳吸引立法，类集金石鳞介为剂。倘使阴凝化燥，燥甚化毒，无形厉毒，上走空窍，如电击性脑百斯脱之类。苦燥滋腻，镇降潜纳，均在所禁。盖苦寒反嫌燥化，镇敛徒滞化机。予前著《温病鼠疫问题解决合篇》，曾拟太素清燥救肺汤方，谓稍加重浊，即为太素上增一污点。必也凉而不滞，清而能透，不涩不烈，不黏不腻，其庶几乎。然则轻可去实，十剂中不可缺此一剂，而除热药类，亦不可缺此一药矣。清轻上行，清肺清胃，叶氏扯向足少阴，求深反晦。李氏谓可升可降，须知升者其体，降者其用也，二者当分辨。清其气而使之平，与降其气而使之顺，二者亦当分辨。而竹叶真正之功用，可以了然矣。

卷四

导滞类

厚　朴

苦，温。主中风伤寒，头痛寒热，惊悸，气血痹，死肌，去三虫。（《本经》中品。《别录》谓去留热，厚肠胃。）

选注：

（一）陈修园曰：厚朴温而专于散，苦而专于泻，故所主皆为实证。中风有便溺阻隔证，伤寒有下之微喘证，有发汗后腹胀满、大便硬证，头痛有浊气上冲证，俱宜主以厚朴也。至于温能散寒，苦能泻热，能散能泻，则可以解气逆之惊悸。能散则气行，能泻则血行，故可以治气血痹及死肌也。三虫本温气所化，厚朴能散而泻之，则三虫可去也。宽胀下气，经无明文，仲景因其气味苦温而取用之，得《本经》言外之旨也。

（二）王好古曰：本草言厚朴治中风伤寒头痛，温中益气，消痰下气，厚肠胃，去腹满，果泄气乎？抑益气乎？盖与枳实、大黄同用，则能泄实满，所谓消痰下气是也；若与橘皮、苍术同用，则能除湿满，所谓温中益气是也；与解利药同用，则治伤寒头痛。与泻利药同用，则厚肠胃。大抵其性味苦温，用苦则泄，温则补也。

（三）缪希雍曰：厚朴气味辛温，性复大热，其功专于泄结散满，温暖脾胃。一切饮食停滞，气壅暴胀，与夫冷气逆气，积年冷气入腹，肠鸣虚吼，痰饮吐沫，胃冷呕逆，腹痛泄泻及脾胃壮实之人，偶感风寒，实人误服参芪，致成喘胀，诚为要药。然而性专消导，散而不收，略无补益之功。故凡呕吐不因寒痰冷积，而由于胃虚火气炎上；腹痛因于血虚脾阴不足，而非停滞所致；泄泻因于火热暴注，而非积寒伤冷；腹满因于中气不足，气不归元，而非气实壅滞；中风由于阴虚火炎，猝致僵仆，而非西北真中寒邪；伤寒发热头痛，而无痞塞胀满之候；小儿吐泻乳食，将成慢惊；大人气虚血槁，见虚嗝证；老人脾虚不能运化，偶有停积；娠妇恶阻，水谷不入；娠妇胎生眩晕；娠妇伤食停冷；娠妇腹痛泻利；娠妇伤寒伤风；产后血虚腹痛；产后中满作喘；产后泄泻反胃。以上诸证，法所咸忌。若误用之，轻病变重，重病变危，虽或一时未见其害，而清纯中和之气，默为之耗矣，可不慎哉！

参考：

（一）陈存仁《药学辞典》曰：厚朴效能散气，燥湿，化食积，消胀满，用作利水及霍乱中暑药。其作用在肠胃中均不显何等作用。入血后专激肾脏，使促进其利尿机能。且促进血液之循环，以强心脏之功。

（二）《新本草纲目》曰：长井理学博士曾研究汉产厚朴之挥发性芳香成分，据云其物质与苍术中之阿笃拉克吉连（atractylen）相似，又发现同样之挥发性芳香结晶体。惟市上所售之和产厚朴，未见有该物质云。

（三）《日用药品考》曰：厚朴以皮厚多润，色紫褐，而味苦干者为上品，惟今甚少。若皮薄作淡褐色，味苦甘者则为下品。此中有杂商州厚朴者，但厚朴本非日本产，药铺中所标之和厚朴，或朝鲜厚朴、萨摩厚朴，皆系浮烂罗勒，即商州厚朴，为厚朴之一种下品也。

冉雪峰曰：

厚朴味苦气温，色紫赤，臭香味厚气厚质亦厚，本为里药。苦而合于紫赤，为味归形，紫赤而合于温，为形归气。《本经》

所叙主治，不从里证训解，而从表证诠释，活用原则，为气归化。中风伤寒四字，直贯到底，一意浅深。头痛者，风寒之上攻也；寒热者，风寒之外郁也；惊悸者，风寒之内搏病变，太阳里面，即少阴也。气血痹，风寒久羁，而气血痹著也；死肌，气血败坏，由痹著而死坏，较痹为更甚也；三虫由死坏而生化，不仅形体之伤，兼属气血之变，盖外感而内伤矣；统以厚朴主治。所以然者，外感之邪，寒则温之，热则清之，滞者结者，通之散之，此为通例。桂枝温寒者也，石膏清热者也，本条厚朴散结通滞者也。通里以辟外解之窍，通里以遏内变之机。时方三消饮、达原饮，殆从此悟出。滞通结散，何有于头痛？何有于寒热？何有于惊悸？何有于气血痹、死肌、三虫？里药治里易知者何待言，里药而治表，煞是深层说法。表里传变，横连吸引，不达此旨，将焉用治。陈注就风寒一部分病变言，王注就各项药物合用言，于条文之不易解者，均可解之。究之非本条之本义，非本药之本能，更非《本经》之本旨。此可由药物以悟病理，由病理以悟治疗，不徒或用苦，或用温，或益其苦，或益其温，或用苦温正化，以除寒湿，或用苦温从化以散湿热，于本药妙于运用已也。且就新说言，厚朴之芳香性成分为阿笃拉克吉连，与苍术同。就中说言，味厚质重气芳，可以宽中，可以消胀，可以下气益气，总之为中焦脾胃药无疑。而衡以新的试验，服厚朴后，在胃肠并不生若何变化，起若何作用，是脾胃要药一说已根本动摇。入血后一面专激肾脏，以增进利尿之分泌，一面加强心脏以促助血液之循环，是厚朴兼入心入肾，而不仅脾胃专药也明甚。推而广之，表之机窍在血分，表之机窍在水分者，皆当用厚朴化气行血、化气行水以为外解之本。无论旧的观察、新的观察、为气分、为血分、为水分，而机窍既在里，则疏里以达表，和里以解表，其原则仍不移易，明此，而用药之道思过半矣。不可见病治病，又讵可拘药言药，然后知《本经》叙里药而从表证着笔，洵深入无浅语已。

枳　实

苦，寒。主大风在皮肤中，如麻豆苦痒，除寒热结，止利，长肌肉，利五脏，益气力，轻身。（《本经》中品。《开宝》载枳壳主治风痹淋痹，通利关节，劳气咳嗽，散留结，胸膈痰癖，逐水，消胀痛，大肠风，安胃止风痛。）

选注：

（一）李时珍曰：枳实、枳壳，气味功用俱同。上世亦无分别，魏晋以来，始分壳实之用。洁古张氏、东垣李氏又分治高治下之说。大抵其功皆能利气，气下则痰喘止，气行则痞胀消，气通则痛刺止，气利则后重除。故以枳实利胸膈，枳壳利肠胃。然张仲景治胸痹痞满，以枳实为要药；诸方治下血痔利、大肠秘塞、里急后重，又以枳壳为通用。则枳实不独治下，而壳不独治高也。盖自飞门至魄门，皆肺主之，三焦相通，一气而已，则二物分之可也，不分亦可也。

（二）缪希雍曰：枳实味苦气寒无毒，《别录》《雷公》加酸，甄权加辛。察其功用，必是苦为最，而酸、辛次之。细详《神农》主治，与本药气味大不相侔，究其所因，必是枳壳所主。盖二物古文原同一条，后人分出时误入耳。其《别录》所主，除胸胁痰癖，逐停水，破结实，消胀满，心下急痞痛，逆气，胁气痛，安胃气，止溏泻者，是其本分内事。皆足阳明太阴受病，二经气滞，则不能运化精微，而痰癖停水，结实胀满，所自来矣。胃之上口名曰贲门，贲门与心相连，胃气壅则心下亦自急痞痛，邪塞中焦，则升降不舒而气上逆，肝木郁于地下则不能条达而胁痛。得其破散冲走之力，则诸证悉除。所以仲景下伤寒腹胀结实者，有承气汤；胸中痞痛者有陷胸汤；洁古疗心下痞满者，有枳术丸。壅滞既去，则胃气自安，而溏泻亦止矣。

参考：

（一）《伪药条辨》曰：伪名洋枳壳，不知何种果实伪充，或云六七月采小香栾伪为枳实枳壳，或云采枸橘混充之。福州多橘，土人于夏秋间，橘子未大，经风雨摇落者，拾而晒之，伪充为枳。性既不同，误用有害。按《周礼》云，橘逾淮而北为枳，今江南橘枳皆有，江北有枳无橘，江西多枳，不仅逾淮而始变也。七八月采者为枳壳，气味酸苦微寒，臭香形圆，花白多刺，瓤内黄白，皮色深绿，故又名绿衣枳壳。主散留结，胸膈痰滞，逐水消胀满，能泻上焦气分实邪，为治病要药。若以伪品混充，真草菅人命矣。

（二）《日用药品考》曰：青而未熟者曰枳实，已熟而大者曰枳壳。来自中国之枳实枳壳多真品，枳实之最小者谓之鹅眼枳实，日本向无此物。有之自高丽来，然甚少。今药铺所称枳壳枳实者，皆臭橘耳。其称为高丽枳壳枳实及萨摩枳壳枳实者，其形与中国种相同，皮色微绿，然剖视其内，则为白色，此系将臭橙或回青橙之小者，伪制而成耳。

冉雪峰曰：

缪仲淳谓枳实《本经》主治与气味大不相侔，此乃望文生义，不求甚解者。枳实与厚朴，同为气药，同为里药，厚朴主风寒，则枳实主大风，其何足怪。由气而血，以攻为补，则长肌肉，益气力，亦是道耳。厚朴尚只治气血痹、死肌，功在除邪；枳实则肌肉气力，长之益之，功在补正。厚朴主治伤寒中风头痛寒热，是就风寒外证，表而兼里者言；枳实主治大风在皮肤中，如麻豆苦痒，是就风气内搏，里而出表者言。一是皆以通气为解外之本。大风在皮肤如麻豆，是风邪不仅在营卫，而祛风之药，扣不着矣。曰苦痒不曰苦痛，痛属血分，痒属气分，而治风先治血之法，亦扣不着矣。除寒热结，亦是就里言，厚朴条之主寒热与头痛连叙，为表证，为表之寒热。本条寒热而曰结，曰除寒热结，为里证，为里之寒热。表之寒热为病证的，里之寒热为病质的，所谓不同而同，同而不同者此也。气郁于外则身痒，气迫于内则下利。通外之气以除风，以和表；通内之气以清热，以和里；乃治疗通例。气化能出，外出下出，其义一而已。缪氏浅之乎视经文，知见无由证入，强释之曰不侔，枳实何不侔，亦缪氏之自不侔焉耳。表里之干气分者，从通气以循求其机括，固已。破气之药，而曰长肌肉，利五脏，益气力，轻身，何也？曰气体之充也。血之所养曰营气，脏之所藏曰精气，以气标名，各有深义。气到而后血随，气静而后脏宁，长之利之，主宰在此，而不在彼。气旺而力自益，气健而身自轻，不补之补，妙于补矣。以里药而为表药，以攻药而为补药，此禁法也，亦禁药也。缪氏贤者，犹未窥及。若未得其神髓而渎用，施于病之机窍不在气，或在气而非气郁、气结者，则去道远，为祸烈矣。然则如何而后可，曰虚则扶之益之，纳之固之，又从而鼓舞之，利导之，攻是求之气，补仍是求之气。中医际此凌夷衷憋之时，尚能与西医争治疗之短长者，即在此治疗深求气化之精神。向谓善读《本经》者，可悟出无限病理生理治疗，即是此类。《本经》只有枳实无枳壳，功用大抵相同。仲景《伤寒》《金匮》所用，俱是枳实。晋唐以来乃分枳壳，宋人又擘分治下治上，主气主血，更是小家伎俩。枳实嫩而枳壳老，嫩者气薄，老者气厚，而各家均以枳壳轻而枳实重，学者均不可不实事求是也。

槟　榔

苦、辛、涩，温。主消谷，逐水，除湿痹，杀三虫伏尸，疗寸白。（《别录》所载。）

选注：

（一）叶天士曰：槟榔气温则行，味辛则散，故主消谷逐水。消化不尽，则水谷留滞，变成痰癖。槟榔温辛，具消谷之才，苦泻有下降之德，所以主之也。三虫伏尸寸白，皆湿热所化之虫也。辛则散，涩则燥，苦则杀虫，故主以上诸虫也。

（二）黄宫绣曰：槟榔辛苦而温，书何言其至高之气，彼独能泻，使之下行，以至于极，以其味苦主降，性如铁石之重，故而有坠下之力耳。是以无坚不破，无胀不消，无食不化，无痰不行，无水不下，无气不降，无虫不杀，无便不开。故凡里急后重，岚瘴疟疟，并水肿脚气，酒醉不醒，无不因其苦温辛涩之性，以为开泄行气破滞之地。然非瘴疠之地不可常服，恐其能泄真气耳。

参考：

（一）《新本草纲目》曰：槟榔子中成分有阿莱可林（arecorin，$C_8H_{13}NO_2$）及阿莱加因（arecain，$C_3H_{11}NO_2+H_2O$）之植物盐基，其构造为水分 13.35、窒素总量 1.53、咖啡湼 2.08、伊打制越几斯 1.35、淀粉 45.44、鞣酸 0.79、木纤维 7.01，其余无窒素物 18.21、无机物 2.90。

（二）陈存仁《药学辞典》曰：槟榔效能泄气攻痞，杀虫行水，用作消化及杀虫药。其作用在胃中，能刺激胃黏膜，使分泌增加，至肠与绦虫相遇，能杀死之，或混于大便内排出。同时又能刺激迷走神经，使肠之蠕动迅速。入血中，有缩小瞳孔之能。

（三）罗大经《鹤林玉露》曰：岭南人以槟榔代茶御瘴，其功有四。一曰醒能使之醉，盖食之久，则熏然颊赤，若饮酒然，苏东坡所谓红潮登颊醉槟榔也；二曰醉能使之醒，盖酒后嚼之，则宽气下痰，余醒顿解，朱晦庵所谓槟榔收得为祛痰也；三曰饥能使之饱，四曰饱能使之消，盖空腹食之，则充然气盛如饱，饱后食之，则饮食快然易消。又且赋性疏通，而不泄气，禀味严正，而更有余甘，有是德，故有是功也。

（四）《本草纲目》载俞益明与韩康伯笺曰：槟榔子既非常，木亦特异，大者三围，高者九丈，叶丛树端，房栖叶下，华秀房中，子结房外，其擢穗似黍，其缀实似谷，其皮似桐而厚，其节似竹而概，其内空，其外劲，其屈如伏虹，其伸如縋绳，本不大，末不小，上不倾，下不斜，调直亭亭，千百如一。步其林则寥朗，庇其阴则萧条，信可长吟远想。但性不耐霜，不得比植，必当遐树，海南辽然万里，弗遇长者之目，令人恨深也。

冉雪峰曰：

槟榔与厚朴、枳实同为气药，朴枳辛而散，槟榔苦而涩，朴枳臭香而浓，槟榔臭臭而闷。气药辛者香者其常，气药涩者闷者其变，是槟榔亦气药中之特具异秉者。故论通气，厚朴不及枳实；论宽气，枳实不如厚朴。至气而秽浊曰瘴气，而腐败曰虫气，则厚朴、枳实又不如槟榔。故古人谓槟榔无坚不破，无胀不消，无食不化，无痰不行，无水不下，无气不降，无虫不杀，无便不开。非槟榔之性优于朴枳，亦非槟榔之力大于朴枳，而能助朴枳以治诸气，又能治朴枳所不能治之气者，朴枳利在通，而气有不能通者，朴枳利在宣，而气有不能宣者，且通之宣之，一过无余，惟槟榔涩而近塞，臭而近浊，深入阴分，瘴气虫气，暨诸秽疠败异之气，混合为一，入其中而抉之，故显著卓异赫赫治气之功。且味涩臭闷，中含淀粉 45. 44，含鞣酸 0. 79，即为一种酸涩变味，又为一种郁闷变臭，与蜀椒之变味，吴萸之变臭，两两相似。蜀椒杀虫，疗阴阳毒，吴萸开浊阴，冲寒宣郁，固昭昭在人耳目者也。槟榔虽不以性之辛温胜，却以臭之沉郁胜，不归温寒类，而归导滞类，与厚朴、枳实同为气药中三杰。且槟榔主要成分为阿莱可林及阿莱加茵之植物盐基，盐基为钙质，钙属如石灰等，味辛涩，腐蚀性强，槟榔之辛而涩，殆为此与，其解毒杀虫有特长，亦殆为此与，诸家特就辛则散，涩则燥，苦则杀虫训释，实为肤浅。罗氏《鹤林玉露》谓槟榔醒可使之醉，醉可使之醒，饥可使之饱，饱可使之消，煞有深意。惜罗氏非医药专家，言其然而未言其所以然，此可悟高深活泼治法。盖槟榔亦辛亦涩，半守半通，麻醉神经，则醒可使之醉；宣畅神经，则醉可使之醒；用其涩其守，则气充可以疗饥；用其辛其通，则气行又可消饱。其义一而已矣。然则槟榔真正之性能功用，可以了然矣。世以功伟效大，疑其质之猛厉，性之暴悍，以为泄真气，不知槟榔之优点，正在此以守为通，涩而不泄。比之橄榄，其气较厚；比之烟叶，其力较缓。观岭南民俗，以之代茶，以乐嘉宾，马来半岛土人尝嚼，齿为之黑。虽非服食补益之品，而中含淀粉鞣酸，回甘增液，非绝对不可补益，亦非绝对不可常服久服也。

大腹皮

辛，微温。主冷热气攻心腹，大肠虫毒，降逆气，消肌肤中水气浮肿，脚气壅逆，瘴疟痞满，胎气，恶阻胀闷。（《开宝》所载，条文参《纲目》新定。）

选注：

（一）缪希雍曰：大腹皮即槟榔皮也，其气味所主，与槟榔大略相同。第槟榔性烈，破气最捷；腹皮性缓，下气稍迟。入足阳明太阴二经，二经虚则寒热不调，逆气攻走，或痰滞中焦，结成嗝证，或湿热郁积，酸味醋心。辛温煖胃，豁痰通行下气，则诸证除矣。大肠虫毒，以其辛散破气而走阳明，故亦主之也。

（二）黄宫绣曰：大腹皮辛烈性温，比之槟榔，大有不同。盖槟榔性苦沉重，能泻有形之积滞。腹皮其性轻浮，能散无形之积滞，故痞满膨胀，水气浮肿，脚气壅逆者宜之。惟虚胀禁用，以其能泄真气也。

参考：

（一）陈仁山《药物生产辨》曰：大腹皮产广东琼属嘉积海南等处，为热带产物。

（二）《古方药品考》曰：槟榔有两种，来自中国者，形扁圆味涩敛，为大腹槟榔，佳品也，大腹皮即其壳。

（三）《和汉药考》曰：槟榔子之细长者，曰鸡心槟榔，又名公槟榔；扁平而大者曰大腹子，又名母槟榔，亦呼猪槟榔；两头尖如榧实者，曰梭身槟榔。

（四）陈存仁《药学辞典》曰：大腹子实，酷类槟榔子，但扁圆而大，子皮外部呈褐黑色，内部有筋丝网罗，其状类椰子皮。其论制法曰，孙思邈云，鸩鸟多集此树上，凡用大腹皮，宜先以酒洗，后以大豆汁再洗过，晒干，入灰火烧煨切用。

（五）《本草纲目》曰：大腹出岭表滇南，即槟榔中一种，腹大形扁而味涩者，不似槟榔尖长味良耳，所诸猪槟榔者是也。盖亦土产之异，令人不甚分别。陶氏分向阳者为槟榔，向阴者为大腹，亦是臆见。按刘珣《岭表录》云，交广生者非舶上槟榔，皆大腹子也。彼中悉呼为槟榔，自嫩及老，采实啖之，以扶留藤瓦屋灰同食之，以祛瘴疠。收其皮入药，皮外黑色，皮内皆筋丝，如椰子皮。又《云南记》云，大腹槟榔，每枝有二三百颗，青时剖之，以一片蒌叶及蛤粉，卷和食之，即减涩味。观此二说，则大腹子与槟榔，皆可通用，但力比槟榔稍劣耳。

冉雪峰曰：

大腹为槟榔之一种，大腹皮即槟榔皮，其功用与槟榔同，可与槟榔条参看。但槟榔气厚力峻，腹皮气薄力缓。然腹皮体质轻松，形包廓外，古人五皮散取治腹胀水肿及皮肤水肿，即以腹治腹，以皮治皮之义也。又如妊娠恶阻，其机窍在气分者，上壅则吐，内停则胀，设用槟榔，殊嫌破降碍胎。病机各有重轻，病情各有好恶，有宜于腹皮而不宜于槟榔者，是腹皮亦气药中不可少者也。查条文冷热气攻心腹，冷热二字，与上厚朴条主头痛寒热、枳实条主寒热结一例，盖冷热不过寒热之互词。冷热邪气，由外而入，内攻心腹，腹皮辛散温通，足以兴奋体工，扞御而排除之。气充则畅，通则和，无论为冷为热，均可治也。冷热气攻心腹六字须连读，是廓外之气内攻，不是腹部之气上攻，非由下而上，乃由外而内也。此即槟榔沉降治里治下，腹皮轻松治上治外关键。主大肠虫毒者，大肠大腹部也，槟榔腹皮气药亦虫药，故大肠中绦虫遇之即死。瘴疠能消，虫毒并举，义尤赅括。凡冷热之邪由皮肤入，疠毒之邪由口鼻入，即入内腐坏化虫，皆可统治。此达原饮、藿香正气散之所以有取于槟榔腹皮也。大抵腹皮槟榔比之朴枳，则治气之外，多治虫毒一层。而腹皮比之槟榔，则治内之中，多治外一层。再即条文而细绎之，曰痞满，曰胀闷，气之结于胸腹者也；曰瘴疟，气之结于腠理者也；曰胎气恶阻，气之结于生殖器者也；曰大肠虫毒，气之结于消化器者也；曰脚气壅逆，气之由下而上者也；曰气攻心腹，气之由外而内者也。凡此皆一气所贯注，皆以腹皮之治气者治之。而腹皮与槟榔之轻重缓急，内外上下之故，可判然矣。腹皮与槟榔同治水气脚气，腹皮条之皮肤中水气、脚气壅逆，即槟榔条之逐水也。但腹皮条明标皮肤中三字及壅逆二字，倘水气而不在皮肤中，脚气而不壅逆，仍是腹皮槟榔同治，或为槟榔之治，而非腹皮之专治也。又《纲目》有大腹子一条，与槟榔并列，显系二物。大腹皮属大腹子条下，不属槟榔条下。《古方药品考》谓槟榔大腹者佳，讵大腹皮亦以槟榔之大腹者佳耶。不然头尖之鸡心槟榔及梭子槟榔，何以不闻用皮，而惟大腹者用皮也。又何以不名槟榔皮，而名大腹皮也，学者所当彻底研究也。

三　棱

苦，平。主老癖癥瘕，积聚结块，产后恶血，血结，通月水，坠胎，止痛利气。（《开宝》所载。）

选注：

（一）黄宫绣曰：三棱味苦气平，皮黑肉白，乃破肝经血分之气，故凡一切血瘀气结，疮硬食停，老块坚积靡下。借此味苦以入血分，行其滞气，俾血自气而下。但此若以血药同投，则于血可通，以气药同入，则于气可治。仍须以补气健脾之味方良，若使专用克伐，则胃气愈虚，气反不行，而积增大矣。

（二）李士材曰：荆三棱苦温，肝家血分药也，破坚积结聚，行瘀血宿食，治疮肿坚硬，通经下乳坠胎。昔有患癥癖死，遗言必开腹取之，得病块如石，纹理有五色，削为刀柄，后因刈三棱，柄消成水，故知能疗癥癖也。

（三）张锡纯曰：从来医家调气行血，习用香附，而畏用三棱、莪术，盖以其能破癥瘕，遂疑其过于猛烈，而不知能破癥瘕者，三棱、莪术之良能，非二药之烈于香附也。愚精心考验多年，凡习用之药，皆确知其性情能力。若论耗散气血，香附尤甚于三棱、莪术。若论消磨癥瘕，十倍香附亦不及三棱、莪术也。拙著《衷中参西录》所拟理冲汤中，用三棱、莪术，以消冲中瘀血，即用参芪诸药，以保护气血，则瘀血去而气血不致伤损，且参芪能补气，得三棱、莪术流通之，则补而不滞，而元气愈旺，元气既旺，愈能鼓舞三棱、莪术之力，以消癥瘕，此其所以效也。

参考：

（一）《嘉祐图经》曰：京三棱今荆襄江淮济南河陕间皆有之，多生浅水旁及陂泽中，春生苗叶，似莎草，极长高三四尺，又似菱蒲叶，而有三棱，五六月抽茎，茎端开花，大体皆如莎草而大，黄紫色，苗下即魁，初生成块，如附子大，或有扁者，其旁有根，横贯一根，则连数魁，魁上亦出苗，其根魁皆扁长如小鲫鱼体者，三棱也。其根末将尽一块，未发苗，小圆如乌梅者，黑三棱也。又根之端勾曲如爪者，鸡爪三棱也。皆皮黑肉白而至轻，或云不出苗，只生细根者，谓之鸡爪三棱。又不生细根者谓之黑三棱。大小不常，三棱者本一种。但力有刚柔，各适其用。因其形为名，如乌头乌喙，云母云苗之类，非两物也。今人乃妄以凫茈香附子为之。又河中府有石三棱，根黄白色，形如钗股，叶绿如蒲，苗高及尺，亦有三棱，四月开花，白色如蓼蒺花，五月采根，亦消积气。今举世所用三棱，乃淮南红蒲根也，秦州尤多，其体至坚重，刻削鱼形，叶扁形圆，不复有三棱，不知缘何命名为三棱。流习既久，用根者不识其苗，采药者莫究其用，因缘差失，不复辨别矣。

（二）《本草纲目》曰：三棱多生荒废陂池湿地，春时从生，夏秋抽高茎，茎端复生数叶，开花六七枚，花皆细碎成穗，黄紫色，中有细子，其叶茎花实俱有三棱，并与香附苗叶花实一样，但长大耳。其茎光滑三棱，如棕之茎叶，茎中有白瓤，剖之织物，柔韧如藤。吕忱《字林》云：蒁草生水中，根可缘器，即此草茎，非根也。《抱朴子》言萮根化蝉，亦是此草。其根多黄黑须，削去须皮，乃如鲫状，非本根似鲫也。

冉雪峰曰：

三棱叶茎花实，棱俱凡三，故曰三棱。荆三棱乃就所产地言，濒湖荆楚人，故就所见言之。京三棱亦就所产地言，马志宋人，宋都汴梁。《嘉祐图经》载河陕间皆有之，是东京西京，俱产本品也。濒湖是丹非素，必以荆易京，泥矣。三棱皮俱黑，曰黑三棱，乃就未去皮者言也。鸡爪三棱，乃就形态言，盖其根扁长者似鲫鱼，细勾者似鸡爪也。除石三棱为变种，或另一种外，其余则因大小细巨不同，而各以颜色形态命名。苏恭以为一物，洵不诬也。若药市习用之红蒲根，既无棱，而强名之曰三棱，名实不符矣。以性能言，《本经》曰苦平，洁古曰微甘，缪仲淳曰微辛，惟甘不大甘，辛不大辛，乃适其苦平分际，三说亦可通也。气味如此和缓，功效如彼喧赫，盖不以气治，不以味治，而以形为治者也。棱者锥体，三者锥形，有攻之义焉。三生万物，二三如六，三三为九，赅阴阳理数之全，为天地万物之始，形显数著，而理寓乎其中，不惟形归气，而气味反归形矣。以治功言，三棱本气药，故条文以利气二字殿末，而所叙主治，如老癖癥瘕，积聚结块，产后恶血血结，通月水等，则皆血分中事。治气分是三棱本能昭著，治血分是三棱功用推阐。究之互换互根，为物不贰。血中所含温度即气，气中所含液泽即血。黄宫绣谓与血药同投，则于血可通，与气药同入，则入气可治，尚属模棱语，将三棱说成碌碌因人者。世俗认识三棱太猛，宫绣又认识三棱太庸，须知不以气胜而主气，不是血药而主血，是三棱之特性，不伤良好之气血，能化气血病变之坚积坚聚，是三棱之特功。张锡纯氏谓耗散气血之力，并不过于香附，而破癥癖之力，则十倍香附不止。入理深谈，突过前贤，虽未明言所以破坚结之理，而除腐坏之凝聚，不伤良好之气血，则跃如纸上，先得我心之所同然。书载患癥癖者，服三棱下黑物如鱼，以癥癖病块作刀柄，偶刈三棱则化而为水，格物之功，煞亦无尽，天下药物有出于原质成分气味色素之外者，殊饶研究兴味。书又言三棱似莎草，莎草即香附，而不知其更似菖蒲也。菖蒲于水蒲、泥蒲大者外，有小之石菖蒲，三棱亦于黑三棱、鸡爪三棱大者外，有小之石三棱，三棱殆菖蒲流亚与。菖蒲以气治，三棱以形治，形气之间，清浊之所由分也。物物化化，各成其功，澄之不清，撼之不浊，是在学者。

莪 术

苦、辛，温。主心腹痛，中恶，疰忤，霍乱，冷气，吐酸水，解毒，食饮不消，酒研服之。（《开宝》所载。）

选注：

（一）黄宫绣曰：莪术辛苦气温，大破肝经气分之血，盖人血气安和，则气与血通，血与气附，一有所偏，非气盛而血凝，即血壅而气滞。三棱气味苦平，既于肝经血分逐气。莪术气味辛温，复于气分逐血。故凡气血滞，而见积痛不解，吐酸，奔豚，痃癖癥瘕等症者，须当用此调治。俾气自血而顺，而不致闭结不解矣。

（二）张山雷曰：蓬莪茂今作蓬茉，亦作蓬莪术，茂从草从戊，而读如术，义不可晓。字书惟一见于字汇补，亦不详其义。此药生于根下，实极坚硬，味苦辛温，故为下气除寒，消食逐饮，破积攻坚，通瘀行血，亦除癥瘕之药。《开宝》谓治小腹痛，霍乱，冷气，吐酸水，解毒，食饮不消，妇人血气结积，丈夫奔豚。甄权谓破痃癖冷气。海藏谓通肝经聚血。《大明》谓治一切气，开胃消食，通月经，消瘀血，止扑损痛，下血，及内损恶血。无非一温通攻克作用，惟实证为宜。故石顽谓虚人得之，积不去而真已竭，殊为可虑，须得参术健运，补中寓泻，乃为得力。

参考：

（一）陈存仁《药学辞典》曰：莪术属蘘荷科，其成分含有淡黄色浓稠挥发油、树脂淀粉等。其效能破血瘀，散气结，治癥瘕，疗痃癖，用作芳香性健胃药，治消化不良症，及作袪痰药，亦用为通经药。

（二）《汤液本草》曰：蓬莪色黑，破气中之血，入气药，发诸香，虽为泄剂，亦能益气，故孙尚药用治气短不能接续，及大小七香丸、集香丸诸汤散，多用此也。

（三）《本草纲目》曰：郁金入心，专治血分之病；姜黄入脾，兼治血中之气；蒁入肝，治气中之血，稍为不同。按王执中《资生经》云，执中久患心脾痛，服醒脾药反胀，用《耆域》所载，蓬莪蒁面裹炮热研末，以水与酒醋煎服，立愈，盖此药能破气中之血也。

（四）《本草经书》曰：蓬莪茂行气破血散结，是其功能之所长，若夫妇人小儿，气血两虚，脾胃素弱，而无积滞者，用之反能损真气，使食愈不消，而脾胃益弱。即有血气凝结，饮食积滞，亦当与健脾开胃、补益元气药同用，乃无损耳。

冉雪峰曰：

三棱、莪术，《本草纲目》俱列芳草类。《新本草纲目》三棱列镇痉类，莪术列健胃消化类，盖学术基本不同，故观察点各异，而取裁亦自各别，无足异也。莪术原作蓬莪蒁，一作蓬莪茂，或简作莪术、莪茂。茂古作楙，盛貌。《和汉药考》名通关符，昭其功也。三棱、莪术皆附根生长，若芋然，在三棱称魁，在莪术称茂。苏颂《图经》所谓苗下即魁，初生成块，如附子大，又谓茂在根下，似鸡卵，大小不常者是也。蓬者，蓬勃；茂者，茂盛；名兼蓬茂，根茎丰隆，义原至显，是茂字原无疑义，惟莪字按之本品，似不甚合。《尔雅·翼》初生曰莪，长大曰蒿。《诗·小雅》蓼蓼者莪，匪莪伊蒿。莪术系多年生宿草，春由宿根抽茎，至秋老乃取根，何取初生意义之有。曰蓬莪、曰莪莲，蓬莲字均可易，惟莪字居中不易，是本品定名在莪，然则何取乎莪，此真义之不可晓者，而注家专议茂字，不议莪字何耶。三棱、莪术二者，虽同为消癖癥要药，从来医方，亦多合用。然查两药主治条文，一主癥癖积聚，侧重有形方面，一主疰忤痛毒，侧重无形方面。虽二药性质相同，其条文可以两两互通，而所主要各有专注。莪术不惟形态似附子，性味亦似附子，其组合除辛温外，尚多一层浓郁香臭。附子不香，故守而不走，莪术香臭似樟脑，又与辛合与温合，故冲动力特大，是不惟三棱为镇痉药，而莪术亦为镇静药矣。莪术又用作健胃药、祛痰药、通经药。其健胃也，亦以气健之；祛痰也，亦以气祛之；通经也，亦以气通之。一是皆以气胜为本。凡药性愈强则力愈大，而治疗亦愈关重要。如气分阻碍，陈皮、青皮、木瓜、香橼之俦，可以宣利；若老坚胶结，腐坏硬化，寻常气药，宣不可宣，利不能利，药不胜病，反增虚痛虚胀，甚至正气与邪气同归于尽，欲再事正治而不可得。惟见病的，用药专，直擣鼓心，不稍假借，庶药到病除，正气反得伸长，百年清明在躬。故须先议病，后议药，只问病之应攻不应攻，及病者之可攻不可攻。若攻中加一段斡旋，随补随攻，攻补同投，此乃治疗的一种方法，方学的一种配合，而非可拘拘以论纯单药学也。胸中横担一个补字，养痈贻患，自托安全，谓攻药中均宜以补药主持其间，似是而非，最易耸听，此庸医逢迎陋俗，走富贵门套语，医事江河日下，不能不太息痛恨于此辈之作俑也。

丁 香

辛，温。主温脾胃，止霍乱，壅胀，风毒诸肿，齿疳䘌，能发诸香。（《开宝》所载，《别录》有鸡舌香，主治风水毒肿，霍乱，心痛，去恶热。）

选注：

（一）黄宫绣曰：丁香辛温纯阳，细嚼力直下达，故书载能泄肺温胃煖肾。非若缩砂仁功专温肺和中，木香功专温脾行滞，沉香功专入肾补火，而于他脏，则止兼而及之也。是以亡阳诸证，一切呕哕，呃逆反胃，并霍乱吐下，心腹冷痛，痘疮灰白，服此逐步开关，直入丹田，而使寒去阳复，胃开气缩，不至上达而为病矣。此为煖胃补命门要剂，故逆得温而逐，而呃自可以止。若只用以逐滞，则木香较此更利，但热证忌用。

（二）杨时泰曰：丁香以辛味能发香之臭，即就香气转致辛之用，故于脾胃冷气诸证，治有殊功。夫由气热之专钟为辛味，由辛味之列归于香臭，是入胃实先入肺，肺气归于胃，则元气无壅闭之虞，而自下行入肾。其所以治病风肿毒者，以风为热化，风胜即血热已病乎营，而更伤其卫，故营卫不宣，蕴结而成肿也。其他味之散风肿者，未若此味之极辛极香，更以热而从治之，大能开腠理，宣营卫耳。

参考：

（一）陈存仁《药学辞典》曰：丁香成分含有挥发油，加里奥费鲁林（caryophyllun）、胶质、树脂、单宁、蓚酸、水杨酸等。其效能温胃暖肾，止呃逆，除呕哕，用作香窜冲动药，及健胃袪风药，或霍乱吐泻，与寒冷之腹痛、胃空痛、初期霍乱疝痛。其作用能使胃黏膜充血，令人觉饿，并能促进胃液之增加，使胃之蠕动迅速，又能刺激肠壁神经，使肠之蠕动增加，及被吸收而入血管内，能收血中之氧，更能增白细胞之数，使大脑及主要神经皆受激动而兴奋，心脏之跳跃亦同时亢进。与霍乱菌相遇，能停止其运动，而使之成麻醉状态，或竟由麻醉而死。

（二）《日本药局方》曰：丁香系采集丁香树未开花蕾晒干者，长十二至十七密米，作褐色，其实础颇长，作钝四棱性圆柱形，上部具有二小房，顶端有四裂之萼，内侧附有近圆形淡褐色之花瓣，包拥多数雄蕊，作球状，压榨之则渗出油质。本品气味为特异峻烈芳香性，须密封贮藏。本品与水同蒸馏时，可得约30%之挥发油，谓之丁香油（oil of cloves）。丁香油之新鲜者为无色或淡黄色之稀薄液体，经日较久，则由黄色变为褐色，成为浓稠液体，比重1.04至1.06，酒精及伊打善能溶解，气味同丁香。

（三）《证类本草》曰：沈存中《笔谈》云：予集《灵苑方》，据陈藏器《拾遗》，以鸡舌为丁香母，今考之尚不然，鸡舌即丁香也。齐氏《要术》言，鸡舌俗名丁子香，《日华子》言丁香治口气，与三省故事，载汉时郎官，日含鸡舌香，欲其奏事芬芳之说相合，及《千金方》五香汤，用丁香无鸡舌，最为明验。《开宝本草》重出丁香，谬矣。今世以乳香中大如山茱萸者为鸡舌，略无气味，治疾殊乖。

（四）《本草纲目》曰：雄为丁香，雌为鸡舌，诸说甚明。独陈承所言甚为谬妄。不知乳香中所拣者，乃香枣核也，为无漏子之核，见果部。前人不知丁香即鸡舌，以此物充之耳。

冉雪峰曰：

丁香形似丁子，故名丁子香。曰丁香，省文也。药用丁香树未开花蕾，萼长三寸余，作圆柱状，所谓似丁子也。蓓蕾初放，将裂未裂，其气尤厚，其香尤浓，所谓鸡舌香也。非以实础二裂为鸡舌香，亦非以大如枣核如山茱萸之实，为鸡舌香。苏恭《图经》谓雌树不入药，用其雄者。雷敩《炮炙论》谓方中多用雌者，若用雄去丁盖。濒湖《纲目》谓雄者为丁香，雌者为鸡舌香。赵学敏《奇药备考》，谓雌者独大，可取油，雄者细小，不可榨取。是丁香之用花用实，花之为雌为雄，雌雄之孰优孰劣，孰用孰不用，均无精确认识。证以新说，本品实为未开之花蕾，而非已成之果实也。花萼内拥多数雄蕊，如球状，榨则渗出油质，其香袭衣，数日不散，是雄者亦可为香也。古人误为用实，故药市即以乳香中拣出之无漏子实伪充。凡花惟雌者结实，既结实，实中种子，又各有雌雄，不得以出自雌花，即称母丁香，果尔，则在何处觅变异雄实之公丁香耶？中药通例以性味形色臭气，禀赋各各特殊者为主治。丁香辛不及细辛、肉桂，温不及乌、附、天雄，而惟强度浓郁之香臭，独标异彩，是不以辛治，不以温治，而以特殊之香臭主治者也。香能醒脾解秽，故于胃肠病暑病为宜。中含挥发油及胶质、单宁、蓚酸、水杨酸。温而能润，辛而不燥，故兼入下部，暖肾兴阳。所以然者，味厚则泄，气厚则发热，而臭厚则坠重沉降，本乎地者亲下，其义一也。温以完其香之体，辛以妙其香之用，香以挥发其辛温之功能，含苞未开，精英孕育未泄，丁香之真面目不难窥得。辛散结，温祛寒，《别录》谓其除恶热何也？曰此正《别录》特笔，深得《本经》遗意。热何恶之有？盖秽恶也。热药何以除恶热，秽宣而热随之去也。热蕴秽恶中，较热蕴浊湿尤甚，湿不化则热不化，秽不解则热亦不解，不宁外之恶热可从治，内之恶热亦可从治。古人夏季用香薷饮以和表，大顺散以和里，胥是道也。甚至暑秽填胀，非此不足以开之，暑秽拂乱，非此不足以宁之，暑秽逼蒸大汗大下，阳气放散微弱，非此不足以振之复之，有非冷香所能吻合者。但从治为变法，用变法为禁方，未可易言，未可渎用，学者透过一层，动中奥窍，而不重予失言之过，则幸甚矣。

木　香

辛，温。主邪气，辟恶疫瘟厉，强志，主淋露，久服不梦寤魇寐。（《本经》上品。）

选注：

（一）黄宫绣曰：木香味辛而苦，下气宽中，为三焦气分散药。然三焦则又以中为主，故凡脾胃虚寒凝滞，而见吐泻停食，肝虚寒入，而见气郁气逆，服此辛香味苦，则能下气而宽中矣。中宽则上下皆通，是以号为三焦宣滞要剂。至书所云能升能降，能散能补，非云升类升柴，降同降沉，不过因其气郁不升，得此气克上达耳。况此苦多辛少，言降有余，言升不足，言散则可，言补不及，一不审顾，任书混投，非其事矣。

（二）张山雷曰：木香虽以木名，实为草类，以气用事，故专治气滞诸痛。于寒冷结痛，尤其所宜。然虽曰辛苦，究与大辛大热不同，则气火郁结者，亦得用之以散郁开结，但不可太多。且味苦者必燥，阴虚不足之人，最早斟酌，过用则耗液伤阴，其气将愈以纷乱，而痛不可解矣。近人更用之于滋补药中，恐滋腻重滞窒而不灵，加此以疏通其气，则运行捷而消化健，是亦善于佐使之良法。又曰气烈之药，多升少降。惟木香大苦，则亦能降，而质本空松，气尤雄烈，究以升阳为主。《日华子本草》谓治呕逆反胃，在胃寒无火，食入反出者，颇为相宜。若胃火盛者，必不可用。海藏谓治冲脉为病，逆气里急，则肾气不摄，冲激逆上为患，必非所宜。丹溪谓调气用木香，其味辛，气能上升，气郁不达者宜之，若阴火冲上者，则反助火邪，当用黄柏、知母，而少以木香佐之。持论平允，胜于王氏多矣。

参考：

（一）陈存仁《药学辞典》曰：木香基本属菊科，草类也。形似牛蒡之根，而又分歧。其质如角，长五六寸，外面色灰黄，有极细之纵皱裂，内部色灰白，有一种香气，味苦，咀嚼之则黏附齿牙。其成分主要为 inulin $C_6H_{10}O_5 \cdot 6H_2O$、helenin、辛胺、挥发油，蜡质。其效能行气导滞，止痛治利，增加胃酸之不足，促进消化之功能，并对于胃神经微有麻醉作用，故用为健胃、发汗、收敛之药。

（二）《一本堂药选》曰：按古所称木香，或是木类，今日本所产，叶甚似旋覆叶，极大而涩。又似紫菀叶，与似羊蹄而长大，如牛蒡而狭长者相近。茎高四五尺，甚则丈余，花似菊而黄，亦似旋覆花，花谢成絮而飞，或腐于茎头，根形极似木香，但味不苦耳。或是方土异，抑其下品耶？

（三）《和汉药考》曰：按木香《本草图经》《三才图会》《本草画谱》等所载，异说颇多。或云叶似羊蹄而长大，或云叶八九寸、皱软而有毛，或云叶如牛蒡但狭长，或云叶类丝瓜，莫衷一是。今有轴木香、株木香二种，而轴木香为佳。青木香乃木香也，后人又呼马兜铃根为青木香，而呼木香为南木香。但日本无马兜铃，故以似萝藦而有香气者为青木香，则赝而又赝矣。

冉雪峰曰：

木香乃木之香，非香木也。后世多以香木充之，近代则又混以草根，故有土木香、南木香、青木香、广木香诸名称。草木根干有香臭者多矣，各家就所见所知立言，纷纷藉藉，各是其说，逐末忘本，几以木香之为草本，而非木本也者。善夫《一本堂药选》之言曰：古所称木香，或是木类，善疑启悟，不失学者态度。其实岂但木类，并非木而为木所生之香，乃木之生理变态，与天地精气所凝结。《易》说卦离其为木也，为科上槁，倘木得烈日而萎，槁则槁矣，何科上之有，科上槁是生气未绝，反吸收全体而凝结于一部分，别具科上，化腐败为神奇，与桑寄生、没食子、五倍子、雷丸、占斯等类似，所谓木之香也。积年愈久，其香愈佳，遐方蕴郁，有千年而始发现者，故其树即名千年树。有树老枯死而自生香者，有人工斧凿，俾缺口日暄雨调，而助之成香者。方今人烟日繁，英华尽泄，野生者既穷搜无余，人造者又不俟其香成而即斧斤，佳品难得，又何怪世俗之以伪乱真乎。以其实考之，木香为木之精华凝结于一部分，日借天阳嘘植，正象重离，阴精内含，阳精外护，有是理，即有是象，有是象，即有是物，有是物，即有是物真正之性能功用。古称蜜香，谓嚼之黏齿，近科学化验，其成分含辛胶、挥发油、蜡质，凡此皆阴精之说符合。是木香辛而能润，香而不烈，既能芳香以解秽恶，又能柔润以和神经，理气而不耗气，醒气而不破气，纯是一团生机。各家所谓辛能散气，苦能降气，均影响依稀之谈。须知木香主治在香，其升其降，真正功用关键，仍在于香，香药中辛而反降，苦而能升者多矣，是安可拘牵常格耶？再经文强志二字，尤是特笔，盖强志乃明心之功，心体湛然，宁静致远，是非既明，主宰在我，利禄不能诱，患难不能移，生死亦不能易，而志安有不强者乎？统观《本经》主治原文，均在少阴水火神机方面着笔，木香以厥阴风木之精，钟离明纯粹之气，感召之捷，出自天然，故所主多辟邪解秽，梦寤魇寐等神经病变。有如斯灵异之树，而后乃生如斯灵异之药，有如斯灵异之药，而后乃治如斯灵异之病。庸俗无知，以寻常草木根干之香者作伪，乌有如是功能哉？尝谓药之性能，不能不研稽精透，药之真伪，亦不能不辨晰详明，观此益信。

沉　香

辛，微温。主风水毒肿，去恶气，益气和神。（《别录》所载。条文参完素新定。）

选注：

（一）黄宫绣曰：沉香辛苦性温，体重色黑，落水不浮，故书载能下气坠痰。气香能散，故书载能入脾调中。色黑体阳，故书载能补火暖精壮阳。是以心腹疼痛，噤口毒利，癥癖邪恶，冷风麻痹，气利气淋，审其病因属虚属寒，俱可用此调治。盖此温而不燥，行而不泄，同藿香、香附，则治诸虚寒热，并妇人强忍入房，或过忍尿，以致胞转不通；同丁香、肉桂，则治胃虚呃逆；同紫苏、白蔻，则治胃冷呕吐；同茯苓、人参，则治心神不足；同川椒、肉桂，则治命门火衰；同肉苁蓉、麻仁，则治大肠虚秘。古方四磨饮、沉香化滞丸、滚痰丸用之，取其降泄也；沉香降气散用之，取其散结导气也；黑锡丸用之，取其纳气归元也。但降多升少，气虚下陷者切忌。

（二）程登瀛曰：沉香乃木心中所结之结晶，就观察所及言之，古老之沉树，被风摧折，或人斧伐其枝丫，树木枯死后，本质腐化，油质聚集凝结而成。有许多结于木心，中无孔道可通者，似不必有蚁营巢于其中。生活之树不结香，故其外皆夹朽木，内多空洞，空中满贮腐化之柴粉，亦有如蚁营巢之土屎。生结与死结，殆难分别，则以极坚致之香心香节而言。假定其在香树未死时，或偏枯时，已结成块片，然必待枯朽后乃能完成。树干大而结香无多，活时剥取不易，且往往无所得，故觅取沉香者，必于枯干中求之。沉香皆条片洞孔，无数尺长方之坚实块，可以制器品者。香柴廊收买后，即抱净木屑，以纯黑多油之香目为上，条片起黑色斑点者次，枯赤少油者更次。拣选后入大蒸笼蒸熟，每担可涨加三四斤，色质亦较黑泽好看，市肆写作老熟沉，就是在原头已经蒸熟者。本品含多量树脂、挥发油、糖分，香气烈，味微苦带甜，性温平滑下，细嚼之口滑生清涎。功能调中助化，下气化痰，治肠胃胀满结痛，痢疾诸证。

参考：

（一）陈存仁《药学辞典》曰：沉香之主要成分为溶于伊打及强酒精之树脂状物质，溶于伊打者带黄褐色，与原品同一芳香性，逢酒精性过绿化铁，呈美丽之蓝色。溶于强酒精者为黑褐色，逢酒精性过绿化铁，呈带绿蓝色。此二种物质，热之俱溶化，发香气而燃烧。瑞香科植物，木皆稍有芳香，本品亦属木科，制为丁几用之，当有健胃强壮兴奋之效云。

（二）《辞典》又载范大成氏曰：沉水香上品俱出海南黎峒，亦名土沉香，少大块。其次如玺栗角、如附子、如芝菌、如茅竹叶者皆佳。至轻如蒲纸者，入水亦沉。香之节因久垫土中，滋液下向，结而为香，采时而香悉在下，其背带木性者，乃出土上，环岛四郡皆有之，悉冠诸番所出，尤以出万安者为最胜。盖万安山在岛之正东，钟朝阳之气，香尤醒藉丰美。大抵海南香气味皆清淑，焚一博许，氛翳满室，四面悉香，至煤尽气亦不焦，此海南香之辨也。

（三）《倦游杂录》曰：沉香木岭南诸郡悉有之，濒海州尤多，交干连枝，岗岭相接，数千里不绝，叶如冬青，大者合数人抱，木性虚柔。山民或以构茅屋，或以为桥梁，为饭甑尤善。有香者百无一二，盖木得水方结香，多在折枝枯干中，或为沉，或为煎，或为黄熟。自枯死者谓之水槃香，今南恩高窦等州，惟产生结者，盖山民入山见香木之曲干斜枝，必以刀斫之成坎，经年得雨水所渍，遂结香。复以锯取之，刮去白木，其香结为斑点，亦名鹧鸪斑，燔之甚佳。沉香之良者，惟在琼崖等州，俗谓角沉，乃生木中取者，宜用熏裛。黄熟乃枯木中得之，宜入药用。其依木皮而结者，谓之青桂香，气尤清。在土中藏久，不待刓剔而精者，谓之龙鳞。亦有削之自倦，咀之柔韧者，谓黄蜡沉香，尤难得，此即茄楠香也。

（四）《黎峒纪闻》曰：沉水香俗人以为海南宝，牛角沉为最上，细花次之，粗花又次之。其有成片者，混沌形类帽者为帽头沉，虫蚀而有虫空者为虫口沉，象形取义，各不同也。又有一种飞香，曰牛筋飞、大链飞、苦瓜飞、麻雀飞等，其形各殊，命名亦异也。飞香内亦有牛角沉细花粗花之分，未可概论。大抵各香以沉水不沉水分贵贱耳。

冉雪峰曰：

沉香为木之香能沉水者。苏恭谓一木五香，沉香、青桂、鸡骨、马蹄、煎香，同是一树。濒湖谓木香本名蜜香，气香如蜜，缘沉香中有蜜香，讹此为木香耳，是蜜香即木香、木香即沉香，语意可以看出。杭子辛斋谓得阴气多，重而降者为沉香；得阳气多，轻而升者为茄楠。二者皆得一气之偏，得离明中和纯粹之气者，为返魂香，特轻重纯驳之分耳，乃一物也。《纲目》列木香为草部，列沉香为木部，又木部另出蜜香返魂二条，似嫌芜杂。范大成氏曰：香节在土中向下结，采时香悉在下，其背带木性者，乃出土上，是下之香为沉，上之香为木，名实均确。自有以草本混木本者，异中生异，赝中又赝，而不易辨识矣。真茄楠真返魂不易得勿论已。木香、沉香既同是一种，则二者功能可以互通，二者主治条文亦可互证。沉香之气较木香为全，性较木香为优。而《别录》所叙主治，仅风水毒肿去恶气七字。去恶气不过芳香解秽之共同性，风水毒肿，乃因风因水而成之毒肿，风能乱气，水能阻气，气和则风和，气行则水行，风和水行，而毒解肿消矣，此亦芳香药主气之共同性。降纳或赖沉香，通灵或赖沉香，至上述各病，不用沉香而用木香，有何差别可据？不用木香而必用沉香，有何义理可言？而木香条主治，则曰辟恶疫瘟疠、曰强志、曰不梦寤魇寐，反纯在神机方面斡旋，故木香主治条文，不啻专为沉香写照，不惟可互参，骤视几若错笺也者。所以然者，沉香之辟邪强志，益气和神，聚木之精，得气之全，具质之重，合色之黑，准性理以推治功，显而易见，无待言也。沉香与木香异名同类，异质同功，故沉香应有本位功能，反于木香条见之，而本条则惟推阐其效能，曰风曰水，曰风水所构成之毒肿，正可压邪，正伸邪避，及去一切怪厉之恶气。由此观之，是二条虽欲不互参不可得已。至结香原理，或谓生结，或谓枯结，或谓砍伐埋土中结，须知树之生理健全者不结香，已枯者亦不能再结香，砍伐埋者虽能结香，只是余气。其树老渐枯，自成畸形，或天然虫啮蚁钻，或人工斧伤斤凿，全树精华渐趋伤部，日暄雨润，积久成香，香成而树枯萎，亦若修道者，丹成而脱去躯壳，是结香为树之生理变态，不啻树之结丹脱化也。可知非生时能结成，亦非既枯后能再结，至结中心之说，亦不尽然，青桂结在皮，线香结在枝，马蹄结在根，且有各种飞香，结于枝干之外，何拘乎中心也。明其生理，悉其性质，详其功用，又推类以尽致，药学之三昧在是矣。

苏合香

甘，温。主辟恶，杀老精物，温疟蛊毒痫痓，去三虫，除邪，令人无梦魇，久服通神明，长年。（《别录》所载。）

选注：

（一）黄宫绣曰：苏合香味甘气温，出于天竺昆仑诸国，安南三佛齐亦皆有之。治能辟恶杀鬼，凡温疟蛊毒痫痓，并痰积气厥，山岚障湿，袭于经络，塞于诸窍者，非此不除。按香皆能辟恶除邪，此合诸香之气，煎就而成一物，其通窍逐邪，杀鬼通神，除魇绝疟祛蛊，宜其然矣。

（二）张石顽曰：苏合香聚诸香之气而成，能透诸窍脏，辟一切不正之气。凡痰积气厥，必先以此开导，治痰以理气为本也。凡山岚障湿之气，袭于经络，拘急弛缓不均者，非此不能除。

参考：

（一）陈存仁《药学辞典》曰：苏合香系金缕梅科，为枫属苏合香树干内所煎出之香膏。其形态为柔软胶质之浓稠液体，透明而褐色，但含有水气时，则混浊而作灰色，较水为重，溶于伊打哥罗仿姆硫化碳等。清香如香膏，味苛辣，其成分为司吉诺儿（styrol）、司吉拉辛（styracin）、桂皮酸、树脂等。其效能通窍解郁，辟秽祛痰，用作冲动性祛痰药，又为疥癣涂擦药。其作用在胃中仅自行分解，然不起何等作用，至肠次第被吸入血中，能使血行增速，并能激气管神经，使分泌液透出。

（二）《辞典》又曰：苏合香色微绿如雉斑者良，微黄者次之，紫赤者又次之，以簪挑起，径尺不断如丝，渐屈起如钩者为上。以少许擦手心，香透手背者真。按苏合香为开透关窍，兴奋机能，辟恶达郁之品也。

（三）《日本药局方》曰：流动苏合香，系煎苏合香树内皮压榨而得，为灰色黏稠液，有佳香，入水下沉，水面仅有无色油滴浮动。精制之法，用流动苏合香，于重汤煎热，除去水气大半，乃溶于等量酒精，滤过蒸发，使成稠厚越几斯。本品为褐色黏稠物质，薄层澄明，溶于等量酒精，澄明溶化，多量则变混浊，逢伊打硫化碳偏苏尔等，只略留如絮状物质而溶化。

（四）《和汉药考》曰：苏合香有数种，一为外面黄赤色，作颗粒者，有脂气；二为杂有前者之小块，呈淡褐色，易磨碎，投入水中其香弥佳；三为轻质巨块，混有污物，品最下；四为苏合香，即今之流动苏合香，又曰司吉诺尔（styrol，C_8H_8），为无色挥发液体，比重80.924，约于华氏135度沸腾，苏合香之香气，即从此物发出。司吉拉辛（styracin，$C_9H_7O_2C_9H_{11}$）通常为羽状结晶体，时或为油状，伊打善能溶解，酒精则稍能溶解。

（五）《本草纲目》曰：苏合香气窜，能通诸窍脏腑，故其功能辟一切不正之气。按沈括《笔谈》云，太尉王文正公气羸多病，宋真宗面赐药酒一瓶，令空腹饮之，可以和气血，辟外邪。公饮之，大觉安健，次日称谢，上曰，此苏合香酒也。每酒一斗入苏合香丸一两同煮，极能调和五脏，却腹中诸疾，每冒寒夙兴，则宜饮一杯。自此臣庶之家，皆仿为之，盛行于时。其方本出唐玄宗《开元广济方》，谓之白米丸，后人亦编入《千金》《外台》，治疾有殊效。

冉雪峰曰：

苏合香原系流动越几斯，故人名苏合香油，乃天然树脂树胶与脂肪油化合物，其基本系由苏合树皮一物压榨而得，昔人谓合诸香以为香，又谓为狮子屎者，皆误也。原本稀薄，制则稠黏，体属脂油，总以流动者为近是，后人制为固体，颜色既黄赤灰褐不一，体量亦大小巨细各异，其中赝物，奚止一种。查苏合香并非如詹糖结杀，兜木返魂，求之不易，购之价昂，只以产之异域，在昔交通不便，随人说妍媸。其产地或谓出天竺国，或谓出大秦国，或谓出苏合国。其形态或谓但类苏木无香气，或谓色赤如坚木。或谓按之即少，放之即起，良久不定，如虫动气烈者佳。濒湖《纲目》引《寰宇记》、叶廷珪《香谱》、沈括《笔谈》诸说，比拟考证，又引刘梦得《传信方》，谓如此全非今用者，是乱苗夺朱，混珠乱玉，由来久矣。今则环海交通，天竺昆仑，早隶版图，波斯安南，尚为邻近，一切暗中摸索种种异说，可以廓清。物既非异，价不甚昂，特以油胶脂肪之柔润，而兼味苛气烈之冲动，其体则柔，其用则刚。凡柔润药不滋腻足矣，未有以柔润为冲动者也；芳香药不燥烈足矣，未有以冲动致柔润者也。是苏合香亦气药中具特殊赋秉，而独树一帜者也。《别录》味甘，近新学实验味苛辣，当改味甘为味辛微甘为合。其成分具桂皮酸，是其中尚含有少许酸味。柔润之药，滞痰而不祛痰，然使燥痰胶结，用芳香药以宣肺痹，不能不用滋润药以养肺阴。且肺为娇脏，即普通痰咳，亦不宜偏用燥烈，故仲景治咳大法，用细辛、干姜，必用麦冬、五味，此可由方学以证明药学，是苏合香冲动与柔润化合，不啻天然配合良好之治痰咳剂，外人用为冲动性祛痰药，良有以也。旧说尚只知其冲动之力，而不知其柔润之功，且不知柔润冲动，冲动柔润二者之间，尚有无穷义蕴也。通神明去秽恶，醒脑回苏，祛蛊除魇，为芳香性药通例，而苏合香味性俱烈，超于等伦，既合冲动柔润二要素为一体，而兴奋神经，柔和神经，又兼具二项功能于一物，真不愧香而称合，合而称苏，命名者其知道乎？其主痫痓，无梦魇，久服通神明，均是在神机方面着笔，魂梦俱清，邪厉皆除，苏合香之丰功显矣。香药中如龙脑、质汗、笃髒、安息、熏陆，均树之脂油，特温凉辛苦，各有等伦，故治疗各有差别。然其药理大要，均可以苏合香之说通之也。

香　附

甘，微寒。主除胸中热，充皮毛，久服益气，长须眉。（《别录》所载。《衍义》曰苦。《纲目》曰辛微苦甘平。）

选注：

（一）李时珍曰：香附之气，平而不寒，香而能窜，其味多辛能散，微苦能降，微甘能和，乃足厥阴肝、手少阳三焦气分主药，而兼通十二经气分。生则上行胸膈，外达皮肤；熟则下走肝肾，外彻腰足；炒黑则止血；得童便浸炒则入血分而补虚；盐水浸炒则入血分而润燥；青盐炒则补肾气；酒浸炒则行经络；醋浸炒则消积聚；姜汁炒则化痰饮；得参术则补气；得归芎则补血；得木香则流滞和中；得檀香则理气醒脾；得沉香则升诸气；得芎䓖、苍术则总解诸郁；得栀子、黄连则能降火热；得茯神则交济心肾；得茴香、破故纸则引火归元；得厚朴、青皮则决壅消胀；得紫苏、葱白则解散邪气；得三棱、莪术则消磨积块；得艾叶则治血气暖子宫，乃气病之总司，女科之主帅也。

（二）张山雷曰：香附辛味甚烈，香气颇浓，皆以气用事，故专治气结为病。而其色带紫，中心较黑，质又坚实重坠，则虽以气胜，而与轻举升腾之辛温诸药不同，故能直入血分，下达肝肾。王海藏所谓阳中之阴，血中气药，深得物理自然之妙。又凡辛温气药，飙举有余，最易耗散元气，引动肝肾之阳，且多暴烈，则又伤阴，惟此物虽含温和流动作用，而物质既坚，则虽善走而亦能守，不燥不散，皆其特殊之性，故可频用而无流弊。未尝不达皮毛，而与风药之解表绝异，未尝不疏泄解结，又非上行之辛散可比。好古谓本草不言治崩漏，而能治崩漏，是益气而止血也。颐谓虽不可直认为益气，而确有举陷之力，惟经事先期而淡，及失气无声无臭者弗用，盖气血本虚，更与利气，则血愈虚而气愈耗矣。

参考：

（一）《本草纲目》曰：《别录》只云莎草，不言用苗用根，后世皆用其根，名香附子，而不知莎草之名也。其草可为笠及雨衣，疏而不沾，故字从草从沙，亦作蓑字，因其为衣，垂绥如孝子衰衣之状，故又从衰也。《尔雅》云薃音浩，其实缇是也。又云苔，夫须也，苔乃笠名，贱夫所须也。其根相附连续而生，可以合香，故谓之香附子。上古谓之雀头香，按《江南表传》云：魏文帝遣使于吴，求雀头香即此。其叶似三棱及巴戟，而生下湿地，故有水三棱，水巴戟之名，俗人呼为雷公头，《金光明经》谓之目华哆，《记事珠》谓之抱雪居士。

（二）《纲目》又曰：莎叶如老韭叶而硬，光泽，有剑脊棱，五六月中抽一茎，三棱中空，茎端复出数叶，开青色花，成穗如黍，中有细子，其根有须，须下结子一二枚，转相延生，子上有黑毛，大者如羊枣而两头尖，采得燎去毛，曝干货之，此乃近时日用要药。

冉雪峰曰：

香附即莎草根附生之子，相附连生，臭香可作香，故名香附子。其根走窜连贯，其叶似韭，又似薤，但薤叶圆梗，韭叶扁梗，莎叶有剑脊作棱形梗，而其长条如披状则一也。《图经》

名续根草，《广雅》名地毛，皆象形为名也。濒湖谓《别录》只言莎草，未言用茎苗用根，然以实考之，古人系用苗，后人系用根所附生之子。何以言之，香附味苦辛，嚼之有特殊冲动气，其性则温；莎草味甘微寒，不苦不辛不温。《别录》莎草条曰甘寒，故知古人所用为茎苗也。所叙主治曰充皮毛、长须眉，以形为治，同声相应，同气相求，义更明显，即其主治，可以定其品汇。濒湖调停其说曰，不甘而苦，不寒而平。不知香附味辛，不宁苦也；性温，不宁平也。功用或可强辩，气味安能差别。根子茎叶之殊，未可或忽，忽则疑义生，后人辗转差讹，必有杜十姨伍髭须之误。查芳香性药，多含挥发油，多能宣通疏利，其上达不必言。而上而复下，一气旋转，故气厚味厚者多能下气，如肉桂、厚朴之类是；其体质轻虚，亦有明著其下气者，如细辛、辛夷之类是。本品气味俱厚，质则坚勒坠重，宜若达下极矣；两头俱尖，形同天雄，冲动力大，气似菖蒲，宜若专攻破矣。然为气病之总司，女科之主帅，诸般加减，泛应曲当，几若头头是道者。盖甘苦而合于辛温，则和而不烈；坠重而合于芳香，则走而能守。半气半血，半调半疏，香而不燥，散而不攻。故一物四制香附，足抵逍遥散治妇科之病；一剂香苏饮，足抵麻桂柴葛治外感之病。为后世时方所推重。究之香附是气药而非血药，是里药而非表药。凡诸他病之关气分者，可以兼用。香附坠重之质，不掩其温芳流通作用，诸外病诸上中病，亦无所碍，故借用处因多。若诸他病而不涉气，或气分先虚而宣无可宣，疏不可疏，鳃鳃焉曰此可万举万应万全也，天下安有如是医理乎？各病各有专治，各治各有定法，故用香附加减以求合各病，为小家伎俩，而用香附以统治百病，则更悖理害道。方虽通于无穷，事须求其可达，善夫《本草求真》曰：可加减出入，否则宜于此而不宜于彼。阴虚气薄禁用，《本草正义》曰：若血气本虚，更与利气，则血愈虚而气愈耗。盖均早见及此矣。故讲药学者宜详考品汇，明辨性质，判别功用，务求事实理性之所以然，甚未可竟为俗说误也。

酒

苦、辛、甘，大热，有毒。主行药势，杀百邪恶毒气。（《别录》所载。《拾遗》谓通血脉，厚肠胃，润皮肤，散湿气，消忧发怒，宣言畅意。）

选注：

（一）王好古曰：酒能行诸经，不只与附子相同。味之辛者能散，苦者能下，甘者能居中而缓。用为导引，可以通行一身之表，至极高分。味淡者，则利小便而速下也。古人惟以麦造曲酿黍，已为辛热有毒。今之酿者，加以乌头、巴豆霜、姜桂、石灰、灶灰之类，大毒大热之药，以增其气味，岂不伤冲和，损精神，涸荣卫，竭天癸，而夭夫人寿耶。

（二）李时珍曰：酒，天之美禄也，麦曲之酒，少饮则和血行气，壮神御寒，消愁遣兴；痛饮则伤神耗血，损胃亡精，生痰动火。邵尧夫诗，美酒饮教微醉后，此得饮酒之妙，所谓醉中趣，壶中天者也。若夫沉湎无度，醉以为常者，轻则致疾败形，甚则丧邦亡家，而陨躯命，其害可胜言哉。此大禹所以疏仪狄，周公所以著酒诰，为世范诫也。

（三）叶天士曰：酒气大热，禀天纯阳之气，入手少阴相火三焦经，味苦辛甘有毒，得地火金土之味，燥烈之性，入足阳明燥金胃、手阳明燥金大肠经。气味升多于降，阳也，纯阳之性，走而不守，故行药势。气热助阳，味辛甘则发散，所以杀百邪恶毒气也。

参考：

（一）《本草新纲目》曰：酒各国皆有之，其主要之成分为酒精 10% ~16%，余则为越几斯 2% ~4%，若糖分、糊精、甘油、酸灰分等，与越几斯酒精相较，不过一与四五之比而已。清酒之纯粹者，其越几斯分酒精之比例，普通在一与四五之间，酒渐劣，则越几斯分渐多。新酿之酒，有不明之挥发酸，具发一种固有之臭气，糖分及糊精亦多，陈久则其量自少。其酸除醋酸外，并含有乳酸、牛酪酸等。清酒中酒精发酵之副产物为甘油、琥珀酸、乳酸、牛酪酸、富摄尔油等，酸之总量为0.2%～0.5%者，乃下等酒也。若酸败之酒，且多至0.5以上，富摄尔油多者，饮之易醉，糖分多者，饮之辄下利，又混浊不清之酒中，含多种微菌，饮之亦易下利。

（二）《理化词典》曰：酒精同耶取尔酒精，俗译读为亚尔科儿，为C_nH_{2n+2}、炭化氢之氢原子，与氢氧基OH置换而生者，其一般之制法，成盐素化亚尔恺尔，与氢氧化金属接触即得。又曰：酒石酸散布于植物界，葡萄、梨等果汁中含有之，或呈游离状态，或成钙盐，及酸性钾盐，其制法，葡萄汁发酵时，成酸性酒石酸钾，析出结晶，沉于器底，通常名为酒石，取此结晶与碳酸石灰及盐酸化钙煮沸，则成中性酒石酸钙，次加硫酸分解，析出硫酸钙沉淀，则得酒石酸溶液，取此溶液，蒸发冷却之，即得结晶。

冉雪峰曰：

造酒之法多，酒之种类多，酒药配合之酒剂亦多。中药有酒洗、酒炒、酒浸、酒煎等各法，占炮炙大部分。西法撷取精华，制为酒精，供一切消毒之用，其酒制剂则名酊剂，亦占药物中大部分。甚有诸般特性药、非酒精不能溶解者，是酒为药类之所不能缺，中外学理事实皆然。酒之历史甚早，大禹恶旨酒，姬公作酒诰，已载之经籍矣。《素问·上古天真论》以酒为浆，以妄为常。又《腹中论》鼓胀治以鸡矢醴，一剂知，二剂已，则远在唐虞三代上矣。《扁鹊仓公传》，在肠胃，酒醪之所及也，及饮以莨菪药一撮以酒饮之，又华佗有屠苏酒，《肘后》有豆淋酒，此则周秦汉魏之治法制剂也。大抵煎剂，宜用米酒、谷酒，酊剂宜用高粱酒，旧说谓惟米酒可入药者非也。消毒杀菌，变质防腐，高粱酒尚嫌不济，必用酒精，何取乎米酒也？米酒甘淡醇和，在煎剂用之，取其宣发卫气，培养中气，急不伤峻，缓不伤怠，是为得之。若配合诸药，制为酊剂，久贮待用，则当以高粱酒为宜。高粱酒精制之则为酒精，可供医疗器材消毒之用。凡军阵创伤、皮破骨折，在八小时内，用酒精消毒，完全而可靠。但刺激性大，近则改用碘仿、红汞、攸锁尔等，或倡无毒疗法。盖严厉消毒太过，创口肌肉死坏，平复反羁迟也。古之制酒，仅以麦曲，今则汇集毒物为曲，性较暴烈，然其酿取粱米精华则一也。此可与饴糖比拟观之，水谷之所以养人者，有两种元素，一精气，一悍气，即《内经》所谓营者水谷之精气，卫者水谷之悍气是也。以人力取水谷之精气者为糖，以人力取水谷之悍气者为酒。古人小建中汤用糖，炙甘草汤用酒，一取刚中之柔，益悍气而顾及精气；一为柔中之刚，裨精气而顾及悍气，盖深得人身养育之源，药物生化之妙矣。《灵枢·营卫生会》，酒者其气悍以清，后谷而入，先谷而液出；外人于用作消毒杀菌外，又用为利尿药；在治疗上，中外学理，亦可互证。酒性大热，暴悍有毒，大寒海冻而酒不冰，过则可以昏神乱性，若无量肆饮，沉湎丧检，以疗病者致病，以养人者害人，致病证内增酒病一门，法律内列酗酒一项，此非酒之过，乃不善用酒者之自过也。酒纯气结，其气独胜，可以除邪气，辟瘴气，解毒气，畅一身之气，行诸药之气，真不啻气药之总司，治气病之统帅矣。用殿气药篇末，以期学者善用焉云尔。

通瘀类

红　花

辛，温。主产后血晕，口噤，腹内恶血不尽，绞痛，胎死腹中，并酒煮服，亦主蛊毒。（《开宝》所载。《纲目》另出番红花，主治心忧郁积，气闷不散。）

选注：

（一）李时珍曰：血生于心包，藏于肝，属于冲任，红花汁与之同类，故能行男子血脉，女子经水，多则行血，少则养血。按《养疴漫笔》云：新昌徐氏妇，病产运已死，但胸膈微热，有名医陆氏曰，血闷也，得红花数十斤乃可活，遂亟购得，以大锅煮汤盛三桶，于窗格之下，舁妇寝其上，熏之，汤冷再加，有顷指动，半日乃苏，按此亦得唐许胤宗以黄芪汤熏柳太后风病之法者也。

（二）张山雷曰：红花其叶如蓝，而花色红，故古有红蓝花之名，始见于《开宝本草》，主治产后血晕口噤，恶瘀不尽绞痛，胎死腹中。盖以其色殷红，体质又轻扬疏达，故专入血分，为疏通经络活血行滞之品。性本温和，气兼辛散，凡瘀滞内积，及经络不利诸证，皆其专主。但走而不守，迅利四达，不宜大剂独任，苟仅以为疏通和血之用，小剂亦无流弊。《养疴漫笔》所谓闷产已绝，以红花数十斤煮汤熏之，半日乃苏之说，则无稽之言，必不足信。李濒湖虽以许胤宗熏柳太后中风一法相比，试以医药之实在功用言之，许案治病在腠理，药气熏蒸，以通皮毛之气，犹可说也。若产后闷绝，则是里病，岂熏蒸之气所能达到，且病在血分，又非仅通其气分，可以有功，况红花又非气分之药。《二十四史·方术传》中，已多怪怪奇奇之事，更何论乎邑志家乘，传记卮言，学者必须辨得真是非，而后医药之真相，乃不为邪说淫词所蔽，则此道其庶乎有昌明之一日也。

参考：

（一）新《本草纲目》曰：红花之成分，为红色素之加乍蜜克酸（carthamic acita，$C_{14}H_{15}O_7$），及黄色素，且各随其产地种类及栽培法等之不同，而稍有多少，但其平均之数，大抵可分中含水分7.30、加乍蜜克酸0.41、黄色素及硫酸盐30.63、蛋白质3.76、越几斯质4.89、木纤维48.12、酸化铁及矾土0.87、酸化锰0.20。

（二）《大和本草》曰：红花须俟其开放时，于每日清晨采摘，久则花瓣脱落不堪用。惟初开色黄，不可取，宜经日色变鲜红，然后采之，其苗可食。此物忌沉香、麝香。凡用红花染制之衣，如纳沉麝之香，或置香囊，立即变色。

（三）《伪药条辨》曰：按红花三四月出新，河南归德州出者，名散红花，尚佳；亳州出者亦名散红花，略次；浙江宁波出者，名杜红花，亦佳。皆红黄色。山东出者名大花，次之；孟河出者更次；河南怀庆出者，名怀红花，略次；湖南产者亦佳；陕西产者名西红花，较次；日本出者，色淡黄味薄，名洋红花；又有片红花，色鲜红，别是一种红花，鲜捣压成薄片，晒干，大红染房作染真红用者多。河川出者名结子花，其色红紫者佳。宴州出者为大结子花，此亦大红染坊店所用。结子花伪者，以苏木研末，用面糊捣透，做成粒子，甚次，不如用杜红花之为妥。又有西藏红花一种，花丝长，色黄兼微红，性潮润，气微香，入口沁入心肺，效力甚强，为红花中之极品。

冉雪峰曰：

红花色素最浓，初开色黄，经日则红，中含红色素及黄色素，盖以色为治者也。于总苞内采摘，去萼用瓣，干之条长，此为散花。河川宴州出者系小颗粒，此为结子。有成片者，则鲜时捣压者也。有成丝者，则藏产花长，软缩曲绻者也。不惟形态有散结片丝之不同，而色素成分亦有厚薄多少之各异，此则因产地种类，及栽培采制等法之各有差别耳。藏红花价昂，作伪者多，结子亦有伪者，惟散花可见其花之真面目，不容作伪，用之较为稳妥。红花少用活血，多用破血，夫人而知之矣。《新本草纲目》不将本品列于消瘀药类，而将本品列入冲动药类，盖消瘀力大，打通一切，适合中说辛通温散，花性轻扬，走而不守之义。藏红花扪之潮湿，嗅之清芳，其用则刚，其体则柔，既芳香以助窜透，又柔润而资涵育，诚血药中佳品。惜真者难得，其殊功半为赝鼎所掩。《别录》主治，多在产后叙述，盖产后瘀血之病多，而去瘀之药，其功易见也。血晕者，瘀血于脑；蛊毒者，瘀血化虫也；始终不离治瘀。《纲目》别出番红花一条，其主治心忧郁积、气闷不散等，本血分药而功昭气分，得气血相含，相互营周之妙。更深一层说法，要之番红花亦红花之一种，虽《博物志》谓张骞在西域所得，亦近今藏红花之类耳，何必另出一条乎？《别录》并酒煮服四字，殊具理性，红花得酒助，其力愈大，其行愈速，亦血分而求之气分之意也。《金匮》有红蓝花酒，红蓝花即今红花，其主治妇人六十二种风及痃疟。中风病实证即脑充血出血、血塞血栓等，纯是血分之病，而妇人之病尤以血分为前提，是红花为妇科要药，并为治风先治血，治血即治风要药矣。疟为麻拉利亚原虫产生毒素，血液病变，其寒热乃血中红白细胞胜复消长，此项病理，借近今显微镜诊察始明，不知古人数千年前何以治疟知用血药，真令人叫绝惊奇。天下只有一理，古今只有一道，何思何虑，殊途同归，不独疟病一项，红花一药矣。近今红疗法，以一药治万病，所谓红疗，其药即系本品制成，可知万病均是伤人气血。而《金匮》所云治六十二种风，并非浮泛夸诞。王清任以通窍活血、血府逐瘀等汤，总治四十项抽风证，亦可印证。红疗法今虽寂其无闻，其学理或有待于再进一步之研究。究之血药功效之大，应用之广，夫固显昭中外，震烁医林云。

桃　仁

苦、甘，平。主瘀血，血闭，癥瘕，邪气，杀小虫。（《本经》中品。《百种录》列下品。《别录》谓作酪性冷。）

选注：

（一）徐灵胎曰：桃得三月春和之气以生，而花色鲜明似血，故一切血郁血结之证，不能调和畅达者，此能入于其中而和之散之。然其生血之功少，而去瘀之功多者，何也？盖桃核本非血类，故不能有所补益，若瘀瘕，皆已败之血，非生气不能流通，桃之生气皆在于仁，而味之甘苦又能开泄，故善逐旧而不伤新也。

（二）缪希雍曰：桃仁性善破血，凡血结、血秘、血燥、瘀血、留血、蓄血、血痛、血瘕等症，用之立通。第散而不收，泻而无补。过用之，及用之不得其当，能使下血不止，损伤真阴，为害非细。故凡经闭不通，由于血枯而不由于瘀滞；产后腹痛，由于血虚而不由于留血结块；大便不通，由于津液不足而不由于血燥闷结。法并忌之。

（三）贾九如曰：桃仁味苦能泻血热，体润能滋肠燥。若连皮研碎多用，借其赤色以走肝经，主破蓄血，逐月水及遍身疼痛，四肢木痹，左半身不遂，左足痛甚者，舒经活血行血，有去瘀生新之功。若去皮捣烂少用，取其纯白以入大肠，治血枯便闭，血燥便难，以其濡润，凉血和血，有开结通滞之力。

参考：

（一）《本草崇原》曰：《素问》五果所属，以桃属金，为肺之果，后人有桃为肺果，其仁治肝之说。愚按桃味酸甘，其生色青熟紫，并无金体，窃疑《素问》之桃，乃胡桃也，俗名核桃，外壳内白，庶几似之。若谓桃则惟毛桃仁之桃，皮青白有毛，余俱无矣。生时内青者，熟亦紫矣，若以外核内仁当之，则杏梅未始不若是，献疑于此，以俟后贤正之。

（二）《嘉祐图经》曰：张文仲《备急方》，治天行病，有支太医桃叶汤熏法，水二石，煮桃叶取七斗，安床箦下，厚被盖卧床上，乘热熏之，少时当雨汗，汗过去汤，速粉之，并灸大椎穴则愈。

（三）《本事方》曰：伤寒病医者须顾表里，循次第。昔范云为梁武帝属官，得时疫热疾，召徐文伯诊之，是时武帝有九锡之命，期在旦夕，云恐不预，求速愈。文伯曰：此甚易效，恐二年后不坐起耳，云曰：朝闻道，夕死可矣，况二年乎。文伯乃以火煅地，布桃叶于上，令云卧之，少倾汗出，粉之，翌日遂愈，后二年云果卒。取汗先期，尚能促寿，况不顾表里时日，便欲速愈者乎。夫桃叶发汗，妙法也，犹有此戒，可不慎诸。

（四）《本草纲目》曰：苏鹗《杜阳编》，载范纯佑女，丧夫发狂，闭之室中，夜断窗棂，登桃树上，食桃花几尽，及旦，家人接下，自是遂愈。珍按此亦惊怒伤肝，痰夹败血，遂致发狂，偶得桃花利痰饮散瘀血之功，与张仲景治积热发狂用承气汤，蓄血发狂用桃仁承气汤之意相同。

冉雪峰曰：

药之品异价昂者，市多作伪，若桃为常啖果属，所在多有，其核之遗弃道旁者，俯拾即是，不致作伪。然果实核仁树基，本是同根生，一气相承，桃多接本，若系就野桃所接，相去不远，若就野梨、野樱桃他果树基所接，气驳而杂，是为变种变性甚矣。用药之难，而辨药之不易易也。桃得春气最厚，即得生气最足，又即以其发生舒畅之机，为去死坏瘀败之用。他血药多色素浓厚，深红殷赤，而桃仁则色白；他血药多峻利克伐，而桃仁味苦而甘，性缓而平，纯是一团生生之气，雅歌投壶，轻裘缓带，卓尔血药中大将风度。遗大投坚，能肩巨任，以治重病，故桃仁承气、大黄䗪虫、千金苇茎，各方均用之。日人下山药学博士所著《生药学》桃仁条下云：桃仁虽有苦扁桃油等，但其量极微，恐不能作药品用云云，殆浅之乎视桃仁矣，意者下山系就接本家桃之核实化验耶。凡药家植气薄，野生气厚，家植之桃，脆甜可口，野生之桃，苦酸涩涩。入药当用野桃之核，此则魏晋间陶隐居已先我而言之矣。正如苹果，其营养维他命要素，不在纯甜，而在酸涩者，倘以野桃仁化验，则苦味较厚，苦扁桃油必较丰。桃叶中含阿密格答林，可作浴汤，又作发汗熏药。桃花依新学家实验，其有效成分易溶于亚尔个保儿，能兴奋肠壁神经丛，亢进蠕动，可作轻下剂。是叶能发汗，花能下利，仁系花叶结晶，自兼二者功能。且仁之生气旺，则发生之力愈佳，仁之油质丰，则滑利之功愈著，若表证之机窍在血分，下证之机窍在血分者，此为上选。表里气血之间，煞多相互关系。能兴奋神经丛，合于西法苦味健胃，故猪仔氏谓与旃占、大黄、芦荟等同其作用。易溶于亚尔个保儿，合于中法气为血帅，故《肘后》《千金》《外台》用桃仁各方多酒制酒服。其气平，是以性和；其色白，是以气清；其味苦以甘，是以力缓。诚血药中之中和优异者。徐灵胎谓去瘀而不伤新，可谓破的。若缪仲淳谓散而不收，泻而不补，能使血下不止。下山浅视桃仁，缪氏过评桃仁矣。陶隐居谓桃仁作酪则冷，《纲目》载《尔雅》注，冬桃食之解劳热，是桃仁似温而寒，寓甘于苦，苦寒药能兴奋，苦味药能健胃。中说尚缺此项学理，借西说方明透。而桃仁之所以生机焕发，行血活血者，亦可因之明透矣。

茜草根

苦，平。主寒湿风痹，黄疸，补中。（《本经》中品。《别录》谓主止血，内崩下血，膀胱不足，踒跌蛊毒。）

选注：

（一）黄宫绣曰：茜草根，味酸咸寒，赤色，功用略有似于紫草，但紫草则只入肝凉血，使血自为通活，此则能入肝与心包，使血必为走泄也。故凡经闭、风痹、黄疸，因于瘀血内阻者，服之故能瘀血下行。如值吐崩尿血，因于血滞，而见艰涩不快者，服之更能逐瘀血止。总皆除瘀去血之品，与紫草血热则凉之意，貌同而实异，不可混也。

（二）杨时泰曰：茜根味甘而微酸咸，色赤气温，专于行血活血，《本经》治寒湿风痹，固以其温而行之矣。乃亦以治黄疸者，盖血挟热则毒内瘀而发黄，以寒凉行之，不若以温从治之，此义可通于血证。凡滞血发热者，其脉涩，外证必兼咳水，及呕恶痰涎，或两腿厥冷，或小腹结急，或唾血、或鼻衄，心烦燥渴，皆其明验。又热毒瘀血，在小便为淋痛，在大便为肠风，绎此则茜草之疗唾血衄血及尿血泻血，非从治而导瘀之故与。夫血以寒泣，亦以热瘀，热能使阴不守，致血狂越而四溢，寒亦能瘀之使不循经而四溢，然则疗血证者，可不知行之活之，而徒守降火一法乎。甄氏又言治六极伤心肺，吐血泻血，夫六极皆虚劳证，何以茜根亦治之。观《金匮》以大黄䗪虫丸主干血，则知茜草主治六极所伤，而为吐血泻血者矣。夫血蓄于内，瘀则易治，干则难治，茜草非能治干血也。特以内伤者即能瘀血，不独吐衄者有之，且如女子血证，岂惟闭者为瘀，即月经不止，亦调养失节，内伤元气，致血壅隧道，不能归经而错出，是皆得以茜草行之，不可不知也。

参考：

（一）陈存仁《药学辞典》曰：茜根之主成分为阿里乍林（alizalin，$C_{14}H_3O_4$）与勃儿富林（purpurin，$C_{11}H_8O_5H_2O$），阿里乍林与葡萄糖抱合之糖原质，谓之鲁培利台栗克酸（ruberythericacid，$C_{28}H_{28}O_{14}$）因受发酵作用而生阿里乍林。其效能疗吐衄下血，祛痰生新，用为通经药，又作利尿药，用于心脏病，及为发汗药，用于风邪。

（二）《荷兰药镜》曰：茜草以根入药，又为红色染料。性温，味带苦，有收涩解凝利尿之效，故能净刷肝脾肾及子宫，而用于脾病、黄疸、水肿诸肿病。为一种疏解开达之良药，治肝脾壅塞诸证，以茜根煎水，或为泡剂服之，极验。跌打损伤，及内部创伤用之，则散瘀血，止疼痛，具有速效。水煎或葡萄酒、麦酒浸服，或烧酒浸，制为酊剂用。

冉雪峰曰：

气化水行，水行气化，外出为汗，下出为溺，故气药可以发汗，可以利尿，为一般学者所审知。至血药之可以发汗，可以利小便，则中医向无此项生理解说，故药学方面亦罕言及。而桂枝以温营者和表，蒲黄以行血者行水，即药物和表通里之天然配合。各家本草，亦多有言及发汗利尿者，如本条茜根，除本位正能行血消瘀外，即外可发汗，内可利小便，但言其然，而未言其所以然。试为一伸引之，汗系由表层毛细血管经过汗腺滤出，血行通利，则汗易滤出，通行加速则汗之滤出愈多。血行障碍，则汗质难滤，汗腺闭塞。观此，则茜根行血消瘀以发汗，其理可了然矣。尿系由肾盂之毛细血管经过玛尔氏囊滤出，其血行迟速与尿滤多寡恰成正比，与上血行汗出，血泣汗闭一例，同是一个原理，向谓由药理可悟出生理者，此也。尿血关系密切已如上述，倘外邪袭人，营分凝滞，则当解表以和里，或通表中微佐血药。倘血液迟滞痹着，因里证生出表证，病之机窍在里，则又当通里以和表，或通血中微佐表药。麻证发之不出者，以三拗汤发之，纯从通血分立法，即是此义。向谓由药理可悟出病理者，此也。血以寒泣，亦以热瘀。杨时泰氏亦既言之矣。杨之注释，颇入里深谈，但谓以寒凉行之，不若以温从治之，执著一面，尚有语病。须知寒者热之，热者寒之，此为定律，以寒治寒，以热治热，所谓从治，即是变法，须恰如病理，恰合病机，药与病化，方成无药，其始则异，其终则同，否则如水益深，如火益热，鲜有不败者矣。向谓由药理可悟出治疗者，此也。杨氏之言，因本条主治，不曰风寒湿痹，而曰寒湿风痹，寒字提前，句法倒装，明系侧重寒的方面，故改性平为性温，以期吻合。而黄疸属热，不得不释为从治，其实就从治论，热可从治，寒岂不可从治？牛膝、地骨皮均苦寒药，其条文均明标除湿开痹字样，岂非以寒治寒从治之彰彰者耶？至条文补中二字，及《别录》膀胱不足句，注家亦多未得解。营出中焦，茜草色素最浓，不亚红花，而不大寒不大热，适得其平，不惟色赤似血，味咸亦颇似之，是以色为补，而气调之，味从之也。肾能滤尿，则膀胱充沛，下焦如渎，盈满而进，不能滤，则膀胱空然阔然，歉如其不足矣。茜根利尿，乃使血中水质，由肾盂以输膀胱，非他渗利攻下，由膀胱以出下口，行血即所以利尿，利尿即所以疗膀胱不足，讵不更明白了当与。而血药所以关系汗尿之理，亦愈推而愈明矣。

郁　金

辛、苦，寒。主血积，下气，生肌止血，破恶血，血淋尿血，金疮。（《唐本草》所载。）

选注：

（一）黄宫绣曰：郁金辛苦而平，诸书论断不一，有言此属纯阴，其论所主，皆属破气下血之说。有言性温不寒，其论所治，则有疗寒除冷之谓。究之体轻气窜，其气先上行而微下达，凡有宿血凝积，及有恶血不堪之物，先于上处而行其气。若使其气其邪其痰其血，在于膈而难消者，须审其宜温宜凉，同于他味，兼为调治之。如败血冲心，加以姜汁童便；去疯心癫，明矾为丸，朱砂为衣；与受蛊毒加以升麻之类。若使恶血恶痰恶瘀恶淋恶痔，在于下部而难消者，俟其辛气既散，苦气下行，既为疏泄，而无郁滞难留之弊矣。此药本属入心散瘀，因瘀去而金得泄，故命其名曰郁金。书云此药纯阴而寒者，因性之下而言也，有云是药性温而言者，因气味辛香主上而言也，各有论说不同，以致理难画一耳。

（二）陈修园曰：时医徇名有二误，一生脉散，因其有生脉二字，每用之以救脉脱，入咽少顷，脉未生而人已死矣。一曰郁金，因其命名为郁，往往取治于气郁之证，数服之后，气郁未解，而血脱立致矣。又云郁金气味苦寒者，谓气寒而善降，味苦而善泄也。其云血积者，血不行则为积，积不去则为恶血，血逆于上，从口鼻而出，则为衄血吐血，血走于下，从便溺而出，有痛为血淋，无痛为尿血，即金疮之瘀血不去，则血水不断，不能生肌，此物所以统主之者，以其病源皆由于积血，特取其大有破恶血之功也。盖血以气为主，又标之曰下气，以苦寒大泄其气，即所以大破其血，视他药更进一步，解郁二字，不见经传，切不可惑此邪说。

参考：

（一）陈存仁《药学辞典》曰：郁金成分为黄色素（curcumin，$C_{10}H_{10}O_3$）、挥发油、淀粉等，其作用在胃时仅分解，至肠始被吸收，然半数仍由大便排出。由肠壁吸收入血中，即能增进血液气氧化之功，同时又能令子宫黏膜之充血。

（二）《伪药条辨》曰：郁金其形锐圆，如蝉腹状，根杪有细须一缕，如菱脐之苗，长一二寸，市人因呼金线吊蝦蟆，蝉肚爵金是也。其皮黄白有皱纹，而内心黄赤，锉开俨然两层如井栏，产四川重庆。惟本年生者嫩小而黄，若遗地未采，逾年而收，则老而深黯，色如三七状，为老广郁金。然老郁金治血证，化瘀消积之力，胜于嫩者。若开郁散痛，即嫩黄者亦效。近年传黑者为野郁金，黄者为假，并误其为姜黄，殊不知此物本是野生，若姜黄皮有节纹，肉色深黄，无晕，蓬术色黑无心，最易辨也。

冉雪峰曰：

郁金有二，用花者曰郁金香，用根者曰郁金。《经史证类本草》原作一条，《纲目》分之为二，俱列芳草类。芳草芳香疏利，功能解郁，屈平忧愤郁结而赋《离骚》，所以多思芳草也，观此，则郁金与郁金香，均属芳香性，原无疑义。丹溪谓其能解郁，亦是芳香性药普通应有之功能，陈修园斥为邪说，未免言之过激。俗医只知郁金为气药，而不知郁金为血药，固当辨正，若以芳香性含挥发油之品物，绝对不能解耶，窃期期以为不可也。郁金香香臭甚浓，故《古乐府》云中有郁金、苏合香，左贵嫔《郁金颂》云芳香酷烈，明目悦心，均是赞誉香美。即以近今用根之郁金论，《和汉药考》亦谓郁金入香料，能使其香及远，是郁金不惟属芳草，且为芳草中之特异者，且科学化验郁金中含挥发油，西说挥发油之性能，即中说辛香窜透之功用。日本产之郁金中心黄，中国产之郁金中心黄赤。就日产化验中含黄色素，就中产化验必更兼含红色素，惟其含红色素，是以入血，增加血中氧化作用。《内经》二阳之病发心脾，有不得隐曲，女子不月，其传为风消息贲，死不治，此郁病之重者也。其来源曰发心脾，其见证曰女子不月，气郁血滞，气病及血，文义甚显。他项单纯气药，只能疗气郁之轻者耳，即槟榔、枳实、三棱、莪术，亦只大破其气，何能疗气血俱病之双郁证。惟郁金以行血者行气，色赤入心，色黄入脾，以疗发心脾不月之劳郁，几似天造地设，恰如分际。丹溪生平得力在气血痰郁四字，故能体及。修园訾之，可见其诣力出丹溪下矣。且郁金中含淀粉，淀粉能化糖，增加血液原料，是郁金不惟破血，而且补血。至性味石顽《逢原》改作辛平，山雷《正义》谓安有辛香而寒之理，均致疑于郁金味辛之不合兼寒，不知药物中味辛兼寒者多，如磁石、水银、石胆、石膏、葶苈、藜芦，均味辛性寒，而可改字训经，一概抹杀耶。《唐本》主治条文，开宗明义即曰治血积，明其为血药也，继之曰下气，明其血药而兼气药也。挥发油性多升散，此曰下气，明其与寒且苦化合之作用也。曰生肌、止血、疗金疮，是行血而兼养血，破血而兼和血，不啻明淀粉质之增加血液原料。止血之止字，下气之下字，颇有义蕴。《唐本》殆得《本经》三昧，如此方足另拟条文，如诸家注说，均中人以下知识。会通中西，抉其精蕴，郁金之真功用，不难认识，又何事訾议改窜为哉。

牛膝

苦、酸，平。主寒湿痿痹，四肢拘挛，膝痛不可伸屈，逐血气，伤热火烂，坠胎，久服耐老。（《本经》上品。《别录》疗伤中少气，男子阴消，老人失溺，利阴气，填骨髓，止发白，除脑中痛。）

选注：

（一）徐灵胎曰：此乃以形而知其性也，凡物之根皆横生，而牛膝独直下，其细长而韧，酷似人筋，所以能疏筋通脉，下血降气，为诸下达药之先导也。筋属肝，肝藏血，凡能舒筋之药，俱能治血，故又为通利血脉之品。

（二）叶天士曰：牛膝气平，禀天秋降之金气，入手太阴肺经。味苦酸无毒，得地木火之味，入足厥阴肝经，手厥阴心包络。气味皆降，阴也。肺热叶焦，发为痿痹，牛膝苦平清肺，肺气清则通调水道，寒湿下逐，营卫行而痿痹愈矣。湿热不攘，则大筋耎短而四肢拘挛，膝痛不可屈伸矣。牛膝苦酸，酸则舒筋，苦除湿热，所以主之也。逐血气者，苦平下泄，能逐气滞血凝也。伤热火烂者，热汤伤火伤疮也。苦平清热，酸能收敛，则痛止而疮愈也。苦味伐生生之气，酸滑伤厥阴之血，所以坠胎。久服则血脉流通无滞，所以轻身而耐老也。

参考：

（一）牛膝计有三种，功用各有专能。河南淮庆产者曰淮牛膝，根长二三尺，肉肥，色黑白，皮光洁，性糯枝粗者佳。天津产者，皮黄粗糙，有软刺不圆，性硬者次。四川产者曰川牛膝，根茎粗，无芦，色黄黑，枝粗软糯者良，去头梢用。浙江各地出者曰杜牛膝，紫梗绿叶，对节而生，叶颇类苋，根细短，含有滑汁，治喉证，能引吐恶痰毒痰，利小便。淮牛膝补筋健骨，滋肝肾之功，如牛之有力也，故名。川牛膝祛风，利下焦湿，种类不同，效用亦异。

（二）陈日华《经验方》曰：方夷吾所编集要方，予刻之临江，后在鄂渚，得九江守王南强书云：老人久苦淋病，百药不效，偶见《临江集要方》中用牛膝者，服之而愈。又叶朝议亲人患血淋，流注小便在盆内，凝如蒟酱，久而有变如鼠形，但无足耳，百治不效。一村医用牛膝根煎浓汁，日饮五服，名地髓汤，虽未即愈，而色渐淡，久乃复旧。后十年病又作，服之又瘥。因检本草，见《肘后方》治小便不利，茎中痛欲死，用牛膝并叶，以酒煮服之。今再拈出，表其神功。又按杨士瀛《直指方》云，小便淋痛，或尿血，或砂石胀痛，用川牛膝一两，水二盏，煎一盏，温服。一妇患此近十年，服之得效。土牛膝亦可，或入麝香、乳香尤良。

冉雪峰曰：

牛膝《本经》原名百倍，系合根苗用，后世单用根。味则苦而兼酸，性则平而近寒。张隐庵《本草崇原》，已先我言之矣。牛膝名系象形，其苗节部突出，茎则瘦劲，茎似胫骨，节端似膝盖也。注家释为补健如牛力之大，独拈牛字，遗却膝字，亦殊不合，惟是《本经》主治开始，即以寒湿痿痹提纲，而四肢拘挛，膝痛不可屈伸，均痹之见证，全文侧重在此。以寒性药而治寒湿病，貌视俨似凿枘。风寒湿合而成痹，在中医学理上几成定律，故从来治痹方剂，均属祛风温寒除湿，病理如是，治法即如是，孰得而非之。至喻嘉言、徐灵胎、叶天士，始悟甘寒亦可通经络，亦可治痹，讵征之《本经》，苦寒亦可通经络，亦可治痹。如枸杞苦寒，而主治周痹风湿；本品苦寒，而主治寒湿痿痹；其明著彰彰者也。所以然者，风寒湿是言病因，病成而化，则寒皆郁热，湿已化燥。其始也，风寒湿痹着，气血不能充贯，其继也，摩擦生电，蒸变发炎，筋节液汁干涸涩涩，因之拘挛不可屈伸，久则功用渐失，由痹而痿矣。中说之历节痛，即西说之关节炎，病变至此，已脱风寒湿之原来面目，而犹合辛散温通渗利以为剂，如之何其可治也。喻徐叶悟到甘寒可以开痹，煞是学理进步，然亦但治热之近虚者耳，若实热蕴结，消骨烁筋，甘寒之力不及苦寒之大，留得一分阴汁，即保存一分生气，保得一分生气，即胜服加倍补药，百倍之称，或即由此。观此，则《别录》谓利阴气，疗男子阴消，老人失溺者，可领悟于言外。主伤热火烂，是正治，治寒湿痿痹，是从治。病即由寒湿而变炎热，则药亦由从治而变正治。何谓由药理可悟病理，此并由正面之病理悟到病变之病理矣。牛膝主根直下，性软糯。经河野藤田两氏化验，中含黏液质，味即苦酸，性又沉降，质复黏糯，以故引血下行，消炎散结，沉静循环，柔和神经，对于脑充血、脑膜炎各病有特殊效力。《别录》谓其填骨髓，除脑中痛，明明拈出脑髓二字，几经曲折，煞费苦思，系由事实经验得来，虽不明脑之病理，却已知脑之治法，殊值得表彰。痹病与脑病有密切关系，痹之拘挛不可屈伸，即脑之运动神经有所障碍，能治脑，自能治痹。痹为脑之病象，脑乃痹之根源，二者合一，亦向来注家所未解，病理愈推而愈宏，药理愈求而愈精，讵徒牛膝一味为然，他药均可作如是观云。

玄胡索

辛，温。主破血，妇人月经不调，腹中结块，崩中淋露，产后诸血证血晕，暴血冲上，因损下血。煮酒或酒磨服。（《开宝》所载。《汤液本草》谓治心气，小腹痛，有神效。）

选注：

（一）缪希雍曰：延胡索味辛气温而无毒，入足厥阴，亦入手少阴经。温则能和畅，和畅则气行，辛则能润而走散，走散则血活，血活气行，故能主破血及产后诸病因血所为者。妇人月经之所以不调者，无他，气血不和，因而凝滞，则不能以时至，而多衍期之证也。腹中结块，产后血晕，暴血冲上，因损下血等症，皆须气血和而后愈，故悉主之也。

（二）黄宫绣曰：延胡索气味辛温，无毒，入足厥阴肝，手少阴心经。能行血中气滞，气中血滞。故凡月水不调，心腹猝痛，小腹胀痛，胎产不下，筋缩疝瘕，产后血冲血晕，跌扑损伤，不论是血是气，积而不散者，服此力能通达。以其性温，则于气血能行能畅，味辛则于气血能润能散，所以理一身上下诸痛，往往独行功多。然此既无益气之情，复少养营之义，徒仗辛温攻凝通滞，虚人当并补药同用，否则徒损无益。酒炒行血，醋炒止血，生用破血，炒用调血。

参考：

（一）陈存仁《药学辞典》曰：本品因避宋真宗讳，遂改玄为延也。就日本产延胡索化验其主要成分为普罗托品（protpin）及勃尔薄加浦宁（bulbocapuin），两者含量相同，新鲜者俱为0.1%。其效能利气止痛，活血散瘀等。治妇人月经不调及带下，又治疝气，腰腹诸痛，及治周身肢体疼痛等症。

（二）《荷兰药镜》曰：日本产延胡索之性能，与中国产者相同。延胡索根有解凝、去秽、发汗、利尿，通经之效，治心腹痛、疝痛，疏解子宫之凝血，通月经、下血块、胞衣死胎，能刷净胸肺之黏液而排除之。小儿虫证，以此末三分服之。虫即下。黄疸疥癣，延胡索根研末一线，以适宜之饮液送下，温覆发汗而愈。咽喉肿痛，以此煎剂，频频含漱，便能消散。创伤溃伤痔瘘，掺此末药，其效与马兜铃根同。

（三）《本草纲目》曰：荆穆王妃胡氏，因食荞麦面着怒，遂病胃脘当心痛，不可忍，医用吐下气化滞诸药，皆入口即吐，不能奏功，大便三日不通。因思《雷公炮炙论》云：心痛欲死，速觅玄胡，乃以玄胡索末三钱，温酒调下，即纳入，少顷，大便行而痛止。又方勺《泊宅编》云：一人病遍体作痛，殆不可忍，都下医或云中风，或云中湿，或云脚气，药悉不效，周离亨言是气血凝滞所致，用玄胡索、当归、桂心为末，温酒服三四钱，随量频进，以止为度，遂痛止。盖玄胡索能活血化气，第一品药也。其后赵俸制霆，因导引失节，肢体拘挛，亦用此数服而愈。

冉雪峰曰：

发汗利小便，为血药兼具之共同性，盖血液畅行于外，则细毛血管汗质，易分泌于汗腺，血液畅行于下，则细毛血管尿质，易分泌于玛尔氏囊。玄胡索发汗利小便，《荷兰药镜》已明白记载，并谓黄疸疥癣，服本品可发汗而愈。夫诸疮痛痒，皆属于血，黄疸亦湿热郁蒸，血液败坏，而玄胡索可统治。是生理可由血中以滤出应排之汗素，而病理并可于汗中滤出血内所含之秽质。科学化验，玄胡索中含普罗托品，查普罗托品为泌尿器消毒剂，在尿酸结石，或因尿酸素质而起之痛风，亦内服之，不但增加尿量，且有溶解尿酸之作用。合而观之，是玄胡索不惟发汗，且可由汗以去秽，不惟利尿，且可由尿以解毒，由共同的表现特殊的。再观上参考内荆穆王妃验案，胃脘当心痛，服本品大便行而痛止，玄胡索性不苦寒，质非滑利，何以通人便，盖血和机畅，外则表气化而汗出，内则里气化而便出，由小便出，由大便出，其义则一，无足怪者。是玄胡索不惟利小便且利大便，真匪夷所思矣。本条主治，开始即曰破血，全条文义，均侧重血的方面。注家谓无论是气是血，积而不散者，服此力能通达，在生理固气血相互营周，在治疗讵气血毫无分别，此真臆说之不可通者。又谓虚人当兼补药用，否则徒损，玄胡索并非暴悍峻厉，病当攻则攻耳，何必先横担一个虚字，守拘虚之见，为模棱之说，此医之所以庸也。本品利尿有特长，兼解尿毒，尿道利而血中尿质得以排泄，故治下部血病为多。倘尿质当滤而不得滤，血压亢进，反而冲激心囊，雷敩所谓心痛欲死，速觅玄胡者是也。甚至冲击脑海，为厥癫疾，本条所谓血晕、所谓暴血上冲者是也。均以本品利尿行血，行血利尿者主之，然此证挟热者多，燎原炎岗，焚如爔如，气升痰升火升，狂飙飞扬，本品犹嫌辛温，不如郁金苦寒更为合拍，且不若牛膝、蒲黄苦降酸泄，下引下泄之力为更大也。本品始见《开宝》，《开宝》成于马志，马志宋人，其时尚不知中风病之病变在血，区域在脑，而马氏此条明拈出暴血上冲四字，与近代脑冲血学理遥遥辉映，不得不令人称奇，马氏殆开中风病革命之先河者与。尿与血之关系、肾与脑之关系、泌尿系与循环系之关系，又泌尿系、循环系与神经系之关系，均可由玄胡索一味推得，而玄胡索功能之伟大，运用之广袤，亦因之愈阐而愈明云。

五灵脂

甘，温。主心腹冷气，小儿五疳，辟疫，治肠风，通利气脉，女子血崩。（《开宝》所载。《纲目》谓杀虫，解药毒及蛇蝎蜈蚣伤。）

选注：

（一）缪希雍曰：寒号虫畏寒喜暖，故其屎亦温，味甘而无毒，气味俱厚，入足厥阴、手少阴经。性专行血，故主女子血闭。味甘而温，故疗心腹冷气及通利气脉也。其主小儿五疳者，以其亦能消化水谷。治肠风者，取其行肠胃之瘀滞也。

（二）黄宫绣曰：五灵脂即北地寒号虫鸟屎也，以其受五行之灵，其屎状如凝脂，故有五灵脂之号。其气腥臭难闻，其味苦酸而辛，惟有腥秽难闻，故能入血凝臭秽之处而疗其病，惟其味苦酸而辛，故能入心与肝而泄其滞，是以心中血气刺痛，妇人产后少腹血块痛，及痰挟血成窠囊血凝作痛，目翳往来不定等症，皆为血分行气必需之药。若女子血崩，经水过多，赤带不止，宜半生半炒，酒调服之。亦治气逆癫痫，及解虫毒、药毒，但此气味俱厚，腥膻不堪，《纲目》谓为甘温，张氏谓非正论，改为性寒，不为无见。故仅可治有余之滞，若使气血不足，服之大损真气，腥更使人动吐，所当避也。

参考：

（一）《本草纲目》曰：杨氏《丹铅录》谓寒号虫即鹖鴠，今从之，《诗》作盍旦，《礼》作曷旦，《说文》作鴇鴠，《广志》作侃旦，唐诗作渴旦，皆随义借名耳。杨雄方言云，自关而西，谓之鹖鴠，自关而东，谓之城旦，亦曰倒悬，周魏宋楚谓之独春。郭璞云，鹖鴠夜鸣，求旦之鸟，夏月毛盛，冬月裸体，昼夜鸣叫，故曰寒号，曰鹖鴠。古刑有城旦，春谓昼夜舂米也，故又有城旦独舂之名。月令云仲冬鹖鴠不鸣，盖冬至阳生渐暖也，其屎名五灵脂者，谓状如凝脂，而受五行之灵气也。

（二）《纲目》又曰：曷旦乃候时之鸟也，五台诸山甚多，其状如小鸡，四足，有肉翅，夏月毛彩五色，自鸣曰凤凰不如我，至冬毛落如鸟雏，忍寒而号，曰得过且过，其屎恒集一处，气甚燥恶，粒大如豆，采之有如糊，有黏块如糖者，人亦以沙石杂而货之，凡用以溏心润泽者为真。

（三）《药物生产辨》曰：五灵脂产广西南宁百色平南贵平等处，乃雀屎也。西书断此味有毒，须用甘草水泡之乃可用，又奇效制法，以水飞去上面黑浊，下面砂石，研末。

冉雪峰曰：

此以臭为治者也，凡药臭香臭臭，均入气分，而大香大臭，均破气结，此通例也。血药中臭香者有郁金，其花香臭尤浓，故名郁金香。臭臭者为五灵脂，秽浊凝结，腥膻燥恶，冲动之力甚大，是血药而以气胜者。气药中有兼行血者，为三棱、莪术之类，血药中有兼行气者，为郁金、灵脂之类。气血相互生成，相互营周，气行则血行，血行则气行，二者有密切关系。气中之血滞，非解三棱、莪术之义，不能以行血者行气；血中之气滞，非解郁金、灵脂之义，不能以行气者行血。而郁金、灵脂，一香一臭，香为天地正气，可辟秽恶，馨香走窜，无所不到，固是无上佳品。然使阴霾重重，秽浊累累，厉恶顽坚，拒而不纳，有非香所能胜者，则臭尚已。同声相应，同气相求，以臭治臭，深入其中而不觉，而后能破不破之坚凝，能除不除之顽结。即外来秽恶之气，亦有以香正治，不若以臭从治者，盖香臭二者，不惟均有冲动力，且均有捍御力也。观腐坏尸臭，诸香药不能辟者，而阿魏臭药可以辟之，其理可恍然矣。故本条主治明标辟疫二字，辟疫多用香药，而此用臭药，此其义不彰明较著耶。灵脂为寒号虫粪，厥虫四足而羽，半鸟半虫，冬令毛落，忍寒而号，其寒愈迫，其号愈甚，不啻以号兴奋其体工，以为奋斗御寒之具，亦如蜜蜂当冬窠内温度过低时，则振翼而鸣，以保持其常温，故外之寒气愈甚，而内之温度愈增，虫则畏寒号寒，而其粪之入药者，性反为甘为温，非号以唤其体工之明征与。《本草求真》引张氏说，拟改性寒，失之远矣。试问寒药何以除心腹冷气哉，惟其兴奋心腹体工，故能治体工欠调之冷气，执柯伐柯，其则不远。灵脂为粪质，凡粪多滓渣，鸟无膀胱，尤滓渣与水质并下，惟灵脂细腻如脂，绝无滓渣，其消化得力于内部体工兴奋，殊属特异。小儿疳积，多由食生积，内部体工不能兴奋，而此即以其体工兴奋者，救济其体工之不能兴奋，真化腐臭为神奇，脂而称灵，洵不诬也。然此非薄香而崇臭也，气药而香则可以振其清阳，血药而臭则可以引入浊阴，各适其宜，各妙其用。条文又主肠风，肠风即下血，乃肠内有瘀血也，灵脂来自肠间，乃消化之余，又属血药，实为的治。他血药仅利小便，此则兼利大便矣。诚血药中之奇观，不谓之灵，其可得乎。

干　漆

辛，温。主绝伤，补中，续筋骨，填髓脑，安五脏，五缓六急，风寒湿痹。生漆去长虫，久服耐老。（《本经》上品。《别录》谓疗咳嗽，消瘀血痞结，去蛔虫。）

选注：

（一）徐灵胎曰：此以质为治，漆，树脂也。凡草木之脂，最韧而不朽者，莫如漆。人身中非气非血，而能充养筋骨者，皆脂膏也。气血皆有补法，而脂膏独无补法，而以树之脂膏力最厚者补之，而脂膏之中凡风寒湿热之邪，留而不去者，得其气以助之，并能驱而涤之也。

（二）张隐庵曰：干漆气味辛温，先白后赤，生干则黑，禀阳明金精之质，而上奉于心，以资经脉，下交于肾，以凝精髓之药也。主治绝伤，资经脉也。补中，阳明居中土也。续筋骨者，治绝伤，则筋骨亦可续也。填髓脑者，凝精髓也。阳明水谷之精，滋灌五脏，故安五脏。弛纵曰缓，拘挛曰急，皆不和之意。五脏不和而弛缓，是为五缓，六腑不和而拘挛，是为六急，五缓六急，乃风寒湿痹之证，故曰风寒湿痹也。《素问》痹论云，五脏皆有外合，六腑亦各有俞穴，肌脉筋骨之痹，各以其时，重感于风寒湿之气，则内舍五脏，五脏之痹，犹五缓也。风寒湿气循俞而入，各舍其腑，六腑之痹，犹六急也，是五缓六急，为风寒湿痹也。

（三）黄宫绣曰：干漆味辛性温，有毒，有降无升，专破日久凝结之血，及削年深坚结之积。缘人感受风寒暑湿，郁而为病，则中外不舒，胃中有物，留滞不消，久而生虫，血积不化，结而为瘀，由是阳气竭泽，津液枯槁，瘫痪风痹，因之不免。用此辛温毒烈之性，铲除瘀积，中气得复，绝伤皆续，而缓急和矣。按血见漆化水，故能化虫破血。千金三虫方，皆赖之为君。《本经》言能轻身者，以其虫去而身自轻之谓也。所谓中气可复，绝伤可续者，亦因瘀去，而中自复，与伤自续之谓也。但无积血者切忌，以其伤营血，损胃气耳。

参考：

（一）陈存仁《药学辞典》曰：生漆之成分为水、漆酸、$C_{14}H_{18}O_2$ 胶质、蛋白质等。漆液在空气中之硬化，系由其主成分氧化所致，但须有湿气存在，方能硬化。其效能破血、消积、燥湿、杀虫，用作通经药，又有烧烟吸之，用治劳瘵喉痹等。

（二）《本草衍义》曰：湿漆药中未见，用者皆干漆耳，其湿者在燥热未及冷时，则难干，得阴湿虽寒日亦易干，亦物之性也。若沾渍人，以油治之。凡验漆，惟稀者以物蘸起，细而不断，断而急收，更有涂于干竹上，荫之速干者并佳。

（三）《本草纲目》曰：今人货漆者，多杂桐油，故多毒，《淮南子》云蟹见漆而不干，《相应志》云漆得蟹而成水，盖物性相制也。凡人畏漆者，嚼蜀椒涂口鼻则可免。生漆疮者，杉木汤、紫苏汤、漆姑草汤、蟹汤，浴之皆良。

冉雪峰曰：

干漆乃漆之干燥凝结成固体者，其未干也，则为液体，当气候晴暖，则愈稀湿，值气候阴湿，则反易干涸，除物理常情之外。蟹得漆而不干，漆得蟹而化水，俨起化学作用，然系何元素相克，何原理相制，殊难索解。至漆之臭气，并不暴悍特殊，素畏漆者见之，则生漆疮，疙瘩瘙痒，发热，呕吐频频，毒药须服之而后中毒，电流须近之而后触电，毒瓦斯亦须嗅之吸之而后受其荼毒，未有一见而即病变，超过毒质、电流、毒瓦斯者。以为假耶，则此项漆疮，数见不鲜；以为是耶，无论根据何项物理原则，亦难解释。甚矣，学问之不彻底，固不独药物一项为然矣。细玩条文，侧重在补，疗缓急，续绝伤，填髓脑，尤补其所难补，补其所不能补。又明标补中二字，后世注家谓辛温毒烈伤营血损胃气，实与经旨大相刺谬。凡人筋骨经脉伤绝，幼年富于动物性胶质，少矿物性钙质，故续复易；老人反是，富于矿物性钙质，少动物性胶质，故续复难。观此，则漆之所以能续绝伤者可知已。西说脑之生源不明，故脑无补法，中说肾生精，精生髓，脑者髓之海，其形式由脑披离而下，其气化由肾溯洄而上，天冬之强骨髓，地黄之填骨髓，巨胜子之填髓脑，均在液汁丰富，而草木液汁，未有如漆之黏韧浓厚者，是填髓脑以本品为无上灵宝。今之医家，谁知用漆为补者耶，又谁知用漆治脑者耶，灵胎徐氏言脂膏无补法，俨似悟到脑的方面，代脑说法。然言脂膏，而不言髓脑，言脂膏中，而不言脑神经中，不得谓非似是而非也。而此列于通瘀者，漆之特性，能化血为水，死血痹着，非此黏韧变质者，不能以补为攻，故本品用于痨瘵死血，即败血化虫为多，与他项纯攻纯下，纯破纯行者不同。各隐僻啮血虫药，真者难得，本品力量较大，亦血药中之不得不备者也。《本经》谓无毒，系用干漆，何以知之，条末曰生者去长虫，别言生者，则前述之用干者可知。曰生者去虫，则生者有毒，干则毒减，炒烟尽则无毒可知。如人之畏漆者，畏生漆也，若干漆未闻有见而生疮者，执柯伐柯，亦良好佐证也。《抱朴子》云，淳漆不黏者，服之通神，仙方用蟹消漆为水炼服，或以云母水或以玉水合之服，是则《本经》标明无毒，列之上品，明著久服，岂无故哉。

三　七

甘、苦，温。主止血散血，定痛消肿，亦主吐血、衄血、下血、血利、崩中、经水不止、产后恶血不下、血晕血痛、金疮跌扑，为末掺之。（《纲目》所载。条文新参定。）

选注：

（一）张山雷曰：三七亦作山漆，言其止血合疮，如漆之能黏合也。始见于濒湖《纲目》，已言其有两种，一种生于广西番洞中，用其根，味微甘而苦，颇似人参，则今之所谓人参三七也。又有一种，苗高三五尺，茎叶似菊艾而厚，有歧尖，茎有赤棱，甚易繁衍，则今人种植之者甚多，根茎叶皆可用，止血甚效。濒湖称其气味甘、微苦而温，止血散血，定痛。主金刀箭伤、跌扑杖疮、血出不止。捣烂涂或干为末掺之，止血立效。亦主吐血、衄血、下血、血痢、崩中、经水不止、产后恶血不下、血晕血痛、赤目痈肿、虎咬、蛇伤。按三七以止血见称，而濒湖又谓其治产后恶血不下、血晕血痛，则不独止血，而又能破血，一守一走，正自相反，今皆用之以止血，而破血则未之验也。

（二）张锡纯曰：三七善治血证，人多知之，而今于治血证之外，又得其特殊之功能，由自身试验而知。盖曾于夏间因被风袭，右腮肿痛，服清火散风活血消肿之药多剂无效，甚至其痛彻骨，夜不能眠，忽忆三七外敷，善止金疮作痛，以善化瘀血也，若内服之，亦当使瘀血之聚者速化而痛止。遂急取三七末二钱服之，痛即见轻，逾一句钟续服二次，一夜疼止肿消，于斯深喜三七之功能，几使人不可思议。内子伤手出血，敷三七末少许，移时痛止，历一昼夜，伤处痊愈，较之曾因伤手敷黄碘，须三日始愈者，则三七固胜于黄碘也。又治刘问筹便血甚剧，西医注以止血药针，血顿止，而血止之后，月余不起，酸软食减，因谓病家曰，西医所注者，流动麦角膏也，其缩血管之力甚大，故注射后其血顿止，然止后宜急服化瘀血之药，则不归经之血，始不至凝滞于经络为患，今但知止血，而不知化血，积之日久，必成痨瘵，不仅酸软少食也。然此时尚不难治，下其瘀血即愈，俾日用三七末三钱，分两次服，大便下紫黑血，七日瘀尽停药，旬余身体恢复如初。由斯观之，是三七一味，可代《金匮》之下瘀血汤，而较用下瘀血汤尤为稳妥也。

参考：

（一）《本草纲目》曰：三七生广西南丹诸州番洞深山中，采根曝干，黄黑色，团结者状略似白及，长者如老干地黄，有节，味微甘而苦，颇似人参之味，或云试法，以末掺猪血中，血化为水者乃真。近传一种草，春生苗，夏高三四尺，叶似菊艾而劲厚，有歧尖，茎有赤棱，夏秋开黄花，蕊如金丝，盘纽可爱而气不香，花干则吐絮如苦荬絮，治金疮折伤出血，及上下血病甚效。云是三七，而根大如牛蒡根，与南中来者不类，恐是刘寄奴之属也。

（二）《伪药条辨》曰：按三七原产广西镇安府，在明季镇隶田阳，所产之三七，均贡田州，故名田三七，销行甚广，亦广西出品之大宗也。有野生种植之分，其野生形状类人形者，称人三七，非经百年不能成人形，为最难得最道地。前广西百色商会吴宝森君，购得人三七一枚，送沪陈列。其他普通野生者，皮黄黑色，肉色黄白兼红润者皆佳。种植者如绿豆色亦佳，黄色次之。产湖广者名竹水三七，黄黑色，皮皱有节，略次。产广东者名竹节三七，均次。产广东另出一种，有芦，肉色白，名新三七，更次。伪者以白及做成，实害人匪浅，不可不辨也。

冉雪峰曰：

三七《新本草纲目》列于收敛类，本条又明言主治吐血、衄血、下血、经水不止等症，则其功能收敛止血，原无疑义。然谓止血者即不能行血，行血者即不能止血，二者正自相反，则为拘虚执一，最是医道魔障。何以言之，血药中行血而兼止血，止血而兼行血者多矣。如郁金既止血，又破恶血；蒲黄既止血，又消瘀血；他如五灵脂细腻黏韧，行血之中亦能止血；赤石脂消肿散瘀，止血之中亦能行血；何独于三七而疑之。且三七止血之功不大，尚有逊于血竭、儿茶，行血之功甚伟，实有过于玄胡、郁金也。惟行血而又止血，故创伤不虞其虚脱，惟止血而又行血，故挫伤不虞其壅滞，洵为军阵伤科要药。所以在外科方面，颇具特殊价值。张锡纯由外用悟到内服，谓一物三七能代下瘀血汤、一物三七功胜沃度仿谟，体验诚为真切。其实本条所叙主治，均系内服，惟捣烂涂为末掺，乃另提醒目，明昭外治以广其用。且三七百年上者，蔚成人形，俨似人参姿态，甘而微苦，又似人参气味，人参中含巴那规伦，能刺激心脏，三七则刺激之力更大，不知是否含巴那规伦为多，抑或于巴那规伦之外，另含他种有效刺激成分否也。戊己汤功同人参，尚系两味合成，仅在气味上求，此则一味正同，形质气味合一。人参补中有攻，三七攻中有补，非其他峻厉暴悍者可比。故不得谓三七为止血而不行血，亦不得谓三七可外用而不可内用也。《和汉药考》载德川时有养金鱼者，奄忽垂毙，百计罔效，偶得三七而活，历试皆然，因誉三七为救命丹，《纲目》亦有金不换之称。是三七虽较人参为贱，而功效超越，起死回生，并不亚于人参。且老山成形三七，较老山成形人参，尤为难得，物以罕而见奇，则即谓三七珍贵于人参亦无不可也。张锡纯推广三七之用，拟与黄碘合剂，治肺结核之肺痈，及毒痢末期，肠壁溃烂等症。愚谓黄碘性烈，内服一次极量，不过中权六厘，易于中毒，不如改三七、海藻同用，尤为安适妥帖，而诸脏器炎，诸胸腹膜炎，暨腺病质鼠瘘梅核瘰疬等症，亦可以是说通之。本品一名山漆，言能合金疮，如漆之黏物，漆能化血为水，三七亦能化血为水，漆不惟行血，兼能续复绝伤，三七亦不惟行血，兼能消散炎肿，止血行血，外用内用，或特殊运用，亦在用之者何如耳。

䗪　虫

咸，寒，有毒。主治心腹寒热，洗洗，血积，癥瘕，破坚，下血闭，生子大良。（《本经》中品。）

选注：

（一）缪希雍曰：䗪虫生于下湿土壤之中，故其味咸性寒，得幽暗之气，故其性有小毒。以刀断之，中有白汁如浆，凑接即连，复能行走，故今人以主治跌扑损伤，续筋骨有奇效，乃足厥阴经药也。夫血者，身中之真阴也，灌溉百骸，周流经络者也。血若凝滞，则经络不通，阴阳之用互乖，而寒热洗洗生焉。咸寒能入血软坚，故主心腹血积，癥瘕血闭诸证，血和而营卫通畅，寒热自除，经脉调匀，月事时至，而令妇人生子也。

（二）黄宫绣曰：䗪虫即地鳖，又名土鳖者是也，味咸性寒，其物生于土中，伏而不出，善攻隙穴，以刀断之，闭接即连。故书载跌扑损伤，续筋接骨，义由此耳，真奇物也。且人阴血贯于周身，虽赖阳和，亦忌燥烈。若热气内郁，则阴阳阻隔而经络不通，因而寒热顿生，得此咸寒入血软坚，则凡血聚积块癥瘕，靡不因是而除，而血脉调和，营卫畅达，月事时至，又安有血枯血闭，而不见其生育者乎。

参考：

（一）《伪药条辨》曰：䗪虫《本经》名地鳖，《别录》名土鳖，形扁如鳖，有甲不能飞，小有臭气。此物好生鼠壤及屋壁地棚之下，气味咸寒，有毒，专破癥瘕。去冬因用䗪虫以催痘浆，调查各药铺，方知所制鳖甲煎丸、大黄䗪虫丸，皆用蔗虫，以讹传讹，皆由吾国药剂师互相传授，未尝学问，以致贻误匪少。不观古人制字，䗪字下从虫，蔗字上从草，足征蔗虫由草木而化生，非如䗪虫之从湿土而出也。蔗虫气味甘寒，形如蚕蛹，为发痘行浆、托痈消毒之妙品。蔗虫与䗪虫，性味不同，形质亦异，古人定方用药，各有主义，胡得妄行配制耶。

（二）《条辨》又曰：按王士雄云，潮州蔗糖接壤，食蔗之虫，形如蚕蛹而小，味极甘美，性凉，解热毒，助痘浆，可与兰虫并传。施可斋《闽杂记》云：漳泉各属，二三月间，市上买生熟甘蔗虫，蔗老根中生也，生者如蚕而细，灰白色，光润无茸毛，熟者以油灼过，拳曲如蜂，淡黄色，味极鲜，佐酒尤佳。考甘蔗性寒，故王维谢赐樱桃诗：饱食不须愁内热，大官还有蔗浆寒。此虫既生蔗中，宜亦性寒矣。而吾乡医者，治小儿痘浆不起多用之。又据雨般《秋雨庵随笔》，载姚承宪咏甘蔗虫诗：蕴隆连日赋虫虫，渴念寒浆解热中，佳境不须愁有益，庶生原可庆斯螽，似谁折节吟腰细，笑彼含花蜜口空，毕竟冰心难共语，一樽愁绝对蛮风。玩诗次句，似亦谓其性寒，惟䗪虫确是地鳖虫，即仲景大黄䗪虫丸等，用之以化癥瘕，去瘀血，端不能以甘蔗虫代之。吾谓以后业药者，亦宜研究本草，参对方书，庶不致再误人命矣。

冉雪峰曰：

瘀血宜桃仁、红花，干血宜灵脂、干漆，死血宜啮血虫类，借其吸吮钻透之力，以资散通，气血有情之品，自较无情草木为灵异，此虻虫、水蛭所以与本条䗪虫，同以去死血见称于世。独是虫药不易得真者，珍贵奇异者无待言。如䗪虫即地鳖，生阴湿屋壁地棚下，随处皆有，稍给代价，不难收集，品即非奇，价亦不昂，而药肆谬误相承，积习难返，多以蔗虫代之。蔗虫形圆，䗪虫形扁，蔗虫细长，䗪虫粗短，蔗虫味甘，䗪虫味咸，虽同为血药，同有浆汁，而形质气味，迥乎不侔，是安可以蔗䗪同音，混而同之。况死血为重证，疗死血虫类为要药，轻重差别犹不可，况错误混同乎。查䗪虫既生阴湿，性复咸寒，少见天日，善攻隙穴，其为阴中至阴，血分之里药可知。而《本经》主治开始，即曰主心腹洗洗寒热，夫寒热，表证也，洗洗寒热，表证之属少阳者也，故柴胡、前胡条，有主心腹肠胃结气，寒热邪气，及心腹结气，伤寒寒热等字样。青蒿之主留热在骨节间，寒热洗洗，亦二胡之类也。而䗪虫独以至阴里药主表，所以然者，死血痹着，新血不能灌溉，死血栓塞，新血不能营周。外之营卫失次，固洗洗寒热；内之经络欠和，亦洗洗寒热。寒热同，而有内外之分。《本经》洗洗寒热上，冠以心腹二字，则其为内因可知。心腹气结则宜二胡以行气；心腹血结，则宜本品以行血。比事属词，推类尽致，其义不难领会。又当归为血药，亦主洗洗寒热，与本品为一补一攻之对峙。血之虚证宜当归，血之实证宜䗪虫，此可为治寒热者，于内外虚实之间，开无限法门。不徒悟到疟之寒热，由血液病变已也。除瘀闭，化癥瘕，为䗪虫之正治；助痘浆，续折绝，为䗪虫之奇功。生者大良，与地黄条之生者尤良、干姜条之生者尤良一例。观董炳《集验方》，治折筋接骨，䗪虫须临时研入，即以生者为良之意也。若嫌改字，子读如字，则䗪虫所生之子，为嫩小䗪虫，浆汁丰富，毒性减缓，较老䗪为尤纯和，故曰大良。若注为令妇人生子，啮血䗪隙之物，恐非种子育麟之道。《本经》叙令人有子者多矣，全书中无第二处有生子大良等文气，无征不信，曲解奚为，准以药学原理，死胎或当用，种子则未必，学者所当体认深辨也。

虻虫

苦，微寒，有毒。主逐瘀血，破血积、坚痞、癥瘕，寒热，通利血脉及九窍。（《本经》中品。）

选注：

张隐庵曰：虻虫乃吮血之虫，性又飞动，故主逐瘀血、积血。通利血脉、九窍。伤寒太阳病，表未解，随经瘀热在里，抵当汤主之，内有虻虫、水蛭、大黄、桃仁。近时儿医治痘不起发，每加牛虻，此外未之用也。

冉雪峰曰：

诸书所载虻虫种类甚多，有大如蜻蜓者、蜩蝉者，有小如蜜蜂者、苍蝇者，有生草间者，有生木上者，有生水内者，有寄生牛体者。苏恭谓各种同体，以疗血为本，虽小有异同，用之不为嫌，殊不谓然。产地不同，形质各别，气味必异，安得混合，谓用之不为嫌耶？统观《本经》主治条文，以逐瘀血提纲，通体一气相承，破血积、坚痞、癥瘕，即瘀血也。寒热亦瘀血障碍，营卫乖和生出也。通血脉，利九窍，血阻则气阻，血行则气行，亦瘀血一气之所推阐也。上䗪虫条云，虫类啮血，善攻死血，此又云去瘀血者，盖血之瘀者易去，血之死者难去，他血药仅能去瘀血，不能去死血，虻虫则既能去死血，又可去瘀血也。本条之寒热，即上条之洗洗寒热；本条之破血积、坚痞、癥瘕，即上条之血积、癥瘕、破坚下血闭。上条在明寒热根源，故提心腹以冠之首；此条在推阐消瘀功用，故以通血脉利九窍殿末。合而观之，二条原互相发明，可比事属词，推类以尽其致。忆逊清末，由蓉返棹，舟次江安，见河边沙碛上，有多人携小袋，在碛间石下捕物，异问之，曰此捕水虻者也，供医事乎？曰否，以为小食料，佐酒尤佳。方言间，友人自街岸归，称咄咄怪事，以小纸出示，曰此盐哥也，二文钱一堆，如售落地花生然，乃虻中用油炸加盐者，同舟友人在河边市一小袋，约数千枚，视之较蝇略大，色绿，背有龟文，臭之恶气殊甚，乃俗呼屁板虫者是也。但油已炸者则并不臭，舟人嚼之苏苏，若甚有味者，余时未知医，笑置而已。今溯洄思之，虻乃飞虫，生水中则飞而潜矣，在天为寒，在地为水，在人为肾，有同气相求之义。与水同化，得水气最足，深入阴分，臭气甚浓，冲动力大。大香大臭，均破积聚，香药所不胜者，而臭药反能胜之，似此方足以昭宣通血脉利九窍之宏功。其性能与《本经》条文正符，此乃虻虫之最佳最道地者乎。得此而各注所载虻虫，可以无须，惜古书不载，今人不知，致令大好良药，湮没于河流沙碛中，仅供市肆小品之陈列，亦殊可惜矣。抑更有言者，大病须大药，《周礼》采毒药以供医事，天下事多由优柔酿成，天下病多由优柔治坏，果系对证，毒药犹当用，起死回生，关键在此，况无毒者乎。如上述江安虻虫，产自烟波浩瀚，旷野水碛之中，其气较清，其性较纯，治疗之功用有加，毒厉之蕴隆悉泯，不尤善中之更善者与。

水　蛭

咸，平，有毒。主逐恶血，瘀血月闭，破血瘕，积聚，无子，利水道。（《本经》下品，《别录》谓坠胎。）

选注：

（一）徐灵胎曰：凡人身瘀血方阻，尚有生气者易治，阻之久，则无生气而难治。盖血既离经，与正气全不相属，投之轻药，则拒而不纳，药过峻，又反能伤未败之血，故之治极难。水蛭最善食人之血，而性又迟缓，迟缓则新血不伤，易入则坚积易破，借其力以攻积久之滞，自有利而无害也。

（二）邹澍曰：后人以虻虫、水蛭，仲景每兼用之，遂以为攻坚破瘀，莫过二味。试问攻坚破瘀者甚多，独抵当汤、抵当丸、大黄䗪虫丸，何以用此二味？又何以并联用此二味？至桃仁承气汤、鳖甲煎丸、下瘀血汤，亦未尝不欲其攻坚破瘀，又何以二味俱不用？成氏之见，进乎是矣。咸胜血，血蓄于下，胜血者必以咸为主，故以水蛭为君。苦走血，血结不行，破血者必以苦为助，故以虻虫为臣。此二者联用之故也。张隐庵张令韶之见，更进乎是矣。云虻虫、水蛭，一飞一潜，皆吮血之虫也。在上之热，随经而入，飞者抵之。在下之血，为热所瘀，潜者当之。此二味所以并用之故也，而未及所以不用此之故。夫虻虫固治血积、坚痞、癥瘕、寒热，似与疟久不愈相当矣，而不用者，则以鳖甲煎丸之癥瘕，结在胁下，今抵当汤、抵当丸、大黄䗪虫丸，曰少腹硬满、曰少腹硬、曰腹满，则可见虻虫之所主，在腹与少腹，不在胁下也。然则腹中有瘀血着脐下，宜用虻虫之至矣，乃下瘀血汤方后注云，当下新血如豚肝，是其瘀尚新，则虻虫只治腹中脐下已凝之瘀，不能治新瘀矣。水蛭者《本经》固言其能利水道，抵当汤、丸证，水道本利，故假此使血随水下。桃仁承气汤证，不言小便自利，并不言腹满，是非特水蛭不得用，虻虫亦不得用矣。合而观之，虻虫之性飞扬，故治血结于下，而病在上者，水蛭之性下趋，故治血结于上，欲下达而不能者，其逐瘀破积，两者正同。一为搜剔之剂，一为滑利之品，惟其滑利，故能堕胎，惟其搜剔，故治喉痞结塞耳。

参考：

（一）《和汉药考》曰：水蛭栖息于各地之沼池溪流，并水田沟渠等水中，亦吸附人体，而吮其血液。体格略似蚯蚓而粗，有扁平之环节，长一二寸，大者至三寸。色有种种，大抵背带黄褐色，有黄色之纵线五列，腹带黄色。全体有百余轮，雌雄同体。体之前后两端，有大吸盘，前吸盘之中央，生颚板三枚，皆有锯齿缘。口为三义形，以之吸附动物之皮肤，而吮其血液，伤口宛似人字形。又其体伸缩自在，缩则状如小球，在水中则为波状而游泳，离水则用吸盘而运动。

（二）《药考》又曰：观水蛭动静以卜晴雨法，以寻常玻璃簋，盛清水四分之三，入水蛭数条，其上以麻布覆口，蓄之几案之间。当天晴日丽之际，水蛭静处簋底，蟠屈不动；如天将雨，水蛭必上浮水面，非天放晴，必不居下；如将有风，水蛭益忙，但见游泳不已；倘暴风雨将起，在数刻前，水蛭已现不安之状，发痉挛之动作；雪将来时，亦如雨兆，此理之不可晓者也。

（三）《衷中参西录》曰：水蛭、虻虫皆为破瘀血之品，然愚常单用以实验之，虻虫无效，而水蛭有效。以常理论之，凡食血之物，皆能破血，然虻虫之食血以嘴，水蛭之食血以身，其身与他物紧贴，即能吸他物之血，故其破瘀血之功独优。至破瘀血而不伤新血者，徐氏之注详矣。而犹有剩义，盖此物味咸气腐，与瘀血气味相近，有同气相求之妙，至新血虽亦味咸，却无腐气，且其质流通似水，水蛭之力，在新血中，若随水荡漾，而无着力之处，故不能伤新血也。又曰：近世方书多谓水蛭必须炙透方可用，不然，则在人腹中，能生殖若干水蛭害人，诚属无稽之谈。曾治一妇人，经血调和，竟不生育，细询少腹有癥瘕一块，遂单用水蛭一两，炙透为末，每服五分，日两次，服完无效，改用生者如前法，一两犹未服完，癥瘕尽消，逾年即生男，此后屡用生者，治愈多人，亦未有贻害于病愈后者。

冉雪峰曰：

蛭之种类甚多，《尔雅》名虮，有山蛭，有草蛭，有石蛭，有泥蛭，不下五六种，与虻虫相等。虻虫亦以生水中者为胜，上虻虫条已畅言之。然虻不标明用水虻，而蛭独标明用水蛭者，因蛭之为物奇特，其优点在此，其坏处亦在此，故䗪虫、虻虫、水蛭三者均有毒，而《本经》䗪、虻均列中品，惟水蛭独列下品者，良有以也。石蛭、泥蛭，误食令人眼中如生烟，渐至枯损，寇宗奭已明言之。故虻有同异不嫌之说，而蛭无各蛭浑用之义，蛭而曰水，明示人非水蛭不可用也。方书谓水蛭入腹，煅之若尚存性，尚能变为水蛭，啮人肠腑，破瘀消血之药颇多，何必用此难治之物。此殆误于俗说，而漫不加察耳。谚曰不怕烧、不怕煮，只怕放牛儿翻他肚，此言蛭之卵子，性最难死，烧煮犹能生化，故陈藏器云，收干蛭当展其身令长，腹中有子去之，观此，则蛭子入腹，或有生化之变，若蛭本体，决无死后再生之理，何论烧煮焦烂。时贤张锡纯《衷中参西录》词而辟之，诚医林豪杰之士矣。蛭子之倔强耐生如此，则本条所谓主无子者，不更可明了了释耶。他书均谓水蛭悍峻，惟徐灵胎注独谓其性迟缓，迟缓二字，似殊费解，今观日人猪子氏实验，而恍然矣。猪子氏将水蛭置亚尔个保儿中，蒸发水浸，制为溶液，注兔取血测验，其凝固较寻常缓慢五六倍，徐时化学暨显微镜尚未昌明，不知何所据而知为迟缓，真值得佩服。各注之入理深谈者，推邹氏《经疏》为最，然谓只治已凝之瘀，不能治新凝之瘀，煞有语病。新瘀易去，固瘀难去，岂有能去固瘀，反不能去新瘀者。不过新瘀病轻，用寻常血药可矣，无事汇集搜剔吮吸虫类，反而过当，是不用也，非不能也。且虻虫、水蛭均入下焦，虽有飞潜之殊，并无上下之别。所当辨认者，虻虫气臭，以气胜，冲动力大；水蛭体黏，以黏胜，吮吸力大。二者合用，相得益彰，多方以求，乃死瘀难治，必求所以能治之法。又水蛭能使血液凝固缓慢，反而观之，即是能稀释血液，濡燥沃干而去痹着死血，但止血非所长，故他血药活血者多止血，而本条不言止，破血力亦不强；他血药多曰主癥瘕，而本条仅曰血瘕无癥字，此又水蛭特殊性质、特殊作用，而不可不知者也。

逐水类

葶苈

辛，寒。主癥瘕，积聚，结气，饮食寒热，破坚逐邪，通利水道。（《本经》下品。《别录》谓主伏留热气，皮间邪水上出。）

选注：

（一）陈修园曰：葶苈滑润而香，专泻肺气。肺为水源，故能泻肺，即能泻水，凡积聚寒热从水气来者，此药主之。又曰大黄之泻，从中焦始，葶苈之泻，从上焦始，故《伤寒论》中承气汤用大黄，而陷胸汤用葶苈也。

（二）黄宫绣曰：葶苈辛苦大寒，性急不减硝黄，大泻肺中水气，膹急下行膀胱，故凡积聚癥结，伏留热气，水肿痰壅，咳喘经闭，便塞至极等症，无不当用此调治。昔本草十剂篇云，泻可去闭，葶苈、大黄之属。但大黄则泻脾胃阴分血闭，葶苈则泻肺经阳分气闭。葶苈有苦有甜，甜者性缓，虽泻而不伤，苦者性急，既泻肺而复伤胃，故必用大枣补土以制水，但水去则止，不可过剂。观《金匮》所云用葶苈以治头疮，药气入脑杀人，其意大可知矣。

（三）张山雷曰：自徐氏之才论十剂之泄以去闭，偶以大黄葶苈二物并举，而东垣遂谓葶苈气味俱厚，不减大黄，景岳从而和之，石顽且谓苦寒不减硝黄，丹溪亦有葶苈性急，病涉虚者，杀人甚捷之说也。今俗人不辨是否，畏如蛇蝎，即寻常肺气喘满，痰饮窒塞之证，亦几有不敢轻试之意。其亦知实在性质，不过开泄二字，且体质本轻，故能上行入肺，而味又甚淡，何至猛烈乃尔。临证以来，所用甚夥，开肺之效，久已共见，而伤肺之弊，尚是无闻。抑且通调水道，固有其功，而伤肺作泻，未见其罪。乃古书多与大黄并论者，则皆因徐氏偶举之例，而听者不察，和而唱之，无识妄从，可为浩叹。盖亦试以二物分煮而尝之，当可恍然于其气味厚薄之何似矣。

参考：

（一）《古方药品考》曰：《衍义》云，经既言味辛苦，则甜者自不复入药也。大抵治体皆以行水走泄为用，盖取其苦泄之义耳。惟苦葶苈自来绝迹，不论进口货与本国产皆无之。今药铺称甜葶苈者，粒极细，色红黄，味淡甘，此荠子或菥蓂子也。其称苦葶苈者，粒似芸苔子，不圆，味微苦，此救荒遏蓝子也，皆非真品，全白芥子代用之最有效。

（二）《用药须知》曰：葶苈正二月着花，子宜早收，迟则脱落，形状似荠叶，有茸毛，但苦味少，其来自中国之种，味极苦，此真苦葶苈也。本草所谓苦彻顶者是，然甚难得。

（三）《本草纲目》曰：葶苈甘苦二种，正如牵牛黑白二色，缓急不同，又如葫芦甘苦二味，良毒亦异。大抵甜者下泄之性缓，虽泄肺而不伤胃，苦者下泄之性急，既泄肺而亦伤胃，故以大枣辅之。然肺中水气膹满急者，非此不能除，但水去则止，不可过剂，既不久服，何致杀人。《淮南子》云，大戟去水，葶苈愈胀，用之不节，乃反成病，亦在用者节之。

冉雪峰曰：

葶苈芳香清润，为散结宣窍之利器，破坚逐邪之良药。惟辛则泄，惟苦则降，惟苦而合之滑润，则降泄之力大。各注昧昧，为甜者甘缓不伤胃气，而甜葶苈因得普遍于药肆。不知攻坚破积之药，何取乎甘缓，此病之所以难治，而医之所以为庸也。一唱众和，几以葶苈为杀人毒药者。濒湖识见较真，犹曰既不久服，何至杀人，亦何可笑。张山雷氏慨乎言之，斥为无识盲从，韪矣。以余阅历，葛店陈远大四房内东患肺痈，每日吐脓如糜粥逾一碗，业吐七日，垂死矣。肺痈始萌可救，脓成则死，但肺体仅烂一部分或半边，而紧要部分未烂，则犹可望生也。余以大剂救之，方治载拙著《健忘斋医案》中，葶苈即其方中主药之一，每剂六钱，每日二剂，约服半月之久，用葶苈在一斤以上。历程中既未腹泻，亦未减食，愈后体反丰腴，其族杏林药室主人亦善医者，惊为异事。然此实证，而余特殊心得，治肺痿虚证亦多以葶苈奏功，盖肺中浊痰滞气，不急刷去，阻塞气之隧道间，肺体之不痿者亦痿，寻常泻肺除痰方剂，实不胜病，痰旋去而旋生，气愈滞而愈固绝，对无望与其坐以待毙，孰如乘其可治而以大药救之。仲景治水气凌心，不猝死，一百日或一岁，仍主十枣汤；虚劳病至诸虚百不足，仍主大黄䗪虫丸，可以领悟其旨趣矣。观此，则注家所谓虚证忌用，及不可过剂，乃中人以下知识。惟虚证而用葶苈，葶苈而治愈虚证，方见葶苈功效优越也。再绎《本经》条文，开始曰主治癥瘕、积聚、结气，以结气披癥积之窍，煞尾曰破坚逐邪、通利水道，以水道握破逐之枢，是葶苈主要功能，在化气行水，气化而癥积除，水行而坚邪去，甚至三焦水道利，而胃肠之肓道亦利，由胃肠结气生出之寒热邪气，亦无不因之而利。二胡外枢，本品内枢，外枢者能推陈致新以和里，内枢者能通调寒热以和表，其义一也。《别录》谓主皮间邪水出，盖水津外越也。葶苈寒清苦降，滑利下夺，而味辛外达皮毛，引导水气，循决渎隧道，直趋而下，此与玉屏风散同义。玉屏风之防风用于补固外，本品之辛味，合于泄泻内，曰内曰外，曰虚曰实，神而明之，头头是道，学者推类尽致，正不徒葶苈一药作如是观已也。

芫 花

辛，温，有小毒。主咳逆上气，喉鸣喘，咽肿，短气，蛊毒鬼疟，疝瘕痈肿，杀虫鱼。（《本经》下品。李当之有大毒。）

选注：

（一）黄宫绣曰：芫花味辛而苦，气温有毒，亦反甘草。主治颇与大戟、甘遂，皆能达水饮窠囊隐僻之处。然此味苦而辛，苦则内泄，辛则外泻，故凡水饮痰癖，皮肤胀满，喘急，痛引胸胁，咳嗽，瘴疟，里外水闭，危迫殆甚者，用此毒性至紧，无不立应。不似甘遂苦寒，只泄经隧水湿。大戟苦寒，只泄脏腑水湿。荛花与此气味虽属相同，而性较此多寒之有异耳。此虽取效甚捷，误用多致夭折，不可不慎。根名蜀桑，只可敷疮毒鱼，及捣汁浸线，击落痔疮，他不宜用。

（二）张山雷曰：芫花气味，《本经》虽称辛温，然所主诸病，皆湿热痰水为虐，功用专在破泄积水，而非可以治脾肾虚寒之水肿。则辛虽能散，必非温燥之药，故《别录》改作微温，据吴普谓神农黄帝有毒，扁鹊岐伯苦，李当之大寒云云，似以李氏之说为允。《本经》主咳逆上气、喉鸣及喘而短气，皆水伤停积，上焦气壅，逆行闭塞不降之证，咽肿亦热毒实痰，窒滞清窍，此等苦泄攻通猛将，均为湿热实闭，斩关夺门，冲锋陷阵，一击必中之利器，非为虚人设法可知。蛊虫乃南方湿热毒虫，入人肠胃，非涤荡直泄不治，故古人用药，无非猛烈急下之物。鬼疟盖指山岚瘴气，恶厉之属，无端感触，飘忽中人，有似鬼祟，故有是名。此乃古人神道设教之时，假托鬼物而言，究竟非真有鬼物凭之，实即古人之所谓瘴疟，故治宜泄导热毒，亦非其他诸疟之所可混治者也。疝瘕亦指湿热蕴结之一证，不可以概一切之疝气瘕聚，痈肿则固专指阳发湿热之疡患矣。

参考：

（一）陈存仁《药学辞典》曰：芫花基本属瑞香科，为芫花之花蕾，其树系落叶灌木，高可三四尺，叶形椭圆，两两对生，边缘密生细毛，春日在生叶之先，开青紫色之合瓣花，尖端分裂而成四瓣，每梢丛生，作长穗状。然有毒性，试投叶与根于鱼池中，根名蜀桑，又名黄大戟，鱼尽死，故有毒鱼之名。

（二）《本草纲目》曰：芫或作杬，其义未详，去水言其功，毒鱼言其性，大戟言其似也。俗人因其气恶，呼为头痛花。《山海经》云，首山其草多芫是也。

（三）《纲目》又曰：顾野王《玉篇》云：芫木出豫章，煎汁藏果及卵不坏。洪迈《容斋随笔》云，今饶州处处有之，茎干不纯是木，小人争斗者，取叶挼擦皮肤，辄作赤肿如被伤，以诬人，至和盐擦卵，则又染其外若赭色也。

冉雪峰曰：

芫花一作杬，《纲目》列草部，属毒草类，《药学辞典》谓系瑞香科灌木，则又属木部矣。考《山海经》首山草多芫茉，又《尔雅》释木，杬毒鱼，是芫花草本、木本均有矣。然《史记·仓公传》，临淄女子薄吾病，饮以芫花一撮，系从芫。《别录》名杜芫，《吴普本草》名赤芫，亦均从芫。《纲目校正》谓自木部移入，则自以从芫属草部者，为近是。洪迈《容斋笔记》云，今饶州处处有之，茎干不纯是木，《尔雅》注按云，生南方用藏卵果者，自别是一种。杬木乃左思吴都赋所云，绵杬纯櫖之杬，非毒鱼之杬也。由此观是，杬木另是一种，性质各别，可否入药未详。而芫草高三四尺，茎干似木而实非木，是以辗转错讹，《纲目》自木部移入草部，煞有见地，但芫杬之辨，尚未彻底明了耳。有小毒云者，根有大毒，花之毒较小，对举之词。其实芫花猛勇疾驰，靡坚不破，毒鱼尽死，厥毒并非小也。《药典》列瑞香科，芫花不香，有臭恶气，故《纲目》有俗人以为气恶云云。《纲目》芳草类有三棱、莪术，香木类有芦荟、阿魏，是臭恶亦归芳香，盖是皆以气胜而已，则本品之属瑞香，其何足异。破坚逐水，固是芫花特具性能，而气臭以助其冲动，要亦攻破力大之一因素也。张山雷氏谓其性应寒而非温，因改李当之大毒为大寒，欲以自圆其说。本条主治各证，均释向湿热方面，竟将芫花释为祛湿热之药，此老武断倔强，惯于改字训经。芫花祛水药，并非祛湿药；除水药，并非除热药；水与湿有分辨，与热更不必混扯。虽水之弥漫者可散为湿，湿之凝结者可聚为水，要之水湿是二气，其治法亦各有攸分，山雷贤者，何亦憒憒耶。芫花为逐水要药，古今无异词，其所以治功赫赫者，另在特殊个性暨特殊原质，并不在泛常气味之肯定。香为天地正气，通气者固当求之香。水气门五苓散、苓桂术甘汤、苓桂五味甘草汤等，所以均用桂，然隐匿之蛊毒，幽怪之鬼疰，有非香气所能胜，惟此臭恶之气，乃能同化深入而不觉，而又即以其性质之猛悍者，急驰直下，如犀燃牛渚，无稍遁形，故本品温寒则不及姜附，利湿则不及泽苓，而逐水则倍蓰姜附泽苓，亦不及本品。凡物各有专能，本品之专能在逐水，副功用在消痰，安得扯向湿热哉，学者所当明辨也。

大　戟

苦，寒，有小毒。主蛊毒，十二水，腹满急痛，积聚，中风，皮肤疼痛，吐逆。（《本经》下品。《别录》主颈腋痈肿。《大明》泻药毒。甄权《药性》下恶血癖块。）

选注：

（一）杨时泰曰：《本经》大戟兼主中风肤痛、吐逆，而苏颂更有隐疹，及风毒脚肿之治。然则兹物逐水，殆有由肝而致其用者与。肝为肾子，凡五行中母气胜者，乐趋于子以泄之，兹或由子而泄其母气之淫，俾其不稍留与。钱仲阳疗痘证黑陷，有百祥膏，用大戟以泻肾中之毒，非泻肾水也，即《本经》首治蛊毒。《日华子》亦云泻毒药，又如玉枢丹、紫金锭，皆用以解毒，可知兹物泄水，必其急痛积聚，或水所化之血，已为恶血、癖块，大为真气之毒，乃可投之，否则破泄致害，实所不免，抑《本经》所主中风肤痛，即指风湿而言，原不离水之为病也。

（二）张山雷曰：大戟乃逐水峻剂，上古已有戟名，其猛可知。濒湖谓其味辛苦，戟人咽喉，似尚未允。《本经》谓主蛊毒，以蛊乃南方大热大毒之虫类，非苦寒峻下不足解。十二水肿满急痛积聚，盖谓十二经之水湿积聚，以致外肿内满，而为急痛耳。然苟非体充邪实者，亦不可概投。中风皮肤疼痛六字，当作一句读，盖指风湿热之袭于肌腠者，则辛能疏散，而苦寒又专泻降，是以治之，非泛言外受之风寒。石顽谓指风水肤胀，亦颇有理。吐逆是指水饮停于上焦，而不能下泄，以致上逆者，此以辛苦泄破，通达下降，是以主之。《别录》主颈腋痈肿，皆痰饮凝络之证治。头痛亦指饮邪凝聚水气上凌者而言，发汗则驱除水湿之溢于肤腠者耳，利大小便，固通泄攻破之专职矣。

参考：

（一）陈存仁《药学辞典》曰：日人化验中药之新报告，大戟成分为酸石灰及一种 alkaloid，其效能大泻六腑水饮，专作下泄剂与治痰饮药。

（二）《本草纲目》曰：痰涎之为物，随气升降，无处不到，入于心，则迷窍而成癫痫，妄言妄见；入于肺，则塞窍而成咳唾稠黏，喘急背冷；入于肝，则留伏蓄聚而成胁痛，干呕，寒热往来；入于经络，则麻痹疼痛；入于筋骨，则头项胸背腰胁手足，牵引隐痛。陈无择《三因方》，并以控涎丹主之，殊有奇效，此乃治痰之本。痰之本水也、湿也，得气与火则凝滞而为痰、为饮、为涎、为涕、为癖，大戟能泄脏腑之水湿，甘遂能行经络之水湿，白芥子能散皮里膜外之痰气，惟善用者能收奇功也。又钱仲阳谓肾为真水，有补而无泻，而复云痘疮变黑归肾一证，用百祥膏下之，以泻肾水，非泻肾也，泻其腑，则脏自不实。愚按百祥惟用大戟一味，大戟能行水，故曰泻其腑则脏自不实，腑者膀胱也，窃谓百祥非独泻腑，正实则泻其子也，肾邪实而泻其肝也。大戟味苦涩，浸水色青绿，肝胆之药也，故百祥膏又治嗽而吐青绿水，夫青绿者，少阳风木之色也。仲景亦云，心下痞满，引胁下痛，干呕短气者，十枣汤主之，其中亦有大戟，夫干呕胁痛，非肝胆之病乎，则百祥之泻肝胆也明矣。肝乃东方，宜泻不宜补，况泻青泻黄，皆泻其子，同一泻也，何独肾只泻腑乎？洁古老人治变黑归肾证，用宣风散代百祥膏，亦是泻子之意。盖毒火炽，则水益涸，风挟火势，则土受亏，故津血内竭，不能化脓，而成青黑干陷之证，泻其风火之毒，所以救肾扶脾也。

（三）《日用药品考》曰：绵大戟根，柔揉之如绵，径六七分，黄白色，味苍辛，使咽大肿。如时珍所言，紫大戟根，黑赤色，揉之亦如绵，味微辛，咽不致肿，较绵大戟性缓，以杭州紫大戟为上云。

冉雪峰曰：

《本经》言主蛊毒者，多叙在条文中或条文末。惟大戟开宗明义，即曰主治蛊毒，煞是特笔，不啻以主治蛊毒四字，为全条提纲也。人第知大戟为逐水峻药，抑知其为解毒要药乎。古人水气门诸方，如《金匮》十枣汤、《三因》控涎丹，逐水者也；钱氏痘证百祥膏、张氏枣变百祥丸，解毒者也。以及《圣济》治水蛊用大戟，《兵部手集》治水肿用大戟，皆侧重逐水。验方玉枢丹内用大戟，古方紫金锭内用大戟，皆侧重解毒。此大戟逐水解毒二项功用，征之古人方治，历历甚明者也。《说文》蛊，腹中虫也，《周易》蛊坏而有事，左传女惑男，风落山，谓之蛊。风气蕴酿所化，为天地病变；淫溺惑乱所生，为人身病变。先甲后甲，即是干蛊火候；振之育之，即是裕蛊方法。而惜乎虽与普通医者言也。然无论主逐水、主解毒，总是从攻破泄泻立法。《本经》于肿满急痛之外，又谓主中风皮肤疼痛。夫中风，表邪也，皮肤疼痛，表证也。大戟以逐水解毒之里药，而主风痛皮肤之表病，所以然者，太阳主表，太阳之气遏郁，不化热则化水，伤寒大小青龙汤，即化热化水之见端，五苓散、猪苓汤则是去水之剂，均有表证，盖病之机窍在里、在水，里之水不去，则外之邪不解也。由此推之，《三因》以逐水峻剂之控涎丹，通治心肝肺肾，经络筋骨，各项不同杂病，煞有见地。水之缘于各病者，病去则水去；病之缘于水者，水去则病去。不必见病治病，震于其末，当求其所以致病之由，以求其本而披其窍，是可由逐水一项，为《三因》所叙各项杂病，开无限法门，正不徒伤寒中风尔尔也。且逐水解毒二者，功用原系连贯，如百祥膏、丸解痘毒，痘毒系蕴郁血分，血液煎烁败坏，则紫黑顶枯，而无起浆之余地，此际泻大便即不合，惟以大戟之寒泄者开通水道，俾血热得由马尔氏囊下输膀胱，热解毒去，毒去血清，而陷者举矣。然必在顶未烧干，方起胀，将灌浆之候，逾灌浆期，顶已枯黑则迟矣、晚矣。此读古人书，所以当实事求是者也。综上以观，大戟不惟逐水，而且解毒，不惟逐水解毒以通里，而且逐水解毒以通表，且即以逐水者解毒，解毒者逐水，各项杂病，凡诸水因，无不统主。长枪大戟横扫千军，水气之关系，何其重哉，大戟治水之功用，何其弘哉。

甘遂

苦，寒，有毒。主大腹疝瘕、腹满，面目浮肿、留饮宿食，破癥坚积聚，利水谷道。（《本经》下品。）

选注：

（一）张隐庵曰：土味曰甘，径直曰遂，甘遂味苦，以泻土气而行隧道，故曰甘遂。土气不和则大腹，隧道不利则疝瘕，大腹则腹满，由于土不胜水，外则面目浮肿，内则留饮宿食，甘逐治之，泻土气也。为疝为瘕，则癥坚积聚，甘遂破之，行隧道也。水道利则水气散，谷道利则宿积除，甘遂行水气而通宿积，故利水谷道。

（二）李时珍曰：肾主水，凝则为痰饮，溢则为肿胀。甘遂能泻肾经水气，治痰之本也，不可过服，但中病则止可也。张仲景治心下留饮，与甘草同用，取其相反而立功也。刘河间《保命集》云，凡水肿服药未全消者，以甘遂末涂腹绕脐令满，内服甘草水，其肿便去。又王璆《百一选方》云，脚气上攻结成肿核，及一切肿毒，用甘遂末水调敷肿处，即浓煎甘草汁服，其肿即散。二物相反，而感应如此。清流韩泳病脚疾，用此一服，病去七八，再服而愈。

参考：

（一）陈存仁《药学辞典》曰：甘遂为类似大戟之毒草，其根为连珠状横根，多润节，形似麦门冬而稍长，皮部有赤色斑点，内部色白。其效能大泻经隧水饮，概用作治水肿药。据猪子氏之实验云，甘遂有峻下之效，其有效成分，盖为刺激肠管，以发下利之华尔斯样物质，殆一种之无水酸，与本品用量1.2～3.0。

（二）《本经疏证》曰：尤在泾云，胃为都会，水谷并居，清浊未分，邪气入之，夹杂痰食，相结不解，则成结胸。大小肠者，精华已去，糟粕独居，邪气入之，但与秽物结成燥粪而已。大承气专主肠中燥屎，大陷胸专主心下水湿。粪在肠，必借推逐，故须枳朴；水湿在胃，必兼破饮，故须甘遂。留饮宿食去，则水谷之道利矣。《金匮要略》用甘遂半夏汤，治虽利心下续坚满，又用大黄甘遂汤，治水与血结于血室，于此见水能为疝瘕癥坚之根，并可见泻利者，大黄不得用，甘遂仍可用，盖其性迳情直行，不稍留恋，故非特能行停蓄泛滥之水，即徘徊瞻顾，欲行不行之水，并其所长矣。

冉雪峰曰：

芫花、大戟、甘遂，三者俱逐水勇将，芫花藏卵令色赭，《吴普》名赤芫，大戟紫赤者胜，世称红芽大戟，甘遂皮有赤斑或钱赤，《圣惠方》所用，因有名泰山赤皮甘遂者。中说色赤入血，西说色赤含有血素，故所主均兼血分癥瘕痈疝各病。而逐水主要治功，尤以甘遂为最，剽悍急驰，不稍容恋，不惟利水道，兼利谷道。是芫花以臭之冲动胜，大戟以质之解毒胜，而甘遂则以剽悍滑急，攻逐下泻胜。芫花、大戟均仅称小毒，而甘遂独曰有毒，重轻盖自有辨矣。观仲景用药凡例，大陷胸汤泻上焦之水，甘遂半夏汤泻中焦之水，大黄甘遂汤泻下焦之水，是一身上中下无所不到。芫花、大戟、甘遂，三者功用相同，后世本草又均谓反甘草，是三者特性亦同。凡药相反者杀人，二药不知何项物质，两两不合，因而起化学作用，未经科学证实，固为疑义。然经验即是学问，夫岂全诬，是亦讲求药学者，急待研究之问题也。经猪子氏实验，甘遂有效成分为华尔斯样物质，能刺激肠管以发下利，故学者多谓芫花、大戟亦必含有此项物质。古人三药多同用，如十枣汤丸、舟车神祐、三因控涎之类，盖流体水积，较固体食积，为患尤迅且暴，不得不集中群药，多方以求之也。《疏证》诠引甘遂半夏汤，谓甘遂之性，径情直行，不稍留恋，善治徘徊瞻顾，欲行不行之水。须知甘遂个性，固径直不留恋，而甘遂半夏汤，则正变径直为留恋也。何以言之，留饮黏着肠壁不去，此时即汇集逐水猛药，疾驰而下，而顽固黏着者，仍不得去，故仲景甘遂半夏汤佐以甘草，借其相反，一战而成功。又恐其径情直行，一往无余也，故佐大量白蜜浓煎，俾药与肠壁留饮黏着，得甘遂甘草相反，冲突脱离而下，病下则药亦下，而肠壁不伤。盖病既变水气为涎痰，则药亦变径直为留恋，真神乎神矣。后人以甘遂末汁敷涂环脐或肿处，内服甘草汁，不犯相反之嫌，而有相应之妙，颇具巧思。然尚未体到白蜜黏着奥义，仅得甘遂半夏汤之半。至各地所谓水肿专家，服其秘方药末，辄大泻下，证实体实，亦有愈者，然不论轻重、不问虚实、不论久暂，惟以固定一种末药了之，斯为下矣。学者活用权衡，恰中奥窍，水病其庶有豸乎。

牵牛子

苦，寒，有毒。主下气，脚满水肿，除风毒，利小便。（《别录》所载。）

选注：

（一）黄宫绣曰：牵牛有白有黑，白者其性入肺，专于上焦气分，除其湿热，故气逆壅及大肠风秘者，得此以治。黑者其性兼入右肾，能于下焦通其遏郁，故肿满脚气及大小便秘，俱得以治。但下焦血分湿热，湿自下受，宜用苦药以折，牵牛气味辛辣，久嚼雄烈，服之最能泄肺，若以下焦血病，而于气分有损之药，以为投治，是以血病泄气，不使气血俱损乎。惟是水气在肺，喘满肿胀等症，暂用以为开泄，俾气自上达下，而使二便顿开，以快一时。若果下焦虚肿，还当佐以沉香、补骨脂等味，以为调补，俾补泻兼施，而无偏颇损泄之害矣。

（二）张山雷曰：牵牛善泄湿热，通利水道，亦走大便，故《别录》谓其苦寒，至李氏东垣，以其兼有辛莶气味，遂谓是辛温雄烈。寿颐按此物甚滑，通泄是其专长，试细嚼之，惟其皮稍有辛味。古今主治，皆用之于湿热气滞，实肿腹满，二便不通，则东垣以为辛热，石顽和之，亦谓辛温，皆属不确，当以《别录》之苦寒为正。又莶气戟人喉舌，细嚼之亦在皮中，所谓有毒，盖即在此。古人凡用末子，均称只用头末，正以其皮黏韧，不易细碎，只用头末，则弃其皮，而可无辛莶之毒，颇有义味可思。观《别录》主治，专破气血之壅滞，泄水湿之肿满，除风利便，固皆以实病言之。此药功用，固以包举无余，甄权申之，则曰治痃癖气块，利大小便。东垣谓除气分湿热，三焦壅塞，濒湖谓逐痰饮，通大肠气秘、风秘，杀虫，亦皆主结滞壅塞各论，而推阐之耳。

参考：

（一）陈存仁《药学辞典》曰：牵牛成分，含有主要昆护胡林（convolvulin，$C_{31}H_{51}O_{16}$）与药利巴根相同。其效用泻湿热，利二便，用作和缓下剂，为便秘与脚气药。

（二）《本草纲目》曰：牵牛治水气在脾，喘满肿胀，下焦郁遏，腰背胀重及大肠风秘、气秘，卓有殊功。但病在血分，及胃脾虚弱而痞满者，则不可取快一时，及常服暗伤元气也。一宗室年几六十，生平苦肠结病，旬日一行，甚于生产，服养血润燥药，则泥膈不快，服硝黄通利药，则若罔知，如此三十余年矣。时珍诊其人体肥，膏粱而多忧郁，日吐酸痰碗许乃宽。又多火病，此乃三焦之气壅滞，有升无降，津液皆化为痰饮，不能下滋肠腑，非血燥比也。润剂留滞，硝黄徒入血分，不能通气，俱为痰阻，故无效也。乃用牵牛末皂荚膏丸与服，即便通利，自是但觉肠结，一服即顺，亦不妨食，且复精爽。盖牵牛能走气分，通三焦，气顺则痰逐饮消，上下通快矣。

冉雪峰曰：

牵牛与葶苈相似，质均寒滑。葶苈辛中有苦，而以辛胜，故曰辛寒；牵牛苦中有辛，而以苦胜，故曰苦寒。辛则开泄之功为多，苦则降泄之功为多。葶苈气清，牵牛气浊。葶苈泻肺泻上焦之水，牵牛泻脾肾泻下焦之水。古人中以下病少用葶苈，中以上病，少用牵牛，岂无故哉。牵牛本利水药，并非利大便药，本行中下药，并非行中上药。自刘河间、张子和出，倡为通用下药，用违其才，弊碍滋多，东垣目击其事，谓脾胃虚弱而痞满者不可用，不可取快一时。东垣生平学术，得力在重脾胃，水邪虽当急去，中气不可过伤，不为无见。然改牵牛苦寒为辛热，又谓从下受，或血分湿热者，牵牛均非所宜，濒湖评为矫枉过正，洵为允当。而后世本草家多剿其说，如张石顽、李士材、黄宫绣等，均依样葫芦，汩没学者灵机不少。须知水与湿有分辨，经云在天为寒，在地为水，又云在天为湿，在地为土，湿为天气，水为地气，水属太阳，湿属太阴，安得混而言之。水虽流体有形，可以导流直决，湿乃弥漫无形之气，只可借风药散之，清渗药泄之，疏凿不可，降导不能，此病理之不可分剖者也。水邪凌心，为水气重证，当猝死，倘不猝死，延至一百日，或一岁，水患余生，其虚羸盖可想见。然胸满惊烦不得卧，水仍上逆，仲景仍以十枣汤主之，不稍假借，可见有是病，用是药，水不去则虚不复，为起死回生大关键。只论因病致虚或因虚致病，安得以其虚而即禁之，此治疗之不可不明辨者也。至湿从下受不宜云云，尤为瞽谈。本条主治明言主下气，疗脚满，讵非功用多在下耶。大抵利水为牵牛本位功能，利大便为牵牛附带作用，然有硝黄不能利之大便，而牵牛反能利者，假令病者气机不化，津液凝泣，气不到则水不到，或肠中原有水而吸含闭滞，气不化则水亦不化，此时虽用硝黄，其何能济，惟牵牛滑利苦泄，以行水者行气，气化能出不惟从小便出，并从大便出。濒湖所谓气分通，三焦气顺，则痰逐饮消，上下通快者是也。山雷张氏谓牵牛之辛味莶味在皮部，有毒亦在皮部，格物精透，超越前贤，此可与蓖麻子互参。蓖麻子毒在皮，故油贵冷取，牵牛亦毒在皮，故药用头末，而牵牛真正之性味，真正之功能，可了然矣。

荛　花

苦，寒，有毒。主伤寒温疟，下十二水，破积聚，大坚癥瘕，荡涤胸中留癖，饮食，寒热邪气，利水道。（《本经》下品。）

选注：

（一）黄宫绣曰：荛花虽与芫花形色相同，而究绝不相似。盖芫花叶尖如柳，花紫似荆，荛花苗茎无刺，花细色黄。至其性味，芫花辛苦而温，此则辛苦而寒，若论主治，则芫花辛温，多有达表行水之力，此则气寒，多有入里走泄之效。故书载能治利，然要皆逐水破泄之品，未可分途而别视也。但药市混收，亦可见效，以其主治差同故耳。

（二）邹澍曰：伤寒表不解，心下有水气，干呕，发热而咳，若微利者，去麻黄加荛花，如鸡子大，熬令色赤。注云下利者，不可攻其表，汗出必胀满。去麻黄，恶发汗，夫太阳与阳明合病下利者，与葛根汤，其中未尝无麻黄，不虑其胀满何哉？盖葛根汤所治证，其表但有风寒，风寒者标在外，本亦在外。小青龙汤证则本虽风寒，标已化水，风寒虽仍在外，水饮则已内连，若徒发其外，则外之风寒才散，内连之水气，必随出于表。于是入经隧为胀满，不可与葛根汤同论也。虽然治水之出于表者，有防己、有大戟，治水之为喘咳者有芫花，此则用荛花者何？盖防己主伤寒温疟热气，此则未化为热也。大戟治风与水在皮肤疼痛，此则不疼痛也。芫花治因水喘咳，仅能下气，不能治利，故主荛花。然主治惟与荛花为近，故后世或以芫花代者焉，于此见荛花与芫花，功用略同，而芫花惟下气行水，荛花兼破饮食积聚，利水道，差有别矣。

参考：

（一）陈存仁《药学辞典》曰：荛花属瑞香科，其形态为落叶小灌木，高三四尺，其树皮为制纸之原料。叶为椭圆形，末端尖锐，长五六分至寸许，枝叶皆对生，入秋枝梢与叶腋之间，俱抽花梗，开黄色四瓣之花，其状如筒，长二分许。其效能利水破积，用治水肿及祛痰药。

（二）《名医别录》曰：荛花生咸阳川谷，及河南中牟，六月采花阴干，又云中牟者，从河上来，形似芫花，而极细白色。

（三）《本草图经》曰：叶似胡荽，茎无刺，花细黄色，四月、五月收，与芫花全不相似也。

（四）《本草纲目》曰：按苏颂《图经》言绛州所出芫花，黄色，谓之黄芫花，其图小株，花成簇生，恐即此荛花也。生时色黄，干则如白，故陶氏言细白也。或言无荛花，以桃花代之，取其利耳。

冉雪峰曰：

芫花、大戟、甘遂、荛花，皆逐水峻药。虽味有或辛或苦之不同，性有或温或寒之各异，大要有不寒者，未有不苦者，有不温者，未有不辛者。且温只微温，寒则大寒，辛只微辛，苦则大苦，以适成其滑利下泄之功。芫根名黄大戟，荛花名黄芫花，不惟功效同，名称亦从同。黄宫绣氏谓药市混收，均可有效，而各家本草，竟竟于味苦味辛，性温性寒，各是其说，殆未就各药大体统观，而扼其要耳。且各药主治条文，须各各互参，有共同点，宜识其通则，有特异点，宜辨其个性。滑利逐水，解毒活血，消坚破积，通里气以和表气，开上气以舒下气，利小便兼利大便，此为共同点。若芫花之臭恶毒鱼，冲动力大；大戟之味莶戟喉，钻透力大；甘遂之刺激肠壁悍厉，下泄力大。本条荛花，则功与芫花同，而性较芫花缓，观荛花条文所主，曰伤寒温疟，曰大坚癥瘕，曰饮食寒热，凡外感伏邪，寒证热证，合里合外，彻上彻下，亦若功效赫赫，超越等伦者。然此特逐水功用一气所推阐，乃逐水各药之共同点，非荛花所能，芫花、大戟、甘遂各药不能也。邹氏《疏证》，本多入理深谈，惜本条亦未窥其奥，引据仲景小青龙汤，伤寒心下有水气，干呕，发热而咳，若微利者，去麻黄加荛花，谓芫花治因水咳逆，仅能下气，不能治利，故主荛花，殊未尽合。伤寒有热，则用大青龙；有水，则用小青龙。是小青龙原治水。麻黄能发汗，能利尿，亦可治水，而去麻黄者，乃水气深入，已袭肠部，微利即其病征，此时病窍不在表，麻黄扣不着。然水虽深入而尚初聚，并非留饮顽固黏着者比，又非十枣甘遂所宜，故用荛花微刺肠壁，以泄深入之水，水结散，气结通，而外寒之未化水者亦解矣。此即本条主文荛花主治伤寒之说，亦即伤寒机窍在水，用荛花之说，非凡百伤寒，荛花均可通治也。以里药而解表，以下利药而治利，非仲景不辨此。微利之微字当着眼，若大利，荛花之刺激肠壁以发下利者，尚可用乎。如邹氏言，竟将荛花释为止利，不知微利，是审病机出入，是水浸肠部见端，既非太少合病之下利，亦非太阴为病之自利，脱脾胃自利，荛花何能治乎。内外出入，轻重缓急，奥折精微，至于如此，而伤寒之义蕴宣矣，而荛花真正之功用得矣。

防　己

辛，平。主风寒温疟，热气，诸痫，除邪，利大小便。（《本经》中品。《别录》谓疗手足痉挛，通腠理，利九窍。）

选注：

（一）陈修园曰：防己气平，禀金之气，味辛无毒，得金之味，入手太阴肺经。风寒温疟者，感风寒而患但热不寒之疟也。热气诸痫者，心有热而患牛马猪羊鸡诸痫也。温热皆为阳邪，痫疟皆属风木。防己辛平，可以统治之。除邪者，又申言可除己土之邪气也。肺为水之上源，又与大肠相表里，防己之辛平调肺气，则二便利矣。

（二）张山雷曰：防己纹如车辐，体质空松。苏颂谓其折茎吹之，气从中贯，专以通泄疏导为用。而味又辛，则外达肌肤，下通二便，昔人谓其散风者，亦以轻能外达言之。实则疏泄而清利湿热，是其专职，颇与木通之体用相近，则专治湿热有余，二便不利，而实非风家主药。名曰防己者，以脾为己土，喜燥恶湿，湿淫于内，则气化不行，而水失道，故为肿为疮为脚气，皆己土受邪之病，而此能防堤之，是为古人命名之真义，非所谓名之以其能者耶。古今主治，无不从湿热二字着想，东垣李氏独谓其如人之险而健，幸灾乐祸，能为乱阶，又历举其三不可用，贬之最甚。而又谓十二经湿热壅塞不通，下注脚气，膀胱积热，非此不行，忽抑忽扬，殊觉无谓。要之药以治病，对证自有奇功，譬如巴豆乌附，大毒最厉，能用得其宜，起病乃极迅速，何必专言其短，反以眩惑人心，望而生畏，且以启后学之疑，殆非治药物之正旨矣。

参考：

（一）陈存仁《药学辞典》曰：防己泄下焦湿热，疗风水要药，为偻麻质斯之镇痛药，有特效。及为利尿药，用于水肿膀胱热痛风证。其作用在胃中，刺激胃黏膜，使胃液分泌骤增。入肠，能激肠壁神经，使吸收力强大，同时又能阻止肠液之分泌。入血中，令全身黏膜充血，而以肾脏为尤显，全身之过量水分，即被驱而向肾脏，而肾脏之工作，亦就此而迅速。

（二）《本草崇原》曰：防己气味辛平，茎空藤蔓，根纹如车辐，能启在下之水精而上升，通在内之经脉而外达，故《金匮要略》云：膈间支饮，其人喘满，心下痞坚，面色黧黑者，其脉沉紧，得之数十日，医吐下之不愈，木防己汤主之。又云：风水脉浮身重，汗出恶风者，防己黄芪汤主之。皮水为病，四肢肿，水气在皮肤中，四肢聂聂动者，防己茯苓汤主之。《千金方》治遗尿小便涩，三物木防己汤主之。而东垣有云：防己乃下焦血分之药，病在上焦气分者禁用。试观《金匮》诸方所治之证，果为气分乎？血分乎？抑在上焦乎？下焦乎？盖防己乃平气通上之药，其性功与乌药、木通相类，而后人乃以防己为下部药，不知何据。东垣又云：防己大苦寒，能泻血中湿热。

比之于人，则险而健者也，幸灾乐祸，能为乱阶，然善用之，亦可敌凶突险，此瞑眩之药也，故圣人存而不废。噫！神农以中品之药为臣，主通调血气，却邪治病，无毒有毒，斟酌其宜，随病而用。如防己既列中品，且属无毒，以之治病，有行气清热之功，险健为乱之说，竟不知从何处得来，使后人遵之如格言，畏之若毒药，非先圣之罪人乎。

冉雪峰曰：

防己类似木通，冲动力尤大，能逐潴积之水，而为己土之捍御，防制崩溃，故名防己。然实疏泄，而非填补，实苦渗，而非滑泻，在逐水药队中，别具一格。李东垣氏谓闻其臭则可恶，下咽则令人身心烦乱，比之小人，险而健，能为乱阶，几若以优性为劣性也者。夫防己之臭，何如阿魏？悍，何如巴豆？阿魏、巴豆，用之得当，可以散大结破大坚。未闻有议其性劣者，偶拟不伦，遂开后人攻击之渐，李氏可谓失言矣。其谓防己为大苦寒，入下焦血分，乃详审性味，实事求是，大戟本辛，辛中有苦，故曰味苦，防己本苦，苦中有辛，故曰味辛。《本经》言味之用，此言味之体。至谓饮食劳倦，阴虚生内热，元气谷食已亏，以防己泄大便，是谓虚虚，乃李特殊心得，盖李氏生平学术，得力在重脾胃。防己正面虽能防己土之泛滥，而反面即能竭己土之膏腴，故言之深切如此。证以今之科学实验，防己入肠，能使肠壁神经吸力强大；入血中，能令全身黏膜充血。此非防己之入血分乎。又实验肾脏充血尤显，全身过量水分，被驱而向肾脏，而肾脏之工作，亦因而迅速，此非防己入血分，并趋向下焦者乎？凡此在李氏当日，虽不知其所以然，尚体认到当然。张隐庵氏词而辟之，只知水病与气分有关，不知水质由血分滤出，梦想不到近今科学实验证明，是张氏造诣，实出李氏下矣。三焦者决渎之官，水道出焉，而司其锁钥者，肺也、脾也、肾也。故昔贤谓肺为水之上源，脾为水之中枢，肾为水之关闸。防己能防己土水邪之浸袭崩坏，为轴心的，执中以运两头，不必拘拘言治下，亦不必拘拘言治上。水病有虚实，水邪泛滥，潴塞充积者，实也。脾阳下陷，转输无权者，虚也。仲景用防己，有合葶苈、椒目者，有合桂芪白术者，其补泻盖各有间矣。泻是防己土，补亦是防己土，东垣之说，即仲景之意也。至《本经》主诸痫，《别录》主手足痉挛，此水气病变，一潴积脑室，一流溢经隧，与新说防已治偻麻质斯有特效，两两吻合。大抵防己治脑水肿，经隧水肿为切合，亦非凡百痫证、凡百痉挛，均可统治也。要之防己各项宏功，均由臭恶气悍，冲动迅厉显出，健则固己，险何有焉，水为险，制水不为险，学者持平而破其的，斯可耳。

商陆

辛，平，有毒。主治水肿，疝瘕痹，熨除痈肿，杀老精物。（《本经》下品。）

选注：

（一）李士材曰：商陆酸辛，有毒，通大小肠，疏泄水肿，攻消痃癖，捣烂敷肿毒喉痹。小儿痘毒，同葱白填脐，白者可入汤散，赤者但堪外贴。古赞云，其味酸辛，其形类人，其用疗水，其效如神。与大戟、甘遂异性同功，虚者不可用，只用贴脐，小便利即肿消也。

（二）邹澍曰：异哉。李濒湖谓商陆沉降而阴，其性下行，专于治水，与大戟、甘遂异性同功也。夫所贵于治《本经》者，为能审名辨物，知其各有所宜耳。若商陆之功不过与大戟、甘遂埒，则用大戟、甘遂已耳，又何取于商陆哉。夫大戟、甘遂味苦，商陆味辛，苦者取其降，辛者取其通，降则能行逆折横流之水，通则能行壅淤停蓄之水，取义既殊，功用遂别，岂得以此况彼也。仲景书中，十枣汤用大戟、甘遂，大陷胸汤、甘遂半夏汤、大黄甘遂汤，均用甘遂，不用大戟，则甘遂之与大戟，自有异矣。独于大病瘥后，腰以下有水气者，牡蛎泽泻散中偏取商陆，非谓商陆有异于大戟、甘遂乎。商陆不用赤花、赤根，独有取于白花、白根者，盖以其色之白，恰配其味之辛，以为攻坚破顽之用。下病者上取，上病者下取，牡蛎泽泻散治腰以下水气不行，必先使商陆、葶苈，从肺及肾，开其来源之壅，而后牡蛎、海藻之软坚，蜀漆、泽泻之开泻，方能得力。用栝蒌根者，恐行水之气过驶，有伤上焦之阴，仍使之从肺吸阴，还归于上，与常山之蛇，击其首则尾应，击其尾则首应者不殊也。是故商陆之功，在决壅导塞，不在行水疏利。明此，则不与他行水之物，同称混指矣。

参考：

（一）《和汉药考》曰：商陆之有毒成分，名曰费脱拉克托克辛（phytolacctoxin，$C_{24}H_{30}O_8$），为无结晶之华尔斯，水不能溶解，遇酒精即全溶解，然加水冲淡则再起沉淀。此有毒成分在商陆根中约含有4%～5%，析出之后，以水制成越几斯，行生理之试验，毫无效果，复试以酒制越几斯，则功效显著。

（二）《药考》又曰：以商陆制成酒制越几斯，用于脚气及慢性肾脏炎、肋膜炎、心囊水肿、腹水等之水肿，皆有卓效。即此可知因刺激血管运动神经之中枢，使血压增进，而通利小便也。又以毒药投各动物，数时辄起呕吐，然以商陆越几斯继续服用，绝不见发胃肠病，亦无其他副作用。曾有医家以此剂投病者，在四五日内，其尿并不加多，反见减少，又四五日或半月后，药始显其效力。一如实芰答利斯之有蓄积作用，故凡初投此剂而无效者，非不见效也，时日未至也。倘即中辍，是失机矣。

（三）《伪药条辨》曰：伪名次商陆，即俗所称猪卜卜者，其性无从稽考，不可服。商陆近道所在有之，春生苗，高二三尺，茎青赤，极柔脆，叶如牛舌而长，夏秋开花作朵。根如萝卜，似人形，有赤白二种，白根者花白，赤根者花赤。白者入药，赤者毒更甚，俗名章柳，不可服，服之见鬼神。嗟嗟，同是一种，根赤者尚不可服，况猪卜卜之异种乎。

冉雪峰曰：

逐水类各药，有毒者占多数，如芫花、大戟、甘遂均暴悍、均有毒，仅甘遂检出具华尔斯样物质，至各药所含毒质，究系何项元素，现尚未悉。商陆逐水功效，并不较芫花、大戟、甘遂为优，而暴悍毒性亦不较芫花、大戟、甘遂为甚，但其毒质，则已明了，系费脱拉克托克辛，为无结晶之华尔斯，以此毒质制剂，由各动物实验，得其结要如下：一刺激延髓中枢，而全身搐搦；二刺激呼吸运动神经中枢，而呼吸频数；三刺激血管运动神经中枢，而血压升腾；四刺激迷走神经中枢，而心动减少。是否利尿物质，得此项毒质而大其功，抑或此项毒质，即系利尿有效成分，在今日学理上，尚未确定。芫花、大戟、甘遂是否含有此同样毒质，抑另含有他项毒质，亦未明晰。总之，各药峻厉迅驰，效大功宏，均在所含毒质无疑。从来注家，竟竟于气味之分，或以滑利宜寒，或以冲动应温，以故逐水类各药性味，几乎人执一说，讵非均在暗中摸索耶？水能化气，气复化水，故中说对逐水，多侧重气的方面。人身排泄之水，均由血中滤出，血行速则滤多，血行迟则滤少，故西说对逐水，多侧重血的方面。其实荣卫相含，二者功用不离，可以根本会通。况中说主气，而疗及癥瘕痈痛，未尝不兼及血；西说主血，而验及呼吸频数，未尝不求之气。事实上，原自连系贯通。新说所含费脱拉克托克辛，溶于酒，不溶于水，水制剂行生理试验，毫无效果，以酒制剂试验，则功效显著。故准之学理，商陆宜用末或酒煮、酒水各半煮，紧要成分方能溶出。旧法取入普通汤剂，已为不合，至谓服后不可饮水，更为瞽谈。商陆既不溶于水，何惧饮水哉？《千金》《外台》《圣惠》各书用商陆，有生捣绞汁之说，又或与绿豆煮粥、米粒煮粥，均轧用实质，虽未确知其不溶于水，在事实上似已体到取用实质之为当，此盖古人经验与近今科学暗合者也。细查前述动物实验，不惟与循环系、呼吸系有关，与延髓中枢、迷走神经中枢亦有关。逐水药之能治神经病，可由此证人。但血压升腾而心动减少现象，殊为奇异。仲景牡蛎泽泻散中用商陆，取治大病瘥后有水气，《和汉药考》临床实验，谓其见效缓，如实芰答利斯之有蓄积性，其殆与心动减少义蕴两两符合与。于暴悍峻厉药物，探出延蓄长缓作用，既有奇异现象，又有奇异功能，学者所当一一体认也。

贯 众

苦，微寒，有毒。主治腹中邪热，诸毒，杀三虫。（《本经》下品。《别录》谓破癥瘕，除头风，止金疮。）

选注：

（一）徐灵胎曰：贯众生于山涧之中，得天地清阴之气，故能除蕴热湿秽之疾，其体中虚而清芳，故能解中焦之毒。人身之虫，皆湿热所生，湿热除，则诸虫自消也。

（二）缪希雍曰：贯众味苦而又微寒，只应云有小毒，以其苦寒，故主腹中邪热诸毒。三虫皆由湿热所生，苦寒除湿热，则三虫自死矣。苦以泄之，亦兼有散之之义，故破癥瘕。苦寒能除风热，故止头风。金疮出血后必发热，泄热散结，则金疮自止。

（三）张山雷曰：贯众苦寒沉降之质，故主血热而能止血，并治血痢下血，甚有捷效，皆苦以燥湿，寒以泄热之功也。然气亦浓厚，故能解诸时邪热结之毒。《别录》除头风，专指风热言之，凡大头瘟肿连耳目，用泄散而不遽应者，但加贯众一味，即邪热透泄，而热解神清，不独苦寒降泄，亦气之足以散邪也。故时疫盛行，宜浸入水缸中，常饮则不传染，而井中沉一枚，不犯百毒，则解毒之功，尤其独著，不得以其轻贱而忽之。

参考：

（一）陈存仁《药学辞典》曰：日人化验中药新报告，贯众成分为 oleorsin。其形态为自生山中溪畔，或深林阴处之羊齿植物，叶丛生于一根，作羽状，梢弯曲，长一二尺，小叶作楔状，冬日不凋，根稍类乌头，呈黑褐色。其作用在胃，能激胃液之分泌。至肠中与绦虫遇，即驱杀，而混入粪中排出。如服量过多或过久，则惹激中枢神经，而呈中毒现象。

（二）《嘉祐图经》曰：今陕西河东州郡及荆襄间多有之，而少有花者，春生苗，大如蕨，茎干三棱，叶绿色，似鸡翎，又名凤尾草。其根紫黑色，形如大瓜，下有黑须毛，又似老鸱。郭璞注尔云：叶圆锐，茎毛黑，布地，冬不死，《广雅》谓之贯节是矣。

（三）《本草纲目》曰：贯众大治妇人血气。王海藏治夏月出痘不快，快斑散用之，云贯众有毒，而能解腹中邪热之毒，病因内感而发之于外者多效，非古法之分经也。又黄山谷煮豆帖，言荒年以黑豆一升，挼净，入贯众一斤，锉如骰子大，同以水煮，文火斟酌至豆熟，取出日干，覆令展尽余汁，簸去贯众，每日空心咽豆五七粒，能食百草木枝叶有味，可饱。又王璆《百一选方》，言滁州蒋氏，因食鲤鱼玉蝉羹为肋刺所哽，凡药皆不效，或令以贯众浓煎汁一盏，分三服，连进至夜，一咯而出。亦可为末，水服一钱，观此，可知其软坚之功，不但治血治疮而已也。

冉雪峰曰：

水邪多从小便去，究之逐水与利小便药有辨，利小便只渗利润利，逐水则峻厉迅驶，窜透冲动力较大，迫之以不得不然，故逐水药多有毒，而以毒制毒，善药者反得其敌凶突险之用。蛊毒则幽隐而怪，风毒则变幻而速，他逐水药虽悍，仅曰主蛊毒，主风毒。而本条贯众则曰主诸毒，一诸字赅括甚众。凡蛊毒、风毒，暨诸水分各毒，无不能解。观疫疠流行时，以贯众置水缸可免，又以贯众一枚沉水井，则不犯百毒，解毒之功，何其弘哉。故他逐水药仅能解毒，而此则直解水毒；他逐水药仅能解或蛊或风一部分之毒，而此能解诸毒。主诸毒云云，在《本经》煞是特笔，将贯众在逐水药队中奇才异能，完全表出。是贯众不惟利水中之水质，且除水中之水毒；不惟以行水者解毒，且以解毒者行水，实以逐水药而兼解毒药功用。《新本草纲目》将本品列入解毒类，与《本经》主诸毒之意，互相发明。凡物各有特性，古人谓贯众制三黄，化五金，伏钟乳，结沙制汞，解毒软坚，信非全诬也。解毒杀虫为逐水药通例，除热亦逐水药通例，防己条曰热气，荛花条曰寒热邪气，葶苈条曰饮食寒热，本条曰腹中邪热，其义一也。除热不专在性寒，防己性平，芫花性温，亦皆除热，贯众只微寒，而曰腹中邪热，除热范围，若较各药更广，所以然者，逐水药类，本不是除热药类，但水行气化，气化则热亦化，气化水行，水行则热亦行，如五苓散中有桂，本为热药，而治热证，其义盖可思矣。仲景水气门有云，诸有水者，当以温药化之，温可行水，水能泄热，循环倚伏，义原至显。苟徒恃寒药，若非别具冲动，有不凝泣濡滞，如水益深者乎。水犹难除，何能除热，故以寒药除热，乃是中人以下知识，而以热药除热，乃见治疗妙用，否则有药物学，无治疗学矣。查本节主治条文，仅腹中邪热、诸毒、杀三虫九字，简则简矣，而逐水各药之通例，本品特殊之异能，无不全部表出。远之不啻为各逐水药作一总结，近之以特笔为本品焕出异彩。《别录》另出破癥瘕，除头风云云，犹为多事，学者玩索而有得焉。其亦可以本品一药，而贯逐水类众药，分之合之，而道在是矣。

卷五

化痰类

南　星

苦，温。有毒。主心痛，寒热，结气，积痰，伏梁，伤筋痿。拘缓，利水道。（《本经》下品。《别录》谓微寒。）

选注：

（一）缪希雍曰：南星味苦，性烈而有毒，入手太阴经，为风寒郁于肺家，以致风痰壅盛之要药也。炎上作苦，苦则善燥，从革作辛，辛则善散，温则开通，故主麻痹，下气，破坚积，消痈肿，利胸膈，散血堕胎。

（二）黄宫绣曰：天南星味辛而麻，气温而燥，性紧而毒，惟其味辛，则凡中风不语，及或破伤风、瘀，故书载能克治，以其辛能散风也。惟其性燥，则凡稠痰固结、筋脉拘挛，得以能通，以其燥能除湿而痰自去也。惟其性紧，则凡疝瘕结核、胎产难下、水肿不消，得以攻逐，以其性紧，急迫而坚自去也。性虽有类半夏，然半夏专走肠胃，故呕逆泄泻，得之以为向导。南星专走经络，故中风麻痹，亦得以之为向导。半夏辛而能散，仍有内守之意，南星辛而能散，决无有守之性，其性烈于半夏也。南星专主经络风痰，半夏专主肠胃湿痰，功虽同而用有别也。

参考：

（一）陈存仁《药学辞典》曰：日人化验中药之新报告，天南星成分为saponin及多量淀粉，但尚未精详。其效能散经络风痰，治麻痹惊痫，用为镇痉祛痰健胃发汗驱虫药，因含有安息香酸，故能祛痰，风湿痛与痛风，可用作镇痛剂。

（二）《嘉祐图经》曰：天南星即本草虎掌也，小者名由跋。古方多用虎掌，不言天南星。南星近出，唐人中风痰毒方中用之，乃后人采取，别立此名耳。

（三）《本草纲目》曰：大者为虎掌南星，小者为由跋，乃一种也。今俗又言大者为鬼臼，小者为南星，殊为谬误。

（四）《本草逢原》曰：天南星之名，始自《开宝》，即《本经》之虎掌也，以叶取象，则名虎掌，根类取名，故曰南星。虽具二名，实系一物。为开泄风痰之专药。《本经》治心痛寒热结气，即《开宝》之下气利胸膈也；《本经》之治积聚伏梁，即《开宝》之破坚积也；《本经》之治筋痿拘缓，即《开宝》之治中风除麻痹也；《本经》之利水道，即《开宝》之散血堕胎也。盖缘一物二名。后世各执一例，是不能无两歧之说。即仲淳之明，尚以《开宝》之文衍之为疏，而《本经》主治，置若罔闻，何怪诸家采集药性，一皆舍本逐末乎。

（五）《伪药条辨》曰：杜胆星伪名京胆星，或云即江南土制，色有花点不黑，质极坚不软，不知何物伪造，误人不少。南星气味苦温，有大毒，牛胆汁苦，大寒无毒，以牛胆制南星，所以杀燥烈之性，而并解其毒。苏颂云治惊风有奇功，匪特除痰下气攻积也。

冉雪峰曰：

南星《本经》名虎掌，石顽谓叶取象，则名虎掌非是，南星用根，根之形态有大如掌者，是取象于根，非取象于叶也。濒湖谓大者曰南星，小者曰由跋，亦非是。星象侧生子根，累圆如星，若大如掌，何象星之有？特大小功用相同，与乌头附子一例，学者各是其说，尚无大碍。《本经》曰性温，《别录》曰微寒，则差别较远。证以古人用药义例，如星附散、三生饮、青州白丸等，均取其大辛大温，是南星之温而非寒，甚属明显。而《别录》谓微寒何也，盖南星辛而带麻，温而有毒，其气暴悍，后人望而畏之，加牛胆监制，牛胆性寒，可化其温；性润，可化其燥；无毒，可化其毒。一经监制，则化百炼钢为胰脂柔，不可再谓之温，亦不可径谓之寒，故曰微寒，微寒云者，乃就牛胆制之胆南星言也。其实若果阴寒痼闭、湿痰坚凝，正当借其辛、借其燥、借其毒以资冲动而开阴霾。南星之所以祛痰逐痰功效优越确实者，其得力原在于此。加以监制，不啻缚孟贲之勇而使临大敌，鱼朝恩监军而九节度溃于符阳，甚非所以将将之道也。故若遇重证，毋宁生用不制，然则制为全非与，是又不然。南星味苦，牛胆亦味苦，两苦化合，苦降弥甚，以牛胆之滋润化南星之燥烈，设病者寒不重湿不重，无须其温其燥，或温燥反嫌劫阴者，则惟此微寒润化，可以沃虚热而豁燥痰。《金匮》治咳，一病而分二类，南星治痰，一药而分二治，在用者之各适其宜耳。南星为治痰专药，《本经》主治条文曰心痛，曰寒热结气，曰积聚伏梁，曰筋痿拘缓，曰利水道，无一字言及治痰，何也？曰所叙各证，均由痰生出或机窍在痰，痰不去则诸证不愈，治其痰即所以治各病也，是可为治疗各证者，别开由痰施治之法，反而观之，则凡各证之关键不在痰者，并非南星之治，又可推之也。南星能麻痹神经，故古人多用治中风、惊痫各脑神经病。但既误惊痫卒中为风，又误南星之治痰者为治风，风痰二字，每每并言，淆乱不清，最易梏汩后人灵机。又注家多南星与半夏相提并论，要之半夏味辛，辛开发而反平降，南星味苦，苦涌泻而反冲动，一为降逆药，一为除痰药，各成其固有之特性，虽可相须成功，要系各有专主，学者均不可不辨也。

皂荚

辛、咸，温，有小毒。主风痹死肌，邪气头痛，泪出，利

九窍，杀精物。（《本经》中品。《别录》谓除咳嗽、囊结、妇人胞不下。不入汤。）

选注：

（一）李士材曰：皂荚味辛散，其性燥烈，吹喉鼻则通上窍，导二阴则通下窍。入肠胃则理风湿痰喘、肿满杀虫。涂肌肤则清风祛痒，散肿消毒。又治急喉痹、缠喉风，用大皂荚四十挺切，水三斗浸一夜，煎至斗半，入人参末五钱、甘草末一两，煎至五升，去滓，入无灰酒一升，釜煤二匙，煎如饧，入瓶封埋地中一夜。每温酒下一匙，或扫入喉内，取恶痰尽为度，后含甘草片。又治中风、涎潮、昏闷，宜稀涎散，大皂荚末一两、明矾五钱，每服五分，水调灌，不大吐，只微微涎出。核治大肠燥结，瘰疬肿毒；刺能治痈，未成即消，已成即溃，直达疮所甚验。

（二）黄宫绣曰：皂荚辛咸性燥，功专通窍祛风，故凡风邪内入，而见牙关紧闭，口噤不语，胸满喉痹，腹蛊胎结，风痰癫喘，肿满，坚瘕，囊结等症用之。吹之导之则通上下之窍，煎之服之则治风痰喘满，涂之擦之则能散肿消毒以去面上风气，薰之蒸之则通大便秘结，烧烟熏之则治臁疮湿毒。然种类甚多，形如猪牙，名猪牙皂，较之大皂稍有不同，大皂则治湿痰更优，牙皂则治风痰更胜也。

参考：

（一）《药学辞典》载余云岫曰：皂荚之为物，含有石碱素甚多，故乡间多用以涂瑕荡垢，今肥皂行而皂荚废矣。吾辈所用之祛痰剂，如西尼加根，如远志，如桔梗，皆含有石碱素，所谓刺激性祛痰剂者也。今用牙皂之荚以代西尼加根，颇可祛痰。用法：取牙皂去其核，刮去外皮，每日用一克兰姆作浸剂，已足祛痰之用。若日用二克兰姆，则服之者口中清涎垂垂下矣，其催促分泌之力大，于此可相见矣。欲进而试验溶血作用及动物试验，今未遑也。余用此已二三年，今年遇日本药学博士中尾万三偶谈及此，彼谓对于皂荚已有工作，其中确含有石碱素颇多，且与西尼加同类，用以代西尼加甚合理云。

（二）《辞典》又载章次公曰：本品刺激性甚强，为涌吐风痰之要药，余尝治中年某，咳嗽气逆不能平卧，形体素丰，其为湿痰无疑，遂用二陈汤合降气之品加入皂角灰五分，冲服，服后三小时而诸证悉平，其效有不可思议者。咳嗽上气，然必审其为湿痰者方可施用。若阴虚久咳之肾气不纳，痰火喘咳之冲气上逆，投之或差，死可立待，用者其慎诸。

冉雪峰曰：

皂荚为祛痰要药，功效优越确实，为中外学者所公认。所以然者，中含石碱素甚多，有强烈之刺激性，以涩涩为滑利，以催促分泌者，俾腐败分泌消除。惟其性燥悍，能刮脂膏而劫阴液，服后每生出心中嘈杂烦难等副作用。盖涤濯浊痰有余，耗蚀真阴亦有余。历观古人用皂荚之方，除熏、蒸、吹、噙、涂、敷、裹，纳外治外，余则十九均系为末，或末了入丸，多用粉剂，水煎入汤剂者甚少。《别录》并明白昭示曰不入汤，盖入汤则燥烈之性减失，不如粉剂用质较为浑全，且其中成分必有不溶于水者。察古人方中用法，多言烧灰及烧存性，是其中成分必更有无惧于火者，凡此皆耐研索也。治痰剂有多种，曰渗利性祛痰，曰滑利性祛痰，曰坠降性祛痰，曰刺激性祛痰。茯苓、薏苡则为渗利性；竹沥、荆沥则为滑性；礞石、代赭石则为坠降性；南星、皂荚则为刺激性。而南星具粉质，刺激而兼渗利；皂荚具黏质，刺激而兼滑利。且皂荚之黏着滑腻，系寓于涩涩刮剥之中，与肥皂制造条件适合。皂荚之脂肪黏液不及肥皂之丰，肥皂之燥烈刮剥不及皂荚之胜。西医以代西尼加根，即利用此项刺激燥烈之碱性，碱性能刮垢、能涤瑕、能变质，肥皂之皂字即缘皂荚之皂字来。皂，黑色也，皂之荚，生色青，干老则黑，肥皂普通或黄或白，何尝色黑乎？不黑而名皂，有溯始之义焉。肥皂本日用洗涤物，西医借用以为灌肠剂，然则古法用皂荚以通肠者，可互证矣。但西法仅借灌肠，只通一窍，而中法不惟利大便通后窍，并利小便通前窍，兼熏之、蒸之、纳之、导之、咽之以通九窍。综上以观，是皂荚为除痰利窍之卓卓者。而《本经》主治条文，无一字言及治痰，与南星同一精义，此盖深一层写法也。皂荚除痰，人所易知，何待言？而风邪痹着、肌肉死坏、邪气留恋、气血不能灌溉、津汁不再分泌，寻常痰药了不相属，惟皂荚毒而冲动，刮垢磨光、刺激神经、增加分泌，不惟去液泽败坏之痰，且能生枯涸干滞之津，营枯朽于死坏之余。至头痛也、泪出也，以及精物怪诞也，无一非痰病变幻多端，此不过举以见义，是不言治痰，正其所以深治痰也。但非顽痰固闭及痰厥猝暴，无须用此猛将，皂荚殆亦痰药中之禁药与。

常山

苦，寒。主伤寒寒热，热发温疟，鬼毒，胸中痰结，吐逆。（《本经》下品。《别录》微寒有毒，疗鬼蛊水胀鼠瘘。）

选注：

（一）李士材曰：常山苦寒有小毒，消痰至捷，截疟如神，常山祛痰疗疟无他药可比，须在发散表邪之后，用之得宜，立建神功。世俗闻雷敩有老人久病之戒，遂视常山为峻剂，殊不知常山发吐，惟生用与多用为然，与甘草同行，则亦必吐，若酒浸炒透，但用钱许，余每用必建奇功，未有见其或吐者也。一不表明，使良药见疑，沉疴难起，抑何其愚耶！

（二）许小士曰：疟病系由麻拉利亚原虫侵入人体血液中之红细胞，其传染之媒介为蚊，蚊名安俄斐雷斯。此麻拉利亚原虫之侵入红细胞后，营其增殖繁族之作用，及至成为多数之幼虫，红细胞即为其所破坏，当此之时，麻拉利亚原虫乃游走血液中而产生一种毒素，人体因其毒素之刺激遂发寒热，故名为疟。脾为无管腺之一，其实盖亦较大之淋巴腺耳，有制造白细胞及淋巴细胞之功能。据一般医学专家之研究，凡人体感传染病时，而脾脏常肿大，所以然者，因脾细胞有吞噬细菌之作用，淋巴腺在人体中有吸收水分及杂质之特能，其次凡有害于身体之细菌亦多为淋巴细胞所困，使不致有蔓延作祟之虞。综上所述之生理病理，及证之余个人临床之经验，确知常山为有治疟之效能者。第一能中和麻拉利亚原虫在血液中分泌之毒素，并有扑杀疟原虫之可能性；第二有刺激淋巴尽量吸收毒素及排除毒素等抗毒作用，故凡患者服用常山后，血液中之麻拉利亚毒素被其中和，精神不受刺激，其寒热当不发，故疟愈，疟愈则淋巴已无毒素之遗留，故脾肿亦消。其有患久疟之缓性脾肿者，则常山服之无效，因此时脾脏内之血管已发生栓塞，故必须用去瘀药攻之，常山无荡涤瘀血之功能，故服之不效也。

参考：

（一）陈存仁《药学辞典》曰：常山成分亦为秘鲁培林，与黄连同，其作用在胃中，微有激胃神经，使胃黏膜之分泌增加，至肠中略能激肠之蠕动，使积粪缓缓排出。入血中即刺激中枢神经使体温下降，又能减少窒素之排泄以阻止体温之高升，且可使固有温度，次第消失之。

（二）《本草从新》曰：疟疾必有黄涎聚于胸中，故曰无痰不成疟。弦脉主痰饮，故曰疟脉自弦。常山去老痰积食，故为诸疟要药。又曰：常山吐疟痰，瓜蒂吐热痰，乌附尖吐湿痰，莱菔子吐气痰，藜芦吐风痰。

（三）《伪药条辨》曰：按常山十月出新，湖南常阳山出者，色黄无芦、形如鸡骨者良，俗称鸡骨常山，为最佳。如外黄内白粗大者皆伪，是别种树根伪充，不可不辨也。

冉雪峰曰：

常山峻厉暴悍，中分量即吐，为痰药中之具刺激强性者，世谓无痰不成疟，又因仲景《金匮》有蜀漆治牡疟之说，多解说常山以除痰者除疟，不知常山能刺激神经中枢，降低高亢体温，有根本治疗疟病寒热之可能性。味苦性寒，却热尤有专长，故《本经》明昭热发温疟。里气通利则表气通，内气化则外气化，不宁治热，兼治寒热，故《本经》明昭主伤寒寒热。而除痰特浅而易知，除痰以除疟，特显而易见者耳。麻桂姜辛，他治伤寒药多辛温，此则苦寒多开发，此则涌泄，多外越，此则内夺，盖为伤寒开特殊治法，即为温疟昭正确常轨。缪仲淳拟改本节条文伤寒寒热为瘴疠寒热，义亦可通，然于《本经》所以主伤寒寒热精义，毫未体及，实为中人以下知识。西说疟为安俄斐雷斯蚊媒介麻拉尼亚原虫侵入体血中产生毒素，人体因毒素病变逐作寒热，淋巴在人体有杀灭毒菌、吸收毒素、中和毒质等作用，但毒邪肆虐则淋巴反受打击，液汁腐坏，聚而为痰，常山刺激淋巴促助体工抗素完整，故治疟有特效，为中药中之金鸡纳奎宁。世见疟病多痰，故谓无痰不成疟，不知痰乃淋巴病变，为病之标，毒素破坏淋巴，乃病之本，而麻拉尼亚原虫则为本中之本，安可标本误认、因果倒置乎？然则常山之所以治疟者可知矣。中说之腠理三焦，即西说之淋巴也，中说少阳之作用，即淋巴之作用也。久疟结为疟母，即为淋巴腺肿大硬化也。《别录》所谓鼠瘘与《金匮》所谓疟母，均淋巴病变，即外人之所谓腺病质也，结于胁下则为疟母，结于颈腋经脉则为鼠瘘。古今中外之学理，可以会通如此。常山易吐，《本经》即利用以吐胸中之痰，故曰主胸中痰结，所谓在上者因而越之也。妙在常山能激肠之蠕动，使积粪缓缓而下，不惟上越而且下夺，不惟开上以通下，且通下以和上，并以通上下者而通内外。病理气痰相搏，滞于脘膈，则吐，痰开气顺，则吐斯止。基此原理，常山祛痰可以致吐，祛痰亦可以止吐，故《本经》以主吐逆结之。人第知其为吐药，而不知其可为止吐药；第知其为除痰以治疟药，而不知其为疟病根本治疗药。学者不可不彻底研究也。

草 果

辛、涩，温。主温中，心腹痛，呕吐，去口臭气。（《别录》所载。《纲目》治瘴疠、寒疟、吐下、痰饮、积聚，除寒燥湿，开郁破气。）

选注：

（一）李时珍曰：草果原名豆蔻，草豆蔻则对肉豆蔻而言也。豆蔻治病取其辛热浮散，能入太阴阳明，除寒燥湿，开郁化食之力而已。南地卑下，山岚烟瘴，饮啖酸咸，脾胃常多寒湿郁滞之病，故食料必用，与之相宜。然过多亦能助脾热，伤肺损目，或云与知母同用，治瘴疟寒热，取其一阴一阳，无偏胜之害，盖草果治太阴独盛之寒，而知母治阳明独胜之火也。

（二）缪希雍曰：草豆蔻味辛气温而无毒，海藏以为大辛热，入足太阴阳明经，盖辛能破滞，香能入脾，温热能祛寒燥湿，故主温中及寒客中焦，心腹痛、中寒呕吐也。脾开窍于口，脾家有积滞，则瘀而为热，故发口臭，醒脾导滞，则口气不臭矣。辛散温行，故下气，寒客中焦、饮食不消，气因闭滞则霍乱，又散一切冷气、消酒毒者，亦燥湿破滞行气、健脾开胃之功也。产闽之建宁者，气芳烈，类白豆蔻，善散冷气，疗胃脘痛，理中焦。产滇桂南粤者，气猛而浊，俗呼草果者是也。善破瘴疠、消谷食及一切宿食停滞，作胀闷及痛。

参考：

（一）李珣《海药本草》曰：豆蔻生交趾，其根似益智，皮壳小厚，核如石榴而辛香，叶如芄兰而小，三月采其叶，细破阴干用，味近苦而有甘。

（二）陈存仁《药学辞典》曰：草豆蔻苗似芦，其叶似山姜杜若辈，根似高良姜，二月开花作穗，房生茎下，嫩叶卷之，初如芙蓉花，微红，穗头深色，其叶渐广，花渐出，色渐淡，亦有黄白色者，结实若龙眼，皮无鳞甲，皮中子如石榴瓣，夏月熟时采之，曝干，根苗微作樟木香，根、茎、子俱辛香也，其效能燥湿祛寒，除痰截疟，用为健胃解毒药。

（三）《本草纲目》曰：草豆蔻、草果虽是一物，然微有不同。今建宁所产之豆蔻，大如龙眼而形微长，其皮黄白，薄而棱峭，其仁大如缩砂仁，而气辛香。滇广所产草果，长大如诃子，其皮黑厚而棱密，其子粗而辛臭，正如斑蝥之气，彼人皆用芼茶及作食料恒用之物。广人取生草蔻入梅汁，盐渍令红，曝干荐酒，名红盐草果。其初结小者，名鹦哥舌，元朝饮膳皆以草果为上供。南人复用一种大杨梅伪充草豆蔻，其形圆而粗，气味辛猛而不和，人亦多用之，或云即山姜实也，不可不辨。

（四）《和汉三才图会》曰：本草以草豆蔻、草果为一物，而时珍辨所产与实之形状别之。《本草蒙筌》则谓为二物，然论花叶之形状，只云是草豆蔻，不及草果，岂本属一物，其子实因土地而不同乎。子实既异，故气味亦有和烈之殊，主治不同，未可混用耳。

冉雪峰曰：

草豆蔻、草果原系二物，诸蔻如白豆蔻、红豆蔻、肉豆蔻均粒圆皮薄，小于龙眼，草豆蔻体虽稍长，不失圆形，其皮亦薄，与诸蔻类似，故亦名蔻。草果则形长不圆，皮亦不薄，与诸蔻大异，故不名蔻而名果，去壳用仁，则名草果仁，昔人混而为一，殊欠考核。《纲目》将豆蔻由果部移入草部，愚谓须将草果由草部仍归果部。且《纲目》既分产地之不同，又辨形态之各异，是明明二物矣，而仍谓是一物，尚未尽摆脱俗障。《三才图会》引《本草蒙筌》以剖辨之，韪矣。窃草豆蔻臭香，草果仁臭恶。臭香者性较纯和，臭恶者性较猛悍。臭香者不过红白肉诸蔻之俦耳，未足以为异也。臭恶则冲动力大，祛痰除疟有异功。大香大臭均破积聚，香药所不达者，臭药足以达之，是草豆蔻为治世之良臣，而草果仁为平乱之猛将也。且草果臭似斑蝥，与其名草豆蔻，毋宁名草斑蝥尤较切实，足以表现个性。常山之致力点在上焦，草果之致力点在中焦，故条文叙常山功用而标明胸中，叙草果功用而标明温中。在上则用常山，《金匮》蜀漆散疗牡疟是；在中则用草果，《济生》果附汤治脾寒是；在上中则两两合用，《局方》常山饮治痰疟是。故二药分之则独当一面，合之则协助为功。草果功专温中，故《别录》以主温中三字提纲。中温则气通，而上下心腹之痛可愈矣；中温则气顺，而拂逆呕吐之证可止矣；中温则气和，而秽浊口臭之疾可去矣。全条主治，均温中一气所推阐。然则草果温中，与干姜同功乎？曰是亦有辨，干姜以味之辛胜，草果以气之臭胜，一以守为走，一以走为守，古人建中理中温中均用干姜，不闻用草果，盖气虚可用干姜，气虚不可用草果。所以然者，草果臭恶，中分剂即吐，除邪较易，伤正亦较易，中气素虚及久病中气败坏而误用之，必有虚虚除中之危殆，此中分际，不可不察。后世各家本草，又谓草果消酒毒、治伤暑。夫暑，湿热逼蒸者也；酒，湿热合化者也。草果辛温，岂不如火沃油，助之烈而张之焰？而能治之者，火郁发之，借中枢宣通之力而散之也，此与西法苦味质健胃，为一寒一热从治之对峙。综上以观，草果以热治热，以臭治臭，以毒化毒，是何意态雄且杰！朱丹溪氏谓必明知身受寒邪，口食寒物，胃脘作痛，方可温散用之，若热郁者不可用，实浅陋未能免俗，得毋从中人以下知识印定后人眼目与？

远志

苦，温。主咳逆，伤中，补不足，除邪气，利九窍，益智慧，耳目聪明，不忘，强志，倍力，久服轻身。（《本经》上品。《别录》谓利丈夫、定心气、止惊悸、益精。）

选注：

（一）张山雷曰：远志味苦入心，气温行血，而芳香清烈，又能通行气分。其专主心经者，心本血之总汇，辛温以通利之，宜其振作心阳，而益人智慧矣。古今主治，无一非补助心阳之功效，而李濒湖独谓专入肾家，未免故为矫异。张石顽和之，非笃论也。《本经》主咳逆，则苦泄温通辛散，斯寒饮之咳逆自平，此远志又有消痰饮止咳嗽之功。《别录》云：去心下膈气，亦即此意。今东瀛医者，专用以化痰止咳，颇有奇功，而中医多未知之，可谓数典忘祖，能不令人齿冷？惟《外台》载《古今录验》胸痹心痛一方，中有远志，颇合此者，而张石顽反疑

《本经》咳逆为误字，盖亦未达其苦能泄化，温能涤饮之旨。《三因方》治一切痈疽，最合温通行血之义。而今之疡科，亦皆不用，辜负好方，大是可惜。颐恒用于寒凝气滞、痰湿入络，发为痈肿等症，其效最捷。惟血热湿热之毒，亦不必一例乱投，无分彼此耳。

（二）山雷又曰：远志辛温，能利血之运行，而以为心家补益之品者，振动而流利之，斯心阳敷布而不窒滞，此补心之真旨也。然温升之品，必不宜于实热，如误用于热痰蒙蔽心包之证，得毋益张其焰。又所谓安魂魄、定惊悸者，亦谓补助心阳，则心气充而梦魂自宁，惊悸自定，非养液宁神以安宅者之可比。如因热生惊，及相火扰攘，而亦与以温升，其弊亦与痰热相等。又有远志能交通心肾之说，则心阳不振，清气下陷及肾气虚寒，不能上升者，以远志之温升举其下陷，而引起肾阳，本是正治。然俗人不察，每遇肾阳不藏，淫梦失精等症，亦曰此属坎离之不交，须以远志引之，使其水火交接，则相火愈浮，肾愈不摄。利九窍者实以滑精窍，益精者反以失精矣，此不辨寒温虚实，而徒读古书之咎也，岂古人之欺吾哉！

参考：

（一）陈存仁《药学辞典》曰：日人化验中药之新报告，远志成分为 senegin resin 脂肪油。其效能：入胃后即与胃液起作用，而将 senegin 析出此质，能刺激胃黏膜，使胃部觉暖感。至肠微能制肠之蠕动，使积粪不易排出；由肠壁吸入血中，能激血液之流动，令心跳强盛，血压增高，气管之四周黏膜亦均被吸而增多分泌，且气管之传入系被激，从反应而起咳嗽，使痰沫混分泌液而咳出，故用为祛痰利尿药，凡气管支炎、喘息及其他痰咳皆用之。

（二）《辞典》又曰：日本学说谓远志为类于摄涅瓦之牛药，《日本药局方》采用外国之摄涅瓦者，盖因远志之成分未详故也。汉医于祛痰利尿药用之。远志之成分依《药学杂志》云下山平野雨氏之研究成绩，为血色结晶样之粉末而称之为 onsicin

$C_{24}H_{47}O_5$，与摄涅瓦之成分 $C_{32}H_{54}O_{18}$ 稍异，又引《药学杂志》论摄涅瓦曰：贴本品于黏膜，则麻痹局处之神经及筋质，内服大量则一时甚兴奋，后致麻醉而死，适量则刺激气道而发咳嗽，更增加黏液之分泌，医治作用为祛痰药，用于炎性不烈之气管支炎及肺炎。

冉雪峰曰：

远志或专入心，或专入肾，各家聚讼不已。或专用为补药，或专用为祛痰药，中外学说亦各各不同。要之上项义理，证之新说，俱可会通，证之《本经》，亦俱赅括，无足异也。而《本经》条文，尤为肃括宏深，试为征引阐发。考远志与摄涅瓦相似，旧译远志即作摄涅瓦，摄涅瓦能麻醉神经，大量并能致死，冲动力大，兼能致吐致泻，是远志在化痰药队中，亦为刺激性祛痰药。苏格兰、印度种属，外用解蛇毒，则中说之治痈毒，不难证明矣。内服适量，刺激气道，从反应而起咳嗽，俾痰质易于唾出，则中说之主咳逆，愈以证明矣。入胃能暖胃，入肠能固肠，入血中能促助循环，增高血压，则中说之伤中、补不足，亦可证明矣。再即《本经》条文而细绎之，开宗明义即曰主咳逆，咳逆多由痰饮，故《金匮》痰饮咳嗽合篇，是古人早知远志治咳治痰，不让外人专美独创。续即曰伤中、补不足，以为全条枢纽，全条均侧重气的方面，伤中、补不足者，伤中气补中气也。正气旺则邪气除，正气伸则邪气化，而利九窍也、益智慧也、聪明也，不忘、强志、倍力、轻身也，无一非一气所推阐。上条草果辛温，温与辛合，鼓之有余，涵之不足，故不曰补中而曰温中。本条远志苦温，温与苦合，煦而不烈，开而有降，故不曰温中而曰补中。又远志苦温，当归亦苦温，气味相同，但当归侧重有形液质，增加血中原质；远志侧重无形气化，增加血中温度。营出中焦，补血即补中也。中者，间隔金木，交垢水火。各注所谓专入心专入肾，其论心肾交通，或谓由心交肾，或谓由肾交心，皆非全通而为半通，惟皇极四运，乃见二五构凝，婴姹咸感之妙。观此，可见濒湖、山雷等说，对药性则未浃洽，对至理亦少体会。山雷又谓寒咳为宜，湿热禁用。就新说言，外人用于肺炎、肋膜炎、支气管炎各症，炎字具有红肿痛三条件，讵曰无热。中说远志苦温，正治苦以泄热，温以散湿，从治苦以燥湿，辛以彻热，正当用之，如山雷说，是只知其温而不知其苦也。惟外人谓用于炎症不烈一语，实合苦温二义理，而得其神髓。再进一步言，益其温可以治寒，益其苦并可以治热，神而明之，方成无药。合古今中外而会通之，阐幽穷奥，药学庶更上一层楼乎。

贝　母

辛、平。主伤寒烦热，淋漓，邪气疝瘕，喉痹，乳难，金疮，风痉。（《本经》中品。《别录》疗咳逆、上气，止烦热渴出汗。）

选注：

（一）陈修园曰：贝母气平味辛，气味俱属于金，为手太阴阳明药也。其主伤寒烦热者，取西方之金气，以除酷暑。《伤寒论》以白虎汤命名，亦此义也。其主淋漓邪气者，肺之治节，行于膀胱，则邪热之气除，而淋漓愈矣。疝瘕为肝木受病，此则金平木也。喉痹为肺窍内闭，此能宣通肺气也。乳少为阳明之汁不通，金疮为阳明之经脉受伤，风痉为阳明之宗筋不利，贝母清润而除热，所以统治之。今人以之治痰嗽，大失经旨。

（二）李士材曰：贝母味苦微寒，主烦热心下满，润肺消燥痰，散项下瘰疬，敷恶疮收口。俗以半夏有毒，用贝母代之，不知贝母寒润，治肺家燥痰之药，半夏温燥，治脾胃湿痰之药，两者天渊，何可代乎？

（三）张景岳曰：半夏、贝母俱治痰咳，但半夏兼治脾肺，贝母独善清金，半夏用其辛，贝母用其苦，半夏用其温，贝母用其凉，半夏性速，贝母性缓，半夏散寒，贝母清热，性味阴阳，大有不同。俗有代用者，其谬孰甚？

（四）黄劳逸曰：贝母为化痰药，其化痰之药理全在收敛微血管，使支气管壁之分泌减少，则痰自稀，痰稀则咳自愈。唯咳嗽重者，宜用麻醉剂，非贝母所能胜任矣。贝母之治出血，亦在收敛作用，近世医工多不能用，盖古义尽失矣。

参考：

（一）陈存仁《药学辞典》曰：贝母成分含有一种有机碱质，名曰 tritillarin，化学分子式为 $C_{25}H_{14}O_3$。其效能润肺清火解郁，专作祛痰镇静药，用于诸种咳嗽，孕妇原因不明之咳嗽尤适，为和缓之镇咳剂。其作用：在胃不起作用，至肠即渐次被肠吸入血中，使白细胞进行迅速，且由末梢神经受激而达脑神经，则中枢神经兴奋，呼吸深速积极，痰易驱出，同时又使肺脏分泌减少，可免多量痰沫之酿成。

（二）《本草正义》曰：考贝母之名，自濒湖《纲目》以前，尚无川象之分，景岳之《本草正》，则已于贝母之外，别出土贝母一条，至石顽《逢原》，则曰川者味甘最佳，西者味薄次之，象山者味苦次之，一种大而苦者，仅能解毒，象山贝母之名，始见于此。然据其所言，以一种大者特提，即景岳之所谓土贝母也。颇似石顽之所称川者，西者、象山者，皆不如土贝母之大，绝不与川贝母相类矣。赵氏《拾遗》又引《百草镜》曰：出川者曰川贝，有一种出巴东者独大，出陕西者名西贝，又号大贝，且川中更有大者一种，捣粉作浆，不入药用，则皆土贝母之类矣。然则川产之小者为一种，而各处及象山所产者为一种，不必于象贝之外，别立一土贝母之名矣。

冉雪峰曰：

贝母为祛痰药，而《本经》条文，无一字言及祛痰者，盖痰咳皆肺家事，旧有药理，味辛入肺，气平亦入肺，肺气升浮，非平弗降，肺气膹郁，非辛弗泄，昭肺之功用，而治咳治痰，亦隐括其中，易知者无待琐琐烦言也。观上南星、皂荚均祛痰猛将，亦无一字言及祛痰可以例推，陈修园谓后人用治痰嗽，大失经旨，不知己之神经过敏，真大失经旨也。李士材与半夏对勘，谓贝母寒润，治肺家燥痰之药，半夏温燥，治脾胃湿痰之药，较为切合，与治疗上便利不少。但咳为肺气病变，痰为肺之沫汁病变，痰即越流胃中，只呕吐出，而咳出者，均由肺来，燥痰湿痰是病之性质差别，不是病之区域转变，李氏劈分肺胃，于此犹未达一间也。何言昭肺之功，肺合皮毛，寒伤表层，郁而化热，里气清则外气化，故主伤寒烦热；肺为水之上源，上气清则下气化，故主淋漓；气病及血，结于下则为疝瘕，结于上则为喉痹，气散而结通矣，故主疝瘕喉痹。乳血同源，奉心神化则为血，奉肺神化则为乳，肺气通则乳通矣，故主乳难。至金疮风痉，虽不尽关肺，而肺清则收敛，金之疮可以合，肺清则镇静，痉之风可以息，要皆一气之所推阐，知治肺，则知所以治咳治痰矣。贝母中含淀粉，与薏苡仁形态类似，又含碱质，与皂荚成分类似，苡仁兼含蛋白质，贝母润肺，当亦含蛋白质，且皂荚含碱质多，故猛烈；贝母含碱质少，微和缓。淀粉与碱质合，又类似钙素，功能变质软坚，收缩血管，凝固血液，沉静循环，填补骨素，增加白细胞繁殖。贝母内疗风痉，外疗金疮，得毋为是与？实际考查，贝母实具收敛、渗利、镇静、润养四者作用，龟贝之属，其壳均含钙质、胶质、骨素，贝母贝字之命名，不啻将所含成分昭显。古无化学，何以知之？后世注家尚尔梦梦，愧对古人矣。今市肆贝母约三种，一川贝，贝之小者也；一浙贝，贝之大者也，二贝均白色；一土贝，则色暗褐如熟附块，但无黑晕耳。三者功均祛痰，特川贝祛痰而兼补虚，浙贝祛痰而兼清热，土贝祛痰而兼解毒。浙贝大者俗呼元宝贝，大超川贝二十倍上，非必土贝始大也，亦非浙贝即土贝也。张山雷氏谓不必另出土贝一条，殊欠考核。三贝同类异种，各有所长，非不论病而论药，可以判优劣也，学者均不可不辨也。

天竺黄

甘，寒。主小儿惊风，天吊，去诸风热，镇心明目，疗金

疮，滋养五脏。（《开宝》所载。）

选注：

（一）缪希雍曰：天竺黄，竹之津气结成，其气味功用与竹沥大同小异，第竹黄气微寒，而性亦稍缓，故为小儿家要药。入手少阴经，小儿惊风天吊，诸风热者，亦犹大人热极生风之候也，此药能除热养心，豁痰利窍，心家热清而惊自平，君主安而五脏咸得滋养，故诸证悉除也。明目疗金疮者，总取其甘寒凉血清热之功耳。

（二）黄宫绣曰：天竺黄系竹之精气结成，其粉形如竹节，味甘气寒，与竹沥功用略同，皆能逐痰利窍，但此凉心去风除热，疗小儿惊痫、风热痰壅失音，较之竹沥，其性和缓而无寒滑之患也。

参考：

（一）陈存仁《药学辞典》曰：按竹节孔中所生之天竺黄，乃竹类受一种病之作用，先分泌水液于其间，即渐收干，遂凝结而为石状之块，其块片颇似砂砾，色白灰黑不等，或略带光泽，作牙色，质坚水难溶解，但稍透映，其成分百分中含硅酸七十分，钾、钙、有机物、水分等凡三十分。其效能泄热豁痰，凉心安神，用治惊痫药，又为中风神经痛药。

（二）李息斋《竹谱详录》曰：镛竹出广南，绝大内空，节可容二升，交广人持此以量出纳，竹中水甚清洁，溪间四月后，水皆有毒，惟此竹水无毒，土人陆行皆饮用之，至深冬则凝结竹内如玉，即天竺黄也，可疗风痫疾。又如相迷竹生黄州，状与镛竹大同小异，中亦有黄，谌作丸治病，然力不及镛竹云。

（三）沈存中《笔谈》补曰：岭南深山中有大竹，即镛竹，内有水甚清洁，溪涧中水皆有毒，惟此水无毒，土人陆行多饮之，至深冬则凝结如玉，即天竺黄也。昔王彦祖知雷州时，盛夏至官山，溪涧水皆不可饮，惟剖竹取水。次年被召赴关东行，求竹水不可复得，问土人乃知至冬则凝结，不复成水。适是夜野火烧林，木为煨烬，惟竹黄不灰，如火烧兽骨，色灰而轻，土人多以火后采集，以供药品，不若生得者为善，因生时与竹节贴牢，不易取凿耳。

（四）吴僧赞宁《笋谱》曰：天竹黄生南海镛竹中，又名天竹，此竹极大，其内生黄，可以疗疾，本草作天竺非矣。

（五）《手板发蒙》曰：天竺黄一名竹黄，亦称竹膏，苦竹淡竹中俱有之，初为水，后变粉，终成块，牙色为上，黑者为下，古说以竹虫为天竹黄，非也。虫蛀竹成屑，乃竹蛀屑也。

冉雪峰曰：

竹黄乃竹之自身节间变态，全体精华趋赴而凝结于一部分，又借天阳嘘殖化合而成，亦枫苓松鑿、占斯五倍子、桑寄生、橘寄生之属耳。《药学辞典》谓为竹之病理作用，洵不诬也。特苓鑿伏于根下，占斯五倍子生于皮部，桑橘寄生附于体外，此则独成于体中为异耳。据各家所言，苦竹淡竹具有，则斑竹水竹等亦应有，凡竹节短促密接凸斜者均生焉。惟镛竹普遍，其中多有，不待畸形而然。夏乃液体，冬结固体，则为生理的化成，而非病理的转变，是镛竹之黄较普通各竹之黄为尤优异也。竹黄原取清润，以就鲜竹生取者佳，致远风干用可矣。据沈存中《笔谈言》，土人多就火后采集，夫竹黄类石质，石经火则成石灰，化学上谓之氧化钙，性燥烈，野火烧山，虽不似矿窑火焰赫爔，而燎原炎岗，凡木俱烬，竹黄虽不灰，而原秉竹身清轻之气，焚如弃如尽如，尚何清润之有。今市肆竹黄，形似炭滓，无论伪造与否，灰烬之余，俱不适用。痰证若重，不如用竹沥为可靠。而本类又列竹黄者，竹为植物之最清，洒洒高标，清风亮节，可以涤虑除烦，而精气凝结之黄，中含硅酸百分之七十，似石似土，以植物而变矿物，实为特殊异秉，既清脑清心，又沉静气泽，镇定神经，不宁为清润性化痰药，且为镇降性化痰药，用于气升、痰升、火升，脑膜炎、脑充血等为最宜。查矿物药含硅酸者，有阳起石、钟乳石等，植物药含硅酸者，有木贼、麦稗等，均刚劲坚强，兴阳冲动，竹黄亦含硅酸，岂能例外，故清上之中兼能温下，敛浮阳之中兼能起真阳，刚劲与清劲化合，别饶妩媚。准此以观，竹黄不惟可疗充血，并可疗贫血，且可疗下寒上热，下虚上实之充血贫血，此项义理如张巨烛而游洞天，愈深愈明，若非近世科学援助，从何悟得。且硅不畏火，燃烧于空气中则生二氧化硅，在氯气中燃之则生氯化硅，故火后采集之竹黄，其竹之清润性失，其硅之刚劲性未失，亦有病机恰当可以适用处。又硅难溶于水，以竹黄入煎剂，则硅素随滓渣以尽去，不显作用。古人多用作丸剂，并明谓可作丸，盖持之有故矣。煎剂而用生取竹黄也，尚可餐其清英，煎剂而用火烧竹黄也，适以吸其燥气，学者尤不可不实际考察而明辨之也。

礞　石

甘、咸，平。主食积不消，留滞脏腑，宿食癥块久不瘥，小儿食积羸瘦，妇人积年食癥，作丸服良。（《嘉祐》所载。《纲目》治积痰惊痫、咳嗽喘急。）

选注：

（一）缪希雍曰：礞石禀石中刚猛之性，体重而降，能消一切积聚痰结。其味辛咸气平无毒。辛主散结，咸主软坚，重主坠下，故《本经》所主诸证，皆出一贯也。今世又以之治小儿惊痰喘急，入滚痰丸治诸痰怪证。

（二）黄宫绣曰：礞石禀石中刚猛之性，沉坠下降，味辛而咸，色青气平，功专入肝，平木下气，为治惊利痰要药。盖风木太过，脾主受制，气不运化，积气生痰，壅塞膈上，变生风热，治宜用此重坠下泄，则风木气平而痰积自除。今人以王隐君滚痰丸内用礞石，通治诸般痰怪证，殊为未是。不知痰因热盛，风木挟热而脾不运，故尔痰积如胶如漆，用此诚为合剂。如其脾胃虚弱，食少便溏，服此泄利不止。小儿服之，多成慢证，以致束手待毙，可不慎与！

参考：

（一）《本草纲目》曰：青礞石气味平咸，其性下行，阴也沉也，乃厥阴之药。肝经风木太过，来制脾土，气不运化，积滞生痰，壅塞上中二焦，变生风热诸病，故宜此药重坠，制以硝石，其性疏快，使木平气下，而痰积通利，诸证自除。汤衡《婴孩宝鉴》言：礞石乃治惊利痰之圣药，吐痰在水上，以石末糁之，痰即随水而下，其沉降之性可知。然只可用之救急，气弱脾虚者不宜久服。杨士瀛谓其功能利痰，而性非胃家所好，如慢惊之类，皆宜佐以木香。而王隐君则谓痰为百病，不论虚实寒热，概用滚痰丸通治百病，岂理也哉！朱丹溪言一老人忽病目盲，乃大虚证，一医与礞石药服，至夜即死，此乃盲医虚虚之过，礞石岂杀人者乎！

（二）《纲目》又曰：礞石江北诸山往往有之，以盱山出者为佳，有青白二种，以青者为佳，坚细而青黑，打开中有白星点，煅后则星黄如麸金，其无星点者，不入药用。通城县一山产之，工人为器物，其修治用大坩埚一个，以礞石四两，打碎入硝石四两，拌匀，炭十五斤，簇定，煅至硝尽，其石色如金为度，取出研末，水飞去硝毒，晒干用。

（三）《药物生产辨》曰：金礞石各省有出，但以四川湖北两处来者为好，银礞石各省有出，安南会安等亦有出。

冉雪峰曰：

礞石为坠降性祛痰药，征之古人用药义例，如《局方》青礞石丸、王隐君滚痰丸、《婴孩宝鉴》夺命散，均重心在痰。而《嘉祐》本段条文无一字及痰，系果何说。盖药物功用，不止一端，食滞既久，顽钝坚结，涤荡不能除，滑利不能去，惟此坠降下攻，庶可扫积宿而破癥瘕。儿科用轻粉以消食通便，义亦缘此。此是可于涤荡滑利之外，别开一消食通大便之法。《嘉祐补注》，系掌禹锡编，《嘉祐图经》，系苏颂编，在宋代本草中，均首屈一指，用笔超越，颇得《本经》遗意。惟本条重复杂凑，不无可疑，曰食积不消，曰宿食癥块，曰小儿食积，曰妇人食癥，叠连出四食字，如许费词。妇人食癥下，尚有攻刺心腹四字，作丸服良上，尚有得巴豆硇砂大黄荆三棱十字，煞似方注及药物附注语气，而亦收入主文。食在肓道，曰留滞腑尚可，何以留滞脏，曰攻刺腹尚可，何以攻刺心，凡此均费解，不可强通者也，是否作者误笔，抑或后人遗失改窜，未可知也。《纲目》治积痰惊痫，咳嗽喘急，虽无深意，尚直截了当，余拟参订为主积痰惊痫、咳喘、小儿食疳、妇人血癥，作丸良，不卜有当经旨否。然则得巴豆硇砂大黄三棱良为非与？是又不然，礞石只能坠降，其有效成分未详，是否具其他有效成分亦未详。设坠降而不通利、不冲动则沉淀一隅，适以助其癥积之扩大。礞石性平，随病之性质或加热下或加寒下，或加滑利润下，均可。故得三药为良。即病机不宜下，亦必加以冲动，免落呆钝而反滞留，礞石必合硝石炼制，即此意也。审此，则礞石真正之性能可知，而所以用礞石，逐痰消食化痫之理亦可知。痰病怪变多端，其顽固坚结者，非此凝重不能扫除。王隐君谓统治百病，语固模糊，濒湖攻之以为非理，亦属多事。试为两解其纷，滚痰所治，乃因痰而生之百病，非普泛百病之兼痰，统治云者，乃因痰而生之统治也，百病云者，乃怪痰转变之百病也，后之学者，其亦可以无疑于其言矣。唐人喜用金石药，观《千金》《外台》各方可知，宋徽服食金石之弊，已节次丕变矣，明清以还，趋向草木，近世西药又多用金石。所谓化学药，即是金石药，更甚于金石药，只争病之恰当，量之适宜否耳，又何嫌金石暴烈为哉，故列礞石于化痰类而为之辨。

荆　沥

甘，平。主心闷烦热，头风旋运，目眩，心头漾漾欲吐，猝失音，小儿心热惊痫，止消渴，除痰吐，令人不睡。（《拾遗》所载。）

选注：

（一）李时珍曰：荆沥气平味甘，化痰祛风为妙药，故孙思邈《千金翼》云：凡患风人多热，常宜以竹沥、荆沥、姜汁，合五合和匀热服，以瘥为度。陶弘景亦云：牡荆汁治心风为第一。《延年秘录》云：热多用竹沥，寒多用荆沥。朱震亨云：二汁同功，并以姜汁助送则不凝滞，但气虚不能食者用竹沥，气实能食者用荆沥。

（二）汪讱庵曰：荆沥甘平，除风热化痰涎，开经络行血气，治中风失音，惊痫痰迷，眩晕烦闷，消渴热利，为祛风化痰妙药，气虚食少者忌之。

参考：

（一）陶弘景《本草集注》曰：论蔓荆即应是今作捶之荆，其子殊细，正如小麻子，色青黄。牡荆乃出北方，始如豆大，正圆黑。仙术多用牡荆，今人都无识者。李当之《药录》言，溲疏一名杨栌，一名牡荆，理白中虚，断植即生，按今溲疏杨栌主疗，与牡荆都不同，形类乖异，而《仙方》用牡荆云：能通神见鬼，非惟其实，枝茎并好。又云：荆树必枝叶相对者是牡荆，不对者即非牡荆也，并莫详虚实，更须博访。

（二）《嘉祐图经》曰：牡荆今蜀州眉州及近汴京亦有之，俗名黄荆是也，枝叶坚劲，作科不蔓，如蓖麻更疏瘦，花红作穗，实色黄，如麻子大，或云即小荆也。按陶隐居《登真隐诀》云：荆木之叶花，通神见鬼。精注云：荆有三种，荆木即今作捶杖者，叶香，亦有花籽，籽不入药。方术则用牡荆，其籽入药，北人无识其木者。天监三年，天子将合神仙饮，奉敕谕牡荆曰：荆花白，多籽，子粗者历历疏生，不过三两，茎多，不能圆，或扁或异或多，似竹节，叶与余荆不殊。蜂多采牡荆，牡荆汁冷而甘，余荆被烧则烟火气苦，牡荆蔓质实，烟火不入其中，主治心风第一，于时远近寻觅，遂不值也。

（三）《本草纲目》曰：古者刑杖以荆，故荆字从刑。其生成丛而疏爽，故又谓之楚。楚从林从疋，疋即疏字也，济楚之义取此，荆楚之地，因多产此而名也。又曰牡荆处处山野多有，樵采为薪，年久不采者，其树大如碗也。其木心方，其枝对生，一枝五叶或七叶，叶似榆叶，长而尖，有锯齿，五月杪间开花，成穗，红紫色，其籽大如胡荽子，而有白膜裹之。

（四）裴渊《广州记》曰：荆有三种，金荆可作枕，紫荆可作床，白荆可作履，与他处牡荆蔓荆全异。

（五）杜宝《拾遗录》云：南方林色诸地在海中，山中多金荆，大者十围，盘而屈瘤，蹙纹如美锦，色如真金，工人用之，贵如沉檀。

冉雪峰曰：

荆沥为滑利性祛痰药，古人风痰二字，每每并举，陶隐居言治心风第一，即不啻言治心痰第一也。要其实为心脏机能障碍或偏胜，血压因之亢进或低减，循环失次，牵及神经脑海，充血贫血，机括不灵，猝扑痉厥，痰声辘辘，古人之所谓风，不啻近哲所谓痰，所谓风痰，又不啻近哲所谓脑神经病也。本段条文曰心闷烦热，曰心头漾漾，曰心热惊痫，明明提出心字，一篇之中三致意焉。心者血液循环之总枢，而血压开始之发动点也，特血之生理发源在于心，而病之构成区域在于脑，旧说只知在心，故陈氏《拾遗》条文即注重心，其诠释祛痰药，能在知觉运动神经关系方面着笔，虽生理病理未十分透彻，实难能而可贵矣。然则荆沥何以入心，荆沥祛痰，何以入心入脑，治旧说之所谓风痫病，曰浊痰阻碍，气道闭塞，气既不化，血不独行，此即旧说之所谓痰厥也。痰豁而气通，气通而血活，循环营周，脑之充血者不充，贫血者不贫，知觉运动机能恢复，而风痫之病斯已。究之此治痰所生之脑神经病，非凡百神经病，均可以痰治也，亦即痰厥从痰治，非凡百不同厥病，均可以痰治也。荆有多种，据各家所载，灌木、乔木、蔓本、草本均有，而入药者则有牡荆、蔓荆、栾荆、石荆、紫荆多种，论气味则苦甘辛寒温平，各各不同。而牡荆又或以为小荆，蔓荆又或以为牡荆，甚至溲疏杨栌亦为牡荆，学者既多词以辨，方士又眩奇以欺，天子并下诏以求，通神见鬼，煞是笑人。就风痫方面言，则以栾荆紫荆为切合，盖栾荆性温，紫荆色赤，赤入心，即是补偿血素，温化气，即是加强心脏。故两条主治，明标通血脉、破宿血等语。若他荆纯苦寒，牡荆性平，亦有汁冷之说，以治气火痰升浮之充血，未始不合对证疗法，然不若行血强心之尤切合有深意也。设热不甚而痰甚，则更舍栾紫莫属矣。荆沥之名，始见于唐陈氏《拾遗》，荆之入药，已见李当之陶弘景，汉魏六朝各本草，陶并云余荆被烧，则烟火气苦，牡荆蔓质实，烟火不入其中，苟非取沥，将焉用烧，是荆沥之用，并不自唐人始矣。详察药性，深合病机，各荆均有适用处。用之得当，常物可建殊功，大将之门无弃材，正不必艰难其寻觅，拘拘于任何种类为也。

竹沥

甘，大寒。主暴中风，风痹，胸中大热，止烦闷，消渴，劳复。（《别录》所载。《纲目》谓治于冒风痉，解射罔毒。）

选注：

（一）朱丹溪曰：竹沥滑痰，非助以姜汁不能行，诸方治胎产、金疮口噤与血虚、自汗、消渴、小便多，皆是阴虚之病，无不用之。产后不碍虚，胎前不损子。《本草》言其大寒，似与石膏、黄芩同类，而世俗因大寒二字，弃而不用。经曰：阴虚则发热，竹沥味甘性缓，能除阴虚之有大热者，寒而能补，与薯蓣寒补义同，大寒言其功，非独言其气也。世人食笋，自幼至老，未闻有因其寒而病者，沥即笋之液也，又假于火而成，何寒如此之甚耶？

（二）缪希雍曰：竹沥，竹之津液也，经云大寒，亦言其本性耳，得火之后，寒气应减，性滑流利，走窍逐痰，故为中风家要药。凡中风之证，莫不由于阴虚火旺，煎熬津液，结而为痰，壅塞气道，不得升降，热极生风，以致猝然僵仆或偏痹不仁，此药能遍走经络，搜剔一切痰结，兼之甘寒，能益阴而除热，痰热既去，则气道通利，经脉流转，外证自愈矣。其主胸中大热止烦闷者，取其甘寒清热益阴之功耳。观古人以竹沥治中风，则知中风未有不因阴虚挟热所致，不然，如果外来风邪，安得用此甘寒清利之药治之也。

参考：

（一）《本草纲目》曰：竹沥性寒而滑，大抵因风火燥热而有痰者宜之。若寒湿胃虚肠冷之人服之，则反伤肠胃。笋性滑利，多食泻人，僧家谓之刮肠篦，即此义也。丹溪朱氏谓大寒，言其功，不言其气，殊悖于理。大寒为气，何害于功？《淮南子》云：槁竹有火，不钻不燃，因苗獠人以干竹片相戛取火，则竹性虽寒，亦未必大寒也。《神仙传》云：姜公服竹汁饵桂得长生，盖竹沥性寒以桂济之，亦与用姜汁佐竹沥之意相同。淡竹今人呼为水竹，有大小二种，此竹汁，多而甘。沈存中言苦竹之外皆为淡竹，误矣。

（二）《本经逢原》曰：竹叶兼行肌表，故能疗疮杀虫；竹茹专清胃腑，故能止呕除烦；竹沥善透经络，故能治筋脉拘挛。《本经》疗筋急，专取竹沥润以濡之也。《千金》治四肢不收，则兼用附桂羚羊之雄以振之也，一以舒急，一以收缓，妙用不可思议。

冉雪峰曰：

竹沥亦滑利祛痰药，而性较荆沥为寒，二沥均液汁，涤荡滑利，祛痰功用优越而确实。《纲目》虽淡竹沥、篁竹沥、苦竹沥、慈竹沥四者并载，而引陶隐居说淡竹沥为上，仍是侧重淡竹沥。淡竹叶主治条文曰大寒，故淡竹沥主治条文亦曰大寒，沥系火取，寒性应减，下文有主胸中大热句，非大寒何以治大热，竹沥寒而滑利，确有如此功用。丹溪会《别录》言外之旨，曰大寒言其功，非独言其气也，诠释精神，颇觉独到，濒湖词而辟之，过矣。丹溪此注，原有语病，但不在大寒句，而在以胎产金疮自汗消渴等症，笼统强指为阴虚之病，开后人阴虚阳虚庸腐之渐。又谓竹沥寒而能补，气虚不能食用竹沥云云，竹沥果疗气虚乎？气虚至不能食，果堪竹沥滑泄乎？丹溪之学，得力在开郁补阴，故其释药，亦本其一贯之主张。意者由止烦闷，推演出解郁，由治劳复，推演出补虚，证入点即致误点耶。本节条文开始即曰主暴中风。诸暴强直，皆属于风；诸瞀瘛疭，皆属于火。中风而曰暴，则其为风火相煽，直犯脑顶可知，暴中风之暴字，与胸中大热之大字，两两应应，竹沥苟非大寒，何能胜此。中风病在中医学理上为一大疑问，古人既误于外风，近人又误于内风。只知病之为风，不知病之为脑，更不知所以致脑之病此者，有何许种类。拙者《辨正中风问题之解决》，已详言之，无论内风外风，是风非风，既以风名，是病之源为风，非病之源为痰，中痰之痰厥，虽奄忽昏瞀，类似所谓风，须知类中不过中风之一种，中痰又不过类中之一种，外风内风虽均有痰，然风为病本，痰为病标，不得以治痰为治风，亦不得以治一种中风者为治凡百中风。竹沥为痰药而非风药，在中风门中，只为辅药而非主药，且中风闭证可用，如新说脑充血之类；脱证不可用，如新说脑贫血之类。如朱、缪各家说，因虚生热，因虚生痰，又因热痰生风，论病理则歧中生歧，论治疗则错中又错。按之竹沥真实性能，凿枘不符，惟昧昧焉牵合以为补虚。血菀于上，血之与气，并走于上，或借此寒滑者，戢其狂飙，刷通隧道，以开下返之路。若虚证，则惟助其沉沦陷没而不返耳，以是知竹沥能补疗虚风虚痰之说，不误尽天下苍生不止也。

牛 黄

苦，平，有小毒。主惊痫寒热，热盛狂痓，除邪逐秽。（《本经》上品。《别录》疗小儿百病，大人狂癫。）

选注：

（一）张隐庵曰：牛黄，胆之精也，牛之有黄，犹狗之有宝，蚌之有珠也，皆受日月之精气始成，勿令见日月之光者，恐复夺其精华也。牛属坤土，胆具精汁，禀性皆阴，故气味苦平，而有阴寒之小毒。主治惊痫寒热者，得日月之精而通心主之神也；治热盛狂痓者，禀中精之汁，而清三阳之热也；除邪者，除热邪，受月之华，月以应水也；逐鬼者，逐阴邪，受日之精，日以应火也。牛黄有毒，不可久服，故不言也。

（二）缪希雍曰：牛为土畜，其性甘平，惟食百草，其精华凝结为黄，犹人身之有内丹也，故能解百毒而消痰热，散心火而疗惊痫，为世神物，诸药莫及也。凡牛生黄，则夜视其身有光，皮毛润泽，眼如血色，盖得气之精而形质变化自有异也。或云牛病生黄者，非也。《本经》味苦气平，《别录》有小毒，《吴普》云无毒，然必无毒者为是。其主小儿惊痫寒热，热盛口不能开及大人癫狂痫痓者，皆肝心二经邪热胶痰为病，心热则火自生焰，肝热则木自生风，风火相搏，故发如上等症。此药味苦气凉，入二经而能除热消痰，则风火息、神魂清，诸证自瘳矣。鬼邪浸着，因心虚所致；小儿百病，多属胎热；入心养神，除热解毒，故悉主之也。

参考：

（一）《和汉药考》曰：取牛黄约小豆大两片，入试验管中，加入试验药5毫升微热之。一加冰醋酸则现绿色，二加硫酸则现深绿色，三加盐酸则呈芙库希状红色，受热则变奥金状赤色，四加安母尼亚则现黄褐色，五加加里卤汁则现黄褐色，再加受剩之硫酸则变绿色，六以第一试验管，即有醋酸牛黄者，放冷斜置之，俟冷透，以硫酸之同容积倾入，少顷视之，则见下层无色，中层生红圈，上层现绿色，此反应最锐敏而鲜明。牛黄遇以上各种试验药，其溶解之难易，显有不同，盐酸几全不溶解，浓厚之亚尔加里液几全溶解，其余酸类则半溶解。又牛黄对于数种溶解药之关系，在水中微溶解液，呈黄色，此液遇利笃玛斯纸，殆无变化。在酒精八十分中，与在水中者大致相同，在伊打中，较在水中及酒精中者易于溶解，溶液现黄褐色，任其自干视之，则留深黄色之渣滓，性黏而有牛黄特异之香。在哥罗仿中溶解如伊打，现黄绿色。以牛黄置白金片上热之，则发含窒素有机体之特异臭气，如毛羽被烧者然，继发白色焰而燃烧，终变灰而止。

（二）《伪药条辨》曰：牛黄者，牛之病也，盖牛食百草，偶误食壅气之草，以致肠胃壅滞，郁极生火，火炎肝胆，则肝火疏泄，胆汁外溢，凝结成黄。而胃少胆汁，则食物不化而不嗜食，故肌瘦肉消。黄者乃胆汁日溢，胃中甜肉汁自外层结，受热蒸燥，则凝结成颗成块，渐结渐大而黄成矣。故黄多生于肝叶旁胆侧际，或另生皮囊裹之，或生胆之厚皮处，或生角中，角窍亦属肝故也。其味苦兼甜者，胆汁与甜肉汁之结晶体也；其气馨芳者，百草之精气也；其通窍化痰，清火消炎者，此胆之擅长本能也；用以治人心胆之疾者，同气相求之义也；然其性惊而有小毒，能治惊痫寒热中风痰迷有余之热证者，乃以毒攻毒也。《羌海杂志》云：牛黄有家黄野黄之分，家畜犛牛、犏牛、黄牛皆能生黄。凡牛腹生黄，食草不贪，行走不捷，日渐瘠立，两眼胞皆黄色，或眼如血色，或夜分身有光，或鸣吼以恐惧人，计其吐黄之期，须终日按其脉而伺之，仰系之则不吐，俯系之则随吐随食，必俯系之而以牛舌不能及地为率，又须防其蹄踣也，吐黄以后，牛体膘健逾恒，如逾期不吐，牛必倒毙，剖腹取之，黄无精气，非上品也。凡药市之常有者，大抵系家牛所吐，及剖腹所得者为多，名曰牛黄，然真犀黄则惟岩穴丛草中遇之，盖犀牛吐黄，亦随吐随食，惟吐藉草之上，吮食不净，余液下漏沉入土中也。然探其穴，藉草之下有土光滑可鉴者掘之，始有犀黄，然亦不多。家牛黄者色淡黄，纹理细；真犀黄者金黄色，纹理粗。暑天蚊虫不集，汤初沸时捻末少许撒之，沸汤顿无巨泡矣，取黄染指透爪甲者亦佳。古人取其黄，又名照水，以盆注水承之，俟其吐水中，喝逼而取之为生黄亦佳。

冉雪峰曰：

牛之黄，生理的病理的二者均可结成。张氏谓如狗之有宝，蚌之有珠。缪氏谓精华之凝结为黄，如人身之有内丹，此生理结成者也。《药学辞典》谓牛病凝于肝胆而成黄，《伪药条辨》

谓牛食壅气之草，胆汁外溢，凝结成黄，此病理结成者也。牛死后剖腹而得者，乃死黄也，非佳品。因牛自吐或照水逼取者，名生黄，为上。生理的结成而又生取者更上，若生理生取而又出自犀牛者，则上之上矣。然茫茫天壤，何处觅此结黄之犀牛而取之。药市所售，除作伪外，大抵均家牛病理的死黄而已，然用之于病仍有殊功。脱为生理的结成，或为真犀黄，则其效能灵异，尚可思义哉！《本经》上品均无毒，而牛黄独以有小毒，而列之上品，开上品有毒之特例，其故盖可思矣。或问病理结成，乃病之癥块秽物，不传病足矣，何以反治疗功效超超乎？曰是不足怪，不观今之各种疫苗血清疗法乎？亦系病理之结晶而显出抗毒素免疫性等种种作用，牛黄天然之疫苗血清也。非时至今日，得西说证明，此项义蕴，真解人难索。《和汉药考》载伊藤博二试验牛黄之成绩，其中含有特异之黄色物体，曾用多数之溶液化之，其中殆含有铁质，又尝烧灰试验，并起铁之反应云云，窃铁能增加血中元素，镇定神经，沉静循环，则中说用以镇惊疗痫，亦可证明。且牛黄系胆液与胰液化合，其质黏润而滑利，其臭芳香而钻透，宁脑宁心，豁痰宣窍，其功用确实而优越。而清而不滞，滑而不泄，醒豁而不攻破，镇降而不壅塞，气血通灵，不宁非他无情草木可及，又岂拘拘化学药品所可企其灵妙。古人紫雪、碧雪、安宫、至宝、神犀各方，药多杂芜，而功效优越，得以流传至今不坠，在治疗上占特殊地位，向百思不得其解，今乃知因有此等特殊灵异之品在内也。胆液胰液，在西医制剂上均占优越地位，自脏器疗法，暨内分泌学说昌明以来，二液优越隆誉，更飞腾孟晋。矧牛黄乃二液结晶，又借牛体天然之化合，合二美以成完璧，即用科学按成分而人工仿制之，亦难如天然者之有天生神力，可见药之真正精华，有出于化验成分之外者，熟谓生药粗陋，无特殊精蕴存在耶！

消食类

山楂

酸，甘，微温。主化饮食，消肉积，癥瘕，痰饮，痞满吞酸，煮汁服止水利，沐头洗身治疮。（《唐本草》所载。条文参《纲目》新定。）

选注：

（一）缪希雍曰：山楂本木气而生，《唐本》云味酸气冷，然观其能消食积，行瘀血，则其气非冷矣。入足阳明太阴经，二经有积滞，则成下利。产后恶露不净，蓄于太阴部分，则为儿枕痛。山楂能入脾胃，行结气，消积滞，散宿血，故治水利及产妇腹中块痛也。大抵其功长于化饮食、健脾胃、行结气、消瘀血，故小儿产妇宜多食之。《唐本》误认为冷，故有洗疮之用。

（二）李士材曰：山楂酸温，消油腻肉食之积，化血瘀癖瘕之痾，祛小儿乳食停留，疗女人儿枕作痛，理偏坠疝气，发痘疹不快。按山楂味中和，消油腻之积，故幼科用之最多。若伤寒为重证，仲景以宿食不化者，但用大小承气，一百一十三方中，并不用山楂，为其性缓，不可以肩弘任巨耳。煮老鸡硬肉，入山楂数枚即易烂，则其消食积之功盖可推矣。核有功力，不可去也。

（三）黄宫绣曰：山楂甘酸咸平，何书既言健脾，又曰能伐脾胃生发之气，非自相矛盾乎？使明其理以推，则知所谓健脾者，因其脾有食积，用此酸咸之味，以为消磨，使食行而痰消，气行而滞化，谓之为健，只属消导之健矣。如系冒昧之辈，便以补益为名，以为用药进步，讵知实而用此轻平消导，得此则健，虚而用此，保毋书云伐生发之说乎！按楂味酸与咸，最能消化肉食，凡煮老鸡硬肉，但投楂肉数枚则易烂，且人多食则嘈烦易饥，服参太过，但用山楂即解，岂非戕脾伐生之验与。

参考：

（一）《本草纲目》曰：山樝味似樝子，故亦名樝。世俗皆作查字误矣。查音槎，乃水中浮木，与樝何关！郭璞注《尔雅》云：杌音求，树如梅，其子大如指头，赤色，似小奈可食，此即山樝也。世俗作梂字亦误矣。梂乃櫟实，于杌何关！樝杌之名，见于《尔雅》，自晋宋以来，不知其原，但用查梂耳。此物生于山原茅林中，猴鼠喜食之，故又有茅樝、猴楂樝、鼠樝诸名也。《唐本草》赤爪木，当作赤枣，盖爪枣音讹也，樝状似赤枣故尔。范成大《虞衡志》有赤枣子。王璆《百一选方》云：山里红果，俗名酸枣，又名鼻涕团，正合此义矣。

（二）《纲目》又曰：赤爪、棠梂、山樝，一物也，古方罕用，故《唐本》虽有赤爪，后人不知即此也。自丹溪朱氏，始著山樝之功，而后遂为要药。其类有二种，皆生山中。一种小者，人呼为棠梂子、茅樝、猴樝，可入药用。树高数尺，叶有五尖，桠间有刺，三月开五出小白花，实有赤黄二色，肥者如小林檎，小者如指头，九月乃熟。小儿采而卖之，闽人取熟者去皮核，捣和糖蜜作为樝糕，以充果物。其核状如牵牛子，黑色甚坚。一种大者，山人呼为羊杌子，树高丈余，花叶皆同，但实稍大而色黄绿，皮涩肉虚为异耳，初甚酸涩，经霜乃可食，功应相同，而采药者不收。

冉雪峰曰：

山楂楂字原作樝，濒湖考证甚详，今仍从俗字者，便于普通适用也。山楂《本经》不载，始见于陶弘景《集注》，《唐本草》不名山樝而名赤爪木，金元以来始渐盛行，别字之讹，亦自金元始矣。味酸涩微甘，初啖涩口，啖后现一种清凉美感，如嚼橄榄及擦薄荷冰。所以然者，酸涩刺激皮肤神经末梢，暨皮肤淋巴末梢，生理起一种反应，气血避舍，局部偶现凉沁。

《唐本》误认性冷，得毋为此与。后世诸家，或以为温，或以为平，又或以为酸咸，以其实考之，微温近是，所谓咸者，非盐味之咸，乃如碱味之涩也。咸字即涩字，性味合一矣。咸有二音二义，一《集韵》胡谗切音咸，一韵会古斩切音减。咸为盐味，洪范润下作咸是也，音减通碱，后人或作碱，正字通俗以龟灰淋汁，曰碱水去垢秽是也。《纲目》石碱条，土人采蒿蓼之属，烧灰淋汁，入粉凝如石，可浣衣，是为石碱。碱性涩，山楂味酸涩，则其含碱质可知。碱性有制止胃酸作用，是中法用山楂消食，适与新法用制酸健胃剂符合。碱性既能制止胃酸过多，兼能变质，固涩肠气，所以止水利也。术之止利以补，苓之止利以渗，楂之止利以涩。碱性燥烈，有腐蚀性，吸收脂肪，所以消肉积尤有特长。碱性又能消毒杀菌，凝固血液，增加白细胞繁殖，故古人外证多用之。缪氏谓《唐本》误认为冷，故有洗疮之用云云，殊不尽然，洗疮之用，讵必尽冷耶？况《肘后》早有茎叶洗漆疮之说，则洗疮固不自由《唐本》误认始矣。消食与涤饮有异，从来学者，多以消化饮食四字含糊诠说，不知食之精汁在小肠化为糜浆，由白吸管吸出，经淋巴干汇于大静脉，入心化血，即中说所谓食入于胃，浊气归心，淫精于脉也。饮由胃肠微细管滤出，走三焦油网，其精者化气涵濡周身，余沥由肾盂，经输尿管，下出膀胱，为溺，即中说所谓饮入于胃，游溢精气，通调水道，下输膀胱，水精四布，五经并行也。饮食是两个道路，在新说消化泌尿并是两个系统，虽药物功用无穷，两两可以借用，究之各有所主，安得以消食剂混作逐水剂利尿剂耶？然则山楂之所主在食，而非在饮也明甚。但此亦胃酸过多之治耳，若胃热太重，燥化太过，几至胃炎胃痉挛，则又当用清凉健胃剂、苦味质健胃剂，而不用此消导耗蚀健胃剂矣，学者均不可不辨也。

麦芽

咸，温。主消食和中，破冷气，去心腹胀满，开胃，止霍乱，除烦闷，消痰饮，破癥结，能催生落胎。（《别录》所载。条文参《药性》《日华》新定。）

选注：

（一）缪希雍曰：麦蘖以水渍大麦而成，其味咸气温无毒，功用与米蘖相似，而此消化之力更紧。咸能软坚，温主通行，其发生之气又能助胃气之上升，行阳道而资健运，故主开胃补脾，消化水谷及一切结积冷气胀满，如上所言等症也。

（二）贾九如曰：大麦为五谷之长，甘温入脾，以此发芽，取其体轻性锐，轻可去实，锐能消散，炒香开胃，以除烦闷。生用力猛，主消麦面食积，癥瘕气结，胸膈胀满，郁结涎痰，小儿伤乳。又能行上焦滞血，若女人气血旺盛，或产后无儿饮乳，乳房胀痛，丹溪用此二两炒香，捣去皮为末，分作四服，立消。其性气之锐，散血行气，迅速如此，勿轻视之。凡痰火哮喘，及孕妇切不可用。

参考：

（一）《本草纲目》曰：陶弘景云蘖米是以米作蘖，非别米名也。苏恭云蘖犹蘖也，生不以理之名也，皆当以可生之物生之，取其蘖中之米入药。《食经》用稻蘖，稻即扩谷之总名，陶谓以米作蘖，非矣，米岂能更生乎。时珍按《别录》只云蘖米，不云粟作也。苏恭言凡谷可生者是矣，有粟、黍、谷、麦、豆诸蘖，皆水浸胀候生芽，曝干去须，取其中米，炒研面用，其功皆主消导。《日华子》谓蘖米为作醋黄子者，亦误矣。

（二）《纲目》又曰：麦蘖、谷蘖、粟蘖，皆能消导米面诸果食积，观造饧者用之，可以类推矣。但有积者能消化无损，而久服则消人之元气也，不可不知。若久服者须用白术诸药兼用，则无害也矣。

（三）陈存仁《药学辞典》曰：麦芽系用大麦浸水，至已柔软，先去水，复干其水气，乃堆至五六日，则渐郁蒸而生幼根及芽，此为麦蘖，晒干炒之，揉去其皮，以供药用，其效能消食下气，温中除满，为助消化之滋养药。

（四）《辞典》又曰：英美学说谓大麦芽即萌芽之大麦烤干而成，其功用能作润剂，养生配麦芽膏用之。处方以大麦芽百分粗末水酌用，先用凉水一百分，浸六点钟，再用热至八十六度之热水四百分，渐加热，不过一百三十一度，浸一点钟、滤渣扭汁，入汤锅，复加热不过一百三十一度，散气成膏，如蜜形为度，每服一钱至四钱。

冉雪峰曰：

《别录》只有蘖米，后人乃分谷蘖、麦蘖，暨大豆黄卷。赤豆芽，即豆蘖。谷米之属，均能益人。萌蘖生芽，均能启发生气，而谷芽麦芽尤为消食和中要药，故古人谷神丸用谷芽，而保和丸用麦芽也。各芽各随其原本性味以为性味，稼穑作甘，五谷为养。谷麦性味均甘淡平缓，所谓味苦味咸者，并不大苦大咸，性寒性温者，并不大寒大温，后人或加平字，不为无见。愚谓咸字亦当从韵会作音减之咸，盖五谷之属，壳皮多具碱质，可以补偿胰液，促助消化。诸家本草论修合，不曰捣去皮，即曰揉其皮，其实紧要成分，均具于壳皮之中，蘖而称米，则去须去壳，两者要素俱失矣，非曰供馔，徒求适口，毋宁不去也。麦芽与山楂同为消导药，但山楂之消导，在收涩、在耗蚀；麦芽之消导，在升发、在补益。芽蘖不过增益其升发疏利之机，而基本从出，谷类补益人之元素，未尽去也。条文曰破冷气、破癥结，连出两破字，要之麦得四时正气，芽具生生之机，疏利而已，不攻破也。大病用大药，如果伤寒温病，腹满实痛，濈濈汗出，潮热谵语，重在攻下，无论寒下温下润下，总以下者为近是，无取消导。若但食滞而无他证，无事攻下。食滞与他项寒实热实性质迥别，有泻下反不如消导者，治病能得恰如分际，大剂之外，所以有小剂，急剂之外，所以有缓剂。研究药学者，不可不门门洞彻也。麦芽能消导固矣，破气则通气分，破癥则通血分，疗乳胀乳痛，则通上，催生去胎则通下，上下气血，无非一消导之推阐。至所以消导之原理，则譬之以蘖造饧，蘖能将他谷属酸酵蒸酿化而为饧，然人身腹腔能如酿瓮乎？能听其腐蒸而内脏不受损害乎？是用作消导不差，而解说消导则差。今得新说证明，谷麦之属，其壳皮含麸质碱质，具有种内分泌维他命，论补益则补益力大，论消导则消导力大，则所以用麦芽为消导健胃剂者，理是心安矣。参以中说生气升发云云，则其真正功能不难彻底领略。又譬之作饧，以他种谷类蒸酿，加谷芽麦芽则化饧，加未生芽之谷、未生芽之麦则不成饧，然后知新说成分不可不明，而中说气化亦不可或弃也，学者所当会其通也。

芎　䓖

辛，温。主中风入脑，头痛，寒痹，筋挛缓急，金疮，妇人血闭无子。（《本经》中品。《别录》谓除脑中冷动，面上游风去来，忽忽如醉，诸寒冷气。）

选注：

（一）张隐庵曰：芎，穹也；䓖，高也，天之象也。主中风入脑头痛者，川芎禀金气而治风，性上行而治头痛也。主寒痹筋挛缓急者，寒气凝结则痹，痹则筋挛，弛纵曰缓，拘挈曰急。川芎辛温散行，不但上彻头脑而治风，且从内达外而散寒，故寒痹筋挛缓急可治也。治金疮者，金疮从皮肤而伤肌肉，川芎禀阳明金气，能从肌肉而达皮肤也。治妇人血闭无子者，妇人无子，因于血闭，以川芎禀金气而平木，肝血流通，故有子也。

（二）黄宫绣曰：芎䓖辛温升浮，为肝胆心包血分中气药，故凡肝因风郁，而见腹痛、胁痛、血痢、寒痹、筋挛、目泪及痈疽一切等症，治皆能痊。缘人一身血气流通，无有阻滞，则百病不生。若使寒湿内搏，则血滞而不行；热淫内搏，则血急而妄沸。气郁于血，则当行气以散血；血郁于气，则当活血以通气。行气必用芎归，以血得归则补而血可活，且血之气，又更得芎而助也。况川芎上行头目，下行血海，其辛最能散邪，血因风郁，得芎入而血自活，血活而风自减，又何有挛有痹有痛有郁，而致病变多端哉！

参考：

（一）陈存仁《药学辞典》曰：日人化验中药之新报告，芎䓖成分为 cnidium lacton $C_{12}H_{18}O_2$、cnidiumsaure $C_{12}H_{20}O_3$、cnidium saure ester $C_{12}H_{19}O_{20}$-$C_{10}H_{17}$、sedanon Saure $C_{12}H_1O_{98}$等。其效能润燥结，化瘀滞，升阳而开郁，搜风而治头痛，用于风邪之头痛晕眩药，又为妇人之经血病药。

（二）《辞典》又曰：日本药学博士村山义温板垣武熹，试验川芎之成绩云，北海道、大和、仙台三种之主成分，皆为 cnidiumlacton，而在大和、仙台二种，尚有少量之 sedanonsver，此 sedanonsure 含有与否，实为北海道川芎与大和、仙台二种区别之要点。

（三）《本草纲目》曰：芎本作营，名义未详，或曰人头穹窿穷高，天之象也，此药上行，专治头脑诸疾，故有芎䓖之名。以胡戎者为佳，故曰胡䓖。古人因其根节状如马衔，谓之马衔芎䓖，后世因其状如雀脑，谓雀脑芎䓖。其出关中者呼为京芎，亦曰西芎，出蜀中者为川芎，出天台者为台芎，出江南者为抚芎，皆因地而名也。《左传》楚人为萧人曰：有麦曲乎，有山鞠䓖乎，河鱼腹疾奈何，二物皆御湿，故以论之。丹溪朱氏治六郁，越鞠丸中用越桃鞠䓖，故以命名。《金光明经》谓之阇莫伽。

（四）《伪药条辨》曰：川芎本草一名芎阇，蜀省产地，首推灌县，有野生家种之分，其茎高二尺，叶如芹，分裂尤细，秋间开白花五瓣，为伞形花序，全体芬馥，其根即芎䓖也。产地聚集成都重庆者多，形大圆为抚芎，蓝田县出者嫩小曰蓝芎，陕西出者扁小为西芎，皆次；浙江温州及金华出曰南芎，更次。

川芎各处虽出，因地命名，除蜀产者外，皆不道地。近年蜀省产额颇广，足敷全国所需求，所以除川芎外，他如蓝芎、西芎、南芎等，现出产甚少，已在淘汰之列。近年日本虽有产，其形似是而非，气味尤恶劣，不堪入药。

冉雪峰曰：

芎䓖亦当归、芍药之俦耳，三者均血药。当归、芎䓖，香臭俱馥，芍药亦含安息香酸，三者又均血中气药。芍药苦平兼酸，苦酸则降，故芍药治腹痛为多；当归苦温而润，温润而化以苦，适合生血原理，故当归补血为多；芎䓖温与辛合，非若归芍苦酸牵制，故宣通升发之力为多。《纲目》芎䓖列芳草类。杨雄《甘泉赋》：发兰蕙与芎䓖。芎䓖与兰蕙同称，则香臭浓而清劲可知。芎䓖形态似雀脑，故世称雀脑芎䓖。味辛则散，气温则升，像脑则同气相求入脑。《本经》所叙主治，侧重脑的方面。窃奄忽眩惑，昏不知人，脑知觉神经病变也；㖞斜拘挛，偏废猝扑，脑运动神经病变也。此等病古人误为外风，近人误为内风，古人误为寒风，近人误为热风。要之无论外风内风，热风寒风，倘不犯脑，并不见以上各证象。反言之内风可犯脑，外风亦可犯脑，热风可犯脑，寒风亦可犯脑，向特谓古人只知为风，不知为脑，今观《本经》中风入脑四字，虽未摆脱风的方面，而已悟到脑的方面，真值得表彰惊服。热以寒治，前竹沥条主暴中风，即热风也；寒以热治，此芎䓖条主中风入脑，即寒风也。《别录》除脑中冷动，忽忽如醉，诸寒冷气，亦寒风也。此与《素问》风者循风府而上，及当有所犯大寒内至髓，髓者以脑为主，互相发明。芎䓖能主者，加强心脏，增高血压，促助循环，亦所以治寒风也。循环畅而血之菀于上者可下，可以治脑充血；循环畅而血之陷于下者可上，又可以治脑贫血；循环畅而血之结于经脉者可通，并可以治脑血塞、脑血栓。惟辛温升扬之品，不宜于风火狂飙之候，沈括《笔谈》所以有久服单服暴死之戒。芎䓖不惟非毒药，亦非暴悍药，何致暴死？此必风火激荡，下竭上厥，又助之焰而速其亡，所以暴也。凡药有大益，即有大害；有大害，即有大益。反面会通，不啻为芎䓖上行治头写到十二分。观此而芎窿䓖高所以命名之义，亦昭然揭矣。荆芥之治风从外散，芎䓖之治风从内通。主金疮者，补以托之，一味芎䓖，不啻整个阳和汤。主血闭无子者，濡而行之，一味芎䓖，不啻大小温经汤。或以宣郁，或以导滞，疗脑即通血，治上者可以治下，导滞即和中，治上下者即以治中，然则芎䓖全体大用，不难彻底透明矣。

藿 香

辛，微温。主风水毒肿，去恶气，止霍乱，心腹痛。（《嘉祐》所载。一本谓出《别录》。）

选注：

（一）缪希雍曰：藿香禀清和芬烈之气，其味辛，其气微温无毒，洁古辛甘，又曰甘苦，入手足太阴，亦入足阳明经。风水毒肿，病在于脾，恶气内浸，亦由脾虚，邪入霍乱心腹痛，皆中焦不治之证。脾主中焦，香气先入脾，理脾开胃，正气通畅，则前证自除矣。苏颂以为脾胃吐逆之要药；洁古谓其助胃气，开胃口，进饮食；海藏谓其温中快气。肺虚有寒，及寒郁热壅于上焦，饮酒口臭，煎汤饮之，皆辛温入肺入脾，清上治中之功也。

（二）张山雷曰：藿香芳香而不嫌其猛烈，温煦而不偏于燥热，能驱除阴霾湿邪而助脾胃正气，为湿困脾阳，怠倦无力，饮食不甘，舌苔浊垢者最捷之药。亦辟秽恶，解时行疫气。盖疠疫以气染人，无非湿浊秽腐之熏蒸，感之者由口鼻吸入，胃先受之，芳香得清气之正，而藿香气味和平，不嫌辛燥，故助脾胃而无流弊。但必以广产为佳，江浙产则味苦涩而气亦恶劣。按藿香虽不燥烈，然究是以气用事，惟舌有浊垢而漾漾欲泛者最佳。若舌燥光滑，津液不布者，咸非所宜。凡芳香行气醒脾胜湿诸芳草，皆有同情，不仅藿香木香一类为然也。

参考：

（一）陈存仁《药学辞典》曰：藿香《楞严经》名兜娄婆香，《法华经》名多摩罗跋香，《金光明经》名钵怛罗香，《涅盘经》名迦算香。其形态为多年生草，茎方，高三四尺，香气强烈，叶对生，作长心脏形，前端尖，边缘有锯齿，夏月于茎项丛生青紫唇形花冠，花作穗状，其种类运来有叶微青者，称青叶藿香，其芬香甚烈，用合香料，殆系采叶未黄者阴干制之。今有得真藿香种栽之者，称倭藿香，春生苗，高二三尺，节节生叶，似木芙蓉叶而小长，开紫花。似夏枯草花，其香有荏气而烈，摘叶用糁泥，一宿干，武州多种之，与广藿香无异。

（二）《伪药条辨》曰：按藿香产岭南为最道地，在羊域百里内之河南宝冈村，及肃庆者，五六月出新，方梗白毫绿叶，揉之清香气绕鼻而浓厚。味辛淡者名广藿香，广东省垣各山货行，收买拣净发行，首推巨昌与泰昌为最道地。如雷州、琼州等处产者，名海南藿香，即今所谓洋藿香也，其气薄味辛辣燥烈，叶细而小，梗带圆形，茎长根重为最次。其他如江浙所产之上藿香，能乘鲜切片，烈日晒干，贮于缸瓮，使香气收住不走，入药效能亦甚强，不亚于广藿香也。

冉雪峰曰：

藿香与合香，藿合二字同音，世因两两相混，或谓藿香一名合香，是藿合不分矣。又谓一木五香，更直以合香为藿香矣。合香乃合诸香以为香，树皮煎出，人工所制，干作块状，稀如软膏，外人名越儿斯，所谓流动苏合香也。藿乃藜藿蒿蓬豆梗之属，范晔合香方云：零藿虚燥，古人用以合香，是藿乃其形，香乃其臭也。茎空轻虚，枝叶扶疏，与结块流膏迥异。虽香能解秽，二者所同，而一为胶漆黏濡，一似苏薄散扬，是安可以不辨？诸家考察藿香者，昔出扶南顿逊，今广产者良，香远益清，和而不烈；浙产则苦燥性劣，效能已不如汉，况伪种充斥，斯更下矣；陈存仁氏谓今有得真藿香种栽之者，则其他之不真可推想已。藿香为芳香性健胃药，其效能已宣昭于藿香正气散方中，兹就《嘉祐》条文而细绎之，均是侧重香臭方面，全条均此项功用一气所推阐。香为天地正气，能伸正气，即能去恶气，气为风扰乱则病水，气为毒壅滞则病肿，气迫于上下则病霍乱，气结于内腔则病心腹痛，藿香宣通疏利，芳香醒豁，所以统治之。而香能醒脾，温能悦胃，疏郁解秽，导利中宫，尤有特长。独是脾阳胃阴，两两并重，东垣之健脾阳，与香岩之养胃阴，旗鼓相当。藿香即最道地，不过不燥烈而已，只能醒脾，不能补脾，只能和胃，不能益胃，疏利则有余，滋养则不足，用之不当，反有耗气劫液之变。所以古人方中，除藿香正气散外，独用为主药者甚少。入顺气乌药散方益肺，入黄芪四君子汤方补脾，入桂苓甘露饮方清暑，凡此种种，皆相需相助以为功，非藿香之本身，能益能补能清也。至霍乱病夏秋暴发，多挟暑秽，藿香固其宜矣。《嘉祐》谓止霍乱，殆专指此类。霍乱为八大急性传染病之一，其来也暴，顷刻之间，大汗如雨，身冷如冰，目眶塌陷，声音低小，心体弛衰下降，以至于死亡。于寒于热，救治必用大剂，拙著《霍乱证与痧证鉴别及治疗法》，已详言之。倘仅恃藿香或藿香正气散类辈，六合汤、不换金正气散之类，均搔不着痛痒，模棱因循，反以误事，勿谓《嘉祐》有止霍乱之言，而误凡百霍乱，无不可治也。矧近今发现真性霍乱，不乱于肠胃而乱于血管，不乱于消化系而乱于循环系，尤非藿香所可通治。研究药者，所以不能不合古今常变而通之也。

白蔻仁

辛，大温。主积冷气，止吐逆反胃，消谷下气，散肺中滞气，宽膈进食。（《开宝》所载。条文新参定。）

选注：

（一）黄宫绣曰：白豆蔻本与缩砂蔤一类，气味既同，功亦莫别，然此另有一种清爽妙气，上入肺经气分，而为肺家散气要药。且其辛温香窜，流行三焦，温暖脾胃，而使寒热膨胀，虚疟吐逆，反胃腹痛，并翳膜白眦红筋等症悉除。不似缩砂蔤辛温香窜兼苦，功专醒脾和胃调中，而于肺肾他部，则只兼而及之也。是以肺胃有火，及肺胃气薄切忌。故凡用药治病，最宜审量气味，分别形质，以为考求，不可一毫忽略，竟无分别于其间耳。

（二）张山雷曰：白豆蔻《开宝本草》谓辛而温，治精冷气，止吐逆反胃，消食下气。盖温胃醒脾，亦与草豆蔻、肉豆蔻异曲同工，其同得豆蔻之名，固亦以此。惟白豆蔻其气清芬，而无滞涩之味，则芳香之气，尤善上行，开泄上焦气滞，已与草果肉果之专治中下者不同。东垣谓散肺中滞气，海藏谓补肺气，皆以其气独胜。辛升作用，功效必在上部，所以宽胸利膈，尤其独擅胜场。而苏恭竟谓其气味俱薄，专入肺经，得毋误会。况乎此物气味俱极浓厚，必不可妄谓其薄，而咀嚼久又有一种清澈冷冽之气，隐隐然沁入心脾，则先升后降，所以又能下气，亦与其他辛升者，绝不相同。濒湖《纲目》谓大温，颇嫌未允。此固蔻仁砂仁之特异性情，升降阴阳，各臻其妙，所以通治肺脾肝肾诸气，而为吹嘘鼓动之无上妙品，寒热虚实，无往不宜。杨仁斋谓治脾虚疟疾，呕吐寒热，仍不外燥湿开痰，温煦以助脾家健运之义。

参考：

（一）《本草拾遗》曰：豆蔻草形如芭蕉，叶似杜若，长八九尺而光滑，冬夏不凋，其子为灰白色圆形之果实，稍作钝三棱形，揉之易破，处处生有短刚毛，内有三房，藏九至十二个种子，呈淡黄色，有辛辣香气，将此含于口内，则觉有极爽快之温气。

（二）《药物生产辨》曰：白豆蔻产安南菩萨山东波山，又名东波蔻，为最正道地，暹罗次之，巨港井里文所产者，为什路蔻，不适用。查《万国药方》卷四三十一篇所论，有紫白，是亦然也，至云苦者为益智子，又云中国广州有产，则不特于出产处不知，且不识药类。夫豆蔻，为一种，益智子又为一种，何得混而为一也。

冉雪峰曰：

白蔻仁香臭甚浓，味辛性温，三者化合，故辛虽微而转觉大辛；温虽微而转觉大温。各家辩论纷纭，或云大温；或云大温热；或云味薄气厚；或云气味俱薄；或云气味俱厚。效能或可强辩，性味安能差别，原品俱在，可复尝验也。苏恭气味俱厚云云，颇为后人攻点所焦集，其实此乃苏氏善悟，不足为苏氏病也。白蔻与缩砂均气味辛温，但缩砂味辛而苦，得辛温中之浊气；白蔻臭香而清，得辛温中之清气。一为浊中之清，一为清中之浊。清者主升，故白蔻治中兼治膈上；浊者主降，故缩砂治中兼治腹中。白蔻似大辛大温，而实非大辛大温；功用虽大辛大温，而性质并不大辛大温。所谓气味俱薄者如此，乃透识药之精蕴，如九方皋相马，赏识于牝牡骊黄之外。若以诠诂不精，不免有语病，则时贤所谓先升后降，与他辛升者不同，及无论寒热虚实，无往不易，岂不亦有语病乎！要之白蔻缩砂，皆专利中焦，醒脾和胃之要药。而气清者兼走上，气浊者兼走下，亦药学原理普通之常例也。然白蔻条曰主下气，缩砂条曰主上气，上者未始不下，下者未始不上，所以然者，中者交姤水火，间隔金木，中气调燮，上下自尔旋转，此其奥不难全窥，此其理不难大明矣。蔻之种类甚多，草果为草豆蔻，高良姜子为红豆蔻，白蔻之味辛兼苦者为益智子。然性味既别，形色各异，效能更大是不同，不得以此概彼。而振脾家之清阳，除胃家之腐秽，辛不嫌燥，温不嫌烈，惟白蔻为恰如分际。本节条文出自宋·马志《开宝本草》，一本作出《别录》，以其实考之，苏恭谓白蔻之用有五，胪叙功用甚详。陈藏器谓白蔻冬夏不凋，其子为灰白色圆形之果实，叙其形态亦甚详。又张文仲《备急》治胃冷恶心，食入即吐，用白蔻一味，研末酒服。苏陈张三氏均唐人，苏陈既言之，而张氏又复用之，则白蔻之入药不自宋马志始明矣。此亦如上藿香条，濒湖《纲目》主治条文下，明注《嘉祐》，而药名下又明注《别录》，一本尚尔两歧，代远年湮，书缺有间，各本之异，其何足怪，此与药之性味形色功用固无大关系，而在医学历史上，亦未可可者可之，否者否之，矮人观场，随人说妍媸，而漫不知察也。

肉豆蔻

辛，温。主消食止泄，治积冷，心腹胀痛，霍乱中恶，厉气，冷疰，呕沫，冷气，小儿乳藿。（《开宝》所载。《大明》谓解酒毒，消皮外络下气。）

选注：

（一）缪希雍曰：肉豆蔻味辛，能散能消，气温能和中畅气，其气芬芳，香气先入脾，脾主消化。温和而辛香，故开胃，胃喜温暖故也。故为理脾开胃，消宿食，止泄泻之要药。香能辟恶除不祥，又中气不虚，则邪恶之气不能入，故主鬼气及温中。脾主中焦，胃为后天生气之本，脾胃之阳气旺，则积冷心腹胀满，霍乱中恶，疠气，冷疰，呕沫冷气，食不消，泄不止，小儿乳藿诸证自除矣。

（二）张山雷曰：肉豆蔻始见于《唐本草》，气味辛温，《开宝本草》谓消食止泻，治积冷，心腹胀痛，霍乱，呕沫冷气，皆温煦脾土，专治寒中之意。而其味又涩，则能止虚寒之泄泻。盖其除寒燥湿，解结行气，专理脾胃，颇与草果相近，则辛温之功效本同，惟涩味较甚，并能固及大肠之滑脱，四神丸中有之，温脾即以温肾，是为中下二焦之药，与草果之专主中焦者微别。《开宝》又谓治中恶鬼气冷疰，则亦辟除阴霾之意，不可拘泥到鬼物上去。《大明》谓温中下气，开胃，解酒毒。甄权谓治宿食痰饮，止小儿吐逆，不下乳，腹痛。李珣谓主心腹虫痛，皆专就寒湿一边着想者。若湿热郁滞而为此诸证，则必不可一例论治。故李珣又谓主脾胃虚冷虚泻，濒湖谓暖脾胃，固大肠，要言不烦，最为精切。惟珣又谓治赤白痢，则湿热者多，虚寒者少，不当泛泛言之矣。石顽谓温中补脾，宽膨胀，固大肠，为小儿伤乳吐逆泄泻之要药；又谓脾土性喜芳香，故肉果与脾胃最为相宜，能下气者，脾得补则健运，非若厚朴，枳实之峻削，惟热郁暴注禁用，以其辛温涩滞之故。颐谓脾喜温而恶寒，喜燥而恶湿，温和则敷布有权，刚燥则清阳健运。若中阳既衰，湿邪困之，即萎靡倦怠，而索索无生气矣。惟香砂蔻仁之类，温煦芳香，足以振动阳气，故醒脾健运，最有近功。则所谓消食下气，已胀泄满者，皆其消化之力，固不可与克削破气作一例观也。

参考：

（一）陈存仁《药学辞典》曰：按肉豆蔻为常绿树，高达三丈，果实为肉果，初绿白色，后转黄色，表面滑泽，熟则自上方裂开，落下种子。种子被有赤色多肉性种衣，包被种子之肉样带线状膜，呈紫赤色，晒干则硬化，成橙黄色，有香气，谓之肉豆蔻，用和香料。其成分含有脂肪油、挥发油、淀粉等，其效能温脾，治痛呕，涩肠，止泄利，用小量能促进胃液之分泌，使消化力增加，用大量能增加心脏跳动，渐成麻醉状，或由麻醉状态而成血尿而死，故常用为芳香性健胃药，及祛风矫臭味药。

（二）第四版改正《日本药局方》曰：肉豆蔻系肉豆蔻树种子之去壳者，作钝卵圆形，或短卵圆形，长约三仙米，阔约二仙米，外面褐色，被有白色石灰粉，有纵行稍广之浅沟及作致密网纹之狭沟，横断面见有褐色外胚乳线条，侵入包裹脂肪及淀粉之胚乳中，含有芳香性分泌物，本品气味芳香而苦辛。

冉雪峰曰：

宗奭《衍义》谓豆蔻对草豆蔻言之，殊不尽然，草豆蔻即草果，果如奭说，则白豆蔻红豆蔻，何以不对草果言，不称为肉耶？盖各蔻均草本，惟肉豆蔻为木本，各蔻均用子，惟肉豆蔻用肉，可知肉豆蔻因基本用肉得名，若曰木本蔻之用肉，别于诸草本蔻之用子耳，或谓肉豆蔻无子，亦非也。熟时顶裂子落，用时不见子耳。肉豆蔻用小量，能促进胃液分泌，大量能加强心脏跳动，极量能麻醉以至血尿而死。是芳香性兼麻醉性，其峻厉不在草豆蔻之下，特草豆蔻芳香和中之中，加以冲动，肉豆蔻芳香和中之中加以固涩。然观以上麻醉功用，肉豆蔻固涩力大，冲动力亦未始不大也。上条白豆蔻，只曰主积冷，本条肉豆蔻则曰积冷、曰冷疰、曰冷气，连续出三冷字，是肉豆蔻治阴冷寒邪之功能，实超越白豆蔻而上之。肉豆蔻气味只曰辛温，白豆蔻气味反曰辛大温，大温之大字，是否衍文，抑或错笺，此审之气味，证之性能，征之功用，均不可不辨者也。再即功能细研，各蔻均具浓郁之香臭，均含脂肪暨挥发油，在中说醒脾和胃，为芳香性和中药，在新说兴奋神经，刺激神经，为芳香性神经药，此为各蔻共同之点。白蔻清芬而不燥烈，和缓而不峻厉，恰得乎中，实为和中妙品，无论寒热虚实，果为调中剂，均可加入辅佐。草豆蔻有特殊之臭气，故有特异之宣通作用。肉豆蔻有特殊之涩味，故有特异之固涩作用。注家统言白豆蔻专治中，而草豆蔻、肉豆蔻兼治中下，其分析殊未允惬而欠精详。肉豆蔻既用肉，其功用暨在肉，从来注家，真正在要点发挥者亦少，惟《大明》《日华子》有消皮外络下气说，恍惚似之，盖络下气，为肌肉之所运行，皮外气，为肌肉之所蒸发也。推斯意也，则凡气窜皮中，汗腺凝塞，肌肉挫伤，青紫寒气凝着，肌肉痹痛等，均可以肉豆蔻治之，既利用其气味，以资宣通，又相通于形质以资感召，此由药理学而贯彻于治疗学者也。唐甄权《药性本草》，暨李珣《海药本草》，对本品均有贡献。濒湖《纲目》主治条文，仍取马氏者，得毋以甄氏简略，李氏错误，不及马氏精详耶。不然，《纲目》所叙气味主治项下条文，多系断代，何以马氏宋人，其条文反列于前，甄李唐人，其条文反附于后耶！濒湖殆如历史纲目之具史笔与！

胡 椒

辛，大温。主下气，温中，祛痰，除脏腑中风冷，心腹猝痛，杀一切鱼肉鳖蕈毒。（《唐本》所载。条文新参定。）

选注：

（一）缪希雍曰：胡椒味辛，气大温，性虽无毒，然辛温太甚，过服未免有害。其主下气温中祛痰，除脏腑中冷者，总因肠胃为寒冷所乘，以致脏腑不调，痰气逆上，辛暖肠胃而散风冷，则痰气降、脏腑和，诸证悉瘳矣。

（二）李时珍曰：胡椒大辛热，纯阳之物，肠胃寒湿者宜之。热病人食之，动火伤气，阴受其害。时珍自少嗜之，岁岁病目而不疑及也，后渐知其弊，遂痛绝之，目病亦止。才食一二粒，即便昏涩，此乃昔人所未试者。盖辛走气，热助火，此物气味俱厚故也，病咽喉口齿者亦宜忌之。近医每以绿豆同用，治病有效，盖豆寒椒热，阴阳配合得宜，且以豆制椒毒也。按张从正《儒门事亲》云，噎嗝之病，或因酒得，或因气得，或因胃火，医氏不察，火里烧姜，汤中煮桂，丁香未已，豆蔻继之，荜拨未已，胡椒继之，虽曰和胃，胃本不寒，虽曰补胃，胃本不虚，况三阳既结，食必上潮，只宜汤丸，小小润之可也。时珍窃谓此说虽是，然亦有食入反出无火之证，又有痰气郁结，得辛热暂开之证，不可执一也。

参考：

（一）陈存仁《药学辞典》曰：胡椒原产印度，今则中国及南美、北美诸处皆产焉。其成分为胡椒素（piperin，$C_{17}H_{19}NO_3$），软树脂、挥发油、脂肪、护谟、淀粉、有机酸盐类等。其效能温中暖胃，下气消痰，辛味刺激胃肠，促其蠕动，为健胃祛风药，用于胃弱与消化不良，及鼓腹诸证。但其量过多，反害胃肠。又作香辛料，以供食用。其作用，入胃后能刺激胃壁神经，使胃蠕动迅速，分泌加多，消化力强盛，至肠被肠吸收而入血，能增大血压，制止白细胞数量，既可兴奋精神，又可退除疟热，功用与金鸡纳霜相似。

（二）《和汉药考》曰：胡椒素者，胡椒中之植物盐基，乃无色无臭无味之棱柱状结晶体也。热至华氏二百十二度则溶解，冷水不能溶解，沸汤及酒精均能溶解，遇硫酸现血红色，遇硝酸初现黄绿，继变橙黄，终成红色，入加里卤汁温之，则分离而为胡椒精。piperdin与胡椒素酸加里，软树脂为胡椒特有之臭味，成于红绿两色之树脂质，酒精伊打俱能溶解之，惟所含之挥发油，遇此二者，亦不溶解。

冉雪峰曰：

白蔻、肉蔻、胡椒，均芳香性健胃药，三者在消食类均味厚气厚，以辛温香窜称。而白蔻与胡椒条文并称大温，以胡椒与白蔻较，则其温更大，故有谓为辛热，或辛温大热者。辛能散，温能通，辛甘发散为阳，又与温煦和畅化合，则宣通挥发，相得益彰。再益之以香窜，则散者愈散，通者愈通，实质效能所不到者，而气化无所不到。一味胡椒，不啻二香三健整个全剂，并俨具窜透性、滤在性，是则胡椒开发到极，到如何程度，古人称为纯阳，夫岂或诬。然其基本为子实，升发尽头，其气已回而下转，且大温成热，壮火蚀气。凡药通义，味厚则泄，薄而通，气薄则发泄，厚则发热。胡椒味厚而泄，气厚而热，故不外通而内通，不外泄而下泄。主治条文，开宗明义，即以下气二字冠首，其义盖可深思矣。《圣济总录》治二便闭，关格不通，胀闷欲死，用胡椒加芒硝通之，深得此项神髓。是此项奥义，古人业经悟及。以辛为降，以温为泄，别开辛降温泄法门。此可证之西说，西说胡椒中含挥发油，挥发油通常效用，均能加强心跳，增高血压，助长白细胞繁殖；而胡椒虽强心脏增血压，却制止白细胞数量，俨若一物之两歧，此不足怪，乃如刺激性神经药，只分小量适量大量极量，能兴奋神经者即能麻醉神经。胡椒味厚气厚，不待其用量之为大为极，而气味本身已自成为大极，故有如是功用也。此与中说壮火蚀气、味厚则泄各义理正同。中说得西说而义方证实，西说得中说而理更明透，中西学术基本不同，而其会通终点，乃相同至于如此。主治条文下气下，即紧接温中，盖下气是明其义，温中是昭其功。辛温本通散，而全条所主，无一外证，即下气之义也。温以祛痰，温以除脏腑风冷，温以疗心腹猝痛，温以杀鱼肉鳖蕈阴毒，全条均一温之所贯注也。本节条文出《唐本》，《唐本》虽挂名英公，而笔政实苏恭所主，苏氏殆入《本经》堂奥者与。同是一药，而气味之厚薄，性能之转变如此，此并可由药物学而贯彻到治疗学。制其辛制其温，古方加绿豆以和之是也；益其辛益其温，古方加酒服以助之是也；用其泄用其通，古方加芒硝以泄之，麝香以通之是也。方成无药，通于无穷，药学之三昧，其在兹乎，其在兹乎。

神　曲

甘、辛，温。主化水谷宿食，癥结积滞，健脾暖胃。（《药性》所载。）

选注：

（一）黄宫绣曰：神曲辛甘气温，其物本于白面、杏仁、赤小豆、青蒿、苍耳子、红蓼，六味作饼，郁蒸而成，其性六味合一，故能散气调中，温胃化痰，逐水消滞，小儿补脾，轻平等病。医多用此以为调治，盖取辛不甚散，甘不甚壅，温不甚燥也，然必合以补脾等药并施则佳。若妊妇无积，及脾阴不足，并勿用耳。

（二）陈修园曰：凡曲蘖皆主化谷，谷积服此便消，或鼻中如闻酒香，药性所言主治，亦不外此。癥结积聚者，水谷之久而成也。健脾暖胃者，化水谷之效也。除化水谷之外，并无他长，今人以之常服，且云祛百病，怪甚。考造曲之法，六月六日，是六神聚会之日，用白面百斤，青蒿苍耳野蓼各自然汁三升，杏仁研泥，赤小豆为末，各三升，以配青龙、白虎、朱雀、玄武、勾陈、螣蛇六神，通和作饼，麻叶或楮叶包窨，如造酱黄法，待生黄衣，晒干收之，陈久者良。药用六种，以配六神聚会之日。窨发黄衣作曲，故名六神曲。今人除去六字，只名神曲，任意加至数十味，无非克破之药，大伤元气，且有百草神曲，害人更甚。近日通行福建神曲，其方于六神本方中，去赤小豆，恶其易蛀，加五苓散料、平胃散科及麦芽、谷芽、使君子、榧子、大黄、黄芩、大腹皮、砂仁、白蔻、丁香、木香、藿香、香附、良姜、芍药、防风、秦艽、羌活、独活、川芎、苏叶、荆芥、防己、党参、茯苓、莱菔子、薏米、木通、茶叶、干姜、干葛、枳壳、山楂、槟榔、青皮、木瓜、薄荷、蝉蜕、桃仁、红花、三棱、莪术、郁金、菖蒲、柴胡、菊花等为末，制为方块，以草窨发黄衣晒干，此方杂乱无序，误人匪浅，而竟盛行一时者，皆误信招牌上夸张等语，而惯以肥甘自奉之辈，单服此克化之品，未尝不通快一时，而损伤元气，人自不觉。若以入方，则古人之方，立法不苟，岂堪此杂乱之药，碍此碍彼乎！且以药末合五谷窨造发黄而为曲，只取其速于酿化，除消导之外，并无他长，何以统治百病？且表散之品，因窨发而失其辛香之气。攻坚之品，以窨发而失其雄入之权。补养之药，气味中和，以窨发而变为臭腐秽浊之物，伤脾妨胃，更不待言，明者自知。余临证二十年，而泉州一带，先救误服神曲之害者，十居其七。如感冒病宜审经以发散，若服神曲，则里气以攻伐而虚，表邪随虚而入里矣。伤食新病，宜助胃以克化，伤食颇久，宜承气以攻下，若服神曲则酿成甜酸秽腐之味，滞于中焦，漫无出路，则为恶心胀痛矣。吐泻是阴阳不交，泄泻是水谷不分，赤白痢是湿热下注，噎嗝是贲门干槁，翻胃是命门火衰，痰饮是水气泛溢，与神曲更无干涉，若误服之，轻则致重，重则致死，可不慎哉！

参考：

（一）《本草纲目》曰：昔人用曲，多是造酒之曲，后医乃造神曲，专以供药，力更胜之，盖取诸神聚会之日造之，故得神名。贾思勰《齐民要术》，虽有造神曲之法，繁琐不便，近时造法，更简易也。

（二）《药物生产辨》曰：神曲原产福建，名曰建曲，但字号名目太多，真伪难辨。以左字采芸居曲为通行，其次范志曲，其余满地充曲，但正货俱无香味，充货切开必香，凡用此味，重在消积解表，究竟用六神曲较稳当也。六神曲方，青蒿叶、苍耳子、北杏、赤小豆、生旱辣蓼各等分，舂烂，用粗麦曲埋饼，即完全六神曲也。

冉雪峰曰：

曲古作䵃，通麹，故一作麹，《说文》酒母也，释名麴朽也，郁之使衣生朽败也。濒湖《纲目》谓曲以米麦包罨而成，故字从麦从米从包，省文会意也。曲之历史甚早，书说命若作酒醴，《尔雅》曲櫱，周礼天官内司服，天子乃荐曲衣。《左传》楚人谓萧人曰：有麦曲乎，有鞠穷乎，是三代时已早知用曲矣。曲之入药之可征者，《千金》疗小腹坚满，产后运绝，用神曲一味为末；《肘后》疗胎动不安，痞满暑泄方中，均用神曲，仲景《金匮》治虚劳诸虚不足，风气百病，薯蓣丸中，亦用神曲。是韵加药制，专供医事，在汉唐时已然矣。特古人为曲，但用麦米包窨，故称麦曲米曲，包窨郁蒸，霉朽发黄，麦米中所含蛋白黏液性各质腐坏，转成枯朽，惟酵素葱郁蕴隆，功能发酵，以耗蚀其他物质，借麦米之余气，以治麦米伤积之病，同气相求，实为原因治疗。胃喜暖，而此之性暖足以温之；脾恶湿，而此质之焦足以燥之。故古人利用此项原理，以为消食和中之要药。证以新说，与制止胃酸之消化剂符合。后人加药法制，借芳香以助疏利，未始非学理之进步，而市侩无知，任意妄加，至数十味至百味，美其名曰百草曲，不知两种物体化合，起化学作用，性质已变，而百数十种牵合混杂，尚复成何理性，陈修园攻之韪矣。制曲者福建为多，因闽省湿重，故古人流传此良药，以资救济，而市侩妄作，社会反多受其害，此岂古人制曲之所及料。修园闽人，见之最真，知之最悉，所谓泉州一带临证，先救误服神曲之害者，十居其七，有慨乎其言之矣。其云伤食新病，宜助胃以克化，伤食既久，宜承气以攻下，颇征学力，非鱼鱼鹿鹿者可比。然矫枉过正，谓神曲除消导外无他长，又云新旧伤食，误服神曲，反酿甜酸秽腐之变，然则神曲当何如而后用乎？既云只可消导，又云不能消导。只论他人之短长，不顾自己之矛盾。凡药固各有精专主治之能，而用之则有左右逢源之妙，神曲燥湿，即能涤饮燥湿，即能止泻，而云与痰饮泄泻更无干涉，此岂复有理由可说。观古人用以回乳特效，则知神曲能节制胃酸，节治诸项分泌。凡诸分泌过剩而停水湿，胃酸过多而不消化，正属合拍，不似槟榔、草果之悍，不似三棱、莪术之攻，倘助胃或不能胜，承气又嫌破下，则本品亦有恰当病机者乎，学者所当因其理而会其通也。

莱菔子

辛、甘，平。主下气定喘，治痰消食，除胀，利大小便，止气痛，研汁服吐风痰，用醋研消肿毒。（条文参《日华》，《纲目》新定。）

选注：

（一）缪希雍曰：莱菔根味辛甘，气温无毒，孟诜云性冷，《大明》云平，详其功用，应是生者味辛性冷，熟者味甘性平，故《本经》下气消谷，去痰癖，利大小便，化痰消导者，煮熟之用也；止消渴，制面毒，行风气，去邪热气，治肺痿吐血，肺热痰咳，下利等，生食之用也。大抵入手足太阴手足阳明经，故所主皆肺脾肠胃之病。

（二）李士材曰：莱菔辛甘，下气消食，和中化痰，解酲散血，大治吞酸，捣汁服治吐衄血、消渴，涂跌打汤火伤，解面毒。杨意云，种芋三十亩，省米三十斛，种萵三十亩，益米三十斛，则萝萄果能消食也。服地黄、何首乌忌食萝萄，令人髭发白。有人被贼火熏垂死，以萝萄菜生嚼汁咽即苏。子能定喘消痰，消食除胀，利大小便，消痈肿毒，生用能升，熟用能降。

参考：

（一）陈存仁《药学辞典》曰：莱菔在上古谓之芦菔，中古转为莱菔，后世遂讹为萝蔔。其子《尔雅》名温菘子、土酥子，《和汉药考》名唐菁子、紫花菘子。其效能，作健胃祛痰药及为消化药，又治恶臭性气管支炎，慢性消化不良等症。其作用，入胃能助胃液消化淀粉，使造成多量之糖素，至肠始渐次吸入肠壁而达血中，令血液氧化增进，全身热量增高，肺脏呼吸作用亦同进行，痰质遂被逐而出。

（二）《本草纲目》曰：莱菔今天下通有之，昔人以芜菁、莱菔二物混注。圃人种莱菔，六月下种，秋采苗，冬掘根，春末抽高台，开小花紫碧色，夏初结角，其子如大麻子，圆长不等，黄赤色，五月亦可再种。其叶有大者如芜菁，细者如花芥，皆有细柔毛，其根有红白二色，其状有长圆二类，大抵生沙壤者脆而甘，生瘠地者坚而辣。根叶皆可生可熟，可俎可酱，可豉可醋，可糖可腊，可饭，乃蔬中之最有利益者，而古人不深详之，岂因其贱而忽之耶？亦未谙其利耶！

（三）《纲目》又曰：张杲《医说》云：饶民李七，病鼻衄甚危，医以萝卜自然汁和无灰酒，饮之即止。盖血随气运，气滞故血妄行，萝蔔下气，而酒导之故也。又云有人好食豆腐中毒，医治不效，忽见卖豆腐人言，其妻误以萝蔔汤入锅内，遂致不成，其人心悟，乃以萝蔔汤饮之而瘳，物理之妙如此。

冉雪峰曰：

健胃消化药不止一种，有以味之辛胜者，姜椒之属是也；有以臭之香胜者，香砂之属是也；有以质之疏利胜者，神曲麦芽之属是也。六腑以通为用，推陈即可致新，则硝黄之属用之得当，亦可为健胃消化之助。更有以苦味为健胃，涩味为健胃，一则补偿胆液，一则补偿胰液，如新说将大苦之苦参、黄连等，含钙之牡蛎、方解石等，均列入健胃消化药类，此则中说向未体及。本条莱菔，味则不似姜椒之辛辣，臭则不似香砂之芳香，质则不似曲麦之疏利，亦非硝黄之攻荡破下，甘淡其味，并不似苦参、黄连之大苦，清轻其质，更不似牡蛎、方解之重涩，纯以清胜，溶解稠黏液，稀释酷厉液，能消油滞，善除碳气，甘淡平平之中，俨具丰伟赫赫之效，在健胃消化药队中，别开生面。合参条文，能清气则气自下，能清气则喘自定，能清气则痰自消，能清气则胀自除，能清气则大小便自利，能清气则气痛自止。而吐风痰也，消肿毒也，化饮食积滞也，无非清气稀释之功，一贯所推阐。北俗多食面食酥酪，故尝啖生莱菔以消饱胀，则莱菔之去油积食积可知。北地严寒，以火烘屋，碳气重，故尝啖生莱菔以资清解，则莱菔之除碳气解热毒可知。又中煤毒僵闷如死者，则以生莱菔捣汁灌救。陈存仁并谓其治恶臭性支气管炎，莱菔功用之弘如此。叶天士治医局更夫垂死，薛生白断为不治，而天士以莱菔一味起之。徐灵胎治某盐商子病笃，服大量珍贵药不愈，灵胎以八文钱市莱菔子起之，凡此均功效优越之事实可征者也。或有根据《尔雅》名温菘子，因谓莱菔子为性温者，《大明》诸家且有温中补不足等说，似与上清轻功用不侔，然此药可会通也，新说莱菔入血后，能令血中氧化增进，全身温度增高，此非温中之说乎！入胃能助胃液消化淀粉，使造成多量之糖素，以供周身生理糖素之需求，此非补不足之说乎？是清者其体，温者其用也。清不足异，清而能温乃足异；温不足异，温而出之清乃足异。似此几为研究药学者，别开新的途径。不惟消化药类不可缺此一格，而整个药学原理上，亦不可缺此一格矣。缪仲淳谓生用则冷，熟用则温，犹是中人以下知识。苟非近世科学昌明，又焉知莱菔亦清亦温、清释解凝彻热温中，有增加全身热量之功用哉！

鸡内金

甘，平。主泄利，小便频，除热止烦。（《别录》所载。《纲目》鸡嗉治气噎。食不消。）

选注：

（一）缪希雍曰：膍胵即肫内黄皮，一名鸡内金是也。肫是鸡之脾，乃消化水谷之所，其气通达大肠、膀胱二经，有热则泄利遗溺，得微寒之气，则热除而泄利遗溺自愈矣。烦因热而生，热去故烦自止也，今世又以之治诸疳疮多效。

（二）李时珍曰：膍胵音脾鸱，鸡肫也，近人讳之，呼肫内黄皮为鸡内金，男用雌，女用雄，治小儿食疟，疗大人淋漓，反胃，消酒积，主喉痹乳蛾，一切口疮牙疳诸疮。

（三）张锡纯曰：予所拟资生汤，治劳瘵羸弱，亦治女子血枯不月。女子月信若日久不见，其血海必有坚结之血，治此等症者，但知用通血破血之药，往往病犹未去，而人已先受其伤。鸡内金性甚和平，而善消有形郁积，服之既久，瘀血之坚结者，自然融化。矧此方与健脾滋阴之药同用，新血活泼滋长，生新自能化瘀也。又《论敦复汤》云：鸡内金其健脾运胃之力，既能流通补药之滞，其收涩膀胱之力，又能逗留热药之性也。《论滋膵饮》云：俗传治消渴方，单服生猪胰子可愈，盖猪胰子即猪之膵，是人之膵病，而可补以物之膵也。此亦犹鸡内金，诸家本草皆谓其能治消渴之理也。鸡内金与猪胰子，同为化食之物也。予因集诸药合为一方，以治消渴，屡次见效用，敢笔之于书，以公诸医界。

参考：

（一）陈存仁《药学辞典》曰：鸡内金为鸡脾中之黄皮，色黄质韧而有皱纹，干则坚脆，火焙之其体胖发，且有臭秽之气。其效能消水谷，治泻利，理脾胃，疗肿胀，与胃酸相同，用作消化健胃药。

（二）《辞典》又载：《千金》治反胃吐食，鸡膍胵一具，烧存性，酒调服，男用雌，女用雄。又治小儿疟疾，用鸡膍胵黄皮，烧存性，乳服，男用雌，女用雄。又载《圣济》治膈消饮水，鸡内金洗晒干，瓜蒌根炒五两，为末，糊丸梧子大，每服三十丸，温水下，日三。又治谷道生疮久不愈，用鸡膍胵烧存性，为末，干贴之如神。又载杨氏经验，治发背初起，用鸡肫黄皮不落水者，阴干，临时温水润开贴之，随干随润，不过三五个即消。其发背已溃者，用鸡肫黄皮同棉絮，焙末搽之即愈。又治走马牙疳，用鸡肫黄皮不落水者五枚，枯矾五钱，研擦立愈。

冉雪峰曰：

鸡内金原名膍胵，乃鸡胃内层之皮也，诸家本草均以为肫内黄皮。今世普通呼鸡胃曰脺，考肫为面颊为面骨，脺为膜为胵肥，并不训胃，以鸡胃为肫脺者误也。《正韵》膍胵，鸟胃肠，一曰五脏总名，又膍通脾，牛百叶也，《博稚》牛脾谓之膍胵，查牛胃皱褶重叠，形象百叶，若脾则直长作条状，何百叶之有。以胃为脾，乃古人错处，而医家盲从，谓鸡内金为鸡肫内黄皮，即鸡之脾，不知脾何以象百叶，脾之内层又何以有黄皮，一误再误矣。观本节《别录》主治条文，亦是就脾阐发，脾为中枢，化气行水，上输于肺，下输膀胱，鸡无膀胱，故脾脏退化，无玲珑管，中薄而空，色亦不似他物脾脏之紫赤，然气水不下行，而气水却外达，于此可想见水精四布，五经并行之妙。且下部无膀胱，而周身羽毛筒，即是膀胱之代替者，亦如《洛书》中，土无十，而全体均合十，天地生物之妙如此。古人利用此项原理，借物体生理水气之外达者，以疗人体水气下趋之病，外气通则里气通，前气通则后气通。曰主小便频，曰主泄利，义极显然。除热止烦，亦气化而热泄，热泄而烦解，乃外达一气之所推阐耳。训诂家既误胃为脾，而医家又以脾之功用，为胃之功用，是安可以不辨。《准绳》四治产后遗溺，用鸡膍胵一具，自注共肠烧洗，犹存古义膍胵为胃肠之义。又《正韵》膍补糜切，音毗，厚也。《集韵》胵陟利切，音致，肥也。凡物之胃，无如鸡类之肥厚者，膍厚胵肥，其义较合。要之今用之鸡内金，乃鸡胃里层之皮，非鸡之脾也，亦非鸡整个之胃也。鸡整个之胃，可谓之膍胵，而胃里层一部之皮，只可名之为内金，其质坚韧，似皮非皮，似筋非筋，无丝毫肉质，不厚不肥，外被黄脂，此真为胃之素，中含碱质，又似他动物膵元素，意者鸡之脾退化，而以胃代脾，功用相通，故古人以为字义相通，名称相通耶。不然一脏一腑，两两判然，何古人含混至于如是耶。鸡之脾，鸡之胃，生理均如此特殊，准以近代脏器疗法，均可入药。新式脏器内分泌制剂，分男女异用，而鸡内金则曰男用雌，女用雄，其别是一义乎。但药市则不辨雌雄，笼统为之，今人不讲久矣。凡药功能不止一端，古人鸡内金多用之外证，且甚夸其功，今人外证亦罕用及，辨其错讹，析其理性，集古人之大成，输近代之新知，亦研究药学者应尽之责任也。

镇痉类

赤石脂

甘，平。主黄疸泄利，肠澼脓血，阴蚀，下血赤白，邪气痈肿，疽痔恶疮，头疡疥瘙，久服补髓，益气，肥健不饥，五色石脂，各随其色补五脏。（《本经》上品。《别录》疗崩中漏下，产难，胞衣不出，久服补脑。）

选注：

（一）张隐庵曰：石脂乃石中之脂，为少阴肾脏之药，又色赤象心，甘平属土，主治黄疸泄利，肠澼脓血者，脾土留湿，则外黄疸而内泄利，甚则肠澼脓血。石脂得太阴之土气，故可治也。阴蚀下血赤白，邪气痈肿疽痔者，少阴脏寒，不得君火阳热以相济，致阴蚀而为下血赤白，邪气痈肿而为疽痔。石脂色赤，得少阴之火气，故可治也。恶疮头疡疥瘙者，少阴火热，不得肾脏之水气以相滋，故火热上炎，而为恶疮之头疡疥瘙。石脂生于石中，得少阴水精之气，故可治也。久服脂液内生，气血充盛，故补髓益气，补髓助精也，益气助神也。精神交会于中土，则肥健不饥而轻身延年，《本经》概言五色石脂，故曰各随其色补五脏。

（二）卢复曰：膏释脂凝，皆肌肉中液也，肌肉有余，则其气扬于外，凝中大有不凝义，世人只知固济，未尽石脂大体。又云石中之脂，如骨中之髓，故揭石中取之，而用必以黏唇者为上也。本草述今所用石脂，赤者居多，以其甘温而得阳之化，又酸辛合而能散能收也。

参考：

（一）《本草纲目》曰：膏之凝者曰脂，此物性黏，固济炉鼎甚良，盖兼体用而名也。吴普云：五色石脂，一名五色符，青符生南山或海涯；黄符生嵩山，色如㹠脑雁雏；黑符生洛西山空地；白符生少室天娄山或泰山；赤符生少室或泰山，色绛，滑如脂。陶弘景云：今俗惟用赤石白石二脂，好者出吴郡，亦出武陵建平义阳，义阳者出鄳县界东八十里，状如㹠脑，赤者鲜红可爱，随采复生。余三色石脂无正用，但黑石脂入画用耳。陈承云：今苏州见贡赤白二石脂，但入药不甚佳，惟延州山中所出最良，揭两石中取之。

（二）《伪药条辨》曰：赤石脂始出南山之阳，及延州潞州吴郡山谷中，今四方皆有，乃石中之脂，故揭石取之，以色如桃花，理腻黏舌缀唇者为上。为少阴肾脏之药，又色赤象心，甘平属土。近有伪品，即黄土混充，色粗不能黏舌，勿用为妥。

（三）《条辨》又曰：石脂有五色之分，赤石脂原出济南，今苏州余杭亦出，惟不甚佳。《石雅》云：石脂即垩土，垩白土也，方书名其石脂者具五色，今以赤白二种验之，亦高岭之类，其赤者，殆即所谓红高岭也。吴地余杭山有白垩，色如玉，甚光润，号曰石脂，则白石脂即白垩，愈无疑矣。赤石脂色淡红如桃花，色细腻滑润者佳。近有新式石脂，色赤质粗，不细腻，不知何种土质，其伪无疑，不可入药。

冉雪峰曰：

石脂亦空青、石脑、石中黄子之属，特石脑生滑石中，石中黄子生禹余粮中，空青生金坑铜坑矿中，而石脂则生延州、苏州、武陵、建平、义阳等各普通石中耳。《本经》五色五种石脂概言，总为一条，《别录》乃分为五，陶弘景《集注》谓今俗惟用赤石白石二脂，陈承《增广补注》谓今苏州见贡赤白二石脂，是石脂惟取赤白二种，不宁唐宋，汉魏六朝时已早然矣。石为水土之精英凝结，而石脂又为石之精英凝结，时贤卢复谓石中之脂，如骨中之髓，譬喻可谓亲切。正字通凝者为脂，释者为膏，释名脂砥也，著而柔滑如砥石也，凡此皆言凝固而又滑泽意义。石脂在石中，即已凝固，不似空青、石脑、石中黄子，中含流质，或触空气后，乃变固体，顾名思义，而石脂之生理形态，宛然在目。赤石脂中含血素，与代赭石相似，特代赭石得铁之余气，而生于外，赤石脂得石之精气，而结于内，是赤石脂得阴气阴质最足，既能宣通瘀痹，又能沉静循环，润育亢燥。从来注家均以赤石脂为燥药，为涩药，近世已渐悟其非，故卢氏谓凝中大有不凝之义。又谓世人只知固济，未尽石脂大体，旨哉言乎。窃脂属油质，虽其凝如砥，其滑泽之性仍在，即润利之功尚存，妙在清热消瘀，散结消肿，故难产可疗，死胎可下，肠澼坠痛可医，其开豁润利之功甚昭明而彰著。而云燥涩者，乃阴精凝结，愈细腻愈黏合，凡剽悍滑疾，猝暴厉酷之疴，得此可以戢其狂飙，制其腾沸，遏其浸淫，杜其耗蚀，不燥之燥，不涩之涩。予前注新定国防药方注释，谓赤石脂为石中之脂膏，能涩能润，亦补亦消，有非人工仿制，拘拘成分所可得者，神而明之，存乎其人，顾用之何如耳！昔人偏于一面，只知其燥涩，不知其滑利，今虽知其滑利，又不知其即是燥即是涩，并不知其所以燥所以涩，是则是篇之作，又乌可已耶！《本经》补髓益气，更是深一层说法，镇静之药而益气，是镇静而兼兴奋也，含血素之药而补髓，是血脉系兼神经系也。此中分际，学者当猛下一参。要之阴精内含，山泽通气，赤石脂是得阴气而凝为脂，不是得火气而化为钙。钙燥涩，脂滑润，为物理之定体，而治功则正面反面，各各推出者也。析其性质，明其体用，辨其本末，而赤石脂真正之性能，不难明确矣。而本篇列赤石脂于镇痉类之义理，亦不难领会矣。

紫石英

甘，温。主心腹咳逆，邪气，补不足，女子风寒在子宫，绝孕，十年无子，久服温中延年。（《本经》上品。《别录》止消渴，除胃中久寒。）

选注：

（一）缪希雍曰：紫石英味厚于气，入手少阴、手足厥阴经。少阴主心，属阳而本热，虚则阳气衰，而寒邪得以乘之，或为上气咳逆，或为气结寒热，心腹痛。此温能除寒，甘能补中，中气足，心得补，诸证无不瘳矣。惊悸属心虚，魂魄不安，亦由心君怯弱，无以镇摄诸经，兹得镇压之力，而心君有以镇摄，即重以去怯之义也。其主女子风寒在子宫，绝孕无子者，盖女子系胎于肾及心包络，皆阴脏也，虚则风寒乘之而不孕，非得温暖之气，则无以去风寒而资化育之妙。此药填下焦，走肾及心包络，辛温能散风寒邪气，故为女子暖子宫之要药。补中气，益心肝，通血脉，镇坠虚火，使之归元，故又能止消渴，散痈肿，令人悦泽，及久服轻身延年也。

（二）李时珍曰：紫石英手少阴足厥阴血分药也，上能镇心，重以去怯也，下能益肝，湿以去枯也。心主血，肝藏血，其性暖而补，故心神不安，肝血不足，及女血海虚寒不孕者宜之。《别录》言其补心气，甄权言其养肺气者，殊昧于气阳血阴营卫之别，惟《本经》所言诸证甚得此理。

（三）叶天士曰：紫石英气温，入足厥阴肝经；味甘，入足太阴脾经。心腹者，足太阴行经之地，脾虚不能生肺，肺失下降之令，则邪气上逆而咳。紫石英味甘质重，益脾土而降气逆，所以主咳也。补不足者，气温补肝气之不足，甘味补脾阴之不足也。厥阴之脉，结于阴器，子宫亦属肝经，肝为两阴交尽之经，风木之府，风寒在子宫，则肝血不藏，脾血亦不统，不能孕而生育矣。脾土之成数十，所以十年无子也。紫石英气温，可以散子宫之风寒，味甘可以益肝脾之血脉也。中者，中州脾土也，久服甘温益脾，所以温中，肝木条达，脾土健运，所以轻身延年也。

参考：

（一）《新本草纲目》曰：紫石英为属于六角系棱柱状结晶之矿石，色紫或青紫，或略带灰色，惟色之深浅颇不一定。质透明有玻璃光泽，硬度7，比重2.5至2.8，诸酸类俱不能溶解之，其成分为无水硅酸，silicic anhydride 即二氧化硅。

（二）《理化词典》曰：硅之原子量28.4，此原质在矿物界，占重要地位，其氧化物之不纯者为石英，广布地面，往往构成大山脉，其硅酸盐类，则为岩石及土砂之主成分。

（三）《嘉祐图经》曰：乳石论无专用紫石英者，惟五石散中用之。张文仲《备急方》，有镇心单服紫石英煮水法，胡洽及《千金方》，则多杂诸药同用，今方治妇人及心病有使者。

（四）《本草纲目》曰：按《太平御览》云，自大岘至泰山，皆有紫石英，泰山所出其壤玮，平氏阳山县所出，色深特好，乌程县北垄山所出，甚光明，但小黑。东莞县爆山所出，旧以贡献。江夏矾山亦出之，永嘉固陶村小山所出，芒角甚好，但小薄尔。

冉雪峰曰：

石英色凡有五，入药者惟取紫白二种，与石脂惟取赤白二种一例。其成分为无水硅酸，硅酸种类甚多，然皆二氧化硅与水所成。硅分结晶形与无定形二种，结晶形在大气或氧气中，强热之亦不燃烧。无定形燃烧于空气中，生二氧化硅，强热之即熔融。遇氢氧化尔加里，则发氢气而生硅酸盐。硅不溶解于酸类，遇氟化氢则溶解，是石英为结晶形硅酸，亦即不纯之二氧化硅也。其燃烧熔融，则化亚尔加里，与石英燃烧成石灰，即氧化钙，中含强度之亚尔加里一例，知此可以再论紫石英矣。紫石英主治条曰甘温，《别录》曰辛，神农扁鹊曰甘平，李当之曰大寒，雷公曰大温，岐伯曰甘味，甘从同无问题，微辛犹可不议。一曰大寒，一曰大温，寒温如水火冰炭之相反，碍难从同，况又益之以大乎。功用或可强辩，性味安容错讹，何歧异刺谬至于如是耶！是即可证上述物理化学，石为水土精英凝结，其性清凉，燃烧为石灰，则不清凉而燥烈。又石英为石之精英凝结，则清而又清，凉而又凉，李曰大寒，得勿为是与！燃烧化亚尔加里，即是石灰主要成分，则燥而又燥，烈而又烈，雷曰大温，得勿为是与！《纲目》论石英制法，火煅醋淬七次，未煅则大寒，煅则大温，非性功之两歧，乃炮制之各异。惟其汇通中外，乃能融会古今。要之用石英，宁取清凉，勿取燥烈。水土阴精，炎岗则烬，则用石灰，用钙，用亚尔加里可矣，何必用石英哉！石英经煅，既成钙质，钙性大热，有腐蚀性，能变质，能制胃酸，则《别录》所谓除胃中久寒者不虚已。胃中有寒，姜椒砂蔻之属可除，而久寒则非此莫胜。胃者中州也，《别录》之除寒，即《本经》之温中，除胃中久寒句有久字，久服温中句亦有久字，二久字前后遥应，各具深意。再进一步言，石英之紫者，功能活血促助血液循环，心脏加强，血压增高，而寒有不除者乎？而中有不温者乎？则谓紫石英以清劲之质，而奏温煦之功，亦无不可也。金石坠降下行，为药学之通例，上赤石脂条主难产，下死胎，本条主绝孕十年无子，即此义也。《洗冤录》踢伤睾丸致命者，脑顶现红块。近世内分泌，脑下垂体，关系女子子宫妊娠最切，上下息息相通如此。紫石英坠重可以镇定神经，清劲可以疏利血管，则本编列于镇痉剂类之意义，不从可识与。

代赭石

苦，寒。主鬼疰贼风，蛊毒，杀精物恶厉，腹中毒邪，女

子赤沃漏下。(《本经》下品。)

选注：

(一)李士材曰：代赭入肝与心包，专主二经血分之病。仲景治汗吐下后，心下硬，噫气，用旋覆代赭汤，取其重以镇虚逆，赤以养阴血也。

(二)陈修园曰：代赭石气寒入肾，味苦入心。肾为坎水，代赭石气寒益肾，则肾水中一阳上升；心为离火，代赭石味苦益心，刚火中一阴下降。水升火降，阴阳互藏其宅，而天地位矣。故鬼疰贼风精魅恶厉，以及蛊毒腹中邪毒，皆可治之。肾主二便，心主血，血热则赤沃漏下，苦寒清热，心肾相交，所以主女子赤沃漏下。

(三)张锡纯曰：赭石色赤性微凉，其质重坠，又善镇逆气，降痰涎，止呕吐，通燥结，用之得当，能建奇效。其原质为铁氧化合而成，其结体虽坚，而层层如铁锈，生研服之，不伤肠胃，即服其稍粗之末，亦与肠胃无损，且生服则氧气纯全，大能养血，故《本经》谓其治赤沃漏下，《日华》谓其治月经不止也。若煅用之，即无斯效。煅之后以醋淬之，尤非所宜。且性甚和平，虽降逆气而不伤正气、通燥结而毫无开破，原无须乎煅。其形为薄片叠叠而成，一面点点作乳形，一面点点作窝形者，方堪入药。

参考：

(一)陈存仁《药学辞典》曰：代赭石系金属类，为结晶体之矿石，作块状，或纤维状质，硬碎之则成赤褐色之粉末。其种类作结晶者，谓之辉铁矿，半结晶者，谓之赤铁矿，代赭表面作赘疣状，谓之钉头代赭，其成分由氧化铁及黏土而成。其效能平肝火，镇气逆，用作收敛药。

(二)《本草纲目》曰：赭，赤色也，代，即雁门也，今俗呼为土朱、铁朱。《管子》云：山上有赭，其下有铁，铁朱之名或缘此，不独因其形色也。处处山中有之，以西北出者为良，宋时虔州岁供万斛，崔昉《外丹本草》云：代赭阳石也，与太乙余粮并生山峡中，研之作朱色，可点书，又可罨金益色赤，张华以赤土拭宝剑，益精明培光耀，即以此也。

（三）《纲目》又曰：代赭乃肝与心包络二经血分药也，故所主治皆二经血分之病，昔有小儿泻后眼上，三日不乳，目黄如金，气将绝，有名医曰：此慢惊类也，宜治肝，用水飞代赭石为末，每服半钱，冬瓜仁汤调下。

（四）《药物生产辨》曰：代赭石产广东顺德龙江，系马尾赭石。山西五台山产者，铜鼓钉赭石，以上类似铁矿质。另有一种红色土质赭石，合药有用，写画亦有用之者。

冉雪峰曰：

赭石为氧化铁及黏土而成，系金属类结晶之矿石。陈仁山《药物生产辨》，谓赭石有二种，一种类似铁矿质，一种为红色土质。《管子》云：上有赭石，下有铁矿，是赭石为铁气所蒸化，与炉甘石为金银矿之苗相似，乃精华蕴蓄宣发而成。《内经》用铁落以治癫痫，金石药本镇下走下，而以治厥癫病，已开近世镇静神经之先河。唐宋来治风痉各方中，亦多用铁粉，且有以铁粉散、铁粉丸命名者，然铁落乃火烬之余气，铁粉不过取铁之原质，何若铁锈？铁与氧化合，既能填补血素，又能增加氧化，促血液之运行，质既易化，功亦更伟，故近世有改用铁锈者。赭石乃铁与氧化合，为天然之铁锈，铁锈犹嫌秽浊，赭石较大清新，是赭石较铁锈为尤优异也。然必铁矿赭石，乃有如是异功。土质赭石，只足供绘画之用，陈氏谓入药有用者误也。药市制法，多煅赤醋淬，氧气助燃烧与他物质化合，所用惟淬渣。大凡石药均以生者气全气清，苟非大毒，毋宁不制也。若以清沁石质而煅成燥烈钙质，则更误矣。本节《本经》条文所主，均风毒蛊厉，漏下赤沃等病。侧重里层，故注明腹中；侧重血分，故注明女子。盖精益怪厉之邪，多凭借于血分，赭石既能镇定神经，复能增加血液氧化作用，促助循环，宣通瘀痹，血去则惕出，肿消则邪散，俾阴邪无可凭借，故所主有如是也。大凡金石坠降，多走下焦，故所主多腹中里层。女子血分之病，所云贼风，并非真正外来风邪，乃内风旋动，从所不胜来者为贼邪，不然，赭石苦寒其气味，坠降其性质，何能祛风散风逐风耶？是所主为内风而非外风，所治为息风而非搜风，由此推之，则内风治法，不待时贤哆谈发明，其蕴义已包涵于《本经》主治之中。试合观而伸引之，赤沃漏下，月经不止，血下泄也；风痉癫痫，昏瞀瘈疭，血上冲也。下极而上，上极而下，同是一理。生理上下息息相关，药理亦上下息息相关，故凡镇重药，多填补下焦治下，亦多镇定神经治上，然则上病取下，下病取上，其义不更了彻与！喻嘉言《寓意草》旋覆代赭汤治虚风气痰上逆，屡奏奇功。张寿甫《衷中参西录》参赭镇气汤、温降汤、清降汤各方均重用赭石，治痰喘气逆，亦屡奏奇功，赭石在石药队中，殆亦生理优优，功效卓卓者与。

玄精石

咸，温。主除风冷邪气，温痹，益精气，妇人冷痼漏下，心腹积聚冷气，止头痛，解肌。（《开宝》所载。）

选注：

（一）李时珍曰：玄精石禀太阴之精，与盐同性，其气寒而不温，其味甘咸而降，同硫黄、硝石，治上盛下虚，救阴助阳，有扶危拯逆之功。故铁瓮申先生来复丹用之，正取其寒以配硝硫之热也。《开宝本草》言其性温，误矣。

（二）李士材曰：玄精石伤寒阴证不宜服，咸能走血，用以引入肾经则可，多服反泻肾伤血矣，戒之。

（三）汪讱庵曰：太乙玄精石，系太阴之精，咸寒而降。治上盛下虚，救阴助阳，有扶危拯逆之功，出解池通泰积盐处，咸卤所结，青白莹澈，片皆六棱者良。

参考：

（一）《本草纲目》曰：玄精是咸卤津液，流渗入土，年久结成石片，状如龟背之形。蒲解出者，其色青白通彻，蜀中赤盐之液所结者，色稍红光。沈存中《笔谈》云：太阴玄精，生解州盐泽之卤沟渠土内得之，大者如杏叶，小者如鱼鳞，悉皆尖角端正，如龟甲状，其裙襕小堕，其前则剡，其后则上剡，正如穿山甲相掩之处，前是龟甲更无异也。色绿而莹彻，叩之则直理而坼，莹如明镜，坼处亦六角如柳叶，火烧过则悉解坼，薄如柳叶，片片相离，白如霜雪，平洁可爱，此乃禀积阴之气凝结，故皆六角，今天下所用者，乃绛州山中所出绛石，非玄精也。

（二）《纲目》又曰：《图经本草》载正阳丹治伤寒三日，头痛壮热，四肢不利，太阴玄精石硝石硫黄各二两，硇砂二两，细研入瓮瓶固济，以大半斤周一寸�之，约近半日，候药青紫色，住火，待冷取出，用腊月雪水拌匀入罐，于中屋后北阴下阴干，又入地埋二七日，取出细研，面糊和丸鸡头子大。先用热水浴后，以艾汤研下一九，以衣盖汗出为瘥。又《千金方》载治头风脑痛，玄精石末，入羊肝中阴干，水调一字吹鼻上，立止。《总微论》治目生赤脉，玄精石一两，甘草半两为末，每服一钱，小儿半钱，竹叶汤调下。《普济方》治目赤涩痛，玄精石半两，黄柏炙一两，为末，点之良。《朱氏集验》治赤目失明，内外障翳，太阴玄精石阴阳火煅，石决明各一两，蕤仁黄连各二两，羊子肝七个，竹刀切晒为末，粟米饭丸梧子大，每卧时茶服二十丸，服至七日，灸顶心以助药力，一月见效。

冉雪峰曰：

玄精石乃盐卤下渗，多年结成，背似龟甲，屑似鱼鳞，尖端六角。得阴之气者，象阴之形，合阴之数，以之疗疾，则得阴之用。此可与硝石对看，新说含氮之有机物，因霉菌作用而生硝酸。硝酸之天然生成者，由空气中放电作用，氧与氮相化合，溶解于水而成，此酸遇亚尔加里等金属，则生硝酸盐，是硝与盐同出一源，特化合不同，观乡人以老墙土熬硝者，其余沥即以熬盐，事实亦可证明。准以河洛理数，生于阳者成于阴，生于阴者成于阳，硝则生于阴而成于阳，故硝能消物，硝肖硝石多浮于外；盐则生于阳而成于阴，故盐能润下。盐井盐卤多沉于下，而玄精石又盐卤所生，得地阴多年孕育，则阴中之至阴也。其色玄，玄为水色，其数六，六为水数，其背龟甲，其屑鱼鳞，龟鱼为水族，则其入水脏，以水制火，理甚明显。独孤滔《丹房鉴源》谓其制硫黄丹砂，即此义也。何谓生于阴，含氮有机物为实质，阴也；何谓成于阳，氧与氮化合为空气，阳也；何谓生于阳，胎源于氧氮，氧氮为空气，阳也，化成于水及亚尔加里，水与加里为实质，阴也。正阳丹硝石玄精石同用，火精水精化合，又益之以窜透之硇砂，似已窥造物生化之妙。《开宝》误以为温，故条文连出三冷字，曰冷风邪气，曰冷痼漏下，曰积聚冷气，若以玄精为大温却冷也者。细绎条文，以释正阳丹为恰合，似非为玄精一味阐发，乃为正阳丹全方写照。方成无药，凡两种物质化合，性质全变，为理化定义。就方释药，错误必多。濒湖《纲目》多犯此弊，不意马氏《开宝》亦复尔尔，后学不察，矮人观场，随人说妍媸，甚至误中生误，每况愈下。如本条濒湖注，尚谓合硫黄硝石，治上盛上虚，救阴助阳。切庵注并无硫黄硝石等说，而上盛下虚，救阴助阳八字，直系于咸寒而降之下，不伦不类，试问寒降何以助阳？讵不大可怪异耶？历考古人用玄精方治，如《普济》之疗小儿风热；《千金》之疗头风脑痛；《总微论》之疗目生赤脉；《朱氏集验》之疗目赤失明；均是用以清热清火。除正阳丹外，无方用其温者，是正阳丹之温在硫黄在硇砂，而不在玄精明矣。而玄精之为性寒，而非性温亦明矣。助阴液而涵气泽，戢狂飙而镇浮越，如此方是治上盛，如此方是治下虚，学者勿为马氏及诸家之言所愚也。

磁　石

辛，寒。主周痹风湿，肢节中痛，不可持物，洗洗酸消，除大热烦满及耳聋。（《本经》中品。《别录》强骨气，通关节，消痈肿鼠瘘。）

选注：

（一）黄宫绣曰：磁石俗呼熁铁石，磁为铁母，故见铁即能以引，是以有磁之说也。味辛而咸，微寒无毒，得中和之气，能入肾镇阴，使阴气拢火，不得上升，故千金磁朱丸，用此以治耳鸣嘈杂，肾虚瞳神散大，谓有磁以填养精神，使真水不得外移。朱砂入心，镇养心血，使邪火不得上侵耳目，肾受荫矣。且磁入肾，肾主骨，磁味辛，辛主散，磁味咸，咸软坚，磁质重，重镇怯，故凡周痹风湿，而见肢体酸痛，惊痫肿核，误吞针铁，金疮出血者，何一不用此以为调治。昔徐之才十剂云，重可镇怯，磁石铁粉之属是也。

（二）张山雷曰：西人谓磁石琥珀，内有电气，其能吸引者，皆是电气发力，能吸引之也。琥珀能拾芥，而不能吸铁，磁石能吸铁，而不能拾芥，以所含电气不同也。然单以气论，不如兼以质论，磁石之质类铁，故以类相从而吸铁，琥珀之质能黏，故以质为用而拾芥。辨药性者，所以贵体用兼论也。

（三）张铭德曰：磁石一味，有死活之分，根尖之别。活磁石试验之法，取磁石一块，再用铜盘称之，铜盘上面，搅匀砂针，铜盘下面，再用磁石靠盘底乱动，磁石到何处，则上面针砂即竖立，但磁石年深日久，亦即不灵，即为死磁石，因在药店内，年久不能吸受天地之精气，故无吸铁之能。又磁石根，无论新取年久之货，均无吸铁之能，如用火煅醋制，亦乏吸铁之能云。

参考：

（一）陈存仁《药学辞典》曰：磁石属矿石类，或如粒或成块，其成晶形者，为八面体，或斜方十二面体，黑铁色，不透明，有金属光泽，质致密而脆，条痕现黑色，硬度5.5至6.5，比重4.9至5.2，具吸铁之特性，诸酸类俱能溶解之。其成分百分中含六十九分之第二酸化铁，与三十一分之第一酸化铁，化学上谓之酸化亚酸化铁 Fe_3O_4，矿石名磁铁矿，其效能补肾潜阳，纳冲气，平喘逆，用作强壮药。

（二）《理化辞典》曰：能有吸引铁及镍等性质之物质，谓之磁石。磁石有天然及人造二种，使磁石所以成为磁石之原因，谓之磁气，磁气周围磁力所能及之处，谓之磁场。以天然或人造之磁石，入于铁粉中取出，则见其端附着多量铁粉，而中央殆无，即磁石仅其两端有磁力，且最强，称其端曰磁极。悬磁石之中点，其两磁极恒指南北，指向南者曰南极，指向北者曰北极。铁汞及钴苍铅铜等，能受磁气感应作用之物体，谓之磁性体。铁镍钴等置于磁石近旁，则由感应作用，近磁极之端，成异名极，远磁极之端，成同名极，注视磁针静止之方向，见其不能直指南北，而稍有偏倚，即含磁针之垂直平面，不能恰与地理学上子午线之面一致，此面谓之磁气子午线。水平支一小磁针，令得自由回转，则当其自由静止时，常指南北，且指北之端常指北，指南之端常指南，故知磁石两端之性质不同。又取甲乙二磁石，以丝水平悬甲，令得自由转回，以乙之北极，近甲之南极，或以乙之南极，近甲之北极，则见其互相吸引；若以乙之南极，近甲之南极，或以乙之北极，近甲之北极，则见其互相反拨。是可知磁石之同名极则相拨，异名极则相引。

冉雪峰曰：

磁石，磁原作慈，注见铁即引，如慈母之招子，殊嫌穿凿。《嘉祐图经》磁石出慈州，岁贡万，是慈似以地名。究之磁石为矿属，乃磁铁矿，以从今作磁者为近是。磁之学说，昔略而今详，昔粗疏而今精透，向所谓磁石能吸铁者，不过单简朦胧知识而已。不知磁石之所以有感应作用者，其主动均在于磁气，不知磁气不在磁石之中端，而在磁石之两头，更不知两头之磁气性质不同，只知磁石能吸铁，而不知铁能羁留磁气，只知磁石彼头与此头相引，不知磁石亦此头与彼头相拨，各注均庸腐，惟张铭德氏谓磁石分死活，分根尖，颇有分辨。然同是此磁石，有磁气则活，无磁气则死。磁石若任意放置，则受地球磁气或其他之反对感应作用，磁气遂渐消失。以铁片连置二磁石异名极之两头，则磁气可以永久保留，常活不死。所谓根尖之根，既乏磁气之蕴隆，即无磁气之感应，只分两头，不分尖根，是张于磁石真正性能，尚未明了也。各主治条文均肤浅，惟《本经》深求至骨，不曰肢节痛，而曰肢节中痛，非指骨而何？不可持物，即是骨痿，洗洗酸消大热，即是骨蒸。《别录》强骨气通关节，即从此体出。然只知为风湿关系，不知为神经关系，药理与病理两未彻底，终嫌犹隔一层，学术为时代所限，所谓虽有深心，莫可奈何，不得以其为经言，而遂漫不加察也。徐之才十剂云重可镇怯，磁石铁粉之属是也。金石原主镇降，若磁石而仅镇降，与他石药何异，何以为磁石？盖其感应吸引，具有特殊个性，在物理化学上占重要部分，即在药物治疗上占重要位置。知觉运动上神经，均借神气为传导，近世内分泌，其传导尚有无经隧者，有经隧为有线电，无经隧为无线电，如脑下垂体之主管子宫，即无经隧之一种，是则磁石之为用大矣。凡血之与气，并走于上，气升痰升火升，狂飙飞越，镇降不能平，引纳不能返，或平矣返矣，而又复上僭，惟此牵㧑吸含之大有力者，乃能默默深藏，安谧静恬，而不致再动，是则镇痉药类，安可少此一格耶！至磁气子午线，与地理学上之子午线稍偏，而所以偏之理由，新说亦未言及，于此愈见天地生物之巧，是可还证之中说，德满而心不满，位极而心不极，此为心易，易象各图，多寓此理，互换互根，化机原未尝息，磁石磁石，其知道乎！

龙　骨

甘，平。主心腹鬼疰，精物老魅，咳逆，泄利脓血，女子漏下，癥瘕坚结，小儿热气惊痫。（《本经》上品。《别录》微寒。）

选注：

（一）张隐庵曰：鳞虫三百六十，而龙为之长，背有八十一鳞，具九九之数，上应东方七宿，得冬月蛰藏之精，从泉下而上于天，乃从阴出阳，自上而下之药也。主治心腹鬼疰，精物老魅者，水中天气上交于阳，则心腹和平，而鬼疰精魅之阴类自消矣。咳逆者，天气不降也。泄利脓血者，土气不藏也。女子漏下者，水气不升也。龙骨启泉下之水精，从地土而上腾于天，则阴阳交会，上下相和，故咳逆泄利漏下，皆可治也。土气内藏，则癥瘕坚结自除。水气上升，则小儿热气惊痫自散。不言久服，或脱简也。

（二）陈修园曰：龙得天地纯阳之气，凡心腹鬼疰精物，皆属阴气作祟，阳能制阴也。肝属木而得东方之气，肝火乘于上，则为咳逆，夺于下，则为泄利脓血，女子漏下。龙骨敛戢肝火，故皆治之。且其用变化莫测，虽癥瘕坚结难疗，亦穿入而攻破之。至于惊痫癫痉，皆肝气上逆，挟痰而归进入心包，龙骨敛火安神，逐痰降逆，故为惊痫癫痉之圣药。仲景风引汤，必是熟读《本经》，从此一味，悟出全方，而神妙变化，亦如龙之莫测，余今详注此品，复为之点睛欲飞矣。

（三）黄宫绣曰：龙骨甘涩微寒，功能入肝敛魂，不令浮越之气游散于外，故书或载能镇惊避邪，止汗定喘。涩又固脱，故书载能以治脱肛溺血，崩带，疮口不敛等症。功与牡蛎相同，但牡蛎寒涩入肾，有软坚化痰清热之功；此属甘涩入肝，有收敛止脱镇逆安魂之妙，如徐之才所谓涩可止脱。龙骨牡蛎之属，白地锦纹，舐之黏舌者良。

参考：

（一）陈存仁《药学辞典》曰：龙骨为象类动物之骨，埋没土中化石者，往往从地下掘出，谓之龙骨，其形态骨细纹广是雌，骨粗纹狭是雄，亦有五色者，又有白色黄色黑色者，其形有九似，头似驼、角似鹿、眼似鬼、耳似牛、项似蛇、腹似蜃、鳞似鲤、爪似鹰、掌似虎，背有八十一鳞，其声如戛铜盘，口旁有须髯，颔下有明珠，喉下有逆鳞，头上有博山。

（二）《辞典》又载：《别录》云，晋地川谷及泰山岩，水岸土穴中死龙处，采无时。苏颂云，今河东诸郡多有之。李绍

《国史补》云，春水至时，鱼登龙门，蜕骨甚多，人采为药，有五色者，龙门是恶地，与《本经》合，岂龙骨即此鱼之骨乎？又孙光宪《北梦琐言》云，五代时镇州斗杀一龙，乡豪曹宽取其双角，角前一物，如兰色，纹如乱锦，人莫之识，则龙亦有死者矣。宗奭云，诸说不一，终是臆度，曾有崖中崩出一副皮骨，头角皆备，不知脱耶毙耶。谓为蜕，则有形之物，不得生见，死方可见；谓之化，则其形独不可化与。李时珍云，龙骨《本经》以为死龙，陶氏以为蜕骨。苏寇诸说，均两疑之。窃谓龙，神物也，似无自死之理，然观苏氏所引斗死之龙，及《左传》云豢龙氏醢龙以食。《述异记》云，汉和帝时，大雨，龙坠宫中，帝命作羹赐群臣。《博物志》，张华得龙肉鲊，言得醋则生五色等说。是龙固有自死者矣，当以《本经》为正。

冉雪峰曰：

《说文》龙为鳞虫之长，能幽能明，能巨能细，能短能长，变化莫测，故孔子赞老聃神妙曰：吾观老子，其犹龙乎！上古太皞曾以龙纪官，龙师龙名。中古禹平水土，驱蛇龙而放之菹。《周易》震为龙，又乾六爻均象龙。《左传》僖五年，龙尾伏辰疏，角亢氐房心尾箕，苍龙之宿，此载之经传。汉和帝时龙坠宫中，见《述异记》。五代时镇州斗杀一龙，见《北梦琐言》。此昭诸事实，是龙固实有其物矣。近世不稍概见，意者殆绝种与？抑真神龙见首不见尾与？入药者有龙骨龙齿龙角，暨龙脑龙涎等，骨齿角或多年蜕化，脑与涎当新取，近世既无龙，脑涎从何得之？陈存仁《辞典》云：龙骨为象类动物之骨埋没土内化石者，是则非龙骨也，强名之曰龙骨云尔。又日本小豆岛所掘出龙骨，经东京大学教授布脑恩氏之鉴定，系漂积期中所栖息之牛族者之头骨，《手板发蒙》亦载小豆岛所掘出者，为大鱼之骨。《嘉祐图经》谓鱼登龙门，蜕骨甚多，人采以为药，其说正合。由前一说为兽骨，由后一说为鱼骨，然无论为兽骨为鱼骨，骨含磷质钙质胶质骨素，又在地中埋没年久，由动物质而变矿物质，功能孕育真阴，潜纳浮阳，镇静冲激，宁谧泄泻，固其所矣。若为通灵龙蜕之骨，则神化无方，其功用更不可思议。观《本经》主治曰鬼疰，曰精物，曰老魅，纯在神化功用上着笔，即新说之所谓镇定神经，兴奋神经，神经既灵妙难言，神物亦泛应曲当，不得以说出上古，遂以为怪诞不经也。条文又明标女子小儿字样，若以龙骨为妇儿科殊效药。盖妇科多下焦子宫之病，故古人称妇科为带下医。小儿囟门未合，脑易受伤，故儿科最早方书首推《颅囟经》。脑与子宫相通，能镇静脑海，即能调摄子宫，能调摄子宫，亦能镇静脑海，此为镇痉药之通义。而龙骨感灵物之余气，孕坤育之精英，既两美之相合，亦含章之可贞，由阴出阳，既飞且潜，自较他鳞介镇痉为尤优异。龙以角听，亦精华凝结，阴精上奉，较鹿茸之阳气上达者有别。脑贫血之缘于阴虚，如喻氏所谓肾气不营舌本等病，尤当取裁。龙齿条主治云：杀精物，大人惊痫，诸痉癫疾，狂走，心下结气，不能喘息，小儿五惊十二痫，语意尤为明白。合而观之，龙骨之真正功用可明，而他骨埋土所化普通龙骨之功用，亦可明矣。

牡　蛎

咸，平，微寒。主伤寒寒热，温疟洒洒，惊恚怒气，除拘缓鼠瘘，女子带下赤白，久服强骨节，杀邪厉，延年。（《本经》上品。）

选注：

（一）张隐庵曰：牡蛎假海水之沫，凝结而成形，禀寒水之精，具坚刚之质。太阳之气，生于水中，出于肤表，故主治伤寒寒热，先热后寒，谓之温疟，皮毛微寒，谓之洒洒。太阳之气，行于肌表，则温疟洒洒可治也。惊恚怒气，厥阴肝木受病也。牡蛎南生东向，得水中之生阳，达春生之木气，则惊恚怒气可治矣。生阳之气，行于四肢，则四肢拘挛自除。鼠瘘乃肾脏水毒，上淫于脉，牡蛎味咸性寒，从阴泄阳，故除鼠瘘。女子带下赤白，乃胞中湿热下注，牡蛎禀水气而上行，阴出于阳，故除带下赤白，具坚刚之质，故久服强骨节。纯雄无雌，故杀邪鬼。骨节强，邪鬼杀，则延年矣。

（二）陈修园曰：凡病起于太阳，皆名伤寒，传入少阳之经，则为寒热往来，其主之者，借得秋金之气，以平木火之游行也。温疟者，但热不寒之疟也，为阳明经之热病。洒洒者，即阳明白虎证中背微寒恶寒之义，火欲发而不能径达之也。主以牡蛎者，取其得金之气，以解炎暑之苛。白虎汤命名，亦同此意也。惊恚怒气，其主在心，其发在肝，牡蛎气平，得金之用以制木，味咸，得水之平以制风，寒以胜火，咸以软坚，所以咸主之。止带下赤白与强骨节二句，其义互见于龟板注中，不赘。杀鬼邪者，补肺而申其清肃之威能。延年者，补肾而得其益精之效用也。

（三）黄宫绣曰：牡蛎咸涩微寒，功专入肾，软坚化痰散结，收涩固脱，故瘰疬结核，血瘕遗精，崩带，咳嗽盗汗，遗尿滑泄，燥渴温疟赤痢等症，皆能见效。然咸味独胜，走肾敛涩居多，久服亦能寒中。或生用，盐水煎，煅成灰用。此本海气化成，纯雄无雌，故曰牡蛎。

参考：

（一）陈存仁《药学辞典》曰：牡蛎基本系属瓣鳃类中单柱类牡蛎之贝壳。蛤蚌之属，皆有胎生卵生，独此化生，纯雄无雌，故得牡名。其成分为碳酸钙、磷酸钙、硅酸、动物质等。其效能软坚，涩涩，潜阳，化痰，消瘰疬结核，治崩滞，遗泄。用作制酸性健胃药，能治胃液溢、肺结核、佝偻病。其作用入胃后，即能中和胃内之盐酸，使消化力增大；入肠后，能减少肠之分泌，使大便燥结。一部分由肠壁而入血，增大白细胞效用，使血液凝固力强硬。并有小部分磷酸钙，能促进全身细胞之新陈代谢，而于脑神经，尤有明显之功效。

（二）《嘉祐图经》曰：牡蛎今海旁皆有之，而通泰及南海闽中尤多，皆附石而生，傀儡相连如房，呼为蛎房，晋安人呼为蚝莆。初生只如拳石，四面渐长至一二丈者，崭岩如山，俗呼蚝山，每一房内有肉一块，大房如马蹄，小者如人指面，每潮来诸房皆开，有小虫入，则合之以充腹。海人取者，皆凿房以烈火逼之，挑取其肉，当食品，其味美好，更有益也。

（三）《和汉药考》曰：牡蛎产热带及温带诸国之海岸，尤多产于有淡水流注，咸气不强之海中岩礁，或沙泥上。肉味美，富滋养。欧美诸国盛行养殖。日本之广岛及冈山县下，久已养殖而种类颇多云。

冉雪峰曰：

药之功能，不止一端，智者见智，仁者见仁，顾用之何如耳。如本条牡蛎，中含碳酸钙、磷酸钙、硅酸、骨素、胶质等，又为海沫凝聚所化生，得水寒之气最足。他动物均骨在内，惟此蚌蛤贝蛎之属骨在外。在内者撑持一身，在外者保卫一身。牡蛎又为单柱类之贝壳，其生理特殊，故其治疗亦特异。《本经》明标强骨节，煞是特异。牡蛎后缘两壳连缀处，不过三五凸凹，密密合扣，即足支持全体，奇巧机器之关键，尚不及此单简灵活。全体精华，亦即由此输贯以周于壳际，故年久则壳际生珠，再年久则珠光灼灼。气血有情、精英萃聚，以骨治骨，相感相召，则强骨节之物，孰有如此特异者。《本经》于久服下掉笔补出，岂无故哉！古人多用为益阴敛阳，交姤水火，又多与龙骨同用。增加阴中之水质，莫如地玄；奠定阴中之神气，莫如龙牡。仲景《伤寒》《金匮》，用龙骨者七方，用牡蛎者十二方，龙骨牡蛎同用者五方，用龙骨不用牡蛎者二方，用牡蛎不用龙骨者七方。大抵龙骨益阴之中，能焕起陷没之清阳；牡蛎益阴之中，能戢敛狂飙之浮阳。故所治多烦躁、懊侬、惊悸、恚怒、癫痫、狂越诸证。古时脑之学说未昌，只知向心肾水火方面解说，然求到神气，与近代牡蛎中含磷质，既能鼓舞神经细胞，又能沉静脑海冲激相符。牡蛎咸寒涩涩，古法多煅炼烧灰，涩涩性尤大，故多用作盗汗、自汗、遗精、崩带、固涩收敛之剂，与近代牡蛎减少肠腺分泌，使大便干结，增加白细胞效用，使血液凝固力强硬亦符。咸味独胜，软坚即以散结，兼含硅酸，刚劲即以消积，故古人又用为化结痰药，消瘰疬结核血瘕药，其敛而能散，涩而能通者与。要之味咸能软坚，气寒能除热，质重能潜阳，性涩能收敛，古人用牡蛎，头头是道，已有左右逢源之妙。然尚有一端未体及者，牡蛎含钙之成分较多，新法用为制酸性健胃药与苦味质健胃药，一以补偿胆液，一以补偿胰液，为一润一燥之对峙，较旧说脾阳胃阴尤进一层。本编取以入镇痉剂者，盖用其咸寒戢敛，潜降沉静之全功耳。至《本经》之主伤寒温疟，义实难通，意者精聚外壳，故治躯壳外感伤寒，由内外输，故治伏邪温病耶，此又别是一义。学者会而通之，于以门门洞彻不难矣！

龟　板

甘，平。主漏下赤白，破癥瘕，痎疟，五痔阴蚀，湿痹，四肢重弱，小儿囟不合，久服轻身不饥。（《本经》上品。）

选注：

（一）张隐庵曰：介虫三百六十，而龟为之长。其形象离，其神在坎，首入于腹，肠属于首，是阳气下归于阴，复通阴气上行之药也。主治漏下赤白者，通阴气而上行也。破癥瘕者，介虫金属，金能攻坚也。痎疟，阴疟也，阳气归阴，则阴寒气自除，故治痎疟。五痔阴蚀者，五痔溃烂缺伤，如阴虫之蚀也，阳入于阴，则阴虫自散，肠属于首，则下者能举，故五痔阴蚀可治也。湿痹四肢重弱者，因湿成痹，以致四肢重弱。龟居水中，性能胜湿，甲属甲胄，质主坚强，故湿痹而四肢之重弱可治也。小儿囟不合者，先天缺陷，肾气不充也。龟藏神于阴，复使阴出于阳，故能合囟。久服则阴平阳秘，故轻身不饥。

（二）陈修园曰：龟甲诸家俱谓其大补真水，为滋阴第一神品，而自余视之，亦不尽然。大抵介虫属阴，皆能除热，生于水中，皆能利湿，其甲属金，能攻坚，此外无他长。《本经》云主治漏下赤白者，以湿热为病，热盛于湿则漏下赤色，湿胜于热则漏下白色，龟甲专除湿热，故能治之也。破癥瘕者，其甲属金，金能攻坚也。痎疟，老疟也，疟久不愈，湿热之邪痼结阴分，唯龟甲能入阴分而攻之也。火结大肠，则生五痔；湿浊下注，则患阴蚀。肺合大肠，肾主四肢，龟甲性寒以除其热，气平以消其湿也。脾主四肢，因湿成痹，以致重弱，龟居水中，性能胜湿，甲属甲胄，质主坚强，故能健其四肢也。小儿囟骨不合，肾虚之病，龟甲主骨，故能合之也。久服轻身不饥者，言阴精充足之效也。

（三）贾九如曰：龟之性善静，常居土中，近水泽，遇阴雨则出行，其头常缩，眼耳口鼻皆伏于地，得地之阴气最厚，其底甲纯阴，气味俱浊，为浊中浊品，专入肾脏。主治咽痛口燥，干喘咳嗽，或劳热骨蒸，四肢发热，产妇阴脱发燥，病由肾水虚，致相火无依，此非气柔贞静者，不能息其炎上之火。古云至静而能制群动，诚为妙理。又取其汁润滋阴，味咸养脉，主治朝凉夜热，盗汗遗精，神疲力怯，腰痛腿酸，瘫痪拘挛，手足虚弱，久疟血枯，小儿囟颅不合。病由真脏衰，致元阴不生，非此味浊纯阴者，不能补其不足之阴。古云寒养肾精，职此义耳。

参考：

（一）《和汉药考》曰：龟系脊椎动物之一，为两栖动物。血温颇低，较气中温度仅高一二度。体躯扁平，略带椭圆形，背腹两面俱有坚甲，连结若匡，内具骨骼，其背腹两甲，系变性之皮肤所成。头部形如圆锥，口无齿，而有如鸟之角嘴。四趾皆短，趾端有爪，便掘土之用，各趾间有蹼相连，便泳水之用。背甲有六角纹十三分行并列，周围有六角纹二十五，绕其边缘。腹甲有纵横沟，作暗黑色。一旦遇敌，则其首尾四肢俱缩入甲中，故有六藏之名。性质愚蠢，运动亦甚迟缓，然生活颇强，虽数月断食，亦可不死，且得保五百岁之长寿。龟之长寿，与鹤相并，人皆重之。中国自古以龟占吉凶，谓之龟卜。

（二）《本草纲目》曰：龟鹿灵而寿，龟首常藏向腹，能通任脉，故取其腹以通心，补肾补血，皆养阴也。鹿鼻常反向尾，能通督脉，故取其角以补命门，补精补气，皆养阳也。龟甲性与鳖甲相类，但鳖甲色青应木，走肝益肾以除热；龟甲色黑应水，通心入肾以滋阴。然皆至阴大寒，多用必伤脾土。龟大自死者良，酥炙煅灰用，恶人参。龟尿走窍透骨，染须发，治哑声，服板不宜中湿，中湿则板末变为癥瘕。

冉雪峰曰：

龟之任脉通，鹿之督脉通，各得道之一体。龟性沉静，寂然不动，常缩首以口鼻抵颌下板端，息以相吹，以通任脉，俾元气纳于胞中，外不动而内动，外虽蠢笨，内实灵妙，数月不食，多日无水，亦可不死，其服气之功独深，故其生活之力独强。在昔洛龟呈瑞，大禹因列九畴，天地之精蕴，泄于灵物，灵物之机缄，昭于盛世，古人与龙及麟凤称为四灵，良有以也。凡鳞介俱能镇降潜纳，龟性至静，尤能使镇降潜纳者，宁谧安摄，一静而不复再动。其神在坎，为北方玄武镇管水主之真灵。观以塘蓄鱼者，每当春季雷雨，鱼多飞越失踪，须置龟属于塘，鱼乃不复飞走，物理玄妙，煞耐深思。故龟板在潜阳镇痉药中，实为首屈一指。然使义仅至此，则犹是贝齿龙齿瓦楞决明之属耳，何足异？异在形虽静恬，气则流充，不惟以静为体，以动为用，而且以静制动，以动为静，元阳归根，真阴孕育，所以气满不食，五百年生金石，其丹田当有凝结。膀胱与丹田只隔一膜，妙合蒸化，秽浊变质。观龟尿能走窍透骨，染色不变，以之绘画，透过木心，盖得于镇降潜纳，而又有窜透性、滤在性，而透过一层者也。体外刚而内柔，气下达而上充，于镇静宁脑之外，别开阴精上奉、益髓充骨法门。《本经》主小儿囟不合，病在上而求在下，病在骨在求在气，且不求在气之上达，而求在气之下通，药理由此明晰，治疗由此增进，而龟板真正之性能功用亦因之卓然而昭著。再即实质而研究之，龟板中含钙质，钙为盐基，能吸收湿气，故能燥湿，龟之所以入水不濡者在此，龟板之所以除湿痹者亦在此。旧注多释为生于水中，故利水除湿，理殊浅陋模糊。然石灰含钙质燥烈，石膏亦含钙质，并不燥烈者，一得火烈之余气，一得盐硇之余气也。可知龟板咸味独胜，寒气独优。又中含动物胶质、阿仙柔酸，钙之燥气，几乎全化，滋养则有余，燥利则不足，学者所当窥其全而破其的也。钙质与咸味盐质合化，几似氯化钙，氯化钙有腐蚀性，功能杀虫变质，凝固血液，疗溃伤生肌，《本经》之主癥瘕痔蚀，义可相通。龟之服气在骨，四肢重弱，颅囟不合，皆骨病也，所以能治者，骨气通则骨病除也。合形质气化而会通之，药物深层之奥义，其义可以弗惑矣夫。

珍　珠

咸、甘，寒。主镇心明目，磨翳坠痰，好颜色，解痘疔毒，疗难产，下死胎胞衣，小儿惊热风痫。（《开宝》所载。条文新参订。）

（一）缪希雍曰：朱藏于泽，则川自媚。况涂面，宁不令人润泽，好颜色乎。凡小儿惊热风痫，为必需之药。

（二）黄宫绣曰：珍珠即蚌所生之珠也，珠禀太阴精气而成，故中秋无月，则蚌即无珠也。此药冯楚瞻辨论甚详，谓其功用多入阴经，其色光明，其体坚硬，大小无定，要以新完未经钻辍者为尚。味甘微咸气寒，无毒，入手少阴心经、足厥阴肝经。盖心虚有热，则神气浮越；肝虚有热，则目生翳障。除二经之热，故能镇心明目也。耳聋本属肾虚有热，甘寒所以主之。逆胪者，胪胀也，胸腹气逆胀满，以及手足皮肤皆肿也。经曰：诸湿肿满，皆属脾土；诸满胀大，皆属于热。此脾虚有热，兼有滞积所致。珍珠味甘既能益脾，气寒能除热，体坚复能磨积消滞，故亦主之。至于疔毒痈肿，长肉生肌，尤臻奇效。但体最坚硬，研如灰面方堪服食，否则伤人脏腑。外掺肌肉作痛，蚌蛤无阴阳牝牡，须雀化成，珠耑一于阴精也。

参考：

（一）陈存仁《药学辞典》曰：珍珠介及蚌贝等物，当在水中生存之时，偶有微细之生物，或砂粒等窜壳中，外套膜受其刺激，殊觉不适，遂分泌珍珠质，与壳内有辉之物质相同，被覆而保护己体，因此珍珠者，实一种病之物质也。现今东西各国盛行饲养珠母之法，于其外套膜间投入砂粒，放养数年，自然产生珍珠，遂采取而货卖之。蚌贝所产之珍珠，较珠母略大，然用珍珠养成术者，其光泽不及珠母之珠。珍珠之主要成分为碳酸钙（$CaCO_3$），《东京化学会志》曾载有珍珠之成分，录之如下：珍珠如不碎之为粉，醋酸便不能溶解，其成分为碳酸钙91.72，动物质、植物质5.94，水2.23，与存在全母贝壳中之量不同。其效能泻热潜阳，安神定惊，磨翳明目，或专作眼科药，又作解热解毒药。

（二）熊太古《冀越集》曰：禹贡言淮夷玭珠，后世乃出岭南。今南珠色红，西洋珠色白，北海珠色微青，各随方色也。予尝见蛮人入海，取得珠子树数担，其树状如柳枝，蚌生其树，不可上下，树生于石，蛮人凿石得树以求蚌，甚可异也。

（三）曹昭《格古论》曰：凡蚌闻雷则瘷瘦，其孕珠如怀孕，故谓之珠胎，中秋无月，则蚌无胎。左思赋云：蚌蛤珠胎，与月盈亏是矣。陆佃云：蚌蛤无阴阳牝牡，须雀蛤化成，故能生珠，专一于阴精也。龙珠在颌，蛇珠在口，鱼珠在眼，鲛珠在皮，鳖珠在足，蛛珠在腹，皆不及蚌珠也。

（四）《药物生产辨》曰：珍珠产区众广，原日以广东廉州合浦产者正道地，奈近日少出，俱以南洋苏禄为上等。印度更多出，架喇吉打孟咪两埠为聚处，由此运来。《和汉药考》云：珍珠产于印度、巴西、墨西哥、阿拉伯、澳洲、日本各处之海湾，中国亦有之。

冉雪峰曰：

鳞介昆虫之属，生珠者多，不宁蚌也，老蚌生珠，则最普通，最常见者耳。龙珠在颌，蛇珠在口，鱼珠在眼，鲛珠在皮，鳖珠在足，蛛珠在腹。各珠各有特性，甚或避火定风，第稀世之珍，旷代难觅。曹氏《格古论》谓各珠不及蚌珠者，非也。且各珠均精气为物，乃生理的结晶，而非病理的构成。虽近日珍珠养成术，以砂粒投蚌之外套膜，促珠结成，亦若为一种病理物质也者。然其宝光坚质，均不如天然产者为优，是病理构成之珠，不及生理结晶之珠，可断言也。习用者为蚌珠，兹就蚌珠论，蚌种虽多，珍珠介珍珠母虽另为一种，然为双壳类中之同柱类，单柱类则一也。蚌之壳即牡蛎，珍珠功用与牡蛎同，牡蛎外刚内柔，气血营周壳际，骨脉潜通，其壳之道路，不啻骨部一种特殊神经，故《本经》谓其强骨节。予意骨节病，若用两壳后缘中端连缀处，当更切合而有殊功。珍珠又为壳骨之结晶，故功兼牡蛎，益水敛阳，透骨益髓，固其所矣。其特殊者明目消翳，解毒悦色，盖精华荟萃，宝光闪烁，鹿戴璚而角斑，鱼怀珠而鳞紫，品饶清者，仙露与明珠并称；泽蕴宝者，珠藏与川媚共耀，物理自然现象如此，而孕月魄之精华，夺天地之造化，不在通常牝牡雌雄之内，较气交神交种种化生者，尤为灵异。左思赋蚌蛤珠胎，与月盈亏，正此谓也。通灵则邪可避，除秽则毒可解，纯以灵气胜，纯以灵质胜。古时脑之学说未昌，凡精神病，均牵扯到少阴水火神机；凡脑神经病，均牵扯到厥阴少阳风火。不知晕瞀痉挛，瘈疭癫痫，均脑之知觉、运动二神经自有之病象。他邪犯脑，能现此等病象；脑自病无他邪，亦能现此等病象。珍珠重可镇怯，寒能除热，咸能走血，气血有情，精华凝聚，又相感相应，如同性爱力相含，与神经合化为一。以为治疗，不宁镇心，而且镇脑；不宁下疗子宫，而且上疗脑海。阴精所奉其人寿，故服食家亦有取于珍珠。《抱朴子》云：珍珠以酩酱渍之，皆化如水银，以浮石蛇黄蜂巢等物合之，可引长三四尺，此为特殊治法，药市未能尔尔也。据新说蚌所分泌之珍珠质，与壳内有光辉之物质相同。近日饰物尚珠，价颇不资，珠既与珠母物质相同，则舍珠而用珠母，亦药物经济之一道与！

琥　珀

甘，平。安五脏，定魂魄，杀精魅邪厉，消瘀血，通五淋。（《别录》所载。）

选注：

（一）陈承曰：诸家所说茯苓琥珀，虽有小异同，皆云松脂所化。但茯苓茯神，乃大松折枝，或砍伐而根瘢不朽，津液下流而结成。故治心肾，通津液也。若琥珀乃是松树枝节荣盛时，为炎日所灼，流脂出树身外，日渐厚大，因坠土中，津液岁久为土所渗泄，而光莹之体独存。今可拾芥，尚有黏性，故其虫蚁之类，乃木入土时所黏者。二物皆自松出，而所禀各异，茯苓生于阴而成于阳，琥珀生于阳而成于阴，故皆治营安心而利水也。

（二）黄宫绣曰：琥珀甘淡性平，按书虽曰脂入土而成宝，合以镇坠等药，则能安魂定魄。色赤能入心肝二经血分，合以辛温等药，则能消瘀破瘕，生肌合口。其味甘淡下行，合以渗利等药，则能治淋通便，燥脾补土。且能明目退翳，逐鬼杀魅，谓是水去热除安镇之意。但此性属消磨，则于真气无补，气属渗利，则于本原有耗，此惟水盛火衰者，用之得宜。若其火盛水涸，用之不能无虞。松脂入土年久结成，或枫脂结成，以磨热拾芥者真，用柏子仁末入瓦锅内煮半日，捣末用。

参考：

（一）陈存仁《药学辞典》曰：琥珀为扁平或不正圆形之块，色淡黄或淡白，质透明，有类似松脂之光泽，但颇脆弱，破碎面作贝壳状，有时含有无血虫或水泡等物。比重1.0至1.18，硬度2.5，热至215度则变软，热至287度则溶解。遇酒精伊打松节油等，俱稍溶解。磨擦之则发生电气，燃以火，则膨胀而发白烟。气芳香，干馏之则可得琥珀油。

（二）《远西医方名物考》曰：琥珀中所含之油气盐气，能利小便，通经水。又患搐搦痉挛诸证，或昏睡眩晕，痫证，子宫病，脾病，用此俱有效。此外更能治下利、尿多、遗精、淋病、白带下、吐血等症，盖性能收敛耳。其制法以干馏琥珀而得之馏液，分为二层，上层为油，即琥珀油也，下层为水，中含琥珀酸，故可从此中制出琥珀酸。琥珀油为褐色油状之液体，臭味俱似拔尔撒谟，比重0.92至0.97，浓酒精能溶解之，遇碘则立即爆发，成分为一种碳化水素 $C_{10}H_{16}$，是名琥珀脑。入药须用其精制者，谓之精制琥珀油，是为无色或微黄之液体，有拔尔撒谟之臭气，溶解于十分至十二分之酒精。此精制琥珀油，有冲动、镇静、发汗、利尿之效。

（三）《伪药条辨》曰：《滇志》云：云南丽江出者，其产地旁不生草木，深八九尺，大者如斗，削去外皮，中成琥珀，红大明透者为血珀，最佳；黄嫩者力薄，为金珀，次之。今蛮地莫对江猛拱地产此，夷民皆凿山而得，与开矿无异。《滇南杂志》云：琥珀产缅爨诸西夷地，以火珀及杏红血珀为上，金柏次之，蜡珀为下。又云珀根有黑有白，有如雀脑，据诸家所说，是属矿物质无异。史廷扬说琥珀云：琥珀为松柏等脂液，埋置土内日久，遂成化石，虽云矿物，仍胚胎于植物者也。其成分纯属有机化合，平均百分中含碳素78.94，水素10.53，酸素10.53。又往往有小虫肢体混合其内，是必当日虫类飞行，适触流动状之脂液中，陷入不得复脱，遂并而为一焉。色黄而赤，又有呈褐色者，艳红与黑，殆所罕见。体为不规则状，多小颗，德国柏林博物馆所藏，重量达18磅，洵世界最大之产物也。

冉雪峰曰：

琥珀亦灵异药品之一，系松脂入地，年久化成，乃一种植物性化石。琥字珀字均从玉，意义最显。植物其基本，矿物其形态。《纲目》列之寓木类，似欠精当。据书载松脂入土，须千年乃化成琥珀，松柏虽长青，千年生存者绝少，木犹不存，将焉寓之？是琥珀得地之土化，而非得松之木化明矣。《纲目》释名，虎死则精魄入地化为石，此物状似之，故谓之琥珀。虎魄之说，理固玄渺，然药类有入魄，状如麸炭，则虎魄如玉石，其何足怪。星殒为石，入骨血余气，入地为磷为碧，均学问中事，值得研究。虎魄云云，亦非毫无意识也。特理既太玄，事不经见，而松脂所化，其形类似象形谐声，故曰琥珀，事实较有证可信。琥珀产地多在陆地，故《滇志》谓夷民凿山而得，与开矿无异。近今多见于俄、德、波兰、瑞典、丹麦等国之海岸沙中或海水中。珊瑚质重，则沉海底，琥珀质轻，则漂海面。意者陵谷推移，沧桑变迁，代远年湮，其蕴藏随海潮冲激而开发耶！是琥珀虽得于海岸，而并非生于海中。以性质言，松脂性燥，入土千年，得地阴之化，斯燥气全消，其形态既由植物而变矿物，其性质亦当由燥悍而变清劲，诸注多谓其性燥，似少体会。色赤之含血素，味咸之具盐质。赤能入血，咸能走血，皆其特殊性质。以功用言，琥珀既化瘀有特长。外之汗，经毛细血管由汗腺分泌；内之尿，经毛细血管由玛尔氏囊分泌。故能化瘀通血分，即能发汗利尿。此项义理，前发汗剂利尿剂类已一再言之。琥珀埋地年久，得地下阴气最足，故利尿尤有特长。新说谓其发汗利尿，是统其全；中说专言利尿，是扼其要。通淋即利尿之功，利尿即化瘀之功。新说既言利尿，又云治尿多者，非一物之两歧，乃效能之优异。瘀痹潜消，约括有制，闭者通而多者止矣。《别录》主治，开宗明义即曰安五脏定魂魄，虽曰一品通灵，亦由血去惕出，而五脏自安，魂魄自定。他金石药均镇重，此独轻虚；他血分药多浑浊，此独清越。含电气胜，既深入而浅出；有活血功，复通上而彻下。对于脑充血、血塞、血栓及血分中之水气病，异常切合。是矿石而质清轻，是血药而气芳馥，燥中之清，轻中之降，血中之气，安定中之冲动，学者根本打通，头头是道，其亦可以不泥于一家之言云。

铁

辛，微寒，微毒。主安心神，坚骨髓，坚肌耐痛。疗惊悸癫痫，小儿客忤，及黄疸丹毒恶疮，锈者尤良。（《本经》下品。条文参《大明》《开宝》新定。）

选注：

（一）李时珍曰：按《素问》病态论云：帝曰病有怒狂者，此病安生？岐伯曰生于阳也。阳气者，暴折而不决，故善怒，病名阳厥。曰何以知之？曰阳明者常动，巨阳少阳不动而动大疾，此其候也，治之当夺其食则已。夫食入于阴，长气于阳，故夺其食即已。以生铁落为饮，夫生铁落者，下气疾也。此素问本文也。愚尝释之云，阳气怫郁而不得疏越，少阳胆木，挟三焦少阳相火，巨阳阴火上行，而使易怒如狂，其巨阳少阳之动脉，可诊之也。夺其食，不使胃火复助其邪也。饮以生铁落，金以制木也。木平则火降，故曰下气疾速，气即火也。

（二）赵元益曰：铁之为药，常与他质化合而服之。然有一法，将铁分为极细之粉，名可浮纳铁粉，以五厘至二十厘为一服，在腹中与各酸质相遇，则化合而开胃。凡铁剂虽然浓淡不同，收敛与感动胃肠之性亦不同，但其功用则无异。血之红色，恃铁而得之，若血内之红色铁料太少，则有血虚之病，身弱而瘦，少年人常有此病，而妇女患此证尤多。无病之时，每血重百分，内含血轮十三分，患血虚病者，则少于此比例。血轮内有铁，能显红色，故凡服铁剂，其意令血中多生血轮，人身更能坚壮。凡有血虚之病，以铁为要药，然铁剂虽为补药，若面色不白，而血内之血轮未减，服铁剂无益。凡服铁剂者，须耐心日久，多食养身之物，又令大便常通，否则不能得铁剂之益。胃中空虚时不可服，宜在饭后服之，因铁为感动胃肠之物也。

参考：

（一）《理化辞典》曰：铁之原子量为55.9，纯粹之铁为白银色，比重7.8，熔融点约1800℃。铁在常温，能直接与氯合化，热至高温度，能分解水，游离其氢，变为三四氧化铁。铁溶于多种酸类，发生氢，生第一铁盐。投铁于稀薄冷硝酸中，起复杂变化，生硝酸第一铁及硝酸亚铁等。若投于热硝酸中，则游离其氧化氮而生硝酸第二铁。不纯粹之铁，溶于盐酸或硝酸时，铁中所含碳质与氢化合成碳化氢。

（二）《新医药辞典》曰：铁之有机化合物存于动植物之细胞中，为生理上所不可缺者，其最有名者为血色素，内服铁剂后，由十二指肠吸收，由大肠排泄，静脉内注射则自尿中及胆汁中排泄之。铁盐类之局部作用，其强度者，有收敛及腐蚀性，故有止血作用。小量之铁能促进红细胞之造成，故有补血强壮作用，各种之贫血，应用铁剂，而于萎黄病则有特异作用而著效。氢氧化铁用为砒中毒之解毒药。

（三）《和汉药考》曰：西药之铁粉，系将铸铁研磨成粉，或将钢铁丝束之成捆，而以锯磋削之，其形态为灰色粉末，性质重，微有光辉，遇磁石即为摄引，遇稀硫酸或稀盐酸即发水素瓦斯而溶解，于此盐酸性溶液中，加水多量而稀释之，再加以赤色血卤盐溶液，则生深蓝色之沉淀，百分中含有九十八分以上之纯铁。

（四）陈存仁《药学辞典》曰：铁浆制法，以酸败酒或甘酒之稀薄液，或米屑和水入壶中，投以铁器之破片，或被烧氧化之铁屑，暂置暖处，不久铁锈自生铁浆，而溶解醋酸中，凡用取其上层澄清之液水。

冉雪峰曰：

金石药重可镇怯，坠可压惊，镇定浮越，收敛神气，此为共同性。铁之所以异者，能溶解于多种酸类。人服铁剂或注射铁剂后，铁与身中各酸相遇，能增进血中氧化酵素，使红细胞增多，同时并能感动胃肠，开胃健食。人之生命在于血，血之要素在于红细胞，红细胞之要素，在于铁原质成分，是铁为人身生理重要元素之一。倘铁之原质少，则身体尪羸，面色惨白而萎黄，成贫血病。铁原质不缺，足敷生理之用，斯骨节坚利，肌肉丰隆，而身体康强矣，故西说将铁列入补剂。中法用铁入药，远在四五千年前，如《素问》有铁落饮是，《千金》有铁精汤，《外台》有铁精丸，《准绳》有铁粉散、铁锈膏等。近世治气升痰升火升之内风，金石鳞介，镇纳吸引剂中，亦多用铁，然不过镇心耳、安神耳、定惊耳、降逆耳、除风痫耳、疗痉挛耳，尚是在金石坠重一方面立法。而加强氧化，增补血素，则有赖于西说之补充也。用铁剂之方，以西说较详，制铁剂之法，以西说较优，如铁溶解于各酸类，遇稀硫酸或稀盐酸，即发水素瓦斯而溶解，此为从前旧说所未知。于此项溶液中，加水多量而稀释之，再加赤色卤盐，则生深蓝色之沉淀，百分中含九十八以上之纯铁，亦为从前旧说所未知。西法铁剂颇多，最著者曰可卡的铁酸，曰铁酒，此外尚有铁碘、铁氯，二者用途均广，功用均大。但旧法制铁华粉，系将铁洒以盐水，置醋瓮中，埋之生锈，刮而捣之。制成铁浆法，系将铁投之酸败酒中或甘酒之稀薄液中，由铁锈生铁浆，曰洒以盐水，曰置之醋瓮，曰投之酸败酒，亦若知铁之溶解于各酸类也者。铁在人身中氧化，在空气中亦氧化，用已经氧化之铁，施之人身，可经济人身氧化劳疲，而以氧补养，则所以增加氧化酵素，促进红细胞构成者，必更优异。上旧法铁华粉铁浆，一则曰生锈成粉，再则由锈生浆，亦若知利用铁于氧合化也者，讵非古与今合，理想成为事实，经验即是学问与！铁剂能感动胃肠，合酒之铁剂，尤易惹胃致吐，殆微毒之意乎！铁质存于人身各细胞中，神经细胞育铁质，则心神安；骨细胞育铁质，则骨髓坚；筋肉细胞育铁质，则坚肌耐痛。会通中西，一以贯之，而所以列入镇痉类之理，无俟琐琐再言矣。

熊　胆

苦，寒。主时气热盛，变为黄疸，暑月久利，疳𧏾，疰忤，

退热清心，明目去翳，小儿惊痫瘛疭。（《唐本》所载。条文参《食疗》《纲目》新定。）

选注：

（一）李时珍曰：熊如大豕，而竖目人足，黑色，春夏膘肥时，皮厚筋弩，每升木引气，或坠地自快，俗呼跌膘，即《庄子》所谓熊经鸟申也。其胆苦入心，寒胜热，手少阴厥阴足阳明经药，故能凉心平肝，杀虫，为惊痫疰忤，翳障疳痔，虫牙蚀痛之剂焉。

（二）黄宫绣曰：熊胆味苦性寒，无毒，功专凉心平肝。惟其凉心，故能治心痛疰忤、热邪等症；惟其平肝，故能治目赤翳障、恶疮痔漏等症。且能入脾而治黄疸湿邪，入大肠而治久利疳䘌湿热，并治小儿风痰壅塞，发作惊痫，要皆除热凉血，而病自愈耳。凡此只可作丸，勿煎汤，通明者佳。性善避尘，尘扑水上，投胆少许，则尘豁然而开。又取少许研滴水中，挂如线，直至水底而不散者真。

参考：

（一）陈存仁《药学辞典》曰：熊胆形态如茄，外面作淡赭色，如皮革，胆口附着纤维质，内部附有金黄之细粒，若松香之粉末，盖即胆液风干后，留剩之胆质也。其效能明目、杀虫、治疳，用作健胃、杀虫、镇痉、兴奋药，又为胆汁补偿药。

（二）《和汉药考》曰：日本产之熊胆，有罔胆、岛胆二种。罔胆为产于深山之熊胆，上品也。岛胆为北海道海滨所产熊胆，有一种腥臭，品不佳。又因采制时期，而有夏胆、冬胆之别。夏胆作红黄色，能透映，囊皮厚，胆汁少，谓之琥珀手，推为佳品。冬胆黑色，有光泽，囊皮薄，胆汁满，谓之黑胆，此非佳品。又有现绿褐色者，谓之青茶手。大抵琥珀手采于秋间，黑胆多采于春间。又夏采之琥珀手，至秋每变为茶褐色；秋采之琥珀手，至春每变为黑色。

（三）《药物生产辨》曰：熊胆产云南为正道地，近日来者以印度、西藏为多。

(四)《世事百谈》曰：孕妇月数多，身重，猝然气绝陨扑，目定，齿啮舌，人事不知，若发癫痫然，是名子痫，急以真熊胆温水化开，灌入口中，频频用之，旋见苏醒，效验确实如此，诚妇人救命丹也。然必真者乃效，世称琥珀手，为斯中上品。试验之法，以熊胆粟粒大许，入水碗中，如一线不散者真，其入水旋转如飞者尤佳。若引散，旋转俱迟缓者，皆他兽胆也。

冉雪峰曰：

金石药功在重坠，故为重坠性镇痉剂；鳞介药功在潜纳，故为潜纳性镇痉剂；酸味药功在收敛，故为收敛性镇痉剂；咸味药功在降泄，故为降泄性镇痉剂。然痉病除脑贫血少数虚证外，其余均气升痰升火升，木火飞扬，狂飙莫制，而重坠，而潜纳，而收敛，而降泄，尚是治标。火热为病之主因，则清火除热，实为本病正面治疗，则苦味药尚焉。苦为火之余气，凡物燃烧特过则味苦，故古人谓苦者火之味。火过味苦，其质斯焦，是苦为火之余味，而燥即为火之余气，故古人谓苦从火化。苦本化燥，而苦药则多润；苦本从火，而苦药则多寒。且苦能刺激黏膜，令分泌加多，凡火热实证，甘寒所不能疗者，惟苦寒可以疗之，所谓火极似水者也。然苦能促助津液，亦能凝涸津液，味过于苦，刺激较过，反易惹起炎症。如芦荟、泻叶苦寒，西说均谓其易惹腹部炎症，是所谓水极似火也。然苦药颇多，而本编独有取于胆者，盖命门为火之根，三焦为火之道路，胆为火之焰，胆之生理，于北地烟卤结为硇砂无异，能戢狂飙为除热药，能濡肠壁为通便药，能促助分泌为新陈代谢药，能刺激黏膜经隧为调整神经药，和而不烈，濡而不燥，古人谓为中精之府，中正之官，为十一经所取决，良有以也。然胆类亦多，而本编独有取于熊胆者，何也？熊力大性猛，虎豹均畏之。故诗谓男子之祥，为熊为罴。罴而性喜清洁，善能服气，故避尘有特长，敛气亦有特长，亦兽类之灵异者。古慈母熊丸教子，盖以他胆仅能补偿胆汁，而熊胆更能增壮胆气也。既气血之有情，复灵异之特昭，熊胆其诸胆之尤者乎！以故水不涵木，肝气横决，内风旋动，狂飙飞扬，有金石不能坠，而此独能坠之；鳞介不能潜，而此独能潜之；酸味咸味不能敛不能泄，而此独能敛之泄之。是熊胆在镇痉药队中，实为得力药品。观条文之主治，特笔标明时气夏月字样，夏月为热盛之时，时气乃热盛之病，时气夏月，疸之郁热，利之郁热，疳匶疰杵之郁热，为特盛，而熊胆均主之，信乎熊胆为诸疸之尤也。又少阴寒厥，仲景通脉加人乳猪胆汁，是熊胆实证可用，虚证亦可用；热证可用，寒证亦可用。学者均当求其所以然之故，而会其通也。

卷六

杀虫类

胡黄连

苦，平。主补肝胆，明目。治骨蒸劳热，三消，五心烦热，妇人胎蒸，虚惊，冷热泻利，五痔，厚肠胃，益颜色。（《唐本》所载。）

选注：

（一）黄宫绣曰：胡黄连气味功用亦同黄连，因以连名。但此性专下达，大伐脏腑骨髓淫火热邪，凡骨髓劳热、五心烦热、三消、五痔、温疟、泻利、恶毒等症皆得以治。故同猪胰以疗杨梅恶疮；同干姜以治小儿果积；同鸡肝以治小儿疳眼；同乌梅以治小儿血利。又治妇人胎蒸，较之黄连治功同而稍异耳。

（二）李时珍曰：胡黄连其性味功用似黄连，故其名乃尔。第观其治劳，则又未能近似也，五劳证中或发寒热，或骨蒸作热，或往来潮热，或五心常热，或自汗盗汗，如胡黄连正为主治之味，是其不尽似者也。第先哲类以疗小儿疳积，虽黄连亦多用之治疳，然不如兹味有专功，是则尤为可参考耳。又曰：胡黄连本草言苦平，苏恭乃云大寒，然尝其味，其苦不及黄连，则大寒之说宜再审之。

（三）张山雷曰：按胡黄连之用悉与川连同功，惟质重色黑，沉降之性尤速，故清导下焦湿热，其力愈专，其效较川连为捷。凡热痢脱肛、痔漏疮疡、血痢、血淋、溲血、便血及梅毒疳疮等症，湿热结聚，非此不能直达病所。而小儿疳积膨胀之实证，亦可用之。盖苦降直坠，导热下趋，最为迅疾，且不致久留中州，妨碍脾胃中和之气耳。

参考：

（一）陈存仁《药学辞典》曰：胡黄连本非黄连同类，皮色虽黄而剖之则色黑，以其味苦性寒，与黄连之性味功用差近。又其种来自异域，因得胡黄连之名耳。有苦味健胃剂之功效，而其有效成分则为胡黄连精及加答儿精酸两种配糖体，其效能清湿热疗惊疳，退夜热除骨蒸，用作健胃或杀虫药。

（二）赵燏黄《生药学》曰：胡黄连产于印度喜马拉耶山中，有辛烈永续的苦味，土人用为解热药。据《和汉药物学》所载，常用于肺结核患者之末期，因身体羸弱而发高热并慢性肠胃病，小儿搐搦等症。

（三）《和汉药考》曰：胡黄连初生似芦，干则似杨柳枯枝，心黑外黄，折之尘出如烟者乃真；其根头似乌嘴，折之内似鸜鹆眼者乃良；其叶细，秋开白花。而市上所售者，根似地黄，粗约二三分，外面色黄白，有疣状突起，内作紫色，有白点五小点，味极苦。

冉雪峰曰：

苦寒戕伐生气，苦寒败胃，凡病无实热者禁用苦寒，为旧说最普通最有力之解说，几与科学定律一例。丹溪朱氏始倡苦寒培生气之说，喻嘉言、徐灵胎继起乃阐扬其义而畅其旨，然仍不脱无实热不可用之范围。讵知就生理方面言，苦味质原有助消化健胃功用，故龙胆、苦参、芦荟，暨本品胡黄连等大苦药，新说均列于补剂类。盖人身之营养在于饮食，而饮食之消化最重者在于苦胆汁，为人身不可缺乏之元素。且苦味能刺激分泌、兴奋神经、增加血液氧化酵素。多服起反应，并能诱起发炎。旧说只知苦之为泻，而不知苦之为补；只知苦之除热，而不知苦之能生热。凡此非借近代新说何能了解？曰戕生气，曰培生气，曰败胃，曰健胃，煞是歧异，然一据病理以审药理之从违，一据生理以定药理之基本，要皆可以会通，知此可以论胡黄连矣。从来医家用胡黄连，多在大人劳热、小儿疳热上着力，鲜有知其为补药，鲜有用其为补剂者，惟丹溪大补阴煎、大补阴丸，汇集苦寒之品而以补标名，差为近之。余多泥古，偏执成见，于灵素所谓“急食苦以坚之”、“以苦补之”，“味过于苦，胃气乃厚”，各习见语，均漫不经心。本条胡黄连所叙主治，开始即曰补肝胆，煞尾又曰厚肠胃，亦滑口读过，不惟新的贸然，旧的亦茫然。高明如张山雷，亦未能免俗，一则曰苦寒峻药胡可轻投，再则曰胃虚得此有死而已，习俗之痼蔽性灵甚矣哉。且本节主治条文，出自英公《唐本草》，距今几二千年，而知补肝胆厚肠胃，并推其功用曰明目好颜色，方之近代新说实无逊色，而后人不知运用，不知阐扬，致令古义湮没，新说竞耀，殊为医林憾事。黄连属毛茛科，胡黄连属玄参科，并非同类，第二者性味功用多同，黄连古人亦有用为杀虫者，如泻心汤、乌梅丸之类，均以黄连为主药，所以然者，以味杀之也。胡黄连厥苦尤甚，新医研究有辛烈永续的苦味，虽苦与平合，不及黄连之苦与寒合者除热功伟，而所含胡黄连精除蒸、疗疳、杀虫、透骨髓、戢蒸潮，殊有特长。本篇列黄连于除热类，而列胡黄连于杀虫类，良有以也。观其令人漏精，则知其下行入阴之力较大；观其解巴豆毒，则知其清热解毒之力较大。是胡黄连在苦味药队中，别具一种特性，有黄连不能治而胡黄连能治之者。学者合古今中外而会通之，其亦可以体用大明矣。

乌　梅

酸，温。平，涩。主下气，除热烦满，安心，止肢体痛、偏枯不仁，死肌，去青黑痣，蚀恶肉。（《本经》中品。）

选注：

（一）黄宫绣曰：乌梅酸涩而温，似有类于木瓜。但此入肺则收，入肠则涩，入筋与骨则软，入虫则伏，入于死肌、恶肉、恶痣则除，刺入肉中则拔。故于久泻久利、气逆烦满、反胃、骨蒸，无不因其收涩之性，而使下脱上逆皆治。其于痈毒可敷，中风牙关紧闭可开，蛔虫上攻眩扑可治，口渴可止，宁不为酸涩收敛之一验手。不似木瓜功专疏泄脾胃筋骨湿热，收敛脾肺耗散之元，而于他证则不及也。

（二）叶天士曰：乌梅气平入手太阴肺经，肺主气，气平则降，所以下气；味酸入足厥阴肝经，肝属木，木火逆于胸中则热而烦满。乌梅味酸能敛浮越，吸气下行，所以止烦满也；心者，火也，木之子也，味酸气平，能平肝木，木和心自安也；肢体属脾，脾属土，肝木克土则痛，味酸则敛，所以止痛；肝藏血，血枯则偏枯不仁死肌矣，味酸益肝血，血和则润，不仁死肌愈也；去青黑痣及蚀恶肉，酸收之味外治能消痣与肉也。

（三）王士雄曰：梅性酸温，生时宜蘸盐食，温胆生津，孕妇多嗜之。以小满前肥脆而不带苦者佳。食梅齿楚，嚼胡桃肉解之，多食损齿，生痰助热。凡痰嗽疳膨，痞积胀满，外感未清，女子天癸未行，及妇女汛期前后、产后，痧痘后，并忌之。青者盐淹曝干为白梅，亦可蜜渍糖收，法制以充方物。半黄者烟熏为乌梅，入药及染色用之。极熟者榨汁晒收为梅酱，古人用以调馔，故书曰若作和羹，尔惟盐梅是也。

参考：

（一）《本草纲目》曰：《医说》载曾鲁公利血百余日，国医不能疗，陈应之用盐水乌梅一枚研烂，合腊茶入醋服之，一啜而安。大丞梁庄肃公亦利血，应之用乌梅、胡黄连、灶下土等分为末，茶调服亦效。盖血得酸即敛，得寒则止，得苦则涩收也。其蚀恶疮胬肉，虽是酸收，却有物理之妙，说出《本经》，其法载于《刘涓子鬼遗方》，用乌梅肉烧存性，研敷恶肉上，一夜立尽，《圣惠》用乌梅和蜜作饼贴者其力缓。按杨起《简便方》云，起臂生一疽，脓溃百日方愈，中有恶肉突起，如蚕豆大，月余不消，医治不效。因阅本草，得此一方试之，一夜去其大半，再上一日而平。

（二）《本草崇原》曰：乌梅味酸得东方之木味，放花于冬，成熟于夏，是禀冬令之水精，而得春生之上达也。后人不体经义，不穷物理，但以乌梅为酸敛收涩之药，而春生上达之义，未之讲也，惜哉。

（三）《本经逢原》曰：乌梅酸收，益津开胃，治休息痢，能敛肺涩肠。血痢不止，以乌梅烧灰存性，米汤服之渐止。中风僵扑，牙关紧闭者，取乌梅擦牙龈即开。按乌梅之酸，固有酸收酸软之两义也。

冉雪峰曰：

乌梅甚酸，其杀虫，亦以味杀之之义也。若与黄连、干姜同用，辛苦酸化合，杀虫之力愈大，乌梅丸即是此项意义。《本经》主治条文原无杀虫字样，仲景于性味中体出，别出手眼，所以为医林一代大宗师。酸能收敛，为药理之通则，而《本经》主治条文亦无一字言及收敛者，何也？盖酸而收敛，人所易知，无待言也。惟收中看出开来，敛中看出通来，方中肯要。曰除烦满，曰疗偏枯死肌，曰去恶痣恶肉，纯在开通上着力，所以然者，乌梅味酸性温，酸收敛而温开通，酸与温化合是收敛与开通并具。且就酸的方面论，乌梅酸味甚浓，含单宁酸亦甚富，不在五倍子、山茱萸下，酸味能刺激黏膜，促助分泌，柔和神经，因之能散结变质软坚。观制革者加单宁酸，即变硬固为软和，酸能柔革，故外人称为鞣酸。然则《本经》所谓除烦满、疗偏枯死肌、去恶痣恶肉者，与近代新学理正若合符节。是乌梅不惟开，且能开他药所不能开；不惟通，且能通他药所不能通，实为药学中之异观。张隐庵谓乌梅收敛之中，兼具春生上达之义，张石顽谓乌梅之酸，固具酸收酸软两义，盖已窥见一斑。可知乌梅能收能敛，亦开亦通，收敛是普通常解，开通是深层奥义，要之只在治疗上运用何如，病理上化合何如耳，予于此有退思焉。乌梅本非消导药，而能除烦满；本非窜利药，而能疗偏枯死肌；本非攻破药，而能去恶痣恶肉。从来注家，均矫强诠诂，惟就酸收立说，其用乌梅者，亦惟就酸收立法制剂，反在人所易知者着力以自囿，将大好优越良药，说作一成不变呆物。乌梅而果仅收敛也，试问烦满何以除，偏枯死肌何以疗，恶痣恶肉何以去耶？或即别有深心，亦只曰物理之妙如此。究之妙在何处，未能言其所以然之理。时至今日，西学东渐，而变质，而软坚，而刺激分泌，而柔和神经，乃切实解说大白天下。《本经》远在四五千年前，即秦汉人所托，亦二千余岁，超出西历纪元甚远，不知何以穷到此项义理，于此不能不服古人格致之渊懿，而思想之超迈也。然则酸味为开通之正鹄乎？是又不然。辛窜开豁，温煦宣通，为中说定义，《本经》穷微阐出，别开酸开酸通法门，为神而明之之事。病固有不宜于辛温辛苦，而惟酸苦酸甘乃为合拍者，学者合本末常变而通之，庶恰中奥窍，头头是道。则本篇之列杀虫类，不过有此一义，亦不必局局过拘已。

苦　参

苦，寒。主心腹结气，癥瘕积聚，黄疸，溺有余沥，逐水，除痈肿，补中，明目止泪。（《本经》中品。《别录》养肝胆气，令人嗜食，益精利九窍。）

选注：

（一）徐灵胎曰：此以味为治也。苦入心，寒除火，故苦参专治心经之火，与黄连功用相近。但黄连似去心脏之火为多，苦参似去心腑小肠之火为多，则以黄连之气味清，而苦参之气味浊也。

（二）杨时泰曰：苦参味至苦，气复寒。夫苦为火味，肾中原有真阳，故味之苦者入之，况苦味秉乎寒水之气化，其气味故有专至者。所谓纯阴而气降，只宜于肾水弱而相火旺之人，皆确论也。其治热毒风之义，更为可参，盖风者阳之淫气，即阳之郁气，气郁风，渐已化为热矣。是浅而病乎卫者也，由卫及营以病乎血，积久而热之壅者更就血中而为毒，热毒之所化，遂病乎肾肝之真阴，而为热毒风。故风热在卫，只散阳郁之邪而清其气。热毒蚀阴，必直驱其伤阴之邪，而用至阴以胜之，如苦参辈是也。第洁古谓为纯阴而透以气沉二字，可悟苦参、玄参均之入肾，而却有回殊之用存焉。又生地、苦参凉血，一则虑其寒滞于中，一则虑其寒沉于下。若风之化热，热又鼓风，而未至为热毒风者，则本柴胡四物，而用丹栀翘甘辈，颇为适宜，如苦参犹可需次以投也。

参考：

（一）陈存仁《药学辞典》曰：日人化验中药之新报告，苦参成分为植物盐基，名之为玛笃林（matrin，$C_{15}H_{24}N_2O$）。苦参子之成分为脂肪油（cytisin，$C_{11}H_{14}N_2$）。其作用入胃，能刺激胃神经，增加胃之分泌，而促进胃之消化力；入肠能激肠之蠕动，使大便易排出，一部分由肠壁吸收而入血，能增加血液养化之力。其效能坚阴泻火燥脾，用作健胃驱虫药。又治神经性消化不良症和习惯性便秘。

（二）《本草纲目》曰：子午乃少阴君火对化，故苦参、黄柏之苦寒皆能补肾。盖取其苦燥湿，寒除热也。热生风，湿生虫，故又能治风杀虫。惟以肾水弱而相火旺者用之相宜，若火衰精冷，真元不足，及年高之人，不可用也。《素问》云五味入胃各归其所喜，久而增气，物化之常也，气增而久，夭之由也。王冰注云，入肝为温，入心为热，入肺为清，入肾为寒，入脾为至阴而兼四气，皆增其味，而益其气，各从本脏之气。故久服黄连、苦参而反热者，此其类也。气增不已，则脏气有偏胜，偏胜则脏有偏绝，故有暴夭。是以药不具五味，不备四气，而久服之虽且获胜，久必暴夭，但人疏忽不能精候耳。张从正亦云，凡药皆毒也，虽甘草、苦参不可谓之毒，久服则五味各归其脏，必有偏胜气增之患，诸药皆然，学者当触类而长之可也。

冉雪峰曰：

苦参有特殊苦味，故以苦标名。功能杀虫，不在胡黄连下，故列入杀虫类。多服惹胃，恶心呕吐，故有利用此项原理而作吐剂者。新说则与龙胆、芦荟、胡黄连，同归入健胃药。苦味健胃，为新说特据之学理，中医习惯上殊不适用，故其理特附诠于龙胆、芦荟、胡黄连各苦味药中，而补剂系统内无取焉。辛甘发散为阳，酸苦涌泻为阴，辛温开豁，苦寒凝泣，为中药通义。新说则谓苦能刺激黏膜，增加分泌。多用刺激较过，分泌迫竭，反易诱起炎症。此项义理，中说苦能燥湿，苦从火化，似为近之。然尚简单朦胧，未足以云昭显。及读《素问》，五味入胃，各归其所喜，久而增气，物化之常也。气增而久，夭之由也。及王注，气增不已，则脏气有偏胜，偏胜则脏有偏绝。久服黄连、苦参而反热者，此其类也等语，不禁令人叫绝。不宁阐说苦寒化热之所以然，且将五味偏胜原理昭示，为整个药学一穷物化深层之奥，较新说犹为肃括宏深。再即《本经》条文而细绎之，苦寒滞气，而曰主心腹结气；苦寒泣血，而曰主积聚癥瘕，曰疗黄疸，曰逐水，均值得表彰。诸黄皆利疏泄，此则苦以坚之；诸水皆利温化，此则寒以逐之。别开治黄治水法门。所以然者，苦能补偿胆汁；乳化脂肪，解结散凝，俾三焦油网清利，决渎畅行。脏腑、气管、血管往来道路均在三焦油网中，故气之结于三焦者可开，血之结于三焦者可破。黄之郁于三焦，水之潴于三焦者，可除可消。纯本生理之根源，以妙药理之裁化。从前所谓苦寒滞塞，苦寒入下脘，三焦皆闭，实成为医学上不通名词。真理之与常解，每每歧异为此。尤可异者，《本经》竟明标补中二字，中者脾胃也，而补之，讵非新说所谓开胃健食者耶。丹溪尚只知大补阴，补下元，而不知补中焦脾胃，此项精义，尚未渗透。《别录》益肝胆气令人嗜食，竟将补偿胆素，所以助消化之原理，赤裸裸写出，尤为明白畅晓。且不惟补胃补脾，而且补肾。肾欲坚，急食苦以坚之，以苦补之。曰疗溺有余沥，曰益精，讵非补肾功用之更彰彰者耶。由此观之，是新说所具为独得者，中说已发明于数千年以前，而奥义微言，尚有近今新说所未体到者，惜古义湮没，荒经者众，习俗囿人，贤豪不免，苟非得新说而证明之，必尚有疑为臆说者。于此，叹读古人书者之不易易也。

使君子

甘，温。主小儿五疳，小便白浊，杀虫，疗泻利。（《开宝》所载。《纲目》谓健脾胃，除虚热。）

选注：

（一）缪希雍曰：使君子味甘气温，其性无毒。甘入脾，故入足太阴、阳明，为补脾健胃之要药。小儿五疳、便浊、泻利及腹虫，莫不皆由脾虚胃弱，因而乳食停滞，湿热瘀塞而成。脾健胃开，则乳饮自消，湿热自散，水道自利，而前证俱除矣。不苦不辛，而能杀疳蚘，此所以为小儿上药也。

（二）张山雷曰：小儿疳积，多缘食物太过，使胃力不及消化，驯至肠亦窒滞。日积月累，腹膨如鼓，湿与热蒸，乃生虫积。使君专于杀虫，而健运消化，最为五疳驯良之药。濒湖谓其凡杀虫药多为苦辛，惟使君、榧子甘能杀虫，亦其异也。盖其他杀虫诸物多峻厉，而气味亦烈，惟二者气味皆和，然杀虫极捷，故小儿疳积方中，必以此为主药。石顽谓杀虫而不伤脾胃，并治大人小儿虫病。盖甘温是温和之温，殊非温燥可比，故能助饮食之运化，而疏导肠中积滞，且富有脂液，所以滑利流通。《开宝》所谓小便白浊者，即指疳积证而言。凡小儿腹膨有积，每每小便如粉浆，此盖肾中输尿之路分泄不清，即以饮食所化之精液并入小溲而出，所见最多。非大人之赤白浊，不可误认。又谓其主泻利，亦是疳积中之一证，惟其消化失权，以致大便改常，或为泄泻，或为积滞。此物既能助消化，且去积滞，故并治之。即濒湖所谓能益脾胃，除虚热，除小儿百病之意也。

参考：

（一）陈存仁《药学辞典》曰：日人化验中药之新报告，使君子成分为脂肪油及少量性状不明之结晶性物，其作用，入胃后稍能促进胃脏之蠕动；至肠与蛔虫相遇，能杀毙而由大便驱出；若服大量，则惹起肠胃黏膜炎；入血中，能使血压低减。其效能健脾润肠治疳，用为杀小儿虫证之要药。

（二）《本草纲目》曰：俗传潘州郭使君，疗小儿独用此物，后医家因号为使君子。原出海南交趾，今闽之绍武、蜀之眉州皆栽种之，亦易生。其藤如葛，绕树而上。叶青如五加叶，一簇一二十葩，红色，轻盈如海棠。其实长寸许，五瓣合成，有棱，先时半黄，老则紫黑。其中仁长如榧子，色味如栗，久则油黑不可用。又云：凡大人小儿有虫病，每月上旬，清晨空腹食使君子数枚，或以壳煎汤咽下，次日虫皆死而出也。或云七生七熟煨食亦良，忌饮热茶，犯之即泻。

冉雪峰曰：

使君子为杀虫和缓剂，乃因所含成分的关系，非所具气味的关系也。查五味中，若辛若苦，若酸若咸，非刺激即腐蚀，均能杀虫，惟甘味缓和，甘与温和，培养和煦，生机油然，正适于虫之生存条件，为虫性所喜悦，实无杀虫之可能性，故曰无关气味也。据猪子氏鹤田等化验研究，使君子成分为脂肪油及少量性状不明之结晶性物，脂肪油只能补偿人身脂肪缺乏，润濡肠壁，缓通大便，与火麻仁、蓖麻子类似，亦无杀虫之可能性。则所以杀虫者，当在所谓结晶性物。再证以服使君子后，若饮热茶，则呃逆不休，腹泻；若服脂肪油，并不忌热茶，得热茶而呃逆而腹泻，其关系在结晶性物可知。巴豆亦系含脂肪油，因兼含其他剧烈物质，故峻利大泻下，巴豆之大下，既在他物质，则使君子之杀虫亦在他物质，而为其所谓不明之结晶性物也无疑，惜该物质性未明。然观其作用，曰呃逆，曰泻下，曰杀虫，其必剧烈，而非和缓可知，不似巴豆之峻且厉者，含量少故也。又化合于气温之中，不啻以本药全体质量为其赋形药，以甘味为其缓冲药，以脂肪油为其滑利输送，勿俾久羁胃肠间，俨为配合良好之和缓杀虫剂，并可为和缓润下健胃剂，所以为儿科之上品也。《开宝》主治条文，开宗明义即冠以小儿二字，实为得之。观其通条义意，均系着眼消化系胃肠病。疳疾乃由食生热，由热成疳；虫病乃由食生热，由热化虫。泻与利虽有寒热虚实之分，其为胃肠病则一也。白浊在大人为精道尿道病变，在小儿为肓道病变。精道不洁，尿道郁蒸，精华流为秽浊，此大人白浊之所由来也。虫疳贼扰肠部，白吸管吸收失职，已输入三焦油网水道者，由小便出，未输入三焦油网在肓道者，由大便出。真性霍乱之下米泔汁，即汁之白浊，而白者与此正同，不过有轻重缓急之分耳，此小儿白浊之所由来也。观本条节文，白浊上冠以小便二字，分别判显，若系大人白浊，何须费词下此呆钝语耶？至《纲目》谓除虚热，此即东垣补中益气，甘温除大热之旨，此又纯单气味方面作用也。小儿疳疾，即大人痨病。为痨为疳，润育少权，营卫失次，未有不蒸热潮热者。而此补健脾胃，氤氲和煦，所以振既颓之中气而济其孤亢，杀虫治标，补健培本，面面俱到。郭使君疗小儿独用此一味，盖早有其以窥其旨矣，使君子殆杀虫药中之特殊异品云。

雷　丸

苦，寒，有小毒。主杀三虫，逐毒气，胃中热，利丈夫，不利女子。（《本经》下品。《别录》谓逐邪，恶风汗出，久服令人阴痿。）

选注：

（一）张隐庵曰：雷丸是竹之余气，感雷震而生，竹茎叶青翠，具东方生发之义，震为雷，乃阳动一下。雷丸气味苦寒，禀冬令寒水之精，得东方震动之气，故杀阴类之三虫而逐邪毒之气。得寒水之精，故清胃中热。震为雷，为长男，故利丈夫不利女子。

（二）缪希雍曰：雷丸味苦气寒，《别录》加咸，应是苦咸为胜，气薄味厚，其主杀三虫。白虫寸白自出者，肠胃湿热甚也。逐毒气、胃中热、邪气、恶风汗出、皮中热结积者，肠胃邪热盛也。苦寒能除湿热邪气，则上述诸证自除。作摩膏治小儿百病者，以小儿好食肥甘，肠胃类多湿热虫积。苦能杀虫除湿，寒能清热消积，故主之也。凡虫毒必热必辛，苦寒能除辛热，故又主解虫毒也。《别录》又云，久服令人阴痿，正见其过于苦寒，偏至之气能令阳道痿也。

（三）黄宫绣曰：雷丸味苦而咸，性寒小毒，本竹余气所结，得霹雳而生，故有雷丸之号。故凡湿热内郁，癫痫狂走，汗出恶风，虫积殆甚，腹大气胀，虫作人声者，服之即能有效。以其秉性纯阴，兼味至苦，感其霹雳，故能去其邪魅也。所云惟利男子，不利妇人，亦以妇人属阴，故于阴物不宜耳。究之果属肾热，抑又何妨。但无虫积，不得妄用。皮黑内白者良，若肉紫黑者杀人。甘草水浸一宿，酒拌蒸，或炮用。

参考：

（一）陈存仁《药学辞典》曰：雷丸基本，系菌蕈类，为概生于竹林中之一种菌蕈，其形态似猪苓而小。其大者如栗，小者如零余子。外皮黑褐色或赤褐色，内部白色，质坚硬。其效能杀虫消积，用作小儿解热疗疳药，又治癫痫狂走等。

（二）《本草纲目》曰：雷斧雷楔皆霹雳击物，精气所化。雷丸生土中，无苗叶，而杀虫逐邪，犹雷之丸也。竹之余气所结，故曰竹苓。又载陈正敏《遁斋间览》云，杨勔中年得异疾，每发语，腹中有小虫应之，久渐声大。有道士见之曰：此应声虫也，但读本草，取不应者治之。读至雷丸不应，遂顿服数枚而愈。

（三）《雷公炮炙论》曰：凡使用甘草水浸一宿，铜刀刮去黑皮，破作四五片，以甘草水再浸一宿，蒸之。从巳至未，日干，酒拌再蒸，日干用。

（四）《药物生产辨》曰：雷丸产四川、湖南、贵州等处，秋季新。

冉雪峰曰：

松之余气生茯苓，枫之余气生猪苓，竹之余气生雷丸，雷丸即竹苓也。茯猪二苓，苓字古作灵，雷丸感雷震而生，虽竹之精质脱化，亦雷之精气感应，如雷之丸。灵异若斯，其称苓也，尤为允当。但其气味苦寒，兼夹毒质，功在搏逐，利于冲动。虽治功赫赫，而夷为下品，既不得与茯苓同居上品，又不得与猪苓同居中品，此其间盖有故矣。查雷丸为菌蕈类，菌蕈之属，体俱阴湿而其生也。则当春夏之交，借阳气冲动以出之。但不闻须雷之震以为助，而雷丸如斯。所以然者，竹品最轻，除烦解闷，地中阳气未能冲激，故借天之阳气，以感动之，雷出地奋，得雷震而生，乃物理之奥妙。故雷丸能逐邪，未免求深反晦。雷丸体阴用阳，与各菌蕈相类，而借雷震而生，其感奋阳气，尤为特殊。震为雷，阳卦多阴，啻出乎震，其动机纯在下之一阳，雷丸气味苦寒，阴气重重矣。而阳气感奋，由阴出阳，功能升发。以药理言之，功能起阳气，故利丈夫，并不是苦寒，乃是起阳气。不利女子，亦不是苦寒，乃是起阳气。丈夫以阳为主，讵可苦寒重伤。女子以阴为主，何须阳气过起。此其理可再证之恶葛根，雷丸何以恶葛根乎？药对虽有此记载，各注并无此解说。盖葛根起阴气，雷丸起阳气，两者功用相反，故而相恶。又可证之久服令人阴痿，此与鹿茸大升督脉之阳，《别录》谓其不可近丈夫阴令痿一例，乃阳升太过，下反嫌于无阳也。张隐庵注虽已窥及，尚知其然，而不知其所以然。余注以为苦寒纯阴，群儿梦梦矣。震为阳卦，雷丸为阳药。证之哲学科学，暨事实治疗，无不吻合。偏胜则毒，其杀三虫，白虫寸白自出，乃以毒攻毒。肉赤、肉紫黑者，并可杀人，是肉白有小毒，而赤黑更有大毒也。《别录》疗恶风汗出，亦有深意。恶风，表邪也；自汗，表虚也。故仲景用桂枝汤温暖营气，俾体温鼓荡，正气充沛，而邪气自不能容留，实为良法。然使火热蕴隆，内则壅塞，外则逼蒸，因而汗出，而恶风与桂枝证迥别。外因于风，当辛甘以化风；内因于热，又当苦寒以胜热。由药理可以定其治疗，由病理亦可悟出药理。里可出之表，表亦可求之里，不宁治表有辛温辛凉之殊，治里亦有辛温苦寒之别，而寒温治疗，得此更上一层楼矣，又岂仅拘拘较量杀虫一端而已哉。

雄黄

苦，平、寒，有毒。主寒热鼠瘘，恶疮疽痔，死肌，杀精物恶厉，邪气，百蛊毒，胜五兵，炼食之轻身。（《本经》中品。《别录》疗绝筋破骨，大风中恶，杀蛇虺毒。）

选注：

（一）张隐庵曰：雄黄色黄质坚，形如丹砂，光明烨烨，乃秉土精之气化，而散阴解毒之药也。水毒上行，则身寒热而颈鼠瘘，雄黄秉土气而胜水毒，故能治之；肝血壅滞，则生恶疮，而为疽痔，雄黄秉金气而平肝，故能治之；死肌乃肌肤不仁，精物恶鬼乃阴类之邪，雄黄秉火气而光明，故治死肌，杀精物恶鬼邪气；百虫之毒逢土则解，雄黄色黄，故杀百虫毒。胜五兵者，一如硫黄能化金银铜铁锡也。五兵，五金也，胜五兵，火气胜也。炼而食之，则转刚为柔，金光内藏，故轻身神仙。

（二）黄宫绣曰：雄黄生山之阳，得气之正。味辛而苦，气温有毒。凡人阳气虚，则邪易侵；阴气胜，则鬼易凭。负二气之精者，能破群妖，受阳气之正者，能辟幽暗，故能治寒热鼠瘘、恶疮疽毒死肌。疳虫䘌疮诸证，皆由湿热侵于肌肉而成，服此辛以散结，温以行气，辛温相合而虫杀，故能搜剔百节中风寒积聚也。是以《圣惠方》之狐惑，《肘后方》之治阴肿如斗，《家秘方》之消疟母，《救急方》之治疯狗咬伤，《圣济》之治白头秃疮，何一不用雄黄以为调治。至云能解蛇虺藜芦等毒，以其蛇属阴物，藜芦属阴草也。瘜肉癖气能治者，以其一属气结，一属积滞也。目痛能愈者，以其肝得辛散之意也。

参考：

（一）陈存仁《药学辞典》曰：雄黄属砷矿科方系，为红黄色之不透明固体，产于黏土，或喷火口附近之美黄色或橙黄色小板状结晶矿石。时或作粒状，又有作葡萄状、钟乳状等者。其面有线痕，有真珠光，半透明，硬度1.5，溶于硝酸、苛性亚尔加里、安母尼亚等，其成分为三疏化砒（As_2S_3）。其作用与砒石同，但内服较砒石之刺激性少。外用之效则较胜于砒石，其效能燥湿杀虫，疗疥癣，劫痰解毒，治惊痫。用作腐蚀药、脱毛药，又治鼠瘘痔疾恶疮，及毒蛇毒虫螫伤之解毒药。

（二）《嘉祐图经》曰：今阶州，即古武都，山中有之，形块如丹砂，明彻不夹石。其色如鸡冠者真，有青黑色而坚者，名熏黄，有其形色似真而气臭者，名臭黄，并不入服食，只可疗疮疥，其臭以醋洗之便去，足以乱真，尤宜辨。又阶州接西戎界，出一种水窟雄黄，生于山岩中有水流处，其石名青烟石、白鲜石，雄黄出其中。其块大者如胡桃，小者如粟豆，上有孔窍，其色深红而微紫，体极轻虚，而功用更胜，丹灶家尤贵重之。

（三）《图经》又曰：雄黄治疮疡尚矣，《周礼》疡医疗疡以五毒攻之。郑康成注云，今医方有五毒之药，作之合黄堥，置石胆、丹砂、雄黄、礜石、慈石其中，烧之三日三夜，其烟上着，鸡羽撮取，以注疮，恶肉破骨则尽出也。杨亿笔记载杨嵎少时有疮生于頞，连齿辅车外，肿若覆瓯，内溃出脓血，痛楚难忍，百疗弥年不瘥。人令依郑法烧药注之，少顷朽骨连牙溃出，遂愈，信古方攻病之速也。黄堥音武，即今有盖瓦合也。

（四）《本草纲目》曰：五毒药，范注东阳方变为飞黄散，治缓疽恶疮，蚀恶肉。其法取瓦盆一个，安雄黄于中，丹砂居南，慈石居北，曾青居东，白石英居西，礜石居上，石膏次之，钟乳居下，雄黄履之，云母布于下，各二两末，以一盆盖之，羊毛泥固济，作三隅灶，以陈苇烧一日，取其飞黄用之。又按洪迈《夷坚志》载，虞雍公允文感暑痢，连月不瘥，梦至一处，壁间有药方，其辞云暑毒在脾，湿气连脚，不泻则痢，不痢则疟，独炼雄黄，蒸饼和药，别作治疗，医者大错。公依方用雄黄水飞九度，竹筒盛蒸七次，研末蒸饼和丸，梧子大，每甘草汤下七丸，日三服，果愈。

冉雪峰曰：

雄黄成分为三硫化砒，硫性大热，砒性大毒，雄黄两两化合，宜乎热且毒之甚矣。然实际上雄黄热不似硫，毒不似砒。所以然者，万物入土皆化。雄黄得地土之精英，具坤黄之正色，故热性已减而不大热，毒性已杀而不大毒。证以科学原理，凡两物体化合，原有二者性质尽失，况蕴育地中年久，天然化合和生成者乎？第硫砒有毒，雄黄亦有毒，雄黄虽另构成第三物体，实不出胎原二种物质之外，不过别具一种特性而已。观硫黄、砒霜二者主治，均以毒攻毒，杀虫，去死肌顽肉，疗顽固性慢性恶疮等。雄黄效能大略相同，惟硫黄峻厉，为造爆炸火药要品，而雄黄不如是峻厉也。砒霜猛悍，过量杀人，故医方专列解砒毒剂，而雄黄不如是猛悍也。杀蛇虺虫蛊百毒，则硫砒尚有不及雄黄者，此则所谓别具特性是也，明此可以知雄黄性质功用大略矣。《本经》明著其气味，曰苦平寒有毒。雄黄既由硫砒二元素化合，又与硫砒二药效能相同，何气味又悬殊不同若是耶？隐居《别录》曰甘大温，甄权《药性》曰辛大毒，仲淳《经疏》曰查其功用应是苦辛温之药，而甘寒则非也。历代本草注疏，已渐就事实加以改正，大抵读古人书，固忌改字训经，其有难解不得解者，辄疑古人错误及脱简讹遗，大是经生陋习。但衡之义理，证之事实，暨近代科学，确知其错误矣，又何必泥古太甚，而不为剖白，一明真正之是非。观上所述，雄黄热减毒杀，而不似硫砒悍烈者，皆得土气之化。若兼得水气之化，则其性更和缓，如武都水窟雄黄生于水中，质轻色泽，功效尤胜是也。若纯得水中清气之化，不以质结而以气凝，如温泉蒸化之天生黄，则化刚为柔，化峻厉为和缓，化有毒为无毒，同是硫质脱化，而清浊天渊。然起生阳，取坎填离，则天生黄为优；而杀虫，疗凡百蛊毒，则雄黄为胜，各适其用。正不在有毒无毒、性缓和性暴悍判优劣也。《周礼》探毒药以供医事，惟其有毒，是以力大，惟其力大，是以功弘。非然者如本条毒邪深陷经脉之鼠瘘，毒邪坚聚肌肉之恶疮，毒邪凭借血分之蛊毒邪厉，以及死肌绝筋破骨，种种蛇虺恶毒等，将恃何道克制之哉。以是知大刑用甲兵，大病用重药，天下大事多误于因循，凡百病多误于和缓。庸医并非错误，特平平凡庸者耳。而医者当知所警惕矣，而用药当更别有所领会矣。

雌黄

辛，平，有毒。主恶疮头秃，痂疥杀毒，虫虱身痒，邪气诸毒。炼服增年不老。（《本经》中品。《别录》谓蚀鼻内息肉，下部䘌疮，疗恍惚邪气，久服令人脑满。）

选注：

（一）张隐庵曰：李时珍云，雌黄雄黄同产，但以山阴山阳受气不同分别。服食家重雄黄，取其得纯阳之精也。雌黄则兼有阴气，故不重。若治病，则二黄之功亦相仿佛，大要皆取其温中搜肝，杀虫解毒，祛邪焉耳。愚按，雄黄雌黄气味宜同，今雄黄曰苦平，雌黄曰辛平，须知雄黄苦平而兼辛，雌黄辛平而兼苦，气味之同，难以悉举，故彼此稍异，以俟人之推测耳。

（二）李时珍曰：生山之阴，故名雌黄。《土宿本草》云，阳石气未足者为雌，已足者为雄，相距五百年而结为石，造化有夫妇之道，故曰雌雄。又云，芎䓖、地黄、独帚、益母、羊不食草、地榆、五加皮、瓦松、冬瓜汁皆可制伏。又雌黄见铅及胡粉则黑。

参考：

（一）陈存仁《药学辞典》曰：雌黄基本产地形态同雄黄，硬度1.5至2.0，比重3.4至3.5，水不溶解，亚尔加里及硝酸俱善溶解。又热于炭火上，则分解为亚硫酸与砒酸而蒸升，其成分百分中含砒素六十一分，硫黄三十九分，化学上谓之三硫化砒素（AS_2S）。三硫化砒素为人工品，以亚砒酸溶液、亚砒酸盐溶液、砒酸溶液、通硫化水素而制之，为鲜艳之枸橼黄色粉末，水不溶解，亚尔加里能溶解之。

（二）《和汉药考》曰：雄黄雌黄俱天产硫化砒素化合物之名称，近今学者皆以 orpiment 为雄黄，以 realgar 为鸡冠石，或以 orpiment 为雌黄，而以 realgar 为雄黄，或以 orpiment 为黄石，以 realgar 为鸡冠石。画工所用之黄色颜料有两种，一为雄黄，一为藤黄，贩卖者遂呼藤黄为雌黄，而呼雌黄为石黄。言海云，石黄即生黄之意。又按，古书雄黄雌黄为同种类之物，唯硫化砒素化合物之种属相异，故名称各别耳。

（三）《和汉三才图会》曰：雄黄今绝不出，从前以东京产者为佳，外色黯带黄，破之内如铁钉，折口微黑有光。雌黄以金色而薄片者良，凡水解画物，入盐少许，则水不散染。又与青黛合，则成绿青色。《物类品隙云》，雄黄雌黄一类二种，日俗以用作颜料之藤黄呼为雌黄，非真雌黄也。此篇参考诸书，以 orpiment 为雄黄，以 realgar 为雌黄，以上品之雄黄为鸡冠石，辨析既明，庶免谬误。

冉雪峰曰：

雄黄生山之阳，雌黄生山之阴。雄黄纯阳，雌黄阳中有阴。雌黄辛，则雄黄必为大辛；雌黄辛而兼平，则雄黄必为辛而兼温，或辛而大温。今雌黄曰辛平，而雄黄反不辛而苦，不温而寒，殊有疑义。张隐庵调停于二者之间，谓气味之同，难以悉举。《本经》特参错互易以尽其变，以听学者之自为领悟，可谓善于解说者矣。查雌雄二黄之主治，其大端不外杀虫解毒除蛊。其所见异者，一阴一阳，一雌一雄，抉乾坤之锁籥，辟阴阳之奥窍。凡虫蛊百厉多属阴邪，雄黄足以克之。亦有得气之偏，孤亢独胜，燥熯靡俦，二气之变何奇蔑有。有阴不能克而待于阳，有阳不能克而待于阴，且有独阳独阴不能克而有待于阴阳之共济者。造化之妙，不意于矿石药物中，亦复见之。雌黄雄黄本是同种，基本同，产地同，形态亦同，在今日科学昌明时代，可于硫化砒素化合之类属相异，以明剖之。古人在数千年前不知何以能辨雌雄，用以合药，尽物之性以尽人之性，格物之功，殊足多已。其气味有不尽合事实者，代远年湮，书缺有间，脱简讹遗，事所难免，中古载籍已然，况上古乎。学者揆之以事以征诸实，衡之以义以会其通，则庶乎其不差矣。《别录》所叙主治甚精，可谓发《本经》所未发，备《本经》所未备。雄黄条曰主大风中恶，雌黄条曰主蚀鼻内息肉、下部䘌疮。息肉即死肌之类，而独取于鼻中；䘌疮即狐惑之类，而独取于下部。讵非雄黄疗阳毒，雌黄疗阴毒；雄黄治外、治阳分，雌黄治内、治阴分之明征与。又曰疗恍惚邪气，久服令人脑满。邪气而曰恍惚，明其非邪气，而恍惚似邪气，类似百脉一宗，悉致其病之百合病，而实为神经系病。据近代新说，知觉运动二神经均隶属脑。雌黄中含砒素百分之六十一，含硫黄百分之三十九，少量即能增高血压，促助循环，刺激神经力甚强，能启下极真元，透重楼而直达玉清。观久服令人脑满，脑何以满，非上达兴奋脑部之更彰彰者耶。由此观之，则《本经》主治，开始第一句即曰主恶疮头秃。恶疮之下紧接头秃，其义虽隐而未发，其理已跃如可见。然雄黄主鼠瘘疽痔，治外者未始不治内；雌黄主身痒邪气，治内者未始不治外。学者得其同中之异，异中之同，于共同的求出特殊的，又于特殊的求出共同的，药学之道，思过半矣，又岂仅辨黄之雌雄云尔哉。

水　银

辛，寒，有毒。主疹瘘痂疡，白秃，杀皮肤中虱，堕胎，伏金银铜铁锡毒，熔化还复丹。（《本经》中品。《别录》谓以付男子阴，阴消无气。）

选注：

（一）张隐庵曰：水银气味辛寒，禀金水之真精，为修炼之丹汞，烧朱则鲜红不渝，烧粉则莹白可爱，犹人身中焦之汁，化血则赤，化乳则白，此天地所生之精汁也。主治疹瘘痂疡白秃者，禀水精之气，能消热而养血；杀皮肤中虱、堕胎者，禀金精之气，能肃杀而攻伐也。性寒故能除热。汞乃五金之精，故能杀金银铜铁锡毒。水银出于丹砂之中，而为阳中之阴，若熔化则还复丹，而为阴中之阳，一名灵液，又名姹女，乃天地所生精汁，故久服丹成不死也。

（二）黄宫绣曰：水银从石中迸出者为石汞，从丹砂中出者为朱里汞。性禀至阴，辛寒有毒，质重而流利。得盐矾为轻粉，加硫黄为银朱，炀成罐同硫黄打火升炼，则为灵砂，同皂矾则为升降灵丹。药之飞腾灵变，无有过是，故以之杀诸虫疥疮也。然至阴之性近于男子阴器，则必消痿无气。入耳，能蚀人脑至尽。入肉，能令百节挛缩。外敷尚妨其毒之害，内服为害不待言而可知矣。得枣肉入唾，同研则散。得铅则凝，得硫黄则结，得紫河车则伏，得川椒则收。

参考：

（一）陈存仁《药学辞典》曰：水银系金属元素之一，由汞矿提炼而成，银色光泽之液。金属在寻常温度有流动性者，仅水银一种而已。比重13.5，至零度下四十度则结硬如锡，为等轴八面之结晶体。在常温微蒸发，热则尽蒸升，在冷处则凝结而附着，至三百六十度而沸腾。稀酸类不能溶解，然强硝酸能溶解之。以水银与脂肪十分研磨，则成细末，变成灰色。其效能杀虫，治疮，治梅毒，有直接杀灭霉菌之功。并能令渗出物吸收，以退局部炎症之效。故用作杀虫药及驱霉药，用于诸种之皮肤病。

（二）《辞典》又曰：英美学说，水银产中国、西班牙、南亚、美利加等处。有成于自然者，有丹砂造成者，其体甚重。冷至零度下三十九度，则成软韧之定质，受大热则沸而化气。此药在各国，古已用之。天然者为汞硫，即丹砂，间有与银相合者。汞能治各种炎症，又能治各种疔毒病。汞入血中，有感动血之性情，故谓之改血药。改血药中惟汞首屈一指，缘汞入血中，历若干时后，则行过周身之淋巴腺而出，能感动所有之津液。如用为泻药，则必先因感动肝脏而得泄泻，此为常用之法。汞剂可独用，又可与他药和作丸散。和入火石粉，则可作药散；和入油类，则可作药膏；与硫黄及伊打火酒等物亦能相和。其功用又能动胆汁，治肝肾积血、热病类、梅毒类。

（三）《药物生产辨》曰：水银产中国、西班牙、美国等处，有水银矿自然出者，有用丹砂炼而成者。中国以湖南、贵州朱砂矿产出者多，如朱砂米一百斤可升水银六十斤。

冉雪峰曰：

水银色白似银，流动似水，故名。古作汞，从工从水。水银无自流出者，须经人工炼取，汞字会意，尤为恰肖。金属均固体，而此独液体，化气后仍可还原，与他物质化合后，亦可还原，诚天壤间一种异品。从矿物提出者为石汞，如从丹砂提出之类；由植物提出者为草汞，如从马齿苋提出之类。雷敩云，凡使勿用草汞，近用所用，均从矿取。性寒有毒，寒而毒，寒之甚矣。寒能化热，毒能攻毒，故《本经》主治，多从解毒除热立法。玩全条文义，侧重外治，曰主疹瘘痂疡、白秃，杀皮肤虱，非均属外治乎？性烈窜泻，无孔不入，入脑能蚀脑至尽，入肉能令百节挛缩，入胃肠有破伤处透窜漏出，而生奇恒病变。坠泻变质力俱大，其显著者在妇人为堕胎，在丈夫为阴消无气，故内服方面殊少叙及。从来注家，均淳淳以服食妄用戕生为诫，而于本药真正之性能，即制有定法，服有定量，用有定义，种种正面问题，均少发挥，得毋非治药学之正轨与。方今科学昌明，医药化学蔚为专科，各项药物化验精详。新药最常用者有甘汞、升汞，甘汞在化学上为氯化第一汞，升汞在化学上为氯化第二汞。甘汞殆化有毒为无毒，应用为普通下剂及利尿剂，一回量0.3至0.5或1.0。升汞毒性强烈，应用：1. 千倍至五千倍溶液供消毒用；2. 千倍至二千倍溶液，供寄生性皮肤洗涤涂布之用；3. 百倍至三十三倍溶液供色素斑、梅毒性溃疡等腐蚀之用；4. 为驱梅药，0.005至0.001化为水液，一日一次，皮下注射，或0.003至0.01为丸，每日一至二内服；5. 此外，供各种疾病之杀虫消毒，乃至收敛腐蚀之用，其极量一回0.02，一日0.06。观上所述，治功赫赫，法度深深，不惟外用而且内服且注射，水银何尝系杀人者哉？近世有红汞、黄汞等，本崭新药学原理，用严格科学方法制炼而成，对于军阵创伤、外科疮疡，便利甚大，效力甚弘。又有汞膏，水银有溶解他金属之性，其溶解所生合金名曰汞膏。但铁与白金均不溶解于水银，故不生合金体，古谓消金银铜铁锡五金，大致合乎科学，尚嫌朦胧含混，未全清晰。惟其毒甚他药，故能治他药所不能治之病。若以毒烈而弃之，不求其所以当服，惟震其所不可服，此医之所以庸也，甚其非所以研究药学之道也。

轻　粉

辛，冷，无毒。主通大肠，转小儿疳痹，瘰疬，杀疮疥癣虫，及鼻上酒皶，风疮湿痒。（《本草拾遗》所载。）

选注：

（一）李时珍曰：水银乃至阴毒物，因火炼丹砂而出，加以盐矾，炼而为轻粉；加以硫黄，升而为银朱。轻飞灵变，化纯阴为燥烈。其性走而不守，善劫涎痰，消积滞，故水肿、风痰、湿热、毒疮、被劫，涎从齿缝而出，邪郁为之暂开，而疾因之亦愈。若服之过剂，或不得法，则毒气被蒸，窜入经络筋骨，莫之能出。痰涎既去，血液耗亡，筋失所养，营卫不从，变为筋挛骨痛，发为痈肿疳漏，或手足皲裂，虫癣顽痹，经年累月，遂成废痼，其害无穷。观丹客升烧水银、轻粉，鼎器稍失固济，铁石撼透，况人之筋骨皮肉乎。

（二）黄宫绣曰：轻粉系水银加盐矾升炼而成，虽是化纯阴而为辛燥，然阴毒之性犹存，故能杀虫治疮，劫痰消积，毒烈之性走而不守。今人用治杨梅疮毒，虽能劫风邪湿热，从牙龈而出，暂得宽解。然毒气窜透筋骨，血液耗散，久久发为结毒，遂成废人。仍须用水银升炼，入三白丹，引拔毒之药同气搜逐疠风。醉仙丹、通天再造散用以搜刮毒邪，仍从齿缝而出。再以钱氏利惊丸、白饼子并用，取痰积从大便而出矣。

参考：

（一）陈存仁《药学辞典》曰：轻粉为水银升炼，系结晶性之粉末，作板状、针状，或锥状之白色固体，面有光泽。其不甚纯洁者，仅供外用，内服者须用纯洁色白之细粉末，其成分为质地疏松之甘汞（Hg_2Cl_2），其效能杀虫治疥疮，劫痰消积，用作驱梅药，又作下剂。能治疥疮、蛔虫、便秘，外用有直接扑减细菌及寄生虫之功，且于局部无刺激性。内服能激肠之蠕动增速及分泌加多，故有通便之功。且在腹内与绦虫、姜片虫相遇，略有扑灭而驱出之功。若佐以杀虫剂，则功效尤显。

（二）《和汉药考》曰：射和为轻粉特产区，以射和所出之轻粉实行化学试验，毫无可溶解之水银化合物，又可完全升华，绝不混杂安母尼亚盐与其他诸盐。更试其医治作用，则驱梅及泻利之功，堪与第一氯化汞相匹。所异者，轻粉结晶如鳞屑，耐光而不变色。查欧洲制之第一氯化汞，结晶颇大，受光较迟，故大率临用研末。其寻常者恐不免含有可溶性之水银化合物，故不如以大结晶之第一氯化汞加水研末，洗净夹杂物用之，较为稳妥。惟射和所制之轻粉，质地纯洁，无异本国制之第一氯化汞，用于医药，特许发卖。

（三）《药考》又曰：轻粉虽系结晶性之白粉，然用放大三百二十五倍之显微镜照之，则见为大小不同之板状结晶。其质轻，有光辉，起脂肪状之感觉，无臭无味。其反应呈中性，水及酒精、伊打俱不溶解，加安母尼亚水则变黑色。若与苛性亚尔加里、土类亚尔加里、碳酸亚尔加里煅制苦土，同以水为媒介，冷则变成黑色之亚酸化汞，加沃度加里液少许，立即化生黄绿色之亚沃度汞，再加多量，则析出水银之一分，溶解而为沃度加里与沃度汞。又以轻粉和水，加食盐氯化加里、氯安母纽谟，煮沸之，亦析出水银。若与有机质之砂糖相接触，以温度为媒介，则水银逐渐还原。加沸腾之盐酸，则析出水银之一分而化生升汞。加硝酸煮沸之，则发生次硝酸。加浓厚之硝酸，冷时无变化，煮沸之则发生亚硝酸而溶解。

冉雪峰曰：

甘汞、升汞均系水银制炼而成，二者均有毒。不过升汞毒烈，甘汞毒缓。甘汞即氯化第一汞，《理化辞典》谓其毒性较弱。弱之云者是有小毒，而不能谓其无毒也。再以科学原理说明之，水银入水不濡，入火不灭，有还原性。故甘汞遇光线则渐次分解，游离水银而生升汞。升汞触光线亦渐次分解，而析出甘汞。又甘汞和水，加食盐氯化加里、安母纽谟，煮沸之，亦析出水银。加沸腾之盐酸，则析出水银之一分而化生升汞。升汞遇无水亚硫酸、亚磷酸、氯化第一锡等，有还原作用之物质，亦能夺取其氯气，令变为甘汞。是甘汞、升汞均含水银成分，甘汞可变升汞，升汞亦可变甘汞。甘汞即氯化第一汞，而轻粉则与氯化第一汞类似者也。《和汉药考》谓射和轻粉，无异本国自制之氯化第一汞。虽曰不异，实乃各异。然均脱化于水银，只分毒烈毒弱，其不能谓为无毒也明甚。本节主治条文出自陈藏器《拾遗》，气味之下紧接无毒，殆以原体有毒，升化则无毒。狃于常解，而未究其特义与。予谓无毒宜改有毒，或作小有毒为合。水银毒烈，故《本经》侧重外治，轻粉毒小，故《拾遗》内外兼治。合观《拾遗》条文，上半为内治，下半为外治，先述内治，后述外治。而其外治则疥癣耳、酒皶、湿痒耳，未若水银条疹瘘痂疡之重且巨也。故杀灭毒菌、防腐，轻粉不如水银。而局部无刺激，内服较和缓，则水银不如轻粉也。病有甚微，药有重轻，各适其用。水银性滑走窍，坠降下泄，具强有力之刺激性，促肠蠕动，助腺分泌，其通大便十百倍徙于轻粉。而水银条只言堕胎，不言通大便，轻粉条只言通大便，不言堕胎。盖剧烈之品非大毒怪疾，他药不疗之顽痼重病，未可轻投，若仅大便不通，非其治也。至轻粉毒性既减，内用不妨。学者得其言中之旨，尤须会其言外之意，庶为得之。《和汉药考》谓，以射和所产轻粉实行化学试验，毫无可以溶解之水银化合物，亦绝无安母尼亚盐与他诸盐，亦若纯洁无毒也者。

此乃赞诩其本国产物，而标榜之，言过其实，未足以为定论也。而我邦旧注，狃于积习，又视为悍厉峻烈而莫之敢撄。一则过于夸诞，一则过于牵拘，于轻粉之真正本位性能，殊嫌隐晦湮没。智者过之，愚者不及，学者不可不彻底一研究之也。

砒　石

辛、酸，大热，有大毒。主诸疟痰在胸膈，可作吐药。磨服治癖积，蚀痈疽败肉，枯痔，杀虫，杀人及禽兽。（《开宝》所载。条文参《大明》《衍义》《纲目》新定。）

选注：

（一）李士材曰：砒石辛酸大热大毒，主老痰诸疟，齁喘癖积，蚀瘀腐瘰疬。炼成霜，其毒尤烈，人服至七八分即死，得酒顷刻杀人。虽绿豆冷水，亦难解矣。入丸药中，劫齁喘瘰疬，诚有立地奇功。须冷水吞之，不可饮食。静卧一日，即不作吐，少物引发，即作吐也。惟宜生用，不可经火。

（二）黄宫绣曰：砒石出于信州，故名信石，即锡之苗，故锡亦云有毒。色白有黄晕者名金脚砒，炼过者曰砒霜。色红最烈，性味辛苦而咸，大热大毒。炼砒霜时，人立上风十余丈，其下风所近草木皆死。毒鼠鼠死，猫犬食亦死。人服至一钱者立毙。若酒服及烧酒服，则肠胃腐烂，顷刻杀人。虽绿豆冷水，亦无解矣。奈何以必死之药，治不死之病。惟膈痰牢固，为哮为疟，果因寒结，不得已借此酸苦涌泻吐之，及杀虫枯痔外敷。

参考：

（一）陈存仁《药学辞典》曰：生者名砒黄，色赤者良。炼者名砒霜，色白者良。砒黄系砒之未经炼制者，砒霜系烧含砒矿而得之升华物，为白色之粉末。使再三升华而精制之，则为透明如玻璃之块。露置空气中，渐变白色，仍为粉末。热水微溶解之，置木炭上热之，则发蒜臭。其作用服小量能刺激胃黏膜，使胃液分泌增加，以促进消化之机能，使食欲增加。至肠始渐次被肠壁吸入血中，能令红细胞繁殖迅速，血液之循环增高。若服大量，则惹起肠胃炎，而呈中毒现象。外用有直接防腐杀菌之能，但用之过久，反有酿成腐烂之虞。

（二）《本草衍义》曰：今信凿坑井下取之，其坑常封锁，坑中有浊绿水，先绞水尽，然后下凿取。生砒谓之砒黄，色如牛肉，或有淡白路。谓石非石，谓土非土。磨酒饮治积气，有毒，不可造次服也，取法将生砒就置火上，以器覆之，令烟上升，着器凝结，累累下垂如乳尖者，入药为胜，平短者次之，大块乃是下等，片如细屑者极下也。

（三）《内科新说》曰：信石有大毒，服之令胃热剧，骤生大炎，甚至溃烂而死，至痛至苦。信石虽有大毒，少用些微入药，则大有功力。作信石水母，用上等信石一钱二分，加盐二钱，雨水一斤，微热熬至十二两。盐与信石融和，两俱不见，是为信石水母。每服信石水母一两，加清水十二两，每服一两，日服二三次。计服每一两雨水中，仅含信石十二分厘之一耳。此水治发寒热疟证，大有效验，并能治皮病各种癣。

（四）《和汉药考》曰：砒霜系烧含砒矿而生之升华物，别导入一室，使凝结而制之。含砒矿有种种，其主要者如称毒砂之砒硫铁矿，称辉毒砂之砒铁矿皆是。所谓毒砂者即矾石，为最著名之杀鼠药。又自然砒一名蝇石，为径五六分之金米糖状，外面簇生斜方六面体之小结晶，亦供制砒霜之用。

（五）《新医药辞典》曰：砒石普通称日亚砒酸，实为无水亚砒酸也。砒素燃烧时，生白色瓷器样微透明之固体，难溶于水，徐徐溶解于十五倍之热汤中。极量一回 0.005，一日 0.015，用一回 0.0005 至 0.005，为丸，一日数回。外用为 4% 之泥膏，或软膏。砒素属于物质代谢毒，其中以亚砒酸为代表者，局部作用有腐蚀性，故自古用为腐蚀剂，而尤多应用于牙科。如摄取少量，且持久时，则来皮色丰润，皮下脂肪沉着，骨骼强大，体重增加，且能促进造血机能。然服用过多或过久时，则起中毒症状。砒石解毒剂，以过硫酸铁液百分，水二百五十分，混合为甲液，又以水二百五十分加煅镁十五分，精密研和为乙液，二液相加，使成为全质均等之糜粥，且振荡之即成，为带赤褐色浓液，略有苦味。治砒中毒，宜临时新制。每十五至三十分钟用一茶匙至二茶匙，且时时洗胃，及应用吐剂及下剂，以使毒物排出体外。

冉雪峰曰：

古时只有砒石，即砒黄，无升华制取之砒霜，故古人知其毒，尚不知其毒之至甚。汉时尚未入药，大抵唐时方士采取以炼外丹，宋人收辑入药类，故始见于马志《开宝》、宗奭《衍义》。而《衍义》暨濒湖《纲目》，均谓为系锡矿之苗，不知何据而云然。考之《新医药辞典》《理化词典》《和汉药考》等书，均无锡苗之说，亦未见以锡可升炼取砒者。查砒之原子量七五，有天然游离存在者，然通常为铁硫等化合物，存于矿中，其量多者为砒硫化铁矿、鸡冠石及雄黄等。比重5.7，在平常气压中，热之不溶解而气化。若在密闭管中，热至五百度即化为液体，其蒸气为黄色，有蒜臭，性猛毒，不溶于水。在干燥空气中不生变化，若在湿空气中则氧化而失其金属光泽，变为灰色。在空气或氧中燃烧之，发白烟而生无水亚砒酸。砒遇氯气，发火光而化合，遇硝酸则氧化而生砒酸与亚砒酸，遇王水则悉化为砒酸。蒸去其硝酸，加少量水，使成浓厚液而放置之，得砒酸结晶。热此结晶至百度，得无水砒酸。此得之近今科学实验，而历历不爽者也。陈承补注谓，砒石生用解热，固属臆说。及各家砒石宜生用，不可经火，亦是瞽谈。质之纯驳在升炼未升炼，毒之重轻并不在经火未经火也。且用生砒，如砒黄、砒石之类，中含土石夹杂物，质既不洁，量又难准，不如用近代化学药之砒霜为得。砒霜毒虽猛悍，要在用有定法，服有定量，知其杀人而后可以不杀人，知其不可用而后乃知其所可用。如旧说谓，服七八分立毙，又谓服一钱以上立毙，其量太大，殊不准确。据《新医药辞典》所载，砒石一回用半格兰拇以上即起急性中毒，二时至二十四小时死亡。半格兰拇合中权一分三厘三毫，何待七八分至一钱以上始中毒哉？至解法旧说绿豆冷水，亦不准确。《和汉药考》所载小蓟捣汁，黑铅磨汁，苦参、胆矾涌吐，犹恐不济，况绿豆冷水乎？然毒烈若是，何须入药。曰有大毒方有大力，有大力方有大功。不惟深痼之梅毒，恶顽之疮疡，他药所不治者须赖以治。即虚证，如贫血类，服铁剂功效犹缓，稍伍砒霜则血中生机顿振，然此难为中人以下告语也。予甚望学者能用，而又不渎用妄用，以重予过，斯幸矣。

獭肝

甘，温，有毒。主鬼疰蛊毒，传尸劳极，虚汗客热，及产劳，杀虫。（《别录》所载。条文参《嘉祐图经》《纲目》新定。）

选注：

（一）缪希雍曰：獭肝《本经》味甘有毒，药性论咸微热无毒。详其功用，应是咸胜甘，微温小毒之物，入肝入肾之药也。经云邪之所凑，其气必虚。虚损劳极，则五藏之神俱不安，鬼邪相挟而为病，久嗽者亦劳极所致。此药能益阴气，补虚损，保劳极，故主如上诸证也。甘咸善于解毒，故又主蛊毒。獭性嗜鱼，故能却鱼鲠也。大抵其功长于治传尸劳，及鬼疰邪恶有效。故张仲景治冷劳有獭肝丸，崔氏治九十九种蛊疰传尸、骨蒸、伏连殗殜，诸鬼毒疠疾，有獭肝丸皆妙。

（二）黄宫绣曰：獭有在山水之别，山獭秉性纯阳，其性最淫，故茎可治阳虚阴痿精寒。取阴一枚价值数金，若以妇人摩热，则茎跃然而动。水獭以水为生，水性主灵，獭亦多慧性，最嗜鱼。鱼之精气皆聚于肝，故獭亦得诸鱼之气而聚于肝也。按诸畜肝皆有定数，惟獭一月一叶，间有退叶，因其渐落复生者故耳。獭味性寒，惟肝性温。味咸微毒，专入肝肾，补虚除劳。五脏安和，邪气自却，而鬼疰蛊毒因得退除矣。葛洪言，尸疰惟取獭肝一具，阴干为末，水服方寸匕，日三，以瘥为度，如无獭肝，獭爪亦可。小儿鬼疰及诸鱼骨鲠，烧灰酒服。故张仲景治冷劳，崔氏治蛊疰，皆有獭肝丸之用耳。

参考：

（一）《本草纲目》曰：山獭出广之宜州嵠峒及南丹州，土人号为插翘，其性淫毒。山中有此物，凡牡兽皆避去。獭无偶，则抱木而枯。猺女春时成群入山，以采物为事。獭闻妇人气，必跃来抱之，次骨而入，牢不可脱，因折杀之。负归，取其阴，一枚值金一两，若得抱木死者尤奇贵。峒獠甚珍重之，私货出界者罪至死。然本地亦不常有，方士多以鼠璞猴胎伪之。试之之法，但令妇人摩手极热，取置掌心，以气呵之，即跃然而动，盖阴气所感也。此说出范石湖《虞衡志》，周草窗《齐东野语》中，而不载其形状，亦缺文也。

（二）《纲目》又曰：水獭状似青狐而小，毛色青黑似狗，肤如伏翼，长尾四足，水居食鱼。能知水信为穴，乡人以占涝旱，如鹊巢知风也。古有熊食盐而死，獭饮酒而毙之语，物之性也。今川沔渔舟，往往驯畜，使之捕鱼甚捷。亦有色白者，或云狼獭无雌，以猨为雌，故云猨鸣而獭候。

（三）《食疗本草》曰：疰病一门悉患者，以獭肝一具，火烧，水服方寸匕，日再服之。葛洪云，尸疰鬼疰，乃五尸之一，又挟诸鬼邪为害，其病变动乃有三十六种至九十九种。大略使人寒热，沉沉默默，不知病之所苦而无处不恶，积年累月，淹滞至死。死后传之，乃至灭门。觉有此候，惟以獭肝一具，阴干为末，水服方寸匕，日三，以瘥为度。

冉雪峰曰：

人身清洁血液机关有三，一血液碳气，在肺排除；二血液尿素，在肾渗滤；三血液毒质，在肝扣留。倘肝之机能渐失，则人有中毒之虞。是肝亦人身重要器官之一。惟是常受毒质，则肝之本体宁不受伤，而肝有特殊技能，化有毒为无毒，化无用为有用。由叶间胆道制出胆汁，以供消化最有力之用，故又有以肝属消化系者。马肝有毒，《史记》文成食马肝而死。汉武帝云，食肉勿食马肝。鸡肝书载起阴，儿科用之治疳有效，鸡肝散一方遐迩盛行。西说前以肝为藏垢纳污之所，有毒，不可食。近则肝制剂甚多，曰肝素，疗贫血萎黄；曰鱼肝油，疗肺伤虚损。尤有异者为肝磷脂，系用犬肝制成，中含阻止血液凝固物质，能治神经过敏震荡病。肝之入药，中外所同，由来久矣。而獭肝尤为特别，盖他动物之肝，其叶均有定数，惟獭肝随月历增减，正月一叶，二月二叶，至十二月增至十二叶，正月复为一叶。脏器形态逐月变化，其数逐月增减，亦生理之特殊者。虽生物学昌明之今日，苟欲言其所以增减之理由，恐不易易。犬肝能止血液凝固，已为他动物肝脏所无。今獭肝灵变为如斯，亦惟叹造物生化之奇而已。犬之肝奇特，故犬肝所制出之胆亦奇特，犬胆隐形，岂非奇特之甚者乎？獭肝奇特，故獭肝制出之胆亦奇特，獭胆分杯，岂非奇特之甚者乎？惟其奇特，故治特殊奇恒之病，曰鬼疰，曰蛊毒，曰传尸劳极。病象则沉沉默默，不知所苦，又无处不恶，其变动有三十六种至九十九种之多，连伏殗殜，绝户灭门，岂非奇怪之甚者乎。非此灵怪奇特之药，将焉疗灵怪奇特之病。世传痨虫灵怪，传之三世，诸药不疗，是则杀虫药队中安可少此一格耶？大抵肝藏血，凡痨病均属血液病变，凡虫蛊怪毒，亦皆凭附于血。鱼之精气在肝，血归于肝，獭吸鱼血而不食其肉，乃聚诸鱼之精气以为精气，随历变换，夺天地之造化，故秉天地厉气而为怪厉蛊魅，均难逃獭肝之克制。凡物特性，多不可以常理解，不然獭肝味则甘耳，气则温耳，将恃何道以杀虫哉？而况诸药不疗灵怪之虫哉？若曰不以气，不以味，而以质，究之此系何质，恐有未能尽化验分析者矣。阙疑阙殆，以待后之学者。

止咳类

半　夏

辛，平，有毒。主伤寒寒热，心下坚，胸胀气逆，头眩，咽喉肿痛，肠鸣下气，止汗。（《本经》下品。《别录》主咳逆上气，心下急痛，坚痞，悦泽面目，堕胎。）

选注：

（一）陈修园曰：半夏半能开诸结，平能降诸逆。伤寒寒热心下坚者，邪结于半表半里之间，其主之者，以其辛而能开也。胸胀咳逆，咽喉肿痛，头眩上气者，邪逆于颠顶胸膈之上，其主之者，以其平而能降也。肠鸣者，大肠受湿，则肠中切痛而鸣也，其主之者，以其辛平能燥湿也。又云止汗者，另著有辛中带涩之功也。仲景于小柴胡汤用之以治寒热，泻心汤用之以治胸满肠鸣，少阴喉痛亦用之，且呕者必加此味，大得其开结降逆之旨，用药悉遵《本经》。今人以半夏功专祛痰，概用白矾煮之，服者往往致吐，且致酸心少食，制法相沿之陋也。盖此药是太阴阳明少阳之大药，祛痰却非专长。仲景诸方加减，俱云呕者加半夏，痰多加茯苓，未闻以痰多加半夏也。

（二）邹澍曰：或问半夏伤寒寒热，非心下坚者不用，咳逆非胸胀者不用，以及咽肿肠鸣，无不可属之下气。今以葛根加半夏、黄芩加半夏生姜等汤系之，岂治呕即所谓下气欤。曰他物下气未必不止呕，如《本经》橘柚吴茱萸之类是也。他物下气未必尽止呕，如《本经》旋覆花、杏核仁之类是也。半夏下气，未必尽因止呕，如心下坚胸胀咽肿肠鸣是也。半夏止呕，又未必不尽因下气，如《金匮要略》厚朴七物汤、白术散、竹叶汤是也。盖非气逆则不呕，故《千金方·妇人虚损》篇远志汤，若其人心胸气逆者加半夏，淡竹茹汤气逆者加半夏，竹叶汤气逆者加半夏，小柴胡汤胸中烦而不呕者去半夏，可见呕缘气逆，气逆由水与气相激，则半夏允为的对之剂矣。至呕渴并见之候，如猪苓汤之咳而呕渴，五苓散之小便不利，渴欲饮水，水入即吐，均不用半夏，其严又如此。即呕家有痈脓，不可治呕，脓尽自愈一节，虽不言及半夏，而不用半夏之旨已隐然阴寓于其中。盖半夏为治呕专剂，今者呕病中兼患痈脓，痈者脉必数，脉数者必口渴，则知其呕缘火气犯胃，非复气与饮搏矣。扩而充之，则非特呕而渴者，不用半夏，虽谓之万病见渴，则均不与半夏相宜可矣。

参考：

（一）《和汉药考》曰：猪子氏云，半夏所以奏镇呕之效者，虽未明了，然依化学上之实验，则是物富于淀粉，岂因被覆胃之内面，以防黏膜刺激之故欤。又《药学杂志》载，医学士江马贱男氏云，镇吐药有：蓚酸硒、碘酒、古加因等。其中如古加因，虽有功效而价极昂，求其可代用者，乃得半夏用之，成绩颇佳。因脚气、慢性肾炎、肝脏脓疡、慢性加答儿而起之顽固吐呕，及因胃溃疡而起之呕吐等，以半夏为镇呕药而试用之，颇能收效。

（二）《荷兰药镜》曰：半夏有疏解、稀释、利尿、发汗等功效。驱除胃中黏稠污败恶液，治胃肠黏液壅滞，污液郁结诸证。凡胸中黏痰壅塞，咳逆痰喘及其他顽固胸病，用之有效。并治风痛、伤冷毒痛、其他潜结沉滞诸痛。开通内脏壅塞，通月经。治黏液病、萎黄病、处女病、黄疸、水肿、间歇热、神思忧郁病、坏血病有神效，以及起因于胃病迁延之顽固头痛，此药甚有效。

（三）《伪药条辨》曰：苏州戈制半夏，赝品甚多。惟伪者色暗不香，无玉桂气。老戈二房真者，其色黄光，香气有玉桂气。戈半夏方虽秘制，大约与《本草纲目拾遗》内宋公夏相类，有肉桂，性温燥，治寒湿痰上壅气喘确效。凡治阴虚热痰气喘，苟误服之，必因燥热而咳血自汗，愈速其死矣。

冉雪峰曰：

半夏辛味雄烈，多稠黏涎液，滑可去著。实质富于淀粉，兼能渗利。生者涩口戟喉，刺激力大，故曰有毒。近据日人化验中药之新报告，谓中含精油，有挥发性。陈存仁《药学辞典》亦谓入肠，被肠壁吸收入血中，能激末梢神经，使精神振兴，血液之循环增快。是半夏为兴奋药、冲动药，而非沉坠降敛药。然中药在数千年来，均以半夏为降逆和胃要品，用之于病，确确有效。所以然者，药物之功用不止一端，且随生理病理以为化合。中药通义，辛温升扬，苦寒降敛，此是常解。人身气血营周，上下一气旋转。细辛桂均辛温药，而主上气，则半夏之主下气，其何足怪？上气就证象方面言，下气就治功方面言。主上气者，系治逆气而使之下，主下气者，亦下其上逆之气耳，其义一也。邹润安竟竟于上下之辨，抑末矣。且病机各别，有镇坠不能降，酸收不能降，苦寒亦不能降，非此辛温冲动，上而后下，开而后降，不能恰当胜任者，则舍半夏谁与归耶？查《本经》条文，并无一字提及止咳止呕，抑以半夏冲动气机，散结开闭，止咳止呕之功用，即由此推出，其理至显，无待言也。如在后世俗手，则必累累胪列，下此呆语。止咳止呕，亦不尽是降气。果降也，细辛、菖蒲、辛夷均辛温升窜，均主咳逆上气，降将焉在；砂仁、白蔻、吴萸均辛温宣发，均疗胃反呕吐，又降将焉在。学者当猛下一参。《本经》条文，一气舒卷。如半夏本非表药，何以主伤寒寒热？以心下坚，胸胀气逆，有表复有里也。半夏里药而主表，此深一层写法也。咽喉为肓道上端，肠为肓道下端，胃气不和，郁而化热化水，上搏则咽喉肿痛；下迫则肠鸣幽幽；中而复上，则头眩；内而复外，则汗出；彻上彻下，彻内彻外，半夏之泛应曲当如此。陈修园谓止汗系另著其辛中兼涩之功，尚是徒拘形质。讵知气升、气外发则汗出；气敛、气内降则汗止。止汗即是降气，降气即是宣通冲激，开郁导滞。上下内外，宣通降止，始终均一气到底耶。后世姜制、矾制、皂荚制，辛烈尤甚。至《内经》秫米汤治不寐，内用半夏，纳其气即敛其阳。仲景麦门冬汤治火逆上气，内用半夏平其气即降其火。此方成无药，神而明之之事，为药学别开境界。学者合本末常变而通之，药之精蕴不难悉通，用药之精蕴，不难悉得矣。

橘　皮

苦、辛，温。主胸中瘕热，逆气，利水谷，久服去臭，下气，通神。（《本经》上品。）

选注：

（一）黄宫绣曰：橘皮味辛而温，治虽专主脾肺，调中快膈，导痰消滞，利水破瘕，宣五脏，理气燥湿，然同补剂则补，同泻剂则泻，同降剂则降，各随所配而得其宜。且同生姜则能治呕，同半夏则豁痰，同杏仁则治大肠气闭。至其利气，虽有类于青皮，但此气味辛温，则入脾肺而宣壅，不如青皮入肝疏泄，而无入脾燥湿，入肺理气之故也。

（二）陈修园曰：古方并无去白之说，李东垣不参经义，不体物性，承雷敩炮制，谓留白则理脾健胃，去白则消痰止咳。后人习以为法，每用橘红治虚劳咳嗽。夫咳非只肺病，有肝气上逆而咳嗽者，有胃气壅滞而咳嗽者，有胃气奔迫而咳嗽者，有心火上炎而咳嗽者，有皮毛闭拒而咳嗽者，有脾肺不和而咳嗽者。经云五脏六腑皆令人咳，非独肺也。橘皮里有筋膜，外黄内白，其性先干后辛，其性从络脉而外达于肌肉毛孔。以之治咳，有从内达外之义，若去其白，其味但辛，只行皮毛，风寒似乎相宜，虚劳不足，盖辛散矣。后人袭方书糟粕，不穷物性本源，无怪其以讹传讹而莫之止也。

（三）张山雷曰：橘皮以陈年辛辣之气稍和为佳，故曰陈皮。市肆中有多种，以广东化州产者为最佳，有茸毛，故曰毛橘红，亦曰化州橘红。今有所谓赖园橘红者，则化州赖氏所植者也。其通用者则新会所产，故通称曰新会皮，味和而辛不甚烈。其福州及浙衢之产，味苦而气亦浊，且辛辣更烈，乡僻市廛中多用之，非佳品矣。留白者通称陈皮，去白则曰橘红，降气和中，泄化痰饮，宜留白为佳。若专作疏散用，取其气胜，则宜橘红。若刮下之白，无味无气，实是废材。今有以橘白作化痰降气用者，甚属无谓。又凡用陈皮，无非取其芳香而味辛者，力能开泄疏通，今俗子且有蜜炙之例，以黏腻减其芬芳，尤为可哂。

参考：

（一）《伪药条辨》曰：按梁绍任云，化州橘树乃仙人罗办种于石龙腹上，共九株，各相去数武，以近龙井略偏一株为最，井在署大堂左廊下，龙口相近者次之，城以外则臭味迥殊矣。广西江树玉著《橘红辨》，谓橘小皮薄，柚大皮厚。橘熟由青转黄，柚熟透绿转黄。闲尝坐卧树下，细验枝叶香味，明明柚也，而混呼之曰橘，且饰其皮曰红，实好奇之过也。或有云近龙井下有礞石，礞石能化痰。橘树得礞石之气，故化痰力更胜云。

（二）《梁氏家藏方》云：苏泽堂化州橘红，每一个七破，反摺作七歧，晒干，气甚香烈。有《橘红歌》云，石龙灵异不可测，首向青霄尾潜泽；有时声吼洪如鹅，有时喷沙白似雪；鸣或宰相应期生，鸣或科甲蝉联翼；由来州牧履其常，唯恐怪奇骇愚俗；亭碑鼓吹镇其头，重镬累石填其穴；天生灵异无可凭，离奇屈曲化为橘；橘之为性温且平，能愈伤寒并食积；消痰止咳功更奇，谁先辨此真龙脉；价值黄金不易求，寄语人间休浪掷。

冉雪峰曰：

橘皮、橘红本是一物，橘皮黄中透红，故连白者曰橘皮，去白者曰橘红。近今多以柚皮充之，且色青，是柚皮柚青，非橘红矣。淮南之橘，逾淮北则化而为枳。橘最择地，迁乎其地而弗能为良，但不如各注所云严格之甚。橘红以化州为道地，州署共九株，相传为仙人罗办所种。其地当石龙之腹，近龙井一株为最，近龙口者次之，其他能闻州署更鼓声者又次之，至城外远处则臭味差池矣。是古人论橘，只分南北两地，近人论橘红，则一地仅分远近耳。关涵《岭南随笔》云，化州署橘一月生一子，以其皮入药，痰立解。后为风折，即其地补种，气味便殊，是今州署橘树，已非曩之州署橘树矣。江树玉《橘红辨》云，尝坐卧树下，细验枝叶香味，明明柚也，而混为橘，且饰其皮曰红，实好奇之过也。是以柚皮充橘皮，不自他处始，在化州州署已尔尔矣。夫橘柚大小厚薄色味，相去均远，在市侩或伪以牟利，州署何须作伪，意者其橘为特种，在橘柚之间，似柚而实橘耶。橘树下有礞石，化痰力胜，理有可取。橘所植处，地秀灵钟，菁英泄之于物，理亦可取。至相传为罗仙所种云云，则姑妄言之，姑妄听之而已。专就药物论，橘皮辛温，内含挥发油，其臭芳香，功能散结开闭。脾为湿困，非香弗醒；肺为气郁，非辛弗泄。各注释为入脾入肺，颇合斯理。总以功能宣导郁结，而又性不攻破者为近是。咳病多端，当为原因治疗。凡化痰清火，温寒除湿，和表通里，均是治咳。而理气为治咳紧要部分，故橘皮为治咳紧要品物。气味虽厚，质轻气清，温而不烈，散而不破，故洁古濒湖谓为可补可泻，可降可升，盖持之有故矣。张隐庵、陈修园谓：橘皮象形，由经络肌肉以达外。方勺《泊宅编》二贤散，朱丹溪润下丸，谓橘皮下积通便，各具理性，亦只各得其功用之一端。大抵橘皮辛温，宜于寒湿而不宜于燥火。以治阴虚劳咳，固属孟浪，而谓虚证热证绝对禁用，亦属牵拘。观火逆上气，仲景用麦门冬汤，中有半夏。火逆上气非热证乎？半夏非辛温乎？知气逆之可用半夏，则知气结之可用橘皮。《本经》明言主胸中瘕热，义可深思，结散热散，精义入神。学者以药合病机，以药协方义，方为善药，讵可拘拘常解，一义胶执，而不求面面玲珑透彻也耶。

桔 梗

辛，微温，有小毒。主胸胁痛如刀刺，腹满，肠鸣幽幽，惊恐悸气。（《本经》下品。《别录》谓利五脏肠胃，补血气，除寒热，消谷，下蛊毒。）

选注：

（一）李士材曰：桔梗苦辛，气轻味平，入肺经。载引诸药，入至高之分，为舟楫之剂。肺金称职，则清肃下行，故能利膈下气，散痞满，治胸胁痛，破血结，消痰涎，理喘咳，疗肺痈，排脓血，清上焦热，凡头目咽喉口鼻诸证，一切主之。按桔梗之用，惟其上入于肺，肺为主气之脏，故能使诸气下降。世俗疑为上升之剂，不能下行，失其用矣。

（二）张隐庵曰：桔梗治少阳胁痛，上焦之胸痹，中焦之肠鸣，下焦之腹满。又惊则气上，恐则气下，悸则动中，是桔梗为气分主药，上中下均可治也。张元素不参经义，谓桔梗乃舟楫之药，载诸药而不沉，今人熟念在口，终身不忘。夫以元素杜撰之言为是，则《本经》几可废矣。医门豪杰之士，阐明神农之《本经》，轩岐之《灵》《素》，仲祖之论略则千百方书，皆为糟粕，设未能也，必为方书所囿，而蒙蔽一生矣，可畏哉。

（三）张山雷曰：桔梗功用，诸家所述，皆温通宣泄，无论上焦下焦结滞之病，一例通治。独洁古谓其为诸药之舟楫，载以上行，至胸中最高之分，诸药中有此一物，则不能下沉云云。缪仲淳和之，谓其性阳而上升，凡病气逆上升者弗用，及下焦药中弗入此味。张景岳之《本草正》，又大畅其旨，谓专用降剂，此物不宜同用。颐按此说，不知易老从何处悟入，《本经》《别录》皆无此意，殆误认仲景千金甘桔诸方，或治咽喉痹痛，或治肺痈喘咳，皆主上焦之病而云然。然试观《本草经》主腹满肠鸣，《别录》下蛊毒，岂无下行之用。张隐庵辩之，谓桔梗气分之药，上中下皆可治，斥洁古为杜撰。然洁古、景岳之说，今尚盛行于时，遂令通达三焦、宣阳行气之功，不复信用于世。易老误人，正是不浅。

参考：

（一）陈存仁《药学辞典》曰：日人化验中药之新报告，桔梗成分为 kikyosaponin $C_{29}H_{48}O_{11}$，其种类味苦而根中有心者曰桔梗，即苦桔梗；味甜而根中无心者曰荠苨，即甜桔梗。其效能宣肺气，散风寒，用为祛痰镇咳药。治感冒痰咳喘息、肺结核、肋膜炎等症。

（二）《辞典》又曰：桔梗一味，经张仲景之实验，认为主治浊唾肿脓也，傍治咽喉痛。排脓汤以桔梗为君药，不载其证。今历观其用桔梗诸方，或肺痈，或浊唾腥臭，或吐脓也，而以桔梗为君药，名为排脓，则其排脓也必矣。排脓汤之证虽缺，以桔梗汤观之，则其主治明矣。桔梗汤证曰出浊唾腥臭，久久吐脓。仲景曰咽痛者可与甘草汤，不瘥者与桔梗汤也。是乃甘草者，缓其毒之急迫也，而浊唾吐脓，非甘草之所主，故其不瘥者，乃加桔梗也。由是观之，肿痛急迫，则桔梗汤；浊唾吐脓多，则排脓散。

（三）《和汉药考》曰：桔梗与远志不相同之效，中含有沙波宁。药剂师清水如水氏，尝将其提出之物质研究之，定名曰普利企宁。又日，据东京医科大学药物学教室，研究桔梗之药理报告云，桔梗溶解红细胞之作用，二倍远志根，其毒性亦略同，故桔梗与远志根全然同效。则价值既廉，使用又少，且可拒绝外国产之远志根。清水氏以桔梗中之沙波宁，易为水所分解，可全然制成流动越几斯云。

冉雪峰曰：

桔梗从来注家，无不以为开提肺气，张洁古推阐其义，曰能载诸药上行，为舟楫之品，仍是开提肺气深层之意，特比喻不伦，后人因而误会，以为功专上行，不能下行，凡下行药剂中，均不可加入。亦若桔梗真为舟楫，能载物不沉也者。张隐庵、张山雷词而辟之，辟之诚是矣。夫人身上下气机，一气旋转，肺气通调，制节得行，则中下之气俱利，是治上者，未始不可治中下。二张之说，自较洁古为通明。其实《本经》无舟楫之说，亦无开提肺气之说，且无专入气分，为气分主药之说。查桔梗形态功用，恍惚人参。人参中含筋肉毒，功能行血。桔梗苦而兼辛，又有小毒，其补气之功虽较人参为逊，而行血之功，实较人参为优。东京医科大学药物教室之研究，桔梗溶解红细胞之作用，二倍于远志。远志可代摄涅瓦，摄涅瓦为神经性冲动药，多用麻痹，少用兴奋。是桔梗行血之力，既在远志上，即在摄涅瓦上矣。人参中含沙波宁，桔梗中亦含沙波宁，沙波宁为糖原质，桔梗比较人参，含糖原质少，含筋肉毒多，故增进血压、促助循环、行血功用优异，此为隐庵、山雷从来注家所未知。不必竟竟新说，即征之《本经》，征之《别录》，此项义理亦可窥见。《本经》人参条曰主惊悸，《本经》桔梗条曰主惊恐悸气。《本经》人参条曰主补五脏，《别录》《本经》桔梗条曰利五脏肠胃，岂非如出一辙乎？曰惊，曰悸，均血虚失养，是心病，非肺病，是血病，非气病也。人参运少培多，故曰补；桔梗运多培少，故曰利。其义一也。本节主治开始即曰主胸胁痛如刀刺，《本经》言胸胁痛者多，未有言如刀刺者，此为特笔。胀属气分，痛属血分。痛如刀刺，血郁甚矣。胸胁俱痛，心之出血，肝之回血，俱受病矣，而主之。行血功用优异如此，经言何等明了，何等浑括，而可专指入气，专指入肺与。《别录》人参条曰通血脉，《本经》桔梗条曰补血气。人参培中有运，故曰通；桔梗运中有培，故曰补。补通二字，当与上述补利二字，反复错综以穷其奥。血脉连举，气血兼言，此非不专属气、不专属肺之更大彰明较著者耶。要之为上为下，为内为外，为气为血，一以贯之。本节条文开首曰小有毒，煞尾曰下蛊毒，二毒字遥遥辉映。惟其有毒，是以下毒；惟其毒小，是以开提而不攻破。会通中外，而桔梗之真正之功用，不难认识，又岂仅争舟楫不舟楫也哉。

杏仁

甘、苦，温。冷利，有小毒。主咳逆上气，雷鸣喉痹，下气，产乳，金疮，寒心奔豚。（《本经》中品。《别录》谓疗惊痫，心下烦热，风气往来。）

选注：

（一）叶天士曰：肺为金脏，气上逆乘肺则咳逆。肺苦气逆，急食苦以泄之。杏仁苦而下泄，所以止咳也。火结于喉，闭而不通，则为喉痹。雷鸣者，火结痰壅，声如吼也。杏仁温能散结，苦能下泄，甘能缓急，所以主之也。杏仁味苦制肺，制则生化，则肺金下行，所以下气。肝藏血，血温则流行，故主产乳。血既流行，疮口亦合，故又主金疮也。心阳虚，则寒水之邪，自下如豚上奔，冲犯心血矣，故为寒水奔豚。其主者，杏仁禀火土之气味，能益心阳而伐水邪也。杏原小毒，若双仁则失其常，所以能杀人也。

（二）黄宫绣曰：杏仁既有发散风寒之能，复有下气除喘之力。缘辛则散邪，苦则下气，润则通秘，温则宣滞行痰。东垣论杏仁与紫菀，均属宣肺开郁利水，而一主于肺经之血，一主于肺经之气。杏仁与桃仁俱治便秘，而一治其脉浮气喘便秘，于昼而见。一治其脉沉发狂便秘，于夜而见。冯楚瞻谕杏仁栝蒌均属除痰，而一从腠理中发散以祛，故表虚者最忌。一从肠胃清利以除，故里虚者切忌。诸药貌虽相同，而究实有分辨，不可不细审而详察也。

参考：

（一）陈存仁《药学辞典》曰：杏仁所含之成分，为亚密哥他林（amygdsalin，$C_{20}H_{27}NO_{11}$）及爱谟尔圣（emulsin）之卵白性发酵脂肪油、护谟、糖质等。其作用入胃后，与胃酸分解而成青酸。至肠，被肠壁吸入至血中，能抑制组织中之氧化机能，使不摄取酸素。同时大脑神经被激麻醉，全身知觉亦感不甚敏锐，而肺脏神经亦被麻木，故能制止咳嗽。又治细支气管炎、慢性支气管炎。

（二）《和汉药考》曰：将杏仁榨去苦扁桃油，和水热而蒸馏之，则含有亚密哥他林之倔利可歇特，受爱谟尔圣之发酵素作用，分解而为藏化酸、偏苏亚儿狄希度（$C_6H_5 \cdot COH.HCN$）与葡萄糖。此复合体更分解为偏苏亚儿狄希度，即挥发性苦扁桃油与藏化水素酸，即青酸。依《日本药局方》云，无以纯品供药用者，常制杏仁水用之，杏仁为镇咳药，于干咳及咳嗽频发者，与莫儿比涅、莨菪菲沃斯相配，一回0.5至2.0为水剂。此外，于胃痛及心悸亢进亦可用。或为吸入料，配用1.0至5.0，极量一回2.0，一日8.0。

（三）《药物生产辨》曰：北杏直隶烟台牛庄，山东均有出。山西、陕西、湖北、河南、襄樊亦有，五月新。西药名阿门子，以万国药方所谕，苦杏内有毒，不可过服。

冉雪峰曰：

杏仁内含氰酸，西药有氰酸汞，用于梅毒性疾患及狄夫的里性梅毒性溃疡外用。《新医药辞典》载，氰酸一滴已能置人于死，其中毒症状为延髓中枢之先兴奋，而后麻痹。是杏仁中含剧烈之麻醉毒质，特其含量微，故《本经》标明有小毒，然不能谓为无毒也。毒药原以治病，毒愈大，力愈大，力愈大，功愈弘。只在用有定义，制有定法，服有定量。故大毒在治疗事实上，致误者少，惟其毒小，人多忽略，且或视为常用服食之品，因之隐受其患而不觉。如本条杏仁，常眼无不视为平淡之品，方士且以为服食，而不知中含剧烈毒素也。据《日本药局方》云，无以杏仁纯品供药用者，而《万国药方》并明谓苦杏有毒，不可过服，而惜乎懵懵者之未之闻见也。时贤时逸人大声疾呼，痛言世俗习用杏仁之误。然亦只著其降敛之害，而不知其毒烈之更害也。新医化验，杏仁所含成分为亚密歌他林及爱谟尔圣等。又经科学实验，将杏仁榨去苦扁桃油，和水蒸馏之，其结果分解为偏苏亚尔狄希度，即挥发性苦扁桃油，与藏化水素酸，即氰酸。其药理作用，入胃与胃酸分解而成氰酸。至肠，吸入血中，抑制组织中之氧化机能，使不摄取酸素。同时大脑神经麻醉，肺脏神经亦麻醉，是杏仁为神经性麻痹镇咳药，并非如常解所谓平淡可服食者。《本经》既明标有毒，又于有毒之下，特笔标明冷利二字，观上述抑制组织中氧化机能，即可悟冷字意义，观上述含挥发性扁桃油，即可悟利字意义。中外学理如出一辙。本节主治，胪叙咳逆上气，雷鸣喉痹，而以下气二字结之。盖气冲为咳，气激为鸣，气着为痹。所以主之者，下气故也；所以下气者，冷利故也。冷利云者，抑制氧化有毒之象征也。用脱乖方，则心阳式微，肾水泛滥，上逆上冲，而奔豚作矣。各处释为疗寒心奔豚，冷利之物何以疗寒，何以疗寒水逆冲哉？以涂附涂，如水益深。在中说为戕贼元阳，在西说为抑制氧化，结果惟有心体驰衰下降，一身知觉迟钝，以归于麻痹中毒而已。予非谓杏仁之不可用也，东医与莨菪相配，西医与汞相配，厥毒尤剧，要在用得其当，视其为何如病，何如用法耳。若玩忽轻蔑，并不知其有毒，而妄用渎用之，窃真期期以为不可也。

款冬花

辛，温，无毒。主咳逆上气，善喘，喉痹，诸惊痫，寒热邪气。（《本经》中品。《别录》治消渴，喘息呼吸。）

选注：

（一）李士材曰：款冬花辛而微温，肺经药也。润肺消痰，止咳定喘，清喉痹，理肺痿肺痈。古人治久咳，款冬花一两，蜂蜜拌润，入茶壶中，以面固其盖，勿令浅气，壶下着炭火，待烟从壶口出，口含吸咽，烟尽乃止，数日必效。按付咸《款冬花赋》序云，水凌盈谷，雪积被崖，顾见款冬，炜然华艳。则其纯阳之性可知。虽具半温，却不燥热，故能轻扬上达至高之府，赞相傅而奏功勋也。

（二）张山雷曰：款冬严寒着花，其味微辛，是以性温。而花本轻扬，故主肺病。能开泄郁结，定逆止喘，专主咳嗽。性质功用皆与紫菀绝似，所以《本经》主治亦复多同，于寒束肺经之饮邪喘咳最宜。然气味虽温，而生于水中，亦润而不燥，则温热之邪郁于肺经，而不得疏泄者，亦能治之。又如紫菀开肺，寒热皆宜之例，特比之紫菀，究属辛温一筹，则火邪郁遏，如肺痈成脓，痰红臭浊之候，自当有所顾忌耳。

（三）邹澍曰：《千金》《外台》，凡治气逆久咳，并用紫菀款冬者，十方而九。然二物者，一则开结，使中焦之阴化血；一则吸阴下归，使上焦之阴纳气。貌视之功力略同，而其异在《千金》《外台》，亦约略可见。盖凡唾脓血失音者及风寒水气盛者，多不甚用款冬，但用紫菀。款冬则每同温剂补剂用者为多，是不可大得其旨哉。

参考：

（一）陈存仁《药学辞典》曰：日人化验中药之新报告，款冬花成分，叶中为配糖体26.3%，花中为二种phytetin。其形态为山野自生之多年生草，春抽花茎，叶互生。初作长卵形，叶前端尖。花为带白色筒状花冠花，其数颇多。作头状花序，排列花后。叶茎发育高达二尺余，叶则作心脏圆形而具长叶柄。根为蔓延之地下茎，呈灰白色，质脆弱，味苦，谓之款冬根，亦供药用。其花为带青褐色大如指头之花，蕾作蘘荷笋状，味苦。其效能温肺下气，化痰止咳，用作祛痰镇咳药，治痰咳喘息及妊妇之咳嗽，感冒亦有用者。

（二）《本草纲目》曰：款冬《尔雅》名颗冻，郭璞名款冻。按《述征记》云，洛水至岁末凝厉时，款冬生于草水之中，则颗冻之名以此而得，后人误为款冬，即款冻尔。

（三）《伪药条辨》曰：款冬花为治咳要药，十一二月开花如黄菊。雪积冰坚之时，款冬偏艳，想见其纯阳之品，故一名款冻。生河北关中，微见花未舒放者良。近今市肆多以枇杷花蕊伪充，虽无大害，然性不同，则功自异耳。又曰考冬花之瓣色红紫，光洁，枇杷花色黄紫，有茸毛，形态不同，最易鉴别。

冉雪峰曰：

止咳药类，半夏、款冬皆以时令标名，是秉天地特殊气化，故成物类特殊性质，而得因时之妙，以为主治者也。《本经》款冬辛温，各注释为微辛微温，似嫌改字训经。以常理论，款冬原不大辛，不大温，而曰辛温者，昭其功也。盖天地闭塞成冬，冰凌盈谷，雪积被崖，百卉俱零落矣。惟款冬冲寒冒开，炜然华艳，与梅花竞耀争妍，别饶妩媚，以为岁寒松柏良好之伴侣。苟非别具所以耐寒质物，何以款冻若斯。古人穷研物性，故特标辛温二字，以表现其婀娜中之刚健。各注未窥秘奥，既不明其为辛温，又不敢辩其不辛温，故下一微字。微之一字，适完成其拘拘质象，而不能赏实于黧黄雌牡之外。因之论治，则既谓主寒，又谓主热，或谓寒热兼主。又谓实证不宜，热炽痈脓慎投。大虚不宜，虚劳咳嗽休用。半明半暗，疑是疑非，似此令后之学者何所适从。然此正药学之深邃奥折处也。款冬味多苦，不曰苦而曰辛者，盖苦多为人所易知，辛少为人所难识，故特昭其苦中之辛。款冬性似寒，不曰寒而曰温者，虽秉冬令寒水之精，实具坚劲不拔之气，故特表其寒外之温，凡此皆著其优异也。苦而辛，寒而温，辛由苦中显出，温由寒中化出，实开药物学变例。以故苦而不燥，得其辛之润；寒而不冽，得其温之煦。款冬妙处正在于此。故用其苦，用其寒，可以疗热；用其辛，用其温，可以治寒。亦开亦降，亦清亦温，亦宣亦润，不啻配合良好之调肺剂，款冬之曲折微奥如此。人犹不善用，谓大热不宜，虚劳不宜，其盲瞽到如何程度，是人负药，非药负人也。止咳药类，凡主咳逆上气者，多与下气并言。本条不言下气而言寒热邪气，殊耐寻味。所以然者，冬花轻扬，收降之性少，放散之性多。虽不似麻荆羌薄直捷发表，而肺合皮毛，疏里达外，亦可为表里合邪固结不解之一助。气上壅而不下固咳，气外遇而不通亦咳，是则止咳药类，于降逆气之外，又安可少此和里气之一格耶。且肺主一身之气，肺气外合皮毛，肺气亦下输膀胱，生理有相互功用，病理有连带关系。和里即所以和表，和表即所以和里，凡以调肺气而使之和而已。古人不惟论治疗有精意，辨气味亦有精意，不惟辨气味有精意，立名称亦有精意，学者其可不在在潜心玩索乎。

旋覆花

咸，温，有小毒。主结气胁下满，惊悸，治水，去五脏间寒热，补中下气。（《本经》下品。《别录》消胸上痰结，唾如胶漆，心胸痰水，膀胱留饮，皮间死肉，及益色泽。）

选注：

（一）陈修园曰：旋覆花气温，秉风气而主散。味咸，得水味润下而软坚。味胜于气，故以味为主。惟其软坚，故结气胁下满等症，皆能已之。惟其润下，故停水惊悸及五脏郁滞而生寒热等症，皆能已之。借寒降之力，上者下之。水气行，痰气消，而中气自然受补矣。

（二）张山雷曰：旋覆花体质甚轻，飞扬疏散。其主治当以泄散风寒，疏通脉络为专主。《别录》治风气湿痹，皮间死肉，通血脉，宗奭去头目风，皆其轻疏泄散之功也。以治风寒喘嗽，寒饮渍肺，最是正法。或谓旋覆降气，寒邪在肺者，不宜早用，则止知其疏利之力，足以下降，而不知其飞扬之性，本能上升。且《本经》明谓其温，寇宗奭又以为辛，则疏散寒邪，正其专职。若其开结泄水降逆等治，则类皆沉重下达之义，颇嫌其与轻扬之本性，不甚符合。按《本经》，旋覆名金沸草。《局方》有金沸草散，疑古人有用其茎叶，而未必皆用其花者。考草木花叶之功用，不同者甚多，或升或降，各有取义，亦其秉职使然，不容混合。且茎则质重，花则质轻，亦物理之自然之性，况旋覆花之尤为轻而上扬者乎。如今人恒用其花，而并不用茎叶，竟以重坠之功，责之轻扬之质，恐亦非古人辨别物性之真旨也。且其花专主温散，正与降气之理相反。流动不滞，自能流通气化，而宣滞窒，固非专以升散见长。若但以逐水导滞为治，似不如专用其茎叶较为近理。《别录》谓其专主风湿，其意可晓然也。

参考：

（一）陈存仁《药学辞典》曰：旋覆花属菊科，为旋覆之花蕾。其形态为多年生草本，多自生于原野湿地。春日生苗，茎长一二尺，多一株一茎，叶无柄，形若披针，边缘有锯齿，微有毛，皆互生，至夏梢端开黄花，大如钱，其形若菊，排列为头状花序，其周围之花为舌状花冠，中心之花为筒状花冠，有单瓣双瓣二种。其效能下气消痰，除噫嗳，软坚结，用作健胃祛痰药。

（二）《辞典》载黎伯概曰：旋覆花有二种，一称广旋覆，一称漳旋覆，当为广漳二州所出。二种性质不同，广旋覆花坚小，而色深黄，花瓣并不开展，所谓旋覆，实言其象，与《本草纲目》所谓形似菊，又称金钱花，状况不殊。漳旋覆不然，花瓣轻飘，色白，与本草所说大相径庭。此味本治胸结痰饮，降气下行，《本经》称其气味咸温，张仲景旋覆代赭石汤治水饮噫气干呕，实相吻合。此惟广旋覆合用，若漳旋覆，气味未必咸温，色白、质轻、性扬，与病理实不相投。此种花究竟不知何花，而亦被以旋覆之名，可谓名不符实矣。处方者若率书旋覆花，则为广为漳，任药铺支配，医者未必尽知，是则此物亦须特别注明方可耳。

冉雪峰曰：

旋覆花以形命名，即以形为治者也。与覆盆子象形，同取象于覆，尚多旋字一层意义。《易·履之上九》曰其旋元吉，象曰元吉在上，大有庆也，皆取由上转下之义，故曰旋。则旋覆花之覆而且旋，其义明白了然。古人命名，真是不苟。其性质功用，已在名称中完全表出。花性轻扬，不过普泛通常意义，而旋覆花则轻扬之中，实具降泄功用，于以见天地生物之巧，故值得表彰。药物除实质外，或从味，或从气，或从所产地，从所生时，又或从特殊形态、特殊化合，参伍错综以尽其变，胜复分合以成其化，原未可拘牵一说，泥守一格。如本条旋覆花主治，玩全条经文，均系侧重治里方面。从里证胪叙，就止咳类言，旋覆花与款冬花大同小异，款冬温而兼辛，辛能散，故主寒热邪气。寒热邪气云者，外之荣卫不和也。旋覆温而兼咸，咸能降，故主五脏间寒热，五脏间寒热云者，内之荣卫不和也。款冬无毒，旋覆有毒，故款冬列中品，而旋覆列下品。无毒冲激力小，有毒冲激力大，故款冬主上气逆气，而旋覆兼主气结气满。款冬质既轻，而又合之辛，降敛重受牵掣，故仅主上气逆气，而不言下气。旋覆质虽轻，而合之咸，升扬业已从化，故不惟主气结气满，且明标下气，故具升扬之性，而擅降敛之功，款冬旋覆之所同。而与毒化合，冲激力大；与咸化合，降泄力大。则旋覆之所独，各注未窥其奥。不曰肺有寒邪，不宜早用，即曰大肠虚滑，不宜再用。或曰疏散寒邪，是其专职，又曰花主温散，与降相反。一失之拘，不知温可却寒；一失之妄，不知咸能降逆。张山雷氏甚谓开结泄水降逆等治，类皆沉重下达之义。不得以坠重之功，责之轻扬之质，似此将经文散结除满、治水下气，抹杀于何地，讵非大悖经旨。且如张氏说，则辛夷花、芫花、荛花，非均花性轻扬乎？何以又下气逐水耶？阳起石、云母、海浮石，非均石药坠重乎？何以又起阳升陷耶？坠重而能降何足异？惟坠重而升，乃能升其下；轻扬而能升何足异？惟轻扬而降，乃能降其上。故仅知轻扬属升，坠重属降，此为常解。而参错以穷物化，知降中有升，升中有降，似降实升，似升实降，乃为进一解。科学实验，抽去管中空气，置铁片及羽毛其中，其降落同一速度，并不以轻重生差异。寻常知识每与真正原理相刺谬，旋覆之旋而覆，升而降，尤其显焉者也。

紫菀

苦，温。主咳逆上气，肝中寒热邪气，去蛊毒，痿躄，安五脏。（《本经》中品。《别录》疗咳唾脓血。）

选注：

（一）贾九如曰：紫菀味甘而带苦，性凉而体润，恰合肺部血分主治。肺焦叶举，久咳痰中带血及肺痿痰喘、消渴，使肺窍有清凉润泽之功。因其色紫类肝，用入肝经。凡劳热不足，肝之表病也；蓄热结气，肝之里病也；吐血衄血，肝之逆上也；便血溺血，肝之妄下也；无不奏效。因其体润，善能滋肾。盖肾主二便，以此润大便燥结，利小便短赤，开发阴阳，宣通壅滞，大有神功。同生地、麦冬入心，宁神养血；同丹皮、赤芍入肾，清热凉血。其桑皮色白，为肺中气药，紫菀色紫，为肺中血药，宜分别用。

（二）张山雷曰：紫菀其味微辛，则入气分；其色殷紫，则入血分。故能兼疏肺家气血。凡风寒外束，肺气壅塞，呛咳不爽，喘促哮吼，及气火燔灼，郁为肺痈，咳吐脓血，痰臭腥秽诸证，无不治之。而寒饮蟠踞，浊涎胶固，喉中如水鸡声者，尤为相宜。惟其温而不热，润而不燥，所以寒热皆宜，无所避忌。景岳谓水亏金燥，咳嗽失血者，非其所宜；石顽谓阴虚肺热干咳者忌之。盖恐开泄太过，重伤肺金，又恐辛温之性，或至助热。要之虚劳作咳，亦必有浊痰阻塞肺窍，故频频作咳。以求其通，不为开之，咳亦不止。以此温润之品泄化垢腻，顺调气机，而不伤于正，不偏于燥，又不犯寒凉遏抑滋腻恋邪等弊，岂非正治。且柔润之质，必不偏于热。较之二冬二母，名为滋阴，而群阴腻滞，阻塞隧道者，相去实远。惟实火作咳，肺痈成脓者，则紫菀虽能泄降，微嫌其近于辛温，不可重任。然借为向导，以捣庭犁穴，亦无不可。总之，肺金窒塞，无论为寒为火，皆有非此不开之势。而俗子多不知之，但从事于苏子之辛温，桑皮之抑降，此肺劳之人所以项背相望，而不可救药也。

参考：

（一）陈存仁《药学辞典》曰：日人化验中药之新报告，紫菀成分为 quercetin 及融点之 150℃之结晶物质。其基本属菊科，花色美丽，堪供赏玩，其根为一株，丛生细长之根，状似细辛，外面色红紫，质柔韧，折之不易断。其效能温肺化痰止咳，用治咳逆药。

（二）《本草纲目》曰：按陈自明云，紫菀以牢山所出，根如北细辛者为良，沂衮以东皆有之。今人多以车前旋覆根赤土染过伪之。紫菀肺病要药，肺本自亡津液，又服走津液药，为害滋甚，不可不慎。

（三）《伪药条辨》曰：按紫菀凤阳府、亳州龙王庙四乡出者，须根粗，软糯，色紫红，硬梗少者佳。河南淮庆府出，枝略细软糯，亦可用。湖北出者，性硬根细，泥层重者次。伪者浙江尚少，因价贱，出货亦多耳。

冉雪峰曰：

紫菀为治咳要药，肺合皮毛，六淫之邪外干，俱能致咳；内伤之五脏六腑，亦能令人咳，不独肺也。但无论为内为外，必干于肺，咳乃构成。治咳者固当各为原因治疗，而扼要以图，疏通肺气，勿俾壅塞。或即将肺之治疗，协寓于各项原因治疗之中，亦治咳者由博返约之一道也。仲景《金匮》以彼病例此病，多数病合为一门，鲜有一病分为二门者。惟咳病则析而为二，一为寒证，属痰饮咳嗽篇；一为热证，属肺痿肺痈咳逆上气篇。示人以寒热两大纲，不容或紊。若不仅为寒热关系，而为肺之本体自病关系，或寒热积久已化，只成为过去之诱因，此时肺气已损，虚羸少气，皮肉消脱，生气不绝者如缕，而以寒凉凝滞，自绝化源，尚何生理之可言。且燥火燔灼，沫汁渐干，肺阴已竭，所存一团孤绝浮游之火，再以温燥逼劫，显祸立见，助之焰而速其亡。以是知阴阳气并竭，寒剂热剂，两均不洽，则紫菀尚焉。紫菀气味苦温，与当归同，当归补血，紫菀和血。苦而合于温，则若化而不寒；温而合于苦，则温化而不热。适得寒热二者之中性。与杏仁气味亦同，杏仁富油质，故冷利滑泻；紫菀富胶质，故清凉润泽。用疗久咳劳咳，以为寒耶则温和，以为热耶则凉润，直披虚寒虚火之窍，不涉偏寒偏热之愆，故能开发阴阳，宣通壅滞，泄化浊垢，顺调气机，而涵育培泽，孕养煦和，实足以沃焦举而荣枯痿，不宁为肺，五脏皆得荫养。《本经》归结其功，曰安五脏，洵有旨哉。景岳谓水亏金燥不宜，不知此正治燥的剂。石顽谓虚热干咳不宜，不知此正治虚的剂。山雷谓实火作咳，肺痈成脓者不宜，不知痈未成脓，乘其未集而击之，紫菀不如葶苈及桔梗白散、苇茎汤之类，若脓已成，其热已杀，其毒已化，紫菀微温以助生化，微苦以清毒火，微润以补偿脓血耗蚀，亦为的剂。各家云云，乃大苦化燥，大热伤阴，而非所论于紫菀也。《别录》明谓疗咳唾脓血，讵不信而有征乎。仲景治肺痈，未化脓用葶苈泻肺，已化脓用甘草桔梗调肺，轻重缓急之间，饶有法度。山雷说正与相反，得毋于仲景之学，少体会认识与。肺属呼吸系，主气。然荣卫会于手太阴肺，小循环血液须在肺清洁，劳咳血病及气，久咳气病亦可及血。治咳者固不可徒求之气，亦当求之血。是则止咳药剂类，又安可少此紫菀一格耶。

百部

甘，苦，微温，有小毒。主咳逆上气，治传尸骨蒸劳，治疳，杀蛕虫、寸白、蛲虫，火炙酒渍饮之。（《别录》所载。条文参《图经》《药性》《大明》新定。）

选注：

（一）缪希雍曰：百部根蜀本云微寒，《日华子》言苦，《别录》言微温者误也。苦而下泄，故善降肺气。气升则喘嗽，故善治咳嗽上气。能散肺热，故药性论主润益肺。其性长于杀虫，传尸骨蒸劳，往往有虫，故亦主之。疳热有虫，及蚘虫、寸白虫、蛲虫皆能杀之。又烧烟熏树木，蛀虫触烟即死，亦杀蝇蠓，《日华子》论之详。陶云杀虫，浓煎洗，牛马虱即去。陈藏器云，火炙酒浸空腹饮，去虫蚕咬兼疥癣。

（二）张山雷曰：百部善于杀虫。虫为湿热所生，即痨瘵家肺中有虫，亦是虚热。此其主药，似不可谓之性温，故《甄权》以为甘，《大明》以为苦，苏恭且以为微寒，缪氏《经疏》直谓《别录》为误，盖亦有理。然即曰微温，亦如紫菀温润，专治肺咳之例。究非温热之温，故凡咳嗽可通用之。本是草根，而多者可数十茎，性专下降，故治上气。濒湖谓百部亦天门冬之类，故善治肺病，杀虫。但百部气温而不寒，寒嗽宜之；天门冬性寒而不热，热嗽宜之。颐谓濒湖此说，尚嫌太泥，实则门冬甘腻，只可止燥热之嗽，而肺有寒饮痰滞者，皆其大忌。百部虽曰温寒，然润而不燥，且能开泄降气，凡嗽无不宜之，而尤为久咳虚咳必需良药。程钟龄医学，学悟止嗽散颇有捷效，功力实在紫菀百部二味宣通肺气。《千金方》谓，一味取汁浓煎，可愈三十年嗽病，有自来矣。石顽谓肺热痨瘵喘嗽，有寸白虫者宜之。又谓脾胃虚人弗用，以其味苦伤胃之故。颐谓专主上气，正其味苦之功。凡嗽皆肺气上逆，非此不治。若嫌其微伤胃土中和，以参术补中之品，相辅而行可也。

参考：

（一）陈存仁《药学辞典》曰：日人化验中药之新报告，百部成分，全草中含 stemonicn，及融点 116℃ 一种 akaloid。根中有植物盐基，名曰霍德林（hodorin，$C_{19}H_{31}O_5N$），含量约 0.0126%，其毒性微弱。种类有二，一草本者，名草百部。草百部为多年生草本，茎高至二尺余，叶形卵圆，具并行脉，每三五叶轮生，凡十余层。春日通短叶柄抽出花梗，而于其顶端开花一二朵，色淡绿，有紫晕，无萼而有花被，花被四片至六片，作披针形。二蔓生者，名蔓百部。蔓百部为多年生蔓形草本，茎细长如蔓，长达一二尺，叶为长卵形，末端尖锐，每三四叶轮生。至夏，自叶之中肋抽生花梗，较草百部为长，且开相同之花，惟花瓣稍尖细。

（二）《本草纲目》曰：百部亦有叶细如茴香者，其茎青肥，嫩时亦可煮食。其根长者近尺，新时亦肥实，但干则虚瘦无脂润尔。生时劈开，去心曝之。郑樵《通志》言叶如薯蓣者谬矣。

冉雪峰曰：

百部杀虫功效优越，甄权《药性》《日华》《大明》均曰无毒，《别录》原有条文，亦曰无毒，窃常疑之。中药通例，杀虫者不外以味以性以质。以味者如大辛大苦，均能杀虫是也；以性者，大寒大热亦能杀虫是也；以质者，中含特殊物质，自具毒性，以毒攻毒是也。百部味则甘而微苦，并不大苦；性则平而微温，并不大温。则其杀虫当在含有毒质问题，而《别录》及诸家均曰无毒。近得新学化验，百部中含霍德林，为一种植物盐基，其含量少，故其毒性微弱。微弱云者，不能谓为无毒，特微弱小之云尔，是苏恭《图经》所谓有小毒，信而有征。考凡物质之与酸化合而成盐者，谓之盐基，盐基之溶解于水者，特称之亚尔加里。又含氮气之有机化合物质，存在于植物界，其味极苦，与酸类化合而生盐基，于人之生理上有剧烈之作用。其不含氧气者，蒸馏时不分解；含有氧气者，不溶于水而溶于酒精及醇精。由此观之，盐基对人生理上有剧烈作用，所谓剧烈，即是有毒。存于植物界者其味极苦，百部既含盐基，其味应苦，含量少则苦少，故《别录》只言甘苦少，即毒少，故《别录》言无毒。一般盐基除亚尔加里外，均难溶于水，故《别录》于百部主治下特标“酒渍饮之”四字，古无药物化学，不知《别录》何以体会至此。格物之精，良堪惊异。《千金》治久咳，用百部捣汁煎如饴；《外台》治暴咳，用百部酒渍温服；《肘后》治咳嗽，用百部生姜捣汁煎服；仲阳《直诀》治小儿寒咳，用百部研末，和诸药为丸。是古人用百部，非捣汁为末，用其实质，即酒渍用其清质，岂非已知一般盐基之不溶于水耶。

普明子止咳散，用以为散，不失先民矩矱。后人多用入煎剂，则殊少研究矣。盐基属碱，性质燥烈；有腐蚀性，能制止发酵，解毒，防腐杀菌。《别录》曰温，是言其体。各注疑其凉，是言其用。凡此皆可从根本打通也。其种类有草本、蔓本二种，其叶均长卵形，蔓本者尖端略长，其根多百十连属，如部伍然，名曰百部，顾名可以思义。濒湖《纲目》谓亦有叶细如茴香者，茎嫩时可煮食，根长者近尺，与百部百十连属形态迥别。百部有毒，其茎安可煮食，又阚郑樵《通志》言叶如薯蓣之误。薯蓣叶如心脏，后圆前尖，正与蔓百部叶逼似，比拟并无差忒。是郑氏不误，而濒湖乃真误也，此亦研究药学不得不辨正者也。

细辛

辛，温。主咳逆上气，头痛脑动，百节拘挛，风湿痹痛，死肌。久服明目，利九窍，轻身长年。（《本经》上品。《别录》主破痰，利水道，汗不出，血不行。）

选注：

（一）徐灵胎曰：此以气为治也，凡药香者皆能疏散风邪。细辛气盛而味烈，其疏散之力更大。且风必挟寒以来，而又本热而标寒。细辛性温，又能驱寒，故其疏散上下之风邪，能无微不入，无处不到也。

（二）李时珍曰：气之厚者能发热，阳中之阳也。辛温能散，故诸风寒风湿、头痛、痰饮、胸中滞气、惊痫者宜用之。口疮、喉痹、䘌齿诸病用之者，取其能散浮热，亦火郁则发之义也。辛能散肺，故风寒咳嗽上气者宜之。辛能补肝，故胆气不足，惊痫、眼目诸病宜用之。辛能润燥，故通少阴及耳窍，便涩者宜用之。

（三）杨时泰曰：细辛辛热，能温足少阴之寒。究温寒之用，所以至于内外周身，而上行为最者，非肝不能也。《别录》所云益肝胆，通精气，最为扼要。其在至阴之分，虽不伦于补阳诸味，却能就阴分而散寒邪。即至阳之分，虽难比于行气诸剂，却能就阳分而散阴结。阴中阳通，则能资营气而使畅矣。阳中阴通，则能助风气而使行矣。总以辛温达肝肾之气而畅阳于下，导阴于上，纾肾阴而升肝阳，最为有裨于人，而非益气血之药也。此味因洁古言诸风通用，而承袭者往往不察所宜，不知风从阳气言之，有虚有实。如阳郁于下而为风，自以达阳为主。若阳壅于上而为风，投之若误，为害滋甚。有中气虚而时患伤风，竟以补中气而愈者，不可参此义以用细辛乎哉。至其能治风湿痹痛，亦由阳虚化风，因之化湿者也。凡阳虚郁风者多化湿，不可不知。

参考：

（一）《本草衍义》曰：细辛叶如葵，赤黑色，非此则杜衡也。杜衡如马蹄之下，故俗名马蹄香。芦根似白前，又似细辛。按沈括《梦溪笔谈》云，细辛出华山，极细而直，柔韧，深紫色，味极辛，嚼之习习如椒，而更甚于椒。本草云，细辛水渍令直，是杜衡伪为之也。东南所用细辛皆杜衡也，杜衡黄白色，拳曲而脆，干则作团，又谓之马蹄香。汉间又有一种细辛，极细而直，色黄白，乃是鬼督邮，亦非细辛也。

（二）《本草纲目》曰：《博物志》言杜衡乱细辛，自古已然矣。沈氏所说甚详，大抵能乱细辛者，不止杜衡，皆当以根苗色味细辨之。叶似小葵，柔茎细根，直而色紫，味极辛者，细辛也。叶似马蹄，茎微粗，根曲而黄白色，味亦辛者，杜衡也。一茎直上，茎端生叶如伞，根似细辛，微粗直，而黄白色，味辛微苦者，鬼督邮也。似鬼督邮，而色黑者，及已也。叶似小桑，根似细辛，微粗长，而色黄，味辛有燥气者，徐长卿也。叶似柳，而根似细辛，粗长，黄白色，而味苦者，白薇也。似白薇而白直，味甘者，白前也。

冉雪峰曰：

细辛味极辛，形态则细，故以标名。辛则善开，细则善入。辛细而合之温，则宣窍之力愈大。辛温细而又合之紫，不宁通气，而且通血，故谓其为气中血药可，谓其为血中气药亦可。所以列止咳剂类者，凡人病咳，皆缘肺气阻碍郁滞，故搏击以出，因而成声。是咳半为病理的象征，半为生理的救济，咳而气通，其病斯已。若气张不戢，奔迫冲激，息肩张口，兼喘兼哮，吐血咯血。治咳者固宜各为原因治疗，以披其奥窍。然敛其浮越，平其亢厉，培化源而缓冲逆，要为保肺扼要之图。独是外之标邪未清，而遽用降敛，难免内外合邪之虞；内之固闭已深，而反用降敛，必有癖痼不拔之患。此宣通降敛，所以在咳病治疗上，为一开一阖之对峙也。桔梗开气分，紫菀开血分，而细辛气血并入，宣气分之阴结，通血分之阳结，走雷霆于精锐，寓剽悍于轻扬，其功效优越，驾桔菀而上之。苟肺郁较甚，肺闭较坚，非细辛猛将，安能胜任而快愉耶。且细辛个性虽强，而易于致用，故麻黄附子细辛甘草汤用之以通外；大黄附子汤用之以通大便；赤丸用之以通小便。肺气膹郁，非辛弗泄。从何处泄？上述三方不啻为细辛下一注脚。肺合皮毛，故第一方协麻黄从外泄；肺与大肠相表里，故第二方协大黄从大便泄；肺为水之上源，故第三方协茯苓从小便泄。皆其宣通搜剔，居中斡运，故一身上下内外无所不利。以细辛之峻厉刚强如彼，而又调剂随和如此，直以暴悍药为调剂药，开药学未有之先例。《本经》条文主咳逆上气、头痛脑动，非彻上彻下耶；主治百节拘挛、风湿痹痛、死肌，非彻内彻外耶；久服明目利九窍，非气分血分，清道浊道，无所不化不到耶。辛润辛泄为药理通义，在《内经》原有以辛泄之，辛以润之各语。实而指之，气到水到，此辛之所以润也；气化热化，此辛之所以泄也。然此惟阳虚气化不舒泄，气泽不涵润者为宜。若阳实阴虚，气分之液汁竭，血分之温度过，而妄投之，几何不隧道全壅，下竭上蹶，助之焰而速其亡乎。古人于口疮喉痹耳目各病多用之，似宜斟酌分辨，否则侈谈火郁发之，害速且大。善夫杨时泰言曰：阳郁于下而为风，自以达阳为主；阳壅于上而为风，宜以和阴为主。细辛治阳郁之风，不治阳壅之风，盖早有以窥其旨矣。

五味子

酸，温。主益气，咳逆上气，劳伤，羸瘦，补不足，强阴，益男子精。（《本经》上品。《别录》养五脏，除热。）

选注：

（一）陈修园曰：五味子气温味酸，得东方生长之气而主风。人在风中而不知风，犹鱼在水中而不见水。人之息息出入，顷刻离风而死，可知人之所以生者风也。风气通于肝，即人身之木气。《庄子》云，野马也，埃尘也，生物之息以相吹也。息字有二义，一曰生息，一曰休息。五味子温以遂木气之发荣，酸以敛木气之归根，生息休息，皆所以益其生生不穷之气。倘其气不治，咳逆上气者，风木挟火气而乘金，为劳伤，为羸瘦，为阴痿，为精虚者，即《金匮》所谓虚劳诸不足，风气百疾是也。风气通于肝，先哲提出虚劳大眼目，惜后人不能申明其义。五味子盖益气中大具开合之妙，所以悉主之也。唐宋以下诸家，有谓其具五味，而兼治五脏者。有谓其酸以敛肺，色黑入肾，核似肾而补肾者，想当然之说，究非定论也。

（二）杨时泰曰：五味治咳，惟久咳及虚劳咳用之，补与收相驭而行，更无踌躇。若咳未至于喘，即咳而气不逆者，便宜酌量。至为湿痰之阻气，与湿热之病乎气，以致病乎主气者，更当虑其妄投之害矣。凡病虚而热，或久热而虚，关于肺肾之相因以为病者，用五味乃无上妙药。大抵元气受伤之证，邪气胜者，则以散邪为主，即其收阴召阳归元，而全正为助。其无邪气，而只有虚乏者，则以补正为主，亦即有收之一法，令而奏效。其有元气虚损，遂因虚郁化热者，则有清补一法，而收与散并行，其散不敌收之半，乃为得之，此义不独疗咳为然。又凡元气耗散之甚者，非惟补益可恃，而收之一法更有捷功。

参考：

（一）《古方药品考》曰：五味子有数种，高丽产者似胡椒而小，黑色滋润味酸微甘，其核苦辛香者为主最上，药铺呼为黑五味子，时珍所谓北五味子是也。凡试其核如黄蜀葵子而赭色者，真也。享保中高丽种始传至本国，今人栽之，其实秋熟，作红紫色，蒸干则色黑，与高丽产无殊。日本产者，形状亦绝似，惟大倍之，色紫黑滋润，气味相同，但味酸不厚，此则次之，呼为熟五味子，复蒸之则呼为大蒸五味子。凡色黑滋润者俱可用，其未熟作淡赭色，滋味亦薄者，下也。又有小蒸五味子，颗粒小，色黑味苦，是南五味子之伪者。商人或用乌梅煎汁染之，令酸且黑，实不堪用。

（二）《大和本草》曰：五味子高丽产者合用，医者所谓辽五味子是也，又名北五味子，颗大色黑，滋润，有五味，酸味极甚。日本产者只有苦味，初无五味。辽五味子来自高丽者，实苦辛，皮甘酸，皮实俱带咸，一物而五味俱全，此真不愧为五味子也。草木之实有咸者，举世罕见，而竟有之，讵非奇事。

冉雪峰曰：

此以味为治者也，《本经》以味为治者亦多，但均所具一种味，具两种或三种以上之味者不多见，惟五味子五味具备。实苦辛，皮甘酸，皮实均带咸，故即以味标名。五味中惟酸为最，苦次之，辛甘咸又次之，是以味胜，而尤以所具酸之一种为独胜。酸味在旧说多用为收敛，或酸与甘合，而酸甘化阴，或酸与苦合，而酸苦涌泻。仲景用与干姜、细辛之大辛大温合，已为变例，大要不离酸咸无升，筋病毋多食酸范围。濒湖谓酸气涩收，胞得酸而缩卷，水道不通，竟将酸药释成塞药。而证之新说，酸味厚者含单宁酸丰富，能与种种染料造成不溶性之有色物，又能鞣皮，变硬固为软和，干后不再硬，受温不至腐败。而在药学治疗上，能刺激淋巴，促助分泌，柔和神经，鼓舞细胞，柔缓中有窜透性，收敛中有开发性。因其能变质，故能使质不变；因其能溶解胶质，故能使胶黏凝固之质溶解。是酸味之义蕴渊懿，而五味子之功用宏广，正不独酸收一义已也。《本经》主治开始，即特标益气二字，不曰敛气、下气，而曰益气，益之一字已体到近今科学种种原理。近哲谓苦寒大培生气，不知酸味乃真大培生气，酸而合之温，则更大培生气。盖苦寒所培之生气，是就病理救济说；酸温所培之生气，乃生理本身生生之气。知此则益精也，强阴也，劳伤羸瘦补不足也，一以贯之。玩条文意旨，以益气始，以益精终，而以强阴为其中之枢纽，五味深层之药理，已跃跃纸上。病固有血分阳结，气分阴结，辛则更张之焰，苦则适遏其机，有不宜于辛，不宜于苦，而惟宜于酸者。故五味能收他药所不能收，亦能开他药所不能开。收者其体，开者其用。收的方面亦有分寸，邹润安云：五味子只能收阳中之阴气，收阴中之阳气者，必以附子、干姜；收阴中之阴气者，必以地黄、阿胶；收阳中之阳气者，必以龙骨、牡蛎。旨哉言乎，惟能达其体用，乃能妙其开收，学者于此猛下一参。用其酸之体可以收，用其酸之用亦可以开。明体以达用，可以收而为开；妙用以合体，又可以开而为收。陈修园谓，五味子大具开阖升降之妙，究之何以开，何以阖，何以升降，殊嫌空洞。今得新说敷证，乃得汇参切实表出，愈探愈奥，愈深愈明，亦研究药学最有兴趣者也。

桑白皮

甘，寒。主伤中，五劳六极，羸瘦，崩中，绝脉，补虚益气。（《本经》上品。《别录》疗肺中水气，唾血，热渴，利水道。）

选注：

（一）缪希雍曰：桑根白皮，味甘气寒而无毒，东垣海藏俱云兼辛。甘以固元气而补不足，辛以泄肺邪之有余，故能止咳也。凡肺中有水气及肺火有余者宜之。伤中者，中气伤也。五劳者，五脏劳伤也。六极者，六腑之中气极也。羸瘦者，肌肉脱也。崩中者，血脱也。脉绝者，气血两虚之至，故脉不来也。均由阴不足则阳有余，阳有余则火盛而内热，火与元气不两立，火能消物，造化自然也。惟甘也，可以补元气；惟寒也，可以除内热。热除矣，元气生矣，则上述诸证自瘳，故《本经》终之以补虚益气焉。

（二）黄宫绣曰：桑白皮辛甘性寒，善入肺中气分，泻火利水，除痰泄气，缘气与水与痰只属病标。其气逆不利与水饮胶结，未有不因火结而成，久而不治，则瘀结便秘，喘咳胸满，唾血口渴，水肿胪胀，靡不色色而见。桑白皮辛甘而寒，能于肺中治火利水，俾火去而水自消，水去而火自灭，而气因尔而治。至书有云能补元气之不足，不过云其气得自安。若以甘寒之味可以补气，则当置甘温于何地乎？况本草十剂篇云：燥可去湿，桑皮赤小豆之属是也。故湿则为重，宜燥剂以除之。但此性寒而烈，虽有甘味不能以制，故古人有戒勿多用之条，及肺虚火衰水涸、风寒作咳者切忌焉。

参考：

（一）《本草图解》曰：桑根白皮甘辛泄肺气，而痰水喘咳皆除。古称补气者，非若参芪之正补，乃泻邪所以补正也。愚者信为补剂，而肺虚者亦用之，大失桑白皮之面目矣。

（二）《本草经读》曰：今人以补养之药误认为清肺利水之品，故用多不效。且谓生用大泄肺气，宜涂蜜炙之。然此药忌火，不可不知。

（三）《本草纲目》曰：桑白皮长于利小水，乃实则泻其子也，故肺中有水气及肺火有余者宜之。十剂云燥可去湿，桑白皮赤小豆之属是也。宋医钱乙治肺气热甚，咳嗽而喘，面肿身热，泻白散用桑白皮炒一两、地骨皮焙一两、甘草炒半两，每服一二钱，入粳米百粒水煎，食后温服。桑白皮、地骨皮皆能泻火，从小便而去，甘草泻火而缓中，粳米清肺而养血，此乃泻肺诸方之准绳也。元医罗天益言其泄肺中伏火而补正气，泻邪所以补正也。若肺虚而小便不利者，不宜用之。又日古本草言，桑根见地上者，名马额，有毒杀人，旁行出土者，名伏蛇，亦有毒，而治心痛。故吴淑《事类赋》云，伏蛇治痛，马额杀人。

冉雪峰曰：

桑得植物之最清，桑根白皮，色纯白，质坚韧，富于纤维素，有滑泽脂液，能润沃，据《本经》所载，其味甘，其气寒，与人参甘寒气味同。人参为清肺补肺药，桑皮亦为清肺补肺药。但人参曰微寒，此浑曰寒，是桑皮之补肺不如人参，而清肺则较人参过之，在用者之各得其当。苟果肺热较重，则桑白之功反有在人参上者。观《本经》条文，不惟伤中能治，崩中能疗，而且羸瘦劳极，皆借以育真阴而培生气。劳字从火，五志过极亦火，羸瘦则皮肉消脱，所剩一团邪火，桑皮统主之。甚至各证造极，至于脉绝，其绝伤亦赖以续。麦冬之主胃络脉绝，在借中心之贯注；桑皮之主脉绝，在借皮部纤维之系连。而液汁黏稠，类似动物胶质，尤为补助绝伤之要素。经文以补虚益气四字总结，其语重心长，明白畅晓如此。《别录》之疗水气利水道云云，乃由功用推出。《本经》言其体，《别录》言其用，并无一字言及泻肺，后人不善读书，荒经者众，以桑皮为泄药，谓桑皮大泻肺气，虚人不宜用。又云若有一毫外邪，亦不宜用。高明如张山雷，亦诋缪仲淳用二冬滋腻，复加二皮敛泄之不当，几视桑皮为毒药。夫桑皮既非攻下，又非渗利，亦非滑泻，更非金石坠降，何敛何泄之有。东垣海藏以泄字说不去，加一辛字，以为辛可泄肺，不知辛泄乃另是一格，由外泄，非由内泻下泻。又引徐之才十剂燥可去湿，桑皮赤小豆之属。桑皮液黏似胶，固不泻，然又何尝是燥？愈说愈支离矣。桑皮之所以清火利水，除痰消胀等，均系甘寒作用，助其清肃，伸其治节。本系以补为泻，而后人说成以泻为补，因果倒置，甚至谓其不能补，而诋用以为补者之不当，其辗转贻误到如何程度。经文明明言补虚，而后人偏谓虚不可用；经文明明言益气，而后人偏谓敛气下气泄气，殊堪惊异。黄宫绣谓甘寒而能补气，将置甘温于何地？若以甘温乃独能补气也者，则人参、玄参甘苦咸寒而补气者，又将何说与？盖气为水化，水不自化，得阳乃化。甘寒所以益气之体，甘温所以益气之用，气不能化，固赖甘温，倘阴精不濡，水源匮乏，或壮火蚀气，水泽已涸，此而犹投甘温，几何不亢熯孤绝。非甘寒以益水之体，气将焉生耶。群言淆乱，折中于圣，学者当事求其实，理求其通，慎勿为后世俗说所愚也。

瓜蒌

苦，寒。主消渴，身热烦满，大热，补虚安中，续绝伤。（《本经》中品。《别录》疗胸痹，悦泽人面。）

选注：

（一）黄宫绣曰：栝蒌气味甘寒，功专降火下气坠痰。缘肺受火逼，则水必停而痰生，痰生则肺失养而气壅，故有喘急，胸满咳嗽，咽闭口渴之病矣。栝蒌性寒味甘，寒能除上焦热病，胸膈郁结痰气，使之入肠胃而下降，故仲景小陷胸汤用以治邪结在胸。又小柴胡汤用以易半夏，以治少阳证见口渴等症。然大要取其有清降之力，故能使之下行也。

（二）邹澍曰：栝蒌根实，诸家本草咸谓功用略同，稍有差别，愚则谓其大相径庭也。栝蒌根主升，实主降。夫升即寓补，降即寓泻，故仲景用实多治结治痛，治痹阻，治呛逆，隐然一下药也。根则专治渴，凡阴虚火炽，肺肾津液不相交济者咸用之，此不可为一补一泻之验乎。甚则同一小柴胡汤证，烦者加实，去人参；渴者加根，更加人参。夫人参之为物，和缓冲融，表未解者不用，里未虚者不用，乃一则与之为伍，一则不与之为伍，亦可以得其物之情矣。

参考：

（一）《本草纲目》曰：古方全用，后世乃分子瓤各用，敩云栝圆，黄，皮厚蒂小，楼则形长，赤，皮蒂粗。阳人服栝，阴人服楼。

（二）《和汉药考》曰：栝楼仁日本出产颇多，有numede、rinde二种，甲仁多为上品，乙仁少为下品。又有用王瓜充之者，非。

（三）《本草正义》曰：瓜蒌今之通称，《本经》《别录》俱作括拨，《尔雅》则作栝楼，释草，果蠃之实。栝楼，毛诗，果蠃之实。传云：果蠃，栝楼也。《说文》则作菩蒌，云蠃蒌，果蓏也。《吕氏春秋》王善生、高诱注云：善或作瓜，瓠瓤也。郝懿行《尔雅义疏》，蠃当作蓏，栝楼当为苦蒌，皆假借也。《说文》在木曰果，在地曰蓏，苦蒌实兼二名。李濒湖《本草纲目》，谓此物蔓生附木，故得兼名。栝楼即果蠃二字之音转，亦作瓠𤬪，后又转为瓜蒌，愈转愈失其真矣。

（四）张山雷曰：寿颐按濒湖之说固是，然《玉篇》云苦蒌，齐人谓瓜蒌，可知瓜蒌之称亦旧，惟蓏字则《玉篇》在后收字中，曰瓠蓏，土瓜也。知瓠蓏二字确为最后之孳生，非汉魏时之所固有。今《灵枢·痈疽》篇，发于膺名曰甘疽，色青，其状如谷实瓠蓏，而《甲乙》十一卷，则作瓜蒌，亦又为今本《灵枢》晚出之明证也。寿颐闻前者吾吴药肆，有瓜蒌子与栝楼子两种之别。其所谓栝楼子者，有斑驳纹，约如苦瓜子，形与瓜蒌子绝异，盖不知是何物之子。同光间有某镇台家人服药，药方中有栝楼子，市肆遂以有斑驳纹者与之，而某镇固知栝楼即瓜蒌之别称，见之以为有误，传肆中人问之，则以市上瓜蒌子与栝楼子本非一物为对。某镇又问，子既不同，则设有医生用栝楼根，市人又将何种之别？而肆中人乃谓，只有天花粉一种。某镇遂谓市肆故意欺人，发县笞责二百板。自是以后，市肆遂不复有栝楼子之发售，是亦可备药物界中一则故事。其所谓栝楼者，颐尝问市肆而亲见之，与苦瓜子亦复不同。苦瓜子扁方有棱，一端有类方胜。而所谓栝楼子者，形亦椭圆，绝无棱角，真不知是何瓜果之实也。

冉雪峰曰：

瓜蒌今之通称，括拨、栝楼、瓠𤬪、菩蒌则为古义，濒湖山雷辨之详矣。特据宋·雷敩言，瓜蒌有两种，《和汉药考》言，瓜蒌亦有两种，大抵短而小者为栝楼，长而大者为瓜蒌。今药肆所贸，皮实均有二种。根则别称天花粉，统名栝楼根，不复有瓜蒌名称，盖二而一矣。瓜蒌出产多，价廉。栝楼出产少，价贵。今所用之天花粉，实际均系瓜蒌根，并非栝楼根，强名之曰栝楼根云尔。各家多就名称沿革上讲求，不知事实本体上更当讲求也。查瓜蒌皮甘平，仁甘凉，根甘微苦微寒，茎叶酸寒。古人所用，系概根苗子实而言，则《本经》所载主治，亦系概根苗子实而言。其叙气味，折中大要，故曰苦寒。若单用皮实，并不苦，亦不寒。根亦甘多润多，非大寒大苦。《纲目》谓仲景用治胸痹，取其甘寒不犯胃气。又云，昔人言其苦寒，似未深察，亦既确知其为甘润矣，而其条文主治上仍冠苦寒字样，两两歧异。所以然者，误将《本经》主治条文，专系之根条项下，所以不免支离，致令《本经》苦寒二字，与物质事实不符，不得不附注以求其通。若以条文属之纲，而分目再别其甘平甘凉，何至陷于知而不知之境。凡此不过还其《纲目》固有之体例，毫厘之差，千里之别，甚矣，著述之难也。其效能同黄连则清热，同薤白则宣阳，同枳实则开结，同半夏则降逆，合之协助力大，分之平缓力弱，此为瓜蒌特性。邹润安疏证，敷证详明，颇能入里深谈。而实泻根补，实降根升，尚有未尽合者，不敢苟同。王秉衡云，人第知瓜蒌润燥开结，荡热涤痰，而不知其舒肝郁、润肝燥、缓肝急之功有独优也。《便易经验集》云，损其肝者缓其中，瓜蒌为物，甘缓而润，于郁不逆，又如油之洗物，滑而不滞，此其所以奏功也。二说盖得瓜蒌之别解矣。要之瓜蒌可寒可热，不寒不热，似补似泻，非补非泻，在学者观点何如。根则润多而近于滋，实则液多而近于滑，皮则甘缓轻松，恰合上焦之治。中有间隔，形象膈膜，利推动以助阖闭。生理如是，病理如是，治疗亦如是。不宁治咳，而所以治咳者，亦无不如是。病固有不宜辛燥，不宜苦寒，不宜掀动，不宜抑制，而维兹甘平和缓，柔润展舒，方投病机者。是则止咳药中，又要可少此一格耶。景岳石顽以为虚不宜用，误矣，山雷明达，亦附和之，不禁三叹为贤者过之惜也。

镇痛类

乳 香

辛，温，微毒。主风水毒肿，去恶气伏尸，消痈疽诸毒，托里护心，活血定痛，伸筋，妇人难产折伤。（《别录》所载。条文参《大明》《纲目》新定。）

选注：

（一）李时珍曰：乳香香窜入心经，活血定痛，故为痈疽疮疡、心腹痛要药。《素问》云：诸痛疡疮，皆属心火是矣。产科诸方多用之，亦取其活血之功尔。按葛洪《抱朴子》云：浮炎洲在南海中，出熏陆香，乃树有伤穿，木胶流堕，夷人采之，恒患猾猸兽啖，斫刺不死，以杖打皮不伤，而骨碎乃死。观此，则乳香之治折伤，虽能活血定痛，亦其性然也。杨清叟云：凡人筋不伸者，敷药宜加乳香，其性能伸筋。

（二）黄宫绣曰：乳香即书所云熏陆者是也，香窜性温，不润。诸书何言于血有补？讵知血因气逆，则血凝而不通，以致心腹绞痛，毒因滞则血聚而不散，以致痛处异常。乳香香窜入心，既能使血宣通，而筋亦伸。复能入肾温补，使气与血相互通活。俾气不令血阻，血亦不被气碍，故云功能生血，究为行气活血之品耳。非如没药气味苦平，功专破血散瘀，只有推陈之力，而无致新之妙。是以书载乳香，功能活血调气，托里护心，生肌止痛。治心腹诸痛，口噤耳聋，痈疽折伤，癫狂。但遇痈疽已溃及脓血过多者，不可妄投，恐其复开走泄之路，其意已可见矣。

参考：

（一）陈存仁《药学辞典》曰：乳香基本，系将橄榄科、乳香树属之树干刺伤，使渗出津液而凝结者，其成分由挥发油7%，树脂50%至55%，胶质30%至50%而成。其效能调气活血，伸筋定痛，治跌伤，用作消解痈疽疮疡药。

（二）《本草纲目》曰：佛书谓之天泽香，言其润泽也。又谓之多伽罗香，又曰杜噜香。李殉言熏陆是树皮，乳香是树脂。陈藏器言乳是熏陆之类。寇宗奭言是一物。陈承言熏陆是总名，乳乃熏陆之乳头也。今考《香谱》，言乳有十余品，则乳乃熏陆中似乳头之一品尔。

（三）《纲目》又曰：乳香今人多以枫香杂之，惟烧之可辨。南番诸国皆有。《宋史》言乳香有一十三等。按叶廷珪《香录》云，乳香一名熏陆香，出大食国南，其树类松，以斤斫树，脂溢于外，结而成香，聚而成块。上品为拣香，圆大如乳头，透明，俗呼滴乳，又曰明乳香。次为瓶香，以瓶收者。次为乳塌，杂沙石者。次为黑塌，色黑。次为水湿塌，水渍、色败、气变者。次为斫削，杂碎不堪。次为缠末，播扬为尘者。观此，则乳香有自然流出者，有斫树溢出者。诸说皆言其树类古松，寇氏言类棠黎，恐亦传闻，当从前说。

（四）《伪药条辨》曰：按乳香出暹罗等处，为熏陆树之脂。以透明黄亮，形如乳头者，为滴乳香最佳。去油以水煎烊，去底脚皮滓，投入冷水中，乳香则结成颗粒，如黄豆，沉于水底，油则如脂浮于水面，去之，以此制法为最道地。炒之油仍不净，且增火气。又有一种名包乳，色黄如粉屑，砂石掺和甚多，价虽廉，然货次不堪药用耳。

冉雪峰曰：

乳香与熏陆同出异名，故《纲目》合为一条。其名义各家多以乳头为言，查叶廷珪《香谱》，明言乳有十余品，似乳头者乃其中一品。其他十数亦均称乳，是乳香之乳字，并非统取乳头，义原至显。乳香溶液色白而稠，如乳状，此乳字乃十余种之通称。其基本系刺凿橄榄科之乳香树干，令液汁泌出，于剥离下方开一狭沟，液汁流入沟中，俟凝收取，是道地在树乳香，多条状。其溢出地下者，成块成堆，厥品斯下。其生理与木之结香同，有人工促之结者，有木天然自结者。乳香树之液汁，既可以人工取，则该树汁丰，天然流出，亦理之所应有。天然者为生理的凝结，非病理的凝结，得气尤厚。然未开沟，续溢层层，多类钟乳形，除尖端外，亦少似乳头者。乳头云云，是取之树端悬挂，非取自地下堆积，亦如石钟乳为石钟上之乳，钟乳石为石浆似乳结成之石，亦取悬挂之义云尔。窃乳香既为木之液汁，木之液汁即如人身之血汁。植物之生命在液汁，人身之生命在血汁，其义一也。故同气相求，能为血汁补偿药。凡人体创伤折伤，则血汁奔赴，血之白细胞即麇集而营救护工作。植物之体亦然，乳香既系刺伤凿伤流出，则其树之蕴蓄菁华，亦均奔赴麇集。其具消肿定痛，止血生肌，乃天然物化促成。乳香香臭浓郁，中含挥发油百分之七，而其中同含之树脂胶质，化合于此挥发性油质之中，冲动而不燥烈，润沃而不凝滞，能行血中之气，不耗气中之血，不啻配合良好之活血导滞剂及舒气补血剂。芳香走窜，香到气到，气到津到，又适合芳香性神经药之用。凡伤折疮疡所以致痛者，在中说非气滞血瘀，即血壅气闭。而在新说，则为知觉神经的关系。然气血不生变化，则神经亦不生感觉，二者原可会通。故行气破气药可治痛，行血破血药亦可治痛。乳香二者兼得，又醒豁神经，为双料之止痛药。观制软膏者，加松香则易干固，加乳香则柔韧牵丝，是其所含胶质亦浓。准以学理，不宁伸筋，当可续筋；不宁续筋，当可续骨。黄宫绣以为不润，又疑行气而不行血，活血而不补血，殆浅之乎视乳香矣。学者会通中西，于形质气味成分根本上打通，而各注一切支离，可以扫除矣。

没　药

苦，平。主破血止痛，疗金疮杖疮，诸恶疮，痔漏，猝下血，目中翳晕痛，肤赤。（《开宝》所载。《海药本草》堕胎，及产后心腹血气痛，并入丸散服。）

选注：

（一）缪希雍曰：没药味苦平，无毒。然平应作辛，气应微寒，气薄味厚，入足厥阴经。凡恶疮痔漏皆由血热瘀滞而成，外受金刃及杖伤作疮，亦皆血肉受病。血肉伤，则瘀而发热作痛，此药苦能泄、辛能散，寒能除热。水属阴，血亦属阴，以类相从，故能入血分散瘀血，治血热诸疮及猝然下血证也。肝开窍于目，目得血则能视。肝经血热，则目为翳晕赤痛。散肝经之血热，则目病除矣。

（二）黄宫绣曰：没药苦平兼辛，诸书亦载能补心胆与肝。盖谓瘀血不除，则新血安生。乳香气味辛温，既能行气活血，又有没药之苦，以破其瘀，则推陈致新，自有补益之妙。是以古方乳香必同没药兼施，谓可止疼痛，义由此也。今人不明药品气味，动以书载补益，岂不误甚。

参考：

（一）陈存仁《药学辞典》曰：没药基本属于橄榄科之蜜儿拉，钻刻其树，即有一种树脂渗出，干则成块，即没药也。其形态为形圆不整之块，小者仅如谷粒，大者有若鸡卵。外面色似黄或红褐，表面蒙尘粉，破碎面或粗糙，或有似蜡之光泽，往往杂有特异之白斑，比重1.12至1.18，不易成粉末。必与水同研磨，始为带白似乳之汁。遇酒精仅溶解少许，余留之护谟与夹杂物则依然如故。暖之则柔软，发清香。投火中不熔，但放淡焰而燃烧，香气甚烈，味苦辛。遇硝酸或盐酸，立变紫色。其效能活血散瘀，消肿定痛。消化机能弛缓者，可以此强健之。此外又用为防腐止血药。

（二）《日本药局方》曰：自古作熏香及香料之没药，其基本植物为一种小树，产非洲东部之苏玛利海岸之阿尔山及赛勒脱山，阿拉伯海岸亦有之。此树之外皮及髓中俱存有腺体，与骨湃波树及秘鲁脂树甚相似。又蜜儿拉乃一种树脂，或为颗粒，或为不整之块片，色带黄，或带红或褐，内部处处现带白色，破碎之小片可透映。香气甚烈，味苦而苛辣，咀嚼之则黏齿。以水研磨则成黄色之乳剂。

（三）《药物生产辨》曰：没药产亚拉伯及印度、亚非利加波斯等处，由嗌米架喇吉打运来。属树脂，臭香味苦，色红黄或棕色，有仁面果之气味者为上品。《和汉药考》云，产于亚拉伯之南部及亚比西尼亚之北部，日本不产此物。

冉雪峰曰：

乳香、没药二者均树脂，均具特殊香臭，其生理同，形质同，功用亦同，故古人方剂多合用，二节条文亦当合看。乳香味苦而曰辛，没药味辛而曰苦，有参错尽义，令人相互寻绎之妙，所叙主治亦然。乳香有毒，冲动力大，然不曰主破血，而主活血；不曰主恶疮，而主诸疮。亦若性缓也者。没药无毒，冲动性缓，然不仅主活血，而曰主破血；不仅主诸疮，而曰主恶疮。亦若力大也者。无他，亦参错以尽义耳。乳香性近平而曰温，所以昭其功，辛温合而力大，有毒者应若是；没药性近寒而曰平，所以著其体，苦平合而性缓，无毒者应若是。辛主开，故乳香以风水毒肿开始；苦主降，故没药以目痛肤赤殿末。虽同为血中气药，一则侧重气分，一则侧重血分，煞有分寸。二者合用，则辛苦开降，相得益彰。又或应付病机，各各分致其用，故同中之异，异中之同，学者不可不精密较量。二者同具挥发油，含特殊作用。内服颇觉惹胃，温温欲吐，亦若巴豆毒质，纯含油中一例。巴豆油滑利泄泻，二油冲动宣利。依曹氏炳章所详制法，将乳香用水煎烊，去滓脚，倾入水内，油浮水面，香沉水底。观此，不宁香无油质纯洁可用，而油亦可利其毒质，以疗神经及风痰催吐之用，不更一举而两得乎。乳香如是，没药亦如是，是不惟气味当互参，即制法亦当互参。又二者油质与胶质化合，分析较难，研末亦不易，如上曹说水制而分析之，便利实多。但宜丸散或乳剂，若作煎剂，宜研末临时吞服，得气较全，效用较大。《海药本草》特标并入丸散，义可深思。且二药虽系树脂，同气相求，功能补血，而新学试验，只云遇酒精仅溶解少许，投火中不熔，放淡焰而燃烧。与硝酸之蒸气相接触，则变红紫色。未闻中含若何血素，补血实非所长。惟消化弛缓、神经衰弱者，或借其暂时之冲动兴奋，而究非所以培泽补益之道也。以为补者固非，以为绝对不补者亦泥。各注多谓疮疡已溃，脓血多者不宜服，不知既能行气活血，即能去腐生新。未溃前宜散宜攻宜开口，二者或惧不胜，若已溃，则正合拍。观条文浑言主诸疮、恶疮、痈疽、折伤，何尝有已溃未溃意义丝毫于其间。于条文既不符，于药理亦难通。学者实事求是，摆脱俗障，庶不矮人观场，随人说妍媸也。

乌　药

辛，温。主中恶，心腹痛，蛊毒疰忤，厉气，宿食不消，天行疫瘴，膀胱肾间冷气，攻冲背膂，妇人血气，小儿腹中诸虫。（《本草拾遗》所载。）

选注：

（一）李时珍曰：乌药辛温香窜，能散诸气，故《惠民和剂局方》治中风中气诸证，用乌药顺气散者，先疏其气，气顺则风散也。严用和《济生方》，治七情郁结，上气喘急，用四磨汤者，降中兼升，泻中兼补也。其方以人参、乌药、沉香、槟榔各磨浓汁七分，合煎，细细咽之。《朱氏集验方》治虚寒小便频数，缩泉丸用同益智等分为丸服者，取其通阳明少阳经也。

（二）黄宫绣曰：乌药辛温香窜，书载上入脾肺，下通肾经。如中风中气，膀胱冷结，小便频数，反胃吐食，泄泻霍乱，女人血气凝滞，小儿蚘蛔，外而疮疖疥疠，凡一切病之属于气逆，而见胸腹不快者，皆宜用此。功与木香、香附同为一类，但木香苦温入脾，宜于夹滞食积。香附则辛苦入肝胆二经，开郁散结，每于忧郁则妙。此则逆邪横胸，无处不达，故用以为胸腹逆邪要药耳。

参考：

（一）陈存仁《药学辞典》曰：乌药基本属樟科之天台乌药及属防己科之衡州乌药之根。其形态为常绿灌木，高八九尺。叶厚作圆形或椭圆形，前端尖，边缘无锯齿，纵有三条络脉。春月于枝梢叶腋开淡黄绿色之小花。其根外紫褐色，内部黄白色，根叶皆有一种香气。

（二）《嘉祐图经》曰：今台州、雷州、衡州皆有之，以天台者为胜。木似茶槚，高五七尺。叶微圆而尖，面青背白，有纹。四五月开细花，黄白色，六月结实。根有极大者，又似钓樟根。然根有二种，岭南者黑褐色而坚硬，天台者白而虚软，并以八月采根，如车毂纹，形如连珠者佳。或云天台者香白可爱，而不及海南者力大。

（三）《伪药条辨》曰：世称天台者胜，今比之洪州、衡州，天台者香味为劣，攻效亦不及，但肉色颇赤而差细尔。

（四）《本草纲目》曰：乌以色名。其叶状似鳑魮鲫鱼，故俗呼为鳑魮树。《拾遗》作旁，其方言讹也。南人呼为矮樟，其气似樟也。吴楚山中极多，人以为薪，根叶皆有香气，但根不甚大，绕长如芍药尔。嫩者肉白，老者肉褐色。其子如冬青子，生青熟紫，核壳极薄，其仁亦香而苦。

冉雪峰曰：

此以气胜，而合色以为治者也。痛虽属于血分壅塞，而实由于气分闭阻。血中之温度即气，气中之液泽即血，二者相互吸含，原未可划然分离，故行血即以行气，通气即以通血。乌药香臭甚浓，香为天地正气，正气伸则邪气退，故能疗厉气、恶气、疫瘴气、蛊毒疰忤怪气，凡此皆芳香药通义。乌药质重气厚色乌，深入阴分而破坚结，故条文明标上述各治。而主膀胱肾间冷气，攻冲背膂，尤为特笔，盖沉厚直入，通降而不泄泻，镇坠而不剽悍，是其专长。黄宫绣比之木香、香附，木香入脾消积，香附入肝解郁，乌药疗逆气横胸，无处不达。不知醒脾疏肝亦是芳香药通性，如乌药济生四磨饮用以治郁。《纲目》谓其理脾胃元气，本条条文又明谓主妇人血气，血气非郁乎。主宿食不消，宿食非积乎。可知乌药之所以异于上二药者，在彼而不在此。乌药破滞气不如槟榔，散结气不如枳实，避秽气不如返魂，惟降攻逆而平冲激，屹然不动，撼山易，撼岳家军难，有非木香、香附暨诸药所及者，诚为气药中凝重坐镇之主将。药而称乌，以色标名，自以乌黑者为近是。如黄连名黄，白芷名白，红花名红，青皮名青，均各实有其色。五色之治，色黑入肾，虽不尽恰于近代学理，然色黑者不透光，不传热，与科学原理未始不可以相通。观上述沉降深入之治，自以色黑为符合。世重天台产，据《图经》言，天台者香白可爱，不及海南者力大。又补注言天台者香味为劣，但肉色颇赤差细耳，是白药赤药，而非乌药矣。古今均竞相推重，殊不可解。大抵事实上衡州者不及天台，天台者不及海南。诸香药多产海南，如沉香、木香、熏陆香、龙脑香等，讵天地灵秀之气，偏钟海隅耶。疗痛宜镇静，通气药而能镇静，舍乌药其谁与归。苏子亦降气，但脂肪多而近于滑。肉桂亦降气，但宣通多而近于走。惟兹厚重深沉，凝着而不轻佻，其功用乃有独致。至《妇人良方》治孕中有痛，用软白乌药作煎剂，不取乌而取白。《济生方》治厥逆头痛，用天台乌药入散剂，变治下为治上，此则神而明之，别具巧思。学者于普泛的求出特殊的，又于特殊的，表现出普泛的，药物学之三昧，其庶几乎。又何有止痛类之气药，气药类之芳香药，未能彻底哉。

甘　松

甘，温。主恶气，猝心腹痛满，下气，黑皮䵟䵳，风疳齿䘌。脚气膝浮，煎汤淋洗。（《开宝》所载。条文参《拾遗》《纲目》新定。）

选注：

（一）黄宫绣曰：甘松甘温无毒，考书俱载芳香升气，功能醒脾开郁。凡因恶气猝中，而见心腹痛满，风疳齿䘌者，可与白芷附子并用，若脚气膝肿煎汤淋洗。此虽有类山柰，但山柰多辛窜，此则甘多于辛，故书载能入脾开郁也。出凉州，叶如芳根紧密者佳。此属草部，而与松木松香不同。

（二）杨时泰曰：海藏甘松理元气而去气郁，似不徒芳香擅醒脾之功。阅《准绳》治溲血方，以桑寄生为君，熟地、茯苓为臣，而兹味逐队为佐，且云此方处剂，乃补夫血之乘虚而妄行者。是兹味之为元气地，初不外于阳生阴中，借之斡旋以俾流通也，岂仅香能醒脾而已哉。

参考：

（一）《和汉药考》曰：此属于败酱科，其地下茎谓之缬草根，含有缬草油、缬草酸、鞣酸、淀粉、树脂、护谟等。其有效成分则为缬草油与缬草酸，缬草油（oleum vlerianae）为一种挥发油，分析之含有凡赖林（vleren，$C_{10}H_{16}$）之的列并与含有缬草脑（$C_{12}H_{20}O$）之斯他布鲁钦。以缬草根与水同蒸馏之，则得0.5%至2%之黄色稀液，露置空气中则变浓稠，有缬草之臭气，味如烧灼。比重0.9至0.95，呈酸性之反应，酒精易溶解之。遇硝酸发红紫色，遇沃度发暗黄之蒸气。缬草酸（aeidum valeranieum，$C_6H_{10}O_2+H_2O$）为无色如油之液体，有缬草之臭气，反应亦系酸性。比重0.94至0.95，水不溶解，酒精及伊打之混合液能溶解之。

（二）《荷兰药镜》曰：此草有野生、园生，狭叶、阔叶二种。生自山野之狭叶者，效力尤峻。根之臭气窜透，微带猫尿臭。大如小指，卷缩多细须。园生者效力较弱，根为挥发冲动，令人强壮之主药。凡脑神经及心胃运动衰弱者，此药能使其健运；失气昏迷者，能令其苏醒；诸脉管之营运虚弱懈弛者，能挥发冲动之而复其强健。兼能发蒸气及汗，利小便。治迁延性神经病与神经运动失常之热病有特效，以之代摄尔扁答良。此药镇痉之效，既甚伟大，故凡神经易受感触，动发搐搦诸病之人，或虚惫特甚，搐搦频发之人，用之尤验。患荏苒之神经病，神经虚弱之子宫冲逆，因痉挛运动而发之喘急，疝腹痛，偏头痛，寒黏液性之猝倒昏睡，头旋眩晕等症，用之亦妙。

（三）《新医药辞典》曰：缬草根为缬草之根茎干燥物，含有0.8至1.2之芳香油及缬草酸，为镇静镇痉剂，有时用为强壮兴奋剂，内用0.5至4.0，一日数回。外用10%液，为灌肠料。

冉雪峰曰：

甘松原名甘松香，古人列芳草类。产四川松潘、江油、龙安、茂州，而松潘为多，曰松，以地名也。东印度爪哇亦有产。种类有狭叶、阔叶之分，又有家园、野生之别。野生及狭叶者力大，家园及阔叶者力薄。中医从古方剂用者甚少，濒湖《纲目》所引四方均系外治，无内服者，亦可见古人对于本品殊少注意，各注诠释亦多不中肯要。西医名缬草，根茎合用，与中医同。《和汉药考》谓为野甘松、山甘松，大抵系野生狭叶一种，故所述治功特殊优异。此可证明缬草为野甘松，又可反证中医从前所用为家园力薄甘松也。查此药内含缬草油及缬草酸，缬草油为挥发油之一种，内含塞司葵铁鲁边。其所含缬草酸不溶于水，须酒精伊打方能溶解之。是甘松内服当用散剂、丸剂或酒制剂，煎剂无效，以其主要有效成分不溶于水也。玩马氏《开宝》主治条文，曰主恶气下气，正气伸则恶气除，上气通则下气化，此亦芳香性药之通例。而猝心腹痛满，猝之一字，有迫切迅急状，与他项猝中相类，俨以气厥。缘甘松有特殊之气味，中具猫尿相似之感觉，冲动力大，能刺激神经，回苏醒脑。其气较浊，深入阴分，故迷走神经属心腹部位一切痛满，统可主治，马氏条文意义，与近代新说切合。据《荷兰药镜》所载，镇痉功效伟大。凡脑神经及心胃运动衰弱者，此药能使其健运；失气昏迷者，能令其苏醒；诸脉管之营运虚弱懈弛者，又能挥发冲动之。观此，则马氏所叙主治了如指掌矣。惟古时不知为神经关系，故仅下一猝字，以为时间的遽迫表示。大抵甘松香中有臭，不徒以香见长；通中有补，不仅以通见长。海藏谓理元气，《准绳》入补剂治虚而溲血，《荷兰药镜》疗神经虚弱，而发之痉挛喘急等，《新医药辞典》所谓有时用为强壮兴奋剂云云，均可会而通之。要之甘松为通药，而非补药；为气药，而非血药。所以补者，兴奋以鼓其气机也；所以入血者，冲激以散血分之郁滞也。新说目为镇痉剂，亦系窜透醒豁，而非沉静镇定，亦不可不辨。观《和汉药考》，谓多服则有头痛、眩晕、耳鸣、发呕、嗜睡、手足亦起蚁走之感觉，其宣通之力为何如哉。甘松可以醒豁神经，亦可以震荡神经。学者合反面正面以破其的，斯药无稍混，治有恰合矣。

血竭

甘、咸，平。主心腹猝痛，金疮出血，破积血，止痛生肉，五脏邪气。（《唐本草》所载。）

选注：

（一）李时珍曰：此物如干血，故谓之血竭。曰麒麟者，隐之也。麒麟竭木之脂液，如人之膏血。其味甘咸而走血，盖手足厥阴药也，肝与心包皆主血故尔。河间刘氏云，血竭除血痛，为和血之圣药是矣。乳香没药虽主血病，而兼入气分，此则专于血分者也。

（二）缪希雍曰：麒麟竭味甘咸，气平无毒。《丹房鉴源》云，秉于萤惑之气，生于汤石之阴，其色赤象火，而味咸则得阴气也，入足厥阴手少阴经。甘主补，咸主消，散瘀血生新血之要药，故主破积血金疮，止痛生肉。主五脏邪气者，即邪热气也。带下者，湿热伤血分所致也。甘寒能凉血除热，故悉主之。苏恭主心腹猝痛。李珣以之治伤折打损，一切疼痛，血气搅刺，内伤血聚者，诚为此耳。

参考：

（一）陈存仁《药学辞典》曰：血竭基本，实一种树脂，其树即名麒麟血树。树上所结之果实自然滴出树脂，谓血竭。或钻刻树干，亦有树脂渗出，凝干用之。其种类泪痕麒麟竭，为小如豌豆，大若胡桃之圆块；杆状麒麟竭，作杆棒状，长3特西米突至5特西米突，皆包以树叶；饼状麒麟竭，作糕饼状，长三四特西米突，广1.5特西米突，亦包以树叶；板状麒麟竭，为方形或细小之板状。其效能和血散瘀，敛疮定痛，为收敛及止血药。

（二）《和汉药考》曰：可得血竭之麒麟树有数种，多生于东印度地方。一属棕榈科，名 Calamus Botang. L，为蔓茎植物。一种属百合科，名 DracaenaDraco. L，多产于非洲之坎那利岛，是为乔木。一种为荳科植物，名 PeterocarqusDraco. L，产于非洲及西印度。皆从其实中滴出血红色之树脂。

（三）《伪药条辨》曰：按苏恭云，麒麟竭树名渴留，紫铆树名渴禀，二物大同小异。马志曰二物同条，功效亦别。紫铆色赤而黑，其叶大如盘，铆从叶上出，按紫铆俗名紫草茸，乃此树上虫所造成，故《纲目》列入虫部。麒麟竭色黄而赤，从木中出，如松脂。颂曰，今南番诸国及广州皆出。木高数丈，婆娑可爱。叶似樱桃而有三角。其树脂从木中流下，滴下似胶胎状，久而坚凝，乃成竭。色作赤色，采无时。旧说与紫铆相类，而别是一物，功力亦殊。《一统志》云，血竭树略似没药树，其肌色赤，采法亦于树下掘坎，斧伐其树，脂流于坎，旬日取之。多出大食国。考诸家辨正，血竭确别为一物，惟《南越志》言是紫铆之脂，或亦传讹之辞。总之，血竭色要鲜红有光，质体要松，试之以透指甲者为真。以火烧之，有赤汁涌出，入纸无迹晕，久而灰不变本色者，为麒麟竭最佳。色紫黑，质坚，外竹箬包裹者，为鞭竭，略次。伪者以松香火漆做成，入火滴纸有迹晕，宜辨之。

冉雪峰曰：

此专入血分以为治也，凡痛虽与气血二者均有密切关系，而究以血分为主体，故和血之药，在止痛药类为主药。补血药多黏滞，破血药多耗蚀。在补破之间，得中性而为和血者，又多功力薄弱。求其能补能破能和，一药而三擅其长，补而不腻，破而不损，和而功力优优者，戛戛乎其难之。植物中含血素色赤入血者亦多，未有味咸者，植物而味咸已为罕见。血竭既系树汁凝结，与血同一生理；色赤与血同一色素；味咸，与血同一味觉。又与甘化合，甘以缓之，以为寒则不凝泣，以为热则不燥熯。且补血破血和血三者外，更多一层止血，具收敛固涩功能。非天之生是使独者乎。故用其生理，可以补偿血之本体液汁；用其色素，可增加红细胞及血中氧化；用其味觉，可以同气深入，散结软坚；用其收敛，可以固涩制止，免血液之多量脱失。分之各成其用，合之协奏其功。世俗每言无一物而具二性之理，熟知一物尚具四性哉。《唐本》条文曰主心腹猝痛，金疮出血，一为血气阻于内，一为血汁溢于外，非通涩互用，内外兼疗与。曰破积血，止痛生肉，血竭本非破药，其软坚消瘀，纯赖咸味以为运化。明下破字，鞭辟入里，义甚直显。积字与上猝字对映，止字与上出字对映，生字与上破字对映，非攻补兼优，生破并用与。人之生命在血，血液循环营周，活泼无滞，则内脏之邪皆可借其收摄，随生理输送而排泄于体外。煞尾曰主五脏邪气，推阐至尽，适合人身体工抗疗之要素。是补血、破血、生血、止血，暨和血以调其不和，在《唐本》均已悉著其义。而能补能攻，能生能破，其中亦隐寓和字在内。刘河间云，血竭为和血圣药，洵不虚矣。乳香没药与血竭同系树脂，与血液有同气相求之义。究之乳没色不红，红方合乎血之色；乳没味不咸，咸方合乎血之味；乳没质不干燥，干燥乃合乎收敛涩涩之用。此乳没之所以为仅能入血分，而血竭乃为专入血分也。血竭补血不及当归、地黄，破血不及红花、桃仁，止血不及蒲黄龙骨、五倍子，而以血标名，在血药类独占优越地位。有无须各药补，各药破，各药止，且有各药不能补，不能破，不能止，而有待于血竭者。其所以然之故，学者不可深思乎。孙处士升固八脉，用气血有情之品，此则夺天地造化，直用天地自然气血云。

威灵仙

苦，温。主诸风，宣通五脏，去腹内冷滞，心膈痰水，久积癥瘕，痃癖气块，膀胱宿脓恶水，腰膝冷痛，疗折伤，久服无有温疫疟。（《开宝》所载。《纲目》微辛咸。）

选注：

（一）李士材曰：威灵仙辛咸，入太阳经，搜逐诸风，宣通五脏，消痰水，破坚积。丹溪云，威灵仙，痛风之要药也，其性好走，通十二经，朝服暮效。辛能散结，故主诸风；咸能泄水，故主诸湿。壮实者诚有殊功，气弱者反成痼疾。

（二）黄宫绣曰：威灵仙辛咸气温，其性善走，能宣疏五脏十二经络。凡一切风寒湿热而见头风顽痹、癥瘕积聚、黄疸浮肿、大小肠秘、风湿痰气、腰膝腿脚冷痛等症，得此辛能散邪，温能泄水，咸能破坚。服此性极快利，通经达络，无处不到，诚风药中之善走者也。是以威喻其性，灵喻其效，仙喻其神耳。气壮者服之神效，若气弱服之，则能泄真气矣。

（三）张山雷曰：威灵仙《开宝本草》谓为苦温，濒湖谓其微辛不苦，性善通行，故得此名。《开宝》谓主治诸风，宣通五脏，去腹中冷滞、心腹痰水、久积癥瘕、痃癖气块、腰膝冷痛。东垣谓推新旧积滞，消胸中痰唾，皆以走窜消克为能事。积湿停痰，血凝气滞诸实宜之。味有微辛，故亦谓去风。然惟风寒湿之留于隧络，关节不利诸病，尚为合宜。而性颇锐利，命名之义可想而知。乃唐人著《威灵仙传》，竟谓治中风不语，手足不遂，口眼㖞斜云云，则又有误会矣。石顽谓痘证毒壅于上，不能下达，腰下膝胫起灌迟者，用为下引立效。其性利下，壮实者有殊效，气虚者服之必致虚泻。血虚而痛，不因风湿者不可服。

参考：

（一）《和汉药考》曰：威灵仙有二种，一属玄参科之九盖草，为草本威灵仙；一属毛茛科之铁线莲，为铁脚威灵仙。入药通常用铁脚者，以色黑者为上。一株丛生数十条细长须，外部成黑色或黑褐色，质易折。木部较皮部小，呈黄白色，味苦。铁脚中又有唐铁脚威灵仙和铁脚威灵之分，甲为细长根，乙为长大根。

（二）《嘉祐图经》曰：周君巢《威灵仙传》云，威灵仙去众风，通十二经脉，朝服暮效，疏宣五脏冷脓宿水变病，微利不泻，人服此四肢轻健，手足微暖，并得清凉。先时商州有人病手足不遂，不履地者数十年，良医殚技，莫能疗。所亲置之道旁，以求救者。遇一新罗僧见之，告曰，此疾一药可活，但不知此土有否。为之入山求索，果得，乃威灵仙也。使服之，数日能步履。其后山人邓思齐知之，遂传其事。此药治丈夫妇人中风不语，手足不遂，口眼㖞斜，言语謇滞；筋骨节风，绕脐风，胎风，头风，暗风，心风，风狂大风，皮风风痒，白癜风，热毒风疮；头旋目眩，手足顽痹，腰膝疼痛，久立不得。曾经损坠，臂腰痛，肾脏风壅，伤寒瘴气，憎寒壮热，头痛流涕；黄疸黑疸，头面浮肿；腹内宿滞，心头痰水，膀胱宿脓，口中涎水，冷热气壅，肚腹胀满，好吃茶滓；心痛注气，膈气冷气攻冲；脾肺诸气，痰热咳嗽气急，坐卧不安；气冲眼赤，攻耳成脓；阴汗盗汗；大小肠秘，服此立通。气痢痔疾，瘰疬疥癣；妇人月水不来，动经多日，气血冲心，产后秘塞，孩子无辜，并皆治之。其法采得阴干，月余捣末，调一钱匕，空腹服之。如人本性杀药，可加至六钱，利过两行则减之，病除乃停服。

冉雪峰曰：

威灵仙亦以入血分为治者也。考之载籍，虽始见于宋马志《开宝本草》，而周君巢作《威灵仙传》，时在唐贞元间。孙处士《千金方》疗腰脚诸痛，单用此为末酒服，是唐时，此药已盛行于时。《开宝》条文云苦温，与当归气味同。但当归重在补血，此重在活血。濒湖《纲目》补之曰微辛咸，惟辛也，故其冲动力大，性颇锐利；惟咸也，故软坚润下，疏利兼降泄。是辛咸二字，不啻将本药功效优越之所以然表出。张山雷氏谓濒湖以为微辛不苦云云，其实濒湖何尝有不苦字样，若曰苦中微辛微咸云尔，山雷既另加不苦，又略去紧要之咸字，误矣。《纲目》正文尚依马说作苦温，何可或诬。玩《开宝》条文，系从周传摘录撰要，其一切功用均由治疗血分方面推出，惟周传胪叙主治，颇嫌叠架铺张，重复繁琐，似为类纂当时多数杂说而成之者，故意旨并无纲领，名词半不雅驯，周氏殆非医药专家与。然析其性，则曰微利不泻，达其用，则曰利过两行则减之，精确处突过诸注。《开宝》主治开始曰主治诸风，煞尾曰无有诸疟。疟为麻拉利亚原虫，在血中产生毒素，为血液病变。中风病即脑神经病，非脑充血即脑贫血，或血塞、血栓等，亦为血液病变。此等病不用解少阳药而用血药，不用祛风药而用血药，不知马氏从何处证入，真值得表彰。威灵仙不仅为血分药活血，其性降泄，兼能使血之上冲者下行，使血管之闭塞瘀阻者通利，故对于风病有特长。但只可治实证充血、血塞、血栓，不可治虚证贫血。周传曰众风，《开宝》曰诸风，众诸二字颇嫌笼统。山雷曾著《中风斠诠》，自命为风证能手，不知分剖而阐扬之，以协于至当，反斥为误会，山雷真自误会矣。辛能散结，乃各注混扯，山雷亦以为言，殊属可怪。试问果为外风，本品能治之乎？山雷忍以人命为儿戏，而以本品治外风乎？此而不辨，中风之原理不明，而本品所以治中风之原理，亦不明矣。他项通利药多兴奋脑，麻醉脑，惟本品沉静循环，制止血液沸腾，能镇定脑，宁谧脑。他通利药之镇痉，尚是就功效言，此则为镇痉正面治疗之一种。是本品于行血活血之中，别具一种特殊作用。血行则气行，而冷滞气块可愈；血行则水行，而痰水恶水可疗；血行则凝者散，痹者通，而癥瘕痃癖可治。凡诸功用，一以贯之，所谓皆血分功用一气所推阐者也。威灵仙殆真有灵感威权与？

莨菪子

苦，寒。主齿痛出虫，肉痹拘急。久服轻身，使人健行，走及奔马。强志益力。多服令人狂走。（《本经》下品。药性《大明》谓有大毒。）

选注：

（一）苏颂曰：《本经》言性寒，后人多云大热，而《史记·淳于意传》云，昔有临川王夫人怀子不乳，饮以莨菪药一撮，以酒饮旋乳，且不乳岂热药所治。又古方之主癫狂，亦多单用莨菪，岂性果寒耶？

（二）李时珍曰：莨菪一作蔺蕩，其子服之令人狂浪放宕，故名莨菪。莨菪之功未见如所说，而其毒有甚焉。煮一二日而芽方生，其为物可知矣。莨菪、云实、防葵、赤商陆皆能令人狂惑见鬼，昔人未有发其义者。盖此类皆有毒，能使痰迷心窍，蔽其神明，以乱其视听故耳。唐安禄山诱契丹，饮以莨菪酒，醉而坑之。又嘉靖四十三年，陕西游僧武如香，至昌黎县民张柱家诱惑，呼其全家同坐，将红散入饭内食之，少顷举家昏迷，柱发狂惑，见举家皆是妖鬼，尽行杀死。观此妖药，亦是莨菪之类耳。

（三）张隐庵曰：阳跻者，足太阳之别，起于跟中，出于外踝。阴跻者，足少阴之别，起于跟中，循于内踝。莨菪子气味苦寒，禀太阳少阴标本之精，而助跻脉，故轻身健走若是也。

参考：

（一）陈存仁《药学辞典》曰：莨菪入胃后，因胃之作用各质皆行分解，惟以莨菪精之量为最大，故服后刻许，胃分泌神经被激而减少分泌，口鼻及鼻咽腔之分泌同减少。此品不特能制止胃液之分泌，又能制止胰液之分泌，且能废止胆囊及迷走神经管辖下之部分分泌。至肠，能令肠之蠕动弛缓，及制止肠之分泌。由肠壁入血分，即促进血液之循环，使心跳之速率增加，迷走神经亦被激而麻痹，全身血管收缩，汗液及尿亦同时减少。如服过量，则脉搏迟弱，瞳孔缩小而死。

（二）《和汉药考》曰：莨菪属茄科，为自生深山幽谷之多年生草，早春雪未融前即行萌芽，故或呼破雪。苗初呈紫黑色，渐长则叶茎俱变淡绿色。茎高尺余，叶互生，为长椭圆形，惟稍带尖，边缘有浅钝锯齿。枝稍连生大小叶。花开于叶腋而下垂，为有梗淡紫色钟状之合瓣花冠，上边五裂。果实为覆果，熟则上部之周围作盒状，绽破，中有茶褐色类罂粟子之种子。根为球茎，稍带弯曲，外面呈灰黄色，皱缩作结节状，内部类白色，全形类薯蓣。人若误食，则狂乱奔走，故或呼发狂草、狂奔薯。其成分由理学博士长井长义，于明治十九年，与史密笃氏，同由莨菪中检出阿笃洛滨（atropine，$C_{17}H_{23}NO_3$）、歇沃斯吉亚敏（hyoscamin），用以代别刺敦那。但改正《日本药局方》，则反规定可用别刺敦那代莨菪。

（三）《日本药局方》曰：莨菪为镇痉镇痛药，用于剧甚之咳嗽戟刺，例如慢性喉头及气管枝加答儿。肺痨喘息、疫咳、胃痛、三叉神经痛、坐骨神经痛，及痉挛性狭窄因肛门裂伤之筋收缩，子宫颈收缩，呕吐，慢性便秘，及癫痫舞蹈病等，均有效。一日二三回0.03至0.02（自七毫八丝至五厘二毫），为浸剂、散剂或丸剂。外用则为细粉，为软膏，一回之极量0.2至0.28（五厘二毫至一分五厘六毫），但此为莨菪草之量。其根极越几斯主治亦同，而根之量0.015至0.07（三毫九丝至一厘八毫二丝），一日二三回，为浸剂、散剂、丸剂。外用则为粉末，为膏剂，极量一回0.07（一厘八毫三丝），一日极量0.3（七厘八毫）。越几斯一回之极量0.05（一厘三毫），一日之极量0.2（五厘二毫）。

冉雪峰曰：

莨菪中医用子，西医用根及茎叶，《日本药局方》规定用量甚详。茎叶统称草，根及草功用虽同，用量各殊，子则并未言及。惟《和汉药考》基本项下，概叶茎根种子而言，中说濒湖

《纲目》载，其子服之令人狂浪放宕，故名莨菪，药名因子得，亦若毒之专在子也者。查日本局方草一回之极量，0.2 至0.28，根之一回极量0.015 至0.07，是根之毒重于草，而子之毒是否重于根，未可知也。然无论较根重，较根轻，而其为有毒则确定。《本经》曰无毒，无字疑有字之误。观外人用量规定綦严，不厌求详，极量至多不过一分五六厘，安得谓为无毒乎？濒湖谓昔人未有发其义者，濒湖所发只曰痰迷心窍，其义实为未惬。《本经》主治亦只曰止齿痛虫出，肉痹拘缓，亦未足以尽其义。古时无科学分析实验，不知本品与脑神经有特殊关系，时代所限，此不足为古人病。而曰久服轻身，使人健行，又曰多服令人狂走，已从经验事实上体到莨菪特殊作用，此亦值得惊服者也。查莨菪中含阿笃洛滨，近译作阿托品，能制止胃液分泌、胰液分泌，又能制止胆囊及迷走神经管辖部分之分泌。神经被激而麻痹，血管被激而收缩。近代制剂有莨菪酊、莨菪膏及浸剂、丸剂、粉剂。据《新医药辞典》载，莨菪与阿托品为同一目的之内服药，盖莨菪中含阿托品，阿托品之作用即莨菪之作用，是可与阿托品互参。阿托品一方对于中枢神经系，先兴奋而后麻痹，大量则使交感神经麻痹，又能使分泌机能减退，止汗退乳。此外增加心搏，亢进血压，又有抑制其运动及制止痉挛作用，对于肠之蠕动为尤然，但用微量则反之。观此，则知莨菪毒素功用，纯系神经方面关系。《新医药辞典》用以解中吗啡毒，而陈存仁《药典》载英美学说，又用鸦片以解中莨菪毒，是则莨菪与吗啡、鸦片处相对地位矣。所可异者，新说谓退乳，而仓公用以发乳；新说谓麻痹神经，制止运动，而《本经》谓令人健行狂走。征之发狂草、狂奔薯名称事实，又非全诬。及玩《新医药典》少用则反之一语，而恍然悟矣。多用麻痹，少用兴奋；可退乳，亦可发乳；可制止运动，亦可兴奋运动。兴奋神经药多，惟本品独言健走狂奔，实为异点。其运动神经突起反应，如中说奇经二跻之偶尔横通耶，是又待于生理之再考证矣。

木鳖子

甘，温。主折伤，消结肿恶疮，生肌，止腰痛，除粉刺䵟䵴，妇人乳痛，肛门肿痛。（《开宝》所载。《纲目》番木鳖苦寒，能毒狗至死。）

（一）缪希雍曰：木鳖子味甘气温，无毒，味厚于气，为散血热、除痈毒之要药。夫结肿恶疮，粉刺䵟䵴，肛门肿痛，妇人乳痛等症，皆血热所致，折伤则血亦瘀而发热。甘温能通行经络，则血热散，血热散则诸证无不瘳矣。其止腰痛者，盖指湿热客于下部所致，而非肾虚为病之比也。

（二）黄宫绣曰：木鳖本有二种，一名土木鳖，有壳；一名番木鳖，无壳。木鳖苦味居多，略带甘辛，诸书皆言性温，以其味辛者故耳。究之性属大寒，狗食即毙。人若误用，中寒口噤，多致不救，常有因病错用而毙者矣。故其功用多从外治，如肿毒乳痈，痔漏肿痛，喉痹用此醋磨漱于喉间，引痰吐出，以解热毒。或同朱砂艾叶卷筒，熏芥杀虫最效。或用麻油熬搽癣亦可。总不可入汤剂，以致寒毒内攻耳。番木鳖与木鳖大同，而寒烈之性尤甚。所治热证喉痹，亦只可同山豆根、青木香磨汁内含，使其痰涎引吐，逆流而上，不可咽下。只入外科治疗，用时除油。

参考：

（一）陈存仁《药学辞典》曰：日人化验中药之新报告，木鳖子学名为 Momordica Cochinchinensis Spreng，其成分为脂肪油二种（Saponince）及一种复糖体。番木鳖学名为 Strychuos Nux-Vomica. L，其成分为 Strychuin Brcin。

（二）《辞典》又曰：木鳖子属葫芦科，蔓岁一枯。春生苗作藤，四月开黄花，六月结实，似瓜蒌而大。生青熟红黄。每一实有核三四十枚，形扁作鳖及蟹状。壳之边缘高起，表面粗糙，而有似网之脉理。

（三）《和汉药考》曰：番木鳖一名马钱子，系属马钱科马钱之种子。为常绿树，高丈余。叶对生，作卵圆形，络脉有三至五肋线。花为有限花序，花冠作长筒状，色绿白。果实如杏，熟时色黄，被有硬皮，内有柔软白色瓤，有五个至八个核仁。

（四）《药物生产辨》曰：木鳖子产安南东京等处，二月出新。《万国药方》云，又名马前子，大误。按木鳖子产安南东京，有壳象鳖，故名木鳖。马前产新洲会安，无壳，皮外有毛，此毛服之能毙命，刮去毛服之，亦不至死。分明两种药，何得混而一之。此《万国药方》之错也。

冉雪峰曰：

莨菪、木鳖皆神经性止痛药也。行气活血、镇定消炎各药，虽能以通利之止痛，镇静之止痛，然对于迫促剧痛，未能立即奏功，作用尚缓。惟刺激神经，麻痹神经，俾病患部与脑部知觉，暂尔间隔，则功效直捷，痛如不痛，是神经性药在止痛药类，实占重要优越的地位。木鳖子有二种，一为土木鳖，一为番木鳖。土木鳖味带甘，番木鳖味极苦；土木鳖性较缓，番木鳖性较烈；土木鳖果实似瓜蒌大，番木鳖果实似杏子小；土木鳖内有子三四十粒，番木鳖内仅子五八粒；且土木鳖为藤本，一岁一枯，番木鳖为木本，年年常绿。是基本不同，形态不同，性味亦不同。最近新学化验报告，二者学名成分亦均各各不同，是土木鳖与番木鳖确系二物，原无疑义。濒湖《纲目》二者分条，义已至显，原可无误。独是土木鳖向系浑称木鳖，而外人称木鳖无番字，亦系浑称木鳖，仍易致误。故陈仁山《药物生产辨》，直斥《万国药方》之错误。其实《万国药方》并不错，亦仁山之自错焉耳。入药自以力大效大番木鳖为胜，番木鳖属马钱子科，马钱子即番木鳖子，观《新医药辞典》马钱子制剂下，均注有即番木鳖字样，可以证明。属于马钱子属之药物者有八：一马钱子素，二勃罗清，三卡拉排灵，四阿卡兹群，五推巴因，六推他拿卡那平，七盖而山明，八劳碌推他宁。马钱子医治效用有六：一对于弱视、白内障等视力障碍，效果为一时的；二因血管痹而起之虚脱时，用皮下注射；三治消化不良；四治麻醉剂中毒；五治各种之运动不全麻痹；六用于神经衰弱及性欲减退。其制剂最普通者有酊、有膏。酊剂之极量，一回1.0，一日2.0。膏剂之极量，一回0.05，一日0.1。总上以观，是外人对于木鳖认识最清，化验最确，应用最广，定量最严。而中医对本药及莨菪、缬草等，漫不加察，均少发挥。前此误谓无毒，后又惩羹吹薤，谓不可入口，不可作煎剂，仅供外证疮疡痈肿之用，殊为大好良药抱屈。再即新说考查，含马钱子素者不止木鳖一药，而木鳖之为神经性药，功用亦不止一项。能麻醉神经，又能治麻醉剂中毒；能麻痹神经，又能治神经运动不全之麻痹。外人用药何尝呆钝，此等处不借助新说，中医药学安有进化之望与。

鸦　片

酸、涩，温，有毒。主泻利，脱肛不止，敛汗涩肠，止心腹筋骨诸痛，能涩丈夫精气。（《纲目》所载。条文参《开宝》罂子粟条新定。）

选注：

（一）王士雄曰：鸦片入药，亦始前明，李濒湖《纲目》收之。清乾隆间始有吸其烟者，初则富贵人吸之，继则贫贱皆吸之，因而失产破家者众，而盗贼满天下，以口腹之欲致毒流宇内，涂炭生民，洵妖物也。亦有以衰病而误堕其中者，以吸之入口，直行清道，顷刻而遍一身。壅者能宣，郁者能舒，陷者能举，脱者能收。凡他药所不能治之病，间有一吸而暂效者。人不知其为劫剂，遂诧为神丹。而因病吸此，尤易成瘾，迨瘾既成，脏气已相习，嗣后即旧疾复作，必较前更剧，而烟亦不能奏效矣。欲罢不能，噬脐莫及，乃至速死。余见实多，敢告世人，勿蹈覆辙。

（二）徐松龛曰：天竺自六朝后，皆称印度，今五印度为英吉利所辖，进口货物近以鸦片为主。宇宙浮孽之气，乃独钟于佛国，何其怪也。戒法用鲜松毛数斤，略杵，井水熬稀膏，每晨开水化服一二钱。或每土一斤，用松树皮半斤，煎汤熬烟，如常吸食，瘾亦渐断。

参考：

（一）陈存仁《药学辞典》曰：鸦片含有主要成分之吗啡（morphin，$C_{17}HO_3N_3-H_2O$），此外尚有植物盐基约十余种，并护谟、树脂、脂肪、蜡分、糖分、黏液素、蛋白质、灰分等。其作用，入胃时能刺激胃壁神经，令人发呕，旋即被麻醉，疼饿等知觉均行消失，胃分泌亦减少。至肠，亦能刺激肠壁神经，使肠壁失去知觉，同时分泌减少，蠕动迟缓。及由肠壁次第吸入血分，已成为oxymorphine，$C_{34}H_{36}N_2O_6$，由末梢神经而达脑部，脑迴先受其激，旋即被阻，盖由oxymorphine直接行于脑血中，非自脑中之神经所致。其激脑功能所显之状，如令人感情隆重，志愿畅达，幻想异常，敏锐过人，同时亦杂有紊乱之思想，性欲亦异常亢进。若服大量，或服时过久，竟能令人大脑完全麻醉，全身知觉咸失，心跳缓慢，呼吸迫促而死。

（二）《词典》又曰：日本学说，谓鸦片之主成分为莫儿比涅，即吗啡，其主治为麻醉止泻药，与莫尔比涅之适应证，间有用之者。鸦片之特效，为诸般下利，如由感冒之下痢，虎烈拉即霍乱等，一日数回，0.05至0.2（自一毫三丝至二厘六毫）为散丸与之。此外于腹膜炎、糖尿病、铅毒便秘、某种神经病、酒客谵妄等，亦适用。极量一回0.15（三厘九毫），一日0.5（一分三厘）。

（三）《儒门事亲》曰：鸦片为罂粟花结实时利出之汁，略有半干，如晒干磨之，则得黄棱色之粉。凡身内有大痛，则鸦片为最妙之止痛药；如病者不能安睡，则鸦片为最妙之安神药；如动筋时痛，鸦片亦能治之。凡发热之病，皮肤干热，脉数，舌有厚胎，不可服鸦片，因鸦片之性能补火，凡中风脑炎等症，亦不可服鸦片。因鸦片能令血聚于脑也，小儿之病，切不可用之，因其性猛烈，小儿不能当也。

（四）《和汉药考》曰：阿片制剂有数种，如阿片越几斯、阿片酒、阿片安息香酒、阿片士根散、阿片士根锭、阿片坐药、芳香阿片酒，以上皆《日本局方》所收载。阿片水、阿片糖浆、番红花阿片酒、阿片软膏、齿痛丸、狄里亚加试剂，以上皆《日本药局方》所未收。

（五）《药考》又曰：按日本安政五年七月，德川家定与英国订立条约时，已禁止阿片进口。明治元年四月，太政官通谕全国，声明阿片烟草之有害，严禁人民吸食，并不准私相买卖。二年八月，颁发阿片管理规则，凡因医药所用而买卖之阿片，须由药铺及医师呈请官厅核准，方可买卖，并禁止华侨在内地吸食阿片。会因医药中，阿片系必不可少之物，曾于明治七八年间，奖励国民栽种罂粟与精制阿片，且因供不应求，遂弛阿片进口之禁。十二年三月，谕国民不论自种或进口货，均应送缴卫生局，由局评定高下，然后发下特许专卖之药铺，俾应医生之需求。三十年三月，更颁阿片法。

冉雪峰曰：

鸦片内含十八精二酸，而以吗啡为主要成分。埃及、印度、土耳其、马塞德尼亚及中国所产，吗啡含量不一，普通约百分之十，多者十六至二十，少亦须在六七分以上，方可入药。据《新医药辞典》载，用 0.01 至 0.03 之吗啡时，速发睡眠。用 0.03 以上，则大脑机能完全消失而陷于晕睡，更浸及延髓之呼吸中枢，而减其呼吸数，且其呼吸不整，以致续发呼吸麻痹，取死亡之结果。濒死期，脊髓之兴奋性反亢进，惟亦为麻痹作用所隐蔽。鸦片在药物类别上为吗啡属，功效与吗啡同。特鸦片为生药，吗啡为精制化学药，故吗啡之适应证间有用之者。常用于宁睡定痛、镇静、麻醉等，又用于下利、赤痢、霍乱肠出血、急性肠闭塞诸证。中医则自明·李时珍《纲目》始收入药类，谓前代罕闻，近方有用之者。然考之载籍，宋·马志《开宝本草》有罂子粟，是宋以前，此物已入药矣。然只供药用，尚未闻他害。迨清乾隆间始有吸其烟者，次第蔓延，流毒至今。小之失业丧躯，大之病民弱国，故各注均慨乎其言之。川滇黔各省中毒尤深，民二十六年，余客万县，参观特种戒烟医院，见烟民老幼杂陈，有八九岁幼女，七八岁儿童，询之系吸吗啡者，深为诧异。万邑一地何吸吗啡者之多也？当事云，每批六百人，已戒三批出院，此为第四批矣。讵不见之骇目，闻之惊心。今新政府毅然决然，禁种禁卖禁食，雷厉风行，不稍宽假。二百余年之流毒，或将由此廓清乎。窃鸦片本为治病要药，功效优优，如定痛也，宁睡也，镇痉也，止泻也，有他药不能治而鸦片能治之者。但常吸成瘾，欲罢不能。民族衰弱，民生凋敝，以扶危济困之良药，一变而为祸国殃民之妖物，此非鸦片之过，乃误吸鸦片者之自甘于过也。查日本明治元年，禁吸禁卖禁入口。二年，颁阿片管理规则，并禁华侨在内地吸食。会因阿片为医药中不可少之物，又于明治八年间奖励国民栽种罂粟，并因供不敷求，遂弛阿片进口之禁。三十年更颁阿片法，其间往复波折，几费调剂。我国现当肃清余毒之期，谈不上丝毫缓和。前此屡禁屡食，屡食屡禁，殷鉴不远，宁失之药物匮乏，不失之余孽潜滋；日人中毒浅，禁易。我中毒深，禁难。情形事实不同，固不得援以为例也。

蛞　蝓

咸，寒。主贼风㖞僻，轶筋，及脱肛，惊痫，挛缩。（《本经》下品。）

选注：

（一）缪希雍曰：蛞蝓蜗牛禀阴湿之气而生，故味咸气寒无毒。经曰清净则肉腠闭拒，虽大风苛毒，弗能害也。如阴血亏竭，阳气燥扰，则腠理不密，贼风乘虚而入。风主摇动，中于经络，故㖞僻挛缩，轶筋筋急所自来矣。又风为阳邪，筋脉得之而皆躁急。咸寒能益阴润燥软坚，则筋脉舒缓，经络通遂，而诸证除矣。惊痫者，风热也；脱肛者，大肠热也；踠跌者，血脉伤必发热也。咸寒总除诸热，所以主之。蜈蚣性畏二物，不敢近其所行之路，触其身即死，故人取以治蜈蚣毒。

（二）张隐庵曰：蛞蝓感雨湿之气而生，故气味咸寒，主定惊清热，解毒舒筋。寇宗奭云，蛞蝓能解蜈蚣毒，近时治咽喉肿痛，风热喉痹。用簪脚捡之，内入喉中，冷吞下即愈。

（三）马叔循曰：《验方新编》治瘰疬条下，有蛞蝓和捣铜钱令罨之方，余初试其方而难碎其钱。一日捉蛞蝓数十条，选青钱五六枚，于小臼中捣之，顷刻而糜，抹之钱如粉，而亮如金。惟治疬不见大效，因念物性相制，诚不堪理测。而其毁铜之功，当远胜于胡桃、荸荠也。

参考：

（一）《蜀本草》曰：蛞蝓即蜗牛也，而新附复有蜗牛一条，虽数字不同，而主疗无别，后人误出。正如草部有鸡肠，新附又有蘩缕在菜部。按《尔雅》云，蚹蠃螔蝓，郭注云蜗牛也。而《玉篇》蝓字下，注亦云蝓，蜗牛也，则此一物明矣。形似小螺，白色，生池泽草树间。头有四角，行则角出，惊之则缩，首尾俱能载入壳中。苏注无壳蜗牛，非矣。今《本经》一名陵蠡，又有土蜗之名。且蜗蠡皆蠃壳之属。陶云若无壳，则不合有蜗名是也，今下湿处有一种虫，大若蜗牛，无壳而有角，云是蜗牛之老者也。

（二）《本草衍义》曰：蛞蝓蜗牛二物也，蛞蝓二角，身肉只一段。蜗牛四角，背上有肉，以负壳行。若为一物，经中焉得分为二条。《蜀本》又谓蛞蝓为蜗牛之老者，甚无谓也。

（三）按《尔雅》，无蛞蝓，只云蚹蠃螔蝓，郭注云蜗牛也。《别录》无螔蝓，只云蛞蝓，一名附蜗。据此，则螔蝓是蚹蠃，蛞蝓是附蜗盖一类二种，如虾蟆与蛙，故其主治功用相似，而皆以制蜈蚣名。谓称呼相通，而俱日蜗与蜒蚰螺也，或以为一物，或以为二物者，皆失深考。惟许慎《说文》云，蚹蠃背负壳者曰蜗牛，无壳者曰蛞蝓，一言决矣。

冉雪峰曰：

蜗牛、蛞蝓，本为二物，韩氏《蜀本》考据详，寇氏《衍义》格物精，濒湖《纲目》综合二家，折中至当。谓蜗牛为蚹蠃，蛞蝓为附蜗，更为明彻。大凡事实事错者，当以载籍考定之，载籍错者，当以事实证明之，甚未可拘墟执于一途也。二物同类异种，功用亦同，故两两主治条文，八九亦同。而本编一列利尿类，一列镇痛类者，何也？曰二者均清热消炎，炎消而小便利，炎消而痛止，其义一也。即同类异种之药，为同源异流之治也。诸痛多由气血壅滞，然郁久发炎，或夹热毒，有行气而气不能行，活血而血不能活，惟兹咸寒清火，降敛滋液，润沃燥熯，稀释厉酷，融消坚结，而后气方行，血方活，痛方止者。故用行气活血之药定痛，为对证疗法；用神经性药定痛，为根本疗法；而用此等清热消炎药定痛，为原因疗法。且本品非行气而能行气，非活血而能活血，非镇静神经而能镇静神经，在用之者何如耳。玩《本经》主治条文，多在贼风惊痫方面着笔。蛞蝓为清里药，而非解表药；为咸降药，而非辛散药。而云尔尔者，此风自内发，非风自外袭也。后世所谓肾阴不滋，心火暴发，水不涵木，风阳上冒者，正指此也。蛞蝓秉阴湿之化，全身纯是液汁，在个体与液汁共存亡，在药物以液汁妙运化，用以涵濡液泽，戢敛浮越，柔和经隧，实较蔗汁、梨汁、麦门汁、生地汁而上之。彼则清，而此则浓，彼为植物，此为动物。且育阴之中，更多一层解毒。气血有情，自较无情草木更为优异，所以对于狂飙飞扬，气血上菀之脑神经病，即向来所谓之中风病有特长。各注均释为外风，失之远矣。果外风也，阴柔咸寒之药能治之哉？此其义并通之于镇痛，诸痛为气血壅滞躯干部或内脏部，而此则为壅滞脑神经部。知彻热消炎以疗身里身外之疼痛，则可知彻热消炎，以疗上菀上并之气血，亦即前所谓同源异流之治也，愚于此有退思焉。药物之功用不止一种，而方化阴阳，通于无穷；用药之方法，亦不只一途，所谓分篇，不过举以示义，为中人以下说法。知者见之之谓知，仁者见之之谓仁，神而明之，存乎其人。固不仅蛞蝓一物为然也，亦不仅镇痛一类为然也。会而通之，头头是道。若画地自限，局于一说，则类书而已，印版文字而已，甚非愚所以编撰斯篇之本意也。

卷七

宣通类

苍耳子

甘，温，有小毒。主风寒头痛，风湿周痹，四肢拘挛，恶肉死肌。久服益气，耳目聪明，强志轻身。（《本经》中品。《别录》疗膝痛。）

选注：

（一）张隐庵曰：苍耳子《本经》葈耳，赅茎叶而言也。今时用实名苍耳子，子内仁肉气味甘温，外多毛刺，故有小毒。花白实黄，禀阳明燥金之气，金能制风，故主治风寒头痛，谓头受风邪为寒为痛也。燥能胜湿，故主治风湿周痹，四肢拘挛痛，谓风湿之邪，伤周身血脉而为痹，淫于四肢，而为拘挛疼痛也。夫周痹则周身血脉不和，周痹可治，则恶肉死肌亦可治也。久服则风湿外散，经脉流通，故益气。

（二）张山雷曰：苍耳子温和疏达，流利关节，宣通脉络，遍及孔窍肌肤，而不偏于燥烈，乃主治风寒湿三气痹着之最有力而驯良者，又能独上达颠顶，疏通脑户之风寒，为头风病之要药，而无辛香走窜，升泄过度，耗散正气之虞。以视细辛羌活等味，功用近似，而儒将风流，迥与须髯翕张，戟手怒目者，异兵态度。即例以川芎白芷等物之以气为胜者，犹难同日而语，但和缓有余，恐未易克日奏功耳。《斗门方》谓妇人血气攻脑，头旋猝倒，不省人事者，用苍耳草嫩心，阴干为末，酒服甚效。此味善通顶门达脑，能走督脉也。颐按头旋猝倒，不省人事，确是气血上升，激动脑经之病，《斗门方》能知是血风攻脑，其善悟诚不可及，但此是内动之风，正惟风阳陡动，所以猝然晕眩，便能倾扑，治法只有潜阳息风，抑之下降，则气火平而风自息，脑神经不受震撼，则其病可愈，断不可杂以一味风药，助其升腾，为虎傅翼。苍耳治风，亦是疏泄外风，非安静镇定之质，对于此病，亦在禁例，况又助之以酒，为害后当何如，则论病是而用药非，仍是古人续命汤之谬见。须知通顶门达脑善走督脉，皆升腾以泄外来寒风之法，真是毫厘千里，其误甚大。虽然，两千年来，治内风病者，几于无一不误，于斗门何尤，颐极佩其血风攻脑四字，颇似识得内风上攻为病，乃数百年医家未知之奥义，故备论之，亦春秋责备贤者之意也。

参考：

（一）《嘉祐图经》曰：诗人谓之卷耳，《尔雅》谓之苍耳，《广雅》谓之葈耳，皆以实得名也。陆玑《诗疏》云：其实正如妇人耳珰，今或谓之耳珰草，郑康成谓是白葈，幽州人呼为爵耳。《博物志》云洛中有人驱羊入蜀，胡葈子多刺，黏缀羊毛，遂至中国，故名羊负来，俗呼为道人头，又云今处处有之。陆氏《诗疏》云：其叶青白似胡荽，白华细茎，蔓可煮为茹，滑而少味，四月中生子，正如妇人耳珰。郭璞云：形如鼠耳，丛生如盘，今之所有皆类此，但不作蔓生。

（二）《本草纲目》曰：其叶如葈麻，又如茄，故有莫耳及野茄诸名，其味滑如葵，故名地葵，与地肤同名。诗人思夫，赋卷耳之章，故名常思菜，张揖《广雅》作常葈亦通。又云按周宪王《救荒本草》云：苍耳叶青白，类黏糊菜叶，秋间结实，比桑葚短小而多刺，嫩苗煮熟，水浸淘拌食，可救饥，其子炒去皮研为面，可作烧饼食，亦可熬油点灯。

冉雪峰曰：

苍耳《本经》名葈耳，概根苗子实而言。后世单用子，名苍耳子。子甘温，茎叶苦辛微寒，其实气味皆薄，温不大温，寒不大寒，甘亦不大甘，苦辛亦不大苦辛。古人采以为茹，诗人因物起兴，思征夫而赋卷耳之章，即此葈耳，苍耳也。各注曰味滑似葵，又曰滑而少味，茹蔬常食之品，而味又淡，则其气味俱薄，可以想见。《素问》味薄则通，气薄则发泄，为中医药理一定原则。苍耳惟其薄也，故清轻出上窍，清越发腠理，完成其上达颠顶，下至胫膝，彻上彻下，彻内彻外之功用。而清轻疏利，其主要性能，究以上走清窍为居多。观《本经》主治开始曰风寒头痛，煞末曰耳目聪明，始终均在头脑清窍方面着笔，意义甚显。气为血帅，气行血行。周痹者，气血不运行也；拘挛者，气血不贯注也；肉恶死肌者，气血不营养也。壹是皆以清疏清通主治，所以然者，轻可去实也。温而不烈，寒而不凝，疏利而不耗损，实为本药特殊优性。《斗门方》用治风血攻脑，系从华佗愈风散悟出，愈风散用风药祛风，本系风邪犯脑者之正治，而气味较厚，味辛气雄，必如《素问》奇病论所谓当有所犯大寒，上至脑，方为合拍。若寒气不重，风邪激荡，血液上搏，荆芥而又益之以豆淋酒，得毋虑脑部血管壁冲激破裂。风不可不祛，又不可过祛，故不用荆芥之雄烈，而用苍耳之清扬，其中煞有分寸。张山雷氏谓凡中风均风自内发，不可杂以一味动风之药，惟潜阳息风，方为正治。夫世俗之所谓中风现象，乃脑知觉运动神经病变自有之现象。从调和方面说，外风犯脑，可成此等症象；内风犯脑，亦可成此等症象，二者均不错误。从严格方面说，脑病不仅为外风，亦不仅为内风，二者均属错误。拙著《辨正中风问题之解决》内，已详言之，安得是丹非素，举一废百。古人肯定外风，今又肯定内风，拘拘肝阳化风一说，局局潜阳息风一义耶。愚以风寒头痛，本是外风，《斗门》风血攻脑，系风邪激荡血液犯脑，亦是外风，不必扯向内风。外风有外风治法，内风有内风治法，非外风内风，又有其他干犯脑海原因治法。明此，则苍耳治头脑风病，何尝错误。他风药非香窜，即燥烈，非攻破，即耗蚀，惟苍耳游刃于虚实间，既可疏邪气，又可宣正气。经曰益气，有旨哉，有旨哉。

辛 夷

辛，温。主治五脏，身体寒热，风头脑痛，面䵟。久服下气，轻身明目，增年耐老。（《本经》上品。）

选注：

（一）张隐庵曰：辛夷味辛臭香，苞毛花白，禀阳明土金之气化。阳明者土也，五脏之所归也。故主治五脏不和，而为身体寒热。阳明者金也，金能制风，故主治风淫头脑之痛。阳明之气有余，则面生光，故治面䵟，䵟黑色也。经云阳明者，胃脉也，其气下行，故久服下气。土气和平，故身轻。金水相生，故明目。下气轻身明目，则增年耐老。

（二）黄宫绣曰：辛夷辛温气浮，功专入肺，解散风热。缘人鼻气通天，肺窍开鼻，鼻主肺风。热移于脑，则鼻多浊涕而渊，风寒客于脑则鼻塞。经云：脑渗为涕，胆液不澄，则为浊涕，如泉不已，故曰鼻渊。并头痛面䵟，目眩齿痛，九窍不利，皆是风热上攻，是宜用此芳香，上窜头目，兼逐阳分风邪，则诸证自愈。但辛香走窜，血虚火炽，及偶感风寒不闻香臭者，其并禁焉。

（三）李时珍曰：鼻气通于天，天者头也肺也，肺开窍于鼻，而阳明胃脉，环鼻而上行，脑为元神之府，而鼻为命门之窍，人之中气不足，清阳不升，则头为之倾，九窍为之不利。辛夷之辛温走气而入肺，其体轻浮，能助胃中清阳，上行通于天，所以能温中，治头面目鼻九窍之病，轩岐之后，能达此理者，东垣李杲一人而已。

参考：

（一）《本草衍义》曰：辛夷处处有之，人家园亭，亦多种植。先花后叶，即木笔花也。其花未开时，苞上有毛，尖长如笔，故取象而名。花有桃红紫色两种，入药当用紫者，须未开时收之也，已开者不佳。

（二）《大和本草》曰：辛夷大木也，其叶似柿，花未开时厥状似笔，故名木笔。二月开白花，外紫内白，极似玉兰，故亦名玉兰。叶生于花谢之后，在南方多先春而花，故又有迎春花之名。结实如桃，有苞，种子甚多，半出于苞外，半藏于苞中，色红如相思子。

（三）《本草纲目启蒙》曰：辛夷自生于山中，其木高大，枝条繁密，夏间枝端生蕾，形如笔头，故名木笔。更经秋冬，其叶凋落，而花蕾渐大，色白微褐，有毛，如小桃，至二三月，叶尚未生，花已先开，似木兰花而小，六瓣，白色，有红条。一种浅红色者，名红石荞，亦称紫兰。色白者呼玉兰。日本呼为白木莲，树高二三丈，仲春开花，大如木笔花，形亦相似，香气极烈，色白微带绿，花谢后始生新叶。一种名垂辛夷，树高二三尺，或至丈余，枝条亦殊繁盛，同时开花，每朵大二三寸，瓣细而长，可二寸许，一朵有十二三瓣，色白，每瓣有淡紫条。

冉雪峰曰：

辛夷、细辛同以辛名，细辛系根须，其形细，故曰细辛；辛夷系花蕾，其形夷，故曰辛夷。其入宣通药类，则亦花性轻扬，轻可去实之义也。惟香臭甚浓，冲动力大，不似苍耳之清婉，而辛味亦烈，俨与细辛并驾而驰。本为疏散上行外达之品，而《本经》主治，多从内行下达立言者，盖其气味浓郁，能入内脏较深之处，宣通其气机。紧接身体寒热，不曰皮肤寒热，而曰身体寒热，可见散结透络，疏里达外，虽曰轻扬，实能当大敌而肩巨任，非他清淡浮薄者比。要之体质轻松，其效能上行清窍为多，与苍耳一例。故通周身之气，辛夷不如细辛；而通颠顶之气，则细辛不如辛夷。曰风头脑痛，不宁因风头痛，而且因风脑痛，明拈出脑字，煞是特笔。风而袭脑，风入深矣，非辛夷猛将，安能胜任而快愉。然此是风邪病脑局部，尚未达世所谓中风脑病程度，故只曰头痛脑痛，而无昏瞀猝扑㖞斜不遂等症象，是治外风，非治内风也，是治外风之深入，非治内风之上扬也。即以内风论，如脑贫血之中风，及脑血管瘀闭，血塞血栓之中风，各为原因治疗，加本品为向导，如世所谓借风药以达颠顶，亦未始不为合拍。辛夷旧尚紫，故《衍义》云入药当用紫者，征之《大和》《启蒙》各本草，则有白似玉兰者，大抵单通头脑之气分用白，兼通头脑之血分用紫，总以宣通头脑气血，上走上达为近是。而《本经》曰久服下气，既非苦寒咸寒之沉降，又非金石鳞介之坠重，如之何其下气也？曰辛夷上气为人所易知，而下气为药学深层义蕴。人身气血循环，营周不休，倘下而不上，上而不下，尚复成何生理？辛夷既能启在下之气而使之上，即能宣在上之气而使之下，还其如环无端生理之常。桂细辛均辛温药，而《本经》谓其主上气，均可互参。主上气者，可治上逆之气而使之下，主下气者，亦下其上逆之气耳，其义一也。以通表药而为通里药，以上气药而为下气药，神乎神矣。以其实考之，不过药理与病理化合，病理与生理化合，与寒以寒治、热以热治、通因通用、塞因塞用，同一旨趣。特未经道破，人自习焉不察耳。上条苍耳久服益气，本条辛夷久服下气，盖苍耳轻扬之质系化合于气味俱薄之中，辛夷轻扬之质系化合于气味俱厚之中，一为清中之清，一为清中之浊，学者所当极深研稽体认也。

菖　蒲

辛，温。主风寒湿痹，咳逆上气，开心孔，补五脏，通九窍，明耳目，出声音，久服轻身，不忘不迷惑。（《本经》上品。）

选注：

（一）黄宫绣曰：石菖蒲辛苦而温，芳香而散。诸书尚论未透，惟张璐发挥《本经》最明，指此实为心气不足要剂，其言能补五脏，以心为君主，五脏系焉。首言治寒湿痹，是取其辛温开发之力。治咳逆上气者，痰湿壅滞之喘咳，故宜搜涤，若肺胃虚燥之喘咳，非菖蒲可治也。其开心孔、利九窍、明耳目、出声音，总取辛温利窍之力，心孔开，九窍利，则痈疽之毒可解。肠胃喜温恶寒，肠胃既温，则膀胱之虚寒，小便不禁自止。久服轻身者，除湿之验也。不忘不惑，延年益智高寿不老，皆补五脏通九窍之力也，其释《本经》如此。

（二）陈修园曰：菖蒲性用，略同远志，但彼苦而此辛，且生于水湿之中，得太阳之气，其味辛合于肺金而主表，其气温合于心包之经，通于君火而主神。其主风寒湿痹，咳逆上气者，从肺驱邪以解表也。开心窍至末句，皆言补心之效，其功同于远志。声音不出，此能入心而转舌，入肺以开窍也。痈疮为心火，而此能宁之。心火下济而光明，故能温肠胃而止小便利也。但菖蒲禀水精之气，外通九窍，内濡五脏，其性自下而行于上，与远志之自上而行于下者有别。

参考：

（一）陈存仁《药学辞典》曰：菖蒲属于南星科之宿根草本，其成分西洋产菖蒲之根中，除含多量之淀粉，尚有挥发油、树脂及一种苦味之亚哥宁（acotin）。日本产菖蒲含挥发油、淀粉、苛烈芳香性之树脂、极微之鞣酸、矿性物质亚哥宁及一种加尔加罗伊特，即加拉明（calamin），惟石菖根之成分尚未详悉。

（二）《炮炙论》曰：凡使菖蒲，勿用泥菖夏菖，二件相似，如竹根鞭，形黑气秽味腥，惟石上上者，根条嫩黄紧硬，节稠，一寸九节者是真也。采得以铜刀刮去黄黑硬节皮一重，以嫩桑枝条相伴蒸熟，曝干锉用。

（三）《本草纲目》曰：按葛洪《抱朴子》云：韩莱服菖蒲十三年，身上生毛，冬袒不寒，日记万言。商丘子不娶，惟食菖蒲根，不饥不老，不知所终。《神仙传》云：咸阳王典，食菖蒲而得长生。安期生采一寸九节菖蒲服，仙去。又按《腥仙神隐书》云：石菖蒲置一盆于几上，夜间观书，则收烟无害目之患。或置星露之下，至旦取叶间露水洗目，大能明视，久则白昼见星。苏东坡云：凡草生石上，必须微土以附其根，惟石菖蒲濯去泥土，渍以清水，置盆中可数十年不枯。节叶坚瘦，根须连络，苍然于几案间，久更可喜。其延年厚生之力，既非昌阳可比，至于忍寒淡泊，不待泥土而生，又岂昌阳所能仿佛哉？

冉雪峰曰：

菖蒲亦苍耳辛夷之流，苍耳性清和，辛夷性清烈，菖蒲则性清劲，各成其体，各适其用。菖蒲《本经》列上品，其目次在参芪术茯前。道藏有菖蒲传，胪列服食殊验多条，虽文词不尽雅驯，而事实岂尽虚伪，是菖蒲既为医家所重，又为道家所崇。辛而不燥，温而不烈，刚健含婀娜，纯阳中别具一种清劲气概，洵乎为水草之精英矣。玩《本经》主治条文，始终一开字贯彻到底。风寒湿合而成痹，痹者，闭也，闭者开之，其主之者，菖蒲辛温走窜，芳香搜剔，乃本位正面之功能也。气滞于外则为痹，气搏于内则为咳，咳者，乃气痰痹阻，人身体工天然救之一种现象也。菖蒲迎其机而导之，通因通用，亦闭者开之之义也。人参滋养阴液，俾心液湛然朗润，菖蒲宣通阳气，使心气豁然贯通，彼曰开心，此曰开心窍，其中大有分辨。补五脏疑若非通，可仍借人参对勘，人参之补五脏，是益五脏之阴补其体，菖蒲之补五脏，是宣五脏之阳补其用，治疗有以补为通者，不意药物上并以通为补。设五脏阳微，何须再投人参，而五脏阴盛，不更赖有菖蒲乎；内气通则外气通，内气化则外气化，通九窍，明耳目，出声音，又是由二句功用推阐。九窍通则清道浊道咸赅，耳目明声音出，则有形无形俱畅，至此菖蒲功用已写到十二分。自此以下主耳聋、痈疮、温肠胃、止小便利十二字，及煞尾久服不忘不迷惑下，延年益心智，志高不老九字均后人所加，积久混乱者也。查古本《大观本草》，《本经》为白字，而此十二字及九字均黑字，既非《本经》，故本编从削。《本经》目次条文，为后人凌乱混杂者，所在多有，固不只菖蒲一味尔尔，而菖蒲则尚可考证明辨者也。或谓菖蒲宣通以治咳固已，菖蒲冲动宣发，其气上行，何以又主上气，曰肺气膹郁，非辛弗泄，开之即所以散之，通之即所以下之，开而后能散，散而后能通，通而后能下，上极而下，一气旋转，其机如此。肺气以下行为顺，亦以下行为常，肺气通调，化机斡运，而气安有不下者乎。又新说化验菖蒲中含苦味亚可宁，用于神经衰弱及迟缓性消化不良等症。然西说用其苦，未尝不假其辛开之力；中说用其辛，未尝不假其苦降之力。会而通之，其中尚有无穷奥旨，而以辛为降，以苦为补，更不难从实质上明白切实解说已。

艾 叶

苦，微温。主灸百病，可作煎，止吐血下利，下部䘌疮，妇人漏血，利阴气，生肌肉，辟风寒，使人有子。（《别录》所载。）

选注：

（一）李时珍曰：艾叶生则微苦大辛，熟则微辛大苦，生温熟热，纯阳也，可以取太阳真火，可以回垂绝元阳，服之则走三阴，而逐一切寒湿，转肃杀之气为融和。灸之则透诸经，而治百种病邪，起沉疴之人为康泰，其功亦大矣。苏恭言其生寒，苏颂言其有毒，一则见其能止诸血，一则见其热气上冲，遂谓性寒有毒，误矣。盖不知血随气而行，气行则血散，热因久服致，久服则上冲故尔。夫药之治病，中病则止，若素有虚寒痼冷，妇人湿郁带漏之人，以艾和归附诸药治其病，夫何不可，而乃妄冀求嗣，服艾不辍，助以辛热，药性久偏，致使火燥，是谁之咎与，于艾何尤？

（二）张山雷曰：艾性纯阳，可以取太阳真火，可以回垂绝元阳，入药以蕲州产者为上。古人灸法，本无一证不可治，艾之大有用，惟此最多，故《别录》以冠主治之首。其作煎以下，则汤液之治疗也。止吐血者宜生用，取其辛开以疏经络之壅，然温升之性，必与上溢之证不合。古人有四生丸之制，以柏叶、荷叶、生地之清肃下降者为主，而反佐以艾叶之辛温，欲其同气相求，易于桴应，非艾之一味可以止上升之吐衄也。其治下利，则以里寒泻泄而言，辛温升举，固其所宜。下部䘌疮，则湿热生虫之恙，苦温燥湿，又能杀虫，是其专职。妇人下血，则中气虚寒，下焦无摄纳之权，以致血行失道，无故妄下。金匮胶艾汤温经升举，固阴和阳，是其正治，非血热妄行之下血也。生肌肉者，虚羸之人，血少形瘫，得此以温养之，则血气旺而肌自丰。亦有溃伤气血两虚，阳和不运，则新肌不长，艾能温煦以利脉络，而肌肉易长，若热多灼液者，非其治也。辟风寒者，固温和燠烋之所长。使人有子，则即芎归胶艾之专功。盖古者最多虚寒之体，观《千金》求嗣门中，多主温养，其义可知。然在今日，则又血虚内热，瘫瘠消瘦者比比而是。若误赞《别录》生肌有子之说，而不分泾渭，谬附古书，其害亦不可胜数矣。

参考：

（一）陈存仁《药学辞典》曰：日人化验中药之新报告，艾叶成分精油，其主成分为 cineol、a－tnuion $C_{10}H_{10}O$，效能温气血，逐寒湿，调经安胎，止诸血，蠲腹痛，有疏解强壮之效，用作缓性通经药，又为驱虫解热药，及近用作消化不良药。

（二）王安石《字说》曰：艾可乂疾，久而弥善，故字从乂。陆佃《埤雅》云：《博物志》言削冰令圆，举而向日，以了承其影，则得火，则艾名冰台，其以此乎。医家用灸百病，故曰灸草。一灼谓之一壮，以大壮人为法也。

（三）《荷兰药镜》曰：温暖，开达，强壮，疏解，净刷，为止痛之药，轻通经闭，净扫子宫瘀血壅滞，利小便，治处女病，恶液肿，萎黄病等，甚有效。

（四）《和汉药考》曰：艾根为蒌蒿 Artemisia Vuigaris. L 之根，有主枝副三根，外面俱为褐色，皮皱纹，质脆，其横生根有叶痕，其前端变为芽，有光泽，作肉状，有一种不快之臭，味甘辛烈，此根之经一年以上者，不适于药用。成分为辛味软性树脂、挥发油、单宁、糖质等。概用治癫痫及舞蹈病，用量五分至一钱。

冉雪峰曰：

艾之入药甚古，《灵》《素》所言灸法，当系用艾。孟子云有七年之病，求三年之艾，是艾为治病要药，入药宜陈者，意义均显，不知《本经》何以无艾叶一条，而惟见于《别录》，其书缺有间，不无脱佚耶。《本经》《别录》前分朱墨，后分白黑，近代朱墨白黑，早五分矣，误《本经》为《别录》，杂《别录》于《本经》，固不自艾叶一味始也。准以义理，核以事实，《本经》中当有艾叶为近是。实际考察，艾叶供针灸外用者多。本节条文开始即曰灸百病，亦是特笔。以火头向患处曰针，如雷火针、太乙神针之类。以火头向上，使其气逐渐下注患处曰灸。亦有以艾绒作小弹，频烧频易者，如灸其踝中五壮，灸其太豁七壮之类。煎剂为丸捣汁用者尚少。西说则用根，概用于癫痫及舞蹈病。据现代新学化验，艾叶之成分为精油，艾根之成分为辛味软性树脂、挥发油、单宁、糖质等，而用量极少，仅五分至一钱，并注明此根经一年以上者，不适药用，亦若有小毒也者。查中医用本品意义，为温煦的、疏利的、祛外邪的；西医用本品意义为冲动的、镇静的、疗神经性的。根叶各别，而功效即歧异若此。夫艾叶不过温暖煦和已耳，其味辛孰如姜椒，其性温孰如桂附，惟外用作针灸，凭借火力，液燥血枯者颇忌，仲景不云乎，火力虽微，内功有力，消骨烁筋，血难复也。然此乃火烈，非艾烈也。昧者以为外用禁忌若斯，则内服可知，因之诠释作煎。每条主治下，均作反撇，以为热炽者非其治，液少者非其治，血燥者非其治，凡药有利即有弊，久而增气，物化之常，宁独艾叶为然，不在正面精确处推阐，而惟在反面弊害上敷陈，最易惹起后人疑虑误会，甚非所以治药学之正轨也。大抵艾叶有生发之机，疏散外邪者宜之，艾根嫩者如芽，窜透力大，通利血脉及神经者宜之。叶之用陈，根之不可过一年以上，似其中尚含有特殊物质。苏氏以为有毒，不可谓非深探学理之动机，而濒湖绝对驳之，若然，则卡笛儿善疑，当为科学摒斥，而群推重之，抑又何也。总之艾性温暖，能增加血中氧化酵素，促助白细胞繁殖，鼓舞其气机，俾血液循环流通而无滞。止吐血、止下利，尚非所长。血液中液汁少者，当求之归地胶芎之属，血中温度低者，本品方为挥发运行之的剂。而温而合之润，润而助以温，在学者通于无穷。胶艾汤、四生丸，此项精蕴之见端也。眼前是道，在学者细心领会耳。

白茅根

甘，寒。主劳伤虚羸，补中益气，除瘀血、血闭，寒热，利小便。（《本经》中品。《别录》主客热在胃肠。）

选注：

（一）缪希雍曰：茅根禀土之冲气，而兼感乎春阳生生之气以生，故其味甘微寒而无毒，入手少阴、足太阴、阳明。劳伤虚羸必内热，甘能补脾，甘则虽寒而不犯胃，甘寒能除内热，故主劳伤虚羸。益脾所以补中，除热所以益气，血热则瘀，瘀则闭，闭则寒热作矣。寒凉血，甘益血，热去则血和，和则瘀消而闭通，通则寒热自止也。小便不利，由于内热也，热解则便自利。淋者，血分虚热所致也，凉血益血则淋自愈，而肠胃之客热自解，津液生而渴亦止矣。肝藏血而主筋，补血凉肝，则筋坚矣。血热则崩，凉血和血则崩自愈矣。血热则妄行，溢出上窍为吐、为咯、为鼻衄、齿衄，凉血和血，则诸证自除。益脾补中利小便，故亦治水肿黄疸，而兼理伤寒哕逆也。

（二）张山雷曰：白茅根寒凉而味甚甘，能消血分之热，而不伤于燥，又不黏腻，故凉血而不虑其积瘀，以主吐衄呕血，泄降火逆，其效甚捷，故又主胃火哕逆呕吐，肺热气逆喘满。且甘寒则多脂液，虽降逆而异于苦燥，则又止渴生津，而清涤胃肠间之伏热，能疗消谷燥渴。根长数尺，一径直达，入土甚深，故又能直驱下焦，通淋闭而治泻血下血，并主妇女血热妄行，崩中淋带，又通利小水，泄热结之水肿，导瘀热之黄疸，皆甘寒通泄之实效。然其甘寒之力，清泄肺胃，尤有专长。凡齿痛、龈肿、牙疳、口舌诸疮，及肺热郁窒，咽喉痛烂诸证，用以佐使，功效最著，而无流弊。乃随处可得，微贱品中纯良之物，李濒湖谓世人因其易而忽之，乃从事于苦寒之剂，致伤中和之气，皆未知茅根之真相者也。

参考：

（一）陈存仁《药学辞典》曰：白茅根属禾本科，其种类白茅短小，三四月开白花，成穗，结细实，其根甚长，白软如筋而有节，味甘，俗呼丝茅，可以苫盖及供祭祀苞苴之用，《本经》所谓茅根是也。夜视有光，腐则变为萤火。菅茅只生山上，似白茅而长，入秋抽茎，开花成穗，如荻花，结实尖黑，长分许，黏衣刺人，其根短硬如细竹丝，无节而微甘，亦可入药，功不及白茅，《尔雅》所谓白华野菅是也。香茅即菁茅，一名璚茅，生湖南及江淮间，叶有三脊，其气香芬，可以苞藉及缩酒，禹贡所谓荆州包匦菁茅是也。

（二）《本草纲目》曰：茅叶如矛，故谓之茅，其根牵连，故谓之茹，《易》曰拔茅连茹是也。有数种，夏花者为茅，秋花者为菅，二物功用相近，而名谓不同。诗云：白华菅兮，白茅束兮是也。《别录》不分茅菅乃两种，谓茅根一名地菅，一名地筋，而有名未用，又有地筋，一名菅根，盖二物之根，状皆如筋，可通名地筋，不可并名菅也，特正之。

冉雪峰曰：

白茅根乃通血分药，诸血药多浊腻，惟茅根清轻，其质中空，环节间有小孔，本血药而又通气，本气药而实入血，凉而不滞，补而不腻，疏利而不攻破，诚草茅中之特具异秉者。考之经传，《易》借用白茅无咎，又拔茅连茹，禹贡包匦菁茅，诗白华菅兮，白茅束兮，《左传》尔贡包茅不入，王祭不供，茅之为用昭昭矣。《别录》谓有名未用，察古本《大观本草》，本条系白字，白字，即《别录》朱字也，朱字即《本经》原文也，其主治劳伤虚羸，血闭寒热，补中益气，所疗均大证，所具均宏功，意古人必几经试验而后笔之于书，何谓未用耶，抑后人未知其所以用耶。且《本经》主治多就劳伤方面立说，是深一层写法。《金匮》血痹虚劳合为一篇，见得血痹即虚劳之因素，故治虚劳，轻则小建中汤以调其营气，重则大黄䗪虫丸以除其瘀血。而风气百疾，诸虚百不足，又立薯蓣丸一方，变温煦为清和，变攻破为补益，凡此均以行血、破血、补血立法。试为引而伸之，阴阳形气俱不足者，调以甘药，小建中汤固中的矣。假令阴液已竭，燥火燔炽，刚剂决不任受，故孙处士不用小建中刚中之柔，而用复脉汤柔中之刚，良有以也。但复脉尚嫌滋腻，求其不滋腻而清释，补中有通，通中寓补，舍茅根其谁与归。瘀血不去，新血无由滋生，死血不去，新血无由灌溉，大黄䗪虫丸，固为根本治疗，然羸瘦少气，所存生气几何？方中重用地黄，已兼向补血方面斡旋。脱有药焉，去瘀血而不伤新血，去邪之中兼能补正，不尤善之善者乎，是茅根不啻配合良好之劳病缓和消瘀剂。薯蓣丸一方，各注多释为病后调养，其实主治风气百疾，诸虚百不足，仲景早自有明文，方中人参、白术，犹或虑其增气；地黄、阿胶，犹或虑其助痰，惟茅根清而能补，补而不滞，清养轻疏之中，大有起朽荣枯之力。总上以观，是茅根一味，俨具虚劳门全部治法。或谓茅根通利有余，补健不足，不知《本经》不明言补中益气乎。阴阳交会中土，东垣以补中益气名汤，所益是中之阳气；茅根之以补中益气为治，所益是中之阴气。太阴湿土，得阳始运；阳明燥土，得阴方安。叶香岩于健脾阳对面，悟出养胃阴，不知其意皆具于《本经》之中，而《本经》所以就劳伤立说之义，不从可识与。而茅根之行血以缓中，补中以生血，所以治劳伤之义，不均可领会与。

薤白

辛、苦，温滑。主金疮疮败，轻身，不饥耐老。（《本经》中品。《别录》疗诸疮，中风寒，水肿。）

选注：

（一）黄宫绣曰：薤亦动滑药耳，故书皆载调中助阳，散血疏滞，定喘安胎，利产及治汤火伤损。缘薤味辛则散，散则能使在上寒滞立消。味苦则降，降则能使在下寒滞立下。气温则散，散则能使在中寒滞立除。体滑则通，通则能使久病寒滞立解。是以下利可除，瘀血可散，喘忽可止，水肿可敷，胸痹刺痛可愈，胎产可治，汤火及中恶猝死可救，实通气滑窍助阳佳品也。功用有类于韭，但韭则入血行气，及补肾阳，此则专通寒滞，及兼滑窍之为异耳。

（二）谢安之曰：薤白为菜类寻常之食品，用之利窍宣阳，泄泻活血，颇奏奇效。考仲景方用薤白者四，一为栝蒌薤白白酒汤，二为栝蒌薤白半夏汤，三为枳实薤白桂枝汤，四为四逆散泄利下重者，以薤煮水调散服之。观上四方，其气味效用，可想而知。但仲景对于胸痹，甚有发明，所谓胸痹之病，喘息咳唾，胸背痛短气，寸口脉沉而迟，关上小紧数。又曰胸痹不得卧，心痛彻背，胸中气塞，心下痞气，气结在胸，胸满胁下逆抢心，无不以薤白配合枳实、厚朴、桂枝、栝蒌、白酒、半夏等药，以通秽浊之气，以散阴寒之结，心胸之气得以调和，周身之血得以环畅。独四逆散用之治泄利下重者，阻郁于下，故加薤白以通之，是从治之法，不可以其阻结而用攻下。惟钱氏对于四逆散之加味，疑为未必皆出于仲景，柯氏疑为叔和编辑之误，恐二贤想象如是，实未试用。但鄙人屡见胸痹及下重等症，按法煮服薤白，无不奏效也。总之，薤白辛通滑利，上能开胸痹，下能泄大肠气滞，实肺与阳明药也，然多食发热，神昏目暗，能发宿疾，无滞者亦当禁用。

参考：

（一）《本草纲目》曰：薤味辛气温，诸家言其温补，而苏颂《图经》，独谓冷补，按杜甫《薤诗》云，束比青刍色，圆齐玉筋头，衰年关节冷，味暖并无忧。亦言其温补，与经文相合，则冷补之说，盖不然也。又按王桢《农书》云，薤生则气辛，熟则甘美，种之不蠹，食之有益。故学道人资之，老人宜之。然道家以薤为五荤之一，而诸氏言其不荤何耶，薛用弱斋谐志云，安陆郭坦兄得天行病后，遂能大餐，每日食至一斛，五年家贫，行乞，一日大饥，至一园，食薤一畦，大蒜一畦，便闷极卧地，吐一物如龙，渐渐缩小，有人撮饭于上，即消成水，而病寻愈也。按此亦薤散结，蒜消疟之验也。

（二）《纲目》又曰：薤八月栽根，正月分莳，宜肥壤，数枝一本，则茂而根大，叶状似韭，韭叶中实而扁，有剑脊，薤叶中空，似细葱叶，而有秽气，亦如葱。二月开细花，紫白色，根如小蒜，一本数棵，相依而生。五月叶青则掘之，否则内不满也。其根煮食，芝酒糟藏，醋浸皆宜，故内则云切葱薤，实醢以柔之，白乐天诗云，酥暖薤白酒，谓以酥炒薤白投酒中也。一种水晶葱，葱叶蒜根与薤相似而不臭，亦其类也。王桢《农书》云，野薤俗名天薤，生麦原中，叶似薤而小，味益辛，亦可供食，但不多有，即《尔雅》山薤是也。

冉雪峰曰：

薤白辛重于苦，辛与温合，挥发力大，又益之以多量之滑液，助之以特殊之臭气，以故冲动宣泄，上中下无所不到，而尤以走上焦阳分为居多。故仲景治胸痹，栝蒌薤白白酒汤、栝蒌薤白半夏汤、枳实薤白桂枝汤均用之。凡辛温药多燥烈，所谓辛以润之，温以润之，乃寒湿凝滞之疾，得辛温化气之功，系药物与病理化合，而药物本身，辛温而兼滑利者，不数数覯，此薤白在辛温疏利宣通药类中，所以独标一义也。查《本经》条文所主，仅金疮疮败四字，轻身不饥耐老，在本药虽不无意义，要为推阐功能习见语，以为简则诚简矣。仲景胸痹三方用薤白，借以开上焦之痹阻，四逆散下重加薤白，并借以开下焦之闭塞，彻上彻下，另出手眼，如此方许读《本经》书，如此方许用《本经》药。其实开上焦之闭阻，是用其辛；开下焦之闭塞，是用其滑。辛而滑，则通之易行；滑而辛，则泻之易动。仲景方剂之性能，仍是《本经》气味之功用也。再即《本经》而诠释之，金疮非创伤即挫伤，创伤破裂在外，血多溢流，挫伤击打在内，血多瘀阻，血溢流，则气因之泻，血瘀阻，则气因之滞，所以必借薤白以运行之。血伤难骤复，气伤可峻补，而急则治标，尤宜于补气行气，以为摄血生血之本。薤白似韭，能活血消炎，似蒜能解毒杀菌，富动物性胶质，能续绝伤生肌，此所以为金疮要药也。诸疮不败，生肌较易，为顺；败则挟苛性厉毒，或顽固病灶，成特殊组织，为逆；薤白辛温而润，不啻配合良好之一味阳和汤。臭气特殊，对于疮之特殊组织，尤有异功。《本经》之主疮败者有二，一黄芪、一薤白。黄芪之主久败疮，在补气；薤白之主治疮败，在行气。久败正虚利于补，疮败毒盛利于行，其义均可会通也。《别录》谓疗诸疮中风寒水肿，薤白辛温，原外可发汗以除风寒，内可利小便以除水肿，其发汗力固不如麻荆羌薄，利尿力固不如遂戟芫荛，特是汗尿一源，疮家不可过汗，又岂可过尿，而在疮中挟风寒挟水肿，当汗当尿，则本品实为对证良药，恰如分际。《别录》诚得《本经》精义，言《本经》所欲言，言《本经》所未言者与。要之《本经》词虽简略，意甚周匝，已写到十二分。《别录》及仲景虽似多所发明，而一从二疮字推阐，一从气味二方面推阐，不过根本会通，彻透精髓，其义一而已矣。

白芷

辛，温。主女人漏下赤白，血闭，阴肿，寒热，头风，侵目泪出，长肌肤，润泽颜色，可作面脂。（《本经》中品。）

选注：

（一）徐灵胎曰：凡祛风之药，未有不枯耗津液者。白芷极香，能祛风燥湿，其质又极滑润，能和利血脉，而不枯耗，用之则有利无害者也。盖古人用药，既知药性之所长，又度药性之所短，而后相人之气血，病之标本，参合研求，以定取舍，故能有显效而无隐害。此学者所当殚心也。

（二）张山雷曰：白芷，辛温，芳香，燥烈，疏风散寒，上行头目清窍，亦能燥湿升阳，外达肌肤，内提清气，功用正与川芎、藁本近似。《本经》治女人漏下，血闭阴肿，皆其清阳下陷，寒湿伤于中下之证，温升燥湿，始为合宜。若阴虚不摄，或湿热浸淫，而为此诸证，非可概治。头风目泪，亦惟阳气素虚，而风寒风热乘之者，庶能合辙。如阳盛而袭风热，已难概用。亦有阴虚肝木上乘，疏泄太过，而迎风流泪者，更非所宜。长肌肤作面脂，义皆与藁本同。《别录》疗风邪，即以风寒外侵言之。久渴仲淳谓当作久泻，甚是。燥湿升清，振动清阳之气，固治久泻之良剂，必非渴证所宜，且古今各家，皆未闻以此疗渴也。其治呕吐者，胃阳不振，食入反吐者宜之。而胃火炽盛，冲激逆上，不可误用。胁满乃木郁土中，过抑少阳之气，不得条达者宜之。而肝胆火炎，搘撑横逆者，又在所禁。治风痛头眩，亦惟阳和之气，不司布护，而外风袭之者，始为合辙。《百一选方》谓都梁丸，因王定国病风头痛，至都梁求治，杨介以白芷一味为末，蜜丸弹子大，每嚼一丸，以茶清或荆芥汤化下，三服而疾如失，遂以都梁名丸，是为阳虚风眩之实验，若阴虚气火上浮而为风眩，则又不可同日语矣。

参考：

（一）陈存仁《药学辞典》曰：白芷属伞形科，药用白芷之根，其成分为挥发油、树脂、安杰利加酸、安杰利精、蜡分、苦味质、鞣酸、淀粉、糖分等。其效能发表解肌，散风燥湿，能兴奋中枢神经，使全身血行增速，用作镇惊药，又为发汗镇痛药，用于感冒风邪之头痛证，及为通经药，用于妇人月经之不调。

（二）《本草纲目》曰：徐锴云，初生根干为芷，则白芷之义，取于此也。王安石《字说》云，茝香可以养鼻，又可养体，故茝字从𦣞，𦣞音怡，养也。许慎《说文》云，晋谓之虈，齐谓之茝，楚谓之蓠，又谓之药。生于下泽，芳香与兰同德，故骚人以兰茝为咏，而本草有芳香泽芬之名，古人谓之香白芷云。

冉雪峰曰：

白芷以香臭胜，乃气分药，本宣通气分者也。男子以气为主，女子以血为主，《本经》主治不从男子着笔，而从女子着笔，不从气分着笔，而从血分着笔，此盖深一层的写法。气血互为功用，二者原未可离，前各条亦一再申叙，气中之液质即血，血中之温度即气。气无血则散，故和气必先和血，血无气则凝，故调血必先调气。参错依伏，为物不二，个中原有道在。治妇科者但知求在血，而不知尤当求在气也。白芷《本经》一名芳香，《别录》一名泽芳，内含液汁，能润肤泽肌。香而芳，乃表示其香之浓郁；芳而泽，并表示其质之沃润。故即命名之义，已可知其以香臭胜，而臭香中又兼具质润之更胜，故《本经》条文明谓长肌肤，润泽颜色，可作面脂，是白芷之为物，芳香而润，并非枯燥熯烈者比。证以新说化验，中含挥发油、树脂、蜡分、糖分，又含鞣酸，曰油、曰脂、曰蜡、曰糖，均润泽质物。况益以鞣酸之能柔革者，则其润泽成分实为丰富，中外学理，若合符节，实为明确而彰著。古人兰芷并称，兰性清幽，故骚人墨客余情信芳，每谓发兰芷之幽情，《纲目》亦谓其与兰同德，则白芷殆香远益清者乎！再以治疗比拟之，薤白为宣通药，白芷亦为宣通药，薤白色白，白芷亦色白，但薤白气浊，故入浊道，而治诸疮、疮败。白芷气清，故入清窍，而治头风侵目，清浊之辨更显然矣。而各注不察，咸谓白芷燥烈，将润药释成燥药，既不达经旨，又不体物性，惟徐灵胎《百种录》谓白芷体极滑润，能和利血脉，而不枯耗，是为得之，然犹燥湿与祛风并举，实未能尽摆脱俗障，若黄宫绣、张山雷辈，则只知其香之为燥，而不知香之有清也。缪仲淳氏谓《别录》

主久渴，应作久泻，山雷和之，以为白芷必非渴证所宜，不知白芷中含多数润泽质物，疗渴是其正治，润而合之辛温，借其冲动挥发之力，以为涵濡灌溉之助，水到气到，气到水到，又是正治中之从治。渴而日久，必有他疗渴药所不治，而此独能治之者，《侣山堂类辨》谓理中汤能大生津液，已体得此旨。如缪氏说，改渴为泻，是对证疗法，为中人以下知识，湮没古人精义不少矣。改字训经，乃经生武断恶习，不意医家亦复蹈之。山雷常骂古人为应声虫，毋乃夫子自道与。要之深入无浅语，《本经》立言，多是深一层写法，非极深研稽，从反面、侧面、对面探索，未足以窥其微奥。入《本经》堂奥者《别录》，亦每多微言奥义，一渴字尚不能解，则气分药，而曰入血；通阳药，而曰益阴，又何从领会，是尚足以云训诂诠释乎哉！

泽兰

苦，微温。主乳妇内衄，中风余疾，大腹水肿，身面四肢浮肿，骨节中水，金疮，痈肿疮脓。（《本经》中品。《别录》疗产后，金疮内塞。）

选注：

（一）缪希雍曰：泽兰感土泽之气，故味苦甘而入血，微温而无毒，桐君兼酸，苦能泄热，甘能和血，酸能入肝，温通营血，故又主痈肿疮脓，及妇人吹乳乳结，止衄血，并中风余疾。佐以益脾土之药，而用防己为之使，则主大腹水肿，身面四肢浮肿，骨节中水气。《日华子》云泽兰通九窍，利关脉，养血气，破宿血，消癥瘕，产前产后百病，通小肠，长肉生肌，消扑损瘀血，治鼻红吐血，头风目痛，妇人劳瘦，丈夫面黄。又《药性论》云：泽兰气味苦辛，主产后腹痛，频产血气衰冷，成痨羸瘦，又治通身面目浮肿，主妇人血沥腰痛，总其泄热和血，行而带补之能也。

（二）张山雷曰：泽兰产下湿大泽之旁，本与兰草相似，故主治亦颇相近。《本经》大腹水肿，身面四肢浮肿，骨节中水，皆苦温胜湿之功效，亦即兰草利水道之意。其治金疮痈肿疮脓者，入血分而行瘀排脓消肿也。惟《本经》所谓乳妇内衄，颇不可解，盖即后世新产通瘀之意，《别录》内塞，亦当以瘀露不通言之。甄权谓治产后腹痛，固苦温行瘀之功。又谓治频产气血衰冷，成劳羸瘦，妇人沥血腰痛，则以温和能利血脉言之。然通利之品，能走未必能守，此当以意逆之，而可知其非虚证久服之药矣。濒湖谓泽兰气香而温，味辛而散，阴中之阳，脾喜芳香，肝宜辛散，脾气通，则三焦通利，肝郁散，则营卫流行。兰草走气道，故能利水道，除痰癖，杀虫辟恶，而为消渴良药。泽兰走血分，故能治水肿，涂痈毒，破瘀血，消癥瘕，而为妇人要药。虽是一种，而功用稍殊。石顽谓入肝脾二经血分，专治产后败血流于腰股，拘挛疼痛，破宿血，消癥瘕，皆散血之功，为产科要药。

参考：

（一）陈存仁《药学辞典》曰：泽兰基本，属菊花科。泽兰之茎叶，其成分为挥发油、单宁酸。其作用在胃中微能阻止pepin之功用，入肠能激肠黏膜使吸收力增加，并能减少黏膜之分泌，由肠壁而至血中，微能凝固血液，使进行缓慢，更能激子宫神经，使子宫四周之黏膜收缩。

（二）《本草纲目》曰：兰草泽兰，一类二种也，俱生水旁下湿处，二月宿根生苗成丛，紫茎素枝，赤节绿叶，叶对生，有细齿。但以叶圆节长，而叶光有歧者，为兰草；茎微方，节短，而叶有毛者，为泽兰。嫩时并可挼而佩之，八九月后渐老，高者三四尺，开花成穗，如鸡苏花，红白色，中有细子，雷敩《炮炙论》所谓大泽兰，即兰草也，小泽兰即泽兰也。《礼记》佩悦兰茝，《楚辞》纫秋兰以为佩，《西京杂记》，载汉时池苑，种兰以降神，或杂粉藏衣书中辟蠹者，皆此二兰也。

（三）《纲目》又曰：按《素问》云，五味入口，藏于脾胃，以行其津气，精液在脾，令人口甘，此肥美所发也，其气上溢，转为消渴，治之以兰，以除陈气也。王冰注云，辛能发散故也。李东垣治消渴，生津饮用兰叶，盖本于此。又此浸油涂发，去风垢，令香润，《史记》所谓罗襦襟解，微闻香泽者是也。

冉雪峰曰：

《本经》上品有兰草，中品有泽兰，是兰草泽兰明系二物。兰草气清，泽兰气浊，品判上中，意义甚显。各家纷纷聚讼，一说兰草叶似麦冬而阔长，春芳者为春兰，秋芳者为秋兰，一干一花者为兰，一干数花者为蕙；一说兰似孩儿菊，紫茎素枝，赤节绿叶，叶圆光者为兰草，圆有毛者为泽兰。濒湖《纲目》主张后说，辟前说为兰花，非兰草，出正误一条，征引朱子《离骚》辨证，熊太古《冀越集》，陈《遁斋闲览》，陈止斋《盗兰说》，以资辨证，大意以古之兰，花叶俱香，今之兰叶不香，古之兰有枝茎可刈佩，花则不可刈佩，因断为同类二种。采取家莳为兰草，野生为泽兰，大泽兰为兰草，小泽兰为泽兰等说，盖二而一矣。窃兰以香胜，冠绝群芳，今之兰叶固不香，今之泽兰又何尝大香乎？士女只闻佩花，不闻佩叶，刈字可笑，佩香雅事，而可如薪柴之大刈乎？《楚辞》纫秋兰以为佩兮，纫之云者，连缀以利用，奚有于刈，又奚有待于枝茎。兰草《本经》一名虎兰，《别录》一名虎蒲，蒲菅之属，均无茎干，两虎字固难索解，而兰形类蒲，互证耀耀纸上，实当以第一说为近是。大抵古今不同，方物各异，意古时兰草，必有花叶俱香一种，今药市并未备兰叶。陶隐居云，方药俗人并不识用，《广陵散》早不在人间矣。《本经》未言用叶不用花，花为英华凝聚，叶香不可得，脱若用花，则沁脾悦心，宁肺醒脑，香既远而益清，功亦淡而弥大，置之宣通药类，实为临风欲化仙品。今医林习用泽兰，不用兰草，濒湖又混泽兰为兰草，所撰《纲目》泽兰条主治下，脱遗乳妇内衄，中风余疾，大腹水肿，身面四肢浮肿，骨节中水，二十二字，仅有金疮痈肿疮脓六字，将大好清洁妙婉良药，仅释供疮伤痈脓之用，下与薤白石蒜气恶臭荤者侪伍，气温性温字上，并遗去微字，兹考古本《大观本草》正定。《纲目》处处义求详赡，而此遗去主文十之七，亦殊令人大惑不解者也。矧乳妇内衄，中风余疾，骨节中水，尚有种种要义存在，未容一概抹杀者乎。再蜀东巫山之阳，有昭君村焉，其地产香草，清香绝俗，为都梁省头所不及，士女作膏以泽发，各书未载，他处无有，此始兰草花叶俱香之一种与。香草与美人并传，里人艳称，录此以备参考，亦以见草泽中埋没异材不少云。

龙脑香

苦，辛，微寒。主心腹邪气，风湿积聚，喉痹，脑痛，镇心秘精，入骨治骨痛，通诸窍，散郁火，疗妇人难产。（《别录》所载。条文参《唐本》《海药》《纲目》新定。）

选注：

（一）缪希雍曰：龙脑《别录》味辛苦，气微寒无毒，其香为百药之魁。凡香气甚者，其性必温热。李珣言温，元素言热是矣。气芳烈，味大辛，阳中之阳，升也散也，性善走窜开窍，无往不达，芳香之气，能辟一切邪恶，辛热之性，能散一切风湿，故主心腹邪气，及风湿积聚也。耳聋者，窍闭也，开窍则耳目聪。目赤肤翳者，火热甚也，辛温主散，能引火热之气，自外而出，则目自明，赤痛肤翳自去，此从治之法也。《别录》又主妇人难产者，取其善走，开通关窍之力耳。

（二）李时珍曰：古方眼科、小儿科，皆言龙脑辛凉，能入心经，故治目病惊风方多用之。痘疮心热血瘀倒压者，用引猪血直入心窍，使毒气宣散于外，则血和痘发，其说皆似是而实未当也。目病惊病痘病，皆大病也，火郁则发之，从治之法，辛主发散故耳。其气先入肺，传于心脾，能走能散，使壅塞通利，则经络条达，而惊热自平，疮毒自出，用猪心血引龙脑入心经，非龙脑能入心也。沈存中《良方》云，痘疮稠密，甚则变黑者，用生猪血一橡斗，龙脑半分，温酒和服。潘氏云，一女病发热腰痛，手足厥逆，目加昏闷，形证极恶，疑是痘候，时暑月，急取屠家败血，倍用龙脑和服，得睡须臾，一身疮出而安，若非此方，则横夭矣。又宋文天祥贾似道，皆服脑子求死不得，惟廖莹中以酒服数握，九窍流血而死。此非脑子有毒，乃热酒引其辛香散溢，经络气血沸乱而然尔。

参考：

（一）陈存仁《药学辞典》曰：龙脑香属龙脑树科之龙脑树，Dryobanops. CamphoTa Coleb，其树干纵裂之沟中，有作坚实巨块析出之挥发油（$C_{10}H_{18}O$）遇空气凝固结成之物。其形态为高大乔木，叶硬，作卵圆形，末端尖，呈暗绿色，揉软嗅之，有龙脑香气，开白色五瓣花，后结内分三房之覆果，有香气。产南洋群岛，以龙牙吧东为最正地道，其次山打根、苏门答腊及渤尼等处。本品之纯良者，为无色透明结晶片，易破碎，味如灼，于一百九十八度溶解，二百一十二度沸腾，投于水中则浮水面而旋转，点火则燃烧不留残渣，稍溶于水，易溶于酒精伊打等。其作用入胃后仅能刺激胃部，令人腹部觉热而爽，与胃液肠液等不起变化，至肠能刺激肠壁神经，使肠蠕动增速，且能杀霍乱菌，又能停止其卵子之发育。本品于未入血之前，仅有极小部与胃肠中之葡萄糖化合，及小肠，始被肠壁吸收。入血中，即能增加白细胞之数，使血液迅速循环，大脑神经亦被激而兴奋，心脏跳跃亦较明显，精神十分充足，欲念亦勃然兴起，若服量过多，则脑神经因受激过度，反由兴奋而转入麻醉状态。

（二）《和汉药考》曰：龙脑由品类而异其名称，价格亦各不同。1. 纯正龙脑，为无色透明或污白色，半透明板状物或粒状物，亦有由结晶破碎而成粉状者，质脆弱，易粉碎，折之无声，可整然两断，香气馥郁温和。投于火中则发煤烟燃烧，比重0.991。龙脑结晶片大者，状类梅花落瓣，一称梅花龙脑，价贵。晶片小者价低，分二梅、三梅、四梅等名称。大头兰口，系一梅二梅混合物，一梅为结晶片之最大者，悉从龙脑中选取，一呼大梅花或本梅花。红毛龙脑为三梅结晶片中选集，次于二梅者。四梅结晶片之细小者，中国药铺呼为冰片，米脑，结晶片之细碎粗粉，一呼糖片。2. 白手龙脑，系从广东、海南诸岛所产菊科植物，名艾纳香，所制之固形挥发油，一呼艾羯布罗，艾片结片。日本即由中国输入，为雪白色或透明之结晶体，大小不定，其最大者，长七分许，折之发微声，整然两断，破碎面有玻璃光泽，比重1.004，香气硬软及性质等皆与纯正龙脑相同。从樟脑制白手龙脑法，即将樟脑混合苛性加里液中，加金属钠，热之则龙脑升华，于冷处结晶。日本明治二十三年，有德岛县人有持泉平氏发明薄荷霜，或薄荷油，混合糖精苛性碱，置闭密器中，烧热，制造龙脑之方法，政府特许专利。

冉雪峰曰：

龙脑虽苦辛并称，而实际苦少辛多，有苛辣辛味，故外人谓其味如灼。辛主散，过辛则散之极，况其香又为诸药之魁，大辛与大香化合，故药力所到，初觉暖热，继转凉沁。薄荷具有此种状况，故古人谓之辛凉；龙脑亦有此等状况，故古人谓之微寒。曰凉曰寒，均系由此生出。其实暖热者，性温之作用也，凉沁者大辛之反感反应也，非真凉真寒也。故龙脑气味，应作大辛微苦微温者为近是。苏恭《唐本》曰微寒，李珣《海药》曰温，洁古《本草》曰热，似均尚未恰合耳。龙脑、樟脑、艾片三者，均香臭浓郁，为芳香性神经药，均系植物中所含挥发油之结晶体。前二者为木本，后一种为草本，大抵一种元素，甲植物能含有，乙植物亦能含有，不过有厚薄纯杂之分耳。龙脑气较清，质较纯，入药少副作用，故以樟脑艾脑制为白手龙脑，即人造龙脑。必须升华制炼，然一经制炼，香气形态，性质功用，大端类似。各注以龙脑性寒，樟艾二脑性温，绝对不可相混代替，此又未彻底了解者也。龙脑入胃肠，与胃液、肠液不起变化，入血能令循环增速，脉搏增高，白细胞增多，其作用显著于血脉系，而不显著于消化系。濒湖谓猪心血引龙脑入心，非龙脑引猪心血入心，其说较旧说固进一步。其实龙脑入血，能令心脏跳跃明显，新说已明白证实，固不待猪心血之引，而猪心血亦未必能引也。少用兴奋，多用麻醉，过量原可致死，必相传龙脑有毒，服之可致死。故文天祥贾似道均服以求死，以服量少，故求死不得。廖莹中服量多，又借酒以资挥发，故其死速，九窍流血，必其量太过，脑血管破裂成脑出血，非酒之能致人死，亦非龙脑之与酒反而有如斯现象也。总之，龙脑可以解秽通气，悦心透骨，镇痛醒脑，稀释厉液，杀灭毒菌，故中医外证用之特多。日人持泉平氏于明治二十三年创制薄荷霜，政府奖励，予以专利。查此项制法，乃模仿胡演升炼樟脑法，胡氏之说，早详载濒湖《纲目》樟脑条下，是樟脑升炼龙脑，亦不自日本始，胡氏之法先持泉平氏二百余年，外人食中国余唾，矜矜以为发明，而我邦学者不知自发宝藏，一听外货之内输充斥，亦殊可浩叹矣。中国炼丹法尚多，假手疡医；炼银朱炼黄丹，假手市侩。此亦我医药界所当兴起注意者也。

樟　脑

辛，热。主通关窍，利滞气，治中恶邪气，霍乱，心腹痛，寒湿脚气，疥癣，龋齿，杀虫辟蠹，着蹊中出脚气。（《纲目》所载。）

选注：

（一）李时珍曰：樟脑纯阳，与焰硝同性，水中生火，其焰益炽，今丹炉烟火家多用之。辛热香窜，禀龙火之气，去湿杀虫，此其所长。故烧烟熏衣筐席簟，能辟壁虱虫蛀。李石续《博物志》云，脚弱病人，用杉木为桶濯足，排樟脑于两股间，用帛绷定，月余甚妙。王玺《医林集要方》，治脚气肿痛，用樟脑二两，乌头三两，为末，醋糊丸，弹子大，每置一丸于足心踏之，下以微火烘之，衣被围覆，汗出如涎为效。

（二）张山雷曰：樟脑由樟木提炼而成，味辛气烈，濒湖虽谓无毒，然古人从未以为内服之药。惟西国医家，谓能治泄泻霍乱转筋。盖以气用事，而性辛热，观其着火即燃，猛烈可知，故善治真寒之霍乱吐泻转筋。西药书谓受其毒者，状如风痫，面紫昏迷，则此药峻厉，尤其可见。西书虽谓每服可用一林士至十林士，然十林士，合中国已一分七厘半，颇嫌太多，不如樟脑酒法，以樟脑一分，酒二十分，每服五林士之合宜也。一方樟脑一分，和净没药二分，明乳香三分，研匀，茶调服三厘，治痧秽腹痛甚效。寿颐自制霍乱酒亦用之，皆惟真寒为宜，湿热证弗用。

参考：

（一）陈存仁《药学辞典》曰：樟脑属樟科，为樟树之树脂，其精制樟脑为白色透映之块片或粗末，有脂肪光泽，质柔韧，不易成粉，加酒精研和，易成白色之粉末，置空气中，则发散而不留余泽，比重0.98至0.995，融点约在一百七十五度，沸腾点需二百零四度，试燃以火，则放明焰与煤烟而燃烧。水不能溶解，然浮于水面，则有回旋运动之性，酒精、伊打、哥罗仿谟、硫酸化碳素、冰醋酸、亚摄登、脂肪油等，俱能溶解之。有特异之芳香味，初如灼，后转有清凉之气，于分极光线具右旋之性。其作用，入口内能刺激唾液神经，使唾液及口腔黏液之分泌增加。入胃中，即诱起胃部之温感增加，令人暖气，然不与胃液变化。至肠，始次第吸而至血中，一部分仍不变化，而由肺脏排出，一部分变为 A-und B-Camphogly Buronsanre 及 Vramido-Camplaogly B-ursaure 二种，使血液循环迅速，大脑神经被激而兴奋，全身体温增高，精神活泼，尿汗之排泄亦同时增多。若服过量，则脑部被剧激而麻醉，甚由昏睡而死。

（二）《日本药局方》曰：精制樟脑为无色透映或白色结晶性之粉末，有特异窜透性之香气，味微苦如灼，后转清凉，于一百七十五至百八十度而熔融，二百零四度而沸腾，于重汤煎上热之，全然挥散，燃以火，则放煤烟多之火焰而燃烧。水不溶解，酒精、伊打、哥罗仿谟俱易溶解，脂肪油亦溶解，以此樟脑十瓦，溶解于纯酒精，于寻常温度五十立方仙米者，旋光度右旋，约八点八度。

（三）《药物生产辨》曰：樟脑中国各省均有产，但以福州为最，系用樟树蒸炼而成，粗砂力猛。东江、增城、惠州、南江、罗定、广西各属，均用樟树叶蒸炼，幼砂力弱。日本各国均有出，每年出新二次，四月、十一月出新。

冉雪峰曰：

樟脑与龙脑均有特异之香臭，均味微苦，入口初如灼，后转清凉，作用略同。均与胃液肠液不起变化，能促助循环，增高血压，少用兴奋，多用麻醉。水均难溶，火均燃烧，分极光线均为右旋，其化学符号亦同。不过樟脑较龙脑氢气少二分，熔融点、沸腾点略有差别而已。新说释药，虽不论寒热，而以形态性味成分功用，种种比较，大端亦复相同，则旧说龙脑为寒，樟脑为热，二者处相反地位者，实属不确。特龙脑较樟脑为清纯，樟脑较龙脑为暴悍耳。唐陈藏器《拾遗》，已有樟木一条，樟之升炼为脑，自胡演始，樟脑入药，收入本草，自濒湖《纲目》始，是我邦金元前尚只有龙脑，而无樟脑。升炼樟脑之法，大抵由升炼龙脑而脱化者也。而西医用樟脑多，用龙脑少，其用樟脑，有樟脑精、樟脑酒、樟脑膏、樟脑粉末等，多用于外搽风湿、偻麻质斯、神经痛等。近日功能愈推愈广，内用于醒脑回苏，腹痛泄泻，呕吐霍乱等症，或为兴奋皮下注射，或为防腐性绷带水，与《纲目》所载治疗大同小异。其用量至多一分七厘半，少或厘许，或数滴，过量则头昏困倦，受毒状如风痫，面紫昏迷等。观此，《纲目》条文虽曰无毒，实为有毒也。且龙脑与樟脑水均难溶，九日分水始能溶解樟脑一分，故龙脑樟脑均不入煎剂，若强于重汤上沸溶，则又全然挥散，故以乳剂、酒剂、散剂、丸剂为合用。或谓龙脑不可同酒服，非也。樟脑尚可制酒，龙脑何不可酒服乎？亦惟辨于轻量、适量、重量、极量之间而已。以愚阅历，肺痨有服樟脑之属幸愈者。武昌杨大成患咯血后咳逆，皮肉消脱，肌肤甲错，面目黧黑，潮热盗汗，吐痰如糜粥，或如五花脓，不惟不能平卧，且不能仰靠，须两手撑床，曲背如虾状，头向下倒竖，方可稍安。按法施治，效等于零，奄奄待毙，实为诸药所不疗。杨因闻人言，某某病此，服樟木刨叶，即樟木薄屑而愈，自煎服一碗，略安，续煎一大罐，频频饮之，大泻不止，虚敝欲死。急请愚诊，讶其病变之速，具以上述自服樟木刨叶水煮，愚察其数月来，未平卧者，今者竟平卧矣，急与甘平益胃止泻剂与之，而大其剂，轻药重投，泻止。调理半月而愈，夫以中外学理，对于已过三期肺痨难治之证，而樟一味治愈之，于以见药物运用之广，学者于此，不当猛下一参，而求其所以然之故与。

麝　香

辛，温。主辟恶气，杀百精物，去三虫蛊毒，温疟，惊痫，久服除邪，不梦寤魇寐。（《本经》上品。）

选注：

（一）张隐庵曰：凡香皆生于草木，而麝香独出于精血，香之神异者也。气味辛温散行，主辟恶气者，其臭馨香也。杀百精物、去三虫蛊毒者，辛温香窜，从内透发，而阴类自消也。温疟者，先热后寒，病藏于肾，麝则香生于肾，故治温疟。惊痫者，心气昏迷，痰涎壅滞，麝香辛温通窍，故治惊痫。久服则脏腑机关通利，故除邪不梦寤魇寐。

（二）张泽霖曰：麝之性味辛温，寒证用以配合，固无妨。设热证而纯用一味，或配辛燥之品，则非但无益，而且有害，必也以其他凉性参合，如紫雪牛黄之属，庶乎无虞。考麝古书言其形状甚多，特录数则于下。《说文》云，如小麋，脐有香，一名射父。《尔雅》释兽则，麝父麋足。《字林》曰，小鹿有香，其足似獐，故曰麋足。《字汇》注兽，如小麋，身有虎豹之纹，脐有香，为人所迫，则自投高岩，举爪剔出其香就絷，且死犹拱四足保其脐，故象退齿，鹿退角，麝退香，皆辄掩覆，知其珍也。

参考：

（一）陈存仁《药学辞典》曰：麝香属哺乳兽双蹄类之麝鹿，为牡兽脐中与阴部间，二腺囊分泌之香物。其成分成自挥发性未详之有效成分，及脂肪、胶质、蛋白质、纤维质、无机盐类、安母尼亚、水分等。其作用至肠被吸收而入血中，使血液流动增速，至脑而激大脑神经，令精神异常兴奋，然时间甚短，不及番木鳖之延长持久也。其效能通窍辟秽，搜风逐邪，用作兴奋及回苏药。

（二）《伪药条辨》曰：按麝为牡鹿类而无角，其尾甚短，如山羊，嘴上之棱牙如野猪，其种大小不一，皮毛之色，生而数变，初酱色与褐黑色，继变红褐至白灰而老矣。全身生毛，惟嘴无毛须，其旁面有纵长之斑点，背多横纹，然形状虽笨，而腿力甚速，故捕猎甚难。腹下之脐，即名麝囊，其囊之大小关乎麝之年岁与强弱，产地首推西藏高山中，或喜马拉雅山，以及云贵等省之山内，东三省与内蒙古亦产之，黄河以南，虽产似麝，其实本草所谓香狸，非麝也。《羌海杂志》云，青海江拉希拉之间，重岩复涧，产麝尤多，大抵山有麝香，必有香气，远闻之，香烈而略带腥，麝穴愈近，其腥愈不可闻。麝脐最秽，常流血液，天晴必仰卧于草地而曝其脐，脐眼突出，大如钵，腥秽异常，蚊蝇蚁蚋飞集蚀之，脐眼突然缩入，微虫碾如虀粉，脂渐凝厚，此谓草头麝，药市常用之品也。曾吸入蜂蝎蜈蚣毒虫类者，脐有朱砂点，谓之红头麝，其品已高。最贵者曰蛇头麝，毒蛇吮其脐，麝惊痛而力吸，跳踔狂奔，蛇身伸缩盘结，坚不可脱，须臾蛇身截然而断，首即腐烂于内，其脐有双红珠，即蛇眼也，其香经久不散，医治毒证，功效无比。今时陕西哈密出者，其色黄，香味浓厚者佳。山西武台山羊来出者，其壳如猪脬亦佳。四川松盘山出，名蝙蝠香，皮厚有毛亦佳。云南有一种无壳散香，色黑有骚气者次。大抵聚于蜀之打箭炉者名川香，聚于云南者名云香，陕西之兰州者名芥州香，皆良，其形圆，香气浓厚，历久不散。产于张家口以外归化城，以及内外蒙古者，名西口蝙蝠香。产于东三省，聚于营口，名东口蝙蝠香，其形皆扁，气味微薄，而带骚气，略次。

（三）《和汉药考》曰：森岛松兵卫试验麝香之成绩云，（甲显微镜检查所得）最良之品，于黑褐色，不整齐如岩之处，每见有黄色，或带黄褐，易流动如树脂之斑点，斑点少者，品质必恶，或有伪造之疑，因如杂有淀粉类，或草根木皮之粉末等物，在显微镜下，一览即可分明也。（乙试药溶解量）用伊打、石油伊打、偏阵、酒精、稀酸类，溶解麝香，百分中只溶解八分九，至十八分。（丙水溶解量）最良之品，可溶解百分之五十至六十，凭此辨别精粗，最为便利。（丁灰分量）最良之麝香，亦多杂铅、铁、水银、朱，并其他金属，若粗劣之品，金属极微，至多不过百分之三，以上此即可断为人工伪造物。（戊赝品掺和之状况）有屎臭或异臭者，或只搀皮粉，或加最良之麝香，使之适度，此等伪造物品，欲其色泽逼真，则以朱砂研和，或细磋紫檀木屑拌入，盖紫檀木理致密，既可加重，且现红色，乃有益无害之品也。亦有掺和动物性细粉者，最多即用麝香皮，细锉炒为粉末，或即用白毛皮，或鹿鞭皮制之，诚匪夷所思矣。

冉雪峰曰：

药物香浓，莫过龙脑，尤莫过于麝香。龙脑香虽芬馥，浮而易散，不及麝香之沉着幽远。盖龙脑近嗅香厚，远嗅香薄，置久则香消矣。麝香近嗅不香，远嗅则香，香久不散，香远益清，别饶一种妩媚。且其生理特殊，结自脐及下阴二腺囊之分泌，在麝鹿身中未取得时，腥秽殊甚，是其香乃由臭中透出。宫崎柳条云，麝香脱香者，挂厕中承尘上，数日香如故，是麝者，与粪同性之物也。至香之物，而出之至臭，煞是奇异。又脐内曾经吸入蜂蝎蜈蚣腐烂者，名红头麝，品贵。蛇首腐烂其中者，名蛇头麝，为极品。寻常则吸卷蚊蝇蚁蚋，为草头麝耳。大好解毒之物，而出之大毒之物，更难索解。意者香臭同出一源，有毒无毒，同归于化耶。抑香极则臭，臭极则香，有毒化无毒，无毒又化有毒耶。其成分既科学所未明，其理性亦常解所难通，洵异物也。其物既罕，其价甚昂，其作伪赝品自多，百出不穷，辨不胜辨。即近今化学分析，显微镜观察，亦有未足确定者，盖其有效成分尚未大明，既无定晰之标准，即无正确之判别，一言以蔽之曰，伪者多而真者少，即良好佳品，其中亦不免伪质掺和耳。查猎者获麝鹿，割取麝囊时，因香气峻烈，须先以布帛遮蔽口鼻，然后割取，否则往往头痛，甚或致死。是麝香过量，亦能麻醉神经，然在药物治疗上，则仅兴奋而不麻醉，故为芳香性神经药中之最清纯者。中医多用于外科方剂，是侧重解毒方面，西医用于醒脑回苏，是侧重芳香窜透方面，而准以上述香出于臭，化毒出于有毒。脐为先天呼吸道路，下阴部与脑下垂体关系密切，其切要效能功用，尚有待于学者进一步之研究矣。近代有人造麝香，化学上谓之三硝基布体儿托儿阿儿，乃类黄色针状结晶，遇九十六度，乃至九十七度之温熔融，大有麝香之香气。如溶解于酒精，加少量阿姆尼亚，其香气更著，然只有麝之气，而无麝之性，能供化妆香料之用，不能供药物治疗之用，是麝香之天然优性，尚未能真正模拟仿造也。近时贱生药而重科学药，孰知科学有时而穷，科学药亦有不能代替生药者，麝香其一端也。故中药即将来科学化，完全走向化学药途径，转而供世界医药之用，而此项生药优性所在，亦未能任其切断损失者，夫固当设法保留阐扬云。

穿山甲

咸，微寒，有毒。主五邪，惊啼悲伤，除痰疟寒热，风痹强直疼痛，通经脉，下乳汁，消痈肿，排脓血，通窍，杀虫。（《别录》所载。条文参《纲目》新定。）

选注：

（一）李时珍曰：穿山甲入厥阴阳明经，古方鲜用，近世风疟疮科，通经下乳，用为要药。盖此物穴山而居，寓水而食，出阴入阳，能窜经络达于病所故也。按刘伯温《多能鄙事》云，凡油笼渗漏，剥穿山甲里面肉靥投入，自至漏处补住。又《永州记》云，此物不可于堤岸上杀之，恐血入土，则堤岸渗漏。观此二说，是山可使穿，堤可使漏，而又能至渗处，其性之走窜可知矣。谚云：穿山甲王不留，妇人食了乳长流，亦言其迅速也。

（二）时珍又曰：按《德生堂经验方》云，凡风湿冷痹之证，因水湿所致，浑身上下强直，不能伸屈，痛不可忍者，五积散中加穿山甲七片，看病在左右手足背胁疼痛处，即于鲮鲤身上取甲炮熟，同全蝎炒十一个，葱姜同煎，入无灰酒一匙，热服取汗，避风甚良。又载《卫生宝鉴》治中风瘫痪，手足不举，用穿山甲，左瘫用右甲，右瘫用左甲，炮熟大川乌头，炮熟红海蛤，如棋子大者，各二两为末，每用半两，捣葱白汁和成厚饼，经寸许，随左右贴脚心，缚定，密室安坐，以足浸热汤盆中，待身麻汗出，急去药，宜避风，自然手足可举。半月再行一次，除根。亦治诸风。

参考：

（一）陈存仁《药学辞典》曰：穿山甲属哺乳动物贫齿类，为鲮鲤鱼鳞甲，本品形肖鲤，穴陵而居，故曰鲮鲤，世俗称为穿山甲者，以性喜穿山，而身被鳞甲也。其形态躯体肥大，长三尺余，头小，有四足而短，其形稍似蜥蜴，体与尾不分明，仅次第变为细长而已。全身披有鳞片，坚硬如石，末端尖锐。并列若屋瓦，一似甲胄之在身。口吻稍长，无齿，舌如丝而长，以之捕食蚁等。爪长且锐，便于掘土之用。昼间穴居不出，夜则徘徊草丛以觅食。性不活泼，步行亦迟，设遇外敌，则蜷缩如猥，耸起鳞片，以免危害。甲为坚硬如石之鳞片，色淡褐或黑褐，有光泽，大小不等，略呈三角形，中央厚，边缘薄如刀锋，甲之表面，自底部向末端，有无数之条线隆起，里面则扁平滑泽。

（二）《药物生产辨》曰：山甲片产安南东京等各埠，广西各属，南宁百色等，均有出，《和汉药考》谓产东印度群岛及非洲，台湾亦产一种。

冉雪峰曰：

穿山甲以形能得名，即以形能为治者也。凡宣通药，非导滞行气，即破瘀行血，非轻宣外散，即稀释下泄。本品既非气药，亦非血药；既不清扬，亦不稀释；其重如石，其坚似铁，而用以入宣通药类者，盖鳞甲森然，性喜穿山，靡坚不破，无孔不入，有隙必至，有气药不能导，血药不能破，轻扬药不能散，稀释药不能泄，而惟此方能胜任快愉者，是本品在宣通药类，能宣诸药所不能宣，能通诸药所不能通，别具一种功用。且能协助宣通诸药，发展其各个特具之性能。分之各奏其功，合之共济其美，本编用以殿宣通类之末，于以见此格之不可不备。凡药之功能，不止一端，而用药之灵妙，更不拘一法。就本宣通类言，白芷本气药，而血闭能开，行气者亦可行血；茅根本血药，而气虚能益，入血者亦可入气；辛夷本轻扬药而主下气，治上者亦可治下；菖蒲本通药而补五脏，为通者亦可为补。本节甲片，固以攻坚捣锐，窜透通里为其专长，然谢璞斋三仙散，治麻发之不出者，而以此汤发之，方中即用本品为主药，是不惟通里，而且通表，不惟以通里者通表，而且通表药所不能通之表，辨证既独抒机缄，用药亦别辟途径，知此则本节条文主治，不烦言而解。甲片本质重，而在惊啼悲伤，精神方面模拟；甲片本气浊，而在宣窍下乳汁清窍方面写照；甲片本攻窜通里药，而在痰疟风痹寒热上推求，其意旨均可默会矣。张伯龙云，阴伤及阳，八脉空虚，参术顽钝，徒滞中宫，桂附刚燥，徒劫阴液，温升固摄，必借气血有情，庶克有济。然则温固八脉，须借气血有情，而宣通八脉，岂不亦借气血有情乎？甲片攻坚，实具气血药中宣通要素，故龟甲、鳖甲，《本经》主治，明载癥瘕坚结息肉痔核等词，况本品力能穿山，性喜窜透，遗血犹惧坏堤，肉靥自能塞漏，个性特异，功效优越，有他甲药所不能企及者乎。《卫生宝鉴》治中风瘫痪，手足不举，左瘫痪用右甲，右瘫痪用左甲，与近代新说左病变，其瘫痪见于右，右病变，其瘫痪见于左意义正同。德生堂治湿痹强痛，亦云看病在左右手足背胁疼痛处，即于鲮鲤身上取甲，同气相求，与近代脏器疗法相似，学者会而通之，可于治疗上开无限法门，又岂仅宣通一类云尔哉。

收敛类

诃黎勒

苦，温。主冷气，心腹胀满，喘急，肠风泻血，崩中带下，敛肺，止肠澼，久泄赤白，肛门急痛。（《唐本》所载。条文参《四声》《大明》《衍义》《补遗》新定。）

选注：

（一）贾九如曰：诃子味苦而带酸涩，能降能收，兼得其善，盖金空则鸣，肺气为火邪郁遏，以致吼喘咳嗽，或至声哑，用此降火敛肺，则肺窍无壅滞，声音渐清亮矣。取其涩，可固脱，若久泻久利，则实邪去而元气脱，用此同健脾之药，固涩大肠，泻利自止。但苦能泻真气，太虚者宜少用之。

（二）杨时泰曰：方书于诃子，有只用皮者，有只用肉者，其肉先涩次苦，而涩不敌苦，又次酸及甘，乃甚微，是肉之为用，降泻居多，而泻中犹有收义，更合于中土之气而不尽泻也。其皮涩与苦等，次只有甘，亦甚微，是皮之涩能敌苦，泻犹未极，又只带甘，则泻中犹有缓也。二者须索其肉皮之有异，乃为得之。再按诃子下逆气，泻结气，通积聚，利咽喉，历考成方，如息贲之枳实散、伏梁之半夏散、奔豚之木香槟榔散、便闭之七宣丸。又声喑之诃子汤，梅核气之清咽屑，或只同于降泻，从邪之实者论治。或更同于寒凉之降泻，从实邪之有热者论治也。又如胸痹气滞，胁肋刺痛之沉香升降散，胸痹喘息之利膈散，息贲之半夏汤，喘证之苏杏散，或兼补剂，从虚中有实者论治；或更兼温补，从虚中有寒者论治也，是其降泻为功，岂得畏虚而不用乎。至又有用其酸与涩者，义固非与降泻相戾也。人身肺气犹天，其职司降，而有降即有收，自飞门至于魄门，皆一气之所贯。经故曰魄门亦为五脏使，言脏腑糟粕，固由其泻，而脏器升降，亦借以调。诃子入手太阴阳明，其味始于苦涩，终于甘酸，降与收敛，随所合而为用。是以丹溪治久咳劫剂，则同于百药煎荆芥穗。河间治失音发声，则同于桔梗木通童便。东垣以止久利，则同于御米壳、干姜、陈皮。宝鉴则合于椿白皮、母丁香。其通便也，合杏仁、麻仁、枳壳，为二仁丸。协柴胡、枳壳、桃仁、大黄、木香，为七宣丸。绎此，不可以识诃子之长技，亦惟我所使与。总之用以降泻，宜于气实，实者邪气实。用于收涩，宜于气虚，虚者正气虚。此中先后主辅，惟当适事为故耳。

参考：

（一）陈存仁《药学辞典》曰：诃黎勒一名诃子，属使君子科，为诃黎勒之实。其成分主要含有没食子酸、单宁酸及没食子鞣酸，故印度地方用于染色及鞣皮术等。其效能，入胃后，令胃内之 pepsin 及蛋白质皆凝固，而消化力被阻，且能将胃黏膜收缩，使分泌减退；至肠，能收缩肠壁之微血管，减轻下利，且微有杀菌之功；由肠壁吸入血中，能使血液流动之血管收缩，阻止血液及白细胞之渗出，故有间接止血之功。

（二）《嘉祐图经》曰：今岭南皆有，而广州最盛。树似木槵，花白，子形似栀子、橄榄，青黄皮，皮肉相着，七八月实熟时采，六路者佳。《岭南异物志》云，广州法性寺有四五十株，极小而味不涩，皆是六路，每岁州贡，只以此寺者。寺有古井，木根蘸水，水味不咸。每子熟时，有佳客至，则僧院煎汤以延之，其法用新摘诃子五枚，甘草一寸，破之，吸井水同煎，色若新茶，今其寺谓之乾明古寺，尚在。旧木优有六七株，南海风俗，尚贵此汤，然煎之不必尽如昔时之法也。诃子未熟时，风飘坠者，谓之随风子，暴干收之，益小者佳，彼人尤珍贵之。

冉雪峰曰：

诃黎勒，梵言天主持来也。一名诃子，虽《金匮》亦曾用此，而收入药籍，始见于苏恭《唐本草》及李珣《海药本草》。苏曰苦温，李曰酸涩温，本品为海药，李书系专研海药者，较为确实。本品酸涩味均浓，自以李说较合，特温性甚微，寒热均可佐伍，故海藏汤液，以为苦酸平。总上各说，征诸事实，当以苦酸涩微温者为近是。查酸味诸药，如酸枣仁、山茱萸、五味子、乌梅肉等，均柔和神经，增加分泌，能开能敛，能发能收。观《本经》所叙各条主治，邪结气聚，死肌不仁，逐寒开痹，益气强阴等可知。而本节诃黎勒，酸而兼苦兼涩，兼苦酸药类犹共有之，兼涩则天之生是使独。涩者出乎诸酸药外，而不在五种味别之中者也。酸而苦而涩，合同而化偏于降敛，故本条主治，并无散结透络、开痹通表诸字样，与各酸药主治条文洵然不侔。异中之同，同中之异，学者所当着眼。各注多谓其降泻，降则尔矣，泻何有焉，去诃黎勒真际远矣。杨时泰氏《钩玄》，较量其气味，分辨其肉皮，颇能入里深谈。曰降与收敛，随其所合而为用。又曰气实降泻，气虚收涩，此中先后主补，惟当适事为故，颇具心得。但未参证科学之实验，惟在气味上播弄虚弦，其释苦亦降泻并言，未能尽摆脱俗障。苦而能泻，固是一义，苦不亦有从燥化，及苦以坚之者耶，安得执能泻一义而释不泻之药。观上参考陈存仁氏所叙本品作用，能令胃紧要分泌及蛋白质凝固，又收缩肠壁，收缩血管，其真正功能，可以确定，何尝一字及泻乎。即就气味言，本品不纯于苦，苦与温合，适合当归气味；酸与温合，适合五味子气味。当归补血，五味子益精，又何尝是泻药乎。《素问》五味之于五脏，各有补泻，是随生理好恶而异其趣，则五味于五邪，亦各有补泻，可随病理从违以会其通。杨氏所谓随其所合而为用。一合病理，一合生理，当进一步阐扬，安得肯定泻之一说耶。本品能导肺气之滞，能缓肝气之急，故为治下利里急后重良药。仲景以诃黎勒散治气利，明指出一气字，尤得诃黎勒之精髓。《嘉祐》之主冷气胀满，《日华》《大明》之主喘急，丹溪《补遗》之主敛肺，皆是在气分着笔，得仲景之遗意者也。近人仅目为涩药，实中人以下知识。各注又以为泻药，正与物化常理相反，得毋徒读古书，死于句下之过与。

五倍子

酸，平。主齿宣疳𧏾，肺藏风毒流溢皮肤，作风湿癣疥痒，脓水，五痔，下血不止，小儿面鼻疳疮。（《开宝》所载。）

选注：

（一）李时珍曰：盐麸子及木叶，皆酸咸寒凉，能除痰饮咳嗽，生津止渴，解热毒酒毒，治喉痹，下血血痢诸病。五倍子乃虫食其津液结成者，故所主治与之同功。其味酸咸，能敛肺止血，化痰止渴收汗。其气寒，能散热毒疮肿。其性收，能除泻利湿烂。

（二）黄宫绣曰：五倍子书既载味酸而涩，气寒能敛肺经浮热，为化痰渗湿、降火收涩之剂。又言主于风湿，凡风癣瘙痒，目赤眼痛，用之亦能有效，得非又收又散，又升又降之味乎。讵知火浮肺中，无处不形，在上则有痰结咳嗽，汗出口干，吐衄等症；在下则有泻利五痔，下血脱肛，脓水湿烂，子肠坠下等症。溢于皮肤，则必见有风癣瘙痒，疮口不敛。攻于眼目，则必见有赤肿翳障。用此内以治脏，则能敛肺止咳，固脱止汗；外以治肤熏洗，则能祛风除湿杀虫。药虽一味，而分治内外，用各不同。非既能入肺收敛，又能浮溢于表，而为驱逐外邪之药也。书载外感勿用，义实基此。

参考：

（一）陈存仁《药学辞典》曰：五倍子属于漆树科之盐麸木。其叶柄成嫩叶，为一种昆虫所刺伤，因之该部逐渐膨大而成虫瘿，此即五倍子也。其形态为不整齐之瘿块，或似菱，或分歧作裂瓣，色灰褐，小者只四分，大者可二寸，皮厚三厘至半分，坚脆如角质，破碎面光泽若玻璃，外有灰白如丝之毛被，且有穴孔，为虫脱出之口，中系空洞，藏有灰色之粉质与已死之虫，具一种特异之臭，味涩，收敛性极强。其成分百分中含有单宁酸六十至七十七分之多，余则为树脂、脂肪、脂肪糖分、护谟、越几斯质等。其效能敛气涩肠，主鼻衄、肠出血、肠结核，与诃黎勒同，惟功效较强。有收敛之效，用作慢性下利、子宫出血及其他出血之庇覆，暨制酵药。

（二）《和汉药考》曰：昆虫刺伤盐麸木之叶柄，或嫩枝，渐次起瘤，而生五倍子。中有虫，虫出则五倍子自然枯死，其效力即有损灭之虞。以此欲采收者，必须在虫未出之前，其时期随地气而异，此瘿瘤采集之后，即投热水中杀其虫，俟虫尽死，取出连晒三四日，令干，收贮备用。或蒸热杀虫，晒干。然据理学博士白井光太郎云，向来我国将五倍子蒸杀及热汤浸杀之法，均不免减损有效成分，不如用火焙杀虫之法，较为有利无弊。读《中国宁乡县志》有云，五倍子即五焙子之义，知中国亦有火制之也。医药家苟能确实试验，以比较其优劣，则利益之溥，可断言矣。

（三）《本草纲目》曰：五倍当作五構，见《山海经》。其形似海中文蛤，故亦同名。百虫仓，会意也。百药煎，隐名也。

冉雪峰曰：

凡药有特殊生理者，即有特殊功用。五倍子系盐麸木之瘿瘤，盐麸木酸咸，植物味咸者少，故以盐标名，以示优异。其叶柄嫩枝被昆虫刺伤，该部即逐渐膨隆，而形成瘿瘤。亦若人体一部受伤，身之白细胞即趋赴而营救护工作。盐麸木被伤，其木之他部菁华，亦感趋而营救护，是瘿瘤五倍子者，不啻病理变态，而救护愈合成功之表现也。其酸味甚浓，百分中含单宁酸六十至七十五之多，可代鞣酸作柔革用。色素亦浓，可作黑色染料用。准以中药常例，酸入肝，黑入肾，其基本系盐麸木结成，微兼咸味，咸亦入肾，故其补肝肾，强阴益精，与山萸肉、五味子等功用相同。且本品包含未孵化之幼虫浆液，及幼虫营养乳食，气血有情，有同气相求之义，其功用实超各草木酸药之上。虫之寄生药，如桑螵蛸、桑蠹虫，暨各木蠹虫，亦系得木之兼气。但虫之卵子，及虫之本体，与木判而为二，适成为纯单虫类药。木之变态药，如没食子桑瘿，暨各木瘿瘤，亦系多由虫类刺伤形成，但瘿瘤内未包含卵子及幼虫，适成为纯单植物类药。惟本品外系木瘤，内系虫仓，两两合化为一。木瘤为病理的，虫仓为生理的，是本品不惟以植物性而兼动物性，且以病理的而兼生理的，其生化奇特殊异如此。五倍子名义，殊难索解，或云倍作焙，亦不甚恰。濒湖《纲目》五倍当作五構，见《山海经》，似为近之。本节条文齿宣之宣字，亦难索解。《易》说卦巽为宣发，却无宣齿。医籍无此项病名，不敢附会，再以性能功效言之，五倍子以酸味为大宗有效成分，收涩降敛，是其本能，开通宣发，是其功用推出。而亦涩亦开，亦降亦通，为酸味药各具之共同点。互参酸枣仁、山萸肉、五味子、乌梅肉等条文，可以彼此了然。黄宫绣氏就病理阐说，虽未能彻底明澈，大端已为得旨。酸而合之平，则入肺敛肺；酸而合之咸，则入肾补肾。虫之刺伤，借木之斡运以资愈合。推其义，可以疗肺结核、肺穿孔、肺出血。虫之卵子，借木之生机以为孵化。推其义，可以种子安胎，疗子宫阴蚀阴挺。凡此均药理所应有，而为药学所未言，特拈出与学者研究。至止利而又柔缓其肠壁，止血而又愈合其脉管，均有特殊功用。其理至明，其义至显，更无待琐琐再释也。

孩儿茶

苦、涩，平。主清上膈热，化痰生津，涂金疮，一切诸疮，

生肌定痛，止血收湿。（《纲目》所载。）

选注：

（一）缪希雍曰：乌爹泥本是茶末，又得土中之阴气，其味苦涩，气应作寒，性无毒。其主清上膈热，化痰生津者，茶之用也。得地中之阴气，能凉血清热，故主金疮止血，及一切诸疮，生肌定痛也。苦能燥，涩能敛，故又主收湿气。

（二）黄宫绣曰：味苦微涩，性凉无毒，功专清上膈热，化痰生津，收湿凉血，生肌。凡一切口疮喉痹，时行瘟瘴，烦躁口渴，并一切吐血、衄血、便血、尿血、血痢及妇人崩漏、经血不止，阴疳痔肿者，服之立能见效。是细茶末入竹筒埋土中，日久取出，捣汁熬成，块小润泽者上，大而枯者次之，真伪莫辨，气质莫考，用宜慎之。

参考：

（一）陈存仁《药学辞典》曰：孩儿茶一名乌爹泥，一名乌丁。《和汉药考》名阿仙药，凡充药用者，须取属豆科之 Acacia catechuWill 及 Acacia sumakurz 之木心。入水煎熬，凝结成水制越几斯，或采摘属茜草科之 Uncaria Gambir Roxb 叶与叶梢，入水煎熬，凝结制之，或榨取属棕榈科槟榔之汁，干而入水煎熬，凝结制。其作用入胃后，能助胃液以增加消化之功能，又能防止 pepsin 过量之作用。在肠中能收缩肠壁之黏膜，使肠之分泌减退，肠之吸收力增加。用作收敛止血药，又治肠黏膜炎。

（二）《和汉药考》曰：阿仙药之品类极多，历来依其形态色泽等，定品位之高下，此种习惯，今市上尚盛行之。药用之阿仙药，专取骰子形者为贵。如质轻色淡，收敛性不甚者，上品也，反此为下品。其收藏愈久，物品愈陈者，价值亦愈贵。若依其形状分之，则有角样（骰子形）、算木样（棱柱状）、钱样（圆片形）、盘样（不整形）等各种名称。阿仙药之品位，全在所含单宁酸之多寡，收敛甚而色深者，悉以供鞣皮染色之用。必收敛味少而色淡者，始堪供医药用。

（三）《内科新说》曰：儿茶，此树印度、新加坡等处尽有。

取其汁，晒干成块，切作四方形，用以入药，性收敛，身虚泄泻及大小肠血出者宜之。能止泻止痛，大有功用。喉咙软弱、语音不响者，用儿茶水漱之。

（四）《荷兰药镜》曰：此为最效之收敛药，兼有拔尔撒谟之功同。凡诸管纤维弛缓之各病，并脱泄失血等，俱能治之。故以治胃肠虚弱之经久下利，努责下利，赤利，妇人崩漏，呆道弛虚之久淋，白带下，小便淋沥，小便不利，尿崩诸证，老人赤利甚者，用此良。溃疡弛弱难愈及易出血之证，以此末渗之，或用此为洗药注入剂，即可阻其腐坏，并祛水棉状之腐肉。

冉雪峰曰：

孩儿茶种类甚多，乃越几斯之干固者，其制造基本药，究系何物，此事实考究者，所必先知也。濒湖《纲目》谓云是细茶末埋地取汁熬制。云是者，传闻之词，人云亦云，词气间尚有阙疑的意义。各注直以为实，就此演释，出发点错，所以愈去愈远。查今之孩儿茶，并无用茶熬制等说。惟《和汉药考》载，其以五倍子和好茶末，而用蕨粉炼制者，实阿仙药之赝品，不堪入药用也。是茶制云者，乃孩儿茶之伪者也。黄宫绣云：真伪莫辨，气质莫分，由来已久，可窥见其内幕之一斑矣，英美学说，谓孩儿茶之源流，虽不甚清楚，然自古以来，惟印度人知之最早。黑色者为儿茶树之木所制出，淡色者系由儿茶树之叶与嫩枝煎成，观此，则知孩儿茶肇始印度，并确有其所谓儿茶树。日本学说，阿仙药产于东印度诸岛。凡属于豆科、茜草科、棕榈科之植物，其树心、树皮、树果实等，皆含有单宁酸极多，种植家择含量最多之处收采之，造成水制越几斯。观此，本品虽始印度，而制造基本植物，不止一种。以含单宁酸较多为准，适合古名百药煎之义，其言最为明白。窃孩儿茶既以单宁酸为大宗主要成分，则其味当酸。本节条文曰苦涩，岂古人所用之孩儿茶，均伪者耶。实际应作味酸微苦涩为合。查酸味药能刺激淋巴，柔和神经，收缩血管，收缩肠壁，以故生津止渴，敛气宁神，止血止利，而又能变质软坚，散结解凝。

对于病理的化合，可止汗，亦可出汗；可秘尿，亦可利尿；可制止分泌，亦可增加分泌；可宁摄气机，亦可宣通气机。究其除痰非所长，祛湿亦非所长，各家释为化痰，如何化法，释为燥湿，如何燥法，故研究药学者，须知药物本具之性能，再推其治疗化合之功用。则酸味药各条所谓开痹，所谓出汗，所谓利尿，所谓气聚邪结，均可整个彻底了然，不致五花八门，目眩神惑。本条孩儿茶如是，酸类药亦如是。推之他项性味药类，亦无不如是。如拘拘死法，谓无一药而具二性之理，则古人义旨，无从证入，用药灵妙，无从领会，甚非所以治药学之正轨也。要之孩儿茶为外科要药，故拙著《国防方药新释》多用之，本节条文亦侧重外治。百药煎为孩儿茶异名，五倍子可制百药煎。我国产五倍子多，即国际有事，海岸封锁，此项药物，应用不虞匮乏云。

桑螵蛸

咸、甘，平。主伤中疝瘕，阴痿，益精，生子，女子血闭，腰痛，通五淋，利小便水道。（《本经》上品。）

选注：

（一）陈修园曰：螵蛸，螳螂之子也。气平属金，味咸属水。螳螂于诸虫中，其性最刚，以其具金性，能使肺之制节申其权，故主疝瘕，女子血闭，通五淋，利小便也。又具水性能使肾之作强得其用，故主阴痿，益精生子，腰痛也。其主伤中者，以其生于桑，得桑气而能续伤也，今人专取其缩小便，虽曰能开而亦能阖，然要其本性，在此而不在彼。

（二）黄宫绣曰：桑螵蛸即桑枝上螳螂子也。味咸而甘，气平无毒，入足少阴肾、足太阳膀胱。盖人以肾为根本，男子肾经虚损，则五脏气微，或阴痿，梦寐失精遗溺。螵蛸味属水，内合于肾，肾得之而阴气生长，故能愈诸疾及益精生子。肾与膀胱为表里，肾得所养，则膀胱自固，气化则能出，故利水道通五淋也。女子疝瘕血闭腰痛，皆肝肾二经为病，咸能入血软坚，是以主之。甘能补中，故主伤中益气，肾足则水自上升，克与心交，故能养神也。至书既言功耑收摄，又言利便，义由是矣。

参考：

（一）陈存仁《药学辞典》曰：桑螵蛸系属昆虫类中为直翅类螳螂之卵，秋日筑窠桑树上，经日坚凝而成螵蛸。其形态为形如旧纸之块，性极轻，长寸许，色黑褐或黄褐，破之则类似海螵蛸，各房中俱藏卵子。《本草征要》云：一生出九十九，又螳螂卵子逢树便产，惟以桑树上者，是得桑皮之津气良。

（二）《本草衍义》曰：男女虚损，肾衰阴痿，梦中失精，遗溺白浊，疝瘕，不可阙也。邻家一男子，小便日数十次，如稠米泔。心神恍惚，瘦瘁食减，得之女痨，令服桑螵蛸散药，未终一剂而愈。其药安神魂，定心志，治健忘，补心气，止小便数。用桑螵蛸、远志、龙骨、菖蒲、人参、茯神、当归、龟甲（醋炙）各一两，为末，卧时人参汤调服二钱。如无桑上者，即用他树者，以炙桑白皮佐之，桑白皮行水，以接螵蛸就肾经也。

（三）《本草纲目》曰：螳螂骧首奋臂，修颈大腹，二手四足，善缘而捷，以须代鼻，喜食人发，能翳叶间捕蝉，深秋乳子作房，黏着枝上，即螵蛸也。房长寸许，大如拇指，其内重重有隔房，每房有子如蛆。至芒种节后一齐出，故月令有云，仲夏螳螂生也。

（四）《炮炙论》曰：凡使勿用杂树上生者，名螺螺。须觅桑树东叶枝上，采得去核子，用沸浆水浸淘七次，锅中熬干用，别修治无效也。

冉雪峰曰：

桑螵蛸为昆虫类螳螂所产之卵子，其生殖甚繁，一产九十九子，仓内未见育养卵素之食料。意者寄生木上，即借木之津气以为营养孵化之本耶，果尔，是以动物性而兼植物性，既具动物之脂液，又得植物之生气，亦虫类药之特具异秉者。卵产自肾，肾之生理健全，斯肾之产生丰富。准以近代脏器疗法，桑螵蛸应为填精补肾，启发肾中生机，种子安胎之良药。古称螽斯衍庆，仅得之诗人比拟，而桑螵蛸则真事实衍庆矣。其味咸，咸则入肾；兼甘，甘则入脾。咸而合之甘，润渗而又缓和，先天化育，后天培养，两两咸具，适以助成其生机隆郁之功。总上以观，可知桑螵蛸既含动物先天之精气脂液，又得植物后天之培泽清气，此项可宝贵成分，当如何爱护，用之务得其全。既曰无毒毋宁不制，《雷》云须沸浆浸淘七次熬干，陶云蒸过火炙，不尔令人泄。本品非通利药，何以泄，令人泄，正是反证其补力强盛处。熬干火炙，此项脂液竭，清气减矣。凡药炮炙，非杀其毒性，即增其功用。未有无毒炮制，而反减其功用者，甚非古人所以创作炮制之初意也。就气化言，主伤中，甘之功用也。益精，咸之功用也。由此推之，中宫脾气旺，下元肾气充，阴何由而痿？血何由而闭？腰何由而痛？疝瘕何由而结成？淋便何由而秘涩？伤中二字提前冠首，示人着眼，盖本品之补下容易见，而培中未易知也。疝瘕句，单言瘕而不言癥，本品咸以软坚，正伸邪散，非有攻破，利于实质也。疗血闭，乃血虚燥结，而此软之濡之充之开发之，非其他血塞血死，均可以此打通也。通淋利小便，亦阴伤火炽，津枯窍闭，得此润濡而安。不曰利小便，而曰利小便水道，与他项渗利泄利亦异也。观上条文，字里有精义，言外有精蕴，而无须熬干淘净，炙枯炒焦，在在均可窥见。本品形质似海螵蛸，黏着树枝，风雨不能剥落，黏涩性亦大，《本经》无一字言及涩者，易知者不必言，而惟在补中寓通，涩中寓润着笔，示人以进一步之研究。推其功能，尚在新药内分泌副肾素以上。近人只用为涩药，少用为通药，更少用为补药。各注释开血闭，通水道，疗疝瘕，多以螳螂骧首奋臂刚猛为言，亦若本品为刚药也者。桑能续伤，尤为可笑，甚矣。著作之难，而释古人书者之亦不易易也，如是夫。

乌鲗骨

咸，微温。主女子赤白漏下，经汁血闭，阴蚀肿痛，寒热癥瘕，无子。（《本经》中品。《别录》疗惊气入腹，止瘀多脓汁不燥。）

选注：

（一）李时珍曰：乌鲗骨，厥阴血分药也。其味咸而走血分也，故血枯血瘕，经闭崩带，下利疳疾，厥阴本病也。寒热疟疾，聋瘿，少腹痛，厥阴经病也。目翳流泪，厥阴窍病也。厥阴属肝，肝主血，故诸血病皆治之。按《素问》云，有病胸胁支满者，妨于食，病至则先闻腥臊臭，出清液先唾血，四肢清，目眩，时时前后血，病名曰血枯？得之少年时有所大脱血，或醉入房中，气竭肝伤，故月事衰少不来。治之以四乌鲗骨一芦茹，为末，雀卵大如小豆，每服五丸，饮以鲍鱼汁，所以利肠中及伤肝也。观此，则其入厥阴血分无疑矣。

（二）杨时泰曰：乌鲗骨既治女子赤白漏下，经汁，及血崩唾血下血矣。而又主血闭，月事衰少不来，癥瘕无子，何以一物之用，能通能止迥殊哉。夫经闭者，有有余不足二证。有余者，多为气与寒与积所逆，证发于暂，或痛或实，通剂乃可用之。不足者，冲任内竭，其证无形，其来也渐，不可用通剂。乌鲗所主者，乃伤肝血闭不足之病也。崩漏亦有有余不足之分，其为热所乘，致伤冲任者，是谓有余，可治以黄连解毒汤。其肝肾受伤，而冲任之气，不能约制经血者，是谓不足，治以乌鲗骨末，醋汤调下是也。然则用乌鲗骨，或通或止，总为益肝肾之阴气而已。血随气而行，亦因气而固，方书概言中气，而不言肝肾之气，虽补益中气，亦可以治肝肾。第由肝肾之虚以伤中气者，不本病因而投之可乎。且阴气阳气之治有殊，此禀阴气之专，以化血而血黑，故肝肾之阴气有损者，投之适宜，不漫同他味之能益阴也。女子赤白带下，方书多主湿热。东垣云，此任脉之病。尺脉涩弱数而滑，沉微无力，为白带为血虚；

或涩数而实，为赤带为热，然则乌鲗所主者，任脉病，非中宫湿热下溜之病也。其味咸，宜归水脏。血为水所化，一切主治，总由益肾之阴气，并使血之藏血者，能司其运化出纳之职而已，岂独女子要药乎。凡属血病，上而鼻舌，下而前后血，均能疗之。即不属血病，上而目翳耳聋，下而溺失遗精痔患，亦能疗之。

参考：

（一）陈存仁《药学辞典》曰：乌鲗骨，一名乌贼骨。为属头足科二鳃类，为软动物乌鲗之背骨。种类颇多，日本产者，有真乌鲗、刺乌鲗、枪乌鲗、花枝乌鲗、耳乌鲗、鍚乌鲗六种。采取骨质供药用者，为伪乌鲗及刺乌鲗二种。其成分，由磷酸钙、碳酸钙、胶质等而成。其效能通血脉，祛寒湿，温经止带，用作止血药，及为女子血枯经闭药。又治肺结核咯血，痔出血，创伤，其作用与石决明同，惟凝固血液之能较石决明为强。

（二）《嘉祐图经》曰：陶隐居言此是暴乌所化，今其口腹具存，犹颇相似，腹中有墨可用，故名乌鲗。能吸波噀墨，令水浊自卫，以防人害。又《南越志》云，其性嗜乌，每自浮水上，飞乌见之，以为死而啄之，乃卷取入水而食之。因名乌贼，言为乌之贼害也。

（三）《本草纲目》曰：乌鲗无鳞有须，黑皮白肉，大者如蒲扇，炸熟以姜醋食之，脆美。背骨为海螵蛸，形似樗蒲子而长，两头尖，色白，脆如通草。重重有纹，以指甲可刮为末，人亦镂之为细饰。又《相感志》云，乌鲗过小满则形小也。

冉雪峰曰：

乌鲗骨色白质轻，体若通草，凡动物骨质，未有如是之清虚轻松者。味咸性涩，性味与桑螵蛸同，形态亦大端相同，故名海螵蛸，古方二药多并用，与龙骨、牡蛎多并用一例。脱二者完全相同，则用一而倍其量可矣，何必又并用乎。盖桑螵蛸附桑枝而生，多得木之清气。乌鲗骨沿海滨而生，多得海水之咸味。气质之间，清浊辨焉。其不同而同者，均属钙质。钙能凝固血液，制止分泌，沉静循环，安定神经，故均有收敛性、安定性。而其质又均化合于味咸之中，咸能润下，能软坚，能固阴，能益肾，既有育阴力，又有开阴力，所以用其体，均可作止血药、固精药、崩带漏下镇摄药。用其用，均可作开血闭药、利水道药、气疝血瘕融解药。故二者主治条文可以合看，其同而不同者，桑螵蛸系将孵化之卵子，含动物胶质多，附桑而育，含植物之胶质亦多。乌鲗骨系软体动物之单个脊柱，全体多黑，而骨则纯白。全体多滑泽，而骨则干燥，盖含钙质多也。前之主治条曰，伤中益精阴痿，后条所无也。后之主治条曰，赤白漏下经汁，前条所无也。故二者主治条文，又当分看。同为补益药，而乌鲗骨不及桑螵蛸补力之大。同为收敛药，而桑螵蛸不及乌鲗骨收涩之强。分之各具所长，合之共济其美。古人并用之义，不从可领会与。即本节条文而细绎之，全条当一气读。女子赤白漏下经汁，为上半节，虚的根由，病之因也。血闭阴蚀肿痛寒热癥瘕无子，为下半节，病的现象，虚之果也。虚固赤白漏下经汁，而赤白漏下经汁，则不虚亦虚，其究极必阴汁枯结而血闭。瘀热化虫而阴蚀，虚气壅遏而肿痛，蒸于外而为寒热，结于内而为癥瘕，是尚可以乳子乎哉，故以无子殿末。而总以乌鲗骨育阴敛阳，养血润液救治。不然，血闭当攻破矣，本品之攻破，孰如虻蛭；阴蚀当杀虫矣，本品之杀虫，孰如砒汞；肿痛当宣滞矣，本品之宣滞，孰如乳没；寒热当和表矣，本品之和表，孰如麻桂；癥瘕当攻坚矣，本品之攻坚，孰如棱莪。不取彼取此者，病固有虚而夹实，不能大补；实而夹虚，不能大攻，而惟此乃能起阴气，戢浮越，塞罅漏，畅生机，此其中固大耐追索也。《素问》四乌鲗骨一芦茹方治血枯，月事衰少不来，曰血枯，即本条上半之写照也。曰衰少不来，即本条下半之写照也。会心不远，在学者寻绎而自得焉尔。

地　榆

苦，微寒。主妇人乳痓痛，七伤带下病，止痛，除恶肉，止汗，疗金疮。（《本经》中品。《别录》止脓血，疗恶疮热疮，补绝伤，产后内塞，可作金疮膏。）

选注：

（一）张隐庵曰：地榆其味兼酸，其色则赭，故《别录》又名酸赭。盖禀厥阴木火之气，能滋肝脏之血也。主治妇人产乳痓病者，谓产后乳子，血虚中风而病痓，地榆益肝脏之血，故可治也。七伤者，食伤、忧伤、房伤、饥伤、劳伤、经络营卫气伤、饮伤。内有干血，身皮甲错，两目黯黑者，地榆得先春之气，故能养五脏而治七伤。带下五漏者，带漏五色，或如青泥，或如红津，或如白涕，或如黄瓜，或如黑衃血也。止痛者，地榆得木火之气，能散带漏下之瘀，而解阴凝之痛也。止汗者，止产后血虚汗出也。除恶肉疗金疮者，生阳气盛，则恶肉自除。血气调和，则金疮可疗。

（二）张山雷曰：地榆苦寒，为凉血之专剂，妇人乳痛带下，多由于肝经郁火不舒，苦寒以清泄之，则肝气疏达，斯痛可已而带可止。然气滞痰凝之乳痛，及气虚不摄之带下，非其治也。止痛除恶肉，皆以外疡言之。血热火盛，则痛而多恶肉，地榆清热凉血，故止疡患作痛，而能除恶肉。《本经》又疗金疮，《别录》谓止脓血，恶疮热疮可作金疮膏，皆即此清火凉血之功用。且所谓主七伤补绝伤，亦皆指外疡言之，非谓地榆苦寒，能治虚损之劳伤也。止汗而除消渴，皆寒以胜热之效。消酒者，即苦寒以胜湿热也。《本经》乳痓痛之痓字，殊不经见，《玉篇》《博雅》，痓皆训恶，当即此义。又《别录》有产后内塞一句，甚不可解，删之。

参考：

（一）陈存仁《药学辞典》曰：日人化验中药之新报告，地榆成分为：1. 单宁质，sugar。2. 属蔷薇科，药用其根，其形态为宿根草，生于山野向阳之地。春季生苗，茎分歧，高三四尺，叶为羽状复叶，作长椭圆形，边缘有粗锯齿。初秋于梢上簇生带红色小花，状类土笔之穗，花后结紫黑色实。其根概系柔软之直根，惟日本产者多横根，外面带褐色，内部黄色，稍有苦味。其效能凉血止血，用作止血收敛药。

（二）《嘉祐图经》曰：今处处平原川泽皆有之。宿根三月内生苗，初生布地，独茎直上，高三四尺，对分出叶，叶似榆叶，而稍狭细长，似锯齿状，青色，七月开花如葚，子紫黑色，根外黑里红，似柳根。

（三）《本草纲目》曰：按《外丹方》言，地榆一名酸赭，其味酸，其色赭故也。今蕲州俚人呼地榆为酸赭，又讹为酸枣，则地榆、酸赭为一物甚明，其主治之功亦同，因并《别录》有名未用酸赭为一云。

冉雪峰曰：

地榆各本主治条文歧异，首句有作产乳痉病者，有作乳产痓痛者，古本作乳痓痛，第二句七伤带下下有病字，今本无。又止汗二字，古本在除恶肉下，今本在除恶肉上。医家不遵古考古，任意凌乱，至于此极，较其他经史百家为尤甚，曷胜浩叹，本编系考古本《大观本草》阴文白字正订。《本经》曰苦，《别录》曰酸，查近今科学化验地榆成分，中含单宁质，是应以味酸为有效成分为吻合，《别录》另出酸赭一条，谓有名未用。濒湖《纲目》谓酸赭即地榆，并而为一。若是，则本品之酸多苦少，更无疑义。意者各地种类不同，古今方物各一耶。观《嘉祐图经》谓外黑内紫，《和汉药考》谓外褐内黄，又一谓茎分歧，一谓茎直上，一谓根直长，一谓根横生，是今世亦有多种矣。审其功用，自以色赭赤味酸苦为正。乳痓乃乳子病痓，即旧说所谓产后惊风也。子宫与脑下垂体关系密切。故近世产科催生，必注脑下垂体制剂。而《洗冤录》踢伤下部致命者，其脑顶现紫红块痕，是子宫受伤，易诱起脑病之明证。产后病痓，脑贫血、充血、出血、血栓、血塞均有。旧注仅释为血虚而风邪中之，不知风病之即脑病，学术为时代所限。七伤带下病，是因七伤而诱起带下，几于下痨矣。百病穷必及于肾，七伤重证，又致饮食精汁不化精微而化秽浊，循带脉而下，阴气愈伤，燥火愈炽，潮热不寐，盗汗自汗。病理与生理适走反面，不至精竭髓枯。阴全耗绝不止。此际惟有暂戢浮越，沉静循环，制止血液腾沸，以维护一线几微之生机，舍凉血专剂地榆是与而谁与，丹溪大补阴煎九，即从此悟出，非必戛戛之独造也。补阴煎无补药，而曰补阴。本品非补性，而曰补绝伤。两补字遥遥辉映，诚非各注中人下以下知识所可窥测。《别录》内塞二字，虽不经见，然此乃古义也。泽兰条亦有此同一字样，系产后内部伤肿硬化，地道闭塞，与急性顽固性各种子宫壁炎相类。二条内塞上均有产后字样，泽兰条句中尚有金疮二字，曰产后金疮内塞，亦若难产行产科手术过当，而诱起也者，意义更为显明。地榆本收涩药，而开内塞，正是精意所在。所以然者，清其血热，即所以消其肿硬。泽兰以行气者活血，地榆以凉血者散气，两两会参，不啻为奇恒内塞病变，开出治疗二大法门。旧注以为难解删去，阙疑犹可，而删之，从来经生武断，未有甚于此辈之说医者也，能毋慨哉。

大小蓟

甘，温。主女子赤白沃，安胎，止吐血，鼻衄，暴下血，血崩，金疮出血，及蜘蛛蛇蝎毒。(《别录》所载。条文参《别录》《本草拾遗》二条新定。)

选注：

（一）李士材曰：大蓟小蓟，甘温入脾肝二经，破宿血，生新血，安胎气，止崩漏，定吐衄。但大蓟力强，健养消痈；小蓟力微，只可退热，不能消痈也。

（二）黄宫绣曰：大小蓟虽书载属甘温，可以养精保血，然究精之养，血之保，则又赖于血营一身，周流无滞。若使血液不消，而致见有吐衄唾咯崩漏之证，与血积不行，而致见有痈痛之病，则精血先已不治，安有保养之说乎。用此气味温和，温不致燥，行不过散，瘀滞得温则消，瘀块得行斯活，恶露既净，自有生新之能。痈肿潜消，自有固益之妙。保养之说，义由于此，岂真有补益之力哉。但小蓟力微，不如大蓟力迅，小蓟只可退热凉血，若大蓟则于退热之中，犹于气不胜伤也。能理血疾，不仅外证。若脾胃虚寒，饮食不思，泄泻不止者，切勿妄服。

（三）杨时泰曰：桃仁、红花，皆言行血破滞，而大小蓟能止吐衄崩下，似乎功在止血也。夫行血者，犹不可概求之血，况于血之妄行，是或激或壅，岂徒就血以求止塞，如防川而必溃哉。先哲谓小蓟退热，大蓟能健养下气。按诸方用小蓟退热者良，然惟大蓟或热或虚，皆随所治之味而用之。是缪氏所谓凉而能行，行而带补者，当于大蓟较胜也。夫退热固以止血，而下气更是止血妙理。盖气之不下者，多由于阴之不降，以致阳亢也，气下则归经矣，此非特气为血先之义。经曰云雾不清，则白露不降，又曰地气上为云，然则地气上济，而天气合之，细缊变化，而雨泽乃降，方是下气疗血之义。彼粗工只谓阳能生阴，至病手阳亢而犹事益阳，可哂也。然则蓟能益阴与，曰观大蓟兼疗痈肿，痈肿固营气逆于肉理而生，是则大蓟所谓健养下气者，乃营气也，即《别录》所言令人肥健者，形体为阴也。或曰治血证宜降气，不宜破气，大蓟固合于斯与，曰非也。气降虽即火降，然恃降气之剂，以降火疗血，岂为中的。使大蓟而只以降为功，彼下行之血，不益剧乎，何以反能疗之。然则此味之不止血而今血止者，故可熟思矣。

参考：

（一）《本草纲目》曰：大小蓟弘景名虎蓟、猫蓟。范汪名马蓟。《日华》名利蓟，又名山牛蒡。《图经》名鸡项草，又名牛针草，近人名野红花。蓟，犹髻也，其花如髻也。曰虎曰猫，因其苗状狰狞也。曰马者，大也。牛蒡，因其根似蒡根也。鸡项，因其茎似鸡之项也。千针红花，皆言其花状也。郑樵《通志》谓《尔雅》之蘩曰狗毒者即此，未知是否。

（二）《药学生产辨》曰：大小蓟产广东，从化、清远均有出，然藏器谓蓟门以蓟多得名，可见北方产量甚多，不仅广东而已。

冉雪峰曰：

大小蓟以清热止血为治者也，《别录》条文曰甘温，查其功用，曰退热，曰凉血，曰治心热吐血，曰疗小便热淋，此岂甘温所吻合者；曰脾胃虚寒，饮食不思，泄泻不止者，勿服，此岂甘温所禁忌者。当从甄权味苦，《日华》性凉，作甘苦凉为近是。如注多就甘温诠释，所以滞碍矛盾处多。惟缪仲淳、杨时泰两氏，拈出凉字，颇有见地。缪说凉而能行，行而带补。杨说不健养而健养，不止血而血止，均能入理深淡。盖二蓟茎作五棱，叶作毛刺，形似披针，故《日华》谓为刺蓟。苗状狰狞，故弘景谓为虎蓟、猫蓟。其性清凉，可以涤暑除烦；其质刚劲，可以消炎通滞。凡热气壅遏，而血液阻碍者，此能行之，其凉能稀释酷厉也。热气逼蒸，而血液流溢者，此又能止之，其凉能沉静循环也。曰止曰行，功虽相反，理实相通。人身营养在于血，血热较过，血病变矣。二蓟性凉，低减血中过量温度，勿俾血液沸腾，血压过高，酿成诸般血证。而诸般血证之已成者，即以此为原因治疗，保存一分血液，保存一分元气。《别录》小蓟条曰养精保血，养保二字，俱义可深玩。由是观之，是其行血也，即其凉也，非凉而又兼行也，其补也，即其行也，非行而又兼补也。且其补也，即行血中之热也，非以补为补也。其止也，亦行其血中之热也，非以止为止也。要之补非填固，而仍是行。行非攻破，而仍是止。止非涩塞，而仍兼寓行，兼寓补，俨似配合良好之和缓清热止血剂。主赤白沃，是疗邪热下逼，若元阳式微，八脉空虚，非其治也。主安胎，是疗邪热内扰，若命门火衰，不能系胎，非其治也。主吐血衄血，是疗邪热之上逆；主下血血崩，是疗邪热之下陷。若肺脾虚寒，不能运化，肝肾虚寒，不能纳摄，非其治也。推之疗金疮，疮虫毒，何莫非清血止血，清毒败毒之功。《日华》《大明》祛烦热，用苗生研汁服。孟诜《食疗》疗夏月热烦不止，捣汁服，生用研捣，则清气朴茂，凉性纯全，故治邪热较重者利赖之，此亦可证明其甘凉，而非甘温也明甚。凡药当实事求是，《本经》性味已多凌乱，《别录》而下，谬误尤多，随人说妍媸，何以致用。至二蓟之与续断，相去甚远。续断《本经》名属折，《别录》名接骨，皆昭其功。二蓟只有凉血止血之效，无接骨续骨之能。《炮炙论》言汉以后来，皆以大蓟为续断，相承已久，此又凌乱谬误之更甚者也，安得医门豪杰之士，彻底一考订之。

金樱子

酸、涩，平。主脾泄下利，止小便利，涩精气，久服令人耐寒，轻身。（《蜀本》所载。）

选注：

（一）缪希雍曰：金樱子味酸涩，气平微温，无毒，气薄味厚，入足太阳手阳明，兼入足少阴经。《十剂》云，涩可去脱。脾虚滑泄而不禁，非涩剂无以固之。膀胱虚寒，则小便不禁，肾与膀胱为表里，肾虚则精滑，时从小便出，此药气温味酸涩，入三经而收敛虚脱之气，故能主诸证也。精固则精气日生，而阳气充骨髓满，故耐寒轻身也，

（二）黄宫绣曰：金樱子生则酸涩，熟则甘涩，用当用其将熟之际，得微酸甘涩之妙，取其涩可止脱，甘可补中，酸可收阴，故能善理梦遗、崩带、遗尿，且能安魂定魄，补精益气，壮筋健骨。此虽收敛佳剂，然无故熬膏频服，而令经络隧道阻滞，非惟无益，反至增害，诸凡药品，须当审顾，不可不知。

参考：

（一）陈存仁《药学辞典》曰：金樱子系蔷薇科，为蔷薇属

金樱之子实，蔓生甚长，枝干均有密刺，秋时结子，亦有刺，大如指头，色黄味涩。其成分主要为苹果酸、柠檬酸（$C_6H_8O_7$），余为单宁酸、树胶、糖质。其作用入胃后微有助胃液之不足，以促进消化之功能。入肠能使肠壁之黏膜收缩，分泌减少，至血中略能将微血管收缩，白细胞之运动亦稍被压减，故有止泻退热之效。其效能涩精，治遗滑、固肠、止泻利，用作收敛药。又治肠黏膜炎。

（二）《辞典》又曰：英美学说，金樱子产中国西国等处，其味酸而涩，能解热收敛，可作糕。处方以金樱子一分，去核，炼白糖二分，先将金樱子入石臼捣烂，过罗，再加白糖，研匀为度。每服一钱零五厘至二钱一分。

（三）《千金方》曰：金樱子煎制法，霜后用竹夹子摘取，入木臼中，杵去刺，擘去核，以水淘洗过，捣烂入大锅水煎，不得绝火，煎减半，滤过，仍煎似稀饧。每服一匙，用暖酒一盏调服。

（四）《嘉祐图经》曰：洪州昌州，皆煮其子作煎寄馈人。服食家用煎和鸡头实粉为丸服，名水陆丹，益气补真。

（五）沈存中《笔谈》曰：金樱子止遗泄，取其温且涩也。世人待红熟时，取汁熬膏，味甘，全断涩味，都全失本性，大误也。惟当取半黄者，干捣为末用。

冉雪峰曰：

本编收敛类，惟本节金樱子与上诃黎勒，为植物子实，二药涩味均浓，在植物涩味药类，首屈一指。但诃黎勒酸涩兼苦，金樱子酸涩兼甘。且诃黎勒酸味，尚不及金樱子酸味之浓厚，涩而苦，苦能坚能燥，能促助其涩；涩而甘，甘能缓能和，能减退其涩。是则金樱子之涩力，其在诃黎勒下乎，曰非也。金樱子之甘，虽不及诃黎勒之苦，可以益涩。而酸则过之，酸能收能敛，与苦之能坚能燥，旗鼓相当，故二药之涩力，似相差而实相捋，金樱子之所以异于诃黎勒者在甘，其优越件，在收敛药类独树一帜者，亦在甘。其色黄，为坤黄正色，其味甘，为中土正味。故收敛固涩之中，大有补健增益之妙。观《蜀本》主治条文，开宗明义第一句第一字，即明著一脾字，其义蕴不可深玩与。本品味厚，凡药气厚从气，味厚从味，然《素问》云，味归形，形归气，气归精，精归化，其中奥义渊懿。仲景治气利，用诃黎勒散，不从味而从气。本节主涩精气，亦不从味而从气。两气字彼此辉映，盖真几于化矣，诃黎勒涩与苦合，苦则清，兼涩兼清，以清为涩；金樱子涩与甘合，甘则补，兼涩兼补，寓补于涩。一为清气分，一为补气分，两两对勘，妙绪纷呈，慰矣，慰矣，涩而性凉，可戢狂飙，疗热实，地榆、大小蓟之属是也。涩而性温，可启生机，益正虚，此则本品与诃黎勒不同而同之共同优点也。他药曰益精固精，益精气固精气，惟本品曰涩精气，涩之一字，俨与罂粟功用类似。濒湖《纲目》谓樱当作罂，谓其子形如黄罂，此犹言其形态之似罂，而不知其功用亦似罂也。由此观之，是金樱子不惟收缩肠黏膜，收缩微血管，抑制白细胞运动，且能调剂脑神经，而于生殖器神经系作用为尤显。方术多用之，大抵以为媚内而坚欲耳，不自作靖，而惟强迫，阻塞经绵隧道以为快，生理病变，苛疾随之，咎将谁执，丹溪朱氏已慨其言之矣。要之本品原以疗病，非以助欲，道法自然，何必矫揉造作，壮之犹且不可，况乎涩之。积精自刚，积神自强，积德自王，方是正轨。阴阳隔绝，神机化灭，甚非所以干济调燮之道也，但封蛰不固，重门洞辟，旦旦而伐，无形之真元，日随有形之精汁以俱去，习惯成性，枯竭堪虞，将何以保持此一点几微温度之元真哉。曰气，犹其浅焉者也，而金樱子于以为焦头烂额之上客矣。

芡　实

甘、涩，平。主湿痹，腰脊膝痛，补中，除暴疾，益精气，强志，令耳目聪明，久服轻身不饥耐老。（《本经》上品。）

选注：

（一）缪希雍曰：鸡头实味甘气平，无毒，入足太阴少阴，补脾胃，固精气之药也。脾主四肢，足居于下，多为湿所浸，以致腰脊膝痛而成痹。脾气得补则湿自不容留，前证皆除矣。脾主中州，益脾故能补中。肾藏精与志，入肾，故主益精强志。暴病多属火，得水土之阴能抑火，故主除暴疾也。精气足，脾胃健，则久服能耳目聪明，轻身不饥耐老，所自来矣。

（二）徐灵胎曰：鸡头实生于水中，而其实甘淡，得土之正味，乃脾肾之药也。脾恶湿而肾恶燥，鸡头实虽生于水中，而淡渗甘香，则不伤于湿，质黏味涩，而又滑泽肥润，则不伤于燥，凡脾肾之药，往往相反，而此则相成，故尤足贵也。

（三）黄宫绣曰：芡实如何补脾，以其味甘之故。芡实如何固肾，以其味涩之故。惟其味甘补脾，故能利湿，而泄泻腹痛可治。惟其味涩固肾，故能摄气，而使遗带小便不禁皆愈。功与山药相似，然山药之阴，本有过于芡实，而芡实之涩，更有胜于山药也。

参考：

（一）陈存仁《药学辞典》曰：芡实基本属睡莲科，为芡实之种子。其形态为生于暖地池沼之水草，叶颇大，直径自五六寸至二三尺不等。上浮水面，叶面色深绿有光泽，背带紫色，皮皱襞，叶脉凸起，密生软刺，茎有孔有刺。夏月茎抽水上，顶端开四层之四瓣花，作深紫色，日中盛开，日没即萎缩。果实状如鸟喙，大一寸许，迨既成熟，则为三寸许之球实，果肉中包藏种子，少则八粒，多者二十，为圆形之种子，与无患子相似。外皮呈淡黑色，干则变灰白色，中有仁。其效能补脾，治带浊，益肾，疗遗精，为强壮涩养药。

（二）《本草纲目》曰：按孙升谈固云，芡本不益人，而俗谓之水流黄，何也？盖人之食芡，必咀嚼之，终日咀嚼，而味甘平，腴而不服，食之者能使华液流通，转相灌溉，其功腾于乳石也。《淮南子》云貍头愈瘺，鸡头已瘘，注云即芡实也。

（三）《随息居食谱》曰：芡实一名鸡头，甘平，补气益肾固精，耐饥渴，治二便不禁，强腰膝，止崩淋带浊，必蒸煮极熟，枚齿细咀，使津液流通，始为得法。鲜者，盐水带壳煮而剥食亦良。干者可为粉作糕，煮粥代粮，亦入药剂，惟能滞气，多食难消。禁忌与莲子同，其茎软时可茹，能清虚热，根可煮食，侵岁济饥。叶一张，须囫囵者，煎汤服，治胎衣不下。

冉雪峰曰：

芡实亦茯苓、山药、苡仁、莲子之俦耳，与石莲子尤逼似。芡实性平，石莲子亦性平；芡实味甘涩，石莲子亦味甘涩；芡实生水中皮微黑，石莲子亦生水中皮微黑。二者功用大略相同，其甘平能补，甘淡能渗，同于茯苓、山药、苡仁，所优异者，在补而能固，渗而能涩，入脾无呆钝之嫌，入肾有封蛰之妙。多粉质则渗利，能止尿亦能利尿；兼涩塞则填固，能理脾消胀，亦能实脾增胀，禁忌亦复相同。然则莲子与芡实，殆同类而异种者与。再即二者不同之点观之，莲之补益力多，芡实除湿力多，故《本经》莲子条所叙主治，首曰补中，续曰养神益气力，侧重扶正，正伸则邪去，而百疾可愈也，故曰除百疾。芡实条所叙主治，首曰主湿痹，续曰主腰脊膝痛，侧重祛邪。邪去则正可安，而暴疾可已也，故曰除暴疾。莲子亦可除湿，但不如芡实之力大。芡实亦可补中，但不如莲子之性纯。此二者不同而同，同而不同之大略也。然莲子亦生水中，习惯性敌水，其气清逸淡远，亦均得水之清气，故所推阐功用，如轻身不饥耐老，亦莫不在从同。而莲子则泛言主百疾，芡实则特标主暴疾，何也？且芡实不过如上述与茯苓、山药、苡仁，伯仲伊吕，而绝伦超群，功出诸药之上，系果何说。所以然者，芡实茎叶均多刺，刺主钻透，其性刚劲，钻透则能攻坚，刚劲则能捣锐，以故平平淡淡之中，大有巍巍赫赫之效。如蒺藜性亦平平，前贤亦谓其主暴疾，亦不过为蒺为藜，刚劲其体，钻透其性，为能攻坚捣锐耳。观此，则芡实之所主暴疾者，可了然矣。徐灵胎谓脾恶湿而肾恶燥，芡实渗利而不伤湿，肥泽而不伤燥，不相反而相成，所以可贵，辨物性颇追进一层。不知芡实至缓之平药，而疗至急之暴病，以平制急，以缓致暴，急不伤峻，缓不伤殆，尤为可贵，尤为追进一层也。大抵《本经》所叙各药主治，多笼罩全神，从人所难知者着笔，正面反而从略。如人参本补药，而著其除邪开心之功；大黄本泻药，而著其调中化食之效。凡此均耐寻绎。不然，本节芡实亦甘淡平补药耳，亦平补而兼微涩药耳，不宁强志，轻身益精气，聪明耳目，且昭其功曰除湿痹，疗腰脊膝痛，更甚言之曰除暴病。绿文赤字，学者其可不潜心玩索乎。

石榴皮

酸、涩，温。主下利漏精，久泻不止，下血脱肛，崩中带下，杀寸白蚘虫。（《别录》所载。条文参《纲目》新定。）

选注：

（一）李时珍曰：榴受少阳之气，而荣于四月，盛于五月，实成于盛夏，熟于深秋。丹花赤实，其味甘酸，其气温涩，具木火之象，故多食损肺齿而生痰涎。酸者则兼收敛之气，故入带下崩中之药，或云白榴皮治白痢，红榴皮治红痢，亦通。

（二）李士材曰：石榴皮止下利泄精，肠风崩带，性极酸涩，善于收摄，新病者勿早服也。不拘干湿，勿犯铁器。浆水浸一夜取出用，其水如墨汁。

（三）黄坤载曰：石榴味酸性涩，入手阳明大肠、足厥阴肝经，敛肠固肾，涩精止血。石榴皮酸涩收敛，治下利遗精、脱肛便血、崩中带下之病，点眼止泪，涂疮拔毒。

（四）王士雄曰：中蛊毒用石榴皮煎浓饮。腿肚生疮，初起如粟，搔之渐开，黄水浸淫，痒痛溃烂，遂致绕胫而成痼疾，用酸石榴皮煎浓汁冷定频扫。

参考：

（一）陈存仁《药学辞典》曰：石榴之成分，果皮中含鞣酸

28%，护谟24%，越几斯2%。其效能涩肠止痢，在胃中，能制止胃内酸素过量之发酵；入肠，能收敛肠黏膜，使肠之分泌减少。绦虫遇之，即被杀死，而向大便排出。故用为收敛及杀虫药。

（二）《辞典》又曰：英美学说云，石榴产中国、欧罗巴及小亚细亚等处。取该果之皮，无论鲜干，均可为药品。此树之花与果肉、果皮、树根皮，东方各国，自古及今，皆用之。其花无香气，味苦而涩，食之令人口津变红色，内含树皮酸，如合于铁之盐类，则变黑色。东方各国多用之为收敛药与染料。野生者较园种者性更重，有数国将此果皮以为制熟兽皮之料。其医治作用，止泄泻，与久患赤白痢，服之有效。其花亦可入药，处方用石榴果皮一两，汽水二十两，入锅熬至一半，滤滓为度，治肚泻盗汗。作漱水，能疗治咽喉生炎。作射水，能疗治白带白浊，每服半两至一两。

（三）《本草纲目》曰：榴者，瘤也，丹实垂垂，如赘瘤也。《博物志》云，汉张骞出使西域，得涂林安石国榴种以归，故名安石榴，又《齐民要术》云，凡种石榴者，须安僵石枯骨干根下，即花实繁茂，则安石之名，或取此也。按《事类台壁》云，榴大如盃，赤色有黑斑点，皮中如蜂巢，有黄膜隔之，子形如人齿，淡红色，亦有洁白如雪者。《潘岳赋》云，榴者，天下之奇树，九州之名果，千房同膜，千子如一，御饥疗渴，解酲止醉。

（四）《和汉药考》曰：石榴皮，中日药俱用果皮，西洋药则用枝干根皮，然枝干皮之效不及根皮，故专用根皮。

冉雪峰曰：

石榴皮以酸涩为治，而兼杀虫者也。东方各国用果皮，西洋用枝干根皮。据日人实验，枝干皮之效不及根皮，故专用根皮。其实濒湖《纲目》酸石榴、酸榴皮、酸榴东行根并列，而无用枝干之说，是日人所谓实验，我邦早已知之。且用整个全果，与单用果皮、单用树根，大端虽同，各具专精功用。《普济》之治久利，《圣济》之治五色利，《圣惠》之治小便不禁，此用果实者也。《千金》之治赤白利，《肘后》之治粪后有血，《经验》之治肠滑久利，此用果皮者也。《摘玄》之治蛊毒，《海上方》之治寸白蚘虫，《斗门方》之治女子经闭，此用树根者也。大抵子味极酸，全果连子在内，酸味较浓；果皮酸味较减，而苦涩味过之；根之苦尤为浓厚，占有整个捣汁法，盖利于清沁，所以助其酸收也；有用皮煅烧研末法，盖利于涩涩，所以助其苦燥也，此其义不明显可体认与。夫收敛药类，非酸即涩，涩为收敛正文，故徐氏《十剂》云，涩可固脱。酸虽能收，尚为旁枝。合于病理，则为进一步的疗法，涩则近燥，酸则近润，收敛类各药，或苦以益其燥，或咸以益其润，亦各成其专精作用。本品用果，则酸多涩少，酸而兼涩；用皮，则涩多酸少，涩而兼酸。固不仅根皮为优尔尔也。本品无论果皮根皮，苦味俱浓，几与酸埒。酸之因素，基于中含单宁酸。但本品所含单宁酸，不过百分之二十八，若五倍子，则含单宁酸六十至七十七之多，相比不及半数。诃黎勒除单宁酸外，尚含有没食子酸；金樱子除单宁外，尚含有苹果酸、柠檬酸，均为本品所含酸素所未及，而本品在收敛药类，得独树一帜者，则以兼含苦味质，酸能杀虫，苦亦杀虫故也。所含单宁酸既少，工皮之工亦取材者，何也？曰此兼有染色素也。五倍子所染为黑色，本品所染为黄色，既可软坚，又可染色，所以亦取材也。然果皮能染色，树根不能染色，学者亦当着眼。能止便血、血崩，则为收缩血管之故。能止久泻久利，则为收缩肠黏膜之故。能止遗精、遗尿、脱肛、带下，则为收缩精囊、膀胱口、子宫壁、约括筋之故。至《唐本》之疗猝病耳聋，《斗门》之疗女子经闭，塞因塞用，匪夷所思。其亦苦之清热消炎，酸之软坚开痹，而隧道得以豁然贯通耶。是榴皮泛应曲当，功效优优。而近今医林少用，致令大好良材埋没于长林丰草间，亦殊可惜已。

明 矾

酸，寒。主寒热泄利，白沃，阴蚀恶疮，目痛，坚骨齿，炼而服之，不老增年。（《本经》上品。）

选注：

（一）李时珍曰：矾石之用有四，吐利风热之痰涎，取其酸苦涌泻也。治诸血痛、脱肛、阴挺疮疡，取其酸涩而收也。治痰饮、泄利、崩带、风眼，取其收而渗湿也。治喉痹、痈疽、中蛊、蛇虫伤螫，取其解毒也。

（二）黄宫绣曰：白矾气味酸寒，则其清热收敛可知。何书又言燥痰，若与寒字相悖。书言能治风痰，若与收字涩字相殊。不知书之所云能燥者，非其气味温热，而可以燥而即化，实以收其燥湿初起，使之下坠，不使留滞而不解也。且其酸而兼咸，则收涩之中，尚有追涎逐降之力，非即不燥之燥乎。所谓能治风痰者，其酸苦涌泻，兼风邪初客，和皂荚等味研服，则能使之上涌，是其风热历久，深入不解，而即可以上涌乎。是以风痰泄利崩带，用此以收即愈。诸血脱肛风眼痰饮疮疡，用此以涩即效。喉痹痈疽蛇伤蛊毒，用此酸寒以解即除。治虽有四，然总取其酸涩寒咸为功，以为逐热去涎之味。但暂用则可，久服则于精血有损。古言久服损肺伤骨，义根于是，岂正本求源之治与。

参考：

（一）陈存仁《药学辞典》曰：明矾各国俱有之。惟天产明矾，为八形之结晶块，间或如丝，附于石面而生。其产量甚少，故须恃人工制造，以供需用。其种类，枯矾，系煅干者；雪矾，系白矾之洁白者；明矾，系白矾之光明者；波斯白矾，系纹如束针状如扑粉者；矾精，系矾成块光莹如水晶者；柳絮矾，系煎炼之后，轻虚如棉絮者；巴石，系其汁烧至尽，色白如雪者；鸡屎矾，系色黄黑者。其成分化学上谓之硫酸亚尔密纽谟，加纽谟，$AI_2(SO_4)_3K_2SO_424H_2O$，一名加里明矾。其效能燥湿、解毒、杀虫、止痒，用为收敛止血药。

（二）《辞典》又曰：英美学说云：白矾一名黄强铱钒，一作钒二铱二黄四氧四，产火山及出煤等处。埃及与印度，自古以来，即用白矾以印花布与染物，并为工艺中之用。此铱氧白矾，在印度西陲格止地方造之，欧罗巴初造白矾，在叙利亚国之绿卡，此处所造之白矾，较胜于他处，故谓之绿卡矾。前明景泰元年，意大利国，始设造白矾之厂，后西班牙与日耳曼等国，亦设造白矾之厂，英国则设造白矾厂于约尔克省，每年造白矾极多，或作药品，或为工艺之用。第古人所用者，为铱氧白矾，近则煤汽水内所含之氮氢四氧硫氧三，用此质造成氮氢四氧白矾，较为便捷。而工艺中之功用，亦与铱氧白矾相同。故同治六年以前，英国则以铱氧白矾为药品中之用，以后则惟以氮氢四氧白矾代之。白矾为吐药，又为收敛药，能敛汗止泻，治尿变甜，呕吐痰涎，此药收敛之性极大，无论身之一处，或全体俱有此性，服之，则为胃腑所收，传入血内，令全身内之各津液减少，又能令离身远处，如手指足趾之类，亦不流血，溺血、吐黑血、咳血等病，服之均有益，又载日本学说云，明矾者，自昔用为止血收敛药《日本药局方》亦为收敛剂，而于淋病、白带下、咽头加答儿、足蹠多汗、气管支加答儿、衄血外用之，于咯血下利等内用之。外用时用粉末，或百倍至十倍之溶液。吸入时用五百倍至二百倍之溶液。内用时一回0.1至0.5，为丸剂或水剂。

冉雪峰曰：

明矾《本经》原名矾石，种类甚多。明矾乃白矾炼制之明净者也。收涩力量甚大，在收敛药类中，功效无出其右。其制止胃液，制止发酵，收缩血管壁，收缩肠黏膜，与他收敛药大略相同。而尤能外达皮肤，内透骨骼，治疗离身较远之溢血，减退一身过量之分泌，俨具钻透性、滤在性；兼能变质，所过之处，病质不能再浸；兼能解毒，所到之处，毒邪无由再犯；

又能防腐杀菌，弥口生肌，但力量太大，中病即止。虽曰无毒，过用渎用，外则恐肌肉硬固而致死坏，内则恐生理凝泣而起变化，故道家服食，必须特殊炼制。凡药性较烈较偏各药，《本经》多列下品，此独列于上品。凡上品药《本经》多言久眼，此独言炼服，义可深思。于以见本品不宁为治病之要药，而且为养生之良药也。查其性能，以窜透为收，收更较深一层，以凝固为涩，涩更较紧一层。以融释攻逐为燥，燥更较鞭辟进里一层。黄宫绣氏谓功效与性能相反，支支节节释之，本品真正之精义，均未道着，讵非求深反悔与。再即条文而细绎之，曰寒热泄利，非外之感寒感热，亦非外之发寒发热，乃泄利之为寒为热耳。利而曰泄，已至后半虚脱状态，明矾功在止塞，属寒属热，均可统治。他条多赤白沃并言，此专言白沃，白沃为湿邪病变，本品为除湿专药也。至湿热败坏，或壅遏局部而为恶疮，或上干清窍而为目痛，或下迫浊道而为阴蚀，本品清热解毒，杀虫变质亦均可统治，复申其功效曰坚骨齿，上各项为病理的治疗，此为生理的培育，至此写明矾已写到十二分，不明其体曰收曰塞曰燥，而惟著其用推阐曰坚，坚之云者，正其深于燥，深于塞，深于收也。且本品酸而能柔，寒而能濡，固无嫌于燥，嫌于塞，嫌于收也。然古人所用之明矾，系天然产，蕴坤土之精英，得水寒之正味，既利病理胜复之调和，复化药物本身之燥烈，故功效优优如此。后世以人造明矾代之，既乏清气，复少生机，已为不合。然用铱氧矾，气味虽差，实质不远，近人又以氮氢四氧矾，代铱氧矾，愈去愈远，只有燥烈收涩死板的作用，而无解毒消炎灵妙的功能，亦如人造石膏然，供工业所需则可，供医药所需则不可。无机之矿物药犹如此，则有机之植物药可知。近世惟重化学药，讵知化学药亦有不及生药者，安得一味盲从也耶。

血余炭

苦，温。主五癃，关格不通，利小便水道，疗小儿惊，大人痓，仍自还神化。（《本经》中品。《别录》谓小寒。）

选注：

（一）张隐庵曰：发者血之余，血者水之类，水精奉心则化血也。又经云，肾之合也，其荣发也。是发乃少阴肾经之所主。故气味苦温，苦者火之味，温者火之气也。水火相济，则阴阳和合，故主治五癃及关格不通。又曰，利小便水道者，言禀肾气益膀胱，则利小便，禀心气而益三焦，则利水道也。心虚则惊，肾虚则痓，发乃少阴心肾所主，故疗小儿惊，大人痓。小儿天癸未至，故病惊，大人天癸已至，故病痓也。发髲炼服，能益水精而资血液，故曰仍自还神化。谓仍能助水精，而颠倒心藏之神，以化其血也。凡吐血衄血之证，皆宜用血余也。

（二）曹炳章曰：按古人造血余法，腊月取雉下短发，以皂荚水洗去泥垢，入瓮，均盐泥封固，外用砻糠火煅一昼夜，候冷取出用。近时以两铁镬相合，亦用盐泥封口，用桑柴文火，上镬脐放米数十粒，俟米焦熄火，候冷透开取，则血余黑亮松脆，其质轻，无臭气。若煅未透，则质坚重极臭。惟不能走气，若走气则变灰无用矣。近时昧利者，以人发一毗，再夹细石砂一毗，煅如前法，形色亦光黑面亮，惟质甚重，不如纯血余之轻也。

参考：

（一）《本草纲目》曰：发髲，乃剪鬀下发也。乱发，乃梳栉下发也。按许慎《说文》云，大人曰髡，小儿曰鬀。顾野王《玉篇》云，髲，鬄也。鬄，发髲也。二说甚明。古者刑人鬄发，妇人以之被髻，故谓之发髲。《周礼》云王后夫人之服，有以发鬀为首饰者是矣。又诗云，鬒发如云，不屑鬀也。甄权所谓发鬄，雷敩所谓二十男子顶心剪下发者，得之矣。李当之以为童男发、陶弘景发为鬈发、苏恭以为发根、宗奭以为陈发者，并误矣。且顾野王在苏恭之前，恭不知《玉篇》有髲字，亦失考矣。毛苌《诗传》云，被之僮僮，被，首饰也。编发为之，即此发也。

（二）《纲目》又曰：头上曰发，属足少阴阳明；耳前曰鬓，属手足少阳；目上曰眉，属手足阳明；唇上曰髭，属手阳明；颏下曰须，属足少阴阳明；两颊曰髯，属足少阳，其经气血盛，则美而长；气多血少，则美而短；气少血少，则少而恶；气血俱少，则其处不生；气血俱热，则黄而赤；气血俱衰，则白而落。《素问》云，肾之华在发。王冰注云，肾主髓，脑者髓之海，发者脑之华。滑寿注云，水出高源，故肾华在发。发者血之余，血者水之类也。叶世杰《草木子》云，精之荣以须，气之荣以眉，血之荣以发，《类苑》云，发属心，秉火气而上生；须属肾，秉水气而下生；眉属肝，秉木气而侧生。故男子肾气外行而有须，女子宦人，则无须而眉发不异也。说虽不同，亦各有理，不若分经者为的。刘安君云，欲发不落，梳头满千遍。又云，发宜多梳，齿宜数叩，皆摄精益脑之理尔。

冉雪峰曰：

《本经》有发髲，《别录》有乱发。髲，髢也，即今之假发也。《左传·哀十七年》，初公自城上见巳氏之发美，髡之以为吕姜髢。又《诗·郑风》鬒发如云，不屑髢也？药之用髲，取其便利，无事新于人之头部剪取，意义甚显。前贤纷纷置辨，尚未明彻。乱发理直而髡之，亦可作髢，如今之发店制假发是，是乱发发髲，同是一种物质，性质相同，不必另出一条。且无论雉下短发，妇人髻前被发，二十男子顶心发，均可入药，性质亦均相同，特不如假发之便利耳。观此，则《本经》用发之义甚明。《别录》乱发同于发髲，不必另出一条，亦甚明，前贤对各发纷纷置辨，实为多事，亦无不甚明矣。发埋土中，千年不坏，有掘地得古墓者，棺空无有，所存惟发。发之入药，煎之无味，粉之难碎。度《本经》发髲，亦必炼制，如近世之发炭然。灰尽无用，必取光黑面亮者，观所叙气味，不啻为炼制用炭，明白昭示。发乃血余，其味咸，其性寒，故《别录》曰小寒，制而为炭，则不咸而苦，不寒而温，即制炼如法，存性未烬，亦咸而带苦，寒而变温。而《本经》曰苦温，苟非炼制，何得有此，故即气味类别，可以推知其炼制用法，再研究其主治，发者血之余，炭者发之余，自还神化，以血治血，同声相应，同气相求。咸以坚之，苦以敛之，火余燥熯以塞之。自还神化一语，不啻抉近代最新脏器疗法原理之精髓，讵得以幽渺神话忽之。本品本塞药，曰主五癃，曰主关格不通，曰主利小便水道，于敛处看出宣来，于闭处看出开来，实为加倍写法。且药物之功用，不止一端。发者上至颠末，其气极而复返，原有如此功用，亦自还神化之一道也。旧说所谓小儿惊，大人痓，即脑神经病变，亦即《素问》所谓血菀于上，血之与气并走于上，而《本经》即以生长尽头，其气极而复返之发治疗，其自还神化，较主上述各病更进一层，古无病理解剖，不知古人何以体到病之在脑；古无脏器疗法，不知古人何以体到用脑之血余，以治脑之血分病变。我邦四五千年学说，已精微到此，扩而充之，于充血贫血出血各脑病，可悟出无限治疗法门，而学者不知研究阐扬，荒经之过，能毋慨然。中医以最古的为好，西医以最新的为好，新说可以证明古说，古说亦可以促进新说，所愿我邦学者，闻风而兴起也。

催吐类

瓜蒂

苦，寒。主大水，身面四肢浮肿，下水，杀虫毒，咳逆上气，及食诸果，病在胸腹中，皆吐下之。（《本经》下品。《别录》谓有毒。)

选注:

(一)李时珍曰:仲景云,病如桂枝证,头不痛,项不强,寸脉微浮,胸中痞硬,气上冲咽喉,不得息者,此为胸中有寒也,当吐之。太阳中暍,身热头痛,而脉微弱,此夏月伤冷水,水行皮中也,宜吐之。少阳病,头痛发寒热,脉紧不大,是膈上有痰也,宜吐之。病胸中诸实,郁郁而痛,不能食,欲人按之,而反有浊唾,下利,日十余行,寸口脉微弦者,当吐之。懊侬烦躁,不得眠,未经汗下者,谓之实,须当吐之。宿食在上脘者,当吐之。并宜以瓜蒂散主之。惟诸亡血虚者,不可与瓜蒂散也。成无己云,高者越之,在上者涌之,故越以瓜蒂、香豉之苦,涌以赤小豆之酸,酸苦涌泻为阴也。

(二)卢子由曰:瓜,象实在须蔓间也,蒂,瓜之缀蔓处也,性偏蔓延,未繁于本,故稍延辄腐,《尔雅》云,其绍瓞,疏云继本曰绍,形小曰瓞,故近本之瓜常小,近末之瓜转大也。凡实之吮抽津液,惟瓜称最,而吮抽津液之枢惟蒂,是瓜蒂具彻下炎上之用,乃蒂味苦而瓜本甘,以见中枢之别上下内外,诚涌泄之宣剂通剂也。

参考:

(一)《和汉药考》曰:瓜蒂系属葫芦科甜瓜未熟之蒂也。据医学博士猪子吉人氏对于其有效成分名之为甜瓜毒素 melotoxin,其后医学博士高桥顺太郎氏继续研究,证明所谓甜瓜毒素者,实与玛玛琪加 momordica,果实中所含爱拉铁林(elaterin,$C_{20}H_{28}O_5$),同为一物,其效能用作吐剂,据猪子博士言,瓜蒂注意服之,则只刺激胃肠而已,并不起吸收作用,及起呼吸障碍等,故毫无危险。惟服其大量,则发急性胃肠炎,故须审慎。其用量一回为 1.0 至 1.8,至多 2.5 云。

(二)陈存仁《药学辞典》曰:日本学说云,瓜蒂昔时用为吐药,然自吐酒石吐根等输入后,已相形见绌矣。药用者当甜瓜未熟之时,采其蒂干燥之,有催吐之效,尤以新而味苦辛者为良，经年而失气味者为劣。依猪子氏之实验云，本品之有效成分，为难溶于水而易溶干亚尔个保尔及依的儿之物质，而非糖原质或亚尔加鲁乙度之类。其作用也，或直达或间接刺激呕吐中枢，以诱起呕吐。本药以日本越前产者，尤有峻剧之性，故病床上甚宜注意。

（三）《本草纲目》曰：瓜字篆文，象瓜在须蔓间之形，甜瓜之味，甜于诸瓜，故独得甘甜之称。旧列菜部误矣。按王祯云，瓜类不同，其用有二，供果者，为果瓜、甜瓜、西瓜是也；供菜者，为菜瓜、胡瓜、越瓜是也。在木曰果，在地曰蓏，大曰瓜，小曰瓞，其肉曰瓤，其堆曰环，谓脱花处也，其蒂曰寔，谓系蔓处也。《礼记》为天子削瓜，及瓜祭，皆指果瓜也。本草瓜蒂，亦此瓜之蒂也。

冉雪峰曰：

瓜蒂为有名吐药，瓜蒂散为有名吐剂，但方书凡用瓜蒂，均浑举其名，未言何种瓜，亦未详何种味，后世本草以甜瓜当之，又或谓甜瓜即西瓜，虽曰瓜本甘而瓜蒂苦，其他瓜之苦者正多，何必定取西瓜。胡峤陷庐记，峤征回纥，得此种归，名曰西瓜，是五代时西瓜始入中国，则《本经》所谓瓜蒂，绝非西瓜之蒂无疑，必古今异类，方物各别，代远年湮，久而失传。医家托为谨慎，于吐法既习惯不多轻用，则吐药亦慢忽不加深查。不知下部无脉，上部有脉，其人当吐不吐者死。又如服毒中毒，非吐无以救急回生。戴人有汗吐下三法，吐与汗下并重，吐顾可少乎哉。据陈存仁《药典》载日本学说，谓瓜蒂昔时用为吐药，然自吐酒石吐根等输入后，已相形见绌，是瓜蒂在日本，已为吐药中之落伍者，查吐酒石副作用多，医者少用，今亦落伍。瓜蒂据猪子吉人实验，只刺激胃肠，并不起呼吸障碍等，副作用少，何以亦落伍，此则催吐功效不确实优越之过也。功效之不优越，是今时所用瓜蒂，非古昔所用瓜蒂之过也。《和汉药考》载瓜蒂以新而味苦辛者良，经久气味失者劣。我邦药店瓜蒂，均据搁置年久，即使道地真货，尚犹少效，况赝品乎。

再查《本经》所叙主治，八九与吐根同。《新医药辞典》载，吐根用少量，可以祛痰，《本经》瓜蒂则谓主咳逆上气，咳逆上气即有痰，祛痰即治咳逆上气，讵非二者之从同乎，《辞典》载吐根杀灭阿米巴病菌，为治虫性赤痢之特效药。《本经》谓瓜蒂杀虫毒，疗虫性即是杀虫解毒，杀虫毒即是解毒杀菌，讵非二者之从同乎。《药典》又载吐根用大量，对肠黏膜每惹起急性炎症，猪子氏实验，瓜蒂若服大量，亦惹起急性胃肠炎，一曰肠膜急性炎，一曰胃肠急性炎，讵非二者药物过量病变，亦均从同乎。由此观之，是瓜蒂者，吐根之属也，其基本虽一为木本，一为藤本，一为木之根，一为瓜之蒂，其成分一为吐根素，一为甜瓜毒素，各就其本药名称命名，而性能同，功效同，药物病变亦同，足征瓜蒂为吐药中之优越者，并可证古法用瓜蒂及瓜蒂散之不谬。且化学研究，瓜蒂难溶于水，古方用散而不用煎剂，是古人若先体到也者。吐根之入药，才近世纪百年耳，瓜蒂之入药，远在西历纪元前再一个纪元的数量，东方文化开明之早，固自足多已。

蜀漆

辛，平。主疟，及咳逆寒热，腹中癥坚、痞结、积聚、邪气、蛊毒、鬼疰。（《本经》下品。《别录》微温有毒，疗胸中邪结气，吐出之，出字《纲目》作去。）

选注：

（一）张隐庵曰：蜀漆能通金水之气，以救火逆，又能启太阳之阳，以接助其亡阳，亦从阴出阳之药也。故《伤寒》太阳篇云，伤寒脉浮，医以火迫劫之，亡阳，必惊狂，起卧不安，桂枝去芍药加蜀漆牡蛎龙骨救逆汤主之。又《金匮》论云，疟多寒者，名曰牝疟，蜀漆散主之。李时珍云，常山、蜀漆有劫痰截疟之功，须在发散表邪，及提出阳分之后，用之得宜，神效立见。用失其法，其气必伤。愚谓疟乃伏邪，有留于脏腑膜原之间，而为三阴疟者，有藏于肾脏，而为先热后寒之温疟者，有气藏于心，而为但热不寒之瘅疟者，常山主通少阴太阳之气，从阴出阳，自内而外，则邪随气出，所谓有故无殒。若邪已提出阳分，而反用攻利之剂，岂不妄伤正气乎，李蕲阳数十年苦心，始成《纲目》，而其间发明议论，有与经旨不合者，长于纂集，而少于参究故也。

（二）杨士瀛曰：常山治疟，人皆薄之。疟家多蓄痰涎黄水，或停潴心下，或结游胁间，乃生寒热，法当吐痰逐水，常山岂容不用。水在上焦，则常山能吐之，水在胁下，则常山能破其澼而下其水，须行血药品佐助之，必收十全之功。其有纯阳发疟，或蕴热内实之证，投以常山，大便点滴而下，似泻不泻，复用北大黄为佐，泄利数行，然后获愈也。又侍制李焘云，岭南瘴气，寒热所感，邪气多在营卫皮肉之间，欲去皮肤毛孔中瘴，根本非常山不可。

参考：

（一）《本草纲目》曰：蜀漆全江林山（即益川江阳山）川谷，及蜀汉中。常山苗也，恒亦常也。恒山乃北岳名，在今定州，常山乃郡名，亦今真定，岂此药始产于此得名与。蜀漆乃常山苗，功用相同，近时有酒浸、蒸熟，或瓦焙熟者，亦不甚吐人，醋制者吐人。

（二）陈存仁《药学辞典》载许小士曰：晚近治疟之药物，莫不知有规宁（金鸡纳霜）其药者，然疟证服规宁后，往往有复发之记录，服本品则否，故余谓本品有扑杀疟原虫者，盖亦绝对可信者也。据《植物辞典》谓本品之汁液，外用可杀牛马之虱，可知内服当亦有杀病原虫之作用，以此而证明本品治疟之特效，愈觉先民之发明药理，真确可靠，予吾人研究之兴趣，此其功德，至为可钦佩者也。虽然本品不仅治疟而已，《别录》之治鼠瘘，甄权之治项下瘤瘿，鼠瘘瘤瘿之病状部位，非项下之淋巴腺肿胀乎。所以然之谓，因淋巴腺有吸收毒素之抗毒作用，今淋巴因吸收某种毒素太多，腺之间隙被其阻梗，以致淋巴液不能流通，故其处肿大，或发炎也。故我谓常山有刺激淋巴，吸收梅毒，及排出梅毒等抗毒作用者。若用以治此淋巴腺之肿胀，而促进其循环，其奏效亦何疑焉。至谓其治胸中痰涎，及方书之所谓无痰不成疟者。吾人若深明淋巴之生理，及此所谓无痰不成疟之语意，则此所谓无痰不成疟之痰字，乃为疟时之一种经胃间之渗出物之症状，所以然者，因淋巴原为吸收人体中之水分及杂质之机能，今因本身吸收毒素太多之故，而疟原虫之分泌毒素，复源源而来，如是因循，则其原有之抗毒作用，以感不平衡，遂至肺胃间之杂质水分，难以尽量吸收，故潴留而为痰为涎矣。故疟愈则淋巴之机能以恢复原状，而营其原有之生理工作，于是之所谓痰涎之来源，遂可不治而愈。俗医不知此理，因治疟时，见其多痰多涎，即疑疟为痰涎所作，彼又安知此所谓痰涎云者，盖即淋巴失其功用乎。

冉雪峰曰：

蜀漆即常山苗，经新学化验，所含有效成分为秘鲁培林，与黄连同。黄连在西说为苦味健胃药，在中说为除热清心药，而蜀漆则又为涌吐痰涎药。以常理观察，似了不相属，各各歧异，苟非科学化验，孰知其成分相同。然《肘后》治三十年老疟，即用此二药酒渍煮服，自注云热当吐，冷当利，无不瘥者。亦若知二药功效合一，他药不能治，而此独能治之者，经验合乎科学，讵不殊堪惊异。查古本《大观本草》，常山、蜀漆二条，《本经》白字均无有毒字样，有毒二字，乃《别录》之文，一曰有毒微寒，一曰有毒微温，后世诸家本草，以有毒二字系之《本经》者，误也。至各家注释，均隔靴搔痒，未能言其所以然，惟时贤许小士氏透辟发挥，铲去过去思想之旧基，启发未来研究之新径，新义独标，陈言务去，诚难能而可贵。许说侧重疟病立论，其纲要：一、本品能中和麻拉利亚原虫在血中分泌之毒素，并有扑杀疟原虫之可能性。二、本品有刺激淋巴，尽量吸收毒素，及排除毒素等抗毒作用。三、本品为治疟特效药，疟愈则淋巴生理恢复，仍营其吸收人体水分杂质之工作，痰之来源，不治可愈。凡此均深一层立论。夫疟由安俄裴雷斯毒蚊，传播麻拉利亚原虫，产生毒素，刺激人体，疟因以作，此为科学研究，吾何间然。本品中含秘鲁培林，能制止分泌，减少窒素排泄，有根本退热之可能性，如许上说种种功用，亦合科学的药学原理，吾亦何间然。惟疟之主要证在寒热，而寒热中之特殊证，在休作有时，准以中医数千年来之经验，及愚个人数十年之阅历，确有不关病菌，因风、因寒、因暑湿、因痰郁、因食滞，而寒热往来，休作有时者，且参错繁颐，无乎不有，事实俱在，讵容或诬。病原既非由于一途，治疗即不能局于一个，若必谓疟病必由毒蚊毒虫毒素，而治疗亦拘拘解毒抗毒杀菌之一法，是泥守一端之学理，而抹杀整个之事实，则其间不合理之治疗横生，得毋笃信细菌太过之故与。再疟菌非自能寒热，休作有时，所以致此者，刺激淋巴病变故也。然谓此种病菌毒素，能刺激淋巴，而他种毒素，即不能刺激淋巴，即淋巴本体病变，亦不能发现寒热休作有时等症象，此岂复有理由可说。可知有有毒菌之疟，有无毒菌之疟。本品能治无菌之疟，亦能治有菌之疟，会而通之，斯学理更上一层楼矣。

藜　芦

辛，寒。主虫毒，咳逆，泄利肠澼，头疡，疥瘙恶疮，杀诸虫毒，去死肌。（《本经》下品，《别录》苦微寒有毒，疗哕逆，喉痹不通，鼻中息肉，马刀，烂疮，不入汤。）

选注：

（一）徐灵胎曰：凡有毒之药，皆得五行刚暴偏杂之性以成。人身气血乃天地中和之气所结，故服毒药者，往往受伤。疮疥为疾，久而生虫，亦与人身气血为类，故人服之而有伤气血者，必能杀虫。惟用之得其法，乃有利而无弊。否则必致两伤，不可不慎也。又毒之解者，各有所宜，如燥毒之药，能去湿邪，寒毒之药，能去火邪，辨证施治，神而明之，非仅以毒攻毒四字，可了其义也？

（二）李时珍曰：哕逆用吐药，亦反胃用吐法去痰积之义。吐药不一，常山吐疟痰，瓜蒂吐热痰，乌附尖吐湿痰，莱菔子吐气痰，藜芦则吐风痰也。按张子和《儒门事亲》云，一妇病风癫，自六七年得惊风后，每一二年一作，至五七年五七作，三十岁至四十岁，则日作，或甚至一日十余作，遂昏痴健忘，求死而已。值岁大饥，采百草食，于野中见草若葱状，采归蒸熟饱食，至更心中忽觉不安，吐涎如胶，连日不止，约一二斗，汗出如洗，甚昏困，三日后遂轻健，病去进食，百脉皆和，以所食葱妨人，乃憨葱苗也，即本草藜芦是矣。《图经》言能吐风病，此亦偶得吐法耳。我朝荆和王妃刘氏年七十，病中风，不省人事，牙关紧闭，群医束手，先考太医吏目月池翁诊视，药不能入，自午至子，不获已，打去一齿，浓煎藜芦灌之，少顷，噫气一声，遂吐痰而苏，调理遂安。药不瞑眩，厥疾弗瘳，诚然。

参考：

（一）陈存仁《药学辞典》曰：藜芦基本属百合科藜芦之地下茎，其成分含有摄鲁文（zelvin）、梵拉笃洛伊仁（veratroidim）、梵拉笃拉鲁滨（veratraldin）、塞凡仁（cevadin）、淀粉等。其效能吐风痰，疗中风癫痫，杀诸虫，治疥癣恶疮，用作催吐药，又作杀虫药。

（二）《和汉药考》曰：藜芦有二种，一种为黑藜芦，为山地自生之多年生毒草，春季自宿根丛生数叶，夏月抽生二三茎，高达二三尺，叶长作细披针形，有平行脉，小叶互生，花为大三四分之紫黑色六瓣花，作圆锥花序排列，根茎被有细毛，故一名棕榈草。一种为白藜芦，产欧洲及亚洲北部，亦供药用。本品之形态，为肥短直行之地下茎，有许多须根，外部黄褐色，内部白色，无臭，有强烈辛味。故吸入此粉末则发喷嚏甚烈，误服少许，则立发呕吐。混于饭中，蝇食即死，故一名蝇毒。

（三）《西药略释》曰：藜芦擦外皮，立见红热，其霜嗅之，令人喷嚏不休，内服则呕吐大作，间有服后作泻者。其平脉甚速，服少许，俟两点钟再服，可使脉弦数者转为迟缓。脑部肺肝各脏腑积血多，尚未发炎之先，服此药能免其成炎，亦可佐别法，以散其积血。

冉雪峰曰：

藜芦吐性强烈，少量可吐，其催吐确实而可靠。吐法失传，吐药多赝品，此其上选也。时贤卢鹏飞谓藜芦为救命之药，不可不知，不可不备，洵见到之言也。《本经》曰辛，《别录》加苦，据《和汉药考》载，本品有强烈之辛味，《本经》曰辛，举其大者也。陈存仁《药典》载英美学说，品平初尝稍甜，后最苦而辛，《别录》加苦，补《本经》之未备也。《药典》又载，白藜芦多自日耳曼来，其霜甚毒，嗅之令人掩鼻。白藜芦较黑藜芦性缓，尚犹如是，则黑藜芦可知，是藜芦气味均烈，故中外医籍咸谓不可多服。猪子氏并谓性极剧烈，不适于吐剂之用。窃以砒霜、水银、钩吻、射罔、博落回、押不卢诸毒，均较藜芦为尤甚，而用之得当，起死回生。《周礼》采毒药以供医事，自古为烈，况近今科学昌明，析其性质，定其分量，知其有毒，即可用毒，不啻无毒。观现代西药，有毒占多数，而功效优越之价值，即因以继涨增高。若以吐性太烈，即谓不适于吐剂，甚非学者应有口吻。况中国吐药失传，多不可靠，得此功效确实之良品，不啻为拯危救急之灵丹，安得反薄之弃之耶。玩《本经》主治，曰头疡、疮疥、恶疮，杀诸虫毒，去死肌，多系外治；曰咳逆泄利肠澼，则不仅外治，而仍内治。开始曰主毒虫，煞末又曰杀诸虫毒，重言昭示，煞是特笔。惟其有毒，是以攻毒。《别录》曰有毒，亦是补《本经》未备。以藜芦之峻厉如此，说者儿以为不适用，则其有毒，何待深究。然过量只云吐不止，只云困嵌昏顿，从无特殊中毒现象可征，则本品之有毒无毒，尚成问题，而《本经》不言有毒，岂曰无因。后世诸家本草，均以此有毒二字，系之《本经》，亦不考古之过也。然则本品可妄用渎用与？曰非也。性既悍烈，量宜审慎，且必病证适合，恰中奥窍，他法不能治，必用吐法，他药不能治，必用本药，方为得之。查外人所用白藜芦酒，其用量曰十滴，青藜芦酒用量曰七厘至一分半，又曰八厘七毫半至三分半，是三分半已为大量，而旧说谓用半钱匕一钱匕，或八分至钱半，果为本品良善之根末，则殊嫌过量也。《别录》又言不入汤，其所含成分，既非同瓜蒂之难溶于水，意者毒性太烈，汤易挥发散弥，用散末则一吐中的，病吐而药亦吐耶。若方意不在吐，而在平脑定痛，减轻其血脉急迫之患，则毋宁用汤也。若曰性质不可入汤，则汤剂酒剂何择焉，学者均当求其所以然之故也，

石蒜

辛、甘，温，有小毒。主敷贴肿毒，疔疮恶核，可水煎取汁，及捣敷之。又中溪毒者，酒煎半升服取吐良。（《嘉祐》所载，条文参《纲目》新定。）

选注：

（一）李时珍曰：石蒜处处下湿地有之，古谓之乌蒜，俗谓之老鸦蒜、一枝箭是也。春初生叶，如蒜秧及山慈菇，叶背有剑脊，四散布地，七月苗枯，乃于平地抽出一茎，如箭干，长尺许，茎端开花四五朵，六出红色如山丹花状，而瓣长，黄蕊长须，其根状如蒜，皮色紫赤，肉白色，此有毒，而《救荒本草》言可燉热水浸过食，盖为救荒耳。一种叶大如韭，四五月抽茎开花，如小萱花，黄白色者，谓之铁色箭，功与此同。二物并抽茎开花后乃生叶，花叶不相见，与金灯同。

（二）时珍又曰：按李延寿《南史》云，李道念病已五年，丞相诸澄诊之曰，非冷非热，当是食白瀹鸡子过多也，取蒜一升食，吐出一物涎裹，视之乃鸡雏，翅足俱全。澄曰未也，更吐之，凡十二枚而愈。又范晔《后汉书》云，华佗见一人病噎食不得下，令取饼家蒜齑，大可二升，饮之，立吐一蛇，悬蛇于车，造佗家，见壁北悬蛇数十，乃知其奇。又夏子益《奇疾

方》云，人头面上有光，他人手近之如火炽者，此中蛊也。用蒜汁半两，和酒服之，当吐如蛇状。观三书所载，则蒜乃吐蛊要药，而后人鲜有知。

参考：

（一）陈存仁《药学辞典》曰：本品基本属石蒜科，药用 Amarvllidaceae 之球根，其成分含有里可林（lycorin，$C_{32}H_{32}N_2O_3$）及赛扣撒宁（sekisanin，$C_{24}H_{36}N_2O_9$）两种之植物盐基。其效能探吐中毒，捣敷疮肿，用作催吐药，又为治疮药。

（二）《和汉药考》曰：日本外水清，常于石蒜根中析得植物盐基，而检定里可林与赛扣撒宁含有之量，大约里可林含有百分之零点一五，赛扣撒宁只百分之零点零七至零点零八，又试验石蒜属之铁色箭鹿葱等植物，各该根中，亦含有相同之植物盐基。又医学博士森岛库太，见民间用石蒜根为吐药，而其效验显著也，乃进而研究其有毒成分。先以石蒜根制为煎剂及酒精越几斯，给犬食之，以试验其生理之征候。复自石蒜根中析出里可林之植物盐基，以试验里可林生理之作用。两两比较，毫无二致，今试以他种吐药，注射皮下，除亚剥莫儿比涅外，该注射部俱起剧烈之刺激，或致腐蚀，且乏催吐之效。惟里可林则反之，不惟该注射部绝无变化，皮下吸收至为迅速，而且确能呕吐，职是之故，以供药用不少，此即其实验之证也。

（三）《和汉三才图会》曰：石蒜乃山慈菇之类，山野坟前多有之，故俗名死人花，人家忌之，中国人呼为无义草，恶花与叶不相见也。九、十月生苗，似蒜叶而长，有剑背，四散布地。日本人用借蜜柑笼中，四月叶枯，夷为空地，七月忽抽一茎，长约尺余，茎端开花七八朵，有青节，每朵花皆红色，六出狭长，攒簇如深红流苏，每瓣著赤蕊七，柱长而戴小子，初赤后黄，老则花绿变白亦有之，秋分盛开。小儿取而寸寸断之，茎折而皮不绝，略似念珠状，挂项为戏。茎汁臭，其根似水仙根，不若蒜之有隔，涂诸疮佳。或和泥土涂壁，则鼠不敢入，擂和其汁于绘具，以书漆器，则绘不灭。

冉雪峰曰：

石蒜催吐功效确实，兼解毒杀菌，而又少副作用者也。蒜之种类较多，一小蒜，根茎俱小，味辛辣，无瓣格，《尔稚》谓之蒿，孙炎《尔雅正义》云，帝登蒿山，遭莸芋毒，将死得蒜啮食乃解，遂收植之，能杀腥膻虫鱼毒，物以地名，故小蒜一名蒿蒜。一大蒜，味辛带甘，有瓣格，《别录》谓之葫，孙缅《唐韵》云，张骞使西城，始得大蒜种归，种自胡来，故大蒜亦名胡蒜。又生于山者名山蒜，生于泽者名泽蒜，本品生于石，则名石蒜，三者皆小蒜类也。濒湖《纲目》云，山蒜、泽蒜、石蒜，同一物也，但生于山泽石间不同耳，是石蒜即小蒜之野生近石者，其形态较小蒜大，根皮赤紫，故又有乌蒜、老鸦蒜之名。植物学家凡蒜类，均隶属于石蒜科，以石蒜为代表，诸蒜均可食，惟石蒜不可食，《救荒本草》虽云，炖熟水浸可食，究之聊以救荒，并非食品。所以不可食者，有小毒性力大也。家莳不如野生性力大，野生中又以石生性力为最大，故本篇催吐类，独有取于石蒜也。查小蒜大蒜，均有解毒杀虫功用，气味特殊，无不窜透，有滤在性，故食后口气秽恶，小便臭，佛家道家均以为五荤之一，《说文》谓之荤菜，良有以也。惟其气盛，是以可避山岚瘴气，虫鱼厉毒。观《别录》主治，只敷贴肿毒四字，仅供外用。《后汉书》载，华佗用以吐蛇，《南史》载，诸澄用以吐鸡雏，均见正史，治功赫赫，而后世医家均不知用何耶。据近代科学化验，石蒜中含里可林、赛扣撒宁两种植物盐基，经种种试验，证明催吐功效确实，且无局部刺激作用，以科学精制，可与亚剥莫儿比涅同样作皮下注射催吐之剂。盖他催吐约，非效用不确实，即局部病变肿坏，而亚剥莫儿比涅与本品，则无注射部分病变之副作用，由此观之，是本品与亚剥莫儿比涅媲美。不特可为催吐药，且为催吐之优性药，若仅用为敷贴肿毒，则浅之乎视本药矣。王永《辅济世方》治疮毒甚，酒煎取微汗；孙琳治宋宁宗幼时病气淋，用以通水道，凡此皆别有会心。准以物理实验，食辣椒则大便辣痛，而小便无恙；食诸蒜则小便秽臭，而大便无恙。一走气分，从清道出；一走血分，从浊道出。然则用以发汗利小便之理，不从可识与。精研物性，通于无穷，又岂仅催吐类之石蒜已哉！而石蒜又岂仅疗外证作催吐已哉！

杜衡

辛，温。主风寒咳逆，止气奔喘促，消痰饮，破留血，项间瘿瘤，作浴汤，香人衣体。（《别录》所载。条文参考甄权《药性》新定。）

选注：

（一）苏颂曰：杜若一名杜衡，而草部中品，自有杜衡条，即《尔雅》所谓土卤者也。杜若，即《广雅》所谓楚衡者也。其类自别，古人多相杂引用，故《九歌》云，采芳洲兮杜若；《离骚》云，杂杜衡与芳芷，王逸辈皆不分别，但云香草，故二名相混。古方或用，今人罕使，故少识者。

（二）寇宗奭曰：细辛叶如葵，赤黑色，非此则杜衡也，杜衡叶如马蹄之下，故俗名马蹄香。芦根似白前，又似细辛，沈括《梦溪笔谈》云，细辛出华山，极细而直、柔韧，深紫色，味极辛，嚼之习习如椒，而更甚于椒。本草云，细辛水渍令直，是以杜衡伪为之也，东西所用细辛，皆杜衡也。又曰杜衡用根似细辛，但根色白，叶如马蹄之下，市人往往以乱细辛，将二物相对，便见真伪。

（三）李时珍曰：苏恭云，及已生山谷阴虚软地，其草一茎，茎头四叶隙，着白花，根似细辛而黑，有毒，今人以当杜衡，非也。按今人不知及已，往往以当杜衡，却以杜衡当细辛，故杜衡诸方，多是及已也。

参考：

（一）陈存仁《药学辞典》曰：杜衡属马兜铃科杜衡之根，凡山谷原野之湿地间恒有生焉。其形态杜衡为山中阴地自生之多年生草地下根茎，有须根，叶革质，作心脏形，前端尖，大二三寸，往往有白斑，叶柄长，其部深深凹入，冬季于根际开三裂暗紫色小花，花被作釜状。其主成分为 saffol 及少量 eugenol。其效能宣吐，快胸膈，杀虫，消瘿瘤，用作催吐药，

（二）《辞典》又曰：按杜衡为带绿草本多年生细辛属之植物有根茎。叶形如心脏，而无光泽，有长叶柄，花呈暗紫色，往时常以之代细辛。本草书谓杜衡根粗，其味辛而带腥气；细辛根细，其味初无辛味，稍待则极辛，可以区别之云云，然似难谓之完全，朝比奈博士尝区别之，谓细辛叶菲薄而尖锐，呈肾脏形，其花筒之内部有从纵横线状之突起，杜衡叶为革质，呈卵状心形或戟状心形，往往有白斑，其花筒之内部有纵横网状之突起，况且细辛之叶为一年生，而杜衡之叶为常绿叶。

（三）《荷兰药镜》曰：根及叶有酷烈之气，内服则呕吐，但其效力缓弱，非用半钱不吐。此根善利小便，又有发汗通经功效，故用于水肿腹水等，治间歇热，内脏久塞及下利。将根末吹入鼻中，用作轻嚏药，泄头中胶黏污液，治顽固头痛等。

冉雪峰曰：

催吐药多秽恶浊气，惟杜衡其臭香，是杜衡乃吐药中之别具一格者也。考杜若亦名杜衡，载《本经》上品，而本条杜衡，则出自《名医别录》者也。杜若、杜衡，后世文艺家统名香草，漫无区别，不知古人煞有分辨，《楚词 · 九歌》，采芳洲兮杜若，采必以洲，其为水草可知，有杜若而洲芳，则杜若之香远可知。《离骚》云，杂杜衡与芳芷，宋玉风赋，猎惠草，杂秦衡，披辛夷，概梯杨，观二杂字，是杜衡之芳，可以乱芷惠，然紫夺朱而非朱，莠乱苗而非苗，清浊攸分，特庸俗杂之云尔。再考《本经》杜若主治，曰中风入脑户，头肿，曰倒眩，目𥊨𥊨，实为芳香性神经药。又曰胸胁下逆气，俨似温病逆传景象，此均特笔，他条未见，是所具多异秉，所主多要证。而世不知用，致令孤芳漂泊，与空谷幽兰，适成高山流水之绝调，殊慨然也。而医学家又以杜衡乱细辛，以及已乱杜衡，辗转混淆，尤为可

慨。今总揽各家辨析明彻之说，折中而厘正之。杜衡根粗，属马兜铃科，及已、细辛根细，属细辛科，基本不同，一也。杜衡香而带腥，细辛香而较烈，及已则并不香，臭味不同，二也。及已根细而黑，细辛根细紫赤，杜衡根粗，微黄白色，形态色泽不同，三也。以此辨之，真伪立见。一言以蔽之曰，色白不是细辛，色黑不是杜衡，而花茎叶各各不同，或一年生，或常绿，此其尤大彰明较著者也。查杜衡能催吐，经新学证实，不过其性缓和，较瓜蒂、藜芦、石蒜，须大其制。然有病机适合，须利用其吐之和缓者，设吐药中有秽恶，而无芳香，未免减色。是杜衡方之杜若，为清中之浊，而方之各项吐药，则又为浊中之清也。濒湖谓杜衡不吐人，殊不尽然。又谓古方所用杜衡，多是及已，亦不尽然。观《杏林摘要》香汗散，明标用马蹄香为末。又《救急方》金锁匙，亦明标马蹄香用根捣。马蹄香为本品别名，何尝均是及已，且香汗散明明臭香，及已并不香，金锁匙明明色黄，及已并不黄，以及已乱杜衡固非，以及已吐而杜衡不吐，则更害道矣。新学家朝比奈泰颜氏，著有《杜衡之研究》一文，详论杜衡吐力，足资借镜。《和汉药考》将杜衡列吐药类，尤可反证。臭可以助吐药之涌越，香可以助吐药之开豁，臭是从治，香是正治，天地生物，无格不备，在学者用之各得其宜耳。

参　芦

苦，温。吐虚劳痰饮。（《纲目》所载。）

选注：

（一）朱丹溪曰：人参入手太阴，补阳中之阴，芦则反能泻太阴之阳，亦如麻黄苗能发汗，根则止汗，谷属金而糠则性热，麦属阳而麸则性凉，先儒谓物物具一太极，学者可不触类而长之乎？一女子性躁味厚，暑日因怒而病呃，每作则举身跳动，昏昏不知人，其形气俱实，乃痰因怒郁，气不得降，非吐不可，遂以人参芦半两，逆流水一盏半，煎一大碗饮之，吐痰数碗，大汗，昏睡一日而安。又一人作劳发疟，变为热病，舌短痰嗽，六脉洪数而滑，此痰蓄胸中，非吐不愈，以参芦汤加竹沥，二服涌出胶痰三块，次与人参黄芪当归煎服，半月乃安。

（二）张山雷曰：芦是参之蒂，部位在上，力能上行，古人以为虚人涌吐膈上痰饮之用。张石顽亦谓其性升，而于补中寓泻，屡有效验。又谓能治泻利脓血，崩带精滑等症，惟气虚火炎，喘呕咳血者忌之，则上逆之病，恶其升腾耳。颐按凡泄泻日久，阳气下陷，参芦加入应用药中，颇有功效，若滞下脓血而湿热未清，则不可升也。

参考：

（一）《本草纲目》曰：丹溪云，人参入手太阴，与藜芦相反，服参一两，入藜芦一钱，其功尽废也。言闻云，东垣李氏理脾胃，泻阴火，交泰丸内用人参、皂荚，是恶而不恶也。古方疗月闭，四物汤加入人参、五灵脂，是畏而不畏也。又疗痰在胸膈，以人参、藜芦同用，而取其涌越，是激其怒性也。此皆精微奥妙，非达权衡者不能知。

（二）陈存仁《药学辞典》曰：生于参芦上之横条，谓之参条。《本草从新》云，辽参条得参之余气，其力甚薄，只可调治常病，性能横行手臂，凡指臂无力者服之甚效。生于参芦上较其横条而更细各须者，谓之参须。《本经逢原》云，辽参须性专下行，若久利滑精，崩中下血，每至增剧，以其味苦降泄也。

（三）《药典》又曰：范恕轩云，参子如腰子式，生青熟红，近日参贩客从辽东带来者，皆青绿色，如小黄豆大，参叶上甚多，宁古塔一带，七八月霜大，难以入山，故不能待其子熟，生取而归，以售客，每多绿色。发痘行浆，凡痘不能起发行浆者，药内加参子，后无痒塌之患。

（四）《伪药条辨》曰：参叶以色不黄瘁，绿碧如生，手搔之有清香气者，真品也。率多参客带来向客，颇不易购，市肆所售参叶，不知何种树叶伪充，勿服为是。

（五）《药物生产辨》曰：参叶产四川大甯县，一产陕西汉中府，均属黄连叶，俗呼其名为参叶，相沿如是，究不知起自何时，以黄连叶而称参叶也。尝考究之，黄连叶与参叶之质，叶色梗均同，惟纹不同，黄连叶尾尖，参叶尾圆，黄连叶苦味浓，参叶淡苦略甘。

冉雪峰曰：

肺胃之气，下行为顺，催吐乃变更肺胃之顺行者而为逆行，为违反生理之治。病机如可下行，意古人必不用吐，吐者，乃不得已而用之。各家云实邪在胸中者吐之，在胸中三字，殊嫌笼统，实邪二字，亦嫌简略，真正理知合法的治疗当不如是之粗疏。如谓在胸中则吐，则仲景大小陷胸汤、大陷胸丸、瓜蒌薤白桂枝汤、瓜蒌薤白白酒汤，以及诸泻心汤等，非邪在胸中耶？何以不用吐耶？又千金苇茎汤、外台桔梗白散、时方泻白散，泻肺丸、凉膈散、启膈饮等，非均在胸中耶？何以不用吐耶？且谓邪实则吐，则本节主治条文，明言吐虚劳痰饮，虚劳，讵非诸虚百不足乎？又诸家谓本药为虚人涌吐膈上痰饮之用，曰虚人，讵非实而夹虚，实中有虚乎？可知在胸中当吐，在胸中而有下行趋势，仍有无须吐者。体虚不可吐，体虚而邪实，仍有不能不吐者。特用吐必有吐之病情，用吐必有吐之病机，病情病机奈何？必其所谓邪实者，梗塞胸中，绝无疏散下行希望，迫切紧张势不容缓，如胸膈急痛，喘促息贲，厥逆填胀，闷闭欲绝，上部有脉，下部无脉，有一丝不续则真机绝之势，病情既急，而似吐难吐，欲吐不吐，病机复显，乃迎其机而吐之，气机得通，胸次豁然。然有一言为学者告曰：痰如在胃，下行有路，无事于吐。即在肺，而阻塞不甚，亦无事于吐。观《肘后》治邪停在胸，用吐，审其证曰呼吸不利，喘逆，此其义盖可思矣。至于胸中寒实，此为上述瓜蒌薤白桂枝之治。热实，此为上述小陷胸诸泻心之治。水热并结，此为上述大陷胸汤丸之治，痈肿脓血，此为上述桔梗白散苇茎汤之治，并不用吐，即病机当吐，催吐类各药，功效优越者甚多，诸可择用。惟体既过虚，本不耐吐，证又过实，不得不吐，气滞而痰凝，实缘于虚，痰凝而气愈滞，实更促虚，而参芦之特殊功用，乃于是恰合而显昭。参之芦，犹瓜之蒂也，瓜之吸水足，参之吸气足，皆借蒂芦为之枢纽，俾具扼吭枢转功用，他吐药多暴厉，惟参芦缓和，他吐药多燥烈，惟参芦柔润，他吐药过量，多起局部炎症，参芦过量无伤，反能调摄整个虚证。凡吐药多带泻性，不吐则泻四字，各处均可看到，实中而不使下行，乃所以助其吐。蜀漆得甘草则吐，即是此旨。《肘后》治邪停在胸，用杜衡、瓜蒂、人参为剂，亦是此义。此则以一药而兼各义也，而用叶药者，可以知所择矣。而参芦所主之吐病，更可知矣。

胆　矾

酸，寒。主明目，目痛，金疮，诸痫痉，女子阴蚀痛，石淋，寒热，崩中下血，诸邪毒气，令人有子，炼链饵服之不老。（《本经》上品。《别录》酸辛寒，有毒，散癥积，咳逆上气，及鼠瘘恶疮。）

选注：

（一）黄宫绣曰：胆矾又名石胆，产于铜坑之中，得铜精气而成，味酸而辛，气寒而涩，功专入胆，涌吐风热痰涎，使之上出。盖五味惟辛为散，惟酸为收。五性惟寒胜热，风热盛于少阳，结为痰垢，汗之则气横而不解，下之沉寒而益甚。凡因湿热淫火，见为阴蚀崩淋寒热；风痰毒气结聚牢固，见为咽齿喉痹乳蛾；风热痰垢结聚，见为咳逆惊痫；目痛难忍，及金疮不愈诸毒内闭胶结，见为蛊痛牙疳种种等症。服此力能涌吐上出，去其胶结，化其结聚，则诸证自除。按此功专涌吐，何书又言酸寒能收，不知书言收敛，乃取其辛，收其热毒上涌而出，非以收其入内，而不宣散宣出表之意也。凡书所论药性，每有以收为散，以散作补，不为剖悉明白，多有意义难明，以致用之者之误耳。

（二）张锡纯曰：尝考《本经》矾石，一名羽涅，《尔雅》

又名涅石。许氏《说文》释涅，谓黑土在水中，当系染黑之色，矾石既为涅石，亦当为染黑色所需之物，岂今之皂矾乎？是知皂矾、白矾，古人皆名为矾石，而予临证体验以来，知其治黄疸，白矾之功诚不如皂矾。盖黄疸之证，中法谓脾中蕴蓄湿热，西法谓由胆汁溢于血中，皂矾退热燥湿之力不让白矾，故能去脾中湿热，而其色绿而且青，兼能入胆经，借其酸收之味，以敛胆汁之妄行，且此物化学家原可用硫酸水化铁而成，是知矿中所产皂矾，亦必多含铁质，尤可借其金铁之余气，以镇肝木之横逆也。

参考：

（一）陈存仁《药学辞典》曰：胆矾原名石胆，本品色味似胆故名，俗因其状似矾，遂呼为胆矾也。其基本系铜矿中自然生成，或青蓝色玻璃状光泽之结晶块，或垂下作钟乳状，其形态胆矾即化学上之硫酸铜（$CuSO_4 \cdot 5H_2O$），为蓝青色透映斜方柱菱柱状结晶体（煮胆矾或热矾），放置干燥空气中，即渐渐风化，变为白色（生矾），溶于冷水，热汤尤易，但不溶于酒精。味为收敛性，须采形似空青，鸭嘴色，磨铁作铜色者良。昔时用天然品，现时概用金银精炼处副产物精制，供药用。其效能吐风痰毒物，治喉痹咳逆，外用作腐蚀药，内服作催吐药及为收敛性眼科药。

（二）《药典》载邹尔凯曰：胆矾产于铜坑内，倘用人工制法，可将铜与浓硫酸加热，或使黄铜氧化而多量制出之，其成分在化学上的号是$CuSO_4$，故又称为硫酸铜，为酸性反应。其性质和效能，系青蓝色之结晶，味酸而辛涩，普通多用为催吐腐蚀收敛诸剂。其作用因能刺激胃之知觉神经，反射延髓，而惹起恶心，故为催吐良剂，本品稀薄溶液则为收剂，因其有收缩细胞及血管消退炎症之效。本品用浓厚溶液，则变为杀菌和腐蚀作用。普通腐蚀用十倍至二十倍之溶液，杀菌用百倍至千倍之溶液。尤其对于服磷毒者，苟将胆矾四厘，溶温水一盏服之，则胆矾所含之铜质细末，包围磷之表面，可妨磷之剧烈作用，倘磷已吐出，可服陈松节油少汗，和生鸡蛋白四五枚，以解余毒。又胆矾二分，开水八十分，糖浆四十分，每隔五分钟服一匙，得吐即止，可解鸦片、黄磷各种毒药。

冉雪峰曰：

《本经》上品有矾石，中品有石胆。矾石近作白矾，石胆近作胆矾，而绿矾、青矾、皂矾、黄矾，则后世诸家本草所增加附入者也。然胆矾色青绿相兼，似与绿相混，矾石《尔雅》名涅石，《本经》名羽涅，涅即青绿之近黑者，讵非显出胆之正色，是矾石又与胆矾相混，仅衡旧有学理，实难分清，查近代科学分析，胆矾为硫酸铜，绿矾为硫酸铁，一为硫与铜化合，一为硫与铁化合，然以黄铁矿制取硫酸铁时，其中多含有硫化铜夹杂物。《和汉药考》云，绿矾为粗制硫酸铁，其黄褐色锈为第二硫酸铁。绿矾中时含有硫酸铜，作青绿色结晶，是绿矾虽为硫酸铁，而亦含硫酸铜，实可证明。征之颜色，《理化词典》云，硫酸铜通常称为胆矾，此物含五分子之结晶水，为青色大结晶，热至百度，失四分子之水，变为淡绿色，热至二百度，则水分全失，成白色粉末，此粉末能吸收水分，再变青色，是胆矾一物，只是加热不同，青可变绿，绿可变白，可见旧说仅据青绿白各色以分矾之种类，尚有未确者。再征之效能，诸矾皆有催吐、收涩、杀菌、解毒、腐蚀、镇敛、消炎等功用，只以所用分量不同，所用之目的遂异，即治疗之功效亦特殊。观上参考时贤邹尔凯氏之言，可以明了。足征黄宫绣所谓以收为涌，以收为散云云，实为瞽谈。切实言之，若以燥湿收敛，则白矾已足；腐蚀杀菌，则绿矾为胜；催吐解毒，则胆矾为优。特近时所用诸矾系人造，古人所用诸矾乃天产。如本节胆矾，撷铜矿之精英，蕴水土之涵育，具石之体，得金之气，合胆之色，胆系之石，阴精凝聚，退炎镇逆，尤有特长。科学药成分准，定量确足贵，天产药生理优，无机而似有机，尤足贵也。观西说硫酸铜救治中磷毒有殊效，其主成分能包围磷毒，而不使为害。查硫酸铜系硫与铜合化，或含硫与铁化合之黄铁矿中制取。而唐孙处士《千金方》，治中风厥逆铁精汤，用大量黄铁取汁煎药，若知黄铁中之含有硫酸铜，硫酸铜之克制磷毒，用以合剂，即治含磷质之脑神经病变者，凡此系从何处悟得，岂不甚堪惊人。陶隐居云，此药殆绝。俗以青矾代之，殊无髣髴，《广陵散》早不在人间。窃本品产自铜坑，并非难得，设法提倡采取，务求道地货真以备物利用，其亦我医药界共有之责任也夫。

阿　魏

辛，平。主杀诸小虫，去臭气，破癥积，下恶气，除邪厉蛊毒。（《唐本》所载。《大明》疗传尸冷气。）

选注：

（一）缪希雍曰：阿魏性辛平温而无毒，气味俱厚，入足太阴阳明经，其气臭烈殊常，故善杀诸虫，专避恶气。辛则走而不守，温则通而能行，故能消积利诸窍，除秽恶邪厉蛊毒也。苏恭云体性极臭，而能止臭，亦奇物也。

（二）黄宫绣曰：阿魏出西波斯番国中，阿虞木枝梗汁，味辛气平而温，且极臭烈，故书载能杀虫避恶。又其味既兼辛与温，则气亦更活不滞，故书载治痞避秽，是以温疟、鬼魅、蛊毒、传尸、恶气、痞积等症，服之最为得宜，但人气血，闻香则顺，遇臭则逆，故胃虚气弱之人，虽有痞积，但当温胃和气，俾痞自消，切勿用此臭烈，以伤胃气。分辨真伪，则但取少许，妥置铜器一宿，沾处白如银色者真。

参考：

（一）《和汉药考》曰：阿魏基本，属于伞形科之 Ferula Scorodosma Benthet，Hook 及 FENULA Narthex，Biss 等，割破其根，或切断之，自有浆汁渗出，干而制为护谟华而斯，其成分含树脂百分之七十至七十一，护谟百分之二十至三十，含硫性挥发油百分之六至九，讨脂一称阿登脱（assant），本系白色，触空气则变红，干馏阿魂中之树脂，与干馏一般伞形科植物之树脂相同，亦得有安毋培尔里佛伦（unbel $C_{10}H_{16}O_4$）之结晶体，并馏得绿蓝褐三种油类，加苛性加里液于树脂中，则化生曹丁（resoltin）。护谟中含有汎尔拉酸（ferula-acid，$C_9H_6O_3$），此酸与桂皮酸，有密切之关系。挥发油含有硫黄，有阿魏特异之臭气，以阿魏与水同蒸馏而得之，其余滓不惟无蒜气，而反有芳香，此因含有华尼甯故也。

（二）《药考》又曰：阿魏之基本植物既多，收采之法又异，不惟形态不能一致，且混有夹杂物，故品类亦顿不齐也。其纯粹品出产极少，最佳之品，无运销他国者，其自孟买运输出口之阿魏，多皮斯南部之产。市面上分为三种，一为颗粒状阿魏，为大小不一之圆形颗粒，比重约一点三，有脂肪光泽，其新鲜者，色类白，而柔软可搓捏，经日则变红紫褐，质坚硬，然搓以手掌，仍柔软如前，破碎面色白，触空气刚微红，终变为与外相同之褐色，阿魏中此其最佳也；二为块状阿魏，一称无形阿魏，为不整齐之块片，其间稍稍黏连，色暗褐，有黏着性，中有稍淡明之颗粒状阿魏，颗粒多，则价贵，少则价稍廉，每杂有根之截片茸毛等，坊间以此为多；三为含沙阿魏，亦无形之坚块，色暗褐，破碎面有玻璃光泽，中杂石膏、砂石等，品最劣。

（三）《药物生产辨》曰：阿魏产孟买，咖喇吉打运来，无砂净白者名肉魏。一产印度之阿弗干，取该树蕊汁制成，有红白彩色者名为彩魏，味苦而辛，其臭味颇烈。《和汉药考》云，产于波斯阿富汗尼斯丹，及其邻邦，大都自孟买运出。

冉雪峰曰：

采取阿魏之基本植物不一，唐·苏恭《新修图经》收入此味时，尚只知有草本，故列入草部。明·李时珍《纲目》，谓其树小如枸杞牡荆之类，西南风土不同，故或如草如木也，因将本品自草部移入木部。方今交通便利，环海亲目，如《和汉药考》，远西医方《名物考》所载，奉药各种根干茎叶花实，历历如见，基本既不一种，采制亦非一法，可见《图经》之列草部，《纲目》之移木部，均只各见一面，而未整个彻底明了。其成分亦经新学化验，计含树脂七十至七十一，护谟二十至三十，含硫性挥发油六至九。又化验所得，干馏阿魏中之树脂，与干馏一般伞形科植物之树脂相同，不惟所采植物之基本明晰，所采物质之成分亦均明晰，此殆居今研究药学，殊感兴趣者也。凡药之臭，无过本品，香为天地正气，臭为天地恶气，大香大臭，均有窜透性，均破积聚。香为正治，臭为从治，病固有秽恶充斥，顽固胶结，正治之不胜，须用从治者，所谓必同其气，其始则同，其终则异，可使破积，可使溃坚，可使气和，可使必已，本节主治条文曰，去臭气，下恶气，破癥积，意义甚显。何物恶气，即臭秽之气，遏郁酿变也；何物癥积，即秽恶之气凝结，无形而有形也。而开宗明义首句杀诸小虫四字，尤为特笔。他条有云杀蚘虫、杀绦虫、杀寸白虫者矣，未有言杀小虫者也。虫之小孰如病毒细菌，肉眼不能见，须数百倍或千倍显微镜方能检出，则真藐乎小矣。寻常诸虫，何足云小，是杀小虫三字，不啻为现代细菌病毒，导其先河。所以然者，病菌均厉毒之气酿成，而阿魏则臭气特殊，无不钻透，无不贯达，以臭逐臭，以毒攻毒，即以毒化毒，以臭去臭，殆所谓化腐臭为神奇者与。或曰本节主治，只言杀、言去、言破、言除、言下，并未言吐，而此列于催吐类何也？曰下字正可与吐字对勘，其杀去破除，则吐下之功用也。凡人闻香，则爽怡清新；触臭，则闷烦呕恶。本药吐是其本性，下是其效能，而非吐即下，忍吐侍下诸习见语，在古人各项方注，在在均可看到，吐则不下，故须忍，下类乎吐，故曰即，则本药之所以下所以吐者，其真际不难领会。芦荟以质胜，故虽吐而实下；阿魏以气胜，故虽下而实吐。此各药之定义，即物理之通则，学者均不可不求其所以然之故也。

盐

咸，寒。主肠胃结热，喘逆，胸中病，令人吐。（《本经》下品。《别录》吐胸中痰癖，止心腹猝痛，杀鬼蛊邪疰毒气，下部䘌疮，坚肌骨。）

选注：

（一）陶弘景曰：五味之中，惟此不可缺。西北方人，食不耐咸，而多寿少病，好颜色，东南方人，食绝欲咸，而少寿多病，便是损人伤肺之效。然以浸鱼肉，则能经久不败，以沾布帛，则易朽烂，所施各有宜也。

（二）李时珍曰：洪范水曰润下作咸，《素问》曰水生咸，此盐之根源也。夫水周流于天地之间，润下之性，无所不在。其味作咸，凝结为盐，亦无所不在，在人则血脉应之，盐之气味咸腥走血，血病勿多食咸，多食则脉凝泣而变色，从其类也。煎盐者用皂角收之，故盐之味微辛，辛走肺，咸走肾，喘嗽水肿消渴者，盐为大忌，或引痰吐，或泣血脉，或助水邪故也。然盐为百病之主，百病无不用之，故服补肾药用作汤者，咸归肾，引药气入本脏也。补心药用盐者，心苦虚，以咸补之也。补脾药用盐者，虚则补其母，脾乃心之子也。治积聚结核用之者，盐能软坚也。诸痈疽眼目，及血病用之者，咸走血也。诸风热病用之者，寒胜热也，大小便用之者，咸能润下也。骨齿病用之者，咸入骨也。吐药用之者，咸引水聚也。诸蛊及虫伤用之者，取其解毒也。

参考：

（一）陈存仁《药学辞典》曰：盐之基本属天然氯化物之一种，其主成分为氯化钠，NaCl，此外尚含有加里、苦土、石灰等之盐化物，及夹杂硫酸盐类等。其粗恶之品，更掺和砂土藁芥等物。凡纯粹之盐，其氯化钠在百分之九十五以上，粗恶者水分及他种异物在百分之十一分半以上。其作用内服少量，能催进肠液之分泌，而助消化之不足。入肠后能激肠之蠕动，又能令其黏膜之分泌增加，以迫大肠之排出等，且同时又能促进蛋白质之吸收。由胃肠游离而入肾脏，能激肾脏之黏膜，使利尿之功用增加。外用微有凝固血液之能。其效能泻火，润燥，清心，滋肾。又为涌吐之药，慢性便秘之缓下药，及咯血吐血时之止血收敛药。又为近代用作虚脱间贫血时之觉醒药，及为健胃镇痛药，又治胃酸缺乏、消化不良、习惯性便秘、创伤。

（二）黎伯概曰：考人体中血液中多钠盐，组织液中多钾盐，钾性窜透，利于排泄水分。钠性咸润，易于吸引水分。血液与组织液交换新陈者，即此两种盐性互为出入，此生理上天然之调节。中医所用盐剂意义，《素问》热淫于内，治以咸寒；火淫于内，治以咸冷；寒淫于内，以咸泻之等词。咸性寒冷，为对待热火之正治，以咸泻寒，则为从治，此皆属象数名理之学。而咸之为用在软，别见少阴之复、少阳之复条下。但《素问》用咸，亦各有佐药，合之，各尽其妙，如甘缓、酸收、辛散、苦坚、苦泄、苦下，常以咸药同用，道理圆满周至。此象数名理之精意，非科学医所能及也。至考其属何盐，则《素问》未有言。张仲景撰用《素问》作《伤寒论》，所用大承气大陷胸等汤，治燥热治结胸，其中芒硝一物，当秉承《素问》治火淫热淫宗旨，而方亦为古传可想。芒硝则为钾盐，钾盐在肠管能增加水分泌出，在肠管中易于排泄燥粪，而全体之细胞，则未有钾盐吸入使之膨胀也。仲景治少阴病之白通加猪胆汁人尿汤，人尿一物，中含食盐，是即为钠，而是方宗旨，则秉承《素问》寒淫所胜，平以辛热，佐以甘苦。人尿则咸，干姜、附子则辛热，主药在辛热，而佐药在寒苦，意理精卓。以药之味性治病，是为象数名理之所长。《金匮》中风篇有头风摩散，大附子一枚，盐等分为散，以方寸匕摩疾上，令药力易行，此盐即钠盐，其意义在软坚，以佐附子之辛散。消渴小便不利淋篇，有茯苓戎盐汤，以一弹丸大之戎盐，佐半斤之茯苓，二两之白术，戎盐亦即钠盐，出于西戎所产，其意义为润下，以佐茯苓、白术之运输渗泄。水曰润下，润下作咸，为书洪范所言，本为象数名理之学，亦即在物理之中，试验之下，仲景已宗其理以入药，方意简括精当，并不空泛。黄疸篇有硝石矾石散，以等分为散，和以大麦汁，服方寸匕；又有大黄硝石汤，以四两之硝石，佐以四两之大黄、黄柏，十五枚之栀子。硝石即煎芒硝之下层所结，是为钾盐，咸而苦涩，与钠盐不同，钠盐纯咸，古人虽不谙科学，未能分出钾钠，然其性味攸殊，则已早有分别异用。于攻下者用钾盐，于滋润者用钠盐，而其方不乱，按之病理，各有适合。后世医家，能用盐治病者殊少，遑问能察前哲用盐剂之意义，与盐类之异性。稍通科学者，又多半拾人余唾，一味崇拜西化，于本国前哲遗书，漫无考究，循诵尚无，何况解说，心志不及，安有审思，精微深远之国学，不将湮没而可惜乎。

冉雪峰曰：

盐在科学上，有正盐、酸盐、盐基性盐之分，而在医药上，则有钾盐、钠盐之区别。查钾性暴悍，其方溶于水时，发生多量之热，使水急剧成蒸气而爆发，其所发氢气，因温度上升而发火，故与盐化合，犹具有窜透性，黎伯概氏所谓易于排泄水分者是也。钠性柔和，在常温软如蜡，暴于空气中，倏即氧化，投于水中，发生氢气，故与盐化合，愈助其湿润之性，黎伯概氏所谓易于吸收水分者是也。其在人体，则血液中多钠盐，组织中多钾盐，外分泌如痰涎、涕泪、汗尿均含盐，此排泄盐者也。内分泌如胃中盐酸，及淋巴腺、甲状腺、摄护腺，所有之液，亦含盐，此存储盐者也。血液与组织，外分泌与内分泌，时时均营其出入交换，新陈代谢之工作，以资调剂而达平衡，倘此两种盐性均缺乏或均过剩，又或偏倚偏重，生理上即起变化，故盐之不合生理，盐之反碍生理，每于病床诊察上见之。以治疗言，则于攻下者用钾盐，于滋润者用钠盐，盐能助胃液之消化，胃液之所以消化，在氢氯酸，氢氯酸之摄取，在于所食盐类，但食盐过多，斯又轻则燥悍烦渴，重则胃部灼热发炎，甚或痉挛。盐能助血液运行，血中所含金质强矾，由盐类摄取为多，且盐能增加分泌，即能推动血轮，但食盐过多，水减血浓，不易运行，重则血中所含盐质，不免干燥变硬，而血液凝泣矣。咸主骨，不惟钾盐能钻透入骨，钠盐亦能浸透入骨，故人身一小部分盐质凝为固体，藏之骨中，最关重要，不啻人身之祖盐，倘此项盐质缺乏，则骨痿无力，种种虚脱状况由此起矣，凡此皆可由生理以推之病理者也。至其用量，作补剂，每服一分七厘半，至一钱零五厘；作泻剂，每服二钱一分，至四钱二分；作吐剂，每服半两至一两。改血，每服一分至一钱；治暴吐血，每服一钱零五厘，至二钱一分；治疟病，每服一两至一两半。只在所用分量之不同，而所主病证即各异。又只在药物与病理化合之不同，而所现功能即各异，苟不知此理，则一药治多病，一药治相反各病，不免疑惑，必走向无一药具二性之谬解，甚非所以治药学之正轨。此不独盐之一味为然，而盐于此项义理之辨析，尤为显昭，学者循是以求，盐之全体功用，不难大明，而整个药学之义蕴，亦因之借镜透悉明确不少矣。

卷八

外科类

硼　砂

甘、微咸，凉。主消痰止咳，破癥结，喉痹，消瘴翳，瘀肉阴㿗，骨哽，恶疮，及口齿诸病。（《大明》所载。条文参《纲目》新定。）

选注：

（一）李时珍曰：硼砂味甘微咸而气凉，色白而质轻，故能去胸膈上焦之热。《素问》云热淫于内，治以咸寒，以甘缓之是也。其性能柔五金而去垢腻，故治噎嗝、积聚、骨哽、结核、恶肉、阴㿗，用之者，取其柔物也。治痰热、眼目障翳，用之者，取其去垢也。洪迈《夷坚志》云，汪友良因食误吞一骨，哽于咽中，百计不出，后取南蓬砂一块含化咽汁，脱然而失，以软坚之征也，《日华》言其苦辛暖，误矣。

（二）陈存仁曰：硼砂去痰热消癥核，有杀菌消毒之效，用于眼病创伤痒疹，又有收敛之效。用于口内炎、齿龈炎、咽喉炎，更为黏滑保疵料。在胃中能激胃液之增加，至肠略有安抚作用，少量由大便排出，大半由胃中游离而达肾脏，能增进利尿之功，且可制止尿道及膀胱之炎症。外用有直接扑灭病菌及寄生虫之效，惟力颇缓弱。常用以治鼻炎与黏膜炎，及作防腐利尿通经等药。

参考：

（一）《和汉药考》曰：硼砂即化学上之硼酸钠，$Na_2B_4O_7 \cdot 10H_2O$，为无色透明棱柱状结晶，于空气中风化，能溶于水。味咸微甘，热之则失却结晶水，成为白色海绵状物质，再加热则熔化成为透明玻璃状块。西藏、波斯等湖水中含有硼砂，可使蒸发结晶。又秘鲁产硼酸石灰，亦可制造硼砂。但出产最多者为意大利，意之加多纳火山地方，所喷出之蒸气含有硼酸颇多，使吸收于滚水中而从其液制造之。

（二）《科学词典》曰：硼之原子量一一，成硼酸或硼酸盐而存在。无定形之硼，为黑色粉末，在空气中不变化，热之则燃烧为氧化硼，在氮气中蒸之则化合为窒化硼，用硝酸等氧化剂热之，则氧化为硼酸，用氢氧化剂亚尔加里或碳酸亚尔加里热之，生钾钠之硼酸盐，氧化硼偕铝热之，生结晶之硼，有光泽，硬度稍次于金刚石，故称此曰金刚硼。结晶状之硼较无定形者安定。

（三）《辞典》又曰：硼酸成游离状态，或成钠盐存在于火山地方，温泉迸出之水蒸气中含有之，意大利妥斯克里洲，制取硼酸之法，于各泉喷出口，令其蒸气经过炼瓦所制装置，凝缩于冷水中，为白色棱状结晶，有珍珠样之光泽。在常温中溶解于二十五倍之水，以此水溶液沸腾时，其硼酸少量与蒸气散出。矿泉之水蒸气中含有硼酸者，即此理也。硼酸之水溶液，用碳酸钠中和之，则生硼砂。取其浓厚液热之放冷，即得含有 $B_4O_7Na_2 \cdot 5H_2O$ 之组成之八面结晶，在五十六度以下之温度为含有十分子结晶水之柱状结晶，不易溶于水，热之则失其水分而膨胀，成海绵状，更热至高温，即熔融而成无色玻璃状物质，冷却则凝固，谓之硼砂球。此球有溶解金属氧化物之性，故定性分析用之。

（四）《新医药辞典》曰：硼酸为珍珠样光泽五色鳞片状结晶，或白色结晶性粉末，溶于二十五分之水，三分之热水，及十五分之酒精。有弱酸性，无腐蚀性，防腐力亦弱，此为比较无害之防腐剂。其2%至3%液供洗涤罨法注入之用，其5%至10%软膏为应用最泛之软膏剂。内用者甚少，有时用于慢性膀胱炎，一日数回，一回0.5至1.0。

冉雪峰曰：

硼砂为结晶体硬固之硼，硼酸为海绵体轻松粉末之硼，在科学上原硼砂硼酸二者并列，并无轩轻。硼用硝酸等氧化剂热之，则氧化为硼酸；硼酸之水液，用碳酸钠中和之，则生硼砂；而硼砂加盐强制炼则又成为硼酸。由此观之，是硼砂加盐强可制为硼酸，硼酸加碳酸钠又可制为硼砂，其为物不二，在制炼之一转移间耳。欧美前此对于割证及创伤，用以压伤口之棉纱，均用硼酸沸水化至不能化，浸透其布焙干备用，或新制浸布令饱和，置创口。又以硼酸入眼而不刺激，入创口而不疼痛，故各项洗涤均用之。而硼酸软膏应用尤为广泛，是硼酸在外科药品中实占优越地位。自细菌学孟晋，一切割证创伤，学者均主严厉消毒，一时风靡，毋宁过之，勿俾不及。所用多汞制剂碘制剂，其消毒力量固较硼酸确实而优越，然性力太大，创口被激，肌肉非硬固即死坏，收口生肌反较困难羁迟。故最近新的学说，主张无毒疗法，毒虽宜消，而又不可过消。硼酸无剧烈作用，无腐蚀作用，为比较无弊的稳妥的消毒剂，是治疗学理前后改变，硼酸在外科上，真正价值并不因之稍变，而愈显优异。事实考查，治疗上用硼酸者多，用硼砂者少，外用者多，内服者少，其实外用未始不可以内服，硼砂未始不可代硼酸。余前编《国防方药新释》，即首及本品，在汉主办药厂，曾市硼砂二百斤，提净制炼，研乳过罗，以代硼酸之用，其功效并不在舶来品下，我国四川产硼砂甚多，即海口封锁，此项药物不虞缺乏。前第一次欧战药物缺乏时，用漂白粉二十五格兰拇，硼酸二十五格兰拇，以蒸馏水一公斤，制为百分之五之溶液，消毒有特长。现今普通盛行之攸锁尔液，即此二物制成，但药量均减半，为百分二零五之溶液。余主办汉药厂时，以石灰食盐代漂白粉，以自制硼砂代硼酸，制量则仍取百分之五，用于救护医院及临时救伤治疗所，功效优优，众皆称之曰合。其实中药旧用硼砂为生硼砂，为粗制硼砂，科学上之硼砂为炼硼砂，为精制硼砂，二者原未可同日而语。盐及石灰与氯化钙即克鲁尔，石灰亦有精粗之辨，然性质从同，功效不异，非常时期，聊以救急，亦我医药界全民抗战微末贡献之一端也。谚云，不经一番战争，不进一番文明，于以开中药代替西药之先河云。

石　灰

辛，温。主疽疡疥瘙热气，恶疮，癞疾死肌，堕眉，杀痔虫，去黑子息肉。（《本经》下品。《别录》疗髓骨疽，今本谓有毒。）

选注：

（一）张隐庵曰：石者土之骨，以火煅石成灰，色白味辛性燥，乃禀火土之气，而成燥金之质，遇风即化，土畏木也，遇水即化，火畏水也。禀金气而祛风，故治疽疡疥瘙。禀土气而滋阴，故治热气恶疮，癞疾死肌。禀性燥烈，服食少而涂抹多，涂抹则堕眉杀痔虫，去黑子息肉。

（二）缪希雍曰：石灰烧青石而成，故其味辛气温，《本经》不言有毒，观所主皆不入汤，其为毒可知矣。火气未散，性能灼物，故主去黑子息肉及堕眉也。其主疽疡疥瘙、热气恶疮、癞疾死肌、髓骨疽者，皆风热毒气浸淫于骨肉皮肤之间。辛温能散风热毒气，且能蚀去恶肉而生新肌，故为诸疮肿毒要药也。辛而燥，故又能杀痔虫。古方多用合百草团末，治金疮殊胜者，以其性能坚物，使不腐坏，且血见石灰则止，而百草又能活血凉血故也。

参考：

（一）陈存仁《药学辞典》曰：按纯粹之石灰，为纯白色之粉末或成块，受大热亦不溶解，但发猛烈之白光，露置空气中，则次第风化，注水于块，则发热消化而崩坏。其种类大约可分生石灰、风化石灰、水石灰三种。生石灰者，烧石灰石而成石灰，其块既不使触受空气，亦不注以水，乃有强甚之亚尔加里质者。风化石灰，以生石灰露置，使饱受空气，自然吸收水分及碳酸瓦斯，而为白色之碎粉。水石灰者，以生石灰注水使成碎粉，一名消石灰，此种之亚尔加里性，视前二者为弱，其成分石灰为酸化加尔叟漠，消石灰为水酸化加尔叟漠，其效能坚肌肉，杀疮虫，外治与盐同用，有腐蚀性。又能弥补创口，凝固血液，故有止血之用。入胃后，中和多量之胃酸；至肠能阻止肠之蠕动，并能使肠之分泌减少；入血后，能助长白细胞繁殖，使血液中加多凝固力。故用作腐蚀及止血药，又为制酸药。

（二）《药典》又曰：英美学说，谓石灰粉为灭酸药，惟以干者内服，不免坏胃，须浸水滤净服之，而后入胃无伤。能解酸及止津液，兼治胃不消化泄泻等病，第不可过服久服。其内服处方，一用石灰粉末一分，水八十分和匀候澄清，抒出上面净水为度，每两内计有石灰粉八毫七丝半，每服半两至二两，一方用石灰粉一分，炼白糖二分，研末，汽水二十分，共浸半天，间时摇动，候澄清，抒出上面净水入瓶为度，每两计有石灰粉一钱半厘，治胃中有酸，食物不消化，泄泻痛风风湿，砂淋石淋等症，每服二分六厘至一钱。

冉雪峰曰：

矿石灰为氧化钙，消石灰为氢氧化钙，钙属盐基，盐基之易溶于水者，名亚尔加里，矿石灰含此项之亚尔加里质性甚强。消石灰经空气及水分之化合溶解，含此项质性较弱，故医药治疗上，若用为消毒杀菌、凝固止血等，以用氧化钙之矿石灰为上，若内服制酸止泻，疗妊娠顽固呕吐等，则以氢氧化钙之消石灰次之。若阴陈石灰，埋地下百年或千年，此项亚尔加里质性几全消灭，失其石灰固有之性能，而旧说所有方剂，惟重陈久者，亦殊昧于物理矣。又谓有毒只供外用，不可内服，夫钙性虽烈，其毒孰如砒与碘汞，砒制剂、碘制剂、汞制剂，尚可内服，况钙制剂乎？明其性质，定其用量，其毒愈大，其功愈弘，虽曰有毒，无啻无毒，《周礼》采毒药以供医事，良有以也。观上参考内，石灰干者内服，不免坏胃，水浸剂则否。再观各浸剂成分，或一两内含八毫七丝半，或一两内含一分半厘，用量则或一两至二两，或二分六厘至一钱，辨析既明，用量亦准。石灰学说，殆亦古略今详，古疏今密与。钙为白色金属，原子量40%，氧化钙吸收水分，及空气中碳酸瓦斯力甚强，氢氧化钙亦吸收无水碳酸，变成碳酸钙，若作用金属盐，则生诸金属之氢氧化物，医药即利用此项原理，敛肌收口，凝固止血。本品与氯气化合，则为氯化钙，又名克鲁尔石灰，灭菌消毒之力甚大，腐蚀性亦甚大。上条所述，用硼砂与食盐化合，代漂白粉，仿制攸锁尔液，即是利用此项原理。又氯化钙可用为起寒剂，其含水盐之水溶液，与雪混合，能生零度下四十八度之酷寒，石灰最热最燥，与氯气化合，即变至冷至冽，与旧说火极似水，热极生寒相通。本节主治条文，于杀虫疗死肌恶疮堕眉去息肉之外，并特标明曰主热气，事实经验竟与深层科学原理吻合，讵不甚可惊人。各注于此，并未窥及，故少发挥。若以热气但属诸疮也者，果而则清热消炎之药颇多，何必反用此燥烈助炎者为哉，此其间盖别有道矣。石灰为制酸要药，胃酸过多，诸分泌过剩，内服均有特效。推斯意也，脏器浸坏，内部血管壁破裂，病毒细菌盘踞，均在所需，以至近至贱之物，而有至神至奇之功，此亦值得特为表彰者也。

蜜　蜡

甘，微温。主下利脓血，补中，续绝伤金疮，益气，不饥耐老。（《本经》上品。）

选注：

（一）张隐庵曰：蜂采花心，酿成蜜蜡。蜜味甘，蜡味淡，禀阳明太阴土金之气，故主补中益气。蜜蜡味淡，今曰甘者，淡附于甘也。主治下利脓血补中，言蜜蜡得阳明中土之气，治下利脓血，以其能补中也。续绝伤金疮益气，言蜜蜡得太阴金精之气，续金疮之绝伤，以其能益气也。补中益气，故不饥而耐老。

（二）李时珍曰：蜜成于蜡，而万物之至味，莫甘于蜜、莫淡于蜡，得非厚于此即薄于彼耶。蜜之气味俱厚，故养脾，蜡之气味俱薄，故养胃。厚者味甘而性缓质柔，故润脏腑；薄者味淡而性涩质坚，故止泄利，张仲景治利有调气饮，《千金方》治利有胶蜡汤，其效甚捷，盖有见于此与。又华佗治老小下利，食入即吐，用白蜡方寸匕，鸡子黄一个，石蜜、苦酒、发灰、黄连末各半鸡子壳，先煎蜜蜡苦酒鸡子三味，令匀，乃纳连发，熬至可丸乃止。二月服尽，神效无比也。此方用之，屡经效验，乃知《本经》主下利脓血之言，深当服膺也。

参考：

（一）陈存仁《药学辞典》曰：蜜蜡基本，乃由蜜蜂腹部轮节状处分泌，触空气而凝结，系用以造成蜂巢及蜜槽者。于四十九度至五十度柔软，于六十度至六十四度溶解，比重0.962至0.967。不溶于水及冷酒精，溶于煮沸酒精及伊打。其种类黄蜡乃取蜜后，将残房炼过，滤入水中，凝结色黄者。白蜡系用黄蜡再四炼制，日晒洒水，凝结色白者。虫白蜡系小虫所作，刮取炼制，凝聚成块，色白。此项虫白蜡，与蜜蜡之白者不同，其成分由产地而异，但其主要者为蜜里辛（myricin，$C_{46}H_{92}O_3$）、塞林（cerin，$C_{51}H_{108}O_2$）及塞洛列因（cerolein），此三物用煮沸酒精处理之，可使分离，即甲不溶于煮沸酒精，乙则溶化，冷即析出，丙则溶存而不析出。其作用有直接凝固血液之功，且有制腐灭菌之效，用作赋形药，又为生肌定痛之疮伤止血药，专治创伤肠出血霉毒。

（二）《药典》又曰：英美学说，蜜蜡凉水不化，浓酒微化，热松香油全化。其作用为润皮药，合于他质成膏，则能在腐蚀或刺激之处作一盖护之，令不遇空气或他质，如伤风久延、赤白痢，用此最佳。外科之用处，在作蜡膏、硬膏、油膏，用时以黄蜡一分熔化，再加猪油四分，调匀，至凉为度，配油膏类用，此方较白油膏易存。

冉雪峰曰：

蜜蜡乃蜜蜂腹部轮节状处分泌，蜂之呼吸器官在腹部，计四对，环节两侧各二，中具蜡核，其蜡乃采自植物嫩芽树脂胶质等，经蜡核分解泌出。呼吸器在腹部，又以呼吸器代分泌器，生理可谓特异。蜡之基本虽采自植物，而实经蜂体蜡核，一番融解分析，是蜡者，乃以植物性，而兼动物性者也。蜂之泌蜡，原以造巢穴，近代养蜂标准箱，每挂巢穴约八千房，房为六角，角之六隅，不啻六柱，柱为邻接六房之共支持物，其营造之薄匀轻灵整齐，经济材料，虽今科学发达，尚不能以人工全造，只能造板状略具房形之基础。旧说以为蜂采花心酿蜡，又谓蜜成于蜡。事实全非，实为瞽谈。脂肪类在常温凝结，硬度强者，以蜡为最，故为各项膏质赋形之要药。有凝固性，可以止血；遮蔽性，可以定痛；坚韧性，可以生肌。凡油类脂肪类，均滑利稀释，此则滑利而兼收涩，稀释而兼坚韧，亦性能之特异者也。《本经》即利用此项原理，以治下利脓血、金疮绝伤。蜡虽脂肪，非高热不溶解，人身内部热力，对此无融溶消化之可能，相传有谋害人者，以蜜蜡和食物乘热令食，至腹中则其热渐减，其蜡渐凝，阻塞肠道，终于死亡。蜡无毒性，不现中毒症状，观此，蜡之救荒疗饥，亦系此理。是蜡虽无毒，内服不可过多，并忌热服，须与他药融释变质后再服，此亦学者所当注意者也。至制造各膏基质，则蜡为要品，无蜡虽各油熬至近黑，尚不能十分凝固，余在汉主办药厂时，照西法用提净蜜蜡二成半、松脂半成、麻油七成，制为软膏，以代番士林。又方去松脂加乳香半成，而用松脂制方稍嫌硬固，不易稀释，用乳香制方易稀释，稍觉黏连，嗣以蜡一成半、松脂半成、麻油八成制，则硬软合度，较舶来品番士林，尚多一层芳香。加入硼酸十之一，则为硼酸软膏；加入黄连十分之一，则为黄连软膏；加入碾朱硼酸冰片十之一，则为猩红软膏；加入儿茶轻粉冰片共一成，此膏九成，则为新定国防伤科方药中之排脓生肌膏。其他接骨软膏、散瘀软膏、挫伤软膏，均用此基质制成，应用颇广，收效均确。某当局言提倡中医为自强之道，不意今于全民抗战时，实事见之，孰谓内科不能作外科，中药不能代西药耶。

麻 油

甘，微寒。利大肠，产妇胞衣不落，生者摩疙肿，生秃发，敷一切恶疮疥癣。陈油煎膏，生肌长肉止痛，消痈肿，补皮裂。（《别录》所载。条文参《食疗》《大明》新定。）

选注：

（一）李时珍曰：张华《博物志》言，积油满百石，则自能生火。陈霆《墨谈》言，衣绢有油，蒸热则出火星，是油与火同性矣。用以煎炼食物，尤能动火生痰。陈氏《拾遗》谓大寒，珍意不然。但生用之有润燥、解毒、止痛、消肿之功，似乎寒耳。且吞油能杀虫，而病发癥者嗜油，炼油能自焚，而气尽则反冷，此又物之玄理也。

（二）时珍又曰：胡麻取油以白者为胜，服食以黑者为良，胡地者尤妙。取其黑色，入通于肾而能润燥也。赤者状如老茄子，壳厚油少，但可食尔，不堪服食，惟钱乙小儿痘疮变黑归肾、白祥丸用赤脂麻煎汤送下，盖亦取其解毒耳。《五符经》有巨胜丸，云即胡麻，本生大宛，五谷之长也，服之不息，可以知万物通神明，与世常存。《参同契》亦云，巨胜可延年，还丹入口中。古以胡麻为仙药，而近世罕用，或者未必如此神效，但久服有益而已耶。刘阮入天台，遇仙女食胡麻饭，亦以胡麻同米作饭，为仙家食品焉尔。又按苏东坡与程正辅书云，凡痔疾宜断酒肉与盐酪酱菜厚味，及粳米饭，惟宜食淡面一味，以九蒸胡麻、即黑脂麻，同去皮茯苓，入少白蜜为面，食之日久，气力不衰，百病自去而痔渐退，但易知而难行耳。据此，则胡麻为脂麻尤可凭矣。

参考：

（一）《和汉药考》曰：麻油为属于胡麻科之胡麻，取其种子压榨而得之脂肪油，是为胡麻油，成分化学之构造，殆与橄榄油相近，有使物质变软之效。其形态为淡黄色或金黄色之油状液体，露置之不易干，无臭气、味缓和，比重约0.92，加硝酸及硫酸同量之混合液，初变绿，后变淡红。其种类普通所称之胡麻油，系将胡麻炒而后榨得之油，色黄褐，有特异之臭气，作食料用，名香油，再煎熬之名熟油。配合铅丹类制成膏药，皆用此种。生取白胡麻榨出之油，色深黄，入药并制妇女用之生发油黑胡麻生榨之油名黑榨油，胜于白绞油。

（二）《日本药局方》曰：胡麻油乃压榨取胡麻子所得之脂肪油，为类黄或金黄色之液，略有特异之臭气，味缓和，在零下五度凝结为带黄色之软膏块，比重0.915～0.926。以胡麻油十立方仙米，加入硫酸及粗制硝酸，各一容量，混合液两三滴，频频摇动则现深绿色，忽又变暗红色。又以胡麻油五立方仙米，加入同立方仙米之混合液，用力摇动，则现橙黄色，数时后更分离为黄白色之颗粒状块，与带红黄色之液。又以胡麻油五立方仙米，入玻璃瓶，加入亚蜜儿酒精及硫黄之硫化碳素溶液各五立方仙米，附以还流冷却器，于重汤煎中热十五分时，其混合液不现红色，复加入硫黄之硫化碳素溶液五立方仙米，热十五分时亦然。

冉雪峰曰：

麻油即胡麻科植物种子所压榨之油，凡植物之生气，均归结于种子，凡种子均多含有油质。种子中包芽，具有生机，故能传种，种子所含之油质即所以润育此生机，保卫此生机者也。油能润燥沃朽，又遮蔽空气，不使传热，以培泽维护此几微包萌之祖气，大抵固体物非含液汁，则散漫不聚，等于灰烬。但水质之液犹易湿烂，油质之液乃常保存，是植物种子中之油质，为液汁之精粹，不啻离中真阴，为二五妙合生命之所托，且各项种子各具气性，而油质则一于甘淡，不随种子为变移。如苏子辛温，而苏子油并不辛温；橄榄酸涩，而橄榄油并不酸涩；鸦片烟毒烈，而烟子油并不毒烈，可以知之。况脂麻原本甘平，而其子之油不尤平之平者乎。陈氏《拾遗》谓性大寒，多食发冷疾，固不体物性。濒湖《纲目》谓与火同性，亦矫枉过正，不免语病。油乃液体阴之结晶，润能泽枯，滑可去著，既无刺激，又不腐蚀，观此则麻油之性能效用，亦可窥见一斑矣。再以治验征之，《直指》用以疗痈疽毒，《普济》用以疗丹石毒，《岭南方》用以疗蛊毒、《卫生简易方》用以疗河豚毒，非消毒之中兼可杀虫乎。《千金》用以治秃发不生，《外台》用以治眉落不生，《普济》用以治发落不生，又治令发长黑，非润燥之中兼培生气乎。至南史徐文伯用以愈发瘕奇疾，刘禹锡《传信方》用以愈李元淳尚书蚰蜒入耳危证，是麻油在治疗历史上，亦曾奏赫赫之功，特人以为近易，习焉不察耳。蓖麻油有炼取冷取二种，脂麻油普通均炒熟而后榨取，但事实上榨坊兼不过炒，恐减油之分量，是其中尚含有植物清气，若再熬炼，则此项清气澌灭尽矣。有清气并非如前陈氏说之大寒，无清气亦非如前李氏说之大热，生取者事实上已不可得，若乌麻生取，得之尤不易易。要之外科制膏剂，疗疮及创伤作洗涤剂，普通麻油即可，不必求备。更有一言为学者告曰，麻油性味既平淡，功效即缓和，须随证佐以相当药品，方有捷效。制软膏基质，亦不必煎熬过火，若嫌其不易凝固，除应用适量蜜蜡外，稍佐松脂，其质既凝而易固，其气兼芳香而悦人。总之润泽皮肤，稀释酷厉，俾新肌不致枯坏，脓血不致胶着，是其所长。若解毒杀菌消炎生肌，则具体而微，学者明其为调剂药，而不徒读古书，斯得之矣。

松　脂

苦，温。主痈疽恶疮，头疡白秃，疥瘙风气，安五脏，除热，久服轻身延年。（《本经》上品。《别录》苦甘，又谓除胃中伏热，咽干消渴，风痹死肌。）

选注：

（一）缪希雍曰：松脂味苦而兼甘，其气则温，性燥无毒，燥则除湿散风，寒苦而燥，则能杀虫。甘能除热，胃中伏热散，则咽干消渴自止。痹者，风寒湿合而为病也，地之湿气盛，则害人皮肉筋脉，此死肌之所由来也。湿热之邪散，则血不瘀败，营气通调而无壅滞，故主痈疽恶疮。营和热散，则头疡白秃、疥瘙风气俱愈矣。热消则营血和，风湿去则卫气安，脾胃健，五脏无病可知。湿去则身轻可必，久服不老延年，固自可想。

（二）黄宫绣曰：松脂即属松木津液，流于皮干之中，经久结成，其液如脂绣芳香燥结，内可祛风除湿去痹，外可贴疮长肉余虫。缘人风湿内淫，则气血受阻，故疮疥痈肿，身重痹痛等症，靡不因是而生。得此苦以泄热，温以祛风除湿，则病悉愈。然必蒸炼得法，始堪服食。至云久服轻身延年，虽出经解，未可尽信，亦不过为称誉之意也乎。

参考：

（一）陈存仁《药学辞典》曰：松脂基本属松脂科，为松树节油渗出，受空气凝结之脂。其形态为鲜黄色不透明，或鲜褐色透明之树脂，外面多披粉尘，质碎易于粉碎，破碎面为介壳状，酒精殆能溶解，比重1.07至1.08，其成分含有同质异性之树脂酸，如亚孛来钦酸 Abretin - Saure $C_{44}He_4O_5$，毕麻尔酸 Pimar - Saure $C_{20}H_{30}O_2$，希儿混酸 sylvin. Saure $C_{20}H_{90}O_2$ 等。此外则为无水物及酸化物之类。其效能燥湿祛风杀虫治疮，专作制膏药之原料，又为镇咳祛痰药。

（二）《本草纲目》曰：孙思邈云，松脂以衡山者为良，衡山东五百里，满谷所出者，与天下不同。苏轼云，镇定松脂亦良。《抱朴子》云，凡老松皮内自然聚脂为第一，胜于凿取及煮成者，其根下有伤处，不见日月者，为阴脂尤佳。老松余气结为茯苓，千年松脂化为琥珀。

（三）《纲目》又曰：《抱朴子》云，上党赵瞿，病癞垂死，其家裹粮送置山穴中，瞿怨泣经月，有仙人见而哀之，以一囊药与之，瞿服百余日，其疮都愈，颜色丰悦，肌肤玉泽。仙人再过，瞿谢活命恩乞方，曰：此是松脂，山中便多此物，汝炼服之，可以长生。瞿归家长服，身体转轻，气力百倍，登危涉险，终日不困，年百余岁，齿不堕，发不白。夜卧忽屋间有光，大如镜，久而一室尽明如画云。

冉雪峰曰：

茯苓、松脂，皆松之菁华凝结，但茯苓系以气化，松脂系以质胜。以气化者即以气胜，以质化者即以质胜，故茯苓所主，均神气方面病，如忧恚惊邪恐悸安魂之类；松脂所主，均形质方面病，如痈疽恶疮头疡，白秃死肌之类。且松脂乃松之脂，树木之脂液，如人身之血液。松柏常青，岁寒后凋，能坚寒耐冷，于闭塞成冬，万木零落时，独显苍劲，为造物一争枯荣。松脂为松之精英凝聚，其得力于松之劲节清标者多。观《本经》曰除热；《别录》曰疗胃中伏热、咽干口燥，其义可以默会。再观《抱朴子》所载，赵瞿癞病治案，陶隐居孙处士所详，服食炼制方法，是松脂不宁为医家疗病之仙丹，且为道家辟谷之灵宝。然近世医家，凡用松脂，均取其燥，各家注释亦以燥言，征之各种硬膏软膏，及旧法之薄贴，无不用松脂，无不是取其收水，俗呼收汗，与以上云云，若甚歧异者，何也？曰脂者，油之凝者也。正字通凝者为脂，是名脂者，砥也，著面柔滑如砥石也，释脂凝尤为惟肖。脂本柔泽，何致燥敛，况松为植物之清越者，松脂又各脂中之清越者，讵水极反似火，湿极反化燥耶。假令天然松脂，得松之精气足，或傍根阴脂，兼得水土精英，虽兼有燥性，其能除热疗渴，不失本来庐山真面，义可推知。琥珀，松脂之所化也；松节油，松脂之分体也。观琥珀入血分，即知松脂亦入血分。观松节油外擦可疗关节炎，则知松脂内服可疗胃中热。而今之松脂但燥敛而不润沃者，乃以人工凿取，又经火炼，或斫树水煮透出，再火炼成，清越生生之气完全化灭，所存一团火气，是燥者物质生理之反应，而火气炼制之变态也。亦如茯苓然，野生者，育阴疗渴，人工种植气薄之苓，惟渗利伤液劫阴而已，其义一也。要之松脂香臭甚浓，燥而不烈，实为燥敛中清纯之品。供内科之用不足，供外科之用有余。实验上制软膏，用松脂半两，可减蜜蜡一两，其臭芳馥，其色鲜亮。挫伤可以开结透络，散瘀消肿；创伤可以止血排脓，干水生肌。其价至贱，其功至伟，随处皆产，无事仰给外人，亦国防药品中所当注意之一种也。进一步言，对军阵震惊失神，其芳香性神经药，亦在采用之列，学者神而明之，物物化化，大匠之门无弃材云。

海　藻

苦，寒。主瘿瘤气，颈下核，破散结气，痈肿癥瘕坚气，腹中上下雷鸣，下十二水肿。（《本经》中品。《别录》苦咸，今本条文为主瘿瘤结气，散颈下硬核痛，与古本略异。）

选注：

（一）黄宫绣曰：海藻书载性反甘草，能治项颈一切瘰疬癥疝瘕瘖及痰饮、脚气、水肿等症，其故奚似。盖缘苦能泄结，寒能除热，咸能软坚，海藻气味俱备，与甘草本属不合，凡其水因热成，而致隧道闭塞，小便不通，硬结不解者，用此坚软结泄，邪退热解，使热尽从小便而出，而病自无不愈也。

（二）张山雷曰：海藻生长海中，咸苦而寒，故能软坚散结，瘿瘤结核，皆肝胆火炎灼痰凝结所致，寒能清热，固其专长。而阴寒凝结之结核，非其治矣。痈肿癥瘕，多由血热瘀滞而生，腹鸣水肿，更多湿热停顿之候，凡此诸证之属于阳实有余者，固可治之。而正气不及，清阳不运诸证，不可概施。《别录》特提结热二字，最当注意，非谓阳虚血瘀之癥瘕痈肿，及寒水泛溢病，皆可以此统同论治也。十二水肿，盖以十二经而言，诸经积水，固皆有湿热不利之一候，此类寒滑泄水之药，固可用之。又曰：甄权谓治心下满，疝气下坠疼痛卵肿。李珣《海药本草》以治奔豚气脚气水气浮肿，皆当以热壅有余一面而言，正与肾水泛滥之奔豚，及寒水凌心，寒疝结痛诸证，两得其反。此皆读古人书者，不可不辨之门径，非谓凡此诸病，不问虚实寒热，皆以此物一例通治也。

参考：

（一）陈存仁《药学辞典》曰：海藻基本属褐色海藻门之马尾藻，系生于各地沿海暗礁之藻类。长自三四尺至五六尺，茎细而分歧，互生狭长叶，叶腋有大一分余之黑色球圆形气胞，压则破裂有声。日本之筑前地方，呼此为捉虱子。其叶茎生鲜时，呈黑色，入温汤则变绿。其效能泻热散结，化痰涎，消瘿瘤。用作软坚药，又为利尿药。

（二）《新医药辞典》曰：碘无天然游离者，每为钠盐而存于海水海藻中。人工制为褐色光泽小板状结晶，有特异臭及金属味，于常温有挥发性。112 度熔融，200 度发紫色之蒸气。水中难溶，如与碘盐同溶则易溶，溶于酒精及醚呈褐色，溶于氯仿呈紫色。本品有强力之防腐杀菌作用，应用为皮肤黏膜之消毒剂，皮肤刺激剂，瘘管囊肿等注入剂。制剂如碘酊、碘仿等。

（三）《理化词典》曰：海藻中含有多量之碘，制法取海草烧成灰，以水浸之，蒸发其滤液，去其各种盐类之结晶，次加二氧化锰及硫酸，子母液内热之，碘乃成蒸气而发生，导入受器中冷却之，碘之结晶，遂附着于器壁。

（四）《本草纲目》曰：按东垣李氏治瘰疬马刀散肿溃坚汤，海藻、甘草同用之，盖以坚积之病，非平和之药所能取捷，必令反夺以成其功也。又载外台范汪方海藻酒，治瘿气，用海藻一斤，绢袋盛之，以清酒二升浸之，每服二合，日三，酒尽再作，其滓曝干为末，每服方寸匕，日三服，不过二剂尽瘥。

冉雪峰曰：

海藻《本经》味苦，事实却以咸胜，讵所用乃漂淡者耶。《别录》补出咸字，诚为允当，凡《别录》所补气味主治，多切事实，秦汉时正中医兴盛时代，名贤辈出，《本经》验萃为结晶，故多言《本经》所欲言，多备《本经》所未备。然本节海藻，古人只知其苦能胜热，加咸，亦只知其咸能软坚，苦咸而合之寒，两阴萃合，入阴渗利散结消炎之力较大，各家造诣，如是焉而已。其对于海藻真正之性质效能，尚未十分明了。方今科学昌明，化学分析知海藻内含碘质丰富，碘不毁于火，故制碘将海藻烧灰，蒸发其滤液，导入冷器，碘质即附着器壁。碘在药物中占重要地位，西法制剂，有碘仿、碘酊、碘盐、碘酸、碘化钠、碘化钾、碘化铔、碘化砒素、碘化铁糖浆等，大要有强力之防腐杀菌作用，其消毒完全而确实，除杀菌干燥之外，有促进肉芽新生之效，其效能不在汞制剂下。能使甲状腺机能增进，使利尿及代谢功用亢进，使支气管分泌多量而稀薄，对于乳汁之分泌，反制止之。故用于创面防腐，用于结核性病患，用于瘘管囊肿病患，及女子生殖器卡他儿性糜烂等，尤用于梅毒性溃伤及软性下疳为有特效，凡此均从前旧说所未明彻。古人限于时代，原无足异，吾人生今之时，正当借新的学理，作进一步之研究。若仍只在寒热虚实上播弄，是违反时代性，不必自甘落伍，且阻碍整个学术之进化。然新知不得不吸收，旧说亦不得不阐扬。《肘后》治瘰疬如梅李状，及结囊成瘿，用海藻酒浸，酒尽取末；《外台》范汪治瘿气，亦用海藻酒，酒尽再作其滓曝干为末，每服方寸匕，日三。窃海藻之主成分为碘，古无化学，不知古人何以知海藻成分，难溶于水而溶于酒，知用酒剂。古时内分泌学说未昌，甲状腺生理暨梅毒病理，关系结核等说，尚未萌芽，不知古人何以知海藻成分，能变质软坚消毒杀菌。两千年古医经验，竟与近代最新科学符合，讵不甚可惊人耶。余前主办汉口药厂，仿制碘酒，供国防救济之用，以海藻烧灰十分，酒一百分，浸四星期，或文火悬炉煮三小时以上，俟冷瓶贮，效用甚确。无论西药中药，精制粗制，期于适用而已，此亦战时促助而成之一种也。

昆布

咸，寒，滑。主十二种水肿，瘿瘤，聚结气，瘘疮。(《别录》所载。今本作积聚气。)

选注：

(一) 缪希雍曰：昆布得水气以生，故味咸气寒，而性无毒。咸能软坚，其性润下，寒能除热散结，故主十二种水肿瘿瘤，积聚气瘘疮，东垣曰，瘿坚如石者，非此不除，正咸能软坚之功也。

(二) 陈存仁曰：昆布在胃中，仅将含有之碘质分出几许，而合成碘化物，至肠始次第吸收，至血中能扑灭血中之病原菌及腐败质，又能促进细胞之新陈代谢作用，且可将一切黏膜之渗透质重收入之，故有退炎之功。

参考：

(一) 陈存仁《药学辞典》曰：昆布基本系昆布科昆布属，为昆布柔韧之叶。其成分含有碘 1.23%、灰 21.24%、水 23.08%、粗蛋白 7.11%、粗脂肪 0.87%、无氮物 47.7%、纤维 10.69%。其形态全体革质，下生假根，以附着海中岩石。假根部分歧如树根，其分歧之末端各为圆盘状，令附着强固不为海流冲去。假根部之上为短而略圆之叶柄，与为平而长之叶状体，叶状体随其种类而各异其形，长自数十尺至一二尺，幅广自四五寸至一尺以上。质柔软而黏滑，中含叶绿素，外含褐色色素，故外呈褐色，惟此色素为可溶性，故以昆布煮沸时，即失褐色而呈青色。至叶状体之形，或分裂与否，当有以附着地之深浅，采集时之冬夏，而异其色泽形状。其柄之构造略与叶状体同，惟其表皮细胞，逐次分裂，以为肥大，故数年之后，得见如年轮之层次。其效能消瘿瘤、水肿，破积聚痰结，用作软坚药。又治淋巴腺炎、肋膜炎、初期霉毒。

(二)《药典》又曰：昆布产地不仅在暖海，而寒海亦有之；

不仅在浅海，而深处亦有之。世界有名之产地，如英领加拿大等，概以太平洋及大西洋之北部为多。若在南半球，尤多特产。如南美西南海岸所产之一种，名 lessonia，叶柄之直径，达于二十生的迈者。南冰洋所产，有名 maerocystispyrifera，长达六百余尺，上端有叶之部，浮游水面，随波荡动，见者诧为奇观。若夫吾国之产地，沿海诸省，所在而有。考《尔雅》云，纶似纶，组似组，东海有之。李氏《纲目》云，昆布出登莱者，搓如绳索之状；出闽浙者，大叶似菜。《尔雅》之东海，即李所谓登莱，是昆布产于齐鲁闽浙之证也。陈氏《本草拾遗》云，昆布生南海，叶如手，大如蒲苇，紫赤色，是昆布产于闽广之证也。

冉雪峰曰：

昆布、海藻、海蕴、海带，均产海水中，均含碘质。《理化词典》谓碘之制法，取海草烧灰水浸蒸发冷却云云。凡言海草，则不宁海藻，而海蕴、海带暨本条昆布，均赅括在内。他处有专言海藻者，得毋以海藻代表海草，而所含成分独多与。昆布种类亦多，有大如手者，有长数十尺或数百尺者，有生裂不生裂者，功用大略从同。本条昆布主治，与上条海藻主治亦同。上海藻条，先叙瘿瘤结气，后叙十二种水肿；本昆布条，先叙十二种水肿，后叙瘿瘤结气。文词虽有详略，功用并无差异。上条出《本经》，本条出《别录》，上条言气者三，曰瘿瘤气、曰破散结气、曰癥瘕坚气。海藻本以质胜，而求到气，三气字颇含精蕴。本条以上条已备，不多申言，以一气字总括之，曰聚结气。昆布亦以质胜，功在变质软坚，故治坚凝聚结，而今本易为积聚气。文词虽顺，而实于本条主治，精义反失。盖积聚不定坚，而结则已成坚凝之积聚也。合参二条，治瘿瘤是正文，两两从同，不过上条瘿瘤下多一气字，而十二种水肿则副带以附条末。窃以虽明著气字，而化气以变质，尚是虚写。本条先叙十二种水肿，见得本药治水肿，并非旁支，亦与正治同重，因互文以见义。此虽无气字，而变质以化气是实写，诸有水者，当以温药化之，为仲景《金匮》不二法门。然温化是一义，咸软又是一义。气化水行，水行气化，温化固其宜矣。假令水道及司水机括失职，不在无形气化，而在有形实质，此非软坚变质，以恢复其生理正常功用，从根本上解决，但求气化，气将焉化。观此，则《别录》此条，咸软下水，不啻为水肿门别开新的研究途径。并非捣玄构虚，仍是以软坚变质为本，以归于气之自化，水之自行而已。所谓实写的实际也，此非由药理以识病理之一种耶。结于外为痈肿，结于内为癥瘕，结于内外相连隧道为瘿瘤，结于深陷幽隐经脉为瘘疮，其义一也。究之本药对于疗痈肿癥瘕，为普及的，对于疗瘿瘤瘘疮为专长的，学者均当有精确认识。则上条之有痈肿癥瘕，而本条之无痈肿癥瘕也，何足异乎。上条无瘘疮，赅于瘿瘤意义之中；本条无痈肿癥瘕，赅于瘘疮意义之中。学者观于二条同中之异，异中之同，而二药之性质功能，亦昭然无余蕴矣。

密陀僧

咸、辛，平。有小毒。主久利，五痔，金疮，面上䵟，面膏药用之。（《唐本》所载。）

选注：

（一）李时珍曰：密陀僧感铅银之气，其性重坠下沉，直走下焦，故能坠痰止吐消积定惊痫，治疟利、止消渴、疗痈肿。洪迈《夷坚志》云，惊气入心络，喑不能言语者，用密陀僧末一匕，茶调服即愈。昔有人伐薪为狼所逐，而得是疾，或授此方而愈。又一军校采藤，逢恶蛇病此，亦用之而愈，此乃惊则气浮，密陀僧之重，去怯而平肝也。其功力与铅丹同，故膏药中用代铅丹云。

（二）缪希雍曰：密陀僧感银铜之气而结，故其味咸辛，气平，有小毒，久利五痔，大肠湿热积滞也。辛主散结滞，咸主润下除热，大肠清宁，则久利五痔自瘳矣。体重能消磨坚积，味咸能入血凉血，故主金疮及减面上瘢䵟也。又云密陀僧惟治黓黯敷面外，今人无复用以服食者，大都可外敷，不可内服。此药难得真者，销银炉底，乃用硝铜之气所结，能烂一切物，故益不宜轻用。

参考：

（一）陈存仁《药学辞典》曰：密陀僧为粉末或鳞片状之块，色黄或红黄，无臭无味，水不能溶解，稀硝酸能溶解之。又浸于硝酸中，则夹杂其间之铜铁，均可除去。其种类带灰色者，谓之银密陀僧，观黄色者，谓之金密陀僧。其成分在化学上谓之酸化铅 PbO。其作用能收缩黏膜及溃疡处之血管，使分泌减少。同时又与白细胞化合，而成蛋白化铅，令患处与空气隔膜，故可免除腐烂。其效能去痰镇惊，配合膏药，用为治疮药，湿疹、水疱疹。

（二）《药典》又曰：英美学说，密陀僧化名铅氧，系从铅矿制出。其结冰如鳞片，在古人早已知有此质，为提银工内所常用，至铅中分银之工内亦用之。寻常出售之密陀僧，常含铁少许，又含铜铅氧、炭氧二、玻氧三与土质等，其毒质与铅之别质相同，匠之以铅为业者，每易受其害，如与流质油相和，成密陀僧膏药，可为数种膏药内之要质，不可内服，外用能作贴膏类。

（三）《理化词典》曰：热铅于空气中，生氧化铅，此际不使温度增高，继续搅拌之，则得金黄色粉末，通常称之曰密陀僧。若以高温热铅，使所得氧化铅溶解，然后冷却之，则得赤黄色结晶块，谓之金密陀。将氧铅粉末收置于空气中，则徐徐吸收二氧化碳。如与氢氧化亚尔加里液热之，则氧化铅溶解，而成亚尔加里之亚铅酸盐。冷却此液，则析出黄色斜方形结晶之氧化铅。

（四）《西药释略》曰：密陀僧制法，先以铅入锅煮熔，用铲再煼，今与天空氧气相合，变作黄粉，即黄丹。随将该粉拨出，复用烈火煮透，俟冷凝结，即成为密陀僧。不入服剂，制膏，或和入别药作收口膏，凡疮科皮肤等症，不能收口者，以此膏贴之。

冉雪峰曰：

密陀僧中西学说，均有不可内服、只供外用制膏等说，其以有毒不可内服耶。则砒制剂、汞制剂，厥毒尤大，大毒犹可内服，况小毒乎。其以夹铁铜杂质不可内服耶，则铁剂有铁浆铁华粉，铜剂有铜青、自然铜，铁铜本质犹可内服，况夹杂铁铜乎？或以陀僧真者难得，多为消银炉底，硝铜滓渣所结。硝能烂物，益当慎用，然则朴硝、硝石非均作汤剂、丸剂内服与。稍杂硝质，又何择焉，故不可内服四字，百思不得其解。陀僧收敛性强，能收缩黏膜，收缩血管，既制止分泌，俾创疡处干燥，易于收口，同时又与白细胞化合为蛋白化铅，遮蔽空气，以免腐烂，故入外证膏剂，为必需特效药。本条开宗明义，即曰主久利五痔，即本此项学理，以治外者而治内。久痢，非大肠下行部有腐烂性病灶乎；久痔，非血管下极部有顽固性漏管乎。若以外伤可治，内伤不可治，岂复有理由可说，是陀僧不可内服一语，实为医学上一种不通名词。至主面上瘢䵟，直穷到本品所具精蕴，学理更深一层。所以然者，陀僧乃感银铅之气，久而结成，中胎金属精英，百炼之余，自成一种特殊物质。在今日科学昌明，知其为铅氧，可用科学方法，以铅炼制而成。而在两千年科学未萌芽时代，古人即体到此项物质，即利用此项物质，不宁外用，而且内用；不宁用质，而且用气。是我邦医学，在世界医学历史上，岂不为开明最早之先进。《大明》谓主镇心疗惊痫，《纲目》谓主惊气音喑不语，此中颇具精蕴。惊痫，脑之病变也；音喑，脑之第十神经生理障碍也。本品不宁镇心，而且镇脑；不宁镇脑，而且护脑。在气升痰升火升，狂飙飞扬之惊痫，故借此镇坠降敛物质，以镇肝胆之上逆。而脑脓疡、脑动脉瘤、脑神经胶质泛增等，诱起之惊痫，尤赖本品化合之蛋白化铅，以资维护。既遮蔽其上冲之秽浊，又制止其泛增之分泌，是本品对于神经治疗，意义周匝独到，非他项金石药可企及。治金疮是治外，镇心是治内，利痔是治下，惊痫是治上，均是利用其收缩、敛涩、制止、干燥、化合、遮蔽各原理。若入膏剂，自以科学制之氧化铅为纯洁。若疗惊痫瘢黚等，则更利用此杂硝、杂铁铜者，而软坚变质，镇坠戢敛之性方大，此又事实之不得不面面体到者也。

炉甘石

甘，温。主止血消肿毒，生肌，明目去翳，退赤收湿，除烂，同龙脑点治目中一切诸病。（《纲目》所载。）

选注：

（一）缪希雍曰：炉甘石味应甘辛，气温无毒，其性带涩。经曰，营气不从，逆于肉里，乃生痈疽。甘温能通畅血脉，则肿痛散，血自止，肌肉生也。又目得血而能视，风热上壅，则目为赤烂肤翳，甘入脾而益血，辛温能散风热，性涩则能黏物，故点目翳，及治目中一切病也。

（二）黄宫绣曰：炉甘石系金银之苗，产于金银坑中，状如羊脑，松似石脂，能点赤铜为黄。甘辛而涩，气温无毒，其性专入阳明胃，盖五味惟甘为补，惟温为畅，是能通和血脉，故脾毒得此则消，血自能克止，肌亦自能克生也。辛温能散风热，性涩能黏翳膜，故凡目翳，得此即能拨云也。有用此治下疳阴湿，并齿疏陷物者，亦此义耳。

参考：

（一）陈存仁《药学辞典》曰：炉甘石系金属锌矿类，为白色或蓝色之半透明，或不透明之固体矿石。其形态为白色长方形，或六面形，或成鸡冠形，或如葡萄状，互团结成球，多作玻璃状，或珍珠状有光之骰子形、钟乳形、块形物。又有作褐色青色，而稍透明者，其成分为碳酸锌，中含有铁、钙、镁及镉少许。其作用能驱局部之葡萄球菌，并能限制其繁殖。其效能散风热、燥湿，治一切目疾，专作眼科药。

（二）《本草纲目》曰：炉甘石所在坑冶处皆有，川蜀湘东最多，而太原泽州阳城高平灵丘融县及云南者为胜。金银之苗也，其块大小不一，状似羊脑，松如石脂，亦黏舌。产于金坑者，其色微黄为上，产于银坑者，其色白或带青或带绿或粉红。赤铜得之即变为黄，今之黄铜，皆此物点化也。

（三）《和汉药考》曰：炉甘石种类颇多，日本以名泡样者为上，质软、呈白色、形如浮石，谓之羊脑炉甘。名茶碗样者为次，品质软坚、白色微红、作扁平状，谓之片子炉甘。名石样者亦次，品质尤坚，呈青白色、形状不定。药用大抵选质软色白者，带红色者不佳。

（四）《理化词典》曰：锌无天然游离存在者，概成碳酸盐（菱锌矿）、硅酸盐（异极矿）、硫化物（方锌矿又闪锌矿）、及氧化物（氧锌矿），存在于矿物界。锌在干燥空气中不生变化，若触湿润空气，即破氧化，其表面生盐基性碳酸锌之薄层，然此薄层，足以阻止空气之继续作用。故易于氧化之金属，其表面镀锌以防止之。化学实验用锌为制取氢气之原料，电池则用之为极。又以锌制各种合金，故此物为重要之金属。

冉雪峰曰：

炉甘石为金银苗，化学上谓之碳酸锌。金银不氧化，锌在干燥空气中，亦不氧化。惟触湿润空气，则表面生盐基性碳酸锌之薄层。此薄层能阻止空气以后继续氧化之作用，故工业上利用此项原理，以锌镀易氧化各金属之面以防止之。是锌不氧化，并能遮护他金属之易氧者，亦不氧化也。点铜成鍮石，点赤铜成黄铜，功能变质。道家重之，尊为炉先生而不名，是炉甘石不啻为医家创疡之良药，且为道家服食之灵宝。陀僧味咸，本品味甘；陀僧气平，本品气温。咸而合之平，适以助其降敛消蚀；甘而合之温，适以成其启发生长。且陀僧乃火气煅炼之余，本品乃土气孕毓之余。一具金属死门消耗之气，一秉金属生门涵育之气。又二物虽均遮蔽防腐，但陀僧遮蔽空气，尚在与白细胞化合，成蛋白化铅以后；本品遮蔽空气，在由锌化碳酸锌时，本质已裕此项性能。观陀僧治利痔，治下；本品治障翳，治上。陀僧除瘢䵟，功在消融；本品除烂生肌，功在弥补。义愈证明。是炉甘石较密陀僧，功用尤为纯和优异也。据科学研究，锌之原子量65.4，其电质为五色二价之阳电，对于高等生物有毒性。金属锌之电质化性质颇大，故溶解于各种稀酸而生锌电质，曰有毒性，此杀葡萄球菌，限止繁殖之所由来也。曰电质化性质颇大，此点化金石，消磨障翳之所由来也。科学又谓锌之对于酸类，有特堪注目者，即普通之锌，溶解于稀酸，纯粹之锌则否，然投以少量铜盐、或银铅盐等，则盛发氢气，试以纯粹之锌，于稀酸中，毫无变化，如加入他金属片附着之，则有多量氢气发生，此际所生之氢气，系发自他金属之表面，锌片仅逐渐溶解而已。盖普通之锌，混有铁铝等金属，而起电气作用，故异于纯粹锌也。由此观之，炉甘石虽为碳酸锌，并非锌之纯粹者，其中尚含有铁钙镁及镉少许，在化学上变化既不同，在医疗上功用即各异。铁能补血质，钙能补骨质，镁又兼能补血骨质，镉则对于有机物有毒性，与锌对于高等动物有毒性同，但甚微，适以助锌完成其杀菌消翳之功。故医疗上纯粹之锌，尚有不及含有兼质者，则炉甘尚焉。上条陀僧有精制、有粗制，本条炉甘石有纯粹、有不纯粹，在学者择善而用之云尔。

黄　丹

辛，微寒。主吐逆反胃，惊痫癫疾，除热下气，炼化还成九光，久服通神明。（《本经》下品。）

选注：

（一）李时珍曰：铅丹体重而性沉，味兼盐矾，走血分，能坠痰去怯，故治惊痫癫狂吐逆反胃有奇功。能消积杀虫，故治疳疾下利疟疾有实绩。能解热拔毒，长肉去瘀，故治恶疮肿毒及入膏药，为外科必用之物也。

（二）张隐庵曰：铅丹本金火之精，得火化而变赤，气味辛微寒，盖禀金质，而得水火之气化。主治吐逆反胃者，火温其土也。治惊痫者，水济其火也，治癫疾者，火济其水也。气味辛寒，寒能除热，辛能下气也，炼化还成九光者，炼九转而其色光亮，还成黑铅也，炼化还光而久服，则金水相生，水火交济，故通神明，按铅有毒，炼铅成丹则无毒。铅丹下品，不堪久服，炼铅丹而成九光，则可久服，学者所当会意者也，又按黄丹铅粉，皆本黑锡所成，而变化稍有不同，变白者得金水之气，而走气分；变赤者，得火土之气，而走血分。黄丹禀火土之气，故入膏丹，主痈疽恶疮之用，今时则用铅粉收膏药，以代黄丹。

参考：

（一）陈存仁《药学辞典》曰：黄丹基本，系金属矿石类，为黑铅炼成之丹，其形态为黄赤色重粉末，炽热之放出氧气一部分，变为氧化铅。置于普通溶解剂，不能溶解。逢硝酸则溶解一部分，成为硝酸铅，余则留下褐色之过氧化铅。其效能内服坠痰镇心，外敷拔毒生肌，用作解热解毒药，又为专供外科制造膏药之要品。

（二）《和汉药考》曰：于铁皿中，投入铅及明矾少许，热之，用棒搅拌，经八小时至十小时，使之冷定，即得氧化之铅块。乃置入石皿，捣为粉末，更用淘汰法，而得细粉，晒干之，再入铁锅，徐徐烧热，二十四小时后，复入石皿捣碎，用筛筛过，即纳入铁壶中，加盖，热四日间，以成鲜红色为度。

（三）《本草纲目》曰：独孤滔《丹房鉴源》云，炒铅丹法，用铅一斤、土硫黄十两、硝石一两，熔铅成汁，下醋点之，滚沸时下硫一块，少顷下硝黄，待沸定再点醋，依前下少许硝黄，待为末则成丹矣，今人以作铅粉不尽者，用硝石矾石炒成丹。若转丹为沿。只用莲须葱白汁，并丹慢煎，煅成金汁，倾出，即还铅矣。货者多以盐硝砂石杂之。凡用以水漂去硝盐，飞去砂石，澄干，微火炒紫色，地上去火毒，入药。会典云，黑铅一斤，烧丹一斤五钱三分也。

冉雪峰曰：

黄丹奉经名铅丹，一名铅丹，近世普通称黄丹，乃用黑铅炼出。色黄而赤，鲜艳可爱，查铅之化合物，在药物学上。单就其局所收敛作用而应用之。在毒物学上，则依其特异之吸收，及排泄机转。每多慢性中毒之机会，亦有急性中毒者。故《新医药辞典》载有铅中毒疗法，而中药密陀僧炉甘石，俱含有铅，铅霜胡粉及本条黄丹，则白铅炼出者也。各得铅之一体，即各均含有毒性。黄丹《本经》则列下品，下品多为毒药，不可妄服，何可久服，此言久服者，以上文有炼化还成九光句也。九转丹还，有毒化无毒，此道家服食之法，而非医家所用未转之黄丹也。通神明，在他处为近神话，故全书不取，在本条却有至理。《易》曰，知变化之道者，其知神之所为乎。明得铅在化学上之变化，可以得科学之知识，明得铅之九转丹还变化，可以窥道家之秘奥。讵非神而明之，存乎其人乎。黄丹又名三四氧化铅，可视为氧化铅，与过氧化铅之混合物，乃以长时间，热氧化铅至三四百度，吸收氧气而得。阴其性而阳其味，水其体而火其色。由阴出阳，变化多端，煞是异秉，煞是灵物。他收涩药多燥烈，此则清凉，何则？以其气微寒也。他拔毒药多腐蚀，此则生发，何则？以其富氧气也。故本品不宁为外科膏丹之良药，且为内科治疗之要品。本条主治吐逆反胃，为消化系病变，惊痫癫疾，为神经系病变。消化系寒邪内滞，固当温宣，若热邪上壅，岂不当寒折耶。神经系外之寒邪内搏，固当温散，若内之热邪上冲，岂不当寒降耶。凡此均可由药理学得到治疗学深层之义蕴。而《别录》疗脐挛一语，尤为特殊，令人惊叹不置。盖铅中毒之证象虽多，而尤以铅毒疝痛为特征。新说谓乃因肠之痉挛性收缩之结果，脐挛二字，医经不概见，而《别录》惟于此条，特发其覆。西说就铅之病变说，区域在脐，《别录》就铅之治功说，区域亦在脐，取材之径不同，合归之道则一，此殊值得表彰者也。《局方》治下气欲脱，养正丹用黑锡，徐灵胎治元阳不归根喘逆，黑锡丹用黑锡，均得此一端义理。但犹只知其为镇降耳，只知其与温药同用耳，不知其本质个性，尚有一个性寒除热下气在。而黄丹真正之功用，于以大明。若仅以供外科收湿消肿，防腐生肌，则浅矣。

银　朱

辛，温，有毒。主破积滞，却痰涎，散结胸，疗疥癣恶疮，杀虫及虱，功同粉霜（《纲目》所载。）

选注：

（一）李时珍曰：银朱乃硫黄同汞升炼而成，其性燥烈，亦能烂龈挛筋，其功过与轻粉同。昔人谓水银出于丹砂，熔化还复为朱者即此也。

（二）缪希雍曰：银朱乃硫黄同汞升炼而成。其性燥烈，过服能使人龈烂筋挛。其味半气温有毒，亦能破积散结，疗癣疥恶疮，杀虫，不宜服食。今人以黄丹矾红杂之，不堪用。

（三）黄宫绣曰：银朱与水银同，煅炼成朱，性燥味辛，方书用以杀虫治疮，亦是以毒攻毒而已。用以服食，古人切戒，谓其性悍烈，良非所宜。且同蟹壳烧之，则臭虫绝迹；和枣肉熏之，则疮疥枯顿，于此又可征其概矣。

参考：

（一）《本草纲目》曰：胡演《丹药秘诀》云，升炼银朱，用石亭脂二斤，新锅内熔化，次下水银一斤，炒作青砂头，炒不见星，研末罐盛，石板盖住，铁绵缚定，盐泥固济，大火煅之，待冷取出，贴罐者为银硃，贴口者为丹砂，今人多以黄丹及矾红杂之，其色黄暗，宜辨之。真者谓之水华朱，每水银一斤，炼朱一十四两八分，次硃三两五钱。

（二）《纲目》又曰：粉霜升炼法，用真汞粉一两，入瓦罐内，令匀，以灯盏仰盖罐口，泥盐涂缝，先以小炭火铺罐底四围，以水湿纸不住手在灯盏内擦，勿令间断，逐渐加火，至罐颈住火，冷定取出，即成霜如白蜡。按《外台秘要》载古方崔氏造水银霜法，用水银十两、石硫黄十两，各以一铛煎之，良久银熟黄消，急倾入一铛，少缓即不相入，仍急搅之，良久硫成灰，银不见。乃下伏龙肝末十两、盐末一两搅之，别以盐末铺铛底一分，入药在上，又以盐末盖面一分，以瓦盆覆之，盐土和泥涂缝，炭火炼一伏时。先文后武，开盆刮下，凡一转后分旧土为四分，以一分和霜，入盐末二两，如前法。又以土一分、盐末二两，和飞如前，凡四转土尽，更用新土，如此七转，乃成霜用之。此法后人罕知，故附以此云。

（三）《新医药辞典》曰：水银在化学上有二种之化合物，故水银离子有 MercuroionHg 及 MercurilonHg 之二种，后者在药理学上有重要意义，其医治效用，一为防腐剂及腐蚀剂。二用涂擦吸入内服注射等，以治第二期梅素。三为消炎用。四为下剂利尿剂用。

冉雪峰曰：

银硃为硫化第二汞，乃用汞即水银和硫黄升炼而成。汞在外科上消毒防腐，在内科上改血疗梅毒，所关均重要，所应最广泛，在药物学上占重要地位。银硃之与粉霜，犹黄丹之与铅粉也，制炼方法不同，所成形色即异。旧法制炼银硃，系用水银合石亭脂为之，石亭脂即石硫黄也。制炼粉霜，系用水银合硫黄或盐末即得。制炼硫化第二汞法，于汞盐溶液，通以硫化氢，得黑色之硫化第二汞，热此黑色沉淀，使之升华，成赤色结晶状，此赤色粉末，通常用为颜料，不易溶于酸类，惟于王水则溶解。由上各项观之，是中法西法制炼银硃，均用水银、硫黄和盐，不过有精粗之分耳。硫黄化学上单名一个硫字，单纯之硫，如硫黄华之类，据科学研究，并不热，亦无毒性。普通石硫黄，则其中含有信石成分，所以有热有毒也，盐为天然氯化钠，氯气性亦毒烈，军事家用以制毒砲，近代制毒方法猛进，而氯气在毒瓦斯中，亦占重要部分。究之盐为吾人生理之不可缺，为日食常品。扁鹊玉壶丹，即硫黄九转制成，为养生服食要药。西法之用硫用氯者，无论已。西法汞制剂亦多，水银疗法，且成为治疗上特殊名词，不过其效能既大，其毒性亦烈，学者当析其成分，明其性质，定其用量，若旧注但云以毒攻毒，但云不可内服，此则殊形幼稚浅陋，讵不畏外人之窃窃然笑于其旁耶。《宣明方》神白丹疗惊狂，《活幼全书》鹤顶丹疗痰气结胸，皆古方之以汞内服者也。《纂要奇方》治骨节疼痛，用猩红即银硃，伍枯矾为末，作纸燃油点熏脐，被覆取汗，更利用银硃中含之硫质，与氢化合为汗，与近代科学的疗法相合，此则以外治而妙内治之神化卓卓者也。惟其毒大，是以功大，知其有毒，乃可无毒，要在学理上精研之而已。近时有红汞，一名红色毒，军阵创伤，普通用有百分之二之溶液，消毒敷创口，便利甚大。余所编《国防方药新释》，有猩红软膏，用银硃一分、硼酸八分、冰片一分，软膏基质十分，和之相得，摊纱布上敷创部，朱色浓厚，合于色素疗法。本品重庆产量极多，不仰给外人，不虑缺乏，虽非完全可代红汞，而消毒杀菌，防腐生肌特效，要亦战时药物缺乏，听当取裁者矣。

白　及

苦，平。主痈肿恶疮败疽，伤阴死肌，胃中邪气，贼风鬼击，痱缓不收。（《本经》下品。《别录》谓苦辛。）

选注：

（一）黄宫绣曰：白及味苦而辛，性涩而收，微寒无毒。方书既载功能入肺止血，又载能治跌扑折骨，汤火灼伤，恶疮痈肿，败疽死肌。得非似收不收，似涩不涩，似止不止乎？不知书言功能止血者，是因性涩之谓也，书言能治病疽损伤者，是因味辛能散之谓也。此药涩中有散、补中有破，故书又载去腐逐瘀生新。至云重囚补有白及一事，因剖而见，色犹不变，虽肺华损坏可复生，然终涉于荒唐，未可尽信。手足皲裂，面上黑皰，并跌打损伤，汤火灼伤，用治亦效。

（二）张山雷曰：白及味苦气寒，能内清肺胃邪热，而外以凉血止痛。且腻黏之质，脂液富有，既可敷痈疽未成，而消热退肿，亦可掺既溃，而去腐生肌，兼治金疮汤火灼伤，皆《本经》之义也。后人以其清热补伤，而治肺痈颇有捷效。惟邪热方炽之时，烈焰嚣张，咳呛脓血，则宜大剂清降化痰，而白及黏腻，犹嫌力薄不胜重任，迨火焰稍杀，即可与清泄化痰之品，相辅成功。惟犹有称其治跌打骨折者，则未免誉之过甚，恐非实在也。又曰白及治肺痈，世每疑其腻滞而不敢用，然苦寒本清肺胃，又能补伤，苟非火焰极盛之时，而臭痰腥秽之气，已渐退舍，即可用以兼补兼清，不致助胃留患，与二冬玉竹等比也。

参考：

（一）《和汉药考》曰：白及为多年生草本，茎高尺余，叶为广披针形，叶面有并行脉，多纵皱，皆互生，夏日抽花梗，高一二尺，梢头开花，有不整齐之花被，色红紫或白，往往数杂连缀而生，根黄白色，状如扁螺，中含黏液颇多。

（二）《一本堂药选》曰：白及掘取生者，水洗去土，即锉入药尤良。若无生者，则晒干者亦可，但不若生白及之效为著。微火略焙，大则不宜。叶似藜芦，中心抽长茎，开花紫红色，甚可爱，亦有白色者，紫花易繁茂，白者易消失，入药在所不拘，日俗呼为紫兰。

（三）《本草纲目》曰：白及性涩而收，得秋金之令，故能入肺止血生肌治疮也。按洪迈《夷坚志》云，台州狱吏悯一大囚，囚感之，因言吾七次犯死罪遭讯拷，肺皆损伤，至于呕血。人传一方，只用白及为末，米饮日服，其效如神。后其囚凌迟，刽者剖其胸，见肺间窍穴数十处，皆白及填补，色犹不变也。洪贯之闻其说，赴任洋州，一卒忽苦咯血甚危，用此救之，一日即止也。摘玄云，试血法，吐在水碗内，浮者肺血也，沉者肝血也，半浮半沉者心血也。各随所见，以羊肺羊肝羊心煮熟，蘸白及末，日日食之。

冉雪峰曰：

吾人骨骼中有钙质、有胶质。年少时多胶质，故骨较柔和，倘有折伤，接续较易；年老时多钙质，故骨较硬滞，倘有折伤，接续较难。骨之连系处有筋腱，中含液汁，故滑利便捷，《内经》所谓津液者，所以濡关节，趋以翔是也。若水湿潴积，气反为涸，去其水则枢机灵；若燥火燔灼，津液枯干，滋其液则机括利。知此可以论白及治功矣。白及富于黏液，类似人身胶质，故可疗骨骼伤折。白及富于黏液，可补人身津液，故可疗关节弛缓。濒湖《纲目》谓其接骨之功，不减白蔹；《和汉药考》谓其疗跌打损伤，不减自然铜古铢钱。洵为知言。而其优性尤在润沃而不攻破，滑泽而不泄泻。方书既谓续骨，又谓止血，所以然者，其功用纯在液汁黏合，骨质黏合则骨折续，血管黏合则出血止。本品非补而功似补，非涩而功似涩，故各注以为补，以为涩也。日人化验中药之新报告，据云白及中含黏液质，不闻含有他项补涩成分，此项义理，可以证明。惟其涵濡黏合，故疮疡之肌肉，不致死坏；亦惟涵濡黏合，故疮疡之皮部，不致枯裂。是以主疗痈肿恶疮坏疽死肌也。本品消毒之力并不大，杀菌之力并不大，消肿退炎收口生肌之力亦并不大，而功效广泛优越如此，只以润养滋培，有何于阴伤液枯血热津燥之病理，而至和至缓之物，遂收特奇特异之功，可谓药学中独标异彩者已。痈之肿，疮之恶，疽之坏，皆缘于肌死。肌之死，其道虽多，而阴伤为其最大因素之一。且阴之伤，义缘于胃液枯竭，假令疮疡局部阴伤，而胃液足以涵濡充沛，则肌亦不至于死。惟胃有邪热，胃液自竭，疮口液泽灌溉已乏来源，肌安得不死？各败证坏证安得不构成？故阴伤死肌，胃中邪气八字，实为本节吃紧关键。明此，则治疗可以不背驰；明此，则药理可以不差谬。内科侧重津液，故一部《伤寒论》，均系救阴，孰意外科亦侧重津液耶。或谓汁黏腻，讵不虑其固滞，曰不观猪蹄汤暨油质之洗疮口与。惟润乃能起枯，惟滑乃能去著，腥秽胶结黏着，非此不去。既可洗涤浊物胶黏，又可保护嫩肌组织，以培将来平复收口之生机。前以生理病理论药物，尚是间接的，此以治疗论药物，更是直接的，学者其可不尽心乎。

没食子

苦，温。主赤白利，肠滑，生肌肉，乌髭发，小儿疳䘌，冷滑不禁。（《唐本》所载，条文参《海药》《开宝》新定。）

选注：

（一）李殉曰：波斯人每食以代果，梵书无没同音，今人呼为墨石没石，转传讹矣。张仲景用治阴汗，烧灰，先以汤浴疗，布裹灰扑之，甚良。

（二）黄宫绣曰：没食子味苦性温色黑，功专入肾固气。凡梦遗精滑，阴痿齿痛，腹冷泄泻，疮口不收，阴汗不止，一切虚火上浮，肾气不固者，取其苦以坚肾，温以暖胃健脾，黑以入肾益气，补精补气，按纳丹田，不为走泄，则诸病自能克愈矣。至书所云安神定魂，亦是神气既收，不为外浮之意。他如烧黑灰煎汤，以治阴毒，合他药以染须发，为末以擦牙齿，皆是赖其收涩之力，以为保护，无他道也。但味苦性降，多用恐气过下，不可不慎。颗小纹细者佳，虫食成孔者拣去。

参考：

（一）《本草纲目》曰：恭云，没食子生西戎沙碛间，树似柽。禹锡云，按段成式《酉阳杂俎》云，没食子生波斯国，呼为磨泽树，高六七丈，围八九尺，叶似桃而长三。月开花白色，心微红。子圆如弹丸，初青，熟乃黄白，虫食成孔者入药用。其树以一年生无食子，一年生拔屡子，大如指，长三寸，上有殷中仁，如栗，黄可啖。

（二）《新药辞典》曰：没食子为发生于槲科植物之球状赘生物，因槲瘿蜂之刺伤核树，当孵化之际，仔虫之分泌物，予刺伤部以刺激，于以形成本品，为绿黄褐色之物。含有70%之糖分，2%之淀粉，及少量之挥发油。实地应用，宁用鞣酸。亦有用其粉末混滑石，作撒布料者。亦有用浸剂，而供收敛之作用。又有用为赝碱及吐酒石中毒之解毒药。

（三）《新辞典》又曰：没食子酸在化学上，为三氧化安息香酸 $C_6H_2COOH\ (OH)_3$，自没食子茶叶石榴根皮中制出之，为有丝光之无色针状结晶。而有一分子之水，溶于百分之冷水，及三分之沸汤，易溶于醚及醇，其溶液有涩味，而呈弱酸性反应。内用于咯血、血尿、蛋白尿、下痢等，一回 0.05，乃至 0.5，一日数回。为丸剂粉剂或水剂内服。外用为1%至5%含漱剂。及用于弛缓性溃疡，及痔核出血等之十倍软膏。

（四）理化词典曰：没食子酸存在于五倍子茶等植物中，又与单宁共成糖原质存在，将单宁与稀薄酸类热之即得，为美丽针尖状结晶。含有一分子结晶水，溶解于水、酒精、醇精，呈弱酸性，有涩味。热之则发生二氧化碳，而成焦性没食子酸。有还原金银等盐类之性，遇氯化第二铁，生青黑色沉淀，其亚尔加里溶液，在空气中速取氧气变成褐色。

冉雪峰曰：

没食子乃槲科植物之球状赘生物，系槲瘿蜂之刺伤产卵，及该植物树脂病变化合而成，亦桑瘿、桑螵蛸、棘刚子、五倍子之俦耳。本品以单宁酸为主成分，不啻单宁酸之一种元素基质，故西说有实际应用，宁用鞣酸等语。制单宁酸之植物甚多，惟本品质性特殊，而没食子酸四字，在科学上因成为一种独立名词。旧注疏于格物，竟以本品为没食子树之果，始犹云择虫食成孔者入药，继并云虫食成孔者去之。本品为动物卵子，与植物胶质化合而成，岂但食孔不食孔，此想见交通闭阻时代，耳食皮毛，以讹传讹之差别状况。惟李珣《海药》语意较为浑含，曰波斯人无不食之当果，当果者，非果而聊以代之云尔。《图经》苏氏、《嘉祐》掌氏均言其树之干叶花实形态甚详，意者别为一种与。方今交通便利，瀛海亲目，科学研究，尤为精详。没食子当系动植物合化之瘿形，而非纯单之植物果形也，明甚。查酸味药能刺激淋巴，柔和神经，收缩血管，收缩肠壁。与适当病理化合，可止汗，亦可出汗；可秘尿，亦可利尿；可制止分泌，亦可增加分泌；可宁谧气机，亦可宦通气机；凡此均为酸类药共同点。前五倍子孩儿茶各条，已反复致辨，本能功用，各各划分。西说谓事实宁用鞣酸者，此取其含量准，配合便，然亦只用其普通公共功用耳。各药各有特殊性，药学深层，即在特殊里面。如五倍子酸平，酸而合之平，则酸收中兼具镇静；没食子酸温，酸而合之温，则酸收中兼具升发。证之新说，没食子兼含有少量挥发油，故没食子酸在化学上，谓之二氧化安息香酸。曰挥发油、曰安息香酸，俱非具冲动升发者耶。是他酸药亦敛亦开，亦涩亦通，尚是病理化合，功用推出，在没食子本身气味，已自具此项相兼功能。且动植化合，动物卵子，中含磷质、钙质、胶质、卵黄素，温润之中，又多一层填补。植物局部刺伤，全树菁华，趋赴而营救护工作，瘿形愈合，即救护成功之表现，是没食子对于治疗创疡有生理合一习惯性。兼味同山茱萸、五味子，兼质同五倍子、桑螵蛸，一药而兼四药之长，于此仅用其酸，不辜负殊秉大好之良药乎。本药之优点在此，中医药学之优点亦在此，在学者会通中西引而证明而已。

藤黄

酸，涩，有毒。主蚛牙蛀齿，痈疽，止血化毒，敛金疮，杀虫，治刀斧木石汤火一切诸伤。（《海药》所载。条文参《纲目》《拾遗》新定。）

选注：

（一）张石顽曰：藤黄性毒而能攻毒，故治牙虫蛀齿，点之即落，毒能损骨伤肾可知。叶氏《得宜本草》云，服藤黄忌吃烟，按三黄宝蜡丸、黎峒丸，俱用藤黄，以其善解毒也。有中藤黄毒者，食海蜇即解。

（二）张山雷曰：濒湖《纲目》谓，藤黄点蛀牙自落，石顽谓性毒而能攻毒，点之即落，毒能伤骨伤肾可知。赵氏《纲目拾遗》谓，三黄宝蜡丸、黎峒丸俱用藤黄，以其善解毒也。中藤黄毒者，食海蜇即解。赵氏又引《百草镜》谓，藤黄出外洋及粤中，乃藤脂也。形似笔管者良，大块者不佳。又引《粤志》，广东产藤黄，熬汁即藤黄，性最寒，以青鱼胆和之，治眼疾，亦能杀虫，治刀斧木石伤及汤火伤。有治一切诸伤神效方，金不换治跌打损伤方，治外科一笔消之毒散等方皆佳，详见赵氏本书，兹不具录。寿颐按，藤黄虽曰有毒，然除宝蜡丸黎峒丸外，本不入口。其能退消外疡痈肿及止血定痛，敛金疮，则《粤志》谓其性寒者是矣。且本品是藤之脂膏煮成，性极黏腻，故能生肌止血。且藤本蔓延，善入经络，此又治跌打伤消痈肿之原理。究属有毒，故又杀虫，能疗癣疥。

参考：

（一）陈存仁《药学辞典》曰：藤黄基本，系将属金丝桃科藤黄树 Garcinia Morella desv 之干皮，于开花前，钻取其渗出之浓稠乳状液，晒干之，结为胶质华尔斯，用以入药，其形态藤黄树为生于热带地方之乔木，高五六丈。枝分歧繁茂作伞形，叶厚梗而对生，作尖卵圆形。花为黄赤色，单性四瓣花，后结橙状浆果。其脂液所结成之藤黄，作圆筒形或管状，直径六分至一寸五分许，时或作不正固块，外面绿黄色，有纵纹，并有黄色之粉霜。质坚而脆，破碎面作贝壳状，呈黄褐色，发类蜡光泽。能溶于碱液伊打，酒精则不能完全溶解。用水研和，则成黄色乳剂，投火中则燃烧。本品无臭气，咀嚼之初黏稠无味，后渐辛，口中似干燥。其成分上品藤黄，含有树脂 70% 至 75% 及可溶性胶质 25% 至 30%。其效能用作峻下剂，用于绦虫及水肿等。其作用在胃时，能刺激胃壁神经，使胃液分泌增加，至肠中，则肠黏膜被激，而肠之分泌增多，胆汁亦因激增加，肠之蠕动亦骤然迅速，可使积粪急下。若服量稍多，则起肠炎，甚至肠出血、呕吐、腹痛、头昏而死。

（二）《药典》又曰：英美学说谓，藤黄，西名干薄折，为胶香类之质。原产安南、真腊、暹罗等国。系将洋海藤树，砍其树身，皮裂液流，接以竹筒即凝结成条。原西国之得此物，曾有西人由中国带至西国，至西国之用藤黄代真大黄膏，则不知始于何时，盖有英国医士游历西藏得此物，土人谓之大黄膏。咸丰五年时，法国博物馆中存有印度买索尔所产之藤黄，亦属甚佳，其质脆而易碎。长约六寸，径一寸。色橙黄，和水色亦黄。无臭味颇辣，服后若干时，犹觉喉内𤻣而不适。又捣碎时所成细粉，能惹鼻流涕。藤黄为重性水泻药、驱虫药。如大便久不通、经闭、水臌等病，用此药均能有益。然独用，则不及合于汞等药用之。且下宜过服，用量每服一厘七毫半至八厘七毫半。驱虫每服五厘二毫半至一分七厘半。

（三）《和汉药考》曰：藤黄系藤黄树之胶质树脂，大七仙米，为圆柱形或弯曲状之融合块，带绿黄色，易破碎，为暗枸橼黄色扁平贝壳状之不透明片。用本品一分加水二分研磨之，则成黄色之乳剂，其味如灼，再和以安母尼亚水一分，则变澄明液，初呈鲜赤色，最后变褐色。将此混合液中之安母尼亚中和时，则液失色，而析出黄色絮状物。药铺所售藤黄有二种，甲种日本人呼为辨天印，系将脂液入竹筒硬固者，其状如蛇之盘曲，谓之竹管黄，为上品。乙种日本呼之力盘样，作不正块状，外面有竹笼纹，破碎面之色不一，恐系煎熬数种脂液所成之混合物，谓之沙黄，为下品。

冉雪峰曰：

藤黄系藤黄树之树脂，乃乳香、没药、安息、质汗、血竭、笃耨之俦耳。以树脂丰富自然流溢者为上，钻刺砍伐而强迫出之者次，若砍树煎熬而取之，斯为下矣。脱杂其他多种树胶混合煎成，非特下品，直为赝品。此不独藤黄为然，且为树脂药一定之公准。藤黄始见于《海药本草》，原列木部，濒湖《纲目》移入蔓草部，殆误于名之为藤乎。本品为海药，藤字为译音，安可望文生义。查藤黄树为产于热带地方之乔木，高五六丈，亦不是藤蔓之藤，枝歧繁茂，作伞形，亦无藤蔓状态。英美学说谓本品基本为海洋藤树；日本学说谓本品系藤黄树之胶质树脂。均言砍其树身，皮裂流出，接以竹筒凝结成条，明明树也，而可误为藤，误为草本乎。《海药》所叙气味，主治甚简单。气味曰酸涩，查新说谓咀嚼之初，黏稠无味，后渐辛，口中似干燥，其味如灼。又谓味颇辣，服后觉喉内䊵而不适。又捣碎时所成细粉，能惹鼻流涕。曰如灼、曰颇辣、曰不适、曰口中干燥，甚至捣碎细粉，亦能惹鼻流涕，此岂酸涩所有状况乎。主治亦仅蚛牙蛀齿一句，几若似牙科专药也者。赵氏《纲目拾遗》乃补出止血化毒杀虫、敛金疮，暨治痈疽、刀斧木石汤火诸伤，以广其义。然均外治，未云内服。再查藤黄，西人用为重性水泻药，昔曾以代大黄膏。日人亦列入下药类。观其入胃刺激胃壁神经，入肠刺激肠黏膜，一面增加分泌，一面使肠之蠕动迅速，其生理与巴豆同。巴豆用量尚五分至一钱，藤黄用量仅几厘至分许，是其性较巴豆尤为雄烈也。西医自古佛氏发明消毒，单伯森氏发明麻醉，外科突飞猛进。然任意挖割或截断，如某处伤军，闻同时截断肢体者达数百人之多，良足惊异，其中讵一无可保全者乎。国医外科疗法可消则消之，塌陷则提之，散漫则围之，部位不良则移之，如祝氏之一笔消方，救生苦海之移毒方，良方彙选种福堂之提药方，《活人书》、种福堂、祝氏、金氏之围箍药各方，均用藤黄。是藤黄为药，实为外科拯急之灵药。国医外科治疗，实为合理安全之治疗。人谓中医长于内科，而短于外科，孰知外科疗法亦有足为西法补助者耶，然则国医固未可自卑已。

硇　砂

咸、苦、辛，温，有毒。主积聚，破结血，止痛下气，疗咳嗽宿冷，去恶肉，生好肌，烂胎，益阳事，令人能食肥健（《唐本》所载，条文参《拾遗》《药性》新定）。

选注：

（一）李时珍曰：硇砂大热，有毒之物，噎嗝反胃，积痞内癥之病用之则有神功。盖此疾皆起于七情饮食所致，痰气郁结，遂成有形，妨碍道路，吐食痛胀，非此物消化，岂能去之。其性善烂金银铜锡，庖人煮硬肉入硇砂少许即烂，可以类推矣。所谓化人心为血者，亦甚言其不可多服尔。张果《玉洞要诀》云，北庭砂秉阴名之气，含阳毒之积，能化五金八石，去秽益阳，其功甚著，力并硫黄。独孤滔《丹房鑑源》云，硇砂性有大毒，为五金之贼，有沉冷之疾则可服之，疾减便止，多服则成拥塞痈肿。二说甚明，而唐宋医方乃有单服之法，盖欲得其助阳以纵欲，而不虞其损阴以发祸也。

（二）黄宫绣曰：硇砂系卤液所结而成，兼秉阴毒之气，含阳毒之精。其味苦寒与辛，其性大热。五金八石俱能消磨，硬肉难化，入砂即烂，其性猛烈，殆不可言，况人肠胃薄弱，其堪用此消导乎。第或药与病对，有非峻迫投治，不能奏效。如谷不消，则必处以曲柏；鱼鳖不消，则必用以橘叶紫苏生姜；菜果不消，则必用以丁香桂心；饮水不消，则必用以牵牛芫花；至于肉食不消，又安能舍此阿魏硇砂而不用乎。第当详其虚实，审其轻重缓急，以求药与病当耳。如其审证不明，妄为投治，祸由指掌，不可不慎。

参考：

（一）陈存仁《药学辞典》曰：硇砂基本，系非金属之盐类，为等轴八面体之矿物，其形态为白色结晶性粉末，或纤维状坚硬结晶块。无气味，在空气中并不变化，热之则发散。溶于三分之水及等量之沸汤，酒精难溶，其作用在胃中能解除胃黏液之滞积，而助消化。至肠中能激肠之蠕动及分泌之增加，使积粪易于排出。入血中能促进血液之循环，使血压增高，心跳有力，中枢神经兴奋而增加支气管黏膜及汗腺之分泌，使积痰易于取出。而肾脏亦被激，而增进排泄之功。其效能消癥瘕癖积，去目翳胬肉，用作发汗祛痰及通经药，又治支气管加答儿急性喉头炎。

（二）《和汉药考》曰：埃及乏薪炭，以骆驼粪为燃料，因之烟突自然附有硇砂，即氯化安母尼亚是也。NH_4Cl，乃取而再制，运销他国。日本昔时亦有运入，用于医药及针药等，今则专从煤炭之煤黑油 Coaltar 制造之。

（三）《伪药条辨》曰：《新疆矿产调查记》云，硇砂产于阗之硇村达尔乌兰市孙山，及拜城硇砂山者，为红硇砂；产于库车者，为白硇砂。《新疆杂记》云，硇砂产于阗硇村达尔乌兰布孙山，及拜城之硇砂山，库车之大鹊山。徐星伯云，其山极热，望之若列灯，取硇砂者，春夏不敢近，惟严寒时取之。入山采取，亦必去其衣服，着以皮包，仅露二目。至洞而凿之，不过二时，皮包已焦。取出砂石，每十斤得纯砂石少许。着石上红色星星，携此必用瓦罐盛之。但罐不可太满，满则受火气熏蒸，至于破裂。硇砂善挥发，受风受湿皆可挥发净尽，故罐藏必须密闭，贾人在此时行数日，遇天气晴朗无风时，则稍揭其封口，以出火气。又云运库车时，曾携数罐，行抵伊犁，则石皆化为黄粉，而纯砂不见矣。若白色成块者不易化，可以及远，内地所谓硇砂，即此是也。以上所辨为上品之淡砂，内地不能可得。近今所通行者，皆咸硇石硇，为不道地。亦有高下不同，如色如硇砂，或淡红起镜面，西土产者佳。如猪肝色，名猪肝硇或曰洋硇者次之，山西出者为石硇亦次。陕西出者为香硇，红色者亦佳。湖广出者为咸硇，又名江砂，其色要白者佳，食盐者次。

冉雪峰曰：

硇砂新说谓为氯化铔，一谓为氭化铔，又谓为氯化安母尼亚，三者名词不同。窃尝考之，凡含氮之物体分解时，均发生安母尼亚，故制造煤气之际，石炭中所含之氮，成安母尼亚而析出。又分解氯化铔时，不溶融而化蒸气，亦发生安母尼亚，但此非氯化铔之气，乃氯化氢与安母尼亚之混合物。由此观之，是安母尼亚特硇砂中之一部分，与其谓为氯化安母尼亚，不如谓为氯化铔。然氯化铔为化学品物，是单纯的，硇砂是天然不单纯之氯化铔，其间纯驳精疏，亦自有辨。是在药用事实上，以称氯化铔适合而切当。此近名学，何须哓哓置辨。盖性别名词之不同，而作用效能即因之各异也。考《新医药辞典》，氯化铔为中性，局部作用较少，吸收后则一部成为碳酸铔，使支气管分泌稀薄，促进痰之咯出，故应用于干性支气管炎，为祛痰剂内用。并未言有毒，亦未言其量不可稍过等语。旧说则谓性之猛烈不可言状，能化五金八石，且能化心为血，不可妄用，惟外证局部利于刺激腐蚀者则用之。一谓局部少作用，专供内服；一则专用于局部，切诫内服。两两正处相反地位。所以然者，西药多化学品物，所用之氯化铔，即单纯之氯化铔；中说所用名氯化铔之硇砂，乃天然矿产或烟突滓渣相制，质不单纯。观氯化铔新说无气味，而道地新疆乌尔兰布孙山及拜城硇山所产上品硇砂，名曰淡砂，内地药市通行之硇砂，则味极咸极苦。一曰淡而无味，知其含盐弱；一曰极咸极苦，知其含盐强。含盐弱则腐蚀性弱，含盐强则腐蚀性强，此其所以异与。查硇砂生于火山之地，或烟突火焰之所，暨煤炭煤油发火之物内。采硇矿者，春夏不敢近，入采二时皮包都焦，不可谓不烈。然与润下作咸，寒水盐类化合，则狂焰俱戢。证以新说，在酸性碱性之中者为中性，亦合同而化矣。化学原理，两物体化合，则原有性质俱失。故硇砂性似硫黄，而究非硫质之燥烈；质含氯化，而究非氯气之猛悍。学理当实事求是，物质亦当实事求是。各主治条文曰恶疮息肉，痣黡疣赘，去恶肉，生好肌，此外用者也。曰治积聚，破结血，止痛下气，疗咳嗽宿冷，此内用者也。不待会通中西，而外用内用，古人已明明诏我矣，特不可为后世拘墟各注家言也。

蟾酥

甘、辛，温，有毒。主小儿疳疾，脑疳，齿缝出血，牙痛，发背疔疮，一切恶疮，治腰肾冷，并助阳气。（《大明》所载，条文参《衍义》《纲目》新定。）

选注：

（一）缪希雍曰：虾蟆、蟾蜍，本是二物。经云一名蟾蜍者，盖古人通称蟾为虾蟆耳。味辛气寒，毒在眉棱皮汁中。其主痈肿阴疮阴蚀，疽疠恶疮，猘犬伤疮者，皆热毒气伤肌肉也。气寒能散热解毒，其性急速，以毒攻毒则毒易解，毒解则肌肉和，诸证去矣。凡瘟疫邪气，得汗则解，其味大辛，性善发汗。寒主除热，故能使邪气散而不留邪去，则胃气安而热病退矣。破癥坚血者，亦以其中寒解散血热壅滞也。陶隐居云，其肪涂玉，则刻之如蜡，故云能合玉石，近世治小儿疳疾多用，以其走阳明而能消积滞也。

（二）黄宫绣曰：蟾酥味辛气温有毒，能拔一切风火热毒之邪，使之外出。盖邪气着人肌肉，郁而不解，则或见为疔肿发背、阴疮阴蚀、疽疠恶疮，故必用此辛温以治。盖辛主散，温主行，使邪尽从汗出，不留内入，而热可以除矣。性有毒只可作外治取效，即或用丸剂，亦止三四厘而已，多则能使毒人。其用作丸投服，亦宜杂他药内入，如牛黄、明矾、乳香、没药之类，毋单服也，故书载拔诸毒，只宜用酥一钱、白面二钱、朱砂少许作锭，谅病轻重酌与，不可尽服。又治背发无名等毒，取酥三五分，广胶水化，米醋入铫火化，乘热手刷不已，以散为度，刻玉涂之，等于刻蜡，皆外科夺命之功，轻用烂人肌肉。

参考：

（一）陈存仁《药学辞典》曰：蟾酥基本，为蟾蜍分泌之白色乳状毒液，其形状不一，惟外面稍觉滑泽，现黑褐色。其破碎片之尖端，透映而作褐色。味辛烈，其粉末如入眼中及鼻中，即发肿痛。水能次第溶解。市上出售者多作扁圆形，大九分许，中心凹陷有一小孔，此盖穿以麻线，令得风干也。亦有为半圆形，径一寸，高六七分，中亦穿孔。又或扁平展延若板片者，制造处及品质俱各不同，故其形状亦异。就中以番木鳖子形者为最佳，其成分为开梅因，但有毒。其效能散风火痈毒，治发背疔肿，有强心之效，为清凉性兴奋药。又外用消散疔痈肿毒药。

（二）《和汉药考》曰：药学博士石津利作，及上远野与作两氏，同将蟾蜍皮腺之分泌物，以化学研究之。遂名其毒分曰加玛茵，并举其生理作用如下：加玛因者，为日本内地产蟾蜍皮腺分泌物中之一种成分。其药物作用极似实芰答利斯，有使心脏作用强盛之效。用此药后脉搏减小，脉之容积加大，血液上升，尿量加增，若其作用再稍加剧，则诱起心脏收缩性之休止，然无使细胞溶崩之作用。又动物对此物质不能享受免疫性，其毒力远不若实芰托扣希与地玛林四分之一，而其有效量与中毒之相差，又较他种强心药为甚。即如实芰答利斯之制剂，虽奏强心之效，然常有积蓄作用，而此则无之。试投加玛茵，其心脏作用尤为迅速，以其易于吸收故也。若夫局部之肿痛作用，必多用始然，设仅用治疗之量，则决无诱起肿痛之弊害。

（三）《伪药条辨》曰：蟾酥乃治毒之要药也，制合得宜，敷服皆可。江南出者为杜酥，要无面块，神色起亮光者佳。无锡出者中有竹节痕。浙江杭绍出者，为片子酥，粉质少者亦佳。山东出者为东酥，色黄黑，味麻辣，不上二成之货。盖酥本无定色，但验其粉之轻重以为衡。如看成色，以水一碗，将酥化开，放入水，如乌见水即变色，水面有泡沫者真。伪者见水不动，而粉质渐露矣。

冉雪峰曰：

蟾蜍、虾蟆本系二物，以入药功用相近，故古人无大分别，种类不一，故隐居云蜂蚁龟蟾，其类甚多，而取酥则以皮垒砢者为准。蟾蜍之三足者不多见，目睹药市之取酥者，累累皆垒砢之虾蟆也。蟾蜍畏蛇，蛇畏蜈蚣，蜈蚣畏蟾蜍，物性相制，各有实际。以毒攻毒，均当由此证入深层义蕴，不得泛言五行生克相制尔尔也。蟾蜍及虾蟆、龟、蝌蚪，见于药学记载，均性凉性寒，其主治曰热疮，曰热毒，曰热结，曰火飙赤气，曰服之不患热病。其功效均系清热而疗各项痈肿疽疡，怪毒恶疮，则清热以解毒，其义至显。是蟾蜍属均寒凉，而惟蟾之酥则温热，讵不深耐探索与。或以蟾酥味辛，辛能发汗，汗出则毒解。窃味辛固发汗之一端，发汗固解毒之一端，然味辛不尽发汗，发汗不尽解毒。且怪疠败坏之毒，深入血分，又岂一汗可了者。试查《纲目》蟾酥条附方项下，均系拔毒消肿，杀虫疗痛，无一系发汗者。再查本节条文，《别录》《大明》《拾遗》《纲目》所载，多疳蚀肿痛，亦无一条发汗者。蟾之酥系由皮腺分泌取得，蛙怒气张，皮膜垒砢突起，甚或酥汁溢出，其气紧张，分泌力大，其生理未始无发汗作用，但古人所用非发汗，而发汗原理，又知其然，而不知其所以然耳。大抵其谓发汗也，以其味之辛辗转误之也。其谓性温也，以其主腰肾冷益阳气辗转误之也。据新学实验，蟾酥能强心脏，心脏强则循环迅速，阳气敷布，心肾相交，厥冷自愈，厥气自益，中外可以会通。善夫陈存仁《药学辞典》曰，蟾酥为清凉性兴奋药，盖有以破其的矣，但用蟾酥后始则心脏机能兴奋，继则心脏机能减退，终则心脏机能几乎停止。较他项冲动性神经药，少用兴奋，多用麻醉，其势尤为迅迫也，学者所当着眼。观本品粉末如入眼及鼻中，即发肿痛，冲动刺激之力不可谓不大。然新学试验，外用适量并不诱起肿痛现象，亦无使细胞溶崩作用。较他项强性腐蚀药实为急不伤峻，缓不伤怠也。尤要者能治脑疳，蟾蜍顶平无颈，眉棱已近脑部，其酥得自近脑部分为多，以脑治脑，同气相求。然则本品不宁兴奋心脏，并兴奋大脑、小脑矣。新学试验，能令血液上升，脉管扩大。血塞血栓，脑部贫血，或亦所当取裁乎，在学者引而伸之，触类而长之云尔。

骨碎补

苦，温。主破血止血，补伤折，疗骨中毒气，风血疼痛，及肾虚久泄，牙痛。（《开宝》所载，条文参《药性》《纲目》新定。）

选注：

（一）邹润安曰：伤之为伤，岂无差别。在皮肉曰伤破，在筋脉曰伤断，惟在骨乃曰伤折。伤既在骨，而远望水土之滋凝，草木之联属，其伤处败坏久矣。惟骨碎补者，寸寸折之，寸寸皆生。处处折之，处处有汁。无借根株之系，不致血液之漏，故曰主破血止血，补伤折。言能不使瘀者为留结，不使流动者妄行。而补茸伤折，如未尝伤折也。所以然者，苦本坚里而内含水，自应肾之体；温本生发而能运水，自应肾之用。此后人所以察其几微，而谓为补肾，以除耳鸣齿痛，皆可以是推之矣。

（二）张山雷曰：骨碎补寄生石树之间，有根有叶，黏着不落，亦犹桑上寄生之属。性温而通，故入血和血，通调脉络。《开宝本草》谓气味苦温，主破血止血，补伤折。又入药用根，温而下达，则入肝肾。故甄权谓，主骨中毒气，风血疼痛，上热下冷。盖温养下元，能引升浮之热，藏于下焦宅窟，是以可治上热下冷。李濒湖谓，研末同猪肾煨食，可治耳鸣及肾虚久泄，牙痛，皆是此意，非可通治胃家实火之齿痛。寿颐按先业师朱阆仙先生，尝用以治寒痰凝滞，牙关不利，颊车隐痛之骨槽证，甚有捷验。又凡阴虚于下，而肝胆浮阳，挟痰上凝之齿痛，牙槽不利，及阴寒逼阳上浮之喉痛喉痹诸证，用此亦颇有效，皆即濒湖用治牙痛之意。而阳邪实甚者，类皆不可妄试。昔人每谓此药入胃治骨，并能治骨伤碎，因得此名者，皆当识得此意，非阴虚有热之骨痛、骨痿，果可以一概主治也。

参考：

（一）《本草拾遗》曰：骨碎补本名猴姜，开元皇帝以为主伤折，补骨碎，故命此名，或作骨碎布讹矣。江西人呼为胡猻姜，象形也。

（二）《本草纲目》曰：骨碎补，足少阴药也。故能入骨治牙，及久泄利。昔有魏刺史子久泄，诸医不效，垂殆，予用此药末，入猪肾中煨熟与食，顿住。盖肾主大小便，久泄属肾虚，不可专从脾胃也。《雷公炮炙论》用此治耳鸣，耳亦肾之窍也。按戴原礼《证治要诀》云，利后下虚，不善调养，或远行，或房劳，或外感，致两足痿软，或痛或痹，遂成利风，宜用独活寄生汤，吞虎骨四筋丸，仍以骨碎补三分之一同研取汁，酒解服之。外用杜牛膝、杉树节、萆薢、白芷、南星煎汤频频熏洗，此亦从肾虚骨痿而治也。

冉雪峰曰：

此以效能命名者也，能续绝伤，深入骨际，骨碎而亦能补，盖夸之也。旧注多就肾主骨方面推阐，谓能补肾，故能补骨碎，其说迂曲，旧的观念太重。以药理论，骨碎补并非如补骨脂之补肾。而补字亦不同，一是补固虚怯之补，一是补苴伤折之补，意义甚显。且补肾药甚多，如地黄，锁阳、阿胶、淫羊藿之类，均未闻能补骨碎。而惟本品特具此项功用，此其间有实际在，补骨固不必拘定由补肾来也。不待远求他求，即本药气味作用寻绎，此项义理已昭然若揭。本品气味曰苦温，苦入心，心欲软，急食咸以软之。若心火过烈，非苦不能宁谧，苦之入心不啻取坎填离，完成其固有之阴体。然味过于苦，戕伐生气。苦而温，则寒而不沍，温而苦，则煦而不烈。他药破血止血，多随病理化合，此则本体即具此二项功用。他药相反功用，多彼此互见，此则在一条且在一句，足征俗说一物不能具二者功用，实为瞽谈。惟其性温，血是以和而不凝；惟其味苦，血是以静而不溢。凡骨因挫伤致碎，其间必有血出，既出血必有瘀血，所以然者，骨虽坚实，气血营养出入与体中他部无异，《素问》所以有骨空一篇，即研究此项孔道出入者也。本品温以行之，苦以敛之，不破之破，不止之止，以适成其不补之补。由此观之，是骨碎补之名，即在补伤折得来，而补伤折，即在气味之苦温作用之破止得来。讵非眼前是道，明白了当与。本品生理特异，形扁圆而长，有黄色茸毛，古人命名猴姜，取象维肖。下端生海绵状细网，为附着木石之用，但并不入木石。外覆以叶，如菊叶而长，横行平铺，状若鱼鳞。正身大则分歧，走窜连缀，如藤状。无干无枝，惟于分歧部竖直出长叶柄，另生外叶，似凤尾草，两侧披针样叶较稀疏，与下覆被之叶迥异。采取时力引，则相连脱落，有如牵藤。旧注谓入药用根，下达肝肾，温养下元。不知本品寄生木石外，不在木石中，亦不在土中，并非根，且亦无根也，用根云云，真是药学上不通名词。本品取置离木石后，屡月不凋，间出新叶柄，本药正身，亦有继长者，其生活力之强如此。查其状况，似吸收空气以为营养者，亦植物之特具异秉者已。蜀地妇女泡汁刷发，以代美人胶，岂既含骨素，又富胶质，故续骨之功，若是其优越耶。若曰补肾，吾斯之未能信。

自然铜

辛，平。主折伤，散血，止痛，破积聚，续筋骨，产后血邪。（《开宝》所载，条文参《大明》新定。）

选注：

（一）李士材曰：自然铜辛平，消瘀血，续筋骨，止痛排脓，不可多服。凡铜非炼不可用，然火金毒相煽，复挟香药热毒内攻，虽有接骨神功，颇多燥烈之损，务宜权酌慎用。

（二）黄宫绣曰：自然铜因何能接骨，盖缘骨被折伤则血瘀而作痛，得辛以散瘀破气，则痛自止，而伤自和也，而骨安有不接。且秉性坚刚，与骨颇类，故能入骨而接。是以有合乳香、没药、䗪虫、五铢古钱、麻皮灰、血竭、胎骨作丸，煎当归、地黄、续断、牛膝、丹皮、红花浓汤送下，以治跌扑损伤最效。但中病即已，不可多服，以致真气走泄耳。

（三）杨时泰曰：自然铜非火煅不可。凡诸损药必热，能生气血以接骨。此物火金相煽，热燥愈甚。先哲云，凡刀斧跌磕、闪肭脱臼，初时不可便用自然铜，久后方可用之，折骨者宜便用之。若不折骨不碎骨，则不可用。然则兹物续筋骨，乃其所长，若非骨折骨碎，尚不须此，即宜用而辄早，犹以贻患也。

参考：

（一）陈存仁《药学辞典》曰：自然铜基本，系矿石类金属，为铜之一种。其形态状如苔藓，或成片，或成块，间为八面之结晶体。新出矿色若红铜，久则生斑斓之彩色。性极柔韧，可展薄延长。其效能续筋骨，治折伤，用作续伤镇痛药。

（二）《嘉祐图经》曰：自然铜生邕州山岩间出铜处，今信州火山军皆有之，于铜坑中及石间采之，方圆不定，其色青黄如铜，不从矿炼，故号自然铜。今信州出一种若乱铜丝状，云在铜矿中，山气熏蒸，自然流出，亦若生银如老翁须之类，入药最好。火山军出者，颗块如铜，而坚重如石。医家谓之鍮石，用之力薄，采无时。今南方医者说自然铜有两三体，一体大如麻黍，或多方解，累累相缀，至如斗大者，色煌煌明烂，如黄金瑜石最上。一体成块，大小不定，亦光明而赤。一体如铁矢之类，又有如不治而成者，形大小不定，皆出铜坑中，击之易碎，有黄赤，有青黑者，炼之乃成铜也。据如此说，虽分析颇精，而未见似乱丝者耳。又云今市人多以鍮石为自然铜，烧之皆成青焰如硫黄者是也。此亦有二三种。一种有壳，如禹粮，击破其中光明如鉴，色黄类瑜石也。一种青黄，而有墙壁，或纹如束针。一种碎理如团砂者，皆光明如铜，色多青白而赤少者，烧之皆成烟焰，顷刻都尽，今医家多误以此为自然铜，市中所货，往往是此。自然铜用多须煅，此乃畏火，不必形色，只此可辨也。

（三）《本草纲目》曰：按《宝藏论》云，自然铜生曾青石绿穴中，状如寒林草根，色红腻，亦有墙壁。又一类似丹砂，光明坚硬，有棱，中含铜脉尤佳。又一种似木根不红腻，随手碎为粉，至为精明，近铜之山则有之，今俗中所用自然铜，皆非也。

冉雪峰曰：

自然铜系铜矿之一种，亦曾青、空青、石绿之类耳。自然云者，铜须矿炼，此则未经炼而铜质甚显，殆铜矿中含铜质丰富者与。各家本草，援引丹灶家言，谓铜之祖气，得紫阳之气而生绿，绿二百年而生石，谓之石绿。而铜生于其中，与曾青、空青，同一根源。据此，是谓绿生铜。然铜矿在坑中，或新采铜矿，色并不绿，出土后沾受潮湿，接触空气而绿始生焉。是旧说为绿生铜，而事实却为铜生绿，是否由绿生铜，其中经过长久时间，铜又受氧化还原而为绿，此项物理殊耐探索。然曾青、空青、石绿，未出土即绿，二青尤得绿之真髓，讵铜之菁华孕育，得地中之氧化者耶。窃铜与铜矿异，铜经火炼成纯金属，铜矿蕴坤土之精英，为金石化合物，二者又与铜绿异。铜及矿未经空气氧化，而铜之生绿，铜矿之生绿，则经空气氧化而已变质者也。在化学上，硝酸铜是硝酸铜，硫酸铜是硫酸铜，安得比而同之。在药学上，铜矾作用为腐蚀剂，硫酸铜作用为催吐剂。中药亦赤铜、铜矿、铜青、曾青、空青、石绿，各各并列，又安得比而同之。知此，则本品方出土如赤铜之自然铜，及已氧化成斑斓色之自然铜，其间颇各有辨。查铜属均有腐蚀、杀菌、解毒、敛固作用，而自然铜续骨疗折伤，尤有特长。所以然者，自然铜质虽金石，体则柔韧，可展薄延长。而信州产如乱丝之自然铜，并系山气熏蒸，化流质而溢出。续骨要素多赖胶质，然他药曰动物胶质、植物胶质，而此则俨为矿物胶质，其药物之生理特异，故其治疗之功用特殊。且硫酸铜对于解磷毒，效用特殊，能与磷化合形成磷酸铜，覆被表面，以防磷之毒害。然则覆被骨之表面，以防骨之毒害，讵不更有续骨之特殊作用乎。是知疗磷中毒有特效者在此，疗折伤续骨有特效者亦在此。曩闻友人卢新蒲云，伊主辨云南铜矿时，某处铜坑深处，曾现一小淌，中储清液，其色碧绿，以炼铜甚佳。纯是铜质，此殆流体自然铜之未流出、未硬化者耶，或大铜坑中之大空青心液耶。惜仅供炼铜，未入药用，有负异物，令人追叹不置。凡药有特殊性质，又有特殊功用，如铜、硫酸铜，用适量则腐蚀催吐，少量可作收敛剂、明目剂。大抵明其特性，可以知药物之真际，扩其效用，可以尽药物之功能。凡药皆然，固不独铜制剂一类尔尔也。

鹿 角

咸，温。主恶疮痈肿，逐邪，恶气，留血在阴中，除少腹血痛，腰脊痛，折伤，恶血，益气。（《别录》所载。）

选注：

（一）缪希雍曰：麋茸补阴，鹿茸补阳，角亦如之。凡角初生嫩软者为茸，禀壮健之性，故能峻补肾家真阳之气。熬成白胶，则气味甘缓，能通周身之血脉。生角则味咸，气温，惟散热行血，消肿辟恶而已。咸能入血软坚，温能通行散血，故主恶疮痈肿，逐邪恶气，及血留在阴中，少腹血急痛，折伤恶血等症也。肝肾虚则为腰脊痛，咸温入肝补肾，故主腰脊痛。气属阳，补阳故又能益气也。

（二）徐灵胎曰：鹿之精气全在于角，角本下连督脉，鹿之角于诸兽为最大，则鹿之督脉最盛可知，故能补人身之督脉。督脉为周身骨节之主，肾主骨，故又能补肾。角之中皆贯以血，冲为血海，故能补冲任，冲任盛而肾气强，则诸效自增矣。

参考：

（一）陈存仁《药学辞典》曰：鹿角属单蹄类，为牡鹿之头角。鹿栖息山中，性喜群居之兽，以植物为食料，体躯肥满，四肢细长，牝牡之毛，俱作黄褐色。惟牡脊有白毛斑点，牝则杂有白毛，牝无角，牡有角，由年数而增加枝数。夏季触树木而脱落，此角谓之鹿角，供药用。其角系作枝状分歧之坚实角质，长有达三尺者，外面呈白色或淡褐色，处处疣起。下部断面有无数松孔，是乃血脉穿过角质中之瘢痕。鹿角有头骨皮毛毗连者为生角，鹿角无头骨皮毛毗连者为解角。其成分为磷酸钙、碳酸钙、胶质、软骨素等。其效能散瘀活血，治疮疡毒肿；益气补虚，治五劳七伤，用作温补强壮药。又治遗精、肾盂肾炎。

（二）《本草纲目》曰：今人呼煮烂成粉者为鹿角霜，取粉熬成胶，或只以浓汁熬成膏者，为鹿角胶。按胡瑛《卫生方》云，以米泔浸鹿角七日令软，入急流水中浸七日去粗皮，以东流水桑柴火煮之七日，旋旋添水，入醋少许，捣成霜用，其汁加无灰酒，熬成胶用。又邵以正《济急方》云，用新角三对寸截，盛于长流水浸三日，刮净入楮实子、桑白皮、黄蜡各二两，铁锅中水煮三日夜，不可少停。水少即添，日足取出，刮净晒研为霜。韩悉《医通》云，以新鹿角寸截，盛于流水中浸七日，以瓦缶入水，桑柴火煎，每一斤入黄蜡半斤，以壶掩住，水少旋添，其角软，以竹刀刮净，捣为霜用。

（三）《伪药条辨》曰：《新疆杂记》云麋鹿北疆概产之，每冬季多狩猎者，其角于小满节后，角根发痒，以头相触角即脱落，堆于一处，猎者于深山中，有一获数百对者。脱角后越五六日，新茸即生，此时最为贵重。产于拜成之额什克巴什山，汉腾格里山，若焉耆之纳刺达岭，俗称之曰鹿圈，言其产鹿之多也。即品质言，尤以产于伊犁之果子沟者为最佳，行销于内地各药房。大抵关东出者，其角外皮黄黑色，内白色，有神光为最佳。湖广桎县出亦佳。福建陕西出，有双角、单角之分，双角老者亦佳，单角为次。海南丹田出者，无杈枝亦次。又外洋淡水中出鱼角，名沙角，为鲨鱼所变，其色枯白而大，杈枝甚多，为最次。其他熬胶之法，用正鹿角锯断，每段约二寸零，通净角内灰质，洗净，煎七昼夜，停火取出骨渣，候冷滤净，再熬至滴水成珠，取起，入方锡盘中，候凝结成块取出，以刀切块，贮藏三年发售，名鹿角胶是也。

冉雪峰曰：

鹿茸鹿角同是一物，特鹿茸嫩软，而鹿角老硬耳。嫩软则胚基将成，气血方盛，故补益力大。老硬则性质坚定，磨练已久，故冲激功宏。以角制为胶块，谓之鹿角胶。以角制为粉末，谓之鹿角霜。胶性纯和，故《本经》列上品。茸之补益力虽大，颇峻厉不纯，故《本经》列中品。胶主伤中劳绝羸瘦，茸主漏下寒热惊痫。一为扶正，一为祛邪，其义可见。鹿角则主恶血恶气恶疮、主血留阴中、少腹痛、折伤痈肿等，纯是病毒败坏，恶邪壅滞所主之证，均较上二条为暴悍。且无论霜胶茸角均是基于阳气上达元素，均是以气胜，故均有益气功用。气行则血行，故均有活血功用。而惟角质硬固，坚劲练达，于普通疗气、疗血之外，独主恶气恶血；于普通疗气血痛闭之外，独主少腹血痛。血在阴中，比而观之，其义益显。大抵气血非温宣无以运行，邪毒非气血无以运化。故除痼冷，必借乌头之温；疗久败，必借黄芪之补。淫羊藿之主阴痿绝伤，补骨脂之主骨髓伤败，均亦温亦补意义。而外科对于阴证，咸推重阳和一方。矧鹿角生长迅速，得气最厚，温而不烈，补而不破，不贼阳中之阴，能启阴中之阳，气血通灵，自较无情草木为尤优异。假令患者证确为虚，证确为寒，因之表不能托，毒不能化，口不能敛，肌不能生，用本品鹿角一味，酒磨温服，以气生血，以血温气，必能寒谷春回，生机油然。是温化为外证要法，而鹿角又为外证温化要品。查鹿角有生角、有解角，解角固不如生角为优。入药有生用有熟用，熟用固不如生用为优。所以然者，生角生气未漓，解角生气已竭，鹿角全以气胜。其中所含之安母尼亚，为其有效主成分。以角制为胶、制为霜，非煮七昼夜，即煮三昼夜。新学实验，安母尼亚极易挥发，遇高温则飞去。今重汤沸腾，煮如是之久，是其主成分全归消失，所存惟磷酸钙、碳酸钙各项有形物质，等于渣滓而已。观此生角、解角之辨，生用、熟用之分，不可了彻与。龟之任脉通，鹿之督脉通。督脉通，其气敢上行而达脑海；任脉通，其气下行而注丹田，故龟鹿均延年。道者任督俱通，周天运行，为性命培育之基础，此固不尽关药学事。以药学论，囟门不合，主以龟板。少腹血痛，主以鹿角，上行者主下，下行者主上，旋转乾坤，交济水火，其中亦有道在，在学者深造而自得焉尔。

芥 子

辛，热。主归鼻，去一切邪恶疰气，喉痹，豁痰利窍，风冷气痛，消散痈肿瘀血，及射工毒。（《别录》所载，条文参《唐本》《纲目》新定。）

选注：

（一）李时珍曰：芥性辛热而散，故能通肺开胃，利气豁痰。久食则积温成热，辛散太甚，耗人真元。肝木受病，昏人眼目，发人疮痔。而《别录》谓其能明耳目者，盖知暂时之快，而不知其积久之害也。《素问》曰，辛走气，气病勿多食辛，多则肉胝而唇褰，此类是矣。陆佃云，望梅生津，食芥堕泪，五液之自外至者也；慕而唾涎，媿而汗出，五液之自内生者也。

（二）李氏又曰：芥子功与菜同，其味辛，其气散，故能利九窍，通经络，治口噤耳聋鼻衄之证，消瘀血痈肿痛痹之邪。其性热而温中，故又能利气豁痰，治嗽止吐，主心腹诸痛。白芥子辛烈更甚，盖白芥子半能入肺，温能发散，故有利气豁痰，温中开胃，散痛消肿辟恶之功。按韩悉《医通》云，凡老人苦于痰气喘嗽，胸满懒食，不可妄投燥利之药，反耗其气。悉因人求治其亲，处三子养亲汤治之，随试随效。盖白芥子白色主痰，下气宽中。紫苏子紫色主气，定喘止嗽。萝卜子白种者主食，开痹降气。各微炒研破，看所主为君。每剂不过三四钱，用生绢袋盛，入煮汤饮之，勿煎太过，则味苦辣。若大便素质实者，入蜜一匙，冬日加姜一片尤良。

参考：

（一）《和汉药考》曰：芥子基本，系属十字科芥菜之种子，略作圆球形，大一点五密米，带黄褐色或暗褐色，用放大镜观之，见有极细小之凹窝。子叶带黄绿色，作鞍状重叠。其成分除脂肪油外，含有密伦酸加里（myronats of potasn）、密洛辛（myrosin）。此密伦酸加里受密洛辛之发酵作用，化生芥子油

C_4H_5SN（$C_{10}H_{18}KNO_{10}S_2 = C_4H_5SN + C_6H_{12}O_6 + KHSO_4$）。其效能概作引赤药，或用作催进消化药。

（二）《新医药辞典》曰：芥子为十字科植物芥之种子。其有效成分，为有刺激且为挥发性之芥子油，约含1%。本品一用为皮肤刺激剂，治窒息者、麻醉中毒药者，使反射的呼吸兴奋。二诱导剂，用于肺、肋膜、心包、腹膜、脑膜炎等症。三治视神经痛痹痛。四因有促进血液凝固性之作用，故用于出血。五芥子浴，即入芥子100至200公分，于二百十五至三百公升之浴汤中，而洗浴之法。

（三）《辞典》又曰：以芥子末加冷水，或温水搅拌，使成粥状，即成芥子泥。涂芥子泥于布片或厚纸，其上覆以纱布，而贴附于所欲用之局部，至不能耐灼痛时，则除去而洗拭之。本品为引赤性诱导药而使用之，且奏兴奋中枢神经，及强盛呼吸运动之效。如制泥时，和以淀粉，则其刺激性可稍和缓。

（四）陈存仁《药学辞典》曰：英美学说，谓芥子末系黑白二种芥子研成之末，产于中国等处，而西国等处亦产之。分黑白二种，黑色者有油，白色者则否。药品中所用之芥末，须用黑白各半研末。此两种药在中国用之已久。在古时希腊人亦知用此二种入药品。至欧罗巴所产黑白二种，其性情大同小异。芥末既为药品中之要物，又可合于各种药菜食之。寻常出集之芥末，内含异质。因黑芥子味之过辣，须多和白芥子以磨粉，成末后犹须加面粉、郁金、花椒壳、干姜等，其味始能适口。然药品中所用之芥末，必净芥末方合用。芥末之功用，能作吐剂，行气，又能引炎。作吐剂，每服一钱至二钱，温水送下。能解鸦片等毒。

冉雪峰曰：

芥之种类甚多，亦芸苔、芜菁之类，味不甚美，家莳者少，处处有之，野生道旁。古人谓取青紫如拾芥，盖言其普泛易得，俯拾即是耳。《图经》相传岭南无芜菁，人携种至彼处种之，皆变为芥，其地气使然。如淮南之橘，踰淮北则化为枳与。芥之子普通色黄褐，亦有色白者，故《开宝》另有白芥子一条，《纲目》则芥子白芥子并列。色黑者含刺激挥发性油质较丰，故性力较强，白者次之。观二条所叙气味，芥子曰辛热，白芥子曰辛温，温者次于热，热极重于温，轩轾见矣。各注反谓白芥子性力尤强，实为错误。证之治疗，韩忞《医通》，治老人痰喘，谓不可妄投燥烈，所拟三子养亲汤中用白芥子，则其较缓和而不燥烈可知。再证之西说，西人制芥末，必黑白各半合研，所以然者，防其黑色之气味辛辣太过也。芥子之功用，在于行气，其行气不是顺气、散气、下气、破气，而是冲激开气。西法即利用此原理，用为引赤发泡，作外之诱导剂，或作皮肤刺激剂，使反射的呼吸兴奋。西法用以通外气，中法即用以通内气。本节主治条文，开始以主归鼻提纲，归鼻二字煞是特笔，他条无同样比例。意者食芥堕泪，其辛辣冲激之气，独归于鼻耶。气通而痓消痹开，气通而痰豁窍利，气通而痈肿瘀血消散。种种治疗，均一行气所推阐。白芥子主胸膈痰冷，痰在胁下及皮里膜外，非此莫达。二者物质既可合用，二者功用亦当互参。外用引赤，基于此项刺激行气；内用开结，亦基于此项刺激行气也。《济生》用疗身体麻木；《摘玄》用疗胸胁痰饮，脐下绞痛；《圣惠》《千金》用疗走气风毒，一切痈肿。可知芥子功用，一身上中下内外无所不到。其供馔，用子和入肉食者，曰芥末，用茎叶制为菜食者曰冲辣菜，食之均能令人鼻部发痒，频频喷嚏，堕泪，所谓归鼻，殆非虚语，芥亦菜类之有特殊气性者哉。新说谓芥子末和以淀粉，其刺激可稍和缓。外用鸡蛋清蘸，其刺激亦稍和缓。而中说《圣惠》治风毒，和鸡子白涂。《千金翼》治痈肿，和猪胆猪脂贴。《广济》治五种瘘疾，和蜜敷。于西法和淀粉，和蛋清之外，尚多和猪胆猪脂和蜜各法，中外学理，如出一辙。外用如是，内用可知。学者调物之性以企于和，尽物之性以广其用，其庶几乎。

大枫子

辛，热，有毒。主风癣疥癞，杨梅诸疮，攻毒杀虫，风刺赤鼻，手背皴裂。（《补遗》所载，条文参《纲目》新定。）

选注：

（一）李时珍曰：震亨云，粗工治大风病，佐以大风油，殊不知此物性热，有燥痰之功而伤血，至有病将愈而先失明者。按大枫油治疮，有杀虫劫毒之功，盖不可多服。用之外涂，其功不可没也。

（二）缪希雍曰：大枫子味半苦，气热有毒，辛能散风，苦能杀虫燥湿，温热能通行经络。世人用以治大风疠疾，及风癣疥癞诸疮，悉此意耳。然性热而燥，伤血损阴，不宜多服。用之外治，其功不可备述也。

参考：

（一）陈存仁《药学辞典》曰：大枫树属落叶乔木，其所结果实，为大如橙果之球圆形果，外壳硬固，作木质状，被有须毛果皮，有多数子核，谓之大枫子。其形扁平，稍有棱角，作不正椭圆形，大寸许，外皮薄而滑泽，呈灰色，中藏有油状富蛋白质之子芽。由大枫子制取之油，名大枫油。大枫油中含有脂油，其色为黄色或黄褐色软膏状之脂肪油，稍溶于酒精，善溶于伊打及哥罗仿姆。其效能治麻风，杀癞虫，除疥癣，大枫油为治麻风癞病之唯一良药。在胃中与胃液起作用，而将gynocardic acid分出。至肠由肠壁而吸入血中，使麻风菌与之相遇而致死之。外用亦有同样功用。内服最易刺激胃黏膜，使胃液分泌骤增。若久服之，则易惹肠胃炎。

（二）《药典》又曰：据日本猪子氏之实验云，大枫子油含有多量之游离酸，有生理上之作用，谓于肠内脂肪之吸收有效，是能使脂肪容易乳化也。盖脂肪遇肠之亚尔加里，即变化为石碱，以助脂肪之吸收，此乃近时生理化学上之舆论也。试盛大枫子油少许于试验管，于其中加碳酸曹达之溶液数滴，而振荡之，则辄成乳剂，反是如换阿列布油、扁桃油等，则无此作用，此大枫子油所以与他脂肪油异也。

（三）《和汉药考》曰：大枫子油为一种强壮药，对于病因之分裂霉菌，固无直达之作用。然其性能兴奋身体之代谢机能，以增加对于病因之抵抗力。然则大枫子油虽不可视为癞之特效药，然往往能使轻快，盖亦不能没之事实也。

（四）《日本药局方》曰：大枫子油为类白色或类黄色之软膏状块，微有特异臭味，味为特异脂肪状，不苛辣。于二十二度至二十三度，大部分液化，于二十五度至三十度，完全熔融，成为透明液。

冉雪峰曰：

蓖麻子、巴豆、芥子暨本品大枫子，均油质丰富。医学上均有油制剂，如蓖麻子则有蓖麻油，巴豆则有巴豆油，芥子则有芥子油，本品则有大枫子油。大抵植物种子，其中均含油质，只分量之多寡，所以含油质者，系为胞芽根基处生命之培养。虽本种子所含之油与本种子合同而化，究之一切紧要成分，原不在油质之内。不过一经榨取或煎炼，则种子所含之成分，即渡入于油质之内。且种子所含成分，各有特性。有冷取之而成分不渡入，炼取之而成分又渡入者。普通则无论冷取、热取，其成分均可渡入。观蓖麻油炼取，则质性毒烈，医事普通所用均系冷取。巴豆、芥子、大枫子，一经取去其油，则成分锐减。以巴豆之毒，云油后可作制造咖啡原料，可想见矣。本品大枫子辛不如芥子，热不如巴豆，但芥子冲动力大，巴豆攻下力大，大枫子则主顽固之麻风、梅毒、癞癣等，其解毒杀菌变质，又较二药为优。其作用类似碘酒，特酒兼窜透，而油兼润沃耳。《日本药局方》谓，大枫子油味为特异脂肪状，不苛辣。不苛辣三字，大可深玩。味为特殊脂肪状七字亦大可深玩。不苛辣即辛不过辛，热不过热，窜透不过窜透也。味为特殊脂肪状，即摹写其急不伤峻，缓不伤怠之特殊作用。自丹溪有性热而燥，病将愈而目先失明之说，各家翕然和之。矜矜震骇惊愓以申诫，煞介有事，不闻其正用之功，惟举其偏用之害，最易惑乱后学观听，亦殊非治药学之正轨矣。而矫其弊者，又谓内用不可多服久服，外用之功却不可没，亦五十步笑百步，对于本药，亦少真正认识，讵知内用其功亦有不可没者。据猪子氏实验，大枫子油含多量之游离酸，能使脂肪容易乳化，脂肪容易吸收，且能兴奋身体之代谢机能，以增加对于病因之抵抗力。外人不宁用为杀虫剂、解毒剂，且用为强壮剂，是则大枫子准之理化之实验，准之生理病理之化合，直为扶正以驱邪之强壮补益剂，虽非如蓖麻油之普泛可以应用，亦非如巴豆油、芥子油冲动攻泻，性大暴烈，只供外用，不取内服。实为丹溪臆说听惑，以形成药学上不通名词，学者当实事求是，勿矮人观场，随人说妍媸也。

蛇床子

苦、辛、甘，平。主妇人阴中肿痛，男子阴痿，湿痒，除痹气，利关节，癫痫恶疮，久服轻身。（《本经》上品。《别录》好颜色，令人有子。）

选注：

（一）徐灵胎曰：蛇床生于阴湿卑下之地，而芳香燥烈，不受阴湿之气。故入人身，亦能于下焦阴湿所归之处，逐其邪而补其正也。

（二）邹润安曰：六气惟湿最寒滞，惟风最迅疾。蛇床子生阴湿地，而得芬芳燥烈之性味，是为于湿钟风化，能于湿中行风化，则向所谓湿者，已随风气鼓荡，而化津化液矣。男子之阴痿湿痒，妇人之阴中肿痛，何能不已耶。至于肌肉中湿化而痹气除，骨骱中湿化而关节化，肤腠中湿化而恶疮已。皆一以贯之，无事更求他义也。惟治癫痫一节，则似正病乎风，而更助以风药者。殊不知风因痰生，人因风病，若变因痰而生之风，如湿钟所钟风化，能鼓荡湿气化津化液，则此痰此风早将变为氤氲流行之生气，尚何癫痫之足虞，以是知化病气为生气，原非臆说也。

参考：

（一）陈存仁《药学辞典》曰：蛇床子因蛇虺喜卧于其下，食其子，故有蛇床、虺床、蛇粟诸名。其叶似蘼芜，故曰墙蘼。其形态高约四十至七十仙米，茎中空，有纵沟数条，并有梢梢膨出之关节。嫩茎之下部，带紫色，其近根处，粗0.3至0.7仙米，间有至一仙米者。根与茎粗细略同，色白，长约六至十仙米，花为伞形，作复伞形花序排列，有大花梗，大花梗上斜生无数之小花梗，向上放射，小花梗上之小叶有毛，伞形花长略异同，花极少，白色、五瓣。各瓣为倒卵圆形，末端尖锐，向内卷曲，其正中有凹沟，以显微镜检之，即见有繁密之斑点，雄蕊凡五，其粉囊如袋，雌蕊凡二，附于簷柱，即供药用之蛇床子也。各果长约三至三点五密米，外面黄褐色，带茸毛，其新收采者，顶端尚附有雌蕊之余基，又有广皮膜状之肋线五条。果壳现黑褐色，每壳皆有油腺，其两分果之接合面，亦有两细线。六七月开花，秋间结实，花时点缀原野，甚美观也。其成分蛇床子挥发油中，有左旋性皮嫩，左旋性加谟芬及异性缬草酸，薄尔尼爱斯推儿。其效能温子脏，逐寒湿，疗阴疮肿痒，为阴痿药及妇人阴肿药。

（二）《本草正义》曰：蛇床子温燥刚烈之品，《本经》虽称其苦辛，然主治妇人阴中肿痛，男子阴痿湿痒，则皆主寒湿言之。必也肾阳不振，寒水弥漫，始可以为内服之品。《甄权》已谓其有毒。濒湖且谓虺喜卧其下，食其子。盖产卑湿污下之地，本系湿热之气所锺，其含毒质可知。观雷敩制法，以浓蓝叶汁同浸，再以生地汁并蒸，无非监制其燥烈之性。其反能治湿热病者，同气相求，以从其类也，故近医籍绝少用为内服之药；况市肆中以为贱品，皆不炮制，而可妄用以入煎剂乎。惟治外疡，湿热痛痒，浸淫诸疮，可作汤洗，可为末敷，收效甚捷，不得以其贱品而忽之。

冉雪峰曰：

蛇床子气味或曰辛平，或曰苦平。或曰《本经》苦平，《别录》辛甘。考之古本《大观本草》，则苦辛甘平四字，均白字，白字即朱字，为《本经》别于其他本草之标示。是苦以清热，辛以化滞，甘以补中，平以调气，为蛇床子本能。而苦辛甘化合，以适成其平，小寒不热为蛇床子之特性。或见其有除痹起痿之功，意其必为辛温辛燥，如缪仲淳所谓当必兼温燥是。或温燥而益以烈，如徐灵胎、邹润安、张山雷均以为燥烈是。徐邹二说，燥烈上冠以芬芳二字，曰芬芳燥烈，尚未全失本品清劲真义。张说则以温燥刚烈，描写燥烈，无所不用其极，而本品清劲意义全湮矣。蛇床子而果辛温也，不过为辛温通利，辛温壮健药中多加一个复味，未足以为异也。各家就此推阐，既失本药真正性能，又失药学整个义蕴。山雷变本加厉，谓非肾阳不振，寒水弥漫不可用，出发点错，愈说愈支离。窃蛇床子有效成分为挥发油，兼含有缬草酸等。油质润沃，奚有于燥，油能敌水，又可利水，三焦网膜所以纯是油质。生理可以例病理，病理可以括治疗。缬草为芳香性神经药，能兴奋神经，通畅经隧，挥发而又兴奋，适以振作其甘苦化阴之顽质。蛇床子具有如斯性味，如斯原质，故虽生污下水湿之地，而不为水湿污浊所染，另成一种清劲，讵非所谓别饶妩媚者与。《本经》推其功用曰除痹起痿，利关节，疗癫痫，各各皆有精蕴。观枸杞、牛膝均性寒而能除湿痹；淫羊藿、羚羊角均性寒而能起阴痿，义可了然。盖风寒湿合而成痹，是言其因，风化燥，湿化热，是言其果。苦寒是其病已化之正治也。植物得烈日而痿，得雨露而挺，苦寒是其病阴虚之正治也。辛温是治寒湿，苦寒是治燥热，温热是治阳虚，苦寒是治阴虚，各成其体，各妙其用，论病是活泼泼的病，论药是活泼泼的药，中医中药精神在此。我国医药如此衰微，尚能与西医争治疗之短长者亦在此。而各注拘于常解，不知常解多有与真理背驰者。注释愈多，而《本经》真义乃以愈晦，良可慨已。内用如是，外用亦如是，清热利水，除湿消肿，是其专长；清而不烈，利而能补，是其优性。内用外用，为攻为补，义具于此，活则即是定则，药均可作如是观。药学之三昧，其在兹乎，其在兹乎。

曼陀罗

辛，温，有毒。主诸风，及寒湿脚气，煎汤洗之。又主惊痫及脱肛，并入麻药。(《纲目》所载。)

选注：

（一）李时珍曰：《法华经》言佛说法时，天雨曼陀罗花。又道家北斗，有陀罗星使者，手执此花，故后人因以名花。曼陀罗，梵言杂色也，又名风茄尔，乃因叶形尔。姚伯声《花品》呼为恶客。相传此花笑采酿酒，令人笑。舞采酿酒，令人舞。予尝试之，饮须半酣，更令一人或笑或舞引之，乃验也。八月采此花，七月采火麻子花，阴干，等分为末，热酒调服三钱，少顷昏昏如醉，割疮炙火，宜先服此，则不觉苦也。

（二）陈存仁曰：曼陀罗入胃后，略能激胃壁神经梢，使麻醉之。至肠被吸收而至血中，与血液极不起变化。其功效最著者，即由末梢神经受激，而传达神经，使脑部受激，而将全身血管收缩，心跳增速，全身分泌减少，瞳孔亦随而缩小，同时肠蠕动亦被激而增加，若服大量，则心跳迟缓，血压减低而死。

参考：

（一）《和汉药考》曰：曼陀罗为一年生草木，自生于山野路旁，或种植园圃，春日抽茎，至夏可高三四尺，分歧稀疏。叶为巨大之卵圆形，彼此互生，似茄子叶，有不整之尖。晚夏开放白花，状如喇叭，花冠颇长，有突起五，朝开夕萎。实为裂果，大可寸许，其形椭圆，外生多刺，中藏种子无数，扁平色黑。此为毒草，故花叶茎实皆毒，子毒尤甚。人误食之，立即狂乱。洋产曼陀罗 Datura Tatura，茎高一尺，作紫色，叶形卵圆，有不整之缺裂，其柄颇长，彼此互生。夏日叶腋开紫花，做喇叭状，又似漏斗，但不全开耳。花冠之边缘，俱作五裂。果实为蒴果，外生棘刺，中藏无数扁平之黑色种子。其形态叶为尖卵圆形，其边缘有三五不整之尖。叶柄颇长，面深绿，背淡绿。有一种不快之麻醉性臭，干则无之，味苦辛。种子色褐黑，有光泽，扁平形，如鸡心，有小窝点，中藏多白汁之胚乳，与钩状之子薏。其成分据下山药学博士所实验，知其为菲沃斯欲明 hyosyamin $C_{17}H_{23}NO_3$。将日本产曼陀罗花子，行化学检查，结果与洋种同。又据陆军卫生材料厂长羽田益吉之演述，则谓曼陀罗花叶草实中，含有菲沃斯欲明成分较多，宜充制造亚罗笃必涅之原料。其效能为麻醉药，用于喘息及痉挛性咳嗽，他如神经痛、梅毒、痈肿痛风等症，俱可治之，尤能治老年喘哮。

（二）《日本药局方》曰：曼陀罗 Folia straroii（Datuta strarmonium. L. D. TaturaL.）本两种植物之叶，花时采取，阴干。柄长而圆，上有细沟，叶色深绿，不甚长。作广卵圆形，又或作针形，上端尖锐，底部加楔，边缘生不同之弯锯齿，或重锯齿，且带茸毛，主脉之两旁，有极细之支脉三五条。蓚酸盐细胞包藏于结晶簇，味微苦而咸，此药须特别贮藏，一次量 0.2g，一日极量 0.6g。

（三）《新医药辞典》曰：曼陀罗叶为茄科属曼陀罗华。一年草之叶，于开花时采集而干燥之。其主要之有效成分为 hyoseyamin，此外尚含有小量之 atropin，医治效用略同颠茄，用量 0.02，极量一回 0.2，一日 0.6。但内用者极少，外用每以本品制成喘息烟卷。

冉雪峰曰：

英人单伯森氏发明麻醉剂，而外科手术因之迈进，时为一千八百四十七年。我国华佗刳腹破背，截洗胃肠，醉以麻沸散，敷以神膏，时在后汉，先外人二千余年，史册照耀，至今读华佗传者，未始不低徊神往，发思古之幽情。故我国旧有方剂，缺乏良好麻醉剂，无可讳言。其实我国麻醉，发明独早，远在西历纪元以前，为世界麻醉剂开其先河。惜华氏青囊，付之狱卒一炬，为中国医学盛衰一大关键。今传之麻沸散方，为曼陀罗、草乌、白芷、当归、川芎、南星六味，以曼陀罗为主药，虽曰有效，究之是否华氏方，无征不信，即令假托，亦为宋元前古方。古无化学，不知古人何以知曼陀罗为麻醉神经药，此亦值得惊服者也。后世用麻醉剂，见于记载者，有乳香酒、忘形酒、铁布衫、蒙汗药等。载于外科书，斑斑可考者，有整骨麻药、换皮麻药、麻痹昏昏散、八厘宝麻药、曼麻散、串雅外用麻药等。药品为川乌、草乌、半夏、南星、细辛、荜拨、蜂房、蟾酥，亦有用闹羊花、醉鱼草、茉莉根、透山根、押不卢、莨菪、凤仙、木鳖者，就中仍多以曼陀罗为主药。查曼陀罗西人取用，载于《新医药辞典》，日人取用，收入日本官家药局方。是麻沸散为麻醉祖方，而曼陀罗为麻醉要药。据新说研究，痉挛性咳嗽、老年喘哮、癌肿、痛风、神经痛，用之均效，不仅限于麻醉剂。再查中外所载，曼陀罗形态，八九相同，其为一种，了无疑义。然中国方药用曼陀罗，辄二钱三钱，少亦在一钱以上。外人用曼陀罗，则不过几厘，多亦不过几分，如日医事启源所载麻醉方为八分，尚历时甚久，已为过去陈迹。近代学者实验，服三四厘，即脉微数，头微昏，身微热，面与手微汗；服八九厘，则令人醉，语多含糊，作渴作闷，瞳仁散大，已达麻醉状况；若服过量，则恍惚如醉，脉搏低减，或心体弛衰下降，以至于死。即外作卷烟燃吸，亦以一分至半钱为度，不可多用。同是一物，而中外用量若是不同者何也？盖曼陀罗须特别贮藏，泄气陈久，则力薄失效，中医习惯上，用此药甚少，而药店久置，又贮藏不善，气泄性失，效安能准。实事改良，我医药界同有责任，其药品自当以外人为依归，其用量自当以新说为标准。观外人具规模之医院，其麻醉剂另设麻醉药剂师主之，盖如此其慎且重矣，学者鉴诸。

王不留行

苦，平。主金疮止血，逐痛出刺，除风痹内塞，止心烦鼻衄，痈疽恶疮瘘乳，妇人难产，久服耐老。（《别录》所载。）

选注：

（一）黄宫绣曰：王不留行在古时已命其名，谓虽有王命，其性走而不守，不能留其行也。又按古书有云，穿山甲王不留，妇人服之乳常流，亦云行血之力也。观此数语，已得气味主治大要矣。又著其味曰辛曰甘，其气曰平曰温，其功则能入足厥阴肝经血分，去风去痹，通经利便，下乳催生，散痈肿，拔竹刺，与瞿麦同功。则知气味疏泄，洵尔至极，又安能有血而克止乎？何书又言止血定痛，能疗金疮，似与行血之意，又属相悖。讵知血瘀不行，得此则行，血出不止，得此则止。非故止也，得此气味以为通达，则血不于疮口常流，而血自散各经，以致其血自止，其痛即定，岂必以止为止哉？但古人表著治功，多有如此立说，以留后人思议，不可不细审焉。

（二）邹润安曰：王不留行多生麦地，且其成实，适与麦熟同时，故每杂于麦中。凡麦中有此，则面不能纯白，故须检去之。检之之法，垫漆几令敧侧，倾麦其上，以手抚之，则纷纷自下，以其形浑圆也。人身周流无滞者血也，观《别录》取治金疮血出鼻衄，仍治妇人难产，可见其能使诸血不旁流逆出。其当顺流而下者，又能使之无所留滞，内而隧道，外而经脉，无不如之。则痈疽恶疮瘘乳，皆缘血已顺流，自然轻则解散，重则分消矣。血流于脉，风阻之为风痹；内塞血不流畅，血中之气内薄为心烦。能治之者，亦总由血分通顺，故并克取效也。仲景用治金疮，义亦本此，后人仿此义用之淋病，亦大有见解。

参考：

（一）陈存仁《药学辞典》曰：王不留行，基本属石竹科，药用王不留行之种子，其形态为一年生或越年生草本，茎高一二尺，叶对生，呈淡绿色，作尖披针形。夏日于枝端开淡绿色五瓣花，萼筒作卵圆形，有五棱。花后结房，大如小指头，有五棱，中含种子，供药用。种子为正圆形，初白色，成熟则变黑色，酷似凤仙花种子。其效能行血脉，消痈疽，催生下乳，用作通经药，又为消散痈疽疮疡药。

（二）《本草纲目》曰：王不留行能走血分，乃阳明冲任之药，俗有“穿山甲五不留，妇人服了乳长流”之语，可见其性行而不住也。按王执中《资生经》云，妇人患淋，卧久，诸药不效，其夫夜告予，予按既效方治诸淋，用剪金花十余茎煎汤，遂令服，明早来云，病减八分矣，再服而愈。剪金花一名禁宫花，一名金盏银台，一名王不留行是也。

冉雪峰曰：

王不留行以行而不留命名，其功用在行，了无异议。《别录》对本药主治，如逐痛也，出刺也，下乳也，催生也，外因之风痹，内因之血塞也，壅于肌肉之痈疽恶疮，陷于经脉之寒热鼠瘘也，无一非功昭于行。然细玩全条意旨，不宁注重在行，且兼注重在止。开始即曰主金疮，止血，居中又曰止心烦，鼻衄，名称上仅有一行字，治功上却下两止字，煞是奇观。各注咸谓血之瘀滞得行，则血之溢出自止。窃行血之药甚多，未闻均可止血者，且金疮出血，正当收合凝固，安可反用开通。心烦衄血，正当沉静敛戢，安可再事宣利。以行为止，固为治理之一端，若拘拘执以为训，血既出而不止，药又行而不留，毋乃阶之厉而速其亡与。然则王不留行既行且止，亦止亦行，其中盖别有道焉。查血药中行血而兼止血者，有蒲黄、郁金。郁金条文既曰破恶血，又曰止血。蒲黄条文既曰消瘀血，又曰止血。所以然者，蒲黄黏韧质能凝固，能使血管破裂处愈合；郁金芳香，气能吸引，能使血液流溢处戢敛。一以质为止，一以气为止，一以固为止，一以调为止。本药黏韧不如蒲黄，芳香不如郁金。求之止血要件，如清凉、镇静、收缩、凝固，一无有焉，而亦止血者，盖以气味为治者也。其味苦，苦入心，心主血；其气平，平入肺，肺主气。平而合之苦，则以和气者和血；苦而合之平，则以和血者和气。在生理既相互为功，在药理亦合同而化。以气行血，则血不虞其滞；以气止血，则血不虞其竭。是本药不宁行血，而且行气，不宁以行血者止血，而且以行气者止血。各注偏于行血方面，以行血串解条文所列各病，行止乖戾，所以自入蚕丛，道在迩而求诸远，事在易而求诸难。讵知即此固有气味阐发，而其义即已跃如乎。行血以止血理解，系内有瘀血，循环障碍，血液因而溢出，通其经隧，俾血液复还故道，则出血可止。然出血之因素，万绪千头，不得以一端之理释病，又安得以一端之理释药。如本条金疮出血，即非内因，内亦无瘀。鼻衄虽多内因，本条明冠心烦二字，其非瘀的关系甚显，是此项解说在本节已扣不着。人身饮食精汁，奉心神化则为血，奉肺神化则为乳。谚云，穿山甲王不留，妇人服了乳长流，此非关于肺藏气化之更彰彰者耶。在生理互为功用，在药理互为化合，而在病理治疗又各有区分界畔。学者求其所以然之故，可悟彻药学整个义蕴，又岂仅王不留行一药而已哉？

刘寄奴

苦，温。主下血止痛，治产后余疾，止金疮血，下胀，多服令人利。（《唐本》所载。条文参《证类》新定。）

选注：

（一）缪希雍曰：刘寄奴草，其味苦，其气温，揉之有香气，故应兼辛。苦能降下，辛温通行。血得热则行，故能主破血下胀。然善走之性，又在血分，故多服则令人利矣。昔人谓为金疮要药，故治产后余疾，下血止痛者，正以其行血迅速故也。

（二）李士材曰：刘寄奴苦温无毒，主破血下胀，多服令人利。下血止痛，同骨碎补、延胡索等分水煎，入酒及童便顿温服，治折伤瘀血在腹。通行走散血分之性，凡病人气血虚，脾胃弱，易作泻者勿服。

（三）张山雷曰：此药以刘裕小字得名，《南史》所谓捣药治伤者也。其性苦温，善于破瘀宣通，专为逐血攻胀之用。并以外敷，止血定痛，治伤。亦治产后瘀血未净诸疾，及大小便血，心腹结痛，癥瘕经闭。然专于攻破，非实证不可妄用。

参考：

（一）陈存仁《药学辞典》曰：刘寄奴基本属菊科，为刘寄奴草之茎叶与花子。其形态为自生或人家栽种之宿根草，春季抽苗，高四五尺，叶互生，作掌状分裂，似艾叶而厚，粗糙，边缘有细锯齿。夏季茎端分歧，开大五六分之黄色单瓣花，类紫菀花。其效能破瘀活血，通月经，疗金疮。用治产后余疾及金疮药。

（二）《新修图经》曰：刘寄奴草生江南，茎似艾蒿，长三四尺，叶似山兰草而尖长。一茎直上，有穗，叶互生，其子似稗而细。

（三）《嘉祐图经》曰：今河州府、孟州、汉中、滁州亦有之。春生苗，茎似艾蒿，上有四棱，高二三尺以来，叶青似柳。四月开碎小黄白花，形如瓦松。七月结实，似黍而细。根淡紫色，似莴苣。六月七月采苗及花子通用。

（四）《本草纲目》曰：刘寄奴一茎直上，叶似苍术，尖长糙涩而深，背淡。九月茎端分开数枝，一枝攒簇十朵小花，白瓣黄蕊，如小菊花状，花罢有白絮，如苦荬花之絮，其子细长，亦如苦子。所云实为黍稗者，似与此不同，其叶亦非蒿类。又曰，按李延寿《南史》云，宋高祖刘裕小字寄奴，微时伐荻新州，遇一大蛇，射之，明日往，闻杵臼声，寻之，见童子数人，皆青衣，于榛林中捣药，问其故，答曰，我主为刘寄奴所射，裕曰，神何不杀之，曰，寄奴王者，不可杀也。裕叱之，童子皆散，乃收药而返，每遇金疮，敷之即愈，人皆以此故，因称此草为刘寄奴草。

冉雪峰曰：

李延寿《南史》，本药系以宋高祖小字得名。靳州射蛇，榛林捣药，固事涉怪诞，然以事实经验而得药物性能，亦事理所应有，不得等诸篝火狐鸣，一概疑为诬史也。各家所载本药形态，或曰叶如掌状分裂，或曰叶似山兰而尖长，或曰四月分歧开花，或曰九月分歧开花，或曰花如紫菀花，或曰花如小菊花，或曰子实如稗黍细圆，或曰子实如苦费细长，各各不同。讵古人转变，方物各别耶，抑同类异种，各家所见不一耶。大抵就今时药市所储言，以《纲目》载者为近是，就去古未远，闻见较确言，以《图经》载者为近是。加以经验之比较，益以成分之分析，庶抉其精而不惑于歧与。夷考本品功能，散瘀、定痛、止血、消肿，与上王不留行同为金疮之要药。王不留行行而兼补，故有久服耐老之文；本品行而兼泻，故有多服患利之诫。王不留行于行中看出止来，故条文标出两止字；本药于行中看出下来，故条文标出两下字。不曰破血逐血，而曰下血；不曰宽胀消胀，而曰下胀。本药真个特性，可以想见，是本品无不留行之名，而有不留行之实。然则本品行而不留，其较王不留行之力为更大乎，曰非也。王不留行之行是助循环，营周不休之行。本药之行是洁净府，下行无滞之行。不过致力点各有区分，非可以此判低昂也。且王不留行主妇人难产，纯是实证。本药主产后余疾，半是虚证。王不留行苦而兼甘，未始不可为产后之调摄。本药攻而兼下，未始不可为难产之催生。况下血下胀，何尝不可下胎。推斯意也，死胎亦可下，乃胎前产后，两两如此区划，是其中颇有攸分。再王不留行外而风痹，内而血塞，陷于经脉之鼠瘘，奉肺神化之乳疾。外因内因，为质为气，无所不到。本药则惟下血下胀，止痛，疗金疮而已。其他种种功用，均未昭显。是王不留行能治本药所主之病，而本药不能治王不留行所主之病也，安见功效较王不留行大哉。而本药之所以异于王不留行者，王不留行苦平，苦而合之平，得肺金之气化，有攻坚之义焉。本药苦温，苦而合之温，得肝木之气化，有调摄之义焉。此按之气味而二药分治之义，更可了然者也。合观以会其通，分观以穷其奥，而各证治疗之原理昭矣，而本药真正之性能亦更著矣。

豨莶草

苦，寒，有小毒。主热䘌烦满，不能食。生捣汁三合服，多则令人吐。（《唐本》所载。）

选注：

（一）黄宫绣曰：豨莶味苦而辛，性寒不温，故书载须蒸晒至九，加以酒蜜，而清香之气始见。是以主治，亦只宜于肝肾风湿，而见四肢麻木、筋骨冷痛、腰膝无力、风湿疮疡等症。以其苦能燥湿，寒能除热，辛能散风故也。若使非为风湿，而见腰膝无力等症，则又属于血虚，而不可用辛散之味矣。至云服能益气，只是风湿既除之验。宋张泳表近轻身之说，亦是浑同肤廓之语，非实诠也。

（二）张山雷曰：豨莶之草，微有臭味，故得豨名。猪者豕也，言此草之气，其臭如豕。古人又有猪膏母之名，其义一也。《唐本》始载之，言其气味苦寒，治热䘌烦满，不能食，生捣汁饮三合，多则令人吐。又谓猪膏母气味辛苦平，主金疮止痛，除诸恶疮，消浮肿，捣封之汤渍散敷并良。颐按此物生时气臭味涩，多服引吐。盖性本寒凉，而气猛烈，长于走窜开泄，故能治热烦痈毒，而吐痰疟。及其九次蜜酒蒸晒，和蜜为丸，则气味已驯，而通利关节，调和血脉，尤为纯粹。凡风寒湿热诸痹，多服均获其效，洵是微贱药中之良品也。

参考：

（一）陈存仁《药学辞典》曰：豨莶草基本属菊科，为豨莶之苗叶，其形态为一年生草本，山野多有之。春日生苗，至夏茎高二三尺，大者达五六尺。茎方有茸毛，叶为卵形，前端尖，边缘有细锯齿，自其底部出三大叶脉，色浅绿，质柔软而薄，有茸毛如茎，皆对生。入秋枝梢开小黄花，排列为头状花序，在花序之周围者，为舌状花冠，在其中央者，为筒状花冠，花下有苞五瓣，皆狭长如匙，亦生有茸毛。花后结瘦果，果有黏液腺，具一种臭气，善附着他物，以传播其种子。其成分据日人化验中药之新报告，其主成分为苦味质，darntin。其效能祛风湿，治麻痹，用治散燥湿药，及作疮疡药。

（二）《本草纲目》曰：按苏恭《唐本草》，谓豨莶似酸浆，猪膏母似苍耳，列为二种。而成讷进豨莶丸表，言此药与本草所述相异，多生沃野，高二三尺，节叶相对。张泳豨莶丸表，言此草金棱银线，素质紫荄，对节而生，蜀号火锨，茎叶颇类苍耳。又按沈括《笔谈》云，世人妄认地菘为火锨，有单服火锨法者，乃是地菘。不当用火锨，乃本草名猪膏母者，后人不识，重复出条也。按此数说各异，而今人风痹，多用豨莶丸，将何适从耶。时珍常聚诸药订视，则猪膏草素茎，有直棱，兼有斑点。叶似苍耳而微长，似地菘而稍薄，对节而生。茎叶皆有细毛，肥埌一株分岐数十，八九月开小花，深黄色，中有长子，如同蒿子，外萼有细刺黏人。地菘则青茎，圆而无棱，无斑无毛，叶皱似菘芥，亦不对节。观此，则似与成张二说相合。今河南陈州采豨莶充方物，其状亦似猪膏草，则沈氏谓豨莶即猪膏母者，其说无疑矣。

冉雪峰曰：

《经史证类本草》载江陵节度成讷，进呈豨莶丸，及知益州张泳，进呈豨莶丸二表，对于豨莶，推崇备至。均言治中风特效，不宁为治疾之良方，且为服食之妙药。豨莶丸一方，至今传之不坠，历代医籍，风痹门多用之，窃尝疑焉。考此药苏恭《唐本草》始收入，其叙气味主治，曰气味苦寒，有小毒，主治热䘌烦满，不能食，生捣汁三合服，多服令人吐云云。是本品为苦寒药，为有毒药，所主均热毒虫蠱，有余之证，煞末并明标多服令人吐五字，是岂可常服久服者。而成张二表，一则谓愈其弟念年病卧之厉风，一则谓愈其僚属堕马昏扑之偏风。并谓久服髭须乌黑，筋力轻健。当君主时代，二表岂敢虚构，苟非效确，何敢进呈。意者成张进呈，俱为丸剂，九蒸九晒，其性已驯。《唐本》所用有生捣汁字样，系生药，故有毒性悍耶。查古人对于中风，多主寒风。中风门大小续命汤各主要方剂，类多辛温燥烈之品。近世发明内风，谓肝阳上冒，气升痰升火升，均是热证，治疗多取清热息风。本品苦寒治风，实与近代崭新学理吻合。然中风为大病，治中风须大药。本品服食调摄，或他项慢性病，可以制用。若治中风暴病，制则力薄，毋宁不制也。或谓不制恶其苦寒，不知此正利其苦寒；或谓不制恐其涌吐，不知风热率多挟痰，吐亦中风八法开关之一，亦正利其吐也。大香大臭，皆破积聚，皆能冲动。西法对脑病，有芳香性神经药，中法对中风病，有二香二健、二香三健各方。本品则不香而臭，香虽冲动而性兼散，臭既冲动而性且降。愚意对于气火升浮之病，与其用香，毋宁用臭，冲动外，更多一层降敛入阴。且本药体则柔软，实有黏液腺，其深入浊阴润沃钻透，俨与阿魏、硇砂为近，不啻为草阿魏、草硇砂。各注诠为燥湿，实为瞽谈。苦从燥化，乃指过苦言。本品苦不过，将焉化燥。果燥湿也，何须生用？何须捣汁？何须蜜制？又何须蜜丸耶？总上以观，豨莶真正性能可以了然。是一味豨莶，不啻风热犯脑，最新学理之良好整个制剂。芳香是一义，臭秽是一义，镇潜是一义，冲动是一义，秽臭而兼芳香，冲动而兼镇潜，又是一义。学者求其所以然之故，则药学深层之义蕴，不难门门洞彻矣。

夏枯草

苦、辛，寒。主寒热瘰疬，鼠瘘，头疮，破癥散瘿，结气，脚肿湿痹，轻身。（《本经》下品。）

选注：

（一）徐灵胎曰：此以物禀之气候为治，又一义也。凡物皆生于春，长于夏，惟此草至夏而枯。盖其性禀纯阴，得少阳之气，勃然兴发。一交阳盛，阴气将尽，即成枯槁。故凡盛阳留结之病，用此为治，亦即枯灭。此天地感应之妙理也。凡药之以时候枯荣为治者，俱可类推。

（二）张山雷曰：夏枯草之性，《本经》言苦辛，并无寒字，孙氏问经堂本可证。而自《千金》以后，皆加一寒字，于辛字之下。然此草特夏至自枯，故得此名。丹溪谓其纯阳之气，得阴气而即死。观其主瘰疬，破癥散结，脚肿湿痹，皆以宣通泄化见长。必具有温和之气，方能消释坚凝，疏通窒滞，不当有寒凉之作用。石顽《逢原》改为苦辛温，自有至理。苦能降泄，辛能疏化，温能疏通，善于宣泄肝胆木火之郁滞，而顺利气血之运行。凡凝痰结气，风寒痹着，皆其专职。丹溪谓治瘰疬，散结气，大有补养厥阴血脉之功。楼全善谓治目珠痛，夜甚，点以苦寒药尤甚者，神效。盖目球系于厥阴，夜甚而遇寒药反甚，是厥阴阴火，郁滞不疏，自不宜直折以寒凉，反致遏抑愈剧。夏枯草能疏通肝胆之气，木郁达之，亦以禀纯阳之气，而散阴中结滞之热耳。石顽谓《本经》言轻身者，能除脚肿湿痹，而无重着之患也。又能解内热，缓肝火，治肝热、目赤，皆疏通厥阴气滞之功用。久服亦伤胃，以善于宣泄，反助厥阴肝木之气也。

参考：

（一）陈存仁《药学辞典》曰：夏枯草基本，属唇形科夏枯草之叶茎。其形态为山野自生之宿根草，茎作方形，高五六寸。叶对生，作长椭圆形，前端尖，边缘有细锯齿，叶腋多毛茸。于茎顶叶腋，丛生淡紫色或白色唇形花，后结实。此草至夏枯死，故有夏枯草之名。尚有滁州夏枯草，为山野自生之唇形科植物箭韧草，Brunellae Vulgaris. L。茎方形，叶对生，类薄荷叶而稍尖。叶茎俱生毛茸，茎顶列生浅紫色或白色唇形花，作穗状，如矢韧，故名。其成分据日人化验中药之新报告，全草含有水溶性无机盐，约3.5%，其中约68%为KCl所成，又或有水难溶性之植物盐碱样物质，子中含脂肪油。其效能清肝火，散郁结，消瘿明目，用治瘰疬解凝药。又为解除子宫及阴户黏膜炎及眼病药。

（二）《药典》又曰：卢鹏飞云，夏枯草《本经》以为苦寒，而楼全善谓目珠夜痛，及点苦寒药更甚者，夜与寒皆阴也。此物冬至生，夏至枯，气禀纯阳，补肝血，故治此如神，以阳治阴也，岂非以此药为温热乎。不知其方乃以香附、甘草为佐，夏枯草虽微寒，而有香附之辛温佐之，亦不同沉寒之品矣，又何疑夏枯草之微寒耶。按此草不独能治目痛，更能消乳痈。盖凡热郁肝经等症，治无不效，要借其解散之力耳。又丹溪云，此草大有补益厥阴血脉之功，殆能散而又能补者与。

冉雪峰曰：

植物除常绿者外，春生冬枯者多，惟夏枯草冬生夏枯，徐灵胎谓以气候为治，又是一义，颇中肯要。各注均以本品为纯阳，惟徐氏以为纯阴，亦独标异彩。惜徐说简异，又嫌空洞。本品气味苦辛寒，辛甘发散为阳，酸苦涌泻为阴，辛阳苦阴，是纯阳纯阴，在本品诠释上，实各形成一种不通名词。辛温散结透络，宣滞开痹，此常解，人所易知耳。惟苦寒而有此等功用，方为足贵。寒宜温散，热宜寒散，微者逆之，理甚明显。温不仅治寒，寒不仅治热，甚者从之，理亦甚明显。张山雷泥丹溪纯阳之说，谓《本经》言苦辛，无寒字，引孙氏问经堂本为证。查苦辛为味，寒为气，一部《本经》，皆气味并举，未有言味而遗气者，张氏贤者，见误本宜改正，而曲解之，窃期期以为不可也。至引石顽说，改苦辛寒为苦辛温，此真改字训经，愈说愈支离矣。所以自梏自蔽如此者，在误以宣通泄化，必有温和之气，不当有寒凉作用，是直以辛温方能通散。如此释药，为死药、死治疗法，最易将后学引入魔道。不意张氏药学诣力，乃止于此。予所见古本《大观本草》，气味苦辛寒均白字，白字即朱字，朱字即《本经》原文。是张氏考据，亦觉疏甚。通散而果必辛温也，则热毒壅闭，燥火煎结者，其谓之何。考之

《本经》大黄、犀角，非苦寒者乎，而一主癥瘕积聚，一主瘴厉蛊毒；龙胆、瞿麦，非苦寒者乎，而一主骨节留热，一主关格癃痹。此外苦寒药，如荛花之主大坚癥瘕；莨菪之主内痹拘急；枸杞、牛膝之除湿开痹；紫参、丹参之破坚散结。更仆难数。讵张氏均滑口读过耶，其义亦从未一领略耶。况本品非纯苦纯寒，而化以辛者乎。新学化验，本药成分，内含无机盐及盐碱样物质，盐碱均有软坚性、变质性。当夏而枯，吸收太阳热力光线最足。近世有太阳灯、紫光线各疗法，如软足病等，直施之固有奇功，而以食物曝日中，含病者食亦效。是则本品夏枯，吸受强度日光，以焕发人身维他命生活之要素，可彻底明了。而徐灵胎气候为治之说，并可证实。辛温宣发，苦寒敛固，是正治。辛温而敛固，苦寒而宣发，是反治。若辛温而兼苦，苦寒而兼辛，参错尽变，以适于复杂万有各病，于以见天地生物之巧。本药之真诠，可以体到，药学整个深层之义理，亦可证人，学者其可不尽心乎。

蒲公英

甘，平。主化热毒，消恶肿，妇人乳痈，水肿，煮汁饮，及封之立消。（《唐本》所载。条文参《衍义》《补遗》新定。）

选注：

（一）王士雄曰：蒲公英甘平，清肺利膈，化痰散结，消痈，养阴凉血，舒筋固齿，通乳益精。嫩可为蔬，老则入药，洵为上品。今人但以治乳患，抑何陋耶。别有紫花地丁，一名如意草，甘凉清热，补虚消痈，凉血耐饥益气，为救荒仙草。以生嚼无草气，故可同诸草木咀食充饥也。

（二）张山雷曰：蒲公英茎叶皆似莴苣，吾乡甚多。折其茎叶，有白汁溢出如乳汁，故俗呼为羊奶奶草。濒湖谓关中谓之狗奶草，亦此意也。其性清凉，治一切疔疮痈疡，红肿热毒诸证。可服可敷，颇有应验。而治乳痈乳疖，红肿坚块，尤为捷效。鲜者捣汁服，干煮煎服，一味亦可治之，而煎药方中必不可缺此。苏恭《唐本草》谓，甘平无毒，治妇人乳痈水肿，煮汁饮，及封之立消，洵不诬也。丹溪亦谓解饮食毒，散滞气，化热毒，消恶肿，结核疔肿，石顽谓治乳痈，必鲜者取汁和酒饮服，服后欲睡，是其功验，微汗而愈。颐按乳痈乳核单方，古法多用酒服，盖欲其迅行及于患处。然此惟坚块初起，其形未大，未变色时，间或可施。而乳证多间肝胆热壅，酒能助火，未可概投。若形势渐巨，本欲酿脓，讵不虑其速成其溃耶。治疡虽似小技，要知非精于治内者，亦未可以与语此中神化也。

（三）顾子静曰：蒲公英含苦味质，及钾盐钙盐，其新鲜植物中流出之乳汁，则含树脂质。春季含盐类多，苦味质少，秋季则反之。蒲公英之作用，味苦可健胃，盐类有缓下之效，可制为稠浓之膏剂用。

参考：

（一）陈存仁《药学辞典》曰：蒲公英基本属菊科，为蒲公英之叶茎及根。其成分为泰拉基沙丁（taraxatin，苦味质）、胶质、糖质、加里钙盐等。其作用加增胃液之不足，促进消化功能，并能激肠之蠕动，使大便容易排出。其效能解热毒滞气，消乳痈结核，有健胃强壮及清血之效。用于胆汁过多之肠炎，及胃弱证，乳房肿痛，乳汁分泌之不足证。又为变质利尿之和缓泻剂。

（二）《药典》又曰：英美学说云，蒲公英根内含有人参根、龙胆根、苦菜根等质，用此根最合宜之法，将其汁熬成膏，有人将其干粉与咖啡相杂。其作用为轻泻药、改血药、散炎化瘤药，又为利小便药。如肝与内肾之病，并皮肤久病等，均可用之。然性最轻，其平和之性，略与土茯苓相同。其功用又能动胆汁，作煮水膏等服之均效。

（三）《日本药局方》曰：蒲公英系将蒲公英草全部，于春季开花前采取晒干者。此草之叶，作大锯齿状缺裂，根长一至二特西米突，粗0.5至2.5仙米，呈褐色，带纵沟，其横切面现非放线状之黄色木心。皮部厚，有同心性并列之多数乳脉管。

（四）《新医药辞典》曰：蒲公英为缓下性苦味剂，治便秘兼消化不良，一回5.0至10.0为煎剂，或茶剂用之。又蒲公英膏剂，作褐色，溶解于水，为健胃剂，一日数回，一回0.5至1.5。

冉雪峰曰：

蒲公英始见于《唐本草》，气味曰甘平。查本品有效主成分为苦味质，故外人用为缓下苦味剂，暨苦味健胃剂。含糖之成分盐之成分则甚微，是其味当曰苦，不当曰甘，否亦当曰甘苦微咸。功能解热消炎，凉血变质，性凉甚显，当曰性寒，或性凉，不当曰性平，否亦当曰平微寒或微凉。若出《本经》，或当缺疑，既为汉魏六朝以后唐本，何妨根据学理事实，厘为更正，此旧说之当改订者也。各注以本品入胃，消积滞，与近代学说相合，但其理解多就味甘色黄立论，反嫌空洞。今得新说证明，谓本品能增益胃液之不足，促助肠壁之蠕动，治便秘消化不良，似此健胃消积之训解方实，此旧说之当增益者也。中西治疗，取经各别，故所主迴然不同。中说谓化热解毒，消炎散结，多系外治。西法苦味健胃，盐质缓下，多系内治。苦味健胃，为西说所独具，固可补中说之未备。然亦阳明热炽，胃液衰少，故用本品增液沃燥以健之。胃有燥火，宜凉宜润，胃有寒湿，宜温宜燥。非健胃必须苦味，而凡百胃弱，统可以苦味健之也。咸能下，中外学理所同，但本品含钾盐、钙盐，则中说所未体及。主成分苦味，犹脱遗，何论于咸。然中说之化热解毒，即西说之消炎疗肿也；中说之益精还少，即西说之健胃强壮也；有中说之清热解毒，即有西说之凉血变质；有中说之疗乳痈、乳疖，即有西说之增液助乳汁。此中西之当会通者也。尤有进者，准之西药原则，苦味能健胃，苦味亦能补偿胆汁，乃对本药则曰疗胆汁过多之肠炎，又曰其功能动胆汁，动字译义，乃兼抑制的意思，亦即所云疗胆汁过多所生病是也。苦味在他药则补偿胆汁，在本药则抑制胆汁，系果何说。盖本品甘苦而寒，类似人参成分；苦味厚，类龙胆成分；中多白色乳状液汁，类似苦蕒胶质树脂成分。其作用能变火热壅闭之质，释酷厉秽浊之液。而胆汁之蒸逼溢出者，可以宁谧。其溢过不合生理病变者，亦可借此清凉稀释而消融之。是苦味补偿者，乃胆汁中阴质之不足；苦味抑制者，乃胆中阳气之有余。其义一也。于此可见，西法用药，并不呆钝，至中说加酒和服，微汗而愈，恰中奥窍，变清里为解表。中西学理深层之义蕴，在学者潜心玩索而自得焉耳。

降　香

辛，温。主疗折伤，金疮，止血定痛，消肿生肌，烧之辟天行时气。（《证类》所载。条文参《海药》《纲目》新定。）

选注：

（一）缪希雍曰：降真香，香中之清烈者也，故能辟一切恶气不祥。入药以番舶来者，色较红，香气甜而不辣，用之入药殊胜，色深紫者不良。上部伤，瘀血停积胸膈间，按之痛，或并胁肋痛，此吐血候也，佥以此药刮末入药煎服之。治内伤，或惊气伤肝，吐血用此，以代郁金神效。

（二）李时珍曰：降香唐宋本草失收，唐慎微始增入之，而不著其功用。今折伤金疮家多用其节，云可代没药、血竭。按《名医录》云，周宗山被海寇刃伤，出血不止，筋如断，骨如折，用花蕊石散不效，军士李高用紫金散掩之，血止痛定，明日结痂如铁，遂愈，且无瘢痕。叩其方，则用紫藤香瓷瓦刮下研末耳，云即降香之最佳者，曾救万人，罗天益《卫生宝鉴》亦取此方，云甚效也。

参考：

（一）陈存仁《药学辞典》曰：降真香基本系香木类，为降香之干木。其形态长茎叶细，花白子黑，根极坚实，重重有皮。其木形似苏枋木，色紫润，初焚不香，以诸香和之，则气味馥郁。其效能辟恶气，治金疮，止血生血，用作芳香健胃药，又为伤折止痛药。

（二）《海药本草》曰：降真香生南海山中，及大秦国，其形似苏枋木。烧之初不甚香，得诸香和之则特美，入药以番降紫而润者为良。

（三）《本草纲目》曰：今广东、广西、云南、安南、汉中、施州、永顺、保靖及占城、边罗、渤泥、琉球，诸番皆有之。朱辅山《溪蛮丛话》云，鸡骨香即降香，出海南。今溪岗僻处所出者，似是而非，劲瘦不甚香。周达观《真腊记》云，降香生丛林中，番人颇费砍斫之功，乃树心也。其外白皮厚八九寸，或五六寸。焚之气劲而远，又稽含草木状云。紫藤香长茎细叶，根极坚实，重重有皮，花白子黑，其茎截置烟焰中，久成紫香，可降神。按稽氏所说，与前说稍异，岂即朱氏所谓似是而非者乎，抑中国者与番降不同乎。

（四）《伪药条辨》曰：降真香以舶上来者为番降，色紫而润，最为真品，近市肆竟以苏木煨半透伪充。苏木虽似降真，但降真气味辛温，能止血，苏木气味辛平，能破血，性既相反，功又悬殊，用者宜细辨之。

（五）《药物生产辨》曰：降香产架喇吉打。《医学大辞典》曰，产苏门答腊，及南方诸省。

冉雪峰曰：

降真香近世简称降香，降真云者，旧注诠为降神，濒湖释名并引仙传为说，谓伴和诸香烧烟直上，果尔，是升香非降香矣。凡香药均辛温，凡辛温药均升散，惟降香质重气浊，其性下降，本药之香而降，与沉香之香而沉者，同为香药中特殊异秉。各注谓本品可代血竭、乳香、没药，查血竭系树脂溢出结成；此则其液汁尚含树中。血竭烧之有红色液汁流出，如富养血；本药烧之有紫色液汁流出，如减养血。芳香药多含挥发油，此则不宁含挥发油，并含胶质树脂甚富。烧时合油质流出，故其量较他香药为独多。乳香、没药，其香虽化合于液汁之中，其气是升是散。本药则质胜，质既胜，则从其所胜之质化，其气是降是敛。始烧不香者，其气降且敛也。合诸香烧之特美直上者，诸香升散，本香降敛，能使香气团聚不散，合而直上，所谓凝香也，血竭之功用昭于血分，此则昭于气分。各香之功用昭于冲激升散，此则昭于潜结戢敛。然则本品不宁可代血竭、乳香、没药，其特异处有非血竭、乳香、没药所可企及者。真者，人身有真元，《素问》有天真论专篇，非精非气非血，宰乎精气血之先。本药能俾此无形无质之真元，返璞归真，潜纳默默深藏于命门宅窟之内，命此名者，其知道乎。各注释能降神，谓感引鹤之醮，星辰烧此香为第一度箓，反近神话。现俗多以降香赙死者，是祀神用檀香，祀鬼用降香，神者阳之灵气升，鬼者阴之灵气降，亦各从其类也。以药物功用言，色紫赤入血分，臭香入气分。中药常例，辛温升发，而此则降；中西通例，芳香升散，而此则降。是本品为血药中气药，升药中降药。所谓质胜从质，以质为治者是也。本药主治，定痛也、消肿也，活血而又止血、行气而又降气也，其义皆出于此。其特性之异于各血药、各香药者，其义亦皆具于此。病固有宜于入血入气，宜于芳香，而又宜降敛者。缪仲淳所谓上部伤，瘀停在膈，吐血、胸及胁肋痛云云，已窥见一斑。天地生物，参错以尽其变。吾人用药，穷研以神其化。惟能推类尽致，各适其性，各妙其用，方不负天地生物之巧。于以应千变万歧复杂病情，而恰中奥窍。如是，则药物真正之特性方见，整个药物深层之义蕴方可体及，庶不致为各注卮言，所愚也夫。

蚤休

苦，微寒，有毒。主惊痫，摇头弄舌，热气在腹中，胎风癫疾，痈疮，除蚀，下三虫，去蛇毒。（《本经》下品。）

选注：

（一）张隐庵曰：一者，水之生数也。七者，火之成数也。

三者，一奇二偶合而为三也。蚤休三层，一层七叶，一花七瓣，禀先天水火之精，故主治惊痫，摇头弄舌。惊痫而摇头弄舌，乃小儿胎惊胎痫也。胎惊胎痫，乃热毒之气，得于母腹之中，故曰热气在腹中。愚按蚤休一名河车，服食此草，又能辟谷。为修炼元真胎自长生之药，故主治小儿先天受热之病。学者得此药而推广之，则大人小儿后天之病，亦可治也。

（二）张山雷曰：蚤休乃苦泄解毒之品，濒湖谓足厥阴经之药，盖清解肝胆之郁热，息风降气，亦能退肿消痰，利水去湿。本品治惊痫，摇头弄舌，皆肝阳肆虐，木火生风之证，又谓之癫疾，癫即山巅之巅，字亦作颠，谓是肝风上凌，直上颠顶之病，可证此种肝风猝动之变。吾国旧籍早已明知其为气血上冲，正不待西学家自矜创获。蚤休能治此证，正以苦寒降泄，能息风阳而清气火，则气血不冲，脑经不扰，而癫疾惊痫，摇头弄舌诸病可已。《本经》之旨，直与《素问》诸条息息相通，此皆古医经之无上精义。惜乎汉魏六朝以降，误以颠顶之颠，误作癫狂之癫。而惊痫昏仆等症之真旨遂晦，是病乃不可复治，此是后世医学之陋，固不可与《素问》《本经》，同日而语。然即此可知《本经》《素问》，论病探源，有非汉魏以下医家所能悟到者，则信乎古书之真不易读矣。至本药之治痈疡，古今无不推重，然此类寒凉，惟阳发红肿大痛者为宜，而坚块顽木之阴证大忌，非谓凡是外科，无不统治也。

参考：

（一）陈存仁《药学辞典》曰：蚤休基本属毒草类，为蚤休之根。其形态为野生深山之多年生草本，一茎独上，高尺余，茎当叶心。叶为长卵形，成层轮生，凡二三层或五七层，每一层有七叶，色绿似芍药。夏月茎端开赤黄色花，一花七瓣，有金丝蕊下垂，长三四寸，秋结红子。根大如鬼臼或如苍术状，又似尺二蜈蚣，肥紫菖蒲，外紫中白。据日人化验中药之新报告，其成分为 parin。其效能下三虫，治痈疮，专作解毒药。

（二）《图经》曰：今谓重楼金线者是也。一名重台，南人名为甘遂。一茎六七叶，似王孙鬼臼蓖麻辈。叶有二三层，根如肥大菖蒲，细肌脆白。

（三）《本草纲目》曰：重楼金线，处处有之，生于深山阴湿之地，一茎独上，茎当叶心，叶绿色似芍药，凡二三层，每一层七叶，茎头夏月开花，七瓣，有金丝蕊长三四寸，王屋山产者至五七层。根如鬼臼苍术状，外紫中白，有黏糯二种。外丹家采治三黄砂汞，入药洗切焙用。谚云，七叶一枝花，深山是我家，痈疽如遇着，一似手拈拏是也。

冉雪峰曰：

蚤休为疮疡要药，其效最捷，能俾早愈，故曰蚤休。其实本品真正异能，并不在此。外科药中能清热消炎，解毒杀菌者，所在多有，本品不过外科药中，具此效能之一分子耳，未足以为异也。观《本经》主治条文，开宗明义即以主惊痫三字提纲，摇头弄舌是著其证象，热气在腹中，是详其病理。胎风则更进一层，言不宁主普通惊痫，且主先天性惊痫之胎风。又曰癫疾，则小儿惊痫、大人惊痫、先天性惊痫，后天性惊痫统治，语尤为周匝。至外科方面，则以痈疮二字了之，繁简之间，义例辨焉。除阴蚀下三虫去蛇毒，又是申言本品除湿杀虫，多入下部阴分意义。然则本品为外科要药，而非外科专药。非普通镇痉药，而为特殊镇痉药，昭昭矣。今本以热在腹中以上属《本经》，以胎风以下属《别录》，考之古本《大观本草》，《本经》全条均白字，白字即朱字，朱字即朱墨各分标示之经文，经文通例，凡有别名者，煞尾均曰一名某某。本条末有一名蚩休，亦白字，则所划裂，信后人之误分也。惊痫旧以为风，以为肝风，近世知其病之区域在脑，即《素问》所厥成为颠疾，本条亦曰癫疾，颠与癫通，又同作颠，是《素问》《本经》一火薪传，相互发明。蚤休非芳香性神经药，亦非镇降性神经药，且非麻醉性神经药，何以能治脑病？曰苦寒能清热降火也。清热降火之药亦多，而治脑独取于本药者何故？曰以其善走阴分走下部也，上下悬隔，其理殊耐探索。就中说言，肾生精，精生髓，脑者髓之海，是下肾为上脑之根。就新说言，脑下垂体内分泌，管辖子宫，虽无经隧连属，而气化相感，俨与无线电无异。《洗冤录》载踢伤下部致命者，脑顶现紫赤色死血痕，此其义不大彰明较著与。下部扩清，则上部宁谧，血之与气，不交并不交失，不郁于下，不冲于上，尚何脑部病变，而有惊痫胎风癫疾之不愈哉。且本药与鬼臼同类异种，濒湖所谓产王屋五层七层者，非蚤休乃鬼臼，鬼臼下死胎。又修炼家采本药制三黄砂汞，谓能胎孕真元，是本品不宁清利下部湿热，实兼攻下孕育二义，功愈推而愈弘。张隐庵就先天解说，颇能证入深层，而牵扯理数，反涉空玄。今得种种证实，上病治下之真理，庶几了然。而本药之特性，本药之真正优点，亦庶几了然矣。

斑　蝥

辛，寒，有毒。主寒热，鬼疰，蛊毒，鼠瘘，恶疮疽，蚀死肌，破石癃。（《本经》下品。）

选注：

（一）李时珍曰：斑蝥人获得之，尾后恶气射出，臭不可闻。故其入药，亦专主走下窍，直至精溺之处，蚀下败物，痛不可当。葛氏云，凡用斑蝥，取其利小便，引药行气，以毒攻毒是矣。杨发甫云，瘰疬之毒，莫不有根，大抵以斑蝥地胆为主，制度如法，能使其根从小便中出，或如粉片，或如血块，或如烂肉，皆其验也。但毒之行，小便必涩痛不可当，以木通、滑石、灯心辈导之。又葛洪《肘后方》云，《席辩刺史传》云，凡中蛊毒，用斑蝥虫四枚，去翅足炙熟，桃皮，五月五日采取黑皮阴干，大戟去骨，各为末，加斑蝥一分，二味各二分，合和枣核大，以米清服之，必吐出虫。一服不瘥，十日更服。此蛊洪州最多，有老媪解疗之。一人获缣二十匹，秘方不传。后有子孙犯法，黄华公若于则时为都督，因而得之也。

（二）缪希雍曰：斑蝥味辛气寒，扁鹊云有大毒，近人肌肉则溃烂，毒可知矣。入手阳明手太阳经，性能伤肌肉，蚀死肌，故主鼠瘘疽疮疥癣。辛寒能走散下泄，故主破石癃血积，及堕胎也。至于鬼疰蛊毒，必非极辛大毒之药所能疗，此载籍之误。《甄权》主瘰疬，通利小便，以其能追逐肠胃垢腻，复能破结走下窍也。

参考：

（一）《和汉药考》曰：斑蝥为属甲翼类之昆虫，其种类颇多。一豆斑蝥，即葛上亭长。二青斑蝥，即芫青。三日本斑蝥，即路教。四土斑蝥，即地胆。五汉斑蝥，产中国山西、山东、湖南、湖北、安徽诸省，全身黑色，长寸许，甲翅有黑褐色线一条至三条。其主成分为羯答利斯（cantharidin $C_{10}H_{12}O_4$），此外含有芳香性发挥油，及脂肪质，惟其含量由种类产地等而异。羯答利斯为光耀无色无气味棱柱状或叶状之结晶体，于二百十八度溶解，不溶于冷水及温汤，对于各种溶解剂，则善能溶解。有酸类之性，与盐基化合，构成盐类。羯答利斯一回服量为0.01至0.05，其效能外用作发泡药及生毛药等，内服间有用作利尿药者。

（二）陈存仁《药学辞典》曰：英美学说云，斑蝥一名发泡斑蝥，又名发泡甲虫。产中国、西班牙、法国、俄罗斯等处。系豆荚上飞虫，生暖处，并日光多处。中国产之斑蝥，其形态虽与西国有别，而其功力则一。内含一精，即甘道殿，取以研末作药，殊多功效。其作用为辣性毒药，但此药之寻常用处，为吊炎令皮肤成泡，约五六点钟至十二点钟即成。然间能成溺淋，务宜慎用。其处方一、斑蝥酒，以斑蝥一分粗末淡酒八十分，共入有盖器内浸七天，间时摇动，滤滓，用绞盘绞之，过淋纸，再加酒仍足八十分为度，治下痿小便淋沥，每服八厘七毫半至三分半。二、斑蝥贴膏，斑蝥十二分，极细末，黄蜡七分半，炼羊脂七分半，洋松香三分，炼猪油六分。除斑蝥，余共入烫锅熔化，再加斑蝥调匀，至凉为度。能引证外出，起水泡用，临时用撒布上，以樟脑细末撒膏面上，可免小便热痛。

外蒙亮纱一层，贴患处，俟起水泡，即行揭去。

冉雪峰曰：

斑蝥种类甚多，雷敩辨析较详，李濒湖征引较详。雷云芫青、斑蝥、亭长、赤头四件，样各不同，所居所食所效亦不同。芫青嘴尖，背上有一画黄，在芫花上食汁。斑蝥背上有一画黄，一画黑，嘴尖处有一小赤点，在豆叶上食汁。亭长形黄黑，在葛叶上食汁，赤头身黑，额上有大红一点。李云《太平御览》引《神农本草经》，春食芫花，为芫青。夏食葛花，为亭长。秋食豆花为斑蝥。冬入地中为地胆，黑头赤尾。其说甚明，唐宋校正者反失收取，因致纷纭。观此，或为一类数种，或为一种次第传化。日刻《和汉药考》，则以亭长为豆斑蝥，芫青为青斑蝥，地胆为土斑蝥，产中国之本条斑蝥为汉斑蝥，无赤头，有路教，名日本斑蝥。统称斑蝥，异种同类，甚为显然。其主成分同为羯答利斯，兼含芳香性挥发油等，特因产地种类，而含量多寡不一耳。查本药甚臭，何以云香，此其故解人难索。证之麝香，新说谓麝香属于异类，其香缘于臭，反而观之，则本药之臭，缘于香何足异乎。大香大臭，均破积聚。本品之臭具于尾端，力能下走下泄，下窜下透，气化能出，故利小便方面为多。然性力太猛，腐蚀性太大，着于肌肉，轻则泡赤，重则死烂。考之英美学说，谓外用失宜，亦能诱起溺淋。又谓用斑蝥，贴膏，撒樟脑粉其上，方免小便热痛。此可看出三项要点，一、外用犹间接诱起内证，则内用更直接诱起内证可知。二、外用犹窜走小便，则内用更下走小便可知。三、外用外之肌肉易蚀烂，则内服内之肌肉更易蚀烂可知。然则斑蝥绝对不可用乎，曰非也。要在制有定法，用有定量，凡此为用毒药通例。知其有毒，乃可无毒，知其不可用，乃可为真能用。西法内服，多用酒剂，而酒制剂所含成分，不过八十分之一。外用多为膏剂，而赋形药佐药，占三分之二。内服极微，大量只三分半。外用极慎，起泡即揭去。中医旧方，辄用五枚七枚，一钱二钱，未免太多。本药不惟力量大，而且用途广，凡顽固性慢性各坏证，多宜用之。普通为引赤发泡，用之不当，药毒可传内。用之得当，病毒可提外。不宁肺、心囊、胸腹膜各炎症用之，甚至眼科亦用之。眼科犹用，其他何不可用。但不明理性，不谙制法，不悉用量，盲人瞎马，渎用以重余过，则又不能不谆谆垂诫矣。

蜈　蚣

辛，温，有毒。主鬼疰蛊毒啖诸蛇虫鱼毒，杀厉物老精，温疟，去三虫。（《本经》下品。）

选注：

（一）缪希雍曰：蜈蚣味辛气温，有毒，乃属阳之毒虫，足厥阴阴经药也。善能制蛇，见大蛇则缘上啖其脑。淮南子云，腾蛇游雾，而殆于蝍蛆，正指此也。故《本经》主啖诸蛇虫鱼毒，及去三虫蛊毒也。性复走窜辟邪，所以能疗鬼疰温疟，杀鬼物老精。辛主散结，温主通行，故又治心腹寒热积聚，堕殆去恶血也。今世又以治小儿惊痫风搐，脐风口噤，与夫瘰疬便毒痔漏等症皆用之。

（二）李时珍曰：蜈蚣西南处处有之，春出冬蛰，节节有足，双须歧尾，性畏蜘蛛，以溺射之，即断烂也。南方有极大者，而《本经》失载。按段成式《酉阳杂俎》云，绥定县蜈蚣，大者能以气吸蜥蜴，相去三四尺，骨肉自消。沈怀远《南越志》云，南方晋安有山出蜈蚣，大者长丈余，能啖牛，俚人燃炬遂得，以皮鞔鼓，肉曝为脯，美于牛肉。葛洪《遐观赋》云，南方蜈蚣，大者长百步，头如车箱，肉如白瓠，越人争买为羹炙。张耒《明道杂志》云，黄州岐亭有拘罗山，出大蜈蚣，袤丈尺，土人捕得熏干，商人贩入北方货之，有致富者。蔡绦《丛话》，峤南蜈蚣，大者二三尺，螫人致死，惟见托胎虫，则局缩不敢行，虫乃登首，啗其脑而食之，故被蜈蚣伤者，捣虫涂之，痛立止也。珍按托胎虫，蛞蝓也。蜈蚣能治龙蛇蜥蜴，而畏蝦蟆蛞蝓蜘蛛。亦庄子所谓物畏其天，《阴符经》所谓禽之制在气也。

参考：

（一）陈存仁《药学辞典》曰：蜈蚣基本，属节足动物多足类中之蜈蚣，其形态为外观厌恶之虫类。春日徘徊各处，觅食动物性之食物。冬则蛰伏，躯体扁平细长，全长五六寸，头及下面为黄褐色，背为暗绿色。全身有多数环节，每一环节，生脚一对，末端如钩，脚凡十五至二十对。呼吸口开于环节之两旁，与气管相通。此虫卵生幼时与母虫异，初孵化时才六环节，后每脱化一次，其环节与脚，皆增多一次。头部具单眼数个，并鞭状触角一对。口有上腮下腮脚。腮脚乃第一环节脚之变形物，其尖端具毒腺，便于啮刺，人若被其螫伤，即起剧甚之疼痛。其效能祛风治惊痫，解毒疗疮伤，用治小儿噤口惊风药。

（二）《伪药条辨》曰：按蜈蚣江苏苏州洞庭山出者多，头红身黑有光，大者最佳。常州吴江县锅山出者少，头红身黄色，略次。四川出者，头黄褐色，身黑褐色，小多力薄，亦次。浙江余姚县出者，头亦红，身黑褐色，略次。大抵用者，须择长大，头尾全，全身黑而有光者，为道地。项元麟曰，近时有一种千足虫，其形相似，惟头上有白肉，嘴尖者最毒，不宜作蜈蚣用。

（三）《药物生产辨》曰：蜈蚣产湖北武昌洪山宜昌等处，春季出新，传闻将鸡毛湿透，于地上掘一大穴，放鸡毛于穴中，湿席盖之，久而久之，则产生此种蜈蚣矣。

冉雪蜂曰：

蜈蚣畏虾蟆，虾蟆畏蛇，蛇畏蜈蚣，俗谓三怕。其事浅而易知，其理奥而难明。虽近代科学化验分析，至为精详，亦不能言其所以然。《庄子》云，物之畏，畏其天。《阴符经》云，禽之制在气，旨哉言乎。蛇畏蜈蚣者，金气制木气也。虾蟆畏蛇者，木气制土气也。蜈蚣畏虾蟆者，水气制火气也。凡其正制，即《庄子》之所谓天也。天抵物得气之偏，人得气之全。

人病而气失之偏，则赖物之偏于对化者克制之。物偏甚则有毒，偏于阳为阳毒，偏于阴为阴毒。缪仲淳谓，蜈蚣为阳毒之药，洵知言已。蜈蚣夜视有火光，其所行处放散之毒气，亦有火光。其为燥火阳精凝结可知，故可治蛇瘴蛇瘕。诸蛇虫鱼毒虾蟆及蛞蝓蜗牛，均分泌有一种阴毒液汁，故可制阳精燥结之蜈蚣。形上为道，形下为器，气化实质，两两可以合一，故论药而徒守形质，尚成机械作用，论药而兼究气化，乃入神化境诣。凡此均事实最确，理解甚透，不得纯以气化空谈目之也。蜈蚣生理亦殊特别，环节生足，每脱化一次，即增加节足一次，其足普通为十五至二十对，其环节旁具呼吸器各二，若为二十节，则为具四十呼吸器。周身是气，其毒液虽聚腮脚，其毒气实布于各呼吸器。故节节通气，即节节有毒，亦即节节制木祛风。后世取以治小儿惊痫风搐，脐风口噤，义实基此，盖亦冲动性神经药之一也。但性燥热有毒，以治脑实证有余，以治脑虚证不足；以治湿痰壅闭有余，以治气火升浮不足；外用治阴毒有余，治阳毒不足；治坚硬顽固有余，治红肿热痛不足。学者须明辨性质，非凡百惊病，均可治，凡百疮疡均可治也。亦即上述借物性之偏，以疗人病之偏而已。再即《本经》主治条文玩索，曰鬼疰、曰蛊毒、曰鬼物老精，非阴气即阴精或阴之精气凝结化成，上项义理，亦可推见。日刻《外科调宝剂》，有蜈蚣油，系以蜈蚣浸胡麻油中，取疗一切毒虫、毒兽咬伤作痛，此亦利于虫兽之挟阴毒者耳。倘中蜈蚣相类之马陆蝎子毒，而可慢言甚则从之，以火济火耶。故凡药不宁内治当彻底研究，外治亦当彻底研究，非可耳食随人说妍媸。况各物之受气不同，即各物之奏效各异，奇奇怪怪，匪可思议。惟能尽物之性，以尽人之性，然后能以物之偏疗人之偏。方今药学趋势，固重成分实质，然实质有时而穷，气化原理，亦有反足为补救者，在学者事因其理，理求其是，以归于至当云尔。

朱 砂

甘，微寒。主身体五脏百病，养精神，安魂魄，益气，明目，杀精魅邪恶鬼，久服通神明，不老，能化为汞。（《本经》上品。《别录》通血脉，止烦满，消渴，益精神，悦泽人面。）

选注

（一）徐灵胎曰：此因其色与质，而知其效者。丹砂正赤，为纯阳之色，心属火色，赤故能入心而统治心经之证。其质重，故又有镇坠血气之能也。凡药之用，或取其气，或取其味，或取其色，或取其形，或取其质，或取其性情，或取其所生之时，或取其所生之地。各以其所偏胜而即资之疗疾，故能补偏救弊，调和脏腑。深求其理，可自得之。

（二）黄宫绣曰：辰砂即书所云丹砂、朱砂者是也。因砂出于辰州，故以辰名。体阳性阴，外显丹色，内含真汞。不热而寒，离中有坎也；不苦而甘，火中有土也。婴儿姹女，交会于中，故能入心解热，而神安魄定。是以同滑石、甘草则清暑，同远志、龙骨则养心气，同丹参则养心血，同地黄、枸杞则养肾，同厚朴、川椒则养脾，同南星、川乌之类则祛风。且以人参、茯神浓煎调入丹，则治离魂病。以丹砂末一钱，和生鸡子黄三枚，搅匀顿服，则妊娠胎动即安，胎死即下。慎勿经火，及一切烹炼，则毒等于砒。况此纯阴重滞，即未烹炼，久服呆闷，以其虚灵之气，被其镇坠也。

参考：

（一）陈存仁《药学辞典》曰：朱砂基本，系金石属，为汞矿类之丹砂，硬度2.0至2.5，比重8.0至8.2，热则发生亚硫酸瓦斯，蒸升水银，诸酸类不溶解，惟浓硝酸能溶解之。其成分百分中含水银八十六、硫黄十四，化学上谓之硫化水银HgS，天然品质中多杂有土质。其作用有直接杀灭黴菌之能，惟功效远不及水银。其效能安魂魄、定惊痫、明目、解毒，用作镇痉药，又治初期梅毒。

（二）《炮炙论》曰：砂凡百等，不可一一论。有妙硫砂，如拳许大，或重一镒，有十四面，面如镜，若过阴沉天雨，即镜面上有红浆汁出。有梅柏砂，如梅子许大，夜有光生，照见一室。有白庭砂，如帝珠子许大，面上有小星。现有神座砂、金座砂、玉座砂，不经丹灶，服之而自延寿命。次有白金砂、澄水砂、阴成砂、辰锦砂、芙蓉砂、镜西砂、箭族砂、曹末砂、土砂、金星砂、平面砂、神末砂等，不可一一细述也。

（三）《本草纲目》曰：张杲《丹砂要诀》云，丹砂者，万灵之主，居之南方，或赤龙以建号，或朱雀以为名。上品生于辰锦二州石穴，中品生于交桂，下品生于衡邵，名有数种，清浊异体，真伪不同。辰锦上品砂，生白石床之上，十二枚为一座，色如未开莲花，光明耀日，亦有九枚为一座，七枚五枚者次之。每座中有大者为主，四围小者为臣，朝护四面。杂砂一二斗抱之，中有芙蓉头成颗者，亦入上品。有如马牙光明者为上品，白光若云母者为中品。又有紫灵砂，圆长似笋而红紫，为上品，石片棱角生青光者为下品。交桂所出，但是座上及打石得，形似芙蓉头而光明者，亦入上品，颗粒而通明者为中品，片段不明澈者为下品。衡邵所出，虽是紫砂，得之砂石中者，亦下品也。

（四）《伪药条辨》曰：按朱砂体质极重，鲜红朱红色，至褐红色之粒块，亦有成细小透明之斜方结晶体者，或为红色粉末。有时含无机物，则颜色殆黑，不明亮，俗为阴砂，实内含有锑质或铁质、铜及各种硫化物矿相伴，不堪入药。周去非云，据本草金石部，以湖南辰州所产为佳，虽今世亦贵之。今辰砂乃出沅州，其色与广西宜州所产相类，色鲜红微紫，与邕州砂之深紫微黑者大异，功效亦相悬殊，盖宜山即辰山之阳故也。但宜辰硃砂虽良，尚非仙药，尝闻邕州石江溪峒旧德州大秀墟，有金缠砂，大如箭镞，而上有金线缕文，乃真仙药。得其道者可用以变化形质，试取以炼水银，乃见其异。邕州产烧水银，当硃砂十二三斤，可烧成十斤，甚良者十斤仍得十斤，惟硃砂八斤可得十斤，不知此砂一经火力，形质乃重何也。是砂也，取毫末而齿之，色如鲜血，诚非辰砂所及，惜乎出产不丰，不能销全国耳。

冉雪峰曰：

朱砂，又名丹砂，乃汞矿而杂有硫质者也。品类甚多，不下百数，如硫砂阴雨出汁，梅柏砂暮夜生光，此为异品，旷代难觅。其他辰锦产，似芙蓉出水，莲花含苞。邕归产，大如箭镞，纹缠金缕，其上选也。若紫而带黑，暗而不亮，中含锑质、铁质，及杂各种硫化物矿类质，斯为下矣。硃砂在化学上谓为硫化汞，药类另有灵砂，化学上亦谓为硫化汞，乃中国旧法人下炼制者。硃砂百分中含水银八十四，含硫黄十六。灵砂为硫黄一两、水银八两，合同炼制，其成分大抵相同。汞能变质改血，杀虫灭菌，变化无端，自还神化。硃砂条曰主身体五脏百病；灵砂条曰主五脏百病；硃砂条曰养精神，安魂魄，益气明目；灵砂条曰养神，安魂魄，益气明目。其功用亦大抵相同。灵砂有金鼎、九转、医家老火各制法。硃砂有紫赤色、紫黑色、正赤色各种类。一言以蔽之曰纯洁不纯洁而已。新的化学于汞盐溶液，通以硫化氢得黑色之硫化汞，热此黑色沉淀，使之升华，成赤色结晶，为赤色硫化第二汞，朱砂、灵砂，均赤色硫化汞，亦即硫化第二汞。天然者多不纯洁，其色紫而近黑，或光色透青者，均系兼含他项锑铁等杂质，亦如科学所谓黑色硫化汞一例。其性毒烈者，或谓硫黄关系，其实科学单纯之硫并不毒烈，其毒烈者，中杂砒石等杂质也。是硃砂而果毒烈，则亦系含有他项杂质也。仿新法就其含杂质夹杂物，热使升华，俾可成纯洁之灵砂。是事实上用灵砂，较用硃砂为稳妥，此科学药之优点也。然灵砂是人工炼制，朱砂是天然生成，用人工之灵砂，仅用其质，用天然之硃砂，兼用其气，大好神化无方之灵物，而仅用其质，岂非药不限于机械，而用药者反限于机械乎。进而求之，天然产硃砂，以天地为炉，以阴阳为炭，胎孕石座，如北辰居所，众星拱环，外刚而内柔，体阳而用阴，萃会婴姹，交济坎离，精英未漓，道法自然，是天产纯洁之硃砂，较人工炼制纯洁之灵砂尤为优异，此即中法用生药之优点也。同是天然产，而水井较火井为优，山阴较山阳为优，可征其不宜于人间烟火矣。道地佳品，十斤可炼汞十斤，甚至八斤反炼十斤，科学所谓含水银八十四者，亦将打破，似此岂寻常知识所可窥及。物质固当实验、气化亦宜深求，二砂优劣，于此可见。学者猛下一参，当会心不远，全编均作如是观可也。